KLINISCHE RÖNTGENDIAGNOSTIK CHIRURGISCHER ERKRANKUNGEN

VON

HANS OBERDALHOFF · HEINZ VIETEN

HERMANN KARCHER

IN ZWEI BÄNDEN

ERSTER BAND

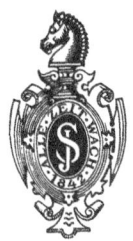

SPRINGER-VERLAG BERLIN HEIDELBERG GMBH

ALLGEMEINER TEIL

RÖNTGENDIAGNOSTISCHE DARSTELLUNGS-METHODEN

SPEZIELLER TEIL I

KLINISCHE RÖNTGENDIAGNOSTIK CHIRURGISCHER ERKRANKUNGEN DER INNEREN ORGANE

VON

DR. H. VIETEN

A.O. PROFESSOR
DIREKTOR DES INSTITUTES UND DER KLINIK
FÜR MEDIZINISCHE STRAHLENKUNDE DÜSSELDORF

MIT EINEM BEITRAG VON **DR. H. DETTMAR**
APL. PROFESSOR
LEITER DER UROLOGISCHEN ABTEILUNG DER CHIRURGISCHEN KLINIK DÜSSELDORF

MIT 698 ABBILDUNGEN IN 1032 EINZELDARSTELLUNGEN

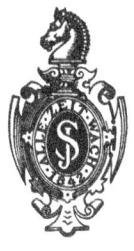

SPRINGER-VERLAG BERLIN HEIDELBERG GMBH

ISBN 978-3-642-87197-9   ISBN 978-3-642-87196-2 (eBoook)
DOI 10.1007/978-3-642-87196-2

Ursprünglich erschienen bei Springer-Verlag OHG / Berlin · Göttingen · Heidelberg 1959
Softcover reprint of the hardcover 1st edition 1959

Meinen verehrten Lehrern

Herrn Professor Dr. R. Janker

und

Herrn Professor Dr. E. Derra

in Dankbarkeit

gewidmet

Vorwort

Schon immer hat die Chirurgie spezielle Anforderungen an die Röntgendiagnostik gestellt. Das gilt neben den bisher bevorzugten Gebieten besonders für die Thorax- und namentlich für die Herzchirurgie, deren Entwicklung zahlreiche neue Fragestellungen mit sich gebracht hat. So stand auch die Röntgendiagnostik vor der Notwendigkeit, sowohl altbewährte Verfahren zu verfeinern als auch neuartige Darstellungs- und Untersuchungsmethoden auszubilden. Die Beherrschung dieser Methoden und die Kenntnis der durch sie möglichen diagnostischen Aussagen sind die wichtigsten Voraussetzungen für eine zielbewußte Zusammenarbeit von Chirurgie und Röntgendiagnostik.

Wenn wir unser Buch „Klinische Röntgendiagnostik chirurgischer Erkrankungen" genannt haben, so soll damit sein doppeltes Ziel ausgedrückt werden. Über den Rahmen eines allgemeinen Lehrbuches der Röntgendiagnostik hinaus soll es dem Röntgenologen sagen, worauf es dem Chirurgen im Einzelfalle ankommt und welche Auskünfte er für seine Therapie und speziell für operative Maßnahmen braucht. Andererseits soll unser Buch dem Chirurgen zeigen, was das Röntgenverfahren bei den einzelnen Erkrankungen diagnostisch leisten kann und wo seine Grenzen sind.

Nur durch gegenseitiges Wissen um die Wünsche des einen und die Möglichkeiten des anderen kann die Leistungsfähigkeit der Röntgendiagnostik voll ausgeschöpft werden; nur dann wird aber auch erreicht, daß unnötige Röntgenuntersuchungen unterbleiben. In der klinischen Zusammenarbeit darf die Röntgendiagnostik nicht zum Selbstzweck werden; jedoch sollte auch der Chirurg, namentlich in der postoperativen Phase, immer daran denken, daß altbewährte Untersuchungsmethoden, wie Perkussion und Auskultation, manche voreilig angeforderte Röntgenkontrolle ersetzen könnten.

Wenn unser Buch mit dazu beiträgt, dieses gegenseitige Verstehen zu fördern, dann erfüllt es seinen Zweck.

Gewisse Überschneidungen waren natürlich nicht zu vermeiden. So mußten — allein aus differentialdiagnostischen Gründen — Krankheitsbilder besprochen werden, die eigentlich nicht als chirurgische Erkrankungen angesprochen werden können. Es wurde aber versucht, dies dann so kurz wie möglich zu tun. So wenig es eine „chirurgische" oder „internistische" Röntgendiagnostik als klar umgrenzte Teilgebiete gibt, so schwierig war es für uns im Einzelfall zu entscheiden, wieweit wir bei der Besprechung nicht-chirurgischer Erkrankungen gehen sollten. Wir hoffen aber, einen zweckmäßigen Kompromiß erreicht zu haben.

Auf die Röntgendiagnostik der Neurochirurgie wird nicht näher eingegangen, da sich dieses Sondergebiet infolge seiner sehr speziellen Fragen und Darstellungstechnik mehr oder weniger von der allgemeinen Chirurgie gelöst hat.

Unseren verehrten Lehrern, Herrn Prof. Dr. K. H. BAUER und Herrn Prof. Dr. E. DERRA, danken wir für die großzügige Förderung unserer Arbeit und für ihre wertvollen Ratschläge.

Als Ergänzung zu dem Filmmaterial der Röntgenabteilungen der Chirurgischen Universitätskliniken Heidelberg und Düsseldorf hat Herr Dr. phil., Dr. med. habil. A. OTT großzügigerweise die Röntgenbilder des Zentralröntgeninstitutes der Städtischen Krankenanstalten Mannheim zur Verfügung gestellt. Ein Teil der Bronchogramme in Band I wurde aus der Monographie von STUTZ und VIETEN übernommen. Darüber hinaus stellten uns mehrere hilfsbereite Kollegen, namentlich Herr Prof. Dr. E. STUTZ, noch weitere Bilder zur Verfügung.

Besonderen Dank schulden wir allen Röntgenassistentinnen bzw. Schwestern der genannten Abteilungen für ihre Hilfe bei der Auswahl des Bildmaterials sowie unseren Mitarbeitern bei der Durchsicht des Manuskriptes und der Korrekturen.

Herr Prof. Dr. J. SCHOENMACKERS (Düsseldorf) hat sich der großen Mühe unterzogen, den Inhalt des Bandes I vom Standpunkte des Pathologen aus kritisch zu überprüfen. Auch dafür unseren herzlichen Dank!

Nicht zuletzt sind wir auch dem Springer-Verlag und besonders Herrn Dr. GÖTZE zu großem Dank verpflichtet. Seine Bereitwilligkeit, alle unsere Wünsche zu erfüllen, hat uns die Arbeit sehr erleichtert und dem Buch die der Tradition des Springer-Verlages würdige Ausstattung gegeben.

Mannheim — Düsseldorf — Frankfurt, im Herbst 1958

H. OBERDALHOFF

H. VIETEN

H. KARCHER

Inhaltsverzeichnis

Verzeichnis der aus Veröffentlichungen anderer Autoren entnommenen Abbildungen

Abb. 49, 50, 51 u. 52 aus E. MUNTEAN: Fortschr. Röntgenstr. **81**, 719 (1954).

Abb. 95 aus U. COCCHI: Fortschr. Röntgenstr. (Sonderh. SCHINZ) **76**, 57 (1952).

Abb. 163 aus W. HÖFFKEN: Fortschr. Röntgenstr. **84**, 397 (1956).

Abb. 291 aus F. KOSS, H. REITTER u. K. H. WILLMANN: Erkrankungen des Zwerchfells. In Handbuch der Thoraxchirurgie, Bd. II, S. 240. Berlin-Göttingen-Heidelberg: Springer 1959.

Abb. 409 u. 426 aus K. FRIK u. P. OTT: Fortschr. Röntgenstr. **49**, 441 (1934).

Abb. 431 aus F. SCHMID u. G. WEBER: Röntgendiagnostik im Kindesalter, S. 425. München: J. F. Bergmann 1955.

Abb. 447 aus M. TOMODA: Chirurg **23**, 267 (1952).

Inhaltsübersicht von Band II

Allgemeine Skeletdiagnostik (A—K)

Von

H. Oberdalhoff

Spezielle Diagnostik des Schädels, der Wirbelsäule und der Gelenke (L—N)

Von

H. Karcher

Allgemeiner Teil

Röntgendiagnostische Darstellungsmethoden

Röntgenstrahlen werden beim Durchgang durch den menschlichen Körper entsprechend der Dicke und Dichte der einzelnen durchstrahlten Körperabschnitte bzw. Organe oder Organteile mehr oder weniger geschwächt, und zwar durch Knochen stark, durch Weichteile wesentlich weniger und durch Luft kaum. Beim Austritt aus dem Körper sind dann die Röntgenstrahlen-Intensitäten an den einzelnen Punkten eines Querschnittes durch das Strahlenbündel der Körperstruktur entsprechend verschieden groß. Es entsteht also kein einfaches Schattenbild, wie von einem homogenen Körper, sondern ein „Strahlenrelief". Trifft dieses Relief auf einen Leuchtschirm oder einen strahlenempfindlichen Film, dann wird es sofort oder bei der photochemischen Bearbeitung des Filmes zum sichtbaren Röntgenbild.

Ein Leuchtschirm leuchtet an den Stellen, an denen die Strahlen am wenigsten geschwächt wurden, am hellsten auf. Ein in den Strahlenverlauf gebrachter Knochen ruft folglich eine Verschattung hervor. Dagegen erscheint seine Umgebung oder ein Loch in einem solchen Knochen als Aufhellung. Genau umgekehrt ist es bei einer Röntgenaufnahme. Die Strahleneinwirkung führt beim Röntgenfilm nicht zu einem Aufleuchten, sondern zu einer Schwärzung. Durchleuchtungsbild und Röntgenaufnahme verhalten sich also hinsichtlich ihrer Schwärzungswerte zueinander wie ein photographisches Positiv zu einem Negativ. Man faßt deshalb auch das Leuchtschirmbild als Röntgen-Positiv und die Aufnahme als Röntgen-Negativ auf.

Zur Vermeidung von Irrtümern werden Aussagen über „Aufhellungen" oder „Verschattungen" immer auf das Positiv, also auf das Durchleuchtungsbild bezogen. Eine helle, durchsichtige Stelle auf dem Film ist demnach eine „Verschattung", und umgekehrt spricht man von einer „Aufhellung", wenn der Film dort intensiv geschwärzt ist.

Da die Röntgenstrahlen von einem nahezu punktförmigen Brennfleck der Röntgenröhre ausgehen, erfolgt die Projektion aller „schattengebenden", d. h. Röntgenstrahlen absorbierenden, Objekte durch ein divergierendes Strahlenbündel, das sich symmetrisch um den senkrecht zur Röhrenachse verlaufenden Zentralstrahl — auch Hauptstrahl genannt — ausbreitet. Im Bereich der üblichen Brennfleckgrößen und Aufnahmeabstände gelten deshalb für die Projektion im Röntgenbild die Gesetze der Zentralprojektion.

Jedes Objekt zwischen Brennfleck und Abbildungsfläche (Leuchtschirm oder Film) wird vergrößert dargestellt. Das Ausmaß dieser Vergrößerung richtet sich nach den Aufnahmeabständen Brennfleck → Objekt und Brennfleck → Abbildungsfläche und wird durch deren Verhältnis bestimmt. Nur wenn das Objekt der Abbildungsfläche direkt anliegt und keine Dickenausdehnung hat, wird es nicht vergrößert; das ist aber in der Praxis der Röntgendarstellung nie der Fall. Ein Objekt wird um so mehr vergrößert, je weiter es vom Film entfernt bzw. je geringer beider Abstand vom Brennfleck ist.

Von räumlichen schatten-homogenen Objekten werden in der Projektion die Punkte „randbildend", deren Projektionsstrahlen mit dem Zentralstrahl die größten Winkel bilden. Handelt es sich um inhomogene räumliche Objekte, z. B. um den menschlichen Körper, dann werden filmferne Objektteile stärker vergrößert als filmnahe; sie werden außerdem unter sonst gleichen Bedingungen weniger schattendicht dargestellt, weil infolge der stärkeren Divergenz die gleiche Strahlenmenge auf eine größere Fläche verteilt wird (vgl. S. 7f.). Diese Unterschiede zeigen sich allerdings nur bei kurzen Brennfleck-Film-Abständen, ermöglichen dann aber oft eine Aussage darüber, welche Objektseite bei einer Röntgenaufnahme dem Film angelegen hat.

Solange der Zentralstrahl senkrecht auf die Abbildungsfläche auftrifft *(senkrechte Zentralprojektion)*, braucht bei kleinen Objekten die Vergrößerung durch verhältnismäßig kurze Brennfleck-Film-Abstände die Güte eines Röntgenbildes nicht unbedingt zu beeinträchtigen. In Sonderfällen, wie bei der direkten Röntgenvergrößerung (vgl. S. 10) oder bei Kontaktaufnahmen (vgl. S. 16), kann sie sogar erwünscht sein. Für die Bildgüte ist bei kurzen Aufnahmeabständen in erster Linie die Größe des Brennflecks der Röntgenröhre entscheidend.

Wenn ein räumliches Objekt symmetrisch zum Zentralstrahl liegt, werden bei der senkrechten Zentralprojektion seine Umrisse formgetreu auf die Abbildungsfläche projiziert; eine Kugel erscheint auf dem Bild dann als Kreis. Das ist aber bei der *schrägen Zentralprojektion* mit nicht senkrecht auftreffendem Zentralstrahl nicht der Fall. Das Objekt wird in der Projektion verformt; eine Kugel wird nicht mehr als Kreis, sondern als Ellipse dargestellt. Das gleiche tritt natürlich ein, wenn die Stellung von Brennfleck und Objekt zueinander unverändert bleibt, dafür aber die Abbildungsfläche in entsprechendem Winkel zum Zentralstrahl geneigt wird.

Eine Veränderung der Projektionsrichtung führt demnach zur *Verzeichnung* oder *Verzerrung* des Objektes. Sie ist um so größer, je schräger ein Objekt projiziert und je mehr es dabei vergrößert wird.

Auch bei senkrechtem Auftreffen des Zentralstrahls auf die Abbildungsfläche werden Objekte außerhalb des Zentralstrahls verzeichnet, und zwar um so mehr, je weiter sie von ihm entfernt sind und je mehr sie vergrößert werden. Betrachtet man nämlich nur den Teil des gesamten Strahlenbündels, der ein solches exzentrisch liegendes Objekt umfaßt, so handelt es sich wieder um eine schräge Projektion. Daraus folgt, daß in jedem Röntgenbild die Objektverzeichnung nur im Zentralstrahl selbst gleich Null ist, zur Peripherie hin aber beträchtlich zunimmt.

Durch die Verzeichnung kann die Güte eines Röntgenbildes sehr beeinträchtigt werden. Sie muß deshalb möglichst klein bleiben, indem man mit Strahlenbündeln arbeitet, deren Randstrahlen nur einen kleinen Winkel miteinander bilden. Je größer das darzustellende Objekt ist, um so kleiner muß demnach das Verhältnis der Aufnahmeabstände, d. h. um so größer muß der Brennfleck-Film-Abstand sein.

Die *Parallaxe* im Röntgenbild ist eine weitere Folge der Divergenz des Strahlenbündels. Selbst bei senkrechter Zentralprojektion werden nur die im Zentralstrahl selbst hintereinander liegenden Objektpunkte auf die gleiche Stelle des Filmes, alle außerhalb vom Zentralstrahl, wenn auch parallel zu ihm, liegenden Punkte dagegen nebeneinander projiziert. Bei einer Parallelverschiebung des Zentralstrahls ist die *parallaktische Verschiebung* von Objektpunkten in der Projektion um so größer, je weiter sie von der Abbildungsfläche entfernt sind. Das gleiche gilt natürlich für jede Verschiebung des Objektes senkrecht zum unveränderten Zentralstrahl.

Die parallaktische Verschiebung der einzelnen Objektpunkte zueinander bei Aufnahmen aus verschiedenen Brennfleckstellungen bildet die Grundlage des Röntgen-Stereoverfahrens (vgl. S. 14f.) und der meisten Methoden zur Lagebestimmung von Fremdkörpern (vgl. S. 30).

Während sich die Röntgendiagnostik des Skeletsystems hauptsächlich auf die Auswertung von Röntgenaufnahmen stützt, gehören zu einer ordnungsmäßigen Untersuchung der inneren Organe im allgemeinen Durchleuchtung *und* Röntgenaufnahmen. Von dieser Regel gibt es nur wenige Ausnahmen. Manchmal bedient man sich auch bei der Skeletuntersuchung mit Vorteil der Durchleuchtung, vor allem, um in besonderen Fällen die günstigste Projektionsrichtung für die Darstellung bestimmter Knochenteile usw. festzustellen und dann „gezielte" Aufnahmen anzufertigen. Andererseits kann man bei der Röntgendiagnostik chirurgischer Erkrankungen der inneren Organe mitunter auf die Durchleuchtung verzichten, wenn im voraus zu erwarten ist, daß mit ihr die notwendigen Details doch nicht zu erkennen sind.

Röntgendurchleuchtung und Röntgenaufnahmen sind eben zwei verschiedene Darstellungsarten. Jede hat ihre Möglichkeiten und Grenzen und damit einen ihrer diagnostischen Leistungsfähigkeit anzupassenden Anwendungsbereich. Niemals kann wahlweise die eine Methode als gleichwertiger Ersatz für die andere gelten. Oft, vor allem bei der Untersuchung innerer Organe, ist man nur bei optimaler Kombination von Schirmbeobachtung und röntgenographischer Darstellung feiner morphologischer Details in der Lage, allen diagnostischen Anforderungen zu genügen.

Außer diesen grundlegenden Verfahren gibt es mehrere Spezialmethoden für die Darstellung bestimmter Körperabschnitte oder die Erfassung von Bewegungsvorgängen. Ihre Grundlagen sind unabhängig davon, bei welchen Organen oder Körperregionen sie angewandt werden. Deswegen können sie hier schon eingehender besprochen werden; in den speziellen klinischen Kapiteln genügt dann ein kurzer Hinweis.

Daneben bestehen aber auch noch zahlreiche Möglichkeiten, Organe oder deren Teile, die im Röntgennativbild nicht oder nur ausnahmsweise zu erkennen sind, sichtbar zu machen. Dabei ist in erster Linie an die Kontrastmittel-Methoden zu denken. Ihre Anwendung ist in der Regel an bestimmte Organe oder sogar spezielle Erkrankungen gebunden. In diesem allgemeinen röntgentechnischen Teil sollen sie deswegen nur in großen Zügen besprochen werden, um einen umfassenden Überblick zu vermitteln. Soweit einzelne Methoden für die chirurgische Röntgendiagnostik wichtig sind, soll alles Wesentliche, namentlich auch die Untersuchungstechnik, in den entsprechenden Kapiteln der klinischen Teile genauer dargestellt werden.

A. Röntgendurchleuchtung

I. Allgemeine Gesichtspunkte

Eine Röntgendurchleuchtung ist nur dann sinnvoll und erfolgversprechend, wenn sich der Untersucher selbst darauf vorbereitet. Nur ein kleiner Prozentsatz der den Leuchtschirm treffenden Röntgenstrahlen wird dort in sichtbares Fluorescenzlicht umgewandelt. Da man aber weder dem Patienten noch dem Arzt längere Zeit hohe Strahlenintensitäten zumuten darf und deshalb immer mit möglichst geringer Dosisleistung durchleuchten muß (Röhrenstrom 2 mA bis höchstens kurzzeitig 4 mA), ist das Leuchtschirmbild nur lichtschwach. Seine Beobachtung erfordert einen vollkommen verdunkelten Raum und bestmögliche *Dunkeladaptation* des Untersuchers.

Es mag hinsichtlich der für die Adaptation erforderlichen Zeit gewisse individuelle Unterschiede geben; sicher genügt aber ein Aufenthalt von nur 1—2 min im Untersuchungsraum, u. U. noch bei hellem Rotlicht, nicht. Das gleiche gilt für das ausschließliche Tragen einer Sonnenbrille. Aber auch die üblichen Adaptationsbrillen können im allgemeinen nur eine bereits vorhandene Dunkeladaptation erhalten. Zur ausreichenden Adaptation selbst muß sich der Untersucher am besten 15 bis 20 min lang in einem vollkommen dunklen Raum aufhalten.

Manche Röntgenologen sind in der Lage, in einäugiger Sicht zu durchleuchten, weil dabei normalerweise räumliches Sehen ohnehin nicht erforderlich ist. Sie brauchen, wie es GRASHEY während des ersten Weltkrieges bei Fremdkörperoperationen mit Durchleuchtungskontrollen zuerst getan hat, nur *ein* Auge zu adaptieren oder adaptiert zu erhalten. Leider besitzt nicht jeder diese Fähigkeit. Ich selbst werde beim Durchleuchten mit einäugiger Adaptation durch ein Flimmern vor dem nicht adaptierten Auge so sehr gestört, daß ich kaum etwas erkennen kann. Das Flimmern hält so lange an, bis auch das zweite Auge dunkeladaptiert ist.

Bei guter Dunkeladaptation gibt die Durchleuchtung, wie keine andere Methode, einen schnellen *Überblick* über geeignete Körperabschnitte. Das gilt vor allem für die Thoraxorgane, bei deren Untersuchung immer zuerst durchleuchtet werden sollte. Grobmorphologische Veränderungen sind bei der Durchleuchtung bereits gut zu erkennen; sie können auch ohne Spezialmethoden ziemlich genau lokalisiert werden. Unersetzlich ist die durch Schirmbeobachtung gegebene Möglichkeit des Studiums von *Bewegungs-vorgängen*, wobei neben den Eigenbewegungen von Organen, z. B. des Herzens, Sekundär-bewegungen, wie z. B. respiratorische Lageveränderungen des Mediastinums oder mit-geteilte Pulsationen, besondere Bedeutung haben. Darüberhinaus können bei der Durch-leuchtung die für die röntgenographische Darstellung wichtiger Veränderungen zweck-mäßigsten Strahlenrichtungen bestimmt werden.

Die diagnostische Leistungsfähigkeit der Durchleuchtung wird allerdings durch die verhältnismäßig *geringe Detailerkennbarkeit* eingeschränkt. Sie reicht für die Erkennung und Beurteilung feinerer Strukturveränderungen nicht aus. SCHOBER hat mit Hilfe seines Ringmodells die Unterschiede in der Detailerkennbarkeit zwischen den einzelnen Darstellungsmethoden untersucht und kam zu Werten, die auch von anderer Seite mehrfach bestätigt wurden.

Danach steht selbst bei guter Dunkeladaptation die Durchleuchtung hinsichtlich ihrer Detailerkennbarkeit hinter allen anderen Darstellungsmethoden zurück. Diese Tatsache schränkt die beschriebenen Vorteile der Durchleuchtung jedoch keineswegs ein; sie zeigt aber, daß rein bildmäßig Schirmbeobachtung und Röntgenaufnahme Untersuchungsmethoden für verschiedene klinische Fragestellungen sind und daß man mit Recht heute z. B. für die Lungendiagnostik die ausschließliche Durchleuchtung ablehnt.

Manche gegenüber ihrer Umgebung an sich nur wenig kontrastierenden Verände-rungen, namentlich innerhalb der Lungen, erkennt man trotzdem gerade bei der Durch-leuchtung besonders gut, wenn man den Patienten hin und her dreht. Diese Art der Durchleuchtung „in fließender Rotation" ist immer zu empfehlen, weil für den Be-trachter dadurch der Eindruck des Räumlichen entsteht (vgl. S. 15).

Für die *Durchführung einer Durchleuchtung* gibt es einige Grundregeln. Hingewiesen wurde bereits auf die Notwendigkeit guter Dunkeladaptation und auf die Zweckmäßig-keit, sich durch Drehen des Patienten eine gewisse Raumsicht zu verschaffen. Hierhin gehört aber auch die Forderung, so kurz wie möglich zu durchleuchten und sich schon vorher darüber klar zu werden, welche Veränderungen zu erwarten oder auszuschließen sind. Ohne vorherige klinische Untersuchung soll überhaupt nicht durchleuchtet werden. Patienten mit chronischen Leiden (Lungentuberkulose, Magengeschwüre) werden im Laufe ihrer Krankheit oft durchleuchtet und erhalten gerade bei abdominellen Er-krankungen verhältnismäßig große Strahlenmengen. Es gehört zur Verantwortlichkeit des Arztes, dann an die Strahlengefährdung der Haut (Rückenhaut!) zu denken, sich diese vorher anzusehen und nach der Zahl sowie dem Zeitpunkt früherer Röntgenunter-suchungen zu fragen. Sehr zu empfehlen ist es, für jeden Patienten die effektive Durch-leuchtungszeit zu notieren; JANKER hat dafür besondere Durchleuchtungs-Kontroll-uhren angegeben.

Während der Durchleuchtung soll man sich zunächst einen allgemeinen Überblick verschaffen. Dazu blendet man das Strahlenbündel so weit auf, daß man den ganzen Körperabschnitt übersieht, aber nie so weit, daß der Leuchtschirm außerhalb, meist seitlich vom Patienten, grell aufleuchtet. Geht man zur Betrachtung spezieller Bezirke über, dann wird das Strahlenbündel auf ein möglichst kleines Feld eingeblendet und damit der interessierende Bereich abgetastet. Das Einblenden setzt die Streustrahlen-menge durch Verkleinerung des durchstrahlten Körpervolumens herab und dient damit nicht nur dem Strahlenschutz, sondern auch der Verbesserung des Bildes.

Bei paarigen Organen, also namentlich bei Lungendurchleuchtungen oder der Be-urteilung der Zwerchfellbeweglichkeit, ist der dauernde Vergleich beider Seiten für die Erkennung feinerer Form- und Bewegungsveränderungen oft ausschlaggebend.

Hier können natürlich nur einige Gesichtspunkte erwähnt werden. Zur genaueren Unterrichtung über Einzelheiten der *Durchleuchtungstechnik* seien die einschlägigen Monographien von KUHLMANN oder ZIMMER empfohlen. Besonderheiten der Durch-leuchtungstechnik bei einigen Spezialuntersuchungen werden aber auch in den ent-sprechenden Kapiteln dieses Buches noch näher erläutert.

Jeder Untersucher muß sich selbst seine „eigene" Durchleuchtungstechnik erarbeiten und nach ihr dann jede Durchleuchtung zunächst schematisch durchführen. Dadurch verhütet man am zuverlässigsten, daß bei der Untersuchung wichtige Gesichtspunkte unberücksichtigt bleiben. Erst wenn sich ein Befund zeigt, dessen Klärung ein Abweichen von der Routinetechnik erforderlich macht, soll man Spezialmethoden zu Hilfe nehmen. Aber auch dann führt man zweckmäßigerweise erst die „Normal"-Durchleuchtung zu Ende und widmet sich hinterher dem genauen Studium des besonderen Befundes. Gewisse untersuchungstechnische Kunstgriffe ergeben sich meist aus eigener Erfahrung, manchmal auf Grund eines bestimmten, gehäuft anfallenden Untersuchungsmaterials; sie können deshalb nicht verallgemeinert werden.

Während oder sofort nach jeder Durchleuchtung soll der *Befund fixiert* werden, auch wenn zusätzlich Aufnahmen angefertigt wurden. Das kann endgültig durch Niederschrift (Diktat, aber nicht in Anwesenheit des Patienten) oder vorläufig stichwortartig geschehen. Erfolgt eine Durchleuchtung zur Kontrolle einer an sich bekannten Veränderung und sind dazu Aufnahmen nicht unbedingt erforderlich, so erhält man durch Anfertigung einer Pause des Schirmbildes auf alte abgewaschene Filme oder besser auf Transparentpapier immer genau vergleichbare Angaben. Wir halten für diesen Zweck die Schirmbildpause für noch besser als die Eintragung des Befundes in vorgedruckte Schemata oder Skizzen. Für laufende Kontrollen bei Erkrankungen der Thoraxorgane ist die Leuchtschirmphotographie im Mittelformat (vgl. S. 16) sehr geeignet.

Sind krankhafte Veränderungen nur oder besonders deutlich in bestimmten Projektionsrichtungen zu sehen, so fixiert man sie unter Durchleuchtungskontrolle mittels *gezielter Aufnahmen*. Die üblichen Zielgeräte gestatten ein schnelles Vorschieben der Filmkassette mit automatischer Schaltung der Aufnahme; sie ermöglichen außerdem verschiedene Unterteilungen des Formates, so daß auf einen Film mehrere (2—6) Aufnahmen kurz hintereinander angefertigt werden können. Im allgemeinen wird die Kassette mit der Hand vorgeschoben, nur ausnahmsweise automatisch.

Gezielte Aufnahmen sind unentbehrlich zur röntgenographischen Fixierung bestimmter Bewegungs- oder Füllungsphasen bei Kontrastmitteldarstellungen. Darauf wird an entsprechender Stelle noch eingegangen.

Die Anfertigung gezielter Aufnahmen ist definitionsgemäß von der Durchleuchtung selbst nicht zu trennen. Von dieser Möglichkeit der Darstellung bestimmter morphologischer Substrate in kontrollierbarer Projektion wird im allgemeinen viel zu wenig Gebrauch gemacht. Andererseits sind für die Anfertigung von Übersichtsbildern in den Standardprojektionen die Aufnahmebedingungen an Durchleuchtungsgeräten im allgemeinen nicht optimal. Nur ausnahmsweise sollen deswegen Standardaufnahmen mit Zielvorrichtungen „geschossen" werden.

II. Untersuchungsgeräte

Für die Durchleuchtung stehen Untersuchungsgeräte verschiedenster Konstruktion und Größe zur Verfügung. Fast ebenso mannigfaltig sind die dazu gehörenden Zielgeräte. Sie alle erfüllen ihren Zweck, ohne daß man grundsätzlich eine Ausführung den anderen vorziehen müßte. Trotz ihrer Verschiedenartigkeit gleichen sich die meisten Durchleuchtungsgeräte im Prinzip. Ihre optische Achse, d. h. die Verbindungslinie vom Brennfleck der Röhre zur Leuchtschirmmitte, ist durch Bewegung des mit der Röhrenhalterung gekoppelten Leuchtschirmwagens nur parallel zu sich selbst verschiebbar. Für Durchleuchtungen in verschiedenen Körperdurchmessern muß deshalb der Patient entsprechend gedreht werden. Bei einigen Geräten wird das durch Drehmulden, in denen der Patient steht oder liegt, erleichtert. Durchleuchtungsgeräte können im allgemeinen zusammen mit dem Patienten senkrecht oder horizontal, bei neueren Ausführungen bis in mehr oder weniger extreme Kopftieflage des Patienten gekippt werden.

Einige Konstruktionen weichen vom Prinzip dieser gebräuchlichen Durchleuchtungsgeräte ab. Manchmal ist es vorteilhaft, wenn die optische Achse zusätzlich um die Längsachse des Patienten in beliebige Durchmesser geschwenkt werden kann, weil z. B.

am liegenden Patienten Flüssigkeitsspiegel nur bei seitlicher Durchleuchtung zu sehen sind. Ausnahmsweise ist auch eine Durchleuchtung in cranio-caudal schräger Richtung möglich. Dadurch können unter anderem die Lungenspitzen und die Sinus phrenico-costales besser freiprojiziert werden.

Bei einer neuen Spezialkonstruktion liegt der Zentralstrahl des Röntgenstrahlenbündels horizontal fest im Raum; bewegt wird ausschließlich der Patient. Dieses Gerät vereinigt die meisten Untersuchungsmöglichkeiten der vorher genannten Typen bis auf die cranio-caudal schräge Strahlenrichtung; außerdem können am liegenden Patienten Durchleuchtungen in sagittaler Richtung nur in Seitenlage erfolgen, die typische Trochoskopiestellung in Rückenlage des Patienten mit Untertischröhre ist dagegen nicht möglich. Dieser Nachteil ist allerdings nicht so schwerwiegend, weil solche Geräte nur in einer größeren Röntgenabteilung und dann kaum als einziges Durchleuchtungsgerät auch für den Routinebetrieb eingesetzt werden dürften. Für Spezialuntersuchungen haben sie zweifellos Vorteile.

Fahrbare Durchleuchtungsstative in Verbindung mit kleinen Eintank-Apparaten sind, wenigstens in der chirurgischen Röntgendiagnostik, im allgemeinen entbehrlich. Für die Untersuchung nichttransportfähiger Patienten im Krankenzimmer sind sie wenig geeignet, weil sie keine in die Horizontale umlegbare Stützwand haben. Außerdem fehlen auf Krankenzimmern meist die Vorbedingung für eine Durchleuchtung (Verdunkelung!). Es empfiehlt sich deshalb, entsprechende Aufnahmen mit transportablen Klein-Apparaten im Bett anzufertigen oder, wenn eine Durchleuchtung unumgänglich ist, z. B. beim Verdacht auf einen subphrenischen Abszeß, den Patienten im Bett in die Röntgenabteilung zu bringen.

Durchleuchtungen bei der Einrichtung und Stellungskontrolle von Knochenbrüchen im Gipszimmer usw. werden auch heute noch sehr häufig (leider!) unter höchst unzureichenden Vorbedingungen mit einem „Kryptoskop" durchgeführt. Die Gefahr einer Strahlenschädigung ist dabei so groß und die Einsicht der betreffenden Ärzte oft so gering, daß auf die Dauer die Verantwortung dafür kaum noch tragbar ist. Glücklicherweise bahnt sich hier aber eine neue Entwicklung durch den Einsatz von Bildverstärker-Röhren an.

III. Durchleuchtung mit Bildverstärker-Röhren

Die Helligkeit eines Leuchtschirmbildes kann mit Hilfe von Bildverstärker-Röhren um ein Vielfaches gesteigert werden. Das Prinzip der *elektronischen Bildverstärkung* zeigt Abb. 1. Eine Bildverstärker-Röhre enthält in einem hohen Vakuum einen sphärisch

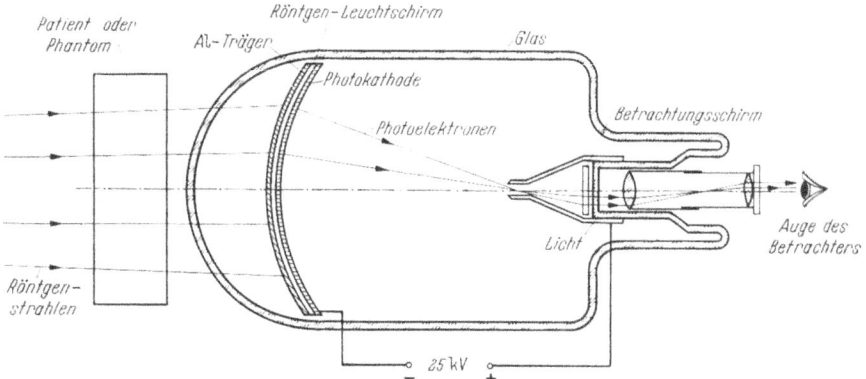

Abb. 1. Prinzip der elektronischen Bildverstärkung

gekrümmten Leuchtschirm, auf dem in üblicher Weise das Röntgenbild entsteht. Direkt auf der Leuchtfläche befindet sich eine Photokathode, in der das Licht des Leuchtschirms seinen jeweiligen Helligkeitswerten proportional Photoelektronen auslöst. So wird das Leuchtschirmbild in ein Elektronenbild umgewandelt (Bildwandler). Die

Elektronen können durch eine hohe elektrische Spannung (etwa 25 kV) beschleunigt werden. Ihre kinetische Energie wird dadurch vergrößert. Das elektrostatische Feld oder eine elektromagnetische Elektronenoptik, wie sie auch im Elektronenmikroskop verwendet wird, wandelt das Elektronenbild auf einem zweiten kleinen Leuchtschirm an der Anode der Röhre wieder in sichtbares Licht um. Dort kann das Bild dann durch ein einfaches Mikroskop betrachtet oder photographiert werden. Es ist um ein Vielfaches heller als das ursprüngliche Bild auf dem Röntgenleuchtschirm, weil die Elektronen durch die Beschleunigung energiereicher geworden sind und infolge ihrer, gegenüber den Röntgenstrahlen geringen Durchdringungsfähigkeit im Betrachtungsschirm vollkommen absorbiert werden.

Das Maß der Helligkeitssteigerung wird von vielen Faktoren bestimmt, auf die hier im einzelnen nicht eingegangen werden kann. Wesentlich ist dabei unter anderem die Verkleinerung des Elektronenbildes und die dadurch hervorgerufene Vergrößerung der Leuchtdichte, die dann bei der Betrachtung unter optischer Vergrößerung erhalten bleibt. Mit solchen Bildverstärker-Röhren wird heute eine Verstärkung der Bildhelligkeit auf mehr als das Hundertfache erreicht. Die Erkennbarkeit feiner Objektdetails ist dann noch größer als bei der Bildwiedergabe mit üblichen Leuchtschirmen.

Bildverstärker-Röhren ermöglichen es, mit wesentlich geringerer Dosisleistung zu durchleuchten und dadurch die Strahlenbelastung des Patienten und des Untersuchers erheblich zu senken. Außerdem erübrigt sich eine maximale Adaptation des Untersuchers sowie die völlige Verdunkelung des Raumes. Bildverstärker-Röhren eignen sich für die Anfertigung gezielter Aufnahmen und besonders für Durchleuchtungen im Operationssaal, im Gipsraum, in der Unfallambulanz und auch am Krankenbett. Für diese Zwecke wurden neuerdings besondere Geräte entwickelt.

B. Röntgenaufnahme

I. Allgemeine Gesichtspunkte

Röntgenaufnahmen sind am besten geeignet, einen Einblick in die Feinstruktur eines Organs zu geben. Inwieweit das im Einzelfalle gelingt, hängt von zahlreichen Faktoren ab. Dabei ist zu unterscheiden zwischen Faktoren, die zu einer geometrischen Unschärfe führen, solchen, die eine Bewegungsunschärfe hervorrufen, und Faktoren, die den Bildkontrast beeinflussen. Hier kann nicht auf alle damit zusammenhängenden Einzelheiten eingegangen werden. Es sei nur vermerkt, daß praktisch nach keiner Seite hin eine Steigerung oder Verminderung ins Extrem möglich oder auch nur zweckmäßig wäre, weil dann der eventuelle Vorteil oft zwangsläufig mit der Vergrößerung einer anderen Ursache für eine Bildverschlechterung erkauft wird. Man muß alle am Zustandekommen einer Röntgenaufnahme mitwirkenden Faktoren aufeinander abstimmen, um zu einem optimalen Bild zu kommen. Dabei entscheidet die klinische Fragestellung, welche Bildeigenschaften im Einzelfalle bevorzugt erstrebt werden müssen.

Jede Röntgenaufnahme ist ein Summationsbild, auf dem alle in Richtung der Strahlen hintereinander liegenden Punkte in eine Ebene ineinander projiziert sind. Dabei werden die dem Film am nächsten liegenden Abschnitte am wenigsten vergrößert sowie am schärfsten und kontrastreichsten abgebildet. Daraus ergibt sich die Forderung, den Patienten zur Aufnahme immer so zu lagern, daß die wichtigen Organe *möglichst nahe am Film* liegen.

Der *Abstand* zwischen Brennfleck der Röhre und Film richtet sich unter anderem nach der Dicke des Objektes und der Leistungsfähigkeit der Apparatur, dann aber auch nach der Tiefenlage der wichtigen Details. Je näher das darzustellende Objekt an den Film herangebracht werden kann, um so kleiner darf der Abstand sein. Bei gleichen elektrischen Werten (mA und kV) erfordert eine Verdoppelung des Abstandes nach dem Quadratgesetz eine Vervierfachung der Belichtungszeit. Diese Umrechnung der Belichtungswerte wird sehr erleichtert, wenn man nur mit bestimmten Abständen arbeitet, wobei die Werte 50—70—100—140—200 cm besonders günstig sind, weil sich entsprechend dem Verhältnis ihrer Quadrate (25—49—100—196—400) beim Übergang zu einem höheren oder tieferen Wert immer das Doppelte bzw. die Hälfte der Belichtung ergibt.

Zur *räumlichen Erfassung* eines Objektes und zur Lokalisation einer Veränderung müssen in jedem Falle sowohl Teile des Skeletsystems als im allgemeinen auch innere Organe in mindestens zwei verschiedenen, möglichst senkrecht zueinander verlaufenden Projektionsrichtungen dargestellt werden. Krankhafte Veränderungen sind oft nur bei Projektion in einer bestimmten Strahlenrichtung zu erkennen und können in einer anderen Richtung vollkommen verdeckt werden. Mitunter, namentlich bei der Untersuchung innerer Organe, muß die günstigste Projektionsrichtung unter Durchleuchtungskontrolle ermittelt werden. Dann kann man auch gezielte Aufnahmen anfertigen. Die *Projektion in verschiedenen Körperdurchmessern* wird auch bei den einzelnen Organen noch besprochen (vgl. z. B. S. 36 ff.).

Röntgenaufnahmen werden im allgemeinen auf *Filme* mit doppelseitiger Bildschicht angefertigt. Die beste Detailwiedergabe ermöglichen solche Filme, die *ohne* Verstärkungsfolien verwendet werden. Bei ihnen ist die photographische Schicht besonders empfindlich für direkte Einwirkung von Röntgenstrahlen; sie benötigen aber zur Erzielung einer ausreichenden Schwärzung eine verhältnismäßig große Strahlenmenge und eignen sich deswegen nur für die Darstellung bestimmter Körperteile, namentlich für die Knochendarstellung der peripheren Extremitätenabschnitte.

Bei Aufnahmen dicker Körperteile (Schädel, Wirbelsäule, Becken) und der inneren Organe verwendet man vorwiegend für sichtbares Licht empfindliche *Filme in Kombination mit Verstärkerfolien.* Die Schicht dieser Folien enthält Substanzen (Calciumwolframat), die — ähnlich wie ein Leuchtschirm — unter der Einwirkung von Röntgenstrahlen sichtbar aufleuchten. Sie werden in einer Kassette an beide Seiten des Films angepreßt, so daß seine Bildschicht der jeweiligen Helligkeit der einzelnen Folienpunkte entsprechend belichtet wird. Für Aufnahmen mit solchen Film-Folien-Kombinationen benötigt man unter sonst gleichen Bedingungen nur ein Drittel bis ein Fünftel der für folienlose Filme erforderlichen Strahlenmenge. Dadurch werden die Belichtungszeiten verkürzt und die Unschärfe bewegter Organe erheblich verkleinert. Mit zunehmendem Verstärkungsfaktor der Folien nimmt allerdings die Zeichenschärfe ab. Deshalb verliert man bei Verwendung besonders hoch verstärkender Folien durch Vergrößerung der geometrischen Unschärfe wieder einen Teil des Vorteils der geringeren Bewegungsunschärfe durch kürzere Belichtung.

Die Frage, ob man Filme mit farbloser oder getönter, bläulicher Unterlage nehmen soll, ist genau so zu beantworten wie die Frage nach den Farbtönen bei der Beleuchtung der Film-Betrachtungskästen. Die Detailerkennbarkeit ist physiologisch-optisch im Rotlicht deutlich schlechter als in farbloser, gelbgrüner oder bläulicher Beleuchtung (SCHOBER, ROGGENHAUSEN). Demnach muß das Rot des Glühlampenlichtes in Betrachtungskästen beseitigt werden. Dagegen besteht sowohl bei der Beleuchtung als auch bei der Filmunterlage kein Unterschied zwischen farblos, blau und gelbgrün. Blaugetönte Filme können also objektiv die Detailerkennbarkeit nicht verbessern. Subjektiv bestechen sie allerdings rein bildmäßig auf den ersten Blick, vor allem wenn sie gegen eine unzureichende Beleuchtung, die rötliches Licht enthält, z. B. einfach gegen Tageslicht, betrachtet werden. Unter diesen Umständen ist der bläuliche Film wertvoll, weil seine Unterlage den schädlichen Lichtanteil beseitigt.

Röntgenpapier benötigt infolge seiner nur einseitigen Bildschicht (mit nur einer Verstärkerfolie) für eine ausreichende Schwärzung wieder etwa die doppelte Strahlenmenge, also doppelte Belichtungszeit oder entsprechend höhere Röhrenspannung. Außerdem sind beim Röntgenpapier der Kontrastumfang des Bildes und die Detailwiedergabe geringer. Trotzdem ist Röntgenpapier sehr geeignet für Kontrolluntersuchungen, namentlich für Stellungskontrollen bei Brüchen der Extremitätenknochen.

Die bei der Durchstrahlung jedes Objektes entstehende *Streustrahlung* beeinflußt in besonders großem Maße die Bildgüte, und zwar sowohl die Zeichenschärfe als auch den

Bildkontrast. Die Entstehung der Streustrahlen kann vermindert werden durch Verwendung geringerer Röhrenspannung (weicher Strahlen) sowie durch möglichst starke Ausblendung des Strahlenbündels (Lichtvisier, Langrohrtubus) zwecks Verkleinerung des durchstrahlten Volumens. *Streustrahlenblenden* zwischen Objekt und Film halten einen großen Teil der trotzdem noch vorhandenen Streustrahlen vom Film fern. Für alle Aufnahmen voluminöser Körperteile ist die Verwendung einer Streustrahlenblende unerläßlich. Nur bei Kontaktaufnahmen (vgl. S. 16) muß darauf verzichtet werden, weil die Bleilamellen der Blenden für bestimmte Abstände (90—110 cm) radiär zum Brennfleck der Röhre eingestellt sind.

Kreuzrasterblenden mit doppeltem, netzförmigem Lamellenraster sind im allgemeinen entbehrlich. Sie bedingen meist zu lange Belichtungszeiten. Bei Spannungen über 100 kV mit entsprechend harten Streustrahlen müssen die Bleilamellen, um nicht durchstrahlt zu werden, höher als sonst sein (Hartstrahlraster).

Die *Strahlenqualität* richtet sich nach dem darzustellenden Objekt. Normalerweise liegen in der Röntgendiagnostik die Röhrenspannungen etwa zwischen 50—100 kV, jedoch werden je nach persönlicher Ansicht der Untersucher auch noch weichere und härtere Strahlen verwendet. Spannungen bis zu 100 kV kennzeichnen die sog. *Standardtechnik*, während man bei Aufnahmen mit Spannungen über 100 kV von „Hartstrahltechnik" spricht (vgl. S. 10).

Im angegebenen Bereich muß die Strahlenhärte mit zunehmender Dichte und Dicke des Objektes gesteigert werden. So benötigt man für Aufnahmen des knöchernen Skeletes in seitlicher Richtung, vor allem für seitliche Aufnahmen der Wirbelsäule und des Beckens, meist die höchsten Spannungen. Andererseits läßt die mit steigender Härte zunehmende Streustrahlung es angeraten erscheinen, die Spannung nur so weit zu steigern, wie dies notwendig ist, um die Belichtungszeit hinsichtlich der Bewegungsunschärfe in erträglichen Grenzen zu halten.

Diese wenigen und nur angedeuteten Gesichtspunkte ergeben bestimmte Forderungen an die Strahlenquelle, d. h. an die *Röntgenröhren*, hinsichtlich Brennfleckgröße, Belastbarkeit und Spannungsfestigkeit. Für die Röntgendiagnostik sollten bei den üblichen Aufnahmeabständen von 70—200 cm — von wenigen Ausnahmen abgesehen — nur Röhren mit einem optisch wirksamen Brennfleck von 1,2×1,2 mm, höchstens aber 2,0×2,0 mm benutzt werden. Immerhin wird durch eine lineare Verdoppelung des Brennflecks die geometrische Bildunschärfe genau so vergrößert wie durch eine Verringerung des Brennfleck-Objekt-Abstandes auf die Hälfte.

Brennfleckgrößen der genannten Abmessungen schließen bei der für die meisten Aufnahmen des Skeletes und der inneren Organe erforderlichen Leistung a priori Röhren mit stillstehender Anode aus. Solche Röhren werden allerdings auch heute noch in Kleinapparaten, vor allem in transportablen Einrichtungen, benutzt und können dort wegen der geringen Leistung entsprechende Brennfleckgrößen (bis 0,8×0,8 mm) haben. Fahrbare Apparate mit derartigen Röhren sind für die „kleineren" chirurgischen Aufnahmen, z. B. der Extremitäten, sowie für Aufnahmen auf den Krankenzimmern bei Kontrolluntersuchungen frischoperierter, nicht transportfähiger Patienten sehr geeignet. Bei Frischoperierten besteht dann allerdings die Gefahr, daß die verhältnismäßig langen Belichtungszeiten als Folge der geringen Röhrenleistung zu einer erheblichen Bewegungsunschärfe führen, wenn z. B. nach Thoraxoperationen die Kranken unmöglich den Atem lange genug anhalten können.

Für die eigentliche chirurgische Röntgendiagnostik kommen deshalb nur *Drehanodenröhren* mit hoher Belastbarkeit in Frage (30 kW-Röhren mit einem Brennfleck von 1,2×1,2 mm). In ölgefüllten Röhrenschutzgehäusen (Röhrenhauben) können sie mit Spannungen (bis 150 kV) betrieben werden, die auch eine „Hartstrahltechnik" zulassen.

Röhren mit noch höherer Belastbarkeit (50 kW), dafür aber einer Brennfleckgröße von 2,0×2,0 mm sind für Routineuntersuchungen im allgemeinen entbehrlich und nur bei besonderen Leistungsansprüchen, wie bei Serienaufnahmen mit schneller Bildfolge (vgl. S. 26), allenfalls noch für Schwangerschaftsaufnahmen zweckmäßig. Doppelfocus-Röhren ermöglichen entweder eine wahlweise Verwendung für beide Zwecke, oder sie haben außer einem der genannten Brennflecke noch einen Spezialfocus für Vergrößerungsaufnahmen (vgl. S. 10f.).

Die *Röntgenapparate* verschiedener Fabrikate und Typen unterscheiden sich in vielfacher Hinsicht, wie Netzangleich, Automatik, Röhrenüberlastungsschutz, Hochspannungskorrektur bei verschiedener Belastung, Zeitschaltung usw.; dies ist aber eigentlich alles von weniger großer Bedeutung. Ausschlaggebend für die Brauchbarkeit und Wahl eines bestimmten Apparates ist ausschließlich seine *elektrische Leistung*.

Man muß zunächst wissen, welche Röntgenröhre für einen bestimmten Zweck benötigt wird. Erst dann kann man beurteilen, wie groß die Leistung des zugehörigen Hochspannungserzeugers sein muß und von welcher Grenze ab ein Apparat unnötig überdimensioniert ist.

II. Hartstrahltechnik

Unter „Hartstrahltechnik" versteht man die Anfertigung von Röntgenaufnahmen mit Röhrenspannungen über 100 kV. Diese Methode hat heute praktische Bedeutung, nachdem die modernen Apparate und Röhren solche Spannungen liefern und vertragen. Gegenüber Standardaufnahmen (50—100 kV) kann die Hartstrahltechnik mit Spannungen zwischen 100—150 kV wesentliche technische und namentlich auch diagnostische Vorteile bringen. Von Spannungen über 150 kV ist allerdings ein nennenswerter Nutzen nicht mehr zu erwarten.

Mit zunehmender Spannung ergeben die Röhren eine sehr viel höhere Ausbeute an Röntgenstrahlen. Infolgedessen können die Belichtungszeiten und damit die durch Organbewegungen hervorgerufenen Unschärfen stark reduziert werden. Außerdem durchdringen die harten Strahlen das Objekt besser, so daß der Anteil bildgebender Strahlen an der Gesamtmenge steigt; das setzt die Strahlenbelastung des Patienten sowohl an der Körperoberfläche als auch in der Tiefe herab. Diese Schonung von Patienten und Röhren hat überhaupt erst die Grundlage für die in den letzten Jahren zunehmende Anwendung von Serienaufnahmen, insbesondere der Röntgenkinematographie, für klinische Zwecke, z. B. für die Angiokardiographie, geschaffen.

Während man früher annahm, daß ein Röntgenbild mit zunehmender Strahlenhärte kontrastärmer werde, weiß man heute, daß dies nicht allgemein der Fall ist. Nur Knochenaufnahmen verlieren an Kontrast und Detailerkennbarkeit, so daß Spannungen über 110 kV mehr schaden als nützen. Dagegen sind die mit Hartstrahltechnik angefertigten Aufnahmen von luftgefüllten Hohlorganen sowie von massiven schattengebenden, vor allem mit Kontrastmittel gefüllten Objekten anderen Aufnahmen auch qualitativ oft überlegen.

Neben der Verringerung der Bewegungsunschärfe ist als diagnostisch wesentlicher Vorteil der *größere Bildumfang* von Hartstrahlaufnahmen hervorzuheben. Er wirkt sich besonders bei der Darstellung stark inhomogener Objekte günstig aus.

Daraus ergeben sich die Hauptanwendungsgebiete der Hartstrahltechnik: Kontrastmitteldarstellungen, seitliche Aufnahmen der Lendenwirbelsäule usw. Manchmal ist die Hartstrahltechnik auch für normale Lungenaufnahmen vorteilhaft, ohne allerdings dabei als Methode der Wahl für alle Untersuchungen gelten zu können. Eine mit Hartstrahltechnik angefertigte Lungenaufnahme ist dadurch charakterisiert, daß die Rippenschatten in den Lungenfeldern verblassen und Einzelheiten der Lungenzeichnung auch innerhalb der Rippenschatten deutlich hervortreten. Bei Herzaufnahmen steigt in erster Linie die Bildschärfe infolge der kurzen Belichtungszeiten. Unerläßlich ist die Hartstrahltechnik bei Serienaufnahmen mit oder ohne Anwendung von Kontrastmitteln.

Erwähnt sei noch, daß bei Spannungen über 100 kV besondere Streustrahlenblenden („Hartstrahlraster") und geeignete Verstärkerfolien verwendet werden müssen.

III. Vergrößerungsaufnahme

Die Verwendung sehr hoher Röhrenspannungen, wie bei der Hartstrahltechnik, eröffnete noch eine weitere Möglichkeit zur Verfeinerung der Diagnostik. Infolge der geringeren Belastung können Röhren mit sehr kleinem Brennfleck ($0,3 \times 0,3$ mm) nicht

nur für Röntgendurchleuchtungen, sondern auch für Aufnahmen der meisten Körperregionen benutzt werden, ohne daß die Belichtungszeiten gegenüber normalen Aufnahmen übermäßig verlängert werden müssen. Durch solche *Feinfocusröhren* wird die
geometrische Bildunschärfe verringert, so daß auch eine direkte röntgenographische
Vergrößerung der abzubildenden Objekte nach den Gesetzen der Zentralprojektion
(Abb. 2) möglich ist. Zusätzlich wird bei Vergrößerungsaufnahmen der Bildkontrast
gesteigert, weil infolge stärkerer Divergenz des ausgenutzten Strahlenbündels und wegen
des Abstandes zwischen Objekt und Film ein größerer Teil der entstehenden Streustrahlen
den Film nicht mehr trifft.

Eine Verbesserung der Detailerkennbarkeit durch die direkte Röntgenvergrößerung
erfolgt allerdings nur bei solchen Aufnahmen, für die man Filme mit Verstärkerfolien
benutzen muß. Bei folienlosen Filmen ist dagegen kein Vorteil zu erwarten. Das spricht
dafür, daß weniger die Vergrößerung des Objektes an sich, als vielmehr das dadurch
erzielte günstigere Verhältnis von Objekt- zur Korngröße der Verstärkerfolien den Aus-

schlag gibt; denn die Vergrößerung bewirkt eine relative Kornverkleinerung; deshalb steigt die Detailerkennbarkeit.

Mit einer Brennfleckgröße
von 0,3 × 0,3 mm können Vergrößerungen bis zur zwei-
fachen Objektgröße ange-
fertigt werden; das Optimum
liegt bei einer 1,5fachen Vergrößerung.

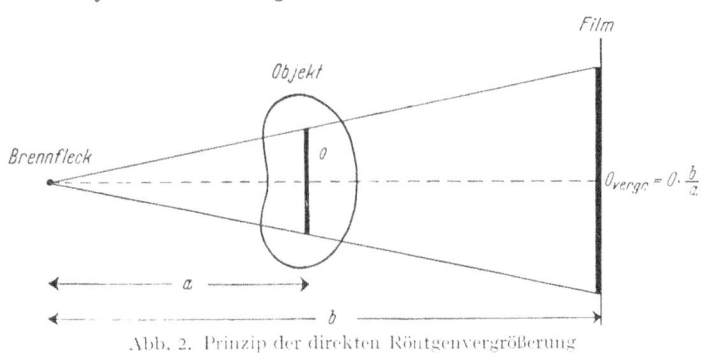

Abb. 2. Prinzip der direkten Röntgenvergrößerung

Die Vergrößerungstechnik eignet sich in erster Linie zur Feststellung feiner, beginnender Veränderungen des Skeletes. In der Diagnostik innerer Organe hat sie sich
bisher noch nicht allgemein durchsetzen können.

C. Spezial-Aufnahmeverfahren

I. Möglichkeiten zur Messung der wahren Objektgrößen

Infolge der Strahlendivergenz erscheinen alle Objekte sowohl bei der Durchleuchtung als auch auf Röntgenaufnahmen nicht in ihrer wahren Größe, sondern vergrößert
und im allgemeinen auch verformt. Objektgetreu könnte man die Größen nur mit
einem Strahlenbündel wiedergeben, dessen Randstrahlen parallel zueinander verlaufen.

Alle Methoden zur Bestimmung der wahren Objektgröße erstreben die Verhinderung
oder sekundäre Eliminierung der projektionsbedingten Verzeichnung. Sie wurden ursprünglich für die Messung der Herzgröße entwickelt und werden auch heute fast ausschließlich dafür benutzt. Für die chirurgische Röntgendiagnostik haben sie in den
letzten Jahren im Rahmen der Thorax- und namentlich der Herzchirurgie Bedeutung
gewonnen.

1. Orthodiagraphie

Bei der Orthodiagraphie (MORITZ, GROEDEL) ahmt man durch Parallelverschiebung
eines im Vergleich zum Röhrenabstand kleinen Strahlenbündels parallel verlaufende
Röntgenstrahlen nach. Man tastet bei der Durchleuchtung mit einem eng eingeblendeten,
etwa 1 × 3 cm großen Strahlenbündel die zu messende Strecke oder Fläche, z. B. die
Herzkonturen, ab und markiert die einzelnen Punkte. Sie werden dann später zu einer

größenrichtigen Figur verbunden. Bei der Herzmessung erhält man so die diastolische Herzgröße (Abb. 3).

Ist bei dem benutzten Durchleuchtungsgerät eine Verschiebung von Röhre und Leuchtschirm unabhängig voneinander möglich, so wird nur die Röhre bewegt. Die Meßpunkte können dann direkt auf die Bleiglasscheibe vor dem Schirm gezeichnet und später auf Transparentpapier übertragen werden. Aus Strahlenschutzgründen sind aber heute bei fast allen Geräten Röhre und Leuchtschirm gekoppelt und nur gemeinsam zu bewegen. Dann ist für die Aufzeichnung eine besondere stillstehende Zeichenfläche erforderlich, über die ein mit Röhre und Leuchtschirm gekoppelter Zeichenstift gleitet (Abb. 4).

Natürlich muß der Patient während der Abtastung der Herzkonturen genau die gleiche Stellung einhalten. Deshalb empfiehlt es sich, vor der eigentlichen Messung markante Punkte (Wirbeldornfortsätze, Sternoclaviculargelenke, laterale Thoraxwand usw.) aufzuzeichnen und daran die unveränderte Stellung des Patienten zu kontrollieren. Das gilt auch für den Zwerchfellstand, der natürlich unverändert bleiben muß.

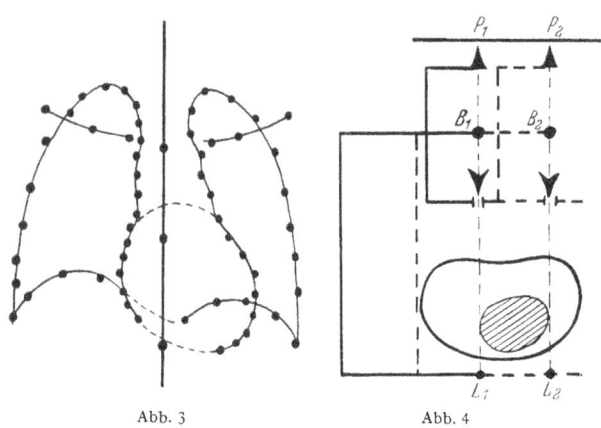

Zweifellos ist die Orthodiagraphie sehr genau, dafür aber umständlich und zeitraubend. Sie wurde deswegen mehr und mehr durch andere Methoden ersetzt.

Abb. 3   Abb. 4

Abb. 3. Orthodiagramm des Herzens (schematisiert nach GROEDEL)

Abb. 4. Prinzip des Orthodiagraphen nach GROEDEL. (Zwei Stellungen des starr verbundenen Röhre-Leuchtschirmwagens mit Schreibstift.) B Brennfleck; L Abbildung des Herzrandpunktes auf dem Leuchtschirm; P Markierung der Punkte L_1 und L_2 auf der nicht verschobenen Schreibunterlage

2. Orthodiametrie

Bei der Orthodiametrie (BÜCHNER) erfolgt die Untersuchung mit einem der üblichen Durchleuchtungsgeräte, bei denen Röhre und Leuchtschirm zwangsweise gemeinsam bewegt werden. An Stelle einer Kassette schiebt man zwischen Schirm und Patienten einen drehbaren Maßstab, dessen Bleilamellen praktisch parallaxenfrei dargestellt werden (Abb. 5). Bei richtiger Zentrierung der Röhre trifft der für die Messung wichtige Zentralstrahl immer den Nullpunkt, da der Maßstab alle Bewegungen von Röhre und Schirm mitmacht. Dagegen wird ein auf den Schirm projizierter Lichtspalt nicht mit bewegt. Zunächst wird nun der Nullpunkt durch Verschieben des Leuchtschirmes auf den einen Endpunkt der zu messenden Distanz, z. B. tangential an den linken Herzrand, eingestellt und die Spaltlampe so justiert, daß der Lichtspalt die Nullpunktlinie deckt (Abb. 5a). Dann verschiebt man den Schirm, bis der Nullpunkt am anderen Endpunkt der Strecke, z. B. tangential am rechten Herzrand, steht. Dabei wandert der Maßstab relativ zum Lichtspalt. Die Größe der Strecke kann dann sofort abgelesen werden (Abb. 5b). Da der Maßstab um den Nullpunkt drehbar ist, können auf diese Art Messungen in allen Richtungen durchgeführt werden. Mit horizontal gestellter Nullinie des Orthodiameters können z. B. die Atemexkursionen des Zwerchfells sehr genau bestimmt werden.

Die Meßwerte der Orthodiametrie stimmen mit denen der Orthodiagraphie sehr gut überein. Dabei besteht der große Vorteil, daß man Messungen während einer normalen Durchleuchtung in wenigen Sekunden vornehmen und mit beliebig großen Feldern durchleuchten kann.

3. Fernaufnahmen

Mit gewissen Einschränkungen, dafür aber sehr einfach, lassen sich Messungen an Aufnahmen mit großem Brennfleck-Film-Abstand, wie sie zuerst von A. KÖHLER für die Herzmessung benutzt wurden, durchführen. Solche Fernaufnahmen werden heute

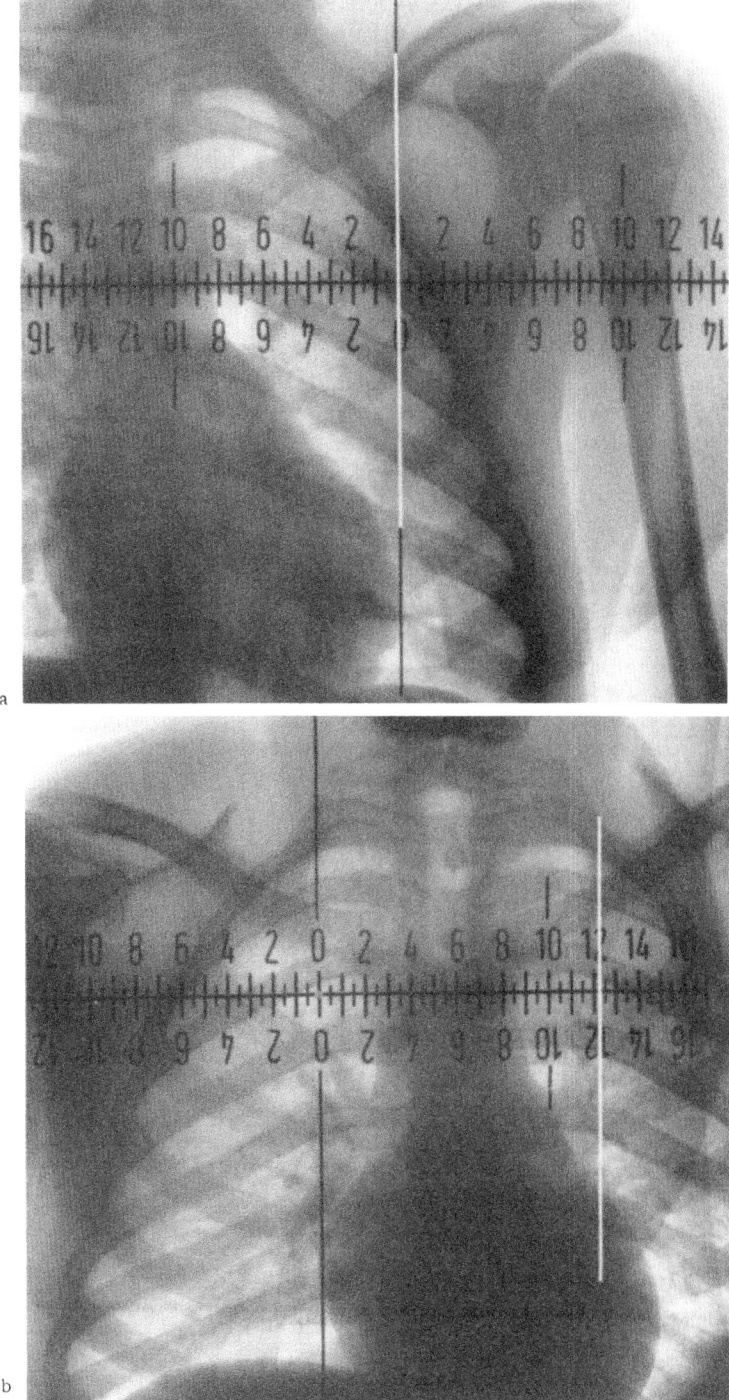

Abb. 5a u. b. Orthodiametrie nach Büchner. a Einstellung der Nullpunktlinie auf den linken Herzrand (Markierung durch Lichtspalt = schwarze Linie). b Nullpunktlinie zum rechten Herzrand verschoben. Der Abstand zwischen Nullpunktlinie und Lichtspalt (schwarze Linie) entspricht der Verschiebung und damit der wahren Größe der zu messenden Strecke

allgemein aus 2 m Entfernung angefertigt. Bei diesem Abstand kann die Divergenz des Strahlenbündels vernachlässigt werden, wenn das Objekt klein ist und möglichst im Bereich des Zentralstrahls liegt. Trotzdem erreicht eine Fernaufnahme bei Herzmessungen nicht die Genauigkeit der vorher besprochenen Methoden, wenn diese gewissenhaft

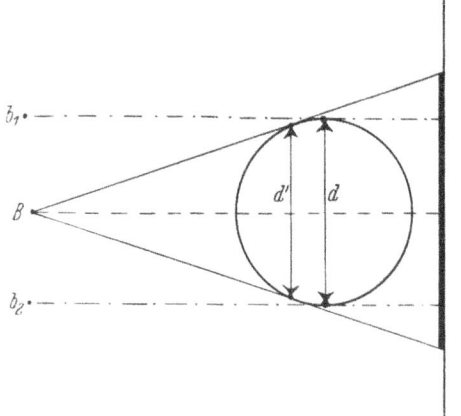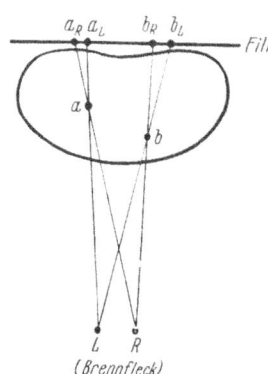

durchgeführt werden. Vor allem ist zu bedenken, daß von parallelen und divergierenden Strahlen unterschiedliche Stellen der Herzbegrenzung tangential als Endpunkte
einer zu messenden Strecke getroffen werden (Abb. 6). Dieser Fehler kann auch
durch Umrechnen des gemessenen Wertes unter
Berücksichtigung des Abstandsverhältnisses nicht
ausgeglichen werden. Deshalb sind alle Um-
rechentabellen bei Aufnahmen aus noch geringerem Abstand für Herzmessungen ungeeignet.

Wenn die Ungenauigkeit auch gering ist, so
können Fernaufnahmen bei der Messung der Herzgröße die anderen Methoden doch nicht ganz
ersetzen. Vor allem dürfen bei Verlaufsserien
Werte, die mit verschiedenen Methoden ermittelt
wurden, nicht ohne weiteres verglichen werden.
Trotzdem hat sich die Herzmessung mittels Fernaufnahmen in der Praxis nicht zuletzt wegen ihrer
Einfachheit weitgehend durchgesetzt. Vergleichbare Bilder erhält man, wenn die Belichtung
immer in der gleichen Aktionsphase erfolgt. Das
ist mit der sog. Herzphasenschaltung (vgl. S. 15)
möglich.

Abb. 6. Unterschied zwischen orthodiagraphisch
($b_1 - b_2$) und ohne Röhrenverschiebung (B) ge-
messener Größe eines bogenförmig begrenzten Objektes. Im Falle B werden — abgesehen von der
projektionsbedingten Vergrößerung — auch andere
Punkte der Objektoberfläche randbildend (d' statt d)

II. Röntgen-Stereographie und Stereo-Durchleuchtung

Röntgen-Stereo-Aufnahmen dienen, wie auch die Stereo-Durchleuchtung, der räumlichen Erfassung eines Objektes im Röntgenbild. Man erhält *Stereo-Aufnahmen*, wenn
man das gleiche, zwischenzeitlich unveränderte Objekt von zwei um eine dem Augenabstand (6,5—7 cm) entsprechende „Basis" verschobenen Brennfleckstellungen aus
abbildet. Dabei werden alle Objektpunkte ihrer räumlichen Verteilung entsprechend in der Projektion verschieden stark pa-
rallaktisch verschoben. Dieses Prinzip der Stereodarstellung
zeigt Abb. 7. Die beiden Aufnahmen werden dann so betrachtet,
daß jedes Auge nur „sein" Bild sehen kann. Wie beim normalen
räumlichen Sehen entsteht dadurch ein Raumbild, das dem
Objekt geometrisch kongruent („tautomorph") ist, wenn alle
Abstände und Winkel bei Aufnahme und Betrachtung gleich
groß sind. Diese Bedingung erfüllt z. B. der „Stereoskiagraph"
nach HASSELWANDER, dessen Prinzip Abb. 8 zeigt. In tauto-
morphen Raumbildern können direkte Messungen vorgenommen
werden.

Abb. 7. Prinzip der Röntgen-
Stereographie (Parallax-Me-
thode: Zwei Aufnahmen bei
verschiedenen Brennfleck-
stellungen)

Geometrisch ähnlich („homoiomorph") sind Raumbilder, wenn lediglich Aufnahmebasis und Augenabstand nicht übereinstimmen. Messungen
in ihnen sind nur indirekt unter Berücksichtigung des veränderten Größen-
verhältnisses möglich. Nur wenn jedes der beiden Bilder seitenrichtig
vom zugehörigen Auge gesehen wird, ist das Raumbild „orthomorph".
Seitenverkehrte Betrachtung erzeugt ein „pseudomorphes" Raumbild;
in ihm können aber auch noch Messungen vorgenommen werden, wenn es sonst tautomorph oder
wenigstens homoiomorph ist. Unbrauchbar sind dagegen „heteromorphe", raum-unrichtige Bilder,
wie sie durch Verdrehen oder Verschieben der beiden Einzelbilder gegeneinander hervorgerufen
werden, auch wenn bei ihnen subjektiv der Eindruck des Räumlichen noch vorhanden ist.

Als einfaches Betrachtungsgerät für Stereo-Aufnahmen ist das „Stereo-Binokel"
(STUMPF) mit 2 Reversionsprismen als Spiegel geeignet, sofern keine Messungen vorgenommen werden sollen. Bei dieser Art der Betrachtung erhält man ein homoiomorphes

Raumbild, allerdings nur dann, wenn die am Schaukasten nebeneinanderhängenden Bilder nicht verdreht sind und die Betrachtung genau von vorne erfolgt.

Schwierig ist die Anfertigung von Stereo-Aufnahmen bei Organen mit Eigenbewegungen, namentlich beim Herzen, weil dabei zur Erzielung eines orthomorphen Raumbildes die beiden Belichtungen nicht nur in unveränderter Atemstellung, sondern auch in der gleichen Aktionsphase erfolgen müssen. Um das zu erreichen, kann man jedesmal den Röntgenapparat durch den Puls der A. radialis oder einfacher durch eine bestimmte Amplitude des Elektrokardiogramms schalten lassen.

Bei der *Stereo-Durchleuchtung* wird das Objekt von 2 Röntgenröhren, deren Brennflecke ebenfalls in Augenabstand voneinander liegen, auf den Leuchtschirm projiziert; dabei darf immer nur eine dieser Projektionen für das zugehörige Auge des Betrachters sichtbar sein. Deshalb arbeiten beide Röhren in schneller Folge abwechselnd (meist im Halbwellenbetrieb rhythmisch mit der Netzfrequenz) intermittierend; synchron dazu wird durch ein Blendensystem immer nur einem Auge die Sicht freigegeben.

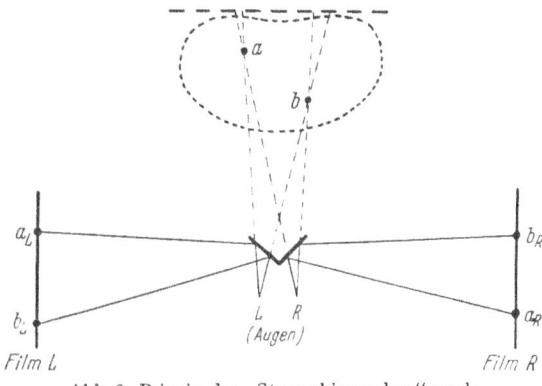

Trotz dieser prinzipiellen Möglichkeit hat sich die Stereo-Durchleuchtung bisher nicht allgemein durchsetzen können. Das hat mehrere Gründe. Vor allem sind für eine einwandfreie Stereo-Durchleuchtung die physiologisch-optischen Voraussetzungen nicht in ausreichendem Maße gegeben, weil die Leuchtdichten am Schirm zu gering sind (SCHOBER). Erst wenn diese um etwa den hundertfachen Betrag gesteigert werden, wozu das Bildverstärker-

Abb. 8. Prinzip des „Stereoskiagraphen" nach HASSELWANDER

Verfahren geeignet erscheint, ist die Stereo-Durchleuchtung in der medizinischen Diagnostik erfolgversprechend. Einer der Gründe für die mangelnde Beachtung der Methode durch die meisten Röntgenologen liegt aber auch darin, daß keine zwingende Notwendigkeit dazu besteht. Durch die verschiedenartigen Eigenbewegungen der Organe und durch die Möglichkeit, den Patienten vor dem Schirm zu drehen, entstehen so zahlreiche parallaktische Verschiebungen der einzelnen Objektteile zueinander, daß auch ohne beidäugige Raumsicht der Eindruck des Räumlichen entsteht.

III. Leuchtschirmphotographie

Unter Leuchtschirmphotographie versteht man die verkleinerte, photographische Abbildung des auf einem Leuchtschirm sichtbar gemachten Röntgenbildes.

So einfach dieses Verfahren erscheint, so groß waren die Schwierigkeiten seiner Realisierung. Um überhaupt ein Leuchtschirmbild mit einer angemessenen Belichtungszeit photographieren zu können, mußten 3 Faktoren, die Helligkeit des Leuchtschirmes, die Empfindlichkeit der photographischen Schicht und die Lichtstärke der abbildenden Optik, bis an die Grenze des Möglichen gesteigert werden. In allen 3 Fällen ist eine beliebige Steigerung bis ins Extrem aber nicht möglich, weil dann auch die jeweiligen Unschärfefaktoren stark zunehmen und feinere Details nicht mehr erkennbar dargestellt werden. Eine optimale Koordinierung ist dann gegeben, wenn die einzelnen Unschärfefaktoren an dem Zustandekommen der Gesamtunschärfe gleichmäßig beteiligt sind („Gleichmäßigkeitsgesetz").

Die *Detailerkennbarkeit* des photographierten Leuchtschirmbildes wird am stärksten durch das *Verkleinerungsverhältnis* und damit durch das Bildformat beeinflußt. Bei der Leuchtschirmphotographie im *Kleinformat* dient 35 mm breiter Film als Aufnahmematerial. Die Bildgröße beträgt je nachdem, ob die Filmbänder am Rande perforiert

sind oder nicht, 24×24 mm oder 31×31 mm („Technikformat"). In der Röntgenkinematographie (vgl. S. 26) sind die Einzelbilder bei gleicher Filmbreite mitunter nur
16×16 mm groß. Setzt man eine Leuchtschirmgröße von 35×35 cm bis 40×40 cm
voraus, so wird das Bild in jedem Falle auf weniger als $^1/_{10}$ verkleinert. Dadurch gewinnt
das verhältnismäßig grobe Korn der hochempfindlichen photographischen Emulsion so
starken Einfluß auf die Bildgüte, daß feinere Details (Lungenzeichnung, Knochen-
struktur usw.) nicht mehr beurteilbar dargestellt werden.

Von Leuchtschirmphotographie im *Mittelformat* spricht man bei einer Bildgröße von
über 60×60 mm. Man benutzt dafür heute meistens 70 mm breiten Film. Das Verkleinerungsverhältnis liegt dann bei $^1/_6$. Die Qualität von Mittelformataufnahmen ist
heute so weit gesteigert, daß ihre diagnostische Auswertbarkeit der von direkten Großaufnahmen nahekommt.

Auf Grund der Tatsache, daß bei einem Verkleinerungsverhältnis von nur $^1/_4-^1/_3$ das derzeit zur
Verfügung stehende photographische Material als Unschärfefaktor vernachlässigt werden kann,
wurden in letzter Zeit entsprechende Schirmbildkameras gebaut. Man kann das erreichen, wenn
man für besondere Zwecke bei gleichem Filmformat kleinere Leuchtschirme verwendet, wie z. B. in
einer speziell für die Hirnarteriographie und Angiokardiographie bei Kindern entwickelten Kamera
(BOUWERS-VIETEN); oder man benutzt ein vergrößertes Mittelformat mit Bildern von 100×100 mm
und mehr. Bei einem solchen Verkleinerungsverhältnis wird die Detailerkennbarkeit praktisch
ausschließlich von der Qualität des Leuchtschirmes bestimmt.

Als *Abbildungsoptik* haben in letzter Zeit *Spiegelobjektive*, namentlich die konzentrische Spiegeloptik nach BOUWERS, bei der Leuchtschirmphotographie im Mittelformat
die *Linsenobjektive* weitgehend ersetzt. Abgesehen von anderen Vorteilen übertreffen die
mit Spiegelobjektiven erreichten Lichtstärken die von Linsenobjektiven bei weitem.

In der chirurgischen Röntgendiagnostik sind Mittelformataufnahmen geeignet für
laufende Kontrollen bei Knochenbrüchen, nach thoraxchirurgischen Eingriffen usw. Am
wichtigsten ist die Methode aber für die Anfertigung von Serienaufnahmen mit schneller
Bildfolge (vgl. S. 26).

IV. Bevorzugte Darstellung isolierter Körperschichten

1. Kontaktaufnahme

Die einfachste Möglichkeit zur bevorzugten Darstellung einer Objektschicht ist das
Kontaktaufnahmeverfahren. Es ist allerdings nur für die Darstellung oberflächennaher
Körperabschnitte geeignet. Dabei wird das abzubildende Objekt der Filmkassette direkt

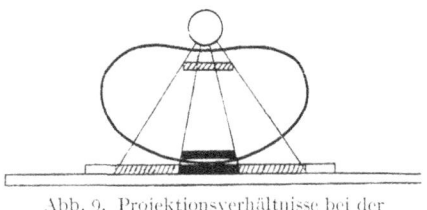

Abb. 9. Projektionsverhältnisse bei der
Kontaktaufnahme

aufgelegt; auf die filmferne Körperoberfläche wird
die Röntgenröhre bzw. das Strahlenaustrittsfenster
der Röhrenhaube ohne Zwischenschaltung eines
Tubus fest aufgesetzt (Abb. 9). Dadurch kommt es zu
einer starken Vergrößerung und Unterbelichtung
sowie infolge der Streustrahlung zu einer Unschärfe
der filmfernen Körperschichten. Die dem Film am
nächsten liegende Körperschicht wird am wenigsten
vergrößert und am schärfsten abgebildet.

Für Kontaktaufnahmen sind Röhren mit großem Brennfleck, u. U. sogar Therapie-
röhren (Nahbestrahlungsröhren), besonders geeignet, weil durch sie die geometrische
Unschärfe der filmfernen Objektabschnitte noch vergrößert wird.

Lohnende Objekte für Kontaktaufnahmen sind Patella, Kieferköpfchen, Sternum und
die Sternoclaviculargelenke.

2. Schichtdarstellung

Die theoretischen Grundlagen für die eigentliche Schichtdarstellung, die an allen
Körperabschnitten durchführbar ist, wurden 1921 von BOCAGE geschaffen. Auf ihnen
beruhen unter anderen die als „Laminagraphie", „Planigraphie", „Stratigraphie" oder
„Tomographie" bekanntgewordenen und heute allgemein eingeführten Verfahren.

a) Longitudinalschicht

Die Röntgendarstellung bestimmter Körperschichten unter Ausschaltung davor und dahinter liegender Teile ist möglich, wenn 2 Teile des aus Brennfleck, Objekt und Film bestehenden Aufnahmesystems während der Belichtung derart koordiniert bewegt werden, daß dabei das Verhältnis der Abstände vom Brennfleck zur darzustellenden

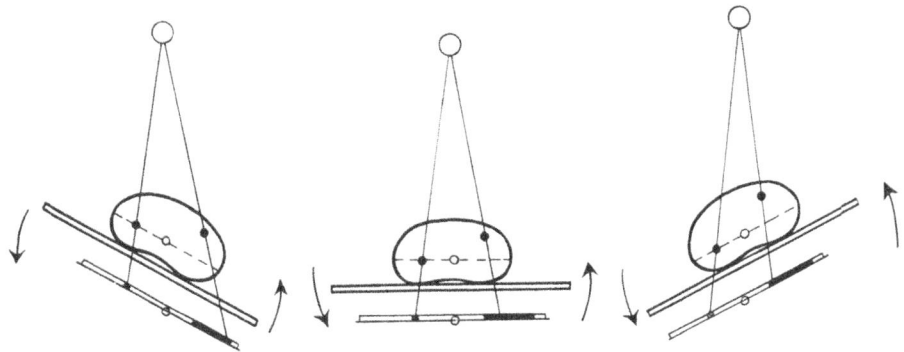

Abb. 10. Projektionsverhältnisse bei der Stratigraphie (gleichsinnige Drehung von Objekt und Film)

Objektschicht einerseits sowie von der Objektschicht zum Film andererseits konstant bleibt. Alle Röntgenstrahlen durch Punkte einer Schicht, für die diese Bedingung erfüllt ist, treffen immer gleiche Punkte des Filmes und führen deshalb zu einer scharfen Abbildung. Für alle Punkte außerhalb dieser Schicht ändert sich das Abstandsverhältnis während der Bewegung des Systems; sie werden folglich laufend auf andere Stellen des Filmes projiziert, dadurch verwischt und außerdem unterbelichtet.

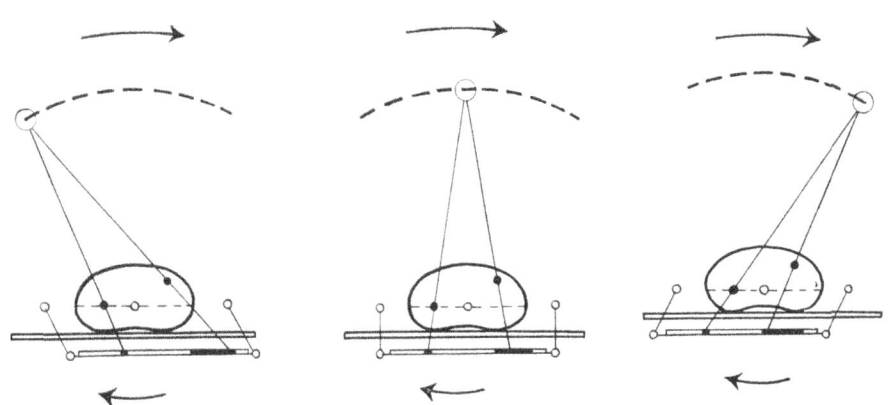

Abb. 11. Projektionsverhältnisse bei der Tomographie; ähnlich bei der Planigraphie (entgegengesetzte Bewegung von Röhre und Film)

Bei der Stratigraphie (VALLEBONA, BOZZETTI) werden Objekt und Film gleichsinnig gedreht (Abb. 10); bei der Tomographie (GROSSMANN) und Planigraphie (ZIEDSES DES PLANTES) erfolgt eine Bewegung von Röhre und Film entgegengesetzt auf Kreisbögen (Abb. 11) oder in parallelen Ebenen. In beiden Fällen ist die Lage der dargestellten Körperschicht durch den Dreh- bzw. Symmetriepunkt des Systems bestimmt.

Mit diesen bekannten Methoden können allerdings nur Objektschichten dargestellt werden, die vorwiegend parallel zur Längsachse des Körpers *(Longitudinalschichten)* verlaufen. Dieses Longitudinalschicht-Verfahren ist auch heute noch als die klassische Methode anzusehen. Es eignet sich für die Untersuchung aller Körperregionen und Organe; besondere Bedeutung hat es bei Erkrankungen der Thoraxorgane erlangt; wertvolle Hilfe leistet es aber auch in der Schädeldiagnostik.

b) Transversalschicht

Die theoretischen Grundlagen für die Darstellung eines *Körperquerschnittes*, also einer Schicht senkrecht oder allgemein in einem beliebigen Winkel zur Längsachse eines langgestreckten Körpers, wurden 1936 von VIETEN angegeben.

Bei jeder für die Schichtdarstellung geeigneten Bewegung des Aufnahmesystems gibt es auch für Punkte außerhalb der bei üblicher Anordnung des Filmes scharf dargestellten Longitudinalschicht im Raume außerhalb der Filmschicht Stellen, an denen sie unverwischt abgebildet werden können. In Wirklichkeit entsteht also bei der Bewegung des Systems ein dreidimensionales „virtuelles" Röntgenbild. Der Verlauf der dargestellten Schicht im Objekt wird ausschließlich durch die Lage des Filmes in diesem virtuellen Röntgenbild bestimmt; legt man den Film nicht parallel, sondern senkrecht zur Körperlängsachse, so erhält man auch das Bild eines entsprechenden Querschnittes.

Kippt man bei der Stratigraphie gegenüber der Anordnung nach Abb. 10 den Film um 90°, d. h. bringt man ihn mit seiner Fläche parallel (aus praktischen Erwägungen

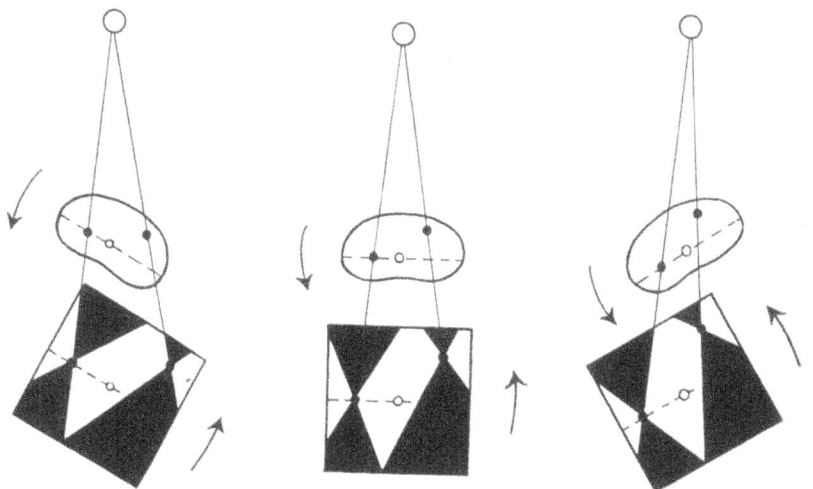

Abb. 12. Prinzip der Darstellung von Transversalschichten (Querschnitten) langgestreckter Körper nach dem Stratigraphieverfahren (vgl. Abb. 10)

besser in einen spitzen Winkel) zum Zentralstrahl, so werden alle Punkte des Körperquerschnittes an entsprechenden Stellen des Filmes scharf dargestellt (Abb. 12). Diese Möglichkeit, bei der Patient und Filmkassette zur Erzielung einer optimalen Darstellung um mindestens 180°, besser um 360° gedreht werden müssen, wurde beim *Transversalschicht-Verfahren* (DE ABREU, FRAIN, LACROIX, GEBAUER, VALLEBONA, WACHSMANN, WATSON u. a.) ausgenutzt.

Auch das Transversalschicht-Verfahren dient in erster Linie der Thoraxdiagnostik, wie sich überhaupt die Anwendungsgebiete beider Arten der Schichtdarstellung weitgehend überschneiden. Oft werden nur beide Verfahren gemeinsam alle diagnostischen Probleme klären können. Longitudinalschichten sind vor allem dann angezeigt, wenn sich auch die darzustellenden Krankheitsprozesse vorwiegend in Richtung der Körperlängsachse ausbreiten. Dagegen sind den Transversalschichten auch die „toten Winkel" der Longitudinalschichten (Retrokardialraum usw.) zugänglich (GEBAUER). Außerdem zeigen sie besser die räumlichen Beziehungen zu markanten Skeletteilen oder Organen. Sehr geeignet sind sie auch für die Aufstellung von Bestrahlungsplänen.

c) Spezielle Verfahren

Von den zahlreichen Spezialmethoden bei der Schichtdarstellung sollen hier einige ihrer zunehmenden praktischen Bedeutung wegen kurz erwähnt werden.

Bei der sog. *Simultanschichtdarstellung* werden alle für die Untersuchung eines Organs erforderlichen Schichtaufnahmen gleichzeitig mit nur einer Belichtung angefertigt. Abgesehen von anderen Vorteilen, wie namentlich der großen Zeitersparnis, wird dadurch die Strahlenbelastung des Patienten stark verringert.

Die Kombination von Schichtdarstellung und Leuchtschirmphotographie ergab das *Schirmbild-Schichtverfahren.* Es erfordert allerdings einen verhältnismäßig großen apparativen Aufwand. Trotzdem wird es wegen der großen Filmersparnis in manchen Fällen, namentlich in der Lungendiagnostik, vermehrt eingesetzt werden.

Auch eine Verbindung von Schichtdarstellung und direkter radiographischer Vergrößerung ist möglich und, z. B. bei der Skeletuntersuchung, manchmal vorteilhaft.

V. Darstellung von Bewegungsvorgängen

Bei den Methoden zur röntgenographischen Erfassung von Bewegungsvorgängen sind 2 Gruppen zu unterscheiden. Man kann verschiedene Bewegungsphasen zeitlich nacheinander auf ein und demselben Film darstellen; das ist bei der Polygraphie und auch bei der Kymographie — wenigstens der Flächenkymographie — der Fall. Auf der anderen Seite hat der Wunsch, möglichst viele Bewegungsphasen als einzelne Bilder festzuhalten, dazu geführt, Serien von Aufnahmen mit schneller Bildfolge anzufertigen.

1. Polygraphie

Die Polygraphie, bei der definitionsgemäß der Film mehrmals, im allgemeinen zweimal, belichtet wird, hat heute ein zwar begrenztes, aber gesichertes Anwendungsgebiet. Dabei sind Eigenbewegungen von Organen, z. B. die Magenperistaltik, heute im allgemeinen nicht mehr Gegenstand der Darstellung. Meist lautet die Fragestellung, ob bestimmte Organe zwischen den Belichtungen mitgeteilte Bewegungen ausgeführt haben, insbesondere ob sich ihre Lage geändert hat. Das ist z. B. bei der *Veratmungspyelographie* und *Veratmungsbronchographie* der Fall; in dem einen Falle handelt es sich um die Atemverschieblichkeit der Nieren, im anderen Falle um die Feststellung krankhafter respiratorischer Verschiebungen des Mediastinums.

Ein Sonderfall der Polygraphie sind Aufnahmen auf den gleichen Film aus verschiedenen Brennfleckstellungen. Sie dienen nicht der eigentlichen Bewegungsdarstellung, sondern der Lokalisation bestimmter Substrate (Fremdkörper, Konkremente usw.) auf Grund ihrer parallaktischen Verschiebung bei verschiedenen Projektionen.

2. Röntgen-Kymographie

Das Prinzip der Röntgen-Kymographie besteht darin, daß eine photographische Schicht (Röntgenfilm) während der Strahlenexposition relativ zu einem Spalt in einer sonst strahlenundurchlässigen Abdeckplatte bewegt wird. Jede durch Röntgenstrahlen in diesen Schlitz projizierte Randkontur einer Verschattung oder Aufhellung stellt sich dann je nach Geschwindigkeit des bewegten Filmes als zeitlich auseinandergezogene Kurve dar. Die Amplituden dieser Kurve entsprechen unter Berücksichtigung der projektionsbedingten geringen Vergrößerung den Bewegungsausschlägen.

a) Flächenkymographie

Bei der Flächenkymographie (STUMPF) wird darauf verzichtet, die Bewegungskurven einzelner Punkte zeitlich weit auseinanderzuziehen. Bewegt man während der Strahlenexposition den Film nur langsam um eine kurze Strecke, z. B. um 12 mm, dann wird die Bewegungskurve mit allen Ausschlägen auf diese 12 mm zusammengedrängt. Man erreicht dadurch aber, daß in der strahlenundurchlässigen Abdeckplatte parallel zueinander zahlreiche Schlitze angebracht werden können. Der Abstand je zweier Schlitze muß dabei der Bewegungsstrecke bei der Aufnahme entsprechen. Auf diese Art können stufenweise von einer größeren Fläche Bewegungskurven zahlreicher Punkte registriert werden.

Man erhält so durch die Bewegung eines Filmes hinter einem stillstehenden Vielschlitz-Raster ein sog. *Stufenkymogramm*. Es ist, wie Abb. 13 zeigt, dadurch gekennzeichnet, daß neben den Bewegungskurven kontrastgebender Objektteile die stillstehenden Objektabschnitte, z. B. die Rippen, infolge der Verwischung auf dem bewegten Film nicht abgebildet sind. Stufenkymogramme haben höchstens für spezielle Untersuchungen gewisse Vorteile; für die klinische Diagnostik werden sie heute praktisch nicht mehr gebraucht.

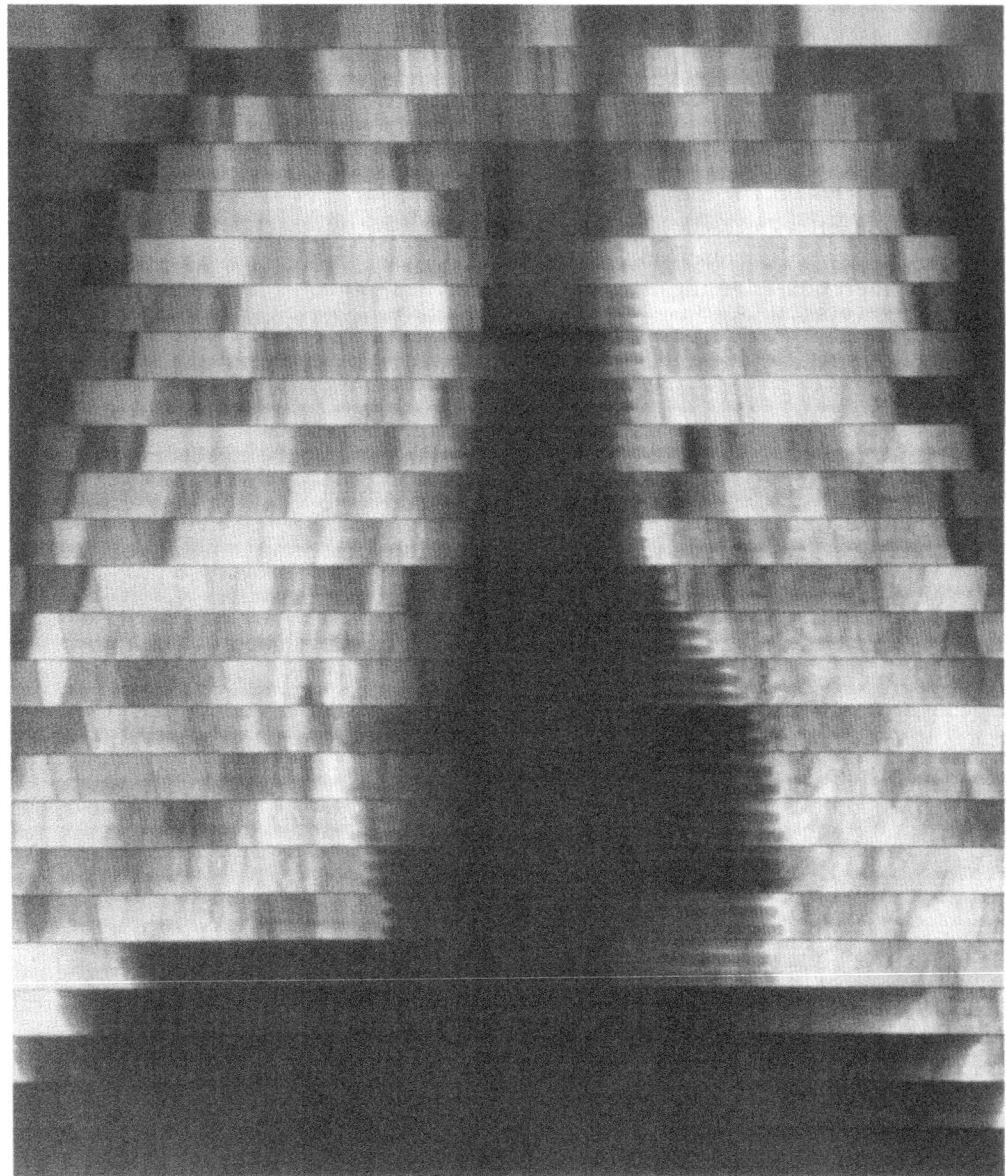

Abb. 13. Stufenkymogramm (gleicher Patient wie Abb. 14)

Ein ganz anderes Gesamtbild entsteht, wenn während der Strahlenexposition nicht der Film, sondern vor dem stillstehenden Film der Vielschlitzraster um eine dem Schlitz-abstand entsprechende Strecke bewegt wird. In diesem Falle werden sämtliche un-bewegten Objektteile auf dem Film scharf abgebildet. In dieses einer normalen Über-sichtsaufnahme ähnliche Bild schreiben alle bewegten Objektteile ihre Bewegungskurven (Abb. 14). Diese Flächenkymographie im engeren Sinne hat man zum Unterschied gegenüber der Stufenkymographie als *Rasterkymographie* oder *Kontinuitätskymographie* bezeichnet.

Hinsichtlich ihrer Entstehung unterscheiden sich die Bewegungskurven wesentlich von denen eines Stufenkymogramms. Die einzelne Kurve zwischen 2 Rasterschlitzen wird nämlich nicht vom gleichen Objektpunkt geschrieben. Sie setzt sich vielmehr aus den Bewegungen aller während der Verschiebung des Rasters nacheinander in den entsprechenden Schlitz projizierten Punkte zusammen. Trotzdem sind die Kurven eines Stufen- und Rasterkymogramms sehr ähnlich. Aber auch beim Stufenkymogramm wird die Bewegungskurve nur dann während der ganzen Zeit von dem gleichen

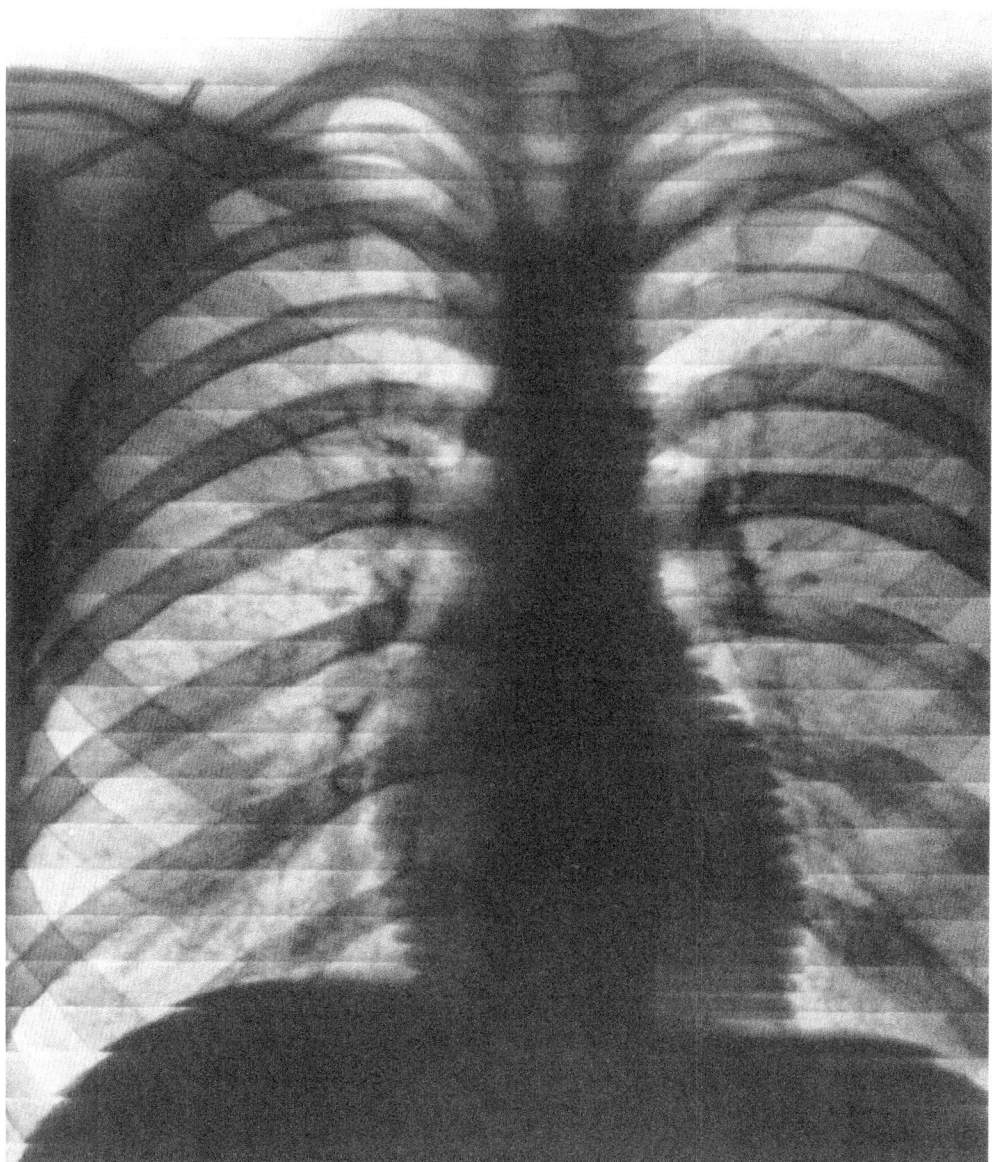

Abb. 14. Flächenkymogramm (gleicher Patient wie Abb. 13)

Objektpunkt geschrieben, wenn seine Bewegung genau in Richtung des Schlitzes erfolgt. Verläuft die Bewegung jedoch schräg zur Schlitzrichtung, dann gehören auch zeitlich nacheinander verschiedene Objektpunkte zur Bewegungskurve. In dieser Beziehung ist die Kurvengenauigkeit bzw. -ungenauigkeit bei beiden Methoden fast gleich. Annähernd gilt das auch noch für die durch zwei benachbarte Schlitze erfaßten Punkte eines im Vergleich zum Schlitzabstand großen Objektes, z. B. des Herzens. Alle Amplituden der Herzrandkurven liegen deshalb in einem praktisch kontinuierlichen *Bewegungsraum*.

Die Flächenkymographie ist zur Registrierung von Bewegungen fast aller Organe benutzt worden. Ihre größte Bedeutung hat sie natürlich bei der Untersuchung des

Herzens und der großen Gefäße. In der chirurgischen Röntgendiagnostik ist sie aber auch für das Studium der Atmung, der Zwerchfellbewegungen sowie der Mediastinalorgane, namentlich auch des Oesophagus, fast unentbehrlich geworden.

Bisher wurde vorausgesetzt, daß die in Kurvenform zu registrierenden Bewegungen in der Richtung der Rasterschlitze erfolgen. Nur dann ist eine amplitudengerechte Darstellung möglich. Je schräger eine Bewegung zur Schlitzrichtung verläuft, um so mehr werden die Amplituden im Kymogramm verkürzt, bis schließlich Bewegungen senkrecht

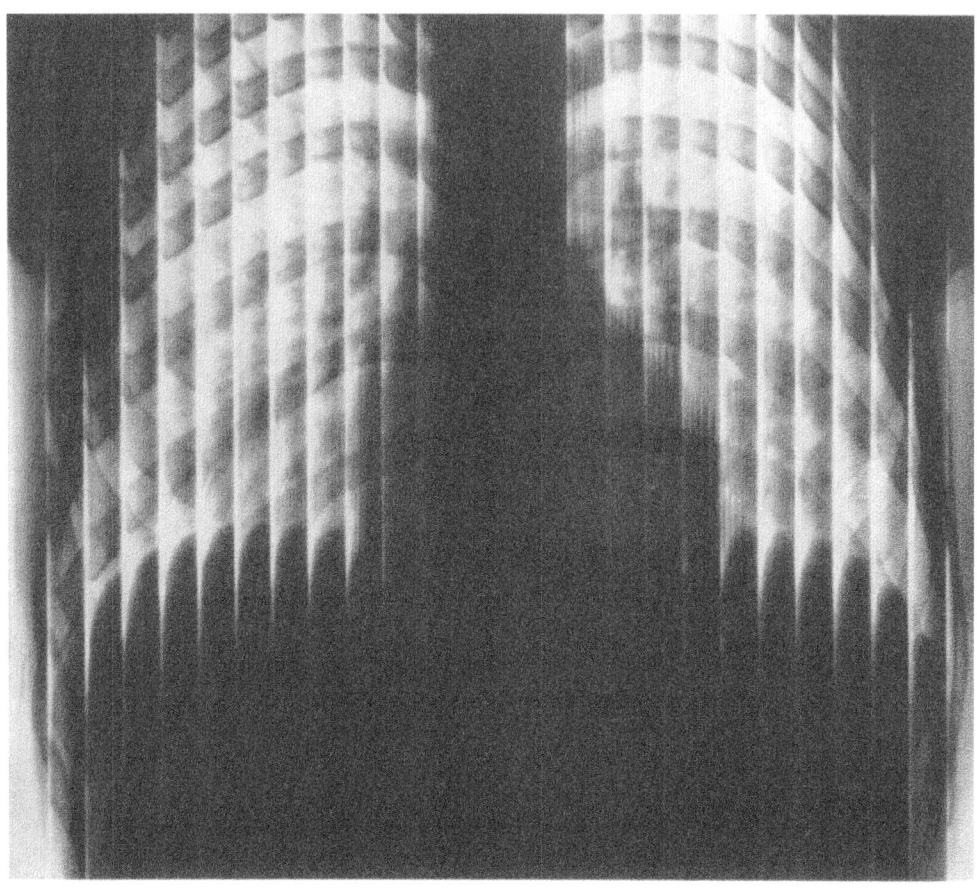

Abb. 15. Zwerchfellkymogramm bei Atmung

zu den Schlitzen überhaupt nicht mehr als Kurven registriert werden. Außerdem ändert sich dabei auch die Kurvenform. Für die Untersuchung verschiedener Organe muß demnach der Raster des Kymographen der jeweiligen Bewegungsrichtung entsprechend einstellbar sein. So wird man beispielsweise für die Registrierung der Zwerchfellbewegungen die Schlitze in Richtung der Körperlängsachse stellen und den Raster dann transversal dazu ablaufen lassen (Abb. 15).

Der größte Nachteil der Flächenkymographie besteht darin, daß sowohl die Amplitude der Bewegung als auch die Zeit ihres Ablaufes in der Darstellung auf eine kleine Fläche zusammengedrängt sind. Dadurch ist es oft schwer, korrespondierende Zacken verschiedener Herzabschnitte vergleichend zu beurteilen. Ohne diese Gegenüberstellung können aber pulsatorische Formänderungen des Herzens überhaupt nicht von Lageveränderungen (Pendelbewegung, Rotation) unterschieden werden.

b) Densographie

Die Densographie wird hier kurz erwähnt, weil ihre Kenntnis grundlegend für das Verständnis der Elektrokymographie ist.

Infolge der pulsatorischen Dichte- und Volumenschwankungen des Herzens bzw. seiner einzelnen Abschnitte kommt es zu rhythmischen Veränderungen der Strahlenabsorption. Dies zeigt sich im Flächenkymogramm durch unterschiedliche Schwärzungen verschiedener Bewegungszacken oder Kurvenabschnitte. Oft sieht man parallel zu den Rasterschlitzen schmale Aufhellungsstreifen über den eigentlichen Bewegungsraum hinaus in den sonst homogenen Herzschatten medialwärts ziehen (vgl. Abb. 14). Sie entsprechen Volumenschwankungen des Herzens und damit in erster Linie den Bewegungen, die das Organ in der Strahlenrichtung, also senkrecht zur Rasterebene, ausführt. Zusätzlich werden aber Dichteunterschiede auch durch Lageveränderungen hervorgerufen.

Aus einem Flächenkymogramm können diese Schwankungen der Schwärzungsintensität sekundär ausgemessen und eventuell in Kurvenform registriert werden, wie dies in ähnlicher Weise bei der Auswertung von Spektrogrammen geschieht *(indirekte Densographie)*.

Auch die *direkte Densographie* dient zur Aufzeichnung der Aktion einzelner Herzabschnitte in einer zeitlich weit auseinander gezogenen Kurve mit großen Amplituden. Die durch die Herzpulsation hervorgerufenen Intensitätsschwankungen eines möglichst punktförmig ausgeblendeten Röntgenstrahlenbündels können in einer Ionisationskammer oder besser einer Photozelle in Schwankungen eines elektrischen Stromes umgewandelt und dann als Kurven registriert werden.

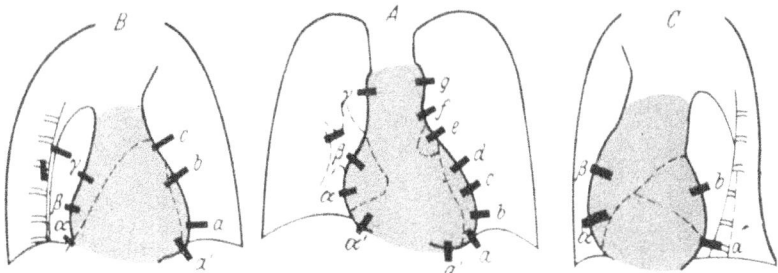

Abb. 16. Die gebräuchlichen Eky-Ableitungen nach HECKMANN. Projektion: *A* sagittal; *B* I. schräger Durchmesser; *C* seitlich; *a, b, c, d* linker Ventrikel; *e* linker Vorhof; *f* A. pulmonalis; *g* Aortenknopf; α, β rechter Vorhof; γ V. cava sup.

Naturgemäß muß die durch direkte Densographie gewonnene Kurve sowohl Dichteänderungen durch Verformung als auch durch Lagewechsel enthalten. Eine Trennung beider Komponenten ist also auch damit nicht möglich.

c) Elektrokymographie

Auch bei dem 1936 von HECKMANN entwickelten und später vorwiegend in Amerika, Frankreich und Schweden weiter ausgebauten Verfahren erfolgt die Registrierung der Intensitätsschwankungen über eine Photozelle bzw. einen Sekundärelektronen-Vervielfältiger (Multiplier). Zur Abtastung dient jedoch kein kleines kreis- (punkt-) förmiges Röntgenstrahlenbündel, sondern ein längerer Spalt, der senkrecht zum Herzrand eingestellt und vom Herzschatten teilweise abgedeckt wird. Bei diesem Vorgehen erfaßt man praktisch nur die Randbewegung des Herzens. Solange zwischen Herzrand und Umgebung normale Schwärzungsunterschiede bestehen, sind die durch pulsatorische Dichteänderung verursachten Stromschwankungen gegenüber den durch Randbewegung hervorgerufenen so klein, daß sie praktisch vernachlässigt werden können. Andererseits kann die Methode auch im Sinne der direkten Densographie angewandt werden, z. B. bei Lungenprozessen.

Für eine diagnostische Auswertung genügt die Bewegungskurve eines Punktes der Herzkontur nicht. Immer müssen Kurven mehrerer Punkte des linken und rechten Herzrandes vorliegen. Als zweckmäßig haben sich die in Abb. 16 dargestellten Ableitungen erwiesen. Mit ihnen erhält man dann einen *elektrokymographischen Status*, wie ihn Abb. 17 von einem normalen Herzen zeigt.

Jede Lateralbewegung des Herzrandes führt zu einem Anstieg, jede Medialbewegung zu einem Absinken der Elektrokymogramm- (Eky-) Kurve. Die zeitliche Zuordnung der einzelnen Kurvenabschnitte zu den entsprechenden Phasen der Herzaktion geht in Abb. 17 aus dem bei jeder Ableitung synchron mitgeschriebenen EKG (obere Kurven) hervor. Man erkennt z. B. sehr deutlich die Umkehrung der Pulsationsrichtung zwischen Ventrikel (Ableitungen *a—d*) und großen Gefäßen (Ableitungen *f* und *g*).

Gegenüber den kleinen Bewegungszacken eines Flächenkymogramms sind die Eky-Kurven jedes Herzrandpunktes räumlich und zeitlich stark auseinandergezogen. Diese „Vergrößerung" läßt natürlich eine wesentlich bessere Erkennung feiner Details zu, wie sie auch mit der indirekten densographischen Auswertung flächenkymographischer Bewegungszacken nicht in gleichem Maße zu erreichen ist. Allerdings gestattet auch die

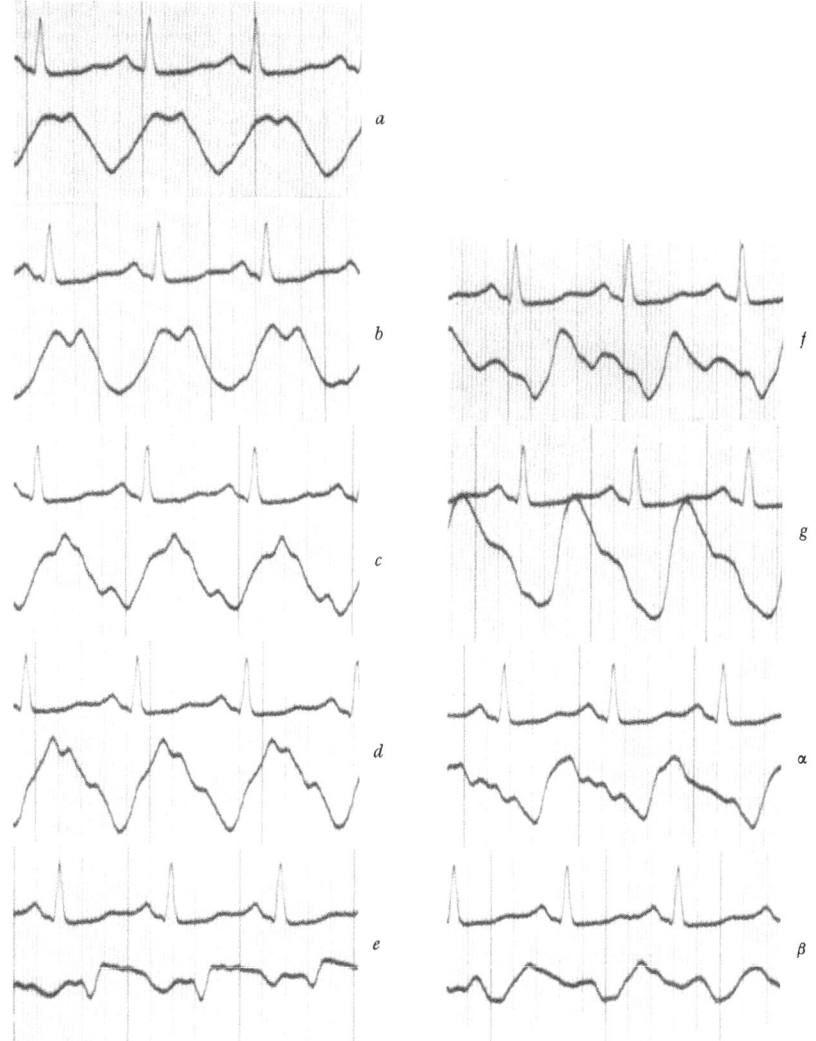

Abb. 17. Elektrokymographischer Status eines normalen Herzens nach HECKMANN (obere Kurve = EKG; untere Kurve = Eky). (Vgl. auch Legende zu Abb. 16.)

Elektrokymographie in der bisher beschriebenen Form noch keine sichere Trennung von pulsatorischen Formänderungen und Sekundärbewegungen (Lageveränderungen) des Herzens.

d) Elektrokymographische Phasenanalyse

Zur Erleichterung und Verbesserung der Auswertbarkeit eines elektrokymographischen Status wurde von HECKMANN ein als *Phasenanalyse* bezeichnetes Verfahren entwickelt. Es ermöglicht die Vereinigung aller Einzelkurven zu einer räumlich vergrößerten Darstellung des Gesamtbewegungsvorganges. Zu diesem Zwecke werden die Amplituden der Eky-Kurven auf die Herzsilhouette eines Orthodiagramms oder einer Leuchtschirmpause übertragen. Wie das geschieht, geht aus Abb. 18 für die Kurve *a* und den zugehörigen

Herzrandpunkt *a* hervor. Verbindet man dann die zeitlich übereinstimmenden Punkte der Kurven, so erhält man die *Isophasen* und mit ihnen neue Herzfiguren, die in ihrer zeitlichen Aufeinanderfolge (1, 2, 3 . . .) den stark vergrößerten Gesamtbewegungsvorgang wiedergeben.

Je eine Phasenanalyse der Systole und Diastole eines normalen Herzens zeigen die Abb. 19a und b. Wichtig ist, daß mit Hilfe der Phasenanalyse rein pulsatorische Formänderungen des Herzens weitgehend von Pendelbewegungen getrennt werden können. Die Unterscheidung der Bewegungsarten wird noch erleichtert durch Untersuchungen in verschiedenen

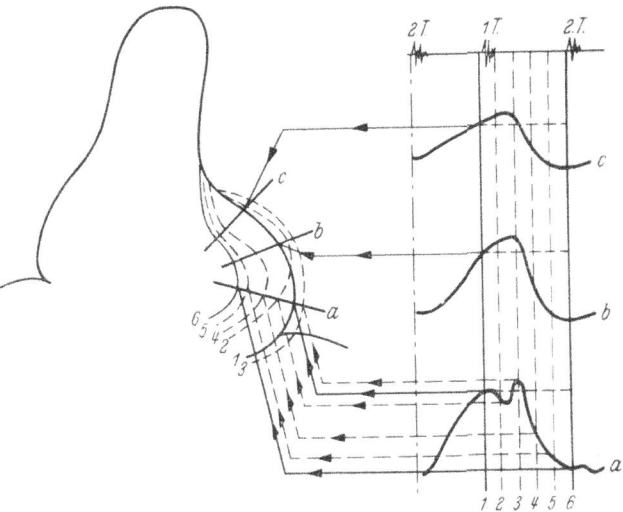

Abb. 18. Prinzip der elektrokymographischen Phasenanalyse nach HECKMANN. Übertragung der Amplituden der Eky-Kurve (*a*) auf die Herzsilhouette (Leuchtschirmpause oder Orthodiagramm)

Durchmessern, weil jede Pendelbewegung in einem bestimmten Durchmesser maximal werden und in der darauf senkrechten Strahlenrichtung gleich Null sein muß.

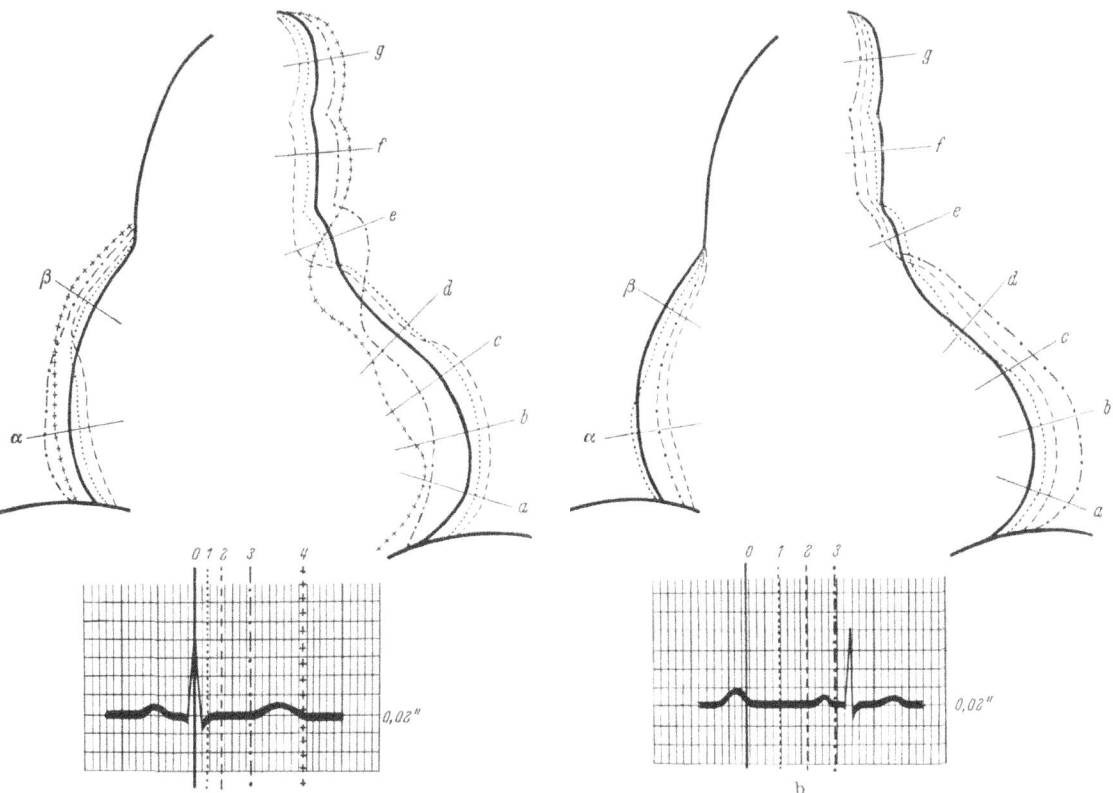

Abb. 19a u. b. Phasenanalyse eines normalen Herzens (nach HECKMANN). a Systole. b Diastole

Die Elektrokymographie übertrifft alle bisherigen röntgenologischen Methoden für das Studium von Bewegungen, soweit deren Ablauf überhaupt als Kurven erfaßbar ist. Wesentlich ist dabei, daß Sekundärbewegungen als solche erkannt und eliminiert und daß pathologische Herzrandbewegungen in ihrem reellen Ablauf qualitativ (bisher noch nicht quantitativ) mit großer Genauigkeit dargestellt werden können.

3. Serienaufnahmen mit schneller Bildfolge

Während die Kymographie vor allem geeignet ist, den Ablauf und die Amplituden periodischer Bewegungen zu registrieren, müssen für die röntgenographische Analyse schnell ablaufender einmaliger Vorgänge Aufnahmeserien mit schneller Bildfolge angefertigt werden. Sie ermöglichen eine gleichzeitige Röntgendarstellung von Morphologie *und* Bewegung eines Organs. Jede Einzelaufnahme zeigt dann als Zustandsbild in erster Linie die Morphologie der betreffenden Bewegungsphase; alle Bilder der Aufnahmeserie geben in ihrer zeitlichen Aufeinanderfolge Aufschluß über die Organbewegung. Solche Serien zeigen außerdem, in welchem Abhängigkeitsverhältnis Morphologie und Bewegung eines Organs stehen, und geben damit die Grundlage für eine echte *röntgenographische Funktionsdiagnostik* (VIETEN) und so auch oft für eine Beurteilung der Organleistung, sofern es sich überhaupt um eine in Röntgenbildern darstellbare Leistung handelt.

Serienaufnahmen sind unerläßlich für die Erfassung diagnostisch wichtiger Phasen von Füllungs- und Strömungsvorgängen bei Kontrastmittelinjektionen wie bei der Angiokardio- oder Aortographie. Solche Bildserien können nach dem *direkten* Aufnahmeverfahren oder *indirekt* mit Hilfe der Leuchtschirmphotographie (vgl. S. 15 f.) gewonnen werden.

a) Serien direkter Großaufnahmen

Für die Anfertigung von Serien direkter Großaufnahmen sind in den letzten Jahren zahlreiche Geräte entwickelt worden. Solange die Bildfolge nicht viel schneller als 1 Bild/sec gewählt wird und die Gesamtzahl der Aufnahmen 6—8 nicht übersteigt, genügen verhältnismäßig einfache *Kassetten-Wechselgeräte*; dabei erfolgt jeder Wechsel von Hand oder seltener automatisch.

Für höhere Bildfrequenzen eignen sich Kassetten-Wechselgeräte nicht. Besser sind dann *Filmbänder*, vor allem, wenn auch die Gesamtzahl der in schneller Folge anzufertigenden Aufnahmen groß ist, wie bei der Angiokardiographie. Mit dem von der Firma Elema (Stockholm) hergestellten Filmwechsler für Großaufnahmen nach dem Rollfilmverfahren sind wählbar Frequenzen bis zu 12 Bilder/sec möglich. Dabei können ohne Zuhilfenahme eines zweiten Gerätes auch Simultanaufnahmen in zwei senkrecht zueinander stehenden Ebenen angefertigt werden.

Einziger Nachteil der Großformat-Methoden sind die Filmkosten, die bei hohen Frequenzen mit entsprechenden Gesamtaufnahmezahlen mehrere hundert Mark für eine Untersuchung erreichen.

b) Serien indirekter, verkleinerter Aufnahmen

Lange bevor Geräte für Serien direkter Großaufnahmen mit der heute erreichten Bildfrequenz infolge konstruktiver Schwierigkeiten zur Verfügung standen, besonders aber auch wegen der hohen Filmkosten, wurden — vorwiegend von JANKER — entsprechende Untersuchungen mit Hilfe der Leuchtschirmphotographie durchgeführt.

Die *indirekte Röntgenkinematographie* als Leuchtschirmphotographie im *Kleinformat* ermöglicht hohe Bildfrequenzen (25 Bilder/sec und mehr) und damit eine kontinuierliche Reproduktion des Vorgangs mit normalen Apparaturen. Das macht sie für den Unterricht besonders geeignet. Den Vorteilen (hohe Bildfrequenz, niedrige Filmkosten) steht aber als Nachteil die geringe Detailerkennbarkeit des einzelnen vergrößerten Kleinbildes gegenüber. Bei kinematographischer Projektion sind allerdings wesentlich mehr Details zu sehen. Klinisch ist die Methode um so brauchbarer, je mehr sich die Diagnose auf die Bewegung selbst stützen kann.

Eine weitgehend kontinuierliche Erfassung auch schnell ablaufender Bewegungen ist für die röntgenographische Funktionsdiagnostik meist nicht unbedingt erforderlich. Für klinische Zwecke genügt im allgemeinen die Darstellung wichtiger Bewegungsphasen, aus denen dann mit ausreichender Sicherheit auf den Gesamtvorgang geschlossen werden kann. Meistens reichen, wie das ja auch bei Serien von Großaufnahmen der Fall ist, geringere Bildfrequenzen aus; sie können bei verschiedenen Organen und Erkrankungen der jeweiligen klinischen Fragestellung angepaßt werden.

Gerade die Leuchtschirmphotographie im *Mittelformat* ist dafür sehr geeignet (vgl. S. 16). Mit Serienkassetten für die Odelca-Schirmbildkamera und anderen Kameras kann man Frequenzen um 12 Bilder/sec erreichen. Bei dieser Methode bietet auch jedes einzelne Bild einer Serie ohne kinematographische Wiedergabe diagnostische Möglichkeiten, die den klinischen Anforderungen gerecht werden.

Auch *Bildverstärker-Röhren* (vgl. S. 6) werden für röntgenkinematographische Zwecke eingesetzt. Die bisher erzielten Ergebnisse sind ermutigend. Diese Entwicklung kann aber noch nicht als abgeschlossen angesehen werden. Außer dem kleinen Bildfeld bestehen noch Schwierigkeiten hinsichtlich der Detailerkennbarkeit bei angemessener Verstärkung. Es bleibt also noch abzuwarten, in welchem Umfang andere Serien-Aufnahmeverfahren dadurch abgelöst werden.

D. Kontrastmittel-Darstellung

Zweck aller Kontrastmittelmethoden ist die Darstellung von Organen oder Organabschnitten, die auf Grund gleicher oder gegenüber ihrer Umgebung zu wenig unterschiedlicher Strahlenabsorption im Röntgenbild keine oder zu geringe Schwärzungsunterschiede hervorrufen und deshalb nicht ausreichend sichtbar werden. In vielen Fällen kann man die notwendige Differenz der Strahlenabsorption künstlich durch *Kontrastmittel* erzeugen. Man kann in einem sonst undifferenzierbaren, mehr oder weniger homogenen Halbschatten das darzustellende Objekt gegenüber seiner Umgebung (bzw. umgekehrt) heller oder dunkler erscheinen lassen. In jedem Falle wird dadurch ein Kontrast erzeugt.

Substanzen, deren Strahlenabsorption geringer als die der betreffenden Körpergewebe ist (Luft, Sauerstoff), führen zu einer „Aufhellung". Umgekehrt werden durch Mittel mit Elementen großer Ordnungszahl und hohen Atomgewichtes (Brom, Jod, Schwermetalle) die Strahlenabsorption verstärkt und damit im Röntgenbild eine „Verschattung" hervorgerufen.

Für die Erzeugung eines sog. Doppelkontrastes nutzt man beide Möglichkeiten aus, indem man gleichzeitig oder nacheinander je ein Kontrastmittel beider Gruppen verwendet.

Die Möglichkeiten einer Kontrastmitteldarstellung sind so mannigfaltig und die Zahl der Methoden mit ihren verschiedensten untersuchungstechnischen Varianten ist so groß, daß sie hier nicht besprochen werden können. Das ist auch nicht erforderlich; denn viele der beschriebenen Verfahren haben nie besondere praktische Bedeutung erlangt oder besitzen sie wenigstens heute nicht mehr. Die für die chirurgische Röntgendiagnostik wichtigen Kontrastmittelmethoden werden im speziellen Teil an entsprechenden Stellen besprochen. Hier genügen einige Hinweise auf das den Methoden Gemeinsame, insbesondere auf die Kontrastmittel selbst.

I. Kontrasterzeugung durch Verringerung der Strahlenabsorption

Eine Verringerung der Strahlenabsorption erreicht man durch *gasförmige* Substanzen. Als Kontrastmittel dienen meistens Luft, ein Kohlensäure-Luftgemisch oder Sauerstoff; sehr geeignet ist auch Stickoxydul (N_2O), weil es wesentlich schneller resorbiert wird als Luft und praktisch keinen Reiz auf die Gewebe ausübt (TESCHENDORF). Wird allerdings gerade auf eine langsame Resorption Wert gelegt, dann ist Stickoxydul ungeeignet.

Gasfüllungen kann man vornehmen zur Darstellung der Außenkonturen eines Organs durch Aufhellung seiner Umgebung (Pleuraraum, Mediastinum, perirenales Gewebe, Retroperitoneum, Peritonealhöhle usw.); man kann sie aber auch für die Sichtbarmachung der Innenkonturen eines Hohlorgans (Hirnventrikel, Nierenbecken usw.) heranziehen.

II. Kontrasterzeugung durch Vergrößerung der Strahlenabsorption

Hohe Strahlenabsorption besitzen alle Verbindungen von Elementen großer Ordnungszahl bzw. hohen Atomgewichtes. Bei derartigen Kontrastmitteln handelt es sich im allgemeinen um *Barium-* oder *Jodverbindungen.*

*Wismut*salze, wie das Bismutum subnitricum der ursprünglichen Riederschen „Kontrastmahlzeit", werden heute nicht mehr gebraucht. *Thorium*-Präparate, vor allem auch das für die Angiographie an sich sehr geeignete „Thorotrast" (stabilisiertes Thoriumdioxydsol mit 25% ThO$_2$), mußten aufgegeben werden, nachdem Schädigungen infolge ihrer Radioaktivität aufgetreten waren.

Die Darstellung der Speiseröhre und des Magen-Darmkanals erfolgt mit einer wäßrigen Suspension von *Barium sulfuricum,* das nicht löslich und deswegen ungiftig ist. Es ist Hauptbestandteil aller handelsüblichen Präparate, die außerdem als Zusätze Geschmackskorrigentien, Benetzungsmittel und peristaltikanregende Stoffe usw. enthalten können.

Die anderen gebräuchlichen Kontrastmittel enthalten *Jod.* In den *Jodölen* ist es an ungesättigte Fettsäuren des Mohnöls (Lipiodol) bzw. des Sesamöls (Jodipin) gebunden. Bei Jodüberempfindlichkeit kann es durch das allerdings weniger stark strahlenabsorbierende *Brom* (Bromipin) ersetzt werden.

Wichtiger als Jodöle sind *wasserlösliche organische Jodverbindungen.* Die Viscosität der Lösungen kann durch Zusatz eines Viscositätsträgers, z. B. Carboxymethylcellulose, erhöht werden. Am bekanntesten aus dieser Gruppe ist das Per-Abrodil (Diäthanolaminsalz der 3,5-Dijod-4-pyridon-N-essigsäure). Bei den Per-Abrodil-M-Präparaten ist das Diäthanolamin durch das besser verträgliche Methylglucamin ersetzt. Beide Salzverbindungen dienen ausschließlich der Wasserlöslichkeit. Das kontrastgebende Molekül enthält bei diesem Präparat *zwei* Jodatome. Zu dieser Gruppe von Kontrastmitteln gehören unter anderem Diodone, Diodrast, Hydrombin, Jodpyracet, Joduron, Neotenebryl, Sciodan, Tenebryl, Umbradil, Uroselektan.

Neuerdings werden diese zweifach jodierten Mittel in zunehmendem Maße durch Kontrastsubstanzen mit *drei* Jodatomen im Molekül ersetzt: Bronchoselektan, Tri-Abrodil, Triopac, Triurol, Urocon, Urografin u. a. Hierbei ist der Jodgehalt pro Kubikzentimeter je nach Größe des Gesamtmoleküls wesentlich höher als bei den zweifach jodierten Mitteln in gleich konzentrierten Lösungen. Zur Erzielung eines gleichen Kontrastes genügen somit weniger konzentrierte Lösungen der dreifach jodierten Mittel.

Wasserlösliche Kontrastmittel können nicht nur direkt an den Ort der Wahl, z. B. in Fistelgänge, Resthöhlen, in das Bronchialsystem oder intravasal zur Angiographie, gespritzt werden; nach intravenöser Injektion (eventuell auch nach peroraler Gabe) werden sie je nach ihrer chemischen Zusammensetzung durch die Nieren oder die Leber ausgeschieden und führen so indirekt zu einer Darstellung der Nieren und ableitenden Harnwege bzw. der Gallengänge und Gallenblase. Die Art der Ausscheidung läßt dann gleichzeitig Rückschlüsse auf die Funktion des ausscheidenden Organs zu. Kontrastmittel, die normalerweise durch die Nieren ausgeschieden werden, können bei deren Insuffizienz zu einer Gallenblasendarstellung führen, also den Weg über die Leber nehmen und umgekehrt.

Bei den genannten wasserlöslichen Kontrastmitteln handelt es sich um *echte Lösungen.* Je höher ihre Konzentration, um so größer ist auch ihre Hypertonie gegenüber den Körpergeweben. Der an den Grenzflächen auftretende osmotische Druck kann so hoch werden, daß die Gefahr ernsthafter Schädigungen besteht. Außerdem führt der durch solche Kontrastmittel ausgelöste Reiz oft zu erheblichen Schmerzen; manchmal kann deshalb die Kontrastmittelapplikation nur in örtlicher oder allgemeiner Betäubung durchgeführt werden.

Besonders störend ist die Hypertonie des Kontrastmittels bei der Darstellung des Bronchialsystems (vgl. S. 58). Deshalb wurden neuerdings speziell dür diesen Zweck dem Blut isotone Mittel entwickelt. Dabei handelt es sich nicht mehr um echte Lösungen, sondern um *Suspensionen* der kontrastgebenden Substanz in einem wäßrigen (eventuell auch öligen) Medium. Die kontrastgebende Substanz enthält die gleiche organische Säure wie die der echten Lösungen; sie ist jedoch schlecht wasserlöslich und wird erst im Körper durch Esterasen hydrolysiert. Die Spaltprodukte (Per-Abrodil und ein Alkylrest) sind dann wasserlöslich und werden schnell resorbiert. Die auf diesem Prinzip beruhenden Kontrastmittel, wie Dionosil, Propyliodone u. a., reizen die Schleimhaut viel weniger und werden trotzdem, wenn auch etwas verzögert, ausgeschieden.

Jodintoxikationen sind bei allen im Handel befindlichen Präparaten mit organischen Jodverbindungen nicht zu befürchten. Das Jod ist chemisch so fest gebunden, daß es im Körper überhaupt nicht frei wird. Dagegen wurden in seltenen Fällen *Überempfindlichkeitsreaktionen* bei intravasaler Injektion bekannt. Dann handelt es sich aber um spezifische Reaktionen, die durch das gesamte Molekül ausgelöst werden; mit Jodüberempfindlichkeit haben sie nichts zu tun. Wenn man also einen Test zur Erkennung einer Überempfindlichkeit ausführt, so muß dies mit dem Kontrastmittel selbst, nicht etwa mit Jodkali usw., erfolgen.

E. Nachweis und Lokalisation von Fremdkörpern

Die Anzahl der beschriebenen Möglichkeiten für den Nachweis, besonders aber für die Lokalisation von Fremdkörpern ist sehr groß (über 300). Sie alle beruhen aber auf nur wenigen grundsätzlich verschiedenen Prinzipien und unterscheiden sich auch in ihrer praktischen Durchführung oft nur wenig voneinander. Hier soll deshalb nur das Wesentliche besprochen werden.

Nicht bei allen Fremdkörpern ist der *Nachweis* röntgenologisch ohne weiteres möglich. Das entscheidet ausschließlich die Strahlenabsorption des Fremdkörpers im Vergleich zu der seiner Umgebung. Man unterscheidet demnach *schattengebende* (strahlenundurchlässige) und *nichtschattengebende* (strahlendurchlässige) Fremdkörper. Metallteile kontrastieren im allgemeinen so stark, daß sie auch in dicken Weichteilmassen und innerhalb des Knochens ohne weiteres erkannt werden. Aber schon dabei muß man sich der Grenzen der Darstellbarkeit wohl bewußt sein. Selbst verhältnismäßig große Metallteile sind mitunter, z. B. auf Lungenübersichtsaufnahmen mit üblicher Strahlenqualität, nicht zu sehen, wenn sie sich in den Mittelschatten projizieren. Flache, plattenförmige Metallstücke, vor allem solche aus Leichtmetall (Aluminium), ergeben oft keinen genügenden Kontrast, wenn sie mit ihrer Fläche nahezu senkrecht zum Zentralstrahl liegen; trifft der Zentralstrahl dagegen ihre Kante, so werden sie deutlich abgebildet. Wegen der praktischen Bedeutung sei besonders darauf hingewiesen, daß verschluckte Stecknadeln im endothorakalen Oesophagus oder im Abdomen bei der Durchleuchtung oft nicht zu sehen sind. Man versäume deshalb nie die Anfertigung von Aufnahmen. Kleinere Glassplitter in den Weichteilen, z. B. auch in den Fingern, rufen nur dann eine Verschattung hervor, wenn das Glas Schwermetallsalze enthält, wie das meiste Buntglas.

Wenn demnach aus der Anamnese die Art eines vermuteten Fremdkörpers nicht einwandfrei bekannt ist, darf ein negativer Röntgenbefund nicht als unbedingt beweiskräftig angesehen werden.

Fremdkörper mit einer den Körpergeweben ähnlichen Strahlenabsorption sind auf dem Nativbild nur ausnahmsweise zu erkennen. Hierzu gehören unter anderem pflanzliche Fremdkörper (aspirierte Erbsen) und auch kleine verschluckte Knochenstückchen. In Organen, die der Kontrastmitteldarstellung zugänglich sind, können sie oft indirekt nachgewiesen werden. Sie erscheinen dann als Aufhellung in der durch das Kontrastmittel erzeugten Verschattung. In ähnlicher Weise kann man z. B. im Halsbereich durch Luftblähung des Oesophagus beim Valsalvaschen Preßversuch Knochenstückchen deutlicher hervortreten lassen.

Bei der *Lokalisation* von nachweisbaren Fremdkörpern muß man zwischen *geometrischer* und *anatomischer* Lagebestimmung unterscheiden, obgleich eine scharfe Trennung oft nicht möglich ist, weil bei Kenntnis der topographischen Verhältnisse jede geometrische Lokalisation auch Auskunft über anatomische Beziehungen des Fremdkörpers zu den einzelnen Organen oder Organabschnitten gibt.

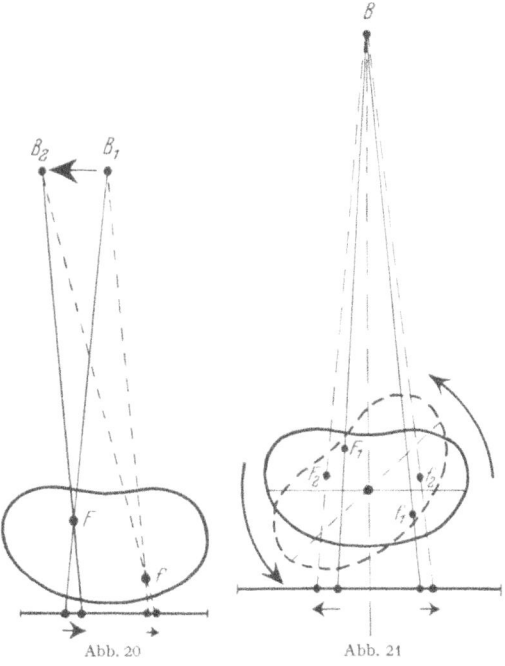

Im Bereich des Körperstammes beginnt man jede Fremdkörperlokalisation am besten mit einer *Durchleuchtung*. Sie zeigt, in welchen Strahlenrichtungen spätere Aufnahmen am zweckmäßigsten angefertigt werden, und ermöglicht bereits eine wenigstens annähernd genaue Lokalisation.

Verschiebt man bei unveränderter Lage des Patienten den Brennfleck der Röhre — bei modernen Geräten zwangsläufig mit der Verschiebung des Leuchtschirms —, dann wandert der Fremdkörper in seiner Projektion zur entgegengesetzten Seite, und zwar um so mehr, je weiter er vom Leuchtschirm entfernt ist (Abb. 20). Dreht man dagegen bei gleichbleibender Röhrenstellung den Patienten um seine Körperlängsachse, dann wandert der Schatten eines leuchtschirmwärts vor dem Drehpunkt liegenden Körpers gleichsinnig mit der Drehbewegung, ein hinten, leuchtschirmfern liegender jedoch entgegengesetzt (Abb. 21). Diese *parallaktische Verschiebung* erlaubt eine erste Orientierung über die Tiefenlage und ist vor allem bei kleinen, im seitlichen Strahlengang nicht oder nur schlecht sichtbaren Fremdkörpern wichtig.

Abb. 20. Fremdkörperlokalisation durch Röhrenverschiebung (B_1—B_2). Der Fremdkörperschatten (F, f) wandert dabei auf dem Leuchtschirm zur entgegengesetzten Seite um so mehr, je weiter er vom Leuchtschirm entfernt ist

Abb. 21. Fremdkörperlokalisation durch Drehung des Patienten. Der Schatten des leuchtschirmnah vor dem Drehpunkt liegenden Fremdkörpers wandert gleichsinnig mit der Drehbewegung (f_1—f_2), der Schatten eines hinten, leuchtschirmfern liegenden Fremdkörpers dagegen entgegengesetzt (F_1—F_2)

Bei der sog. *Vier-Marken-Methode* (Abb. 22) werden in zwei, möglichst einen rechten Winkel bildenden Strahlenrichtungen jeweils die beiden Projektionen des Fremdkörpers auf die Körperoberfläche markiert, indem man die Spitze eines Metallstabes (Kugelzange usw.) vorne und hinten mit dem Schatten zur Deckung bringt und diese Stelle anzeichnet. Mittels biegsamer Bleidrähte, die dem Brustkorb in Höhe der Marken genau anmodelliert werden können, werden die Umrisse auf Zeichenpapier größenrichtig übertragen. Im Schnittpunkt der Verbindungslinien korrespondierender Marken liegt dann der Fremdkörper.

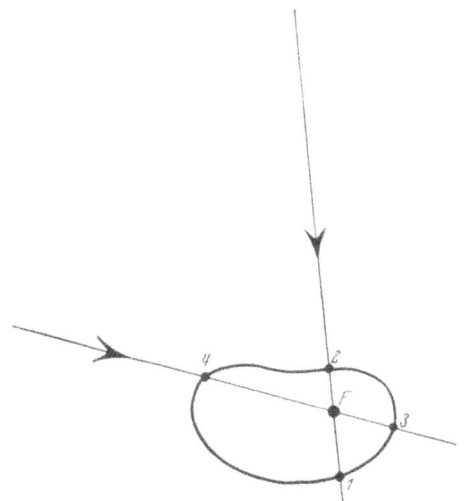

Abb. 22. Prinzip der „Vier-Marken-Methode"

Markierungen auf der Haut können natürlich mit einem farbigen Fettstift erfolgen. Da solche Marken leicht abgewischt oder durch einen Jodanstrich verdeckt werden, ist es vor Operationen besser, die Haut an der betreffenden Stelle mit Entwicklerlösung etwas anzufeuchten und für die Markierung einen Silbernitratstift zu verwenden. Die Marken werden dann sofort schwarz und bleiben lange Zeit gut sichtbar.

Eine weitere Möglichkeit ist die Bestimmung des *Hautnahpunktes* durch tangentiale Durchleuchtung; mit einem möglichst klein eingeblendeten Strahlenbündel wird der Hautpunkt bestimmt, unter dem der Fremdkörper der Oberfläche am nächsten liegt. Fremdkörper in Nähe der Körperoberfläche werden, falls sie operativ entfernt werden sollen, zweckmäßigerweise in Lokalanaesthesie unter Durchleuchtungskontrolle mit dünnen Injektionskanülen von 2 Richtungen aus *angespießt* (Fremdkörperharpunierung), so daß der Hautnahpunkt oder die gewünschte Stelle des Hautschnittes zwischen den Kanülen liegt. Das erleichtert das Auffinden des Fremdkörpers, der außerdem durch die Kanülenspitzen fixiert ist.

Die Durchleuchtung läßt auch alle *Bewegungen* der Fremdkörper erkennen, die im allgemeinen durch Organbewegungen (Atmung, Herzpulsation usw.) hervorgerufen und für die anatomische Lokalisation oft ausschlaggebend sind.

Für die Fremdkörperlokalisation mittels *Röntgenaufnahmen* gelten die gleichen Prinzipien. Oft genügen Aufnahmen in 2 Strahlenrichtungen, möglichst senkrecht zueinander. Darüber hinaus bieten *Stereo-Aufnahmen* und bei mitgeteilten Fremdkörperbewegungen die *Kymographie* in der Hand des Geübten ausgezeichnete Möglichkeiten sowohl für eine geometrische als auch anatomische Lagebestimmung. Auch aus der parallaktischen Verschiebung eines Fremdkörperschattens bei Doppelbelichtungen eines Filmes in verschiedenen Projektionen kann die Tiefenlage leicht und genau errechnet werden. Auf diesem Prinzip beruhen wohl die meisten Lokalisationsmethoden. Der früher nur bei der Durchleuchtung möglichen Vier-Marken-Methode kann heute das Transversalschichtverfahren mit Darstellung eines Körperquerschnittes gegenübergestellt werden. Schließlich kann man die während der Operation unter Durchleuchtungskontrolle auf den Fremdkörper eingerichteten Lichtstrahlen des *Boloskops* mit den erwähnten Kanülen zum Anspießen eines Fremdkörpers vergleichen.

Die Bedeutung der rein geometrischen Lagebestimmung *vor chirurgischen Eingriffen* darf nicht überschätzt werden. Das gilt auch für eine aus der Geometrie abgeleitete anatomische Lokalisation. Oft machen krankhafte Veränderungen, die zu Organverlagerungen führen (Narben, Verschwartungen, Lungenatelektasen usw.) derartige Rückschlüsse unmöglich. Vor einer Fremdkörperentfernung ist ohnehin oft die geometrische Lokalisation illusorisch, weil durch die Lagerung des Patienten zur Operation, insbesondere aber auch durch den Eingriff selbst die topographischen Verhältnisse stark verändert werden können. Eine möglichst subtile anatomische Lagebestimmung ist in solchen Fällen immer vorzuziehen. Welche Untersuchungsmethode dazu am besten geeignet ist, kann nur im Einzelfalle entschieden werden.

Spezieller Teil

Klinische Röntgendiagnostik chirurgischer Erkrankungen der inneren Organe

A. Speicheldrüsen

Für die Diagnose von Erkrankungen der Speicheldrüsen sind im allgemeinen Röntgenaufnahmen nicht erforderlich. Eine Ausnahme machen Speichelsteine. Manchmal ist auch bei Speichelfisteln und Blastomen eine Röntgenuntersuchung, namentlich eine Kontrastmitteldarstellung der Speichelgänge, angezeigt.

I. Untersuchungstechnik

Auf Röntgennativaufnahmen sind die Speicheldrüsen nicht von ihrer Umgebung abzugrenzen. Nur Konkremente (Speichelsteine) und die mit Kontrastmittel gefüllten Speichelgänge können dargestellt werden.

Zur Freiprojektion der Glandulae sublingualis und submandibularis sind spezielle Aufnahmeeinstellungen erforderlich, namentlich die von GRASHEY für die überlagerungsfreie Darstellung einer Unterkieferhälfte angegebene „doppeltschräge" Projektion und besonders die sog. Aufbißaufnahme, bei der ein kleiner Film (Zahnfilm) vom Patienten in den Mund genommen wird; der Zentralstrahl fällt dabei vom Mundboden her ein. In ähnlicher Weise kann für die Darstellung der Parotis ein Film enoral der Wange angelegt werden.
Aber auch die klassischen Projektionen des Schädels, besonders die seitliche Aufnahme bei geöffnetem Mund, können zweckmäßig, bei Erkrankungen der Parotis und bei Kontrastmitteldarstellungen sogar unentbehrlich sein.
Die Kontrastmitteldarstellung der Speicheldrüsen, die sog. *Sialographie*, erfolgt mit Jodöl, das durch eine in den entsprechenden Ausführungsgang eingeführte Kanüle mit nur geringem Druck injiziert wird (BARSONY, HETZAR u. a.). Eine Anaesthesie ist nicht erforderlich. Zweckmäßig ist manchmal vorherige Dilatation der Öffnungen, z. B. Bougierung mit einer Tränenkanalsonde. Die erforderliche Kontrastmittelmenge schwankt (maximal etwa 5 cm³). Wenn der Patient ein Druckgefühl in der Drüsengegend angibt, soll die Injektion beendet werden.
Der Ausführungsgang der Glandula parotis (Ductus Stenoni) mündet an der Wangenschleimhaut etwa gegenüber dem unteren zweiten Prämolar- oder ersten Molarzahn. Er ist nicht schwer zu finden. Für die Sondierung zweckmäßig ist eine vor ihrer Spitze olivenartig verdickte Kanüle, da sie wegen der Biegung des Ausführungsganges nur eine kurze Strecke eingeführt werden kann. Dagegen kann eine Kanüle in den geradlinig verlaufenden Ductus submandibularis, dessen Mündung durch die Caruncula salivaris neben dem Frenulum linguae gekennzeichnet ist, weiter vorgeschoben werden. Unmittelbar der Caruncula salivaris benachbart mündet auch der Ductus sublingualis.

II. Morphologische Veränderungen

Speichelsteine findet man am häufigsten im Ausführungsgang der Submandibularis, seltener der Parotis oder Sublingualis. Es handelt sich meistens um spindelförmige Solitärsteine, die wegen ihres Kalkgehaltes bei geeigneter Projektion auf Nativaufnahmen gut darstellbar sind (Abb. 23).
Bei den seltenen strahlendurchlässigen Steinen ist eine Sialographie angezeigt. Der Stein verursacht einen Kontrastmittelstopp oder erscheint als Kontrastmittelaussparung. Die bei einem Verschluß erweiterten Drüsengänge können natürlich nur dargestellt werden, wenn Kontrastmittel das Hindernis passieren kann.

Die sehr seltenen multiplen Parenchymsteine sind klein und können leicht übersehen werden, zumal auch ihr Kalkgehalt gering ist.

Speichelfisteln sind oft Folge einer Stenose der Ausführungsgänge, z. B. nach Verletzungen, bei Steinen und chronischen Entzündungen (Tbc.). Durch Kontrastmittelinjektion können Verlauf und Ursache der Fistel geklärt werden. Die Füllung erfolgt am besten nicht von der normalen Mündung des Ausführungsganges, sondern von der Fistelöffnung aus.

Bei *chronischen Entzündungen* sind die Drüsengänge teils stenosiert, teils erweitert. Daraus entstehen oft bizarre Deformierungen.

Gutartige *Blastome* verdrängen die Drüsengänge, bösartige Geschwülste führen dagegen fast immer zu multiplen Verschlüssen ihrer kleinkalibrigen Verzweigungen.

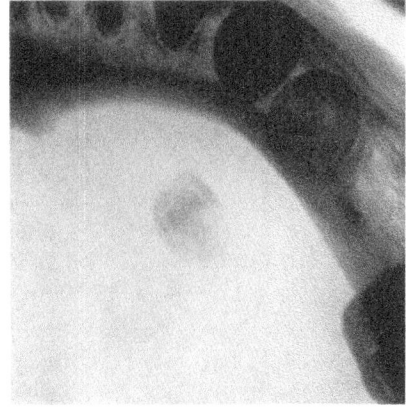

Abb. 23. Speichelstein im Ausführungsgang der Submandibularis

B. Pharynx

Auch die Röntgenuntersuchung des Pharynx hat für die Chirurgie nur geringe Bedeutung und bleibt im allgemeinen auf wenige Spezialfälle beschränkt. Es sei aber vermerkt, daß z. B. für die Laryngologie namentlich die Schichtuntersuchung des Rachens und Kehlkopfes sehr aufschlußreich sein kann.

I. Untersuchungstechnik

Gegenüber dem Luftgehalt der Mundhöhle und des Rachens stellen sich deren Weichteilbegrenzungen, vor allem auch die hier besonders interessierende hintere Rachenwand, schon auf seitlichen Nativaufnahmen gut dar. Eine Kontrastverstärkung bei voller Entfaltung der Hohlräume erreicht man durch den Valsalvaschen Druckversuch. Zusätzlich kann man durch einen kleinen Kontrastmittelschluck einen „Doppelkontrast" erzeugen (vgl. S. 276). Zu empfehlen sind manchmal auch Schichtaufnahmen.

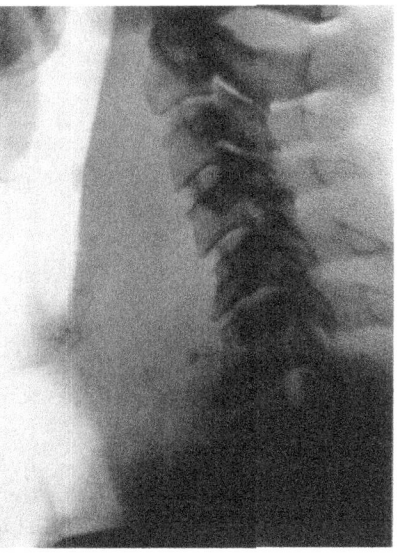

Abb. 24. Retropharyngealer Absceß bei Staphylokokkenosteomyelitis der Halswirbelkörper

II. Morphologische Veränderungen

Retropharyngeale Abscesse können Folge von Fremdkörpern, unspezifischen oder spezifischen Entzündungen sein. Meistens handelt es sich um Senkungsabscesse, die von tuberkulösen Knochenherden der Schädelbasis oder (häufiger) der Halswirbelsäule ausgehen. Sie verursachen eine Weichteilschwellung, die sich als Vorwölbung der Pharynxwand manifestiert (Abb. 24). Spritzerartige Kalkeinlagerungen sind bei tuberkulösen Senkungsabscessen keine Seltenheit.

Schwierigkeiten bereitet oft die Feststellung des Ausgangsherdes, namentlich wenn er im Bereich der Schädelbasis liegt.

Geschwülste des Pharynx (und Larynx) werden auf Nativaufnahmen erkennbar, wenn sie sich als Schatten, oft mit unscharfer Begrenzung, in die lufthaltigen Räume vorwölben. Mitunter sieht man auch ausgedehnte Zerstörungen der Kehlkopfknorpel, die sich bei größerem Kalkgehalt im Seitenbild und natürlich besonders gut im Schichtbild darstellen.

C. Schilddrüse (Struma)

Von den Erkrankungen der Schilddrüse ist für die chirurgische Röntgendiagnostik ausschließlich die *Struma* wichtig. Dann sollte allerdings auch nie auf eine Röntgenuntersuchung verzichtet werden, weil sie Auskünfte über Lage, Ausdehnung und Beeinträchtigung der Nachbarschaft gibt, die durch andere Methoden oft nicht zu erlangen sind.

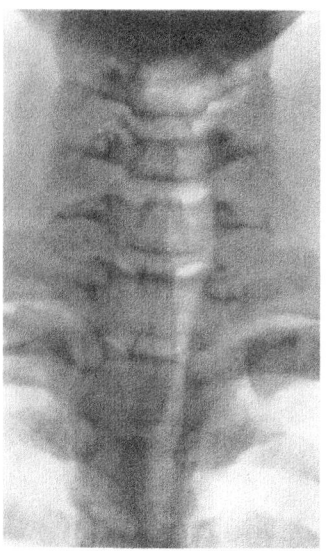

Abb. 25. Annähernd zirkuläre Einengung der Trachea mit nur geringer Verdrängung nach links durch eine bis hinter das Manubrium sterni reichende Struma

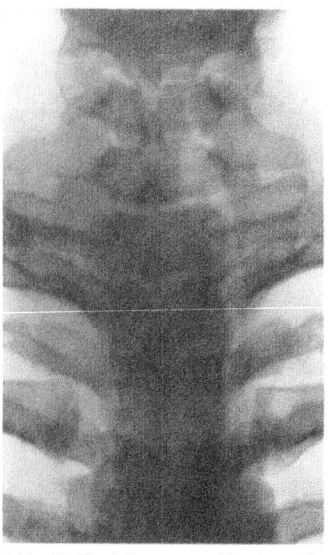

Abb. 26. Verdrängung und hochgradige Einengung der Trachea durch eine Struma (,,Säbelscheidentrachea"). Verschattung der Lungenspitzen medial. Keine retrosternale Struma

Die normale Schilddrüse ist innerhalb der Halsweichteile röntgenologisch nicht zu sehen. Besteht eine starke Vergrößerung der Drüse, dann hebt sich auf Sagittalbildern der dichte Weichteilschatten der Struma von den übrigen Halsweichteilen ab. Er kann sich sogar so weit caudalwärts erstrecken, daß die Lungenspitzen verschattet sind. Ein Seitenbild und die Durchleuchtung mit Drehung des Patienten klären dann, ob die Struma innerhalb des Thorax liegt oder nur als extrathorakaler Weichteilschatten in den Spitzenbereich projiziert wird.

Für die Röntgendiagnose entscheidend sind die durch eine Struma hervorgerufenen *Veränderungen der Trachea*. Je nach Größe und Lage sieht man Einengungen und Verdrängungen des normalerweise in der Mittellinie verlaufenden Aufhellungsbandes, das der lufthaltigen Tracheallichtung entspricht. Konzentrische, sanduhrförmige Stenosen (Abb. 25) bei zirkulär die Trachea umgebenden Strumen sind seltener als einseitige Einengungen mit gleichzeitiger Verdrängung (Abb. 26), die zu einer ,,Säbelscheidenform" der Trachea führen. Die Verdrängung kann rein seitlich (nach rechts häufiger als nach links), oft aber zugleich nach hinten und bei der seltenen retrotrachealen bzw. retropharyngealen Entwicklung einer Struma auch nach vorne erfolgen. Je weiter eine Struma hinter die Trachea reicht, um so mehr wird auch der Oesophagus verdrängt und komprimiert (vgl. S. 315).

Die Einengung der Trachea kann so hochgradig werden, daß ihr Lumen nur noch als wenige Millimeter breites Aufhellungsband zu sehen ist. Eine lange anhaltende Kompression kann Druckatrophie und Malacie der Ringknorpel bewirken. Die präoperative Feststellung einer *Tracheomalacie* ist wichtig, weil an dieser Stelle während des Eingriffs Verletzungen vorkommen können. Man prüft die Wandbeschaffenheit unter Durchleuchtungskontrolle durch den Valsalvaschen oder Müllerschen Versuch. Durch die Druckerhöhung beim Valsalvaschen Versuch wird die Trachealwand im geschwächten Bereich ausgebuchtet und umgekehrt beim Müllerschen Versuch eingezogen.

Die seltenen *endotrachealen Strumen* können als halbkugelförmig in das Aufhellungsband der Luftröhre vorspringende weichteildichte, scharf begrenzte Halbschatten besonders auf Schichtbildern dargestellt werden.

Strumen, die caudalwärts bis in die obere Thoraxapertur reichen, führen im Sagittalbild in den medialen Bereichen der Lungenspitzenfelder zu seitensymmetrischen bzw. mehr oder weniger einseitigen Verschattungen, die auch in keiner anderen Strahlenrichtung aus dem Thorax herausprojiziert werden können. Im allgemeinen sind diese Verschattungen caudalwärts rund oder oval und scharf begrenzt. Solche ,,Tauchkröpfe"

zeigen meist deutliche Schluck- und Hustenverschieblichkeit: Die Verschattung steigt an,
wobei sich die Lungenspitzen aufhellen. Bei Fixierung durch Verwachsungen fehlt dieses

Zeichen, ohne daß es sich deshalb unbedingt um eine Struma maligna handeln muß.

Je tiefer eine Struma in den Thorax reicht, um so deutlicher ist die Verbreiterung des oberen Mittelschattens. Bei der *retrosternalen Struma* projiziert sich der untere Pol der Verschattung unter die obere Kante des Manubrium sterni (Abb. 27).

Intrathorakale Strumen liegen bei weitem am häufigsten im vorderen Mediastinum. Bei einer entsprechenden Verschattung im hinteren Mediastinum ist eher an andere Tumoren zu denken. Trotzdem muß durch Kontrastmitteldarstellung des Oesophagus geprüft werden, ob die Ge-

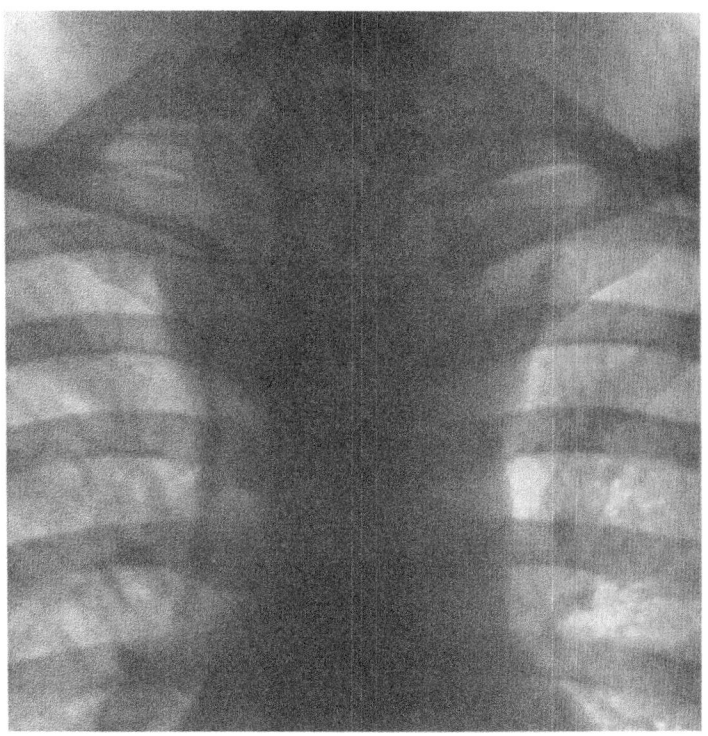

Abb. 27. Struma retrosternalis. Starke Verdrängung der Trachea nach rechts

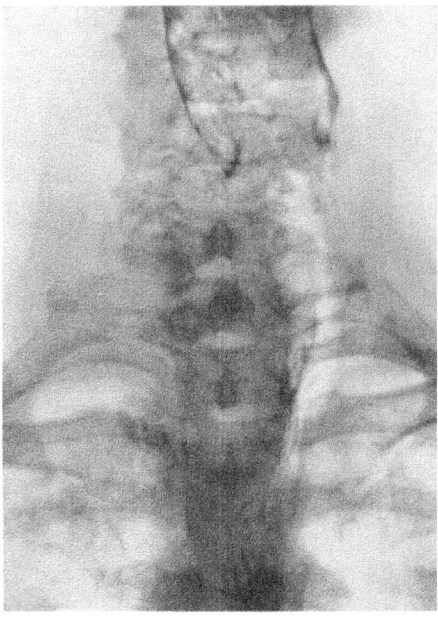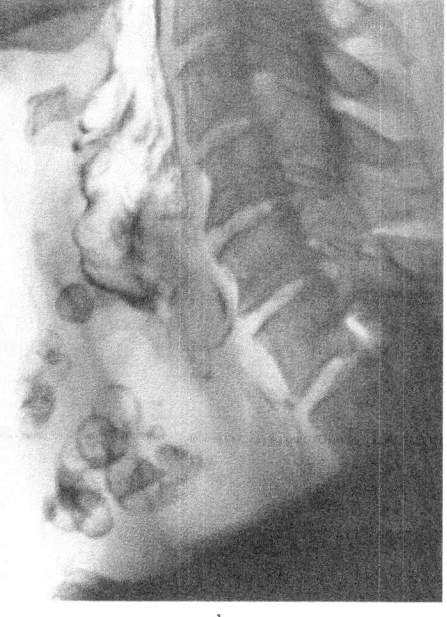

a   b

Abb. 28a u. b. Struma maligna mit zahlreichen schalenförmigen Verkalkungen. Starke Verdrängung der Trachea und Speiseröhre. Unscharfe Begrenzung des in den Thoraxraum reichenden Weichteilschattens. a Sagittalbild. b Seitenbild

schwulst ausschließlich vor der Trachea liegt oder auch (bzw. ganz) hinter ihr ins hintere Mediastinum reicht. Dann bestehen (wie im Halsbereich) auch eine Verdrängung und Kompression der Speiseröhre. Präoperativ ist diese Feststellung wichtig, weil intrathorakale Strumen im hinteren Mediastinum transthorakal entfernt werden müssen.

Von den intrathorakalen Strumen interessieren hier nur diejenigen, deren intrathorakaler Anteil durch eine Brücke aus Schilddrüsengewebe mit der eigentlichen Schilddrüse verbunden ist, die sog. *Struma endothoracica falsa*. Diese Verbindung fehlt bei der Struma endothoracica vera. Hierbei handelt es sich um echte Mediastinaltumoren, die an anderer Stelle besprochen werden (vgl. S. 198 f.).

In länger bestehenden Strumen, besonders bei der Struma nodosa, sind *Verkalkungen* (Abb. 28a und b) verschiedenster Art nicht selten; oft ist der Kalk in Schollen angeordnet.

Ob eine Struma gut- oder bösartig ist, läßt sich rein röntgenologisch nur selten mit genügender Wahrscheinlichkeit feststellen. Beweisend sind nur Metastasen (Wirbelsäule, Lunge, Schädel). Schluck- und Hustenverschieblichkeit, namentlich retrosternaler Strumen, sind als Kriterium für Benignität unbrauchbar, ebensowenig wie ihr Fehlen unbedingt für Malignität spricht. Bei malignen Strumen sieht man allerdings oft keine scharfen Konturen der Weichteilschatten, vor allem des intrathorakalen Anteils (Abb. 28).

Postoperative Kontrollen nach Strumaresektionen zeigen, auch wenn die Geschwulst ganz entfernt wurde, oft noch Wochen oder sogar Monate später eine Verdrängung der Trachea, die zwar geringer ist als vor der Operation, aber erst langsam vollkommen verschwindet. Verschattungen, die in den ersten Tagen nach der Operation auftreten und nach Größe und Form dem präoperativen Befund ähnlich sind, können durch Flüssigkeitsansammlungen im Strumabett hervorgerufen werden. Auch sie bilden sich langsam zurück. Selten entstehen nach Strumaresektionen Oesophagusdivertikel (vgl. S. 310).

Thorax

A. Thoraxübersichtsaufnahmen

Thoraxübersichtsaufnahmen können mit und ohne Streustrahlenblende angefertigt werden. Das richtet sich in erster Linie danach, ob es vorwiegend auf die Darstellung der Lunge oder auf Einzelheiten innerhalb des Mediastinums und auf den knöchernen Brustkorb ankommt. Auch bei dichten Verschattungen einer Lunge, z. B. durch Infiltrationen, Pleuraergüsse oder -schwarten, sind Aufnahmen mit Streustrahlenblenden erforderlich.

Lungenaufnahmen — meist ohne Blende — fertigt man im allgemeinen vom stehenden Patienten an, möglichst mit einem Brennfleck-Film-Abstand von 200 cm (bei weniger leistungsfähigen Apparaten 140 cm). Bei der Verwendung von Streustrahlenblenden richtet sich der Aufnahmeabstand, der auf jeder Blende angegeben ist, nach der Zentrierung ihrer Bleilamellen.

Für die Diagnostik der Thoraxorgane sind Aufnahmen in verschiedenen Körperdurchmessern besonders wichtig, weil nur in bestimmten Strahlenrichtungen die im Mediastinum liegenden Organe aus dem intensiven Herzschatten herausprojiziert werden können, und weil dann jeweils andere Herzabschnitte randbildend werden.

I. Die klassischen Projektionsrichtungen nach Groedel

1. Sagittale Übersichtsaufnahmen

Für Übersichtsaufnahmen in sagittaler Strahlenrichtung liegt im allgemeinen die Brust des Patienten der Filmkassette an. Der Zentralstrahl verläuft dann von hinten nach vorne = dorso-ventral (Abb. 29). Diese Projektionsrichtung ist für Lungenübersichtsbilder am besten geeignet. Sie ist günstiger als die umgekehrte ventro-dorsale Aufnahme, weil bei dieser die hinteren knöchernen Rippenanteile und die Schulterblätter filmnah liegen, scharf dargestellt werden und damit die Lungenzeichnung stören. Dagegen sind bei dorso-ventralem Strahlenverlauf die Rippenknorpel filmnah; sie werden, solange sie keinen Kalk enthalten, nicht dargestellt. Außerdem wird das Herz weniger stark vergrößert.

Das Sagittalbild (Abb. 30) zeigt die beiden hellen Lungenfelder und den dichten Mittelschatten, der fast ausschließlich durch das Herz und die großen Gefäße hervorgerufen wird.

Vom knöchernen Brustkorb sieht man, in die Lunge projiziert, die Rippen, deren dorsaler Teil nach lateral, und deren ventraler Abschnitt nach medial abfällt und an der Knochen-Knorpelgrenze scharf abschneidet. Seitlich werden die Lungenfelder von den Schulterblättern mehr oder weniger weit überlagert, besonders wenn diese nicht durch besondere Armhaltung möglichst weit aus dem Lungenbereich herausprojiziert wurden. Ihr medialer Rand verläuft fast senkrecht. Die abgerundeten Schulterblattspitzen können u. U. intrapulmonale Rundschatten vortäuschen. Die beiden horizontal oder leicht seitlich ansteigend verlaufenden Schlüsselbeinschatten begrenzen die Lungenspitzen nach caudal. Auf Übersichtsaufnahmen mit den für die Lungendiagnostik geeigneten Belichtungswerten und entsprechenden Schwärzungen ist die Wirbelsäule im Mittelschatten nicht zu sehen, allenfalls angedeutet im Bereich der oberen Thoraxapertur.

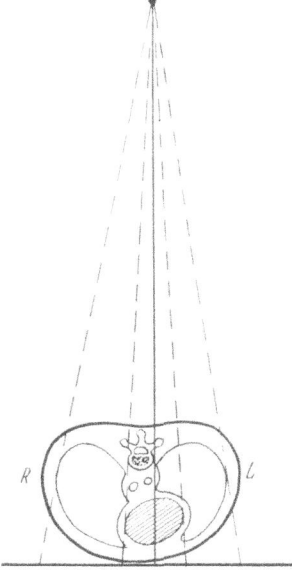

Abb. 29. Projektion mit sagittalem (dorso-ventralem) Strahlenverlauf

Caudalwärts werden die Lungenfelder durch die Zwerchfellkuppeln begrenzt, von denen die rechte normalerweise etwas höher steht als die linke. Der Raum unter der rechten Zwerchfellhälfte ist durch die Leber homogen verschattet, links projiziert sich bei Aufnahmen des stehenden Patienten eine dem jeweiligen Luftgehalt des Magens entsprechende Aufhellung (Magenblase) unter das Zwerchfell. Die exspiratorisch spitzen Zwerchfellrippenwinkel werden bei inspiratorischer Entfaltung der Sinus phrenicocostales stumpfer. Oft sieht man im linken Herzzwerchfellwinkel vor der Herzspitze einen zipfelförmigen Halbschatten durch einen perikardialen Fettbürzel. Ein nach lateral unten verlaufender, scharf begrenzter Halbschatten, der die Spitze des rechten Herzzwerchfellwinkels ausfüllt, entspricht der V. cava inferior.

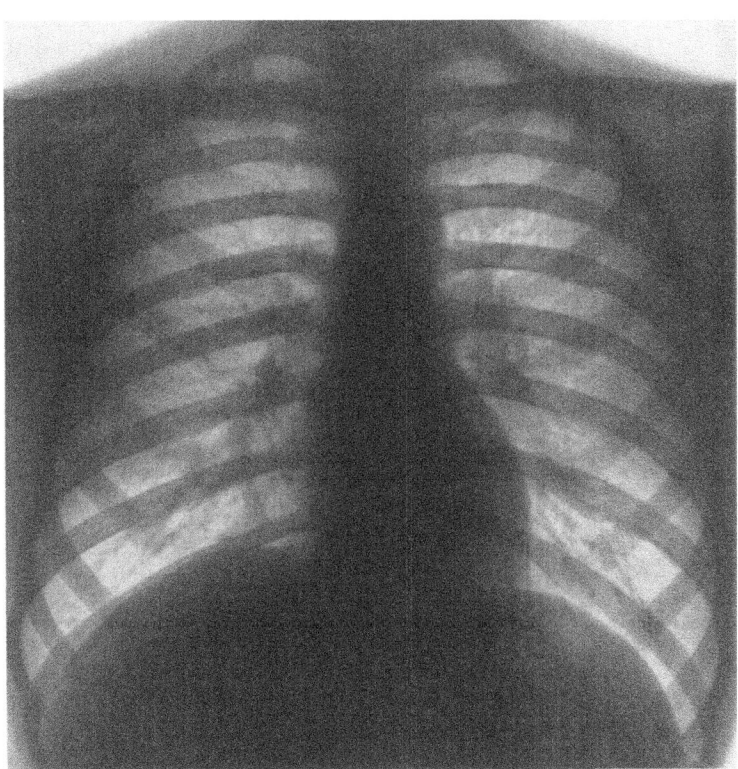

Abb. 30. Sagittale (dorso-ventrale) Thoraxübersichtsaufnahme

Die Lungenfelder zeigen eine charakteristische netz- und streifenförmige Zeichnung (vgl. S. 65), die sich von der Peripherie medialwärts zu den Lungenwurzeln verdichtet. Die Hilusschatten sitzen dem Mittelschatten auf. Der unterschiedliche Luftgehalt der Lungen bei Inspiration und Exspiration läßt die Lungenfelder insgesamt heller oder dunkler erscheinen. Bei Frauen werden die unteren Lungenabschnitte durch die nach caudal bogenförmig scharf begrenzten Weichteilschatten der Mammae (vgl. Abb. 256) überlagert und homogen getrübt. Meistens bleiben lateral (rechts auch medial) kleine

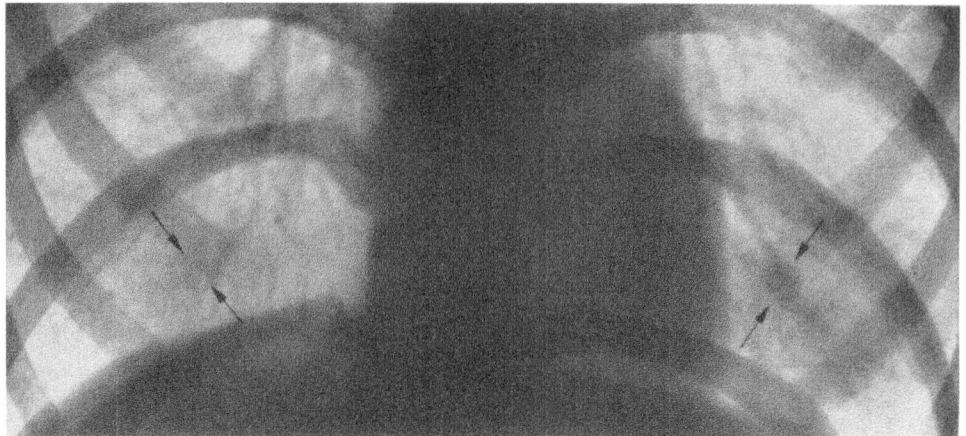

Abb. 31. Darstellung der Mamillen als Rundschatten

dreieckige Felder frei. Kräftig entwickelte Mamillen können als Rundschatten in die Lungenfelder projiziert werden und zu Verwechslungen führen, wenn die charakteristische Seitensymmetrie nicht beachtet wird (Abb. 31). Bei Männern können die Lungenfelder durch den M. pectoralis leicht getrübt sein, bei Rechtshändern mitunter rechts mehr als links.

In die medialen Lungenbezirke werden, bei Erwachsenen eigentlich immer, Kalkeinlagerungen in den Rippenknorpeln als inhomogene schollige Schatten projiziert. Ihr typisches Aussehen, vor allem ihre, dem Verlauf der Rippenknorpel folgende Anordnung schützt vor Verwechslungen. Die Verkalkungen sind gewöhnlich an der 1. Rippe am stärksten ausgeprägt.

Die oberen Kanten der Claviculae werden oft von schmalen Halbschatten begleitet, die bei Patienten mit eingesunkenen Supraclaviculargruben durch die tangential durchstrahlte Haut zustande kommen. Ähnlich entsteht ein Begleitschatten der 2. Rippe hinten durch die craniale Begrenzung der Lungenspitzen, auch wenn die Pleurakuppel nicht zu einer Schwiele verdickt ist. Linksseitig sieht man außerdem einen nach caudal konkav begrenzten Halbschatten der A. subclavia, vorwiegend dem Verlauf der 3. Rippe hinten folgend.

bb. 32. Projektion mit seitlichem (dextro-sinistralem) Strahlenverlauf („Frontalbild")

Die Lungenspitzen werden medial durch Halbschatten der Halsweichteile, namentlich des M. trapezius, getrübt. Sie verlaufen von cranio-medial nach caudal und lateral. Durch Überschneidungen mit der 1. Rippe kommen verschiedenartige Schattensummationen zustande, die z. B. als sanduhrförmige Verschattung oder als spindelförmige Aufhellung erscheinen können.

Mehr oder weniger ausgebildete Halsrippen werden ebenfalls in die Lungenspitzen hineinprojiziert. Auf die sonstigen relativ häufigen Rippenanomalien (Gabelungen, Verschmelzungen, Spaltbildungen, besonders der 1. Rippe, usw.) und anatomische Varianten der übrigen Knochen kann hier nicht im einzelnen eingegangen werden.

2. Seitliche Aufnahmen

Bei seitlichen (frontalen) Aufnahmen kann der Zentralstrahl, je nachdem welche Seite erkrankt ist und filmnah sein muß, biaxillar von rechts nach links (dextro-sinistral) oder umgekehrt (sinistro-dextral) verlaufen. Im allgemeinen ist die Projektion mit links anliegendem Film (Abb. 32) vorzuziehen, weil dann wieder das Herz filmnah ist und weniger vergrößert wird.

Diese Bilder geben einen guten Überblick über das zwischen vorderer Brustwand und Herz liegende dreieckige retrosternale Feld, über den zwischen Herz und Wirbelsäule liegenden Retrokardialraum (Holzknechtscher Raum) sowie über Lage und Veränderungen der Interlobärspalten (Abb. 33). Das Herz liegt als ovaler Schatten schräg von hinten oben nach vorne unten. Die absteigende Aorta wird in die Wirbelsäule projiziert. Die Lungenhili überragen den Herzschatten nach hinten. Beide Zwerchfellhälften fallen dorsalwärts deutlich ab. Sie sind ineinanderprojiziert, wobei je nach Einstellung des Zentralstrahls und individuellen Verschiedenheiten die Kontur der rechten oder linken

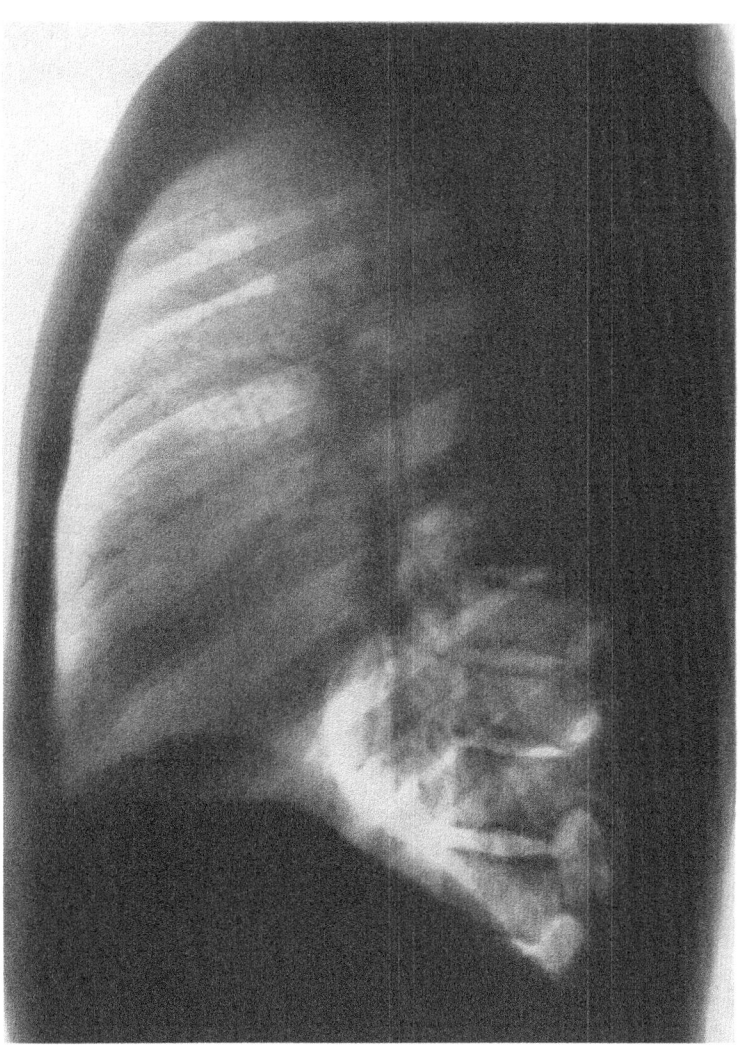

Abb. 33. Seitliche (dextro-sinistrale) Thoraxübersichtsaufnahme

Zwerchfellkuppel oben liegen kann. Die linke Zwerchfellhälfte ist meist durch die darunter liegende Magenblase markiert.

3. Schrägaufnahmen

Im *I. schrägen Durchmesser* („Fechterstellung") mit dorso-ventralem Strahlenverlauf (Abb. 34) werden besonders die im hinteren Mediastinum gelegenen Organe (Trachea, Bifurkation, Aorta, Oesophagus) frei projiziert.

Beim I. schrägen Durchmesser verläuft der Zentralstrahl entweder dorso-ventral in einem Winkel von 45° (bis 60°) zur Frontalebene von links hinten nach rechts vorne (Abb. 35a) oder umgekehrt ventro-dorsal von rechts vorne nach links hinten (Abb. 35b). Im ersten Falle liegt die Vorderfläche der rechten Schulter, im letzten die Hinterfläche der linken Schulter dem Film an. Die beiden Aufnahmen verhalten sich spiegelbildlich zueinander.

Aufnahmen im *II. schrägen Durchmesser* („Boxerstellung") sind ebenfalls für die Untersuchung der Mediastinalorgane sehr brauchbar, jedoch werden die Organe des

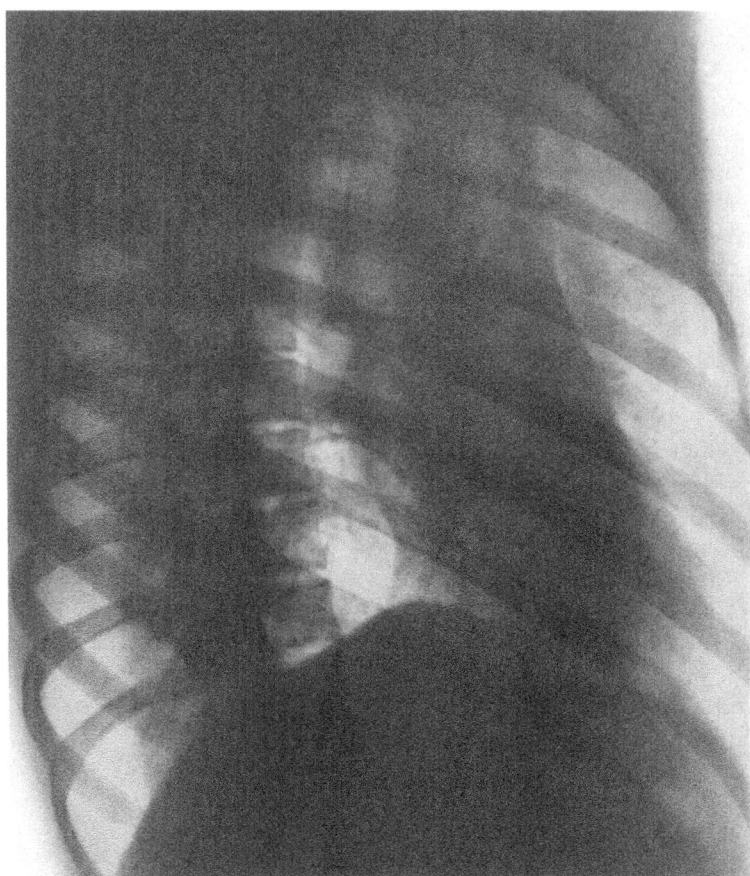

Abb. 34. Thoraxaufnahme im I. schrägen Durchmesser

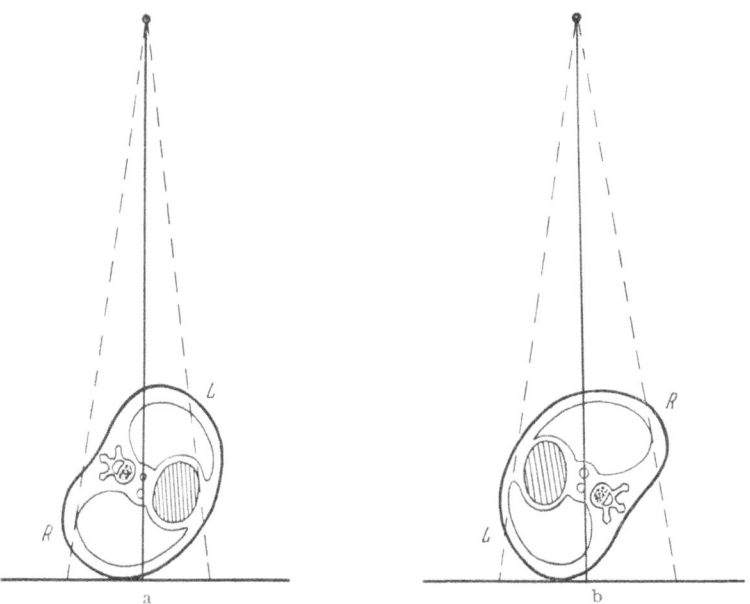

Abb. 35a u. b. Projektion im I. schrägen Durchmesser. a Dorso-ventral. b Ventro-dorsal

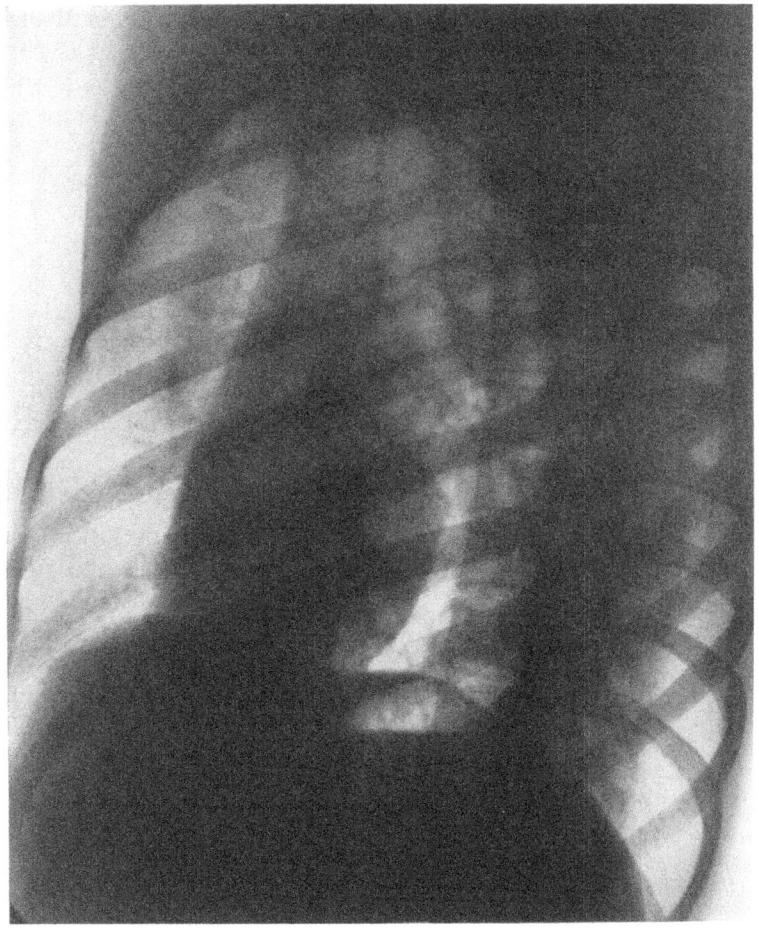

Abb. 36. Thoraxaufnahme im II. schrägen Durchmesser

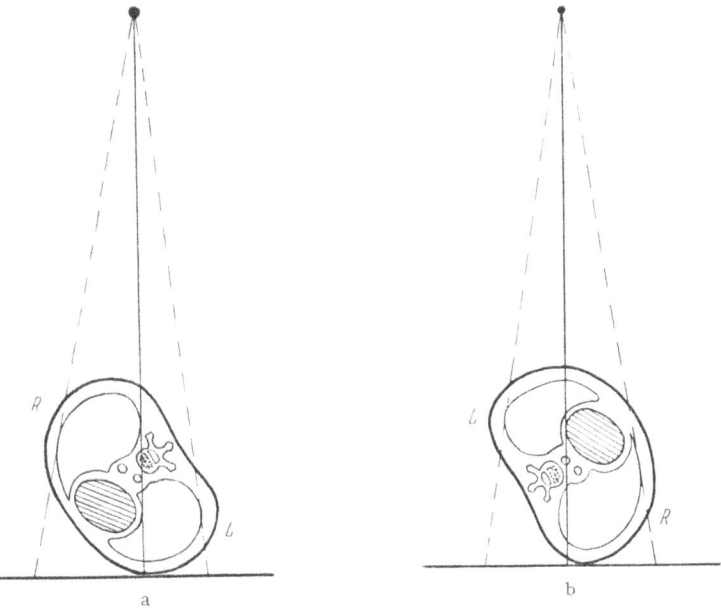

Abb. 37 a u. b. Projektion im II. schrägen Durchmesser. a Dorso-ventral. b Ventro-dorsal

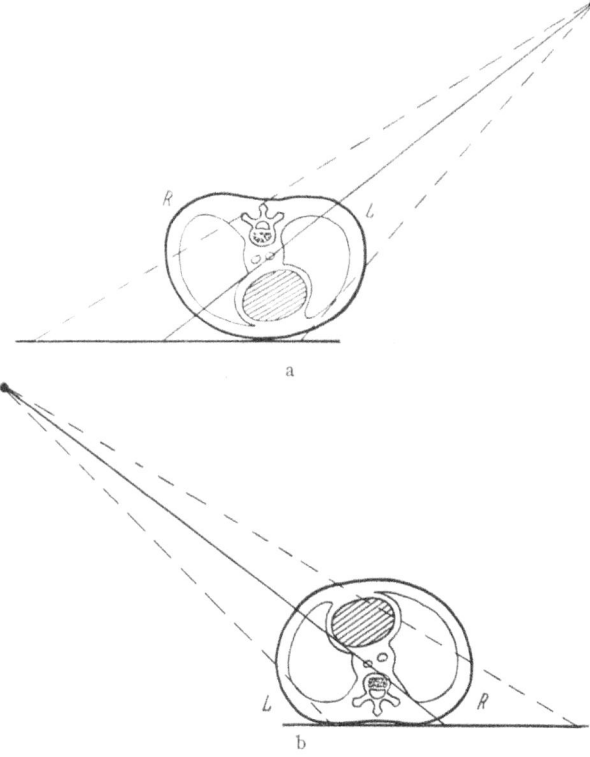

hinteren unteren Mediastinums wegen der nach links herüberreichen-
den Herzspitze nicht so gut frei projiziert wie im I. schrägen Durchmesser
(Abb. 36).

Der Zentralstrahl kann wieder dorso-
ventral von rechts hinten nach links vorne
(Abb. 37a) oder umgekehrt ventro-dorsal
von links vorne nach rechts hinten
(Abb. 37b) verlaufen. Dementsprechend
liegt die Vorderfläche der linken oder
die Hinterfläche der rechten Schulter
dem Film an. Auch diese beiden Aufnahmen verhalten sich spiegelbildlich
zueinander.

II. Exzentrische Projektionen

Exzentrische Projektionen unterscheiden sich von den Aufnahmen
in den schrägen Durchmessern dadurch, daß der Zentralstrahl zwar
auch schräg durch den Patienten
verläuft, dann aber den Film, der
mit seiner Fläche parallel zum Patienten bleibt, in einem spitzen Winkel trifft.

Abb. 38a u. b. Linksexzentrische Projektion (nach Groedel).
a Doro-ventral. b Ventro-dorsal

Man unterscheidet, je nachdem ob die
Röntgenröhre zur linken oder rechten
Seite des Patienten verschoben ist, zwischen *linksexzentrischer* (Abb. 38) und
rechtsexzentrischer Projektion (Abb. 39).
In beiden Fällen ist der Film zur entgegengesetzten Seite verschoben. Der
Zentralstrahl kann wieder jeweils dorso-
ventral oder ventro-dorsal verlaufen;
entsprechend liegt der Patient mit der
Brust oder dem Rücken exzentrisch dem
Film an. Bei der dorso-ventralen links-
exzentrischen und der ventro-dorsalen
rechtsexzentrischen Projektion verläuft
der Zentralstrahl ähnlich wie bei Aufnahmen im I. schrägen Durchmesser,
bei der ventro-dorsalen linksexzentri-
schen und der dorso-ventralen rechtsexzentrischen Projektion wie bei Aufnahmen im II. schrägen Durchmesser.

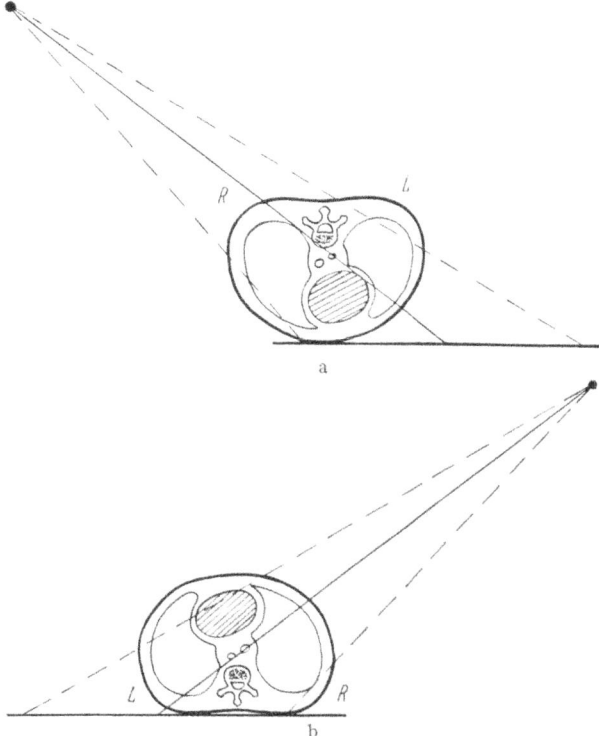

Die exzentrischen Projektionen
eignen sich sehr gut für die Darstellung der medial liegenden Lungenabschnitte, namentlich der Lungenhili. Die Aorta wird am besten
bei ventro-dorsaler linksexzentrischer, der Oesophagus bei ventro-
dorsaler rechtsexzentrischer Einstellung frei projiziert (Chaoul).

Abb. 39a u. b. Rechtsexzentrische Projektion (nach Groedel).
a Dorso-ventral. b Ventro-dorsal

Der Grund für die leider nur seltene Anwendung der exzentrischen Projektionen liegt in der
Umständlichkeit der Aufnahmeeinstellung, obgleich sie bei Verwendung eines Lichtvisiers nicht

schwierig ist. Bei der Durchleuchtung sind exzentrische Projektionen nicht ohne weiteres möglich, weil aus Strahlenschutzgründen Röhre und Leuchtschirm zwangsweise starr gekoppelt sind.

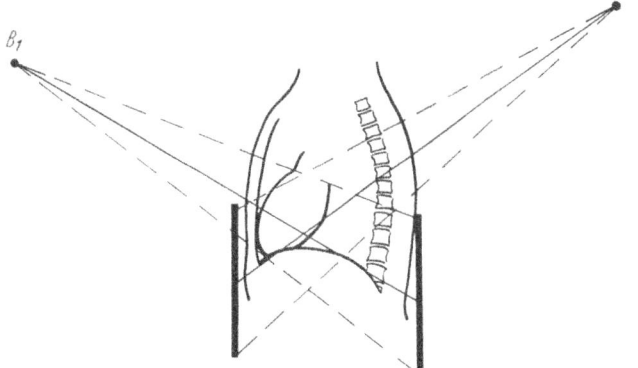

Die *cranio-caudal schräge* Projektion (Abb. 40) mit dorso-ventralem Verlauf des Zentralstrahlseignet sich zur Darstellung der Interlobärspalten und der vorderen Anteile der Sinus phrenicocostales. Sie entspricht der sog. Kreuzhohlstellung bei der Durchleuchtung. Die noch seltener angewandte ventro-dorsale Strahlenrichtung vermittelt einen Einblick in die hinteren Sinus.

Die *caudo-cranial schräge* Projektion ist im allgemeinen weniger aufschlußreich und am ehesten für die freie Projektion der Lungenspitzen geeignet.

Abb. 40. Cranio-caudal schräge Projektion (nach Chaoul).
B_1 Ventro-dorsal; B_2 dorso-ventral

B. Brustwand

I. Untersuchungstechnik

Grundlage für die Röntgendiagnostik von Veränderungen der Brustwand sind Thoraxübersichtsaufnahmen in den klassischen Projektionsrichtungen mit oder ohne Verwendung einer Streustrahlenblende. Sie vermitteln den immer erforderlichen allgemeinen Überblick. Bei ihrer Besprechung wurde bereits gesagt, wie die einzelnen Teile der knöchernen Brustwand im Bilde erscheinen und woran sie zu erkennen sind.

Eine genauere Analyse einzelner Bezirke der Brustwand, besonders bestimmter morphologischer Veränderungen, erfordert außer den Übersichtsaufnahmen oft noch eine spezielle Darstellung, die auf verschiedene Arten erfolgen kann.

Am wichtigsten, meist auch am aufschlußreichsten, sind dabei *gezielte Aufnahmen*, bei denen die günstigste Projektion unter Durchleuchtungskontrolle ermittelt werden kann. Wie für jeden anderen Skeletabschnitt und jedes innere Organ, gilt auch hierbei der Grundsatz, das interessierende Detail in mindestens zwei, möglichst senkrecht zueinander verlaufenden Projektionsrichtungen darzustellen. Bei

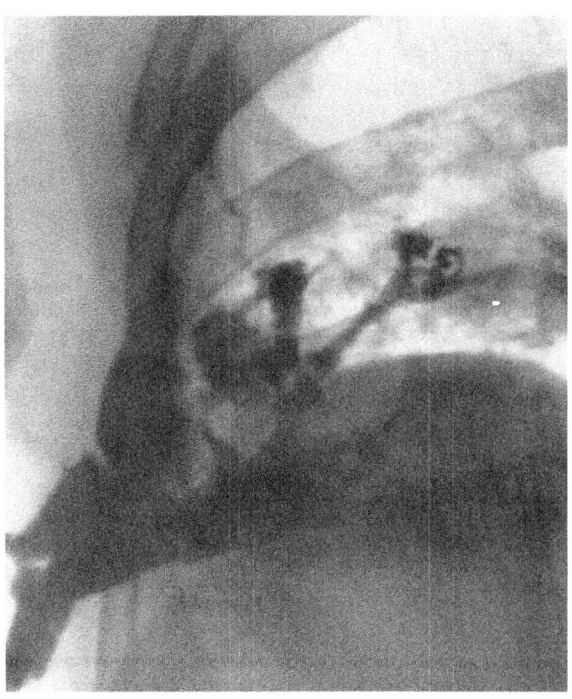

Abb. 41. Kontrastmitteldarstellung einer fuchsbauartig verzweigten Brustwandfistel

der Untersuchung des Brustkorbes wird man dementsprechend den Patienten unter Durchleuchtungskontrolle so drehen, daß die erkrankte Stelle einmal in Aufsicht und einmal tangential, d. h. im Profil, projiziert wird. Zu diesem Zwecke kann die interessierende Stelle durch eine aufgeklebte Bleimarke oder die Spitze eines schattengebenden Instrumentes markiert und dann der Patient so lange gedreht werden, bis die Marke nicht mehr in den Thorax projiziert, sondern randbildend wird. Für die Darstellung von Weichteilveränderungen sind diese gezielten Profilbilder besonders wichtig.

Von den übrigen Darstellungsmethoden eignen sich *Kontakt-* und *Schichtaufnahmen* in erster Linie für das Brustbein und die Sternoclaviculargelenke. Ein diagnostischer *Pneumothorax* (vgl. S. 57) kann klären, ob eine in das Thoraxinnere reichende Veränderung von der Brustwand ausgeht oder nicht. Die Darstellung von *Brustwandfisteln* (Abb. 41) erfolgt ausschließlich mit wasserlöslichen Kontrastmitteln (vgl. S. 28). Ölige Mittel (Jodipin usw.) sind weniger geeignet, weil sie infolge ihrer großen Oberflächenspannung oft schlecht oder überhaupt nicht in feinere Fistelgänge einfließen.

Ortsangaben über festgestellte Veränderungen werden unter Verwendung der aus der deskriptiven bzw. topographischen Anatomie bekannten Orientierungslinien (PERNKOPF) gemacht. In röntgenologischen Befundberichten können darauf aber auch Angaben über endothorakale (intrapulmonale) Substrate bezogen werden.

In cranio-caudaler Richtung dienen die Rippen bzw. Intercostalräume als Bezugspunkte, wobei allerdings zu vermerken ist, in welcher Atemphase die Aufnahmen angefertigt wurden, und ob die dorsalen oder ventralen Abschnitte gemeint sind. Wegen des schrägen Rippenverlaufs ist oft der Bezug auf die entsprechende (ventrale) Knorpel-Knochengrenze besonders eindeutig.

Für die Definition bestimmter Punkte des Thoraxumfanges sind einige in Richtung der Körperlängsachse durch markante Punkte der Brustwand verlaufende Linien allgemein gebräuchlich:

Ventral:

a) Vordere Medianlinie,
b) Sternallinie (beiderseits durch die seitlichen Brustbeingrenzen),
c) Mamillar- bzw. Medioclavicularlinie (durch die Mamille bzw. die Mitte des Schlüsselbeins),
d) Parasternallinie (in der Mitte zwischen b und c).

Lateral:

e) Vordere Axillarlinie (entsprechend der vorderen Achselfalte),
f) hintere Axillarlinie (entsprechend der hinteren Achselfalte),
g) mittlere (eigentliche) Axillarlinie (zwischen e und f durch den tiefsten Punkt der Achselhöhle).

Dorsal:

h) Hintere Medianlinie (durch die Wirbel-Dornfortsätze),
i) Paravertebrallinie (durch die lateralen Enden der Querfortsätze),
k) Interscapularlinie (zwischen medialen Scapularand und Mittellinie),
l) Scapularlinie (durch den caudalen Scapulawinkel).

Da bei Thoraxübersichtsaufnahmen die Schulterblätter immer möglichst „herausgedreht" werden, haben die Scapular- und Interscapularlinie röntgenologisch für Ortsangaben nur relativen Wert.

II. Morphologische Veränderungen

1. Trichterbrust

Die Trichterbrust interessiert hier vor allem wegen ihrer Rückwirkungen auf die endothorakalen Organe, namentlich auf das Herz. Trichterförmige Eindellungen verschiedenen Ausmaßes, vorwiegend im Bereich der unteren Brustbeinhälfte, können den Brustbeinkörper und den Schwertfortsatz umfassen. Die Eindellung liegt in der Mittellinie oder etwas seitlich, meist links (SAUERBRUCH). Der ventro-dorsale Thoraxdurchmesser kann erheblich verringert sein. Zum Ausgleich weicht nicht selten die Brustwirbelsäule kyphotisch nach dorsal aus. Manchmal ist auch kompensatorisch der Thorax seitlich beiderseits besonders gut entwickelt.

Eine Trichterbrust kann angeboren oder später erworben sein. Wegen der häufigen Progredienz der Veränderungen ist eine frühzeitige chirurgische Korrektur angezeigt, wenn durch Verdrängung der Thoraxorgane subjektive Beschwerden seitens des Herzens oder Atemnot bestehen.

Röntgenologisch zeigen Sagittalbilder im allgemeinen eine Verlagerung des Herzens nach links (Abb. 42a). Meist ist die rechte Herzhälfte hypertrophiert oder dilatiert. Die Deformität des Brustbeines selbst und ihr Ausmaß zeigt am besten das Seitenbild (Abb. 42b).

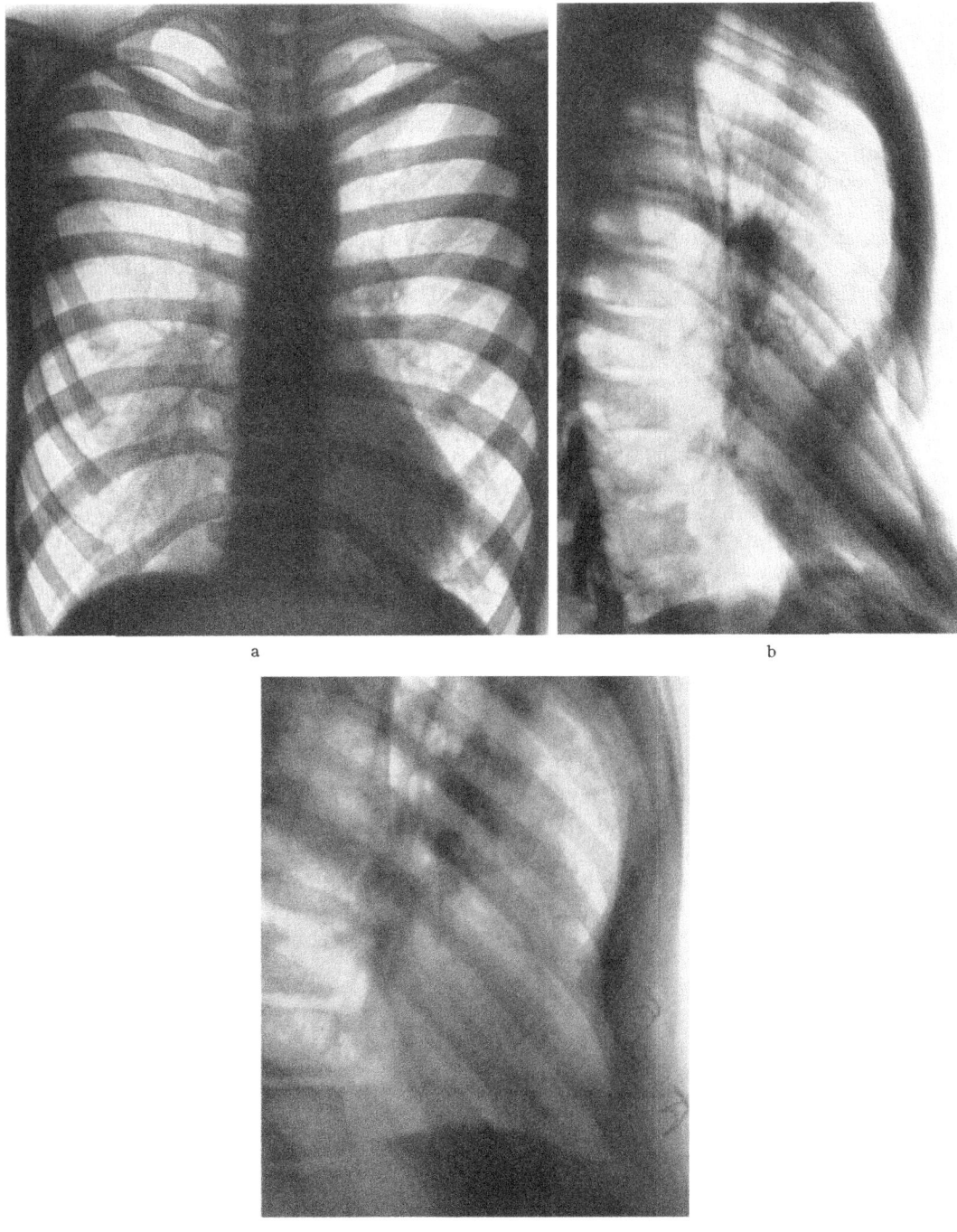

a   b

c

Abb. 42a—c. Trichterbrust. a Sagittalbild: Verlagerung des Herzens nach links. b Seitenbild: Erhebliche Verkürzung des ventro-dorsalen Thoraxdurchmessers. c Seitenbild nach Operation

Kontrollen nach operativer Hebung des Sternums lassen als therapeutischen Effekt eine Vergrößerung des medianen Thoraxdurchmessers erkennen (Abb. 42c). Eine vorherige Verlagerung des Herzens geht erst langsam und oft auch nicht mehr restlos zurück.

2. Entzündungen

a) Osteomyelitis

Von der an sich seltenen primären Osteomyelitis der Brustwand werden die Rippen viel häufiger betroffen als das Brustbein. Bevorzugte Lokalisationen sind dorsal der Bereich des Angulus costae und ventral das knorpelnahe Rippenende. Die meist subakut oder chronisch verlaufende Erkrankung macht sich nicht selten erst durch einen Weichteilabsceß bemerkbar.

Röntgenologisch sieht man an den Rippen die für jede Osteomyelitis charakteristischen Knochenveränderungen, wobei oft ein großer Teil der Rippen auffallend starke periostale Appositionen und multiple Einschmelzungshöhlen zeigt. Knochensequester verschiedener Größe sind meist zu erkennen. Auch die Bildung umfangreicher „Totenladen" und Totalsequestrierungen wurden beobachtet.

Häufiger als primäre sind sekundäre Osteomyelitiden durch Kontaktinfektion bei eitirigen Entzündung der Nachbarschaft. Toxisch bedingte Periostitiden sind bei Empyemresthöhlen nicht selten. Sie dürfen nicht zu der Diagnose einer Osteomyelitis verleiten.

Am Brustbein wird von einer Osteomyelitis praktisch ausschließlich der Körper betroffen, höchstens ausnahmsweise einmal das Manubrium.

b) Tuberkulose

Auch die Tuberkulose befällt — hämatogen — häufiger die Rippen als das Brustbein. An den Rippen werden die vorderen Abschnitte, namentlich die Knorpel-Knochengrenze, bevorzugt. Die Häufigkeit einer Tuberkulose nimmt von den selten erkrankten obersten und untersten Rippen zu den mittleren zu. Am Brustbein werden meist die Sternoclaviculargelenke und die Randpartien des Manubrium und Corpus sterni (Ansatzstellen der Rippen) befallen.

Im chronischen Verlauf einer Tuberkulose bilden sich regelmäßig *kalte Abscesse*, zunächst am Orte des Knochenherdes, später als Senkungsabscesse, die u. U. bis in den Bereich der Bauchwandmuskulatur reichen. Kalte Abscesse können sich gleichzeitig extra- und intrathorakal entwickeln und dann untereinander in Verbindung stehen. Perforation der Abscesse nach außen (nur sehr selten in den Pleuraraum), u. U. mit Mischinfektion, führt zu hartnäckigen Fisteleiterungen.

Die Röntgendiagnose einer Rippen- oder Brustbeintuberkulose ist nicht leicht. An der Knorpel-Knochengrenze sind die oft nur geringgradigen Knochendefekte mit angenagten Konturen, eventuell auch herdförmige Aufhellungen schlecht darzustellen und bei der Vielfalt normal-anatomischer Varianten manchmal sehr schwer als pathologisch zu diagnostizieren. Sichtbare Knochenveränderungen treten ohnehin erst verhältnismäßig spät auf. Am meisten spricht noch die immer vorhandene Knochenatrophie für eine Tuberkulose.

Im Gegensatz zur chronischen Osteomyelitis überwiegt bei der Tuberkulose der Knochenabbau über die Sklerose; Sequester sind selten und, wenn sie auftreten, klein. Tuberkulöse Veränderungen sind auch immer auf einen wesentlich kleineren Rippenabschnitt lokalisiert. Mitunter entstehen aber auch Bilder, die einer Spina ventosa der Phalangen sehr ähnlich sind (vgl. Bd. II).

Kalte Abscesse erscheinen als weichteildichte Verschattungen; spätere Kalkeinlagerungen sind nicht selten. Durch Kontrastmittelinjektion in Senkungsabscesse kann u. U. der Verbindungsgang bis zum primären Knochen- oder Knorpelherd dargestellt werden.

c) Empyema necessitatis

Beim Empyema necessitatis dient die Röntgenuntersuchung in erster Linie der Klärung intrathorakaler Veränderungen (vgl. S. 176). Der Brustwandabsceß selbst erscheint als weichteildichte Vorwölbung. Enthält der Absceß Luft (Empyeme während einer Pneumothoraxbehandlung), dann sieht man sie als Aufhellung über einem beweglichen basalen Flüssigkeitsspiegel.

d) Aktinomykose

Die Aktinomykose kann von der Lunge her sekundär auf die Brustwand übergreifen. Dort bilden sich dann derbe, tumorartige Infiltrate und bei ihrer Einschmelzung zahlreiche Fisteln mit extrem verzweigten, fuchsbauartigen Gängen. Durch Kontrastmittelinjektion können sie dargestellt werden.

e) Chondritis

Eine Entzündung der Rippenknorpel tritt am ehesten während bzw. nach einer *typhösen Erkrankung*, am häufigsten beim Rückfallfieber, auf. Es bilden sich, oft nacheinander an mehreren Rippenknorpeln, derbe Knoten, die später einschmelzen und zu Fisteleiterungen führen. Die Röntgenuntersuchung dient dabei höchstens dem Ausschluß von Knochenveränderungen und der Fisteldarstellung.

3. Blastome

a) Benigne Blastome

Gutartige Geschwülste, die von den *Weichteilen* der Brustwand ausgehen, erfordern im allgemeinen keine Röntgenuntersuchung. Eine Ausnahme machen solche Blastome

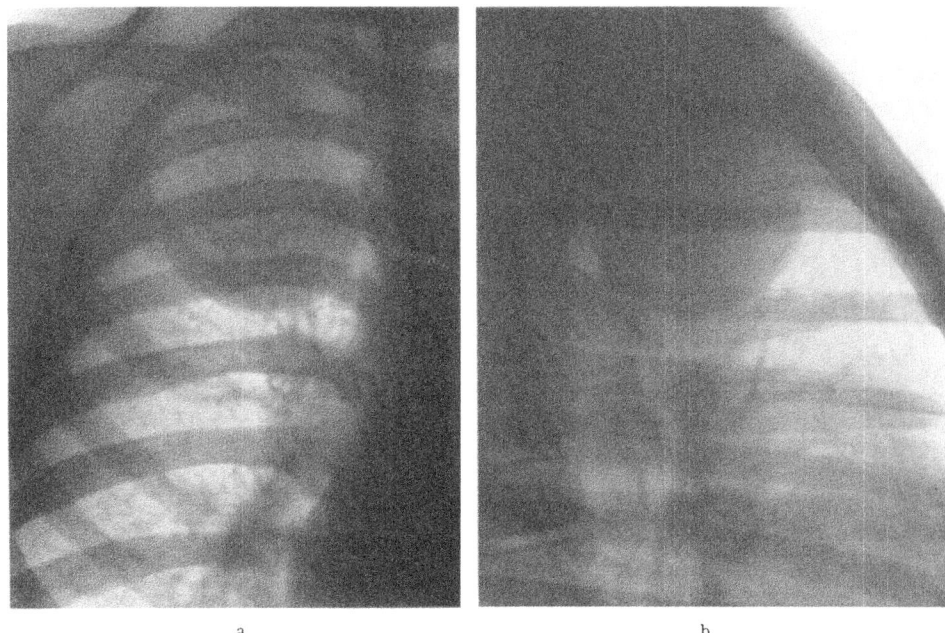

a   b

Abb. 43a u. b. Intrathorakal wachsendes Osteochondrom der 1. Rippe rechts. a Sagittalbild. b Seitenbild

die sich nicht nur extrathorakal entwickeln, sondern auch in den Brustraum vorwachsen, dabei die Pleura vorwölben und die Lunge verdrängen (Abb. 43). Bestehen intra- und extrathorakale Geschwulstanteile, dann sind sie durch einen Stiel im Intercostalraum verbunden. Das Schulbeispiel solcher Geschwülste sind die sog. *Hantel-Lipome*. Bei ihnen muß die Röntgenuntersuchung die intrathorakale Geschwulstausdehnung klären.

Hämangiome verschiedener Art (simplex, cavernosum, racemosum) können in die tieferen Thoraxweichteile vordringen und auch die Knochen befallen; sie können sogar bis ins Mediastinum reichen. Ähnliche Veränderungen verursachen auch *cystische Lymphangiome*, die sich primär meist infraclaviculär bzw. in der Axilla auf Grund einer angeborenen Fehlanlage entwickeln.

Differentialdiagnostisch wichtig sind Weichteilgeschwülste, besonders größere Lipome und das *Fibroma pendulum*, wenn sie bei Thoraxübersichtsaufnahmen in die Lungenfelder projiziert werden. Sie erscheinen dann dort als weichteildichte, mehr oder weniger scharf konturierte Verschattungen, die ohne Kenntnis der genauen Lokalisation (Durchleuchtung!) leicht für endothorakale, namentlich auch für intrapulmonale Veränderungen gehalten werden können.

Benigne Geschwülste der *Knochen* sind im Bereich der Thoraxwand sehr selten.

b) Maligne Blastome

Bösartige Geschwülste können primär oder sekundär die Brustwand befallen. *Primäre* maligne Blastome gehen viel häufiger von den Knochen als von Weichteilen aus; meistens handelt es sich um *Sarkome* verschiedensten histologischen Baues. Am häufigsten sind Sarkome der Rippen (Abb. 44). Die viel selteneren Sarkome des Brustbeines bevorzugen das Corpus sterni.

Rippensarkome breiten sich mitunter vorwiegend ins Thoraxinnere aus und führen dort zu ausgedehnten, dichten Verschattungen, die durch Ergüsse infolge früher Pleurabeteiligung noch vergrößert werden.

Als seltenere primäre Blastome seien Chondrome und Plasmocytome erwähnt. Bei Plasmocytomen sind Spontanfrakturen der Rippen nicht selten.

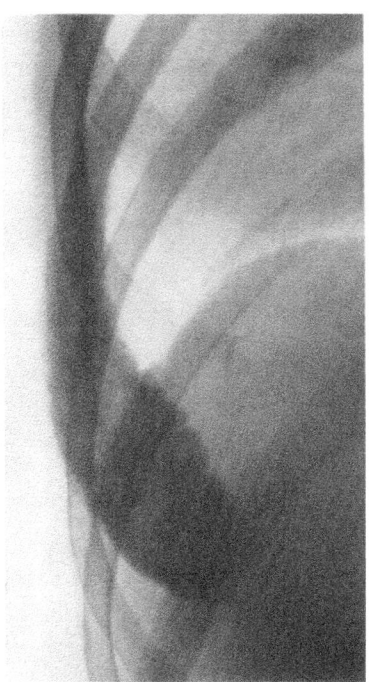

Carcinome spielen — abgesehen vom Mammacarcinom — praktisch nur als *sekundäre* Geschwülste eine Rolle. Nicht selten sind Carcinommetastasen in der Brustwand. Für die Röntgendiagnostik wichtiger sind aber die Carcinome, die per continuitatem von der Nachbarschaft direkt auf die Brustwand übergreifen. Dabei handelt es sich am häufigsten um Blastome der oberen Thoraxapertur (Bronchialcarcinome, Pleuraendotheliome usw.), die dann zum sog. Pancoast-Syndrom führen (vgl. S. 124 ff.).

c) Geschwulstähnliche Veränderungen

Die wichtigsten Gesichtspunkte bei geschwulstähnlichen Veränderungen, die besonders differentialdiagnostisch zu berücksichtigen sind, wurden schon bei den Entzündungen besprochen (vgl. S. 46).

Praktische Bedeutung hat auch die *Lymphogranulomatose*. Sie kann von der Lunge auf die Thoraxwand übergreifen und dort Knochen und Weichteile hochgradig zerstören (vgl. S. 135 f.).

Abb. 44. Sarkom der 7. Rippe rechts seitlich und vorne

4. Hautemphysem

Ein Emphysem der Thoraxwand kann bei Verletzungen, spontanem Spannungspneumothorax, im Verlaufe einer Pneumothoraxbehandlung, besonders auch nach transthorakalen Eingriffen usw. auftreten. Es kann lokalisiert bleiben oder sich in der ganzen Brustwand, bei starkem Druck auch in die Halsweichteile und ins Mediastinum ausbreiten. Die Röntgendiagnose ist im allgemeinen nicht schwierig. Aufhellungen durch Luftansammlungen zwischen Muskelbündeln und verschiedenen Gewebsschichten geben den Weichteilen ein streifiges, manchmal auch grob-gefiedertes Aussehen (vgl. Abb. 190). Auf Sagittalbildern sind die Aufhellungen am deutlichsten an der seitlichen Thoraxwand lateral von den Rippen und im Hals-Schulterbereich.

Streifige Aufhellungen, die in die Lungenfelder, namentlich in die Lungenspitzen projiziert werden, können dort krankhafte Befunde vortäuschen. Wichtig ist die Feststellung eines Übergreifens auf das Mediastinum, da dann chirurgische Maßnahmen erforderlich werden können (vgl. S. 202 f.).

Nach Beseitigung der Ursache wird das Emphysem in wenigen Tagen resorbiert.

5. Parasiten

Cysticerken befallen bevorzugt den M. pectoralis major. Multiple verkalkte Cysticerken der Brustwand werden röntgenologisch gelegentlich als Zufallsbefund — besonders bei Reihenuntersuchungen — festgestellt (Abb. 45).

Echinokokken sind in der Brustwand so selten, daß sie praktisch keine Bedeutung haben.

6. Brüche

Ein erworbener Bruch der Brustwand kann eine echte Hernie mit Pleura parietalis
als Bruchsack und Lunge als Bruchinhalt (sehr selten) oder (meist) ein Lungenprolaps

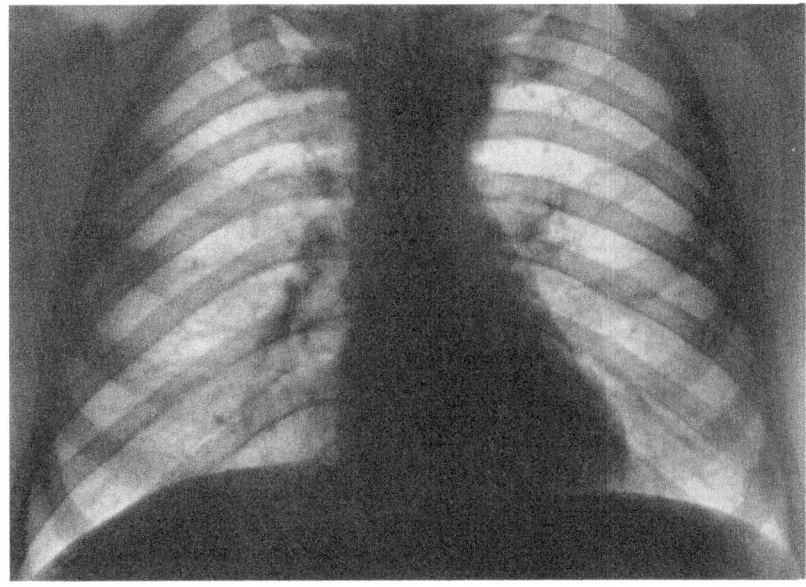

a

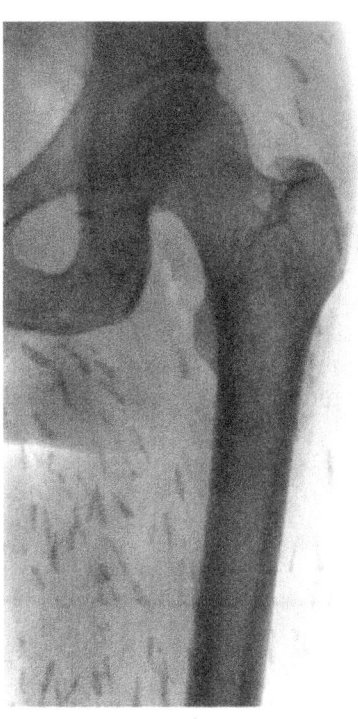

b

Abb. 45a u. b. Verkalkte Cysticerken. a Brustwand. b Becken und Oberschenkel zum Vergleich

nach stumpfen Thoraxtraumen mit Zerreißung der Pleura sein. In beiden Fällen bildet
sich unter der Haut eine weiche Vorwölbung, die sich inspiratorisch verkleinert. Echte
Hernien entstehen vorwiegend im parasternalen Bereich.

In dem einzigen selbst beobachteten Fall konnte man bei der Durchleuchtung die
exspiratorische Vorwölbung der lufthaltigen Lunge in eine kleine Brustwandlücke sehen.

Postoperativ können Brustwandbrüche auftreten, wenn bei ausgedehnter Ent-
knochung des Thorax das Periost mitentfernt wird, so daß eine Rippenregeneration
unmöglich ist.

Perikardiale Hernien mit Vorwölbung eines Perikardzipfels durch eine Brustwandlücke unter die
Haut sind röntgenologisch kaum zu erkennen. Bei den sehr seltenen posttraumatischen sog. inter-
costalen Bauch-Brustwandbrüchen ist die Feststellung des Zwerchfellbruches röntgenologisch wichtiger als die Klärung, ob sich Teile der Baucheingeweide in eine möglicherweise gleichzeitig entstandene Lücke der unteren Thoraxwand schieben.

7. Postoperative Veränderungen

Postoperative Veränderungen der Brustwand entstehen direkt durch Eingriffe an der
Brustwand selbst (Rippenresektion, Thorakoplastik) oder indirekt durch sekundäre Ver-
änderungen nach Operationen an endothorakalen
Organen, z. B. nach Lungenresektionen.

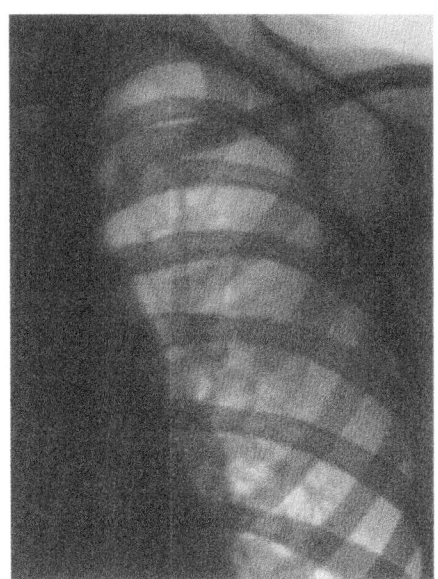

Röntgenologisch ist der Zustand nach *Resektion einzelner Rippen* nicht schwer zu erkennen.
Unmittelbar nach der Operation angefertigte
Aufnahmen zeigen oft ein mehr oder weniger
ausgedehntes Hautemphysem, das aber bei luftdichtem Verschluß und komplikationslosem Verlauf in wenigen Tagen resorbiert ist.

Gelegentlich sieht man *Frakturen* benachbarter
Rippen, die bei der Spreizung des Thorax entstehen können. Besonders häufig sind solche
Brüche — meist im paravertebralen Rippenan-
teil —, wenn bei einer Thorakotomie die Spreizung
ohne Rippenresektion erfolgt. Um das zu verhindern, werden mitunter die gefährdeten Rippen
prophylaktisch paravertebral durchtrennt.

Nach subperiostaler Resektion einer Rippe setzt
ihre *knöcherne Regeneration* sehr bald ein; Ablauf
und Ausmaß dieser Regeneration sind aber individuell sehr verschieden, bei Kindern und Jugend-

Abb. 46. Regeneration der 3. Rippe links 1 Jahr
nach Resektion

lichen verständlicherweise am ausgiebigsten (Abb. 46). Man ist aber oft erstaunt, wie
weitgehend sich auch bei älteren Patienten eine subperiostal resezierte Rippe neu
bilden kann.

Die Wahl der für eine *Thorakotomie* zu resezierenden Rippe richtet sich in erster Linie nach der
Lokalisation des endothorakalen Prozesses, dem der Eingriff gilt. Im allgemeinen wird die 5., 6. oder
7. Rippe vorne von der Knorpel-Knochengrenze bis hinten zum Rippenwinkel entfernt. Für die totale
oder teilweise Resektion des Lungenoberlappens wählen einige Chirurgen auch die 4. Rippe. Andererseits wird bei unteren Thorakotomien (Zwerchfellbrüche, Kardia- oder Oesophagusresektionen im
unteren Drittel) die 7. oder 8. Rippe vom Rippenbogen bis in die hintere Axillarlinie entfernt; den
Rippenbogen selbst durchtrennt man dabei im allgemeinen nicht.

Obgleich die klaffenden Rippen beim Thoraxverschluß wieder einander genäht werden, sieht
man postoperativ doch oft noch eine deutliche Spreizung, die aber im weiteren Verlauf zurückgehen
kann.

Bei der *bilateralen, transsternalen Thorakotomie* (z. B. für die Operation von Vorhofseptumdefekten,
evtl. auch von Panzerherzen) wird das *Brustbein* in Höhe des 4. Intercostalraumes durchtrennt,
wobei die von rechts und links erfolgenden Schnitte einen cranialwärts offenen Winkel bilden. Eine
Rippe wird dabei nicht reseziert. Postoperativ ist die Brustbeindurchtrennung auf Übersichtsaufnahmen (mit üblicher Strahlenqualität) kaum zu erkennen. Da bei Erwachsenen die Wiederverein-
gung des Brustbeins mit Draht erfolgt, sieht man meist nur die Drahtschlingen an entsprechender
Stelle. Außerdem erkennt man an den in *beide* Pleuraräume eingelegten Drains am ehesten, daß eine
bilaterale Thorakotomie durchgeführt wurde.

Resektionen einzelner Rippen führen an sich im allgemeinen nicht zu Formveränderungen des Thorax. Wenn sie im weiteren Verlauf trotzdem häufig auftreten, dann sind sie Folge der Lungenresektionen oder sekundärer Schrumpfungen, z. B. von Pleuraschwarten.

Ganz anders nach einer *Thorakoplastik!* Hierbei ist eine Einengung des Brustraumes Zweck der Thoraxentknochung, die bei einer Lungentuberkulose oder einem chronischen Pleuraempyem je nach Lokalisation und Ausdehnung der Veränderungen von der oberen Teilplastik bis zur totalen Plastik verschiedenen Umfang haben kann. Die Deformierung des Brustkorbes kommt im Röntgenbild wesentlich deutlicher zum Ausdruck, als äußerlich zu sehen ist.

Folge jeder wirksamen Thorakoplastik ist eine *skoliotische Verbiegung der Wirbelsäule* (Abbildung 47). Auffallenderweise erfolgt diese immer so, daß ihre *Konvexität zur erkrankten Seite* zeigt — im Gegensatz

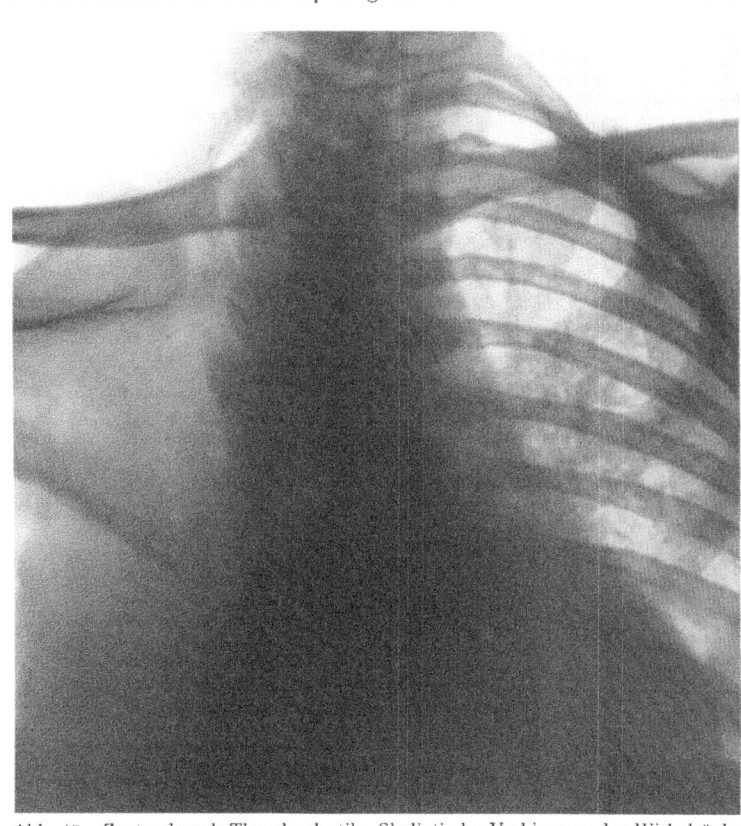

Abb. 47. Zustand nach Thorakoplastik. Skoliotische Verbiegung der Wirbelsäule mit *Konvexität* zur kranken Seite

zu den durch ausschließliche Schrumpfung einer Thoraxhälfte verursachten, bekanntlich zur kranken Seite konkaven Skoliosen.

III. Veränderungen der Brustwand bei endothorakalen Erkrankungen

Endothorakale Erkrankungen können, auch wenn sie nicht direkt auf die Brustwand übergreifen, dort charakteristische *Verformungen* verursachen. Abgesehen von der *allgemeinen Erweiterung* des Thorax beim Lungenemphysem (vgl. S. 76f) handelt es sich meist um eine *einseitige Schrumpfung* der Brustwand, die durch Verkleinerung einer Hälfte zur Asymmetrie des Thorax führt. Im allgemeinen wird dabei auch die Wirbelsäule skoliotisch verbogen; sie verläuft dann meist, jedoch nicht immer (vgl. Abb. 201a), in einem zur kranken Seite *konkaven* Bogen (Abb. 48). Die Verkleinerung einer Thoraxhälfte äußert sich ferner in einer Verschmälerung der Intercostalräume, wobei sich die Rippen in ausgeprägten Fällen berühren oder sogar dachziegelartig übereinanderschieben und auch ihre Form verändern. Ursache solcher Brustkorbeinengungen können alle Lungen- und Rippenfellerkrankungen sein, die mit sekundärer Schrumpfung einhergehen, z. B. ein chronischer Lungenkollaps, in erster Linie aber umfangreiche Pleuraschwarten als Folge eines chronischen Empyems, chronisch-karnifizierende Pneumonien, produktiv-cirrhotische Lungentuberkulosen oder Bronchiektasen.

Während Schrumpfungsvorgänge im allgemeinen zu einer irreversiblen Verkleinerung einer Brustkorbhälfte führen, bestehen Asymmetrien infolge einer *einseitigen Erweiterung* meist nur vorübergehend. Ihre klinische Bedeutung ist entsprechend geringer. Als Ursache kommen größere Pleuraergüsse oder ein Spannungspneumothorax in Frage.

Umschriebene Ausweitungen der Brustwand können Folge von Aneurysmen oder primär endothorakalen Geschwülsten sein. In beiden Fällen bleibt aber die Integrität der Brustwand selbst nicht erhalten; es kommt vielmehr zu mehr oder weniger ausgedehnten Zerstörungen ihrer knöchernen Teile, namentlich der oberen Rippen (Pancoast-Syndrom) oder des Brustbeins.

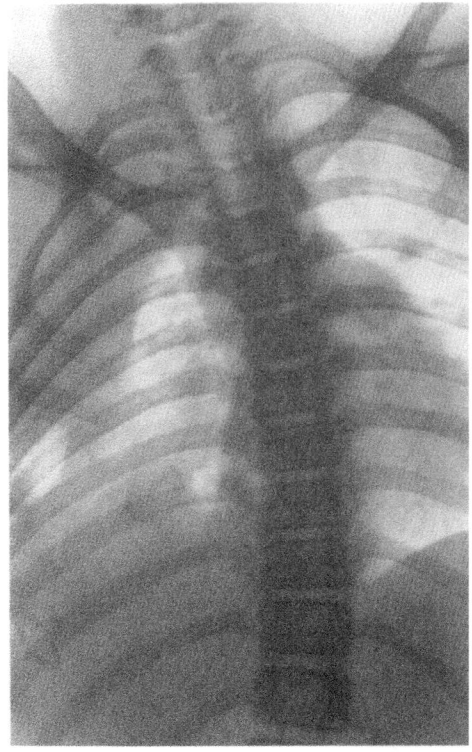

Abb. 48. Einseitige Schrumpfung der Thoraxwand durch Pleuraschwarte. Skoliotische Verbiegung der Wirbelsäule mit *Konkavität* zur kranken Seite

Anhang: Brustdrüse

Wie jede röntgenologische Weichteildiagnostik erfordert auch die *Darstellung der Brustdrüse* sehr weiche Röntgenstrahlen bei Röhrenspannungen möglichst unter 50 kV. Zweckmäßig ist die Verwendung eines sehr kleinen Röhrenbrennflecks (0,3 × 0,3 mm), der direkte Vergrößerungsaufnahmen ermöglicht (vgl. S. 10f).

Die mit einem Tubus ausgeblendeten Aufnahmen werden in seitlicher bzw. halbseitlicher und in axialer Projektion angefertigt, und zwar für den diagnostisch häufig erforderlichen Seitenvergleich am besten von beiden Mammae. Während auf Seitenbildern bei richtiger Einstellung (unter Durchleuchtungskontrolle) die gesamte Brust dargestellt werden kann, zeigen die axialen (cranio-caudalen) Aufnahmen je nach Größe der Brust nur die Umgebung der Mamille, lassen dort aber, vor allem wenn sie unter den Bedingungen der Vergrößerungstechnik angefertigt werden, Einzelheiten besonders gut erkennen.

Die *normale Mamma* gibt einen weitgehend homogenen weichteildichten Schatten, der lediglich von einem regelmäßigen weitmaschigen Netz feiner Streifenschatten mit mamillen-radiärer Ausrichtung durchzogen ist (Abbildung 49). Sie entsprechen dem fibrösen Gerüst des Drüsenkörpers. Das Drüsengewebe selbst wird normalerweise nicht dargestellt.

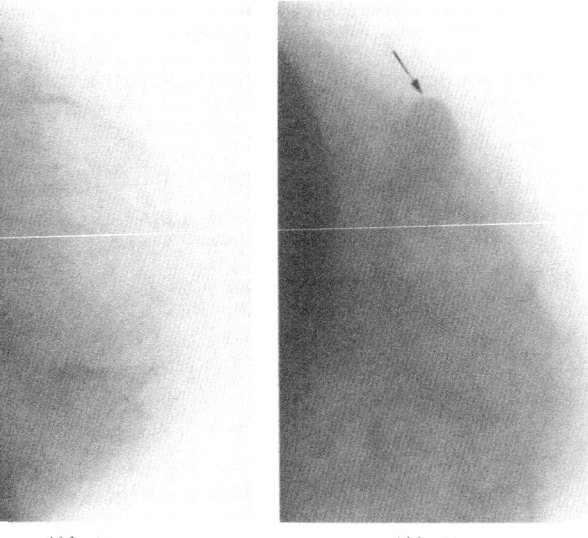

Abb. 49   Abb. 50

Abb. 49. Weichteildarstellung einer normalen Brustdrüse (nach MUNTEAN)

Abb. 50. Fibroadenom der Brustdrüse mit Mastopathia fibrosa (nach MUNTEAN). Scharfe Konturierung der Tumorverschattung

Die Streifenzeichnung der normalen Brustdrüse ändert sich in Abhängigkeit von Menstruation, Schwangerschaft und Lactation (MUNTEAN), behält dabei aber ihre Regelmäßigkeit.

Erkrankungen der Brustdrüse verändern die Schattendichte und Maschenweite der Streifenzeichnung; sie können außerdem normalerweise nichtvorhandene umschriebene Verschattungen verursachen.

Bei einer fettigen Degeneration der Brustdrüse wird ihr Schatten im Röntgenbild weitgehend homogenisiert, so daß die Trabekelzeichnung kaum noch zu erkennen ist. Jede Vermehrung des interlobulären Bindegewebes, wie bei der *Mastopathia fibrosa*, führt zur Verdichtung und Vergröberung der Zeichnung (Abb. 50). *Entzündungen* mit Ödem bewirken Unschärfe der Trabekelzeichnung und homogene Verdichtungen, die meist kontinuierlich in die normale Schattendichte der gesunden Umgebung übergehen.

Fibroadenome und *Cysten* erscheinen als rundliche, glatt begrenzte oder leicht gebuchtete, aber scharf konturierte Verschattungen (Abb. 50), die allerdings von der oft sehr dichten Zeichnung einer schweren Mastopathie, vor allem jugendlicher Patientinnen, überdeckt werden können.

Die meisten Untersucher, die sich mit der Weichteildiagnostik der Brustdrüse beschäftigt haben, sehen ihren Hauptwert in der Möglichkeit einer röntgenologischen Frühdiagnostik des *Mamma-Carcinoms*. Ob die Methode aber dafür in ausreichendem Maße geeignet ist und allgemein eingesetzt werden kann, läßt sich heute noch nicht endgültig beurteilen.

Carcinome erscheinen im Weichteilbild der Mamma als unregelmäßig begrenzte Verschattungen mit zahlreichen verschieden weit reichenden Ausläufern (Abb. 51 und 52). Die Schattendichte ist deutlich größer als bei gutartigen Veränderungen. Verziehungen der Haut über der Geschwulst, namentlich auch die Einziehung der Mamille, kommen bei tangentialer Projektion in ihrem ganzen Ausmaß zur Darstellung. Oft ist die normale Trabekelzeichnung in der Umgebung der Geschwulst unregelmäßig und verwaschen. An ihre Stelle kann eine deutliche Gefäßzeichnung treten, die durch eine Schlängelung der einzelnen Gefäßschatten gekennzeichnet ist und ein eigentliches Maschenwerk vermissen läßt.

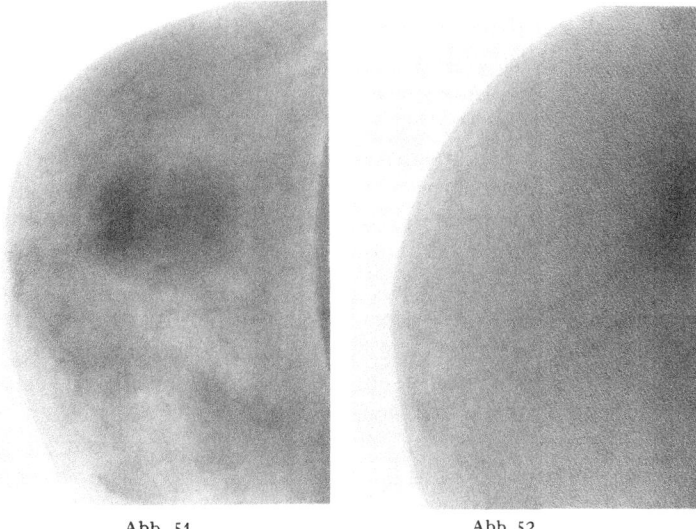

Abb. 51   Abb. 52

Abb. 51. Mammacarcinom (nach Muntean). Unregelmäßig begrenzte Verschattung mit zahlreichen Ausläufern

Abb. 52. Mammacarcinom (nach Muntean)

Punktförmige Kalkflecken innerhalb des Geschwulstschattens sind sowohl bei malignen als auch bei benignen Veränderungen beschrieben, differentialdiagnostisch also nicht verwertbar.

Mehrfach wurde darauf hingewiesen, daß die Geschwülste oft im Röntgenbild viel kleiner erscheinen, als nach dem Palpationsbefund anzunehmen wäre.

C. Lunge

I. Untersuchungstechnik

1. Durchleuchtung

Lungendurchleuchtungen werden nach Möglichkeit am stehenden Patienten durchgeführt. Nur Schwerkranke (Frischoperierte) müssen im Liegen (troskopisch) durchleuchtet werden. Im Stehen kann man die Patienten am besten nach allen Seiten drehen und sich so einen Raumeindruck verschaffen. Die Lokalisation etwaiger Veränderungen macht dann keine Schwierigkeiten. Bei dieser Art der Durchleuchtung „in fließender Rotation" erkennt man innerhalb der Lungenfelder auch Trübungen mit nur geringer Schattendichte, wenn sie nur genügend ausgedehnt sind, oft besser als auf Röntgenaufnahmen. Unzureichend ist die Durchleuchtung für die Darstellung kleiner Details, etwa miliarer Knötchen.

Außer den allgemeinen Regeln der Durchleuchtungstechnik (vgl. S. 4) sind speziell bei Lungendurchleuchtungen einige Besonderheiten zu beachten.

Da es sich bei der Lunge um ein paariges Organ handelt, ist der dauernde Vergleich beider Seiten miteinander besonders wichtig. Dann fallen selbst verhältnismäßig geringe Differenzen auf. Zu diesem Zwecke blendet man das Röntgenstrahlenbündel, nachdem man sich zunächst einen allgemeinen Überblick verschafft hat, bis auf einen horizontalen Spalt von Brustkorbbreite und 5—6 cm Höhe aus. Mit diesem schmalen Strahlenbündel tastet man die Lunge ab. Man prüft unter anderem auch, ob sich die Lungenspitzen beim Husten gut und gleichmäßig aufhellen, ob das Zwerchfell beiderseits ausgiebig und gleichsinnig atemverschieblich ist, oder ob sich beim Hitzenbergerschen Schnupfversuch (vgl. S. 249) eine Seite paradox bewegt. Man achtet weiterhin auf die Entfaltbarkeit der Sinus phrenicocostales, auf respiratorisches Pendeln des Mediastinums und auf Pulsationen der Lungenwurzeln.

Feine schattengebende Veränderungen in den Interlobärspalten sind oft nur zu erkennen, wenn diese tangential (orthograd) durchstrahlt werden, also am ehesten bei seitlicher Durchleuchtung. Sonst sind dazu entsprechend dem Verlauf der Interlobärspalten cranio-caudal schräge Strahlenrichtungen erforderlich (vgl. S. 43). Da die üblichen Untersuchungsgeräte derartige Bewegungen der Röhre-Leuchtschirm-Kombination nicht zulassen, fordert man (bei maximal zum Untersucher hin ausgezogenem Leuchtschirm) den Patienten auf, den Oberkörper nach vorne zu beugen (Rundrücken- bzw. Buckelstellung), besonders aber auch nach hinten zu überstrecken (Hohlrückenstellung). Auf diese Art werden auch die Lungenspitzen gut freiprojiziert.

Bei der Durchleuchtung in seitlicher und schräger Richtung ist natürlich ein direkter Vergleich beider Lungen nicht möglich. Deshalb blendet man hierbei das Strahlenbündel bis auf einen vertikalen, einige Zentimeter breiten Spalt ab.

Durch weitere Ausblendung auf ganz kleine Felder verbessert man die Erkennbarkeit feinerer Bilddetails und kann so einzelne Lungenabschnitte noch genauer untersuchen. Trotzdem reicht für eine ordnungsmäßige Untersuchung die ausschließliche Durchleuchtung im allgemeinen nicht aus. Eine Ausnahme machen höchstens laufende Kontrollen an sich bekannter Befunde, wenn es sich dabei um gröbere Veränderungen handelt.

2. Übersichts- und Spezialaufnahmen

Für die Beurteilung der *Lungen* werden Thoraxübersichtsaufnahmen in den bereits besprochenen Projektionen (vgl. S. 36f) so belichtet, daß der Mittelschatten als homogene Schwärzung erscheint.

Auf der Sagittalaufnahme (dorso-ventral) soll die Wirbelsäule im Herzschatten nicht zu sehen sein. Nur im Bereich des oberen Mediastinums sollen die Trachea als senkrecht verlaufendes Aufhellungsband und die ersten 2—3 Zwischenwirbelräume als horizontale Aufhellungen eben durchscheinen. Die Erzielung einer optimalen Schwärzung ist in erster Linie eine Frage der Belichtung und weniger der Strahlqualität. Für Sagittalaufnahmen sind mittelharte Strahlen bei Spannungen von 45—60 kV (je nach Thoraxdurchmesser) zweckmäßig.

Spezielle morphologische Veränderungen, namentlich ausgedehnte dichte Verschattungen der Lungenfelder, erfordern manchmal Spezialaufnahmen mit harter Strahlung und die Verwendung von Streustrahlenblenden. Solche Spezialaufnahmen werden oft am besten als *gezielte Aufnahmen* während der Durchleuchtung angefertigt. Die Durchleuchtungskontrolle ermöglicht eine optimale Projektion der wesentlichen Veränderungen durch entsprechende Drehung des Patienten.

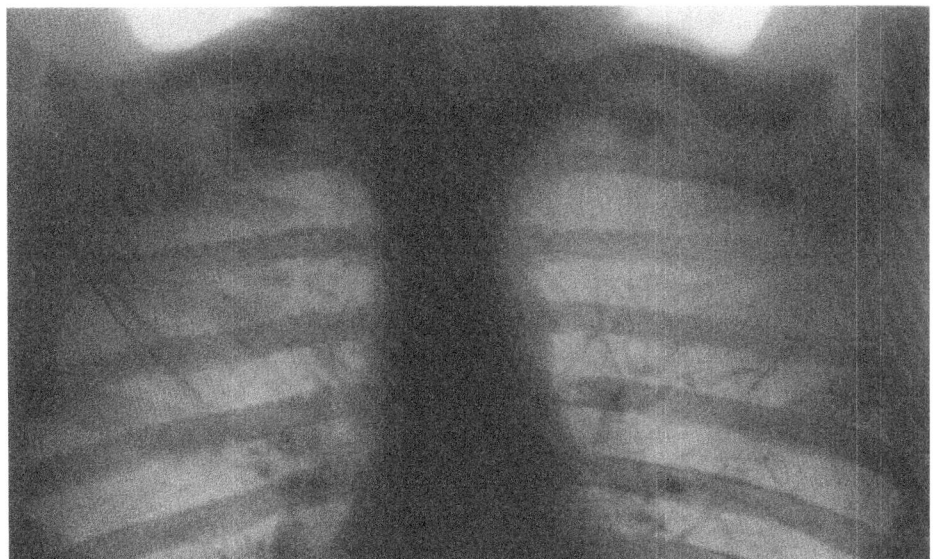

Abb. 53. Lungenspitzenaufnahme in caudo-cranial schräger Projektion

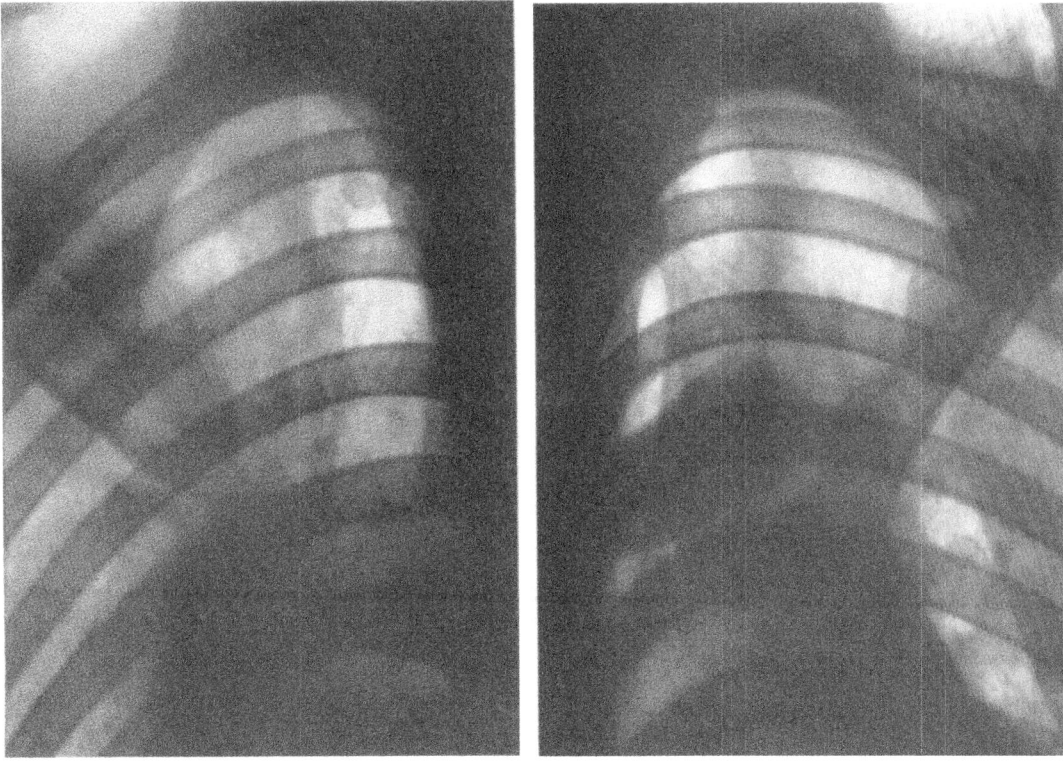

a   b

Abb. 54a u. b. Lungenspitzenaufnahme nach CHANTRAINE. a Rechte Lungenspitze. b Linke Lungenspitze

Bei krankhaften Befunden bzw. zu deren sicherem Ausschluß soll man sich, auch wenn eine Durchleuchtung durchgeführt wurde, möglichst nicht mit einer sagittalen Übersichtsaufnahme begnügen, sondern auch ein Seitenbild und je nach Lokalisation der

Veränderung Aufnahmen in den schrägen Durchmessern anfertigen. Das gilt besonders für die chirurgische Röntgendiagnostik. Manchmal sind auch die cranio-caudal schräge und die exzentrischen Projektionen wertvoll.

Die *Lungenspitzen* können in Sagittalrichtung mit caudo-cranial schrägem Strahlenverlauf freiprojiziert werden. Dann werden beide Lungenspitzen gleichzeitig auf einem Film abgebildet (Abb. 53). Eine Einstellung zur getrennten Darstellung jeder Lungenspitze (Abb. 54) stammt von CHANTRAINE.

Dabei liegt der Patient auf der Schulter der zu untersuchenden Seite, um 45° um seine Körperlängsachse gedreht. Der Kopf wird möglichst zur anderen Seite gedreht. Der Zentralstrahl verläuft schräg von vorne oben nach hinten unten in einem Winkel von etwa 35°. Es handelt sich also um eine cranio-caudal schräge Projektion im I. oder II. schrägen Durchmesser.

Lungenspitzenaufnahmen in seitlicher Projektion sind bekannt, aber weniger gebräuchlich.

Vom *Tracheobronchialbaum* sieht man auf typischen Lungenaufnahmen nicht viel. Lediglich im Bereich der oberen Thoraxapertur und des Halses erkennt man die Trachea als bandförmige Aufhellung. Von Bronchien größeren Kalibers, die in Richtung des Strahlenganges verlaufen, stellt sich im Bereich der Lungenwurzeln mitunter die Querschnittsfigur als Ringschatten dar, dem als morphologisches Substrat die orthograd getroffene Bronchuswand entspricht.

Mit Aufnahmen unter den Bedingungen der Hartstrahltechnik kann das Lumen von Bronchien größeren Kalibers sichtbar gemacht werden, vor allem wenn ihre Umgebung verschattet ist. Man sieht dann besonders die noch im Mediastinum liegenden Hauptbronchien und innerhalb der Lungenwurzeln die Lappenbronchien.

Unter krankhaften Verhältnissen, z. B. bei ausgedehnten Infiltrationen des Lungenparenchyms, können große Abschnitte des Bronchialbaumes bis in die Peripherie auch auf harten Übersichtsaufnahmen sichtbar sein. Sie ergeben dann innerhalb der sonst homogenen Verschattung das Bild des „hellen Bronchialbaumes" (FLEISCHNER).

3. Schichtdarstellung

Das Schichtverfahren mit seinen verschiedenen Möglichkeiten (vgl. S. 16ff), namentlich die Anfertigung von Longitudinalschichten, gehört heute fast schon zu jeder Routineuntersuchung der Lunge, wenn Durchleuchtung und Übersichtsaufnahmen wesentliche intrapulmonale Veränderungen (Aufhellungen oder Verschattungen) gezeigt haben oder solche vermuten lassen. Summationsbilder gestatten dann nämlich oft keine ausreichende Analyse.

Ob Schichtbilder der Lunge zweckmäßiger im sagittalen oder seitlichen Strahlengang angefertigt werden, richtet sich nach Lokalisation, Ausdehnung und Anordnung der darzustellenden Einzelheiten. Manchmal geben nur beide Projektionen gemeinsam alle erforderlichen Informationen. Sehr wertvoll sind auch Schichtaufnahmen in einem der schrägen Durchmesser. Allgemein kann gelten, daß der Patient dann am günstigsten gelagert, d. h. daß die Einstellung zum Zentralstrahl dann am besten ist, wenn die darzustellende Veränderung mit ihrer größten Ausdehnung parallel zum Film verläuft. So zeigen beispielsweise Schichtaufnahmen im sagittalen Strahlengang sehr gut Trachea, Bifurkation und Hauptbronchien. Für die Schichtdarstellung der Lappen- und Segmentbronchien muß der Patient so gelagert werden, daß der interessierende Bronchus mit seiner Längsachse parallel zur Filmfläche verläuft; sonst wird er schräg „geschnitten" und endet stumpf konisch, so daß ein Bronchusverschluß vorgetäuscht werden kann. Dem vorwiegend ventrolateral- bzw. dorsolateralwärts gerichteten Verlauf der Segmentbronchien entsprechend eignen sich für deren Darstellung seitliche oder besser noch schräge Schichtbilder, wobei im I. schrägen Durchmesser links die ventralwärts und rechts die dorsalwärts und umgekehrt im II. schrägen Durchmesser links die dorsalwärts und rechts die ventralwärts verlaufenden Segmentbronchien am besten zur Darstellung kommen.

Daraus ergibt sich auch, daß Transversalschichten bei der Lungenuntersuchung nur geringere Bedeutung haben. Trotzdem können sie für die Differenzierung des Retrokardialraumes, der Zwerchfellrippenwinkel usw. wertvoll sein.

Der Abstand der einzelnen Schichten voneinander soll möglichst nicht größer als 1 cm, höchstens 1,5 cm sein. Andernfalls besteht die Gefahr, daß kleine Herde, Einschmelzungshöhlen, Bronchusverzweigungen usw. in keiner Schicht scharf dargestellt und dann übersehen werden. Bei den gebräuchlichen Aufnahmebedingungen (lineare Verwischung bei einem „Pendel"-winkel von 50⁰) ist die gut beurteilbar dargestellte Schicht etwa 5 mm dick.

4. Kontrastmittelmethoden

a) Diagnostischer Pneumothorax

Bei der Anlage eines diagnostischen Pneumothorax müssen mindestens 250—300 cm³ Gas (Luft oder Stickoxydul) insuffliert werden, da geringere Mengen im Röntgenbild meist nicht zu sehen sind. Empfehlenswert sind Aufnahmen in Exspiration; dann hebt sich das Gas im Pleuraraum besser von der weniger lufthaltigen Lunge ab.

Die heute nur noch verhältnismäßig selten angewandte Methode gestattet manchmal eine Entscheidung darüber, ob krankhafte Veränderungen, namentlich Tumoren, extra- oder intrapulmonal iegen; wertvoll kann sie bei der Differentialdiagnose von Lungen- und Mediastinaltumoren sein.

b) Bronchographie

Wenn Veränderungen im Bronchuslumen beurteilt werden sollen, ist eine Kontrastmitteldarstellung des Tracheo-Bronchialsystems, eine Bronchographie oder Tracheographie, allen Methoden der Nativuntersuchung überlegen.

Als *Kontrastmittel* verwendet man heute nicht mehr die früher üblichen Jodöle (Jodipin, Lipiodol), weil durch sie Schädigungen hervorgerufen werden können. Bedenken bestehen auch gegen die Verwendung von Lipiodol-Sulfonamidgemischen (Suspensionen von Sulfonamidpuder in Jodöl).

Heute stehen für die Bronchographie *wasserlösliche Kontrastmittel* mit hoher Viscosität zur Verfügung. Bei ihnen handelt es sich entweder um *echte Lösungen* einer organischen Jodverbindung als kontrastgebender Substanz (Bronchoselektan, Per-Abrodil BR, Joduron B) oder um *Suspensionen* bestimmter Ester organischer Säuren mit hohem Jodgehalt in einem wäßrigen Milieu (Dionosil, Propyliodone). Bei diesen Mitteln wird die kontrastgebende Substanz erst nach endobronchialer chemischer Aufspaltung wasserlöslich. Als Viscositätsträger enthalten die genannten Präparate Carboxymethylcellulose.

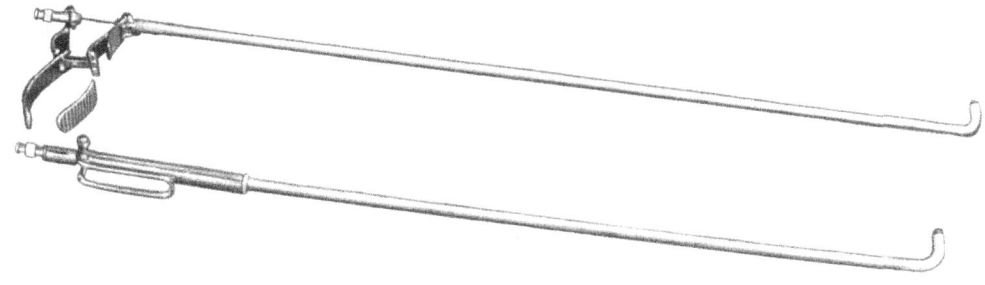

Abb. 55. Im Bronchialsystem lenkbare Sonde nach Strnad

Die *Kontrastmittelanwendung* erfolgt *gezielt* mit Hilfe von Sonden, die bis in die Segmentbronchien aller Lungenlappen vorgeschoben werden können. Das gelingt z. B. mit der im Bronchialsystem lenkbaren Sonde nach Strnad (Abb. 55) oder mit den von

MÉTRAS angegebenen, an ihrer Spitze verschiedenartig, dem Verlauf der Bronchusäste entsprechend gekrümmten, halbstarren Kathetern (Abb. 56). Sie werden nach Rachen- und Kehlkopfanaesthesie entweder peroral oder besser transnasal unter Durchleuchtungs-kontrolle durch die Stimmritze eingeführt (Abb. 57). Mit diesen Kathetern erreicht man leicht alle Segmentbronchien, wie die Abb. 58—61 für die Segmente des rechten Oberlappens und Abb. 62 am Beispiel des apikalen Unterlappensegmentes zeigen. Dann wird das Kontrastmittel entweder *selektiv* ausschließlich in einen oder einzelne Bronchus-äste injiziert, oder man fertigt ein *Übersichtsbronchogramm* an, indem man die Lunge selbst das Kontrastmittel vom Haupt- oder besser nacheinander von den einzelnen Lappenbronchien aus aspirieren läßt.

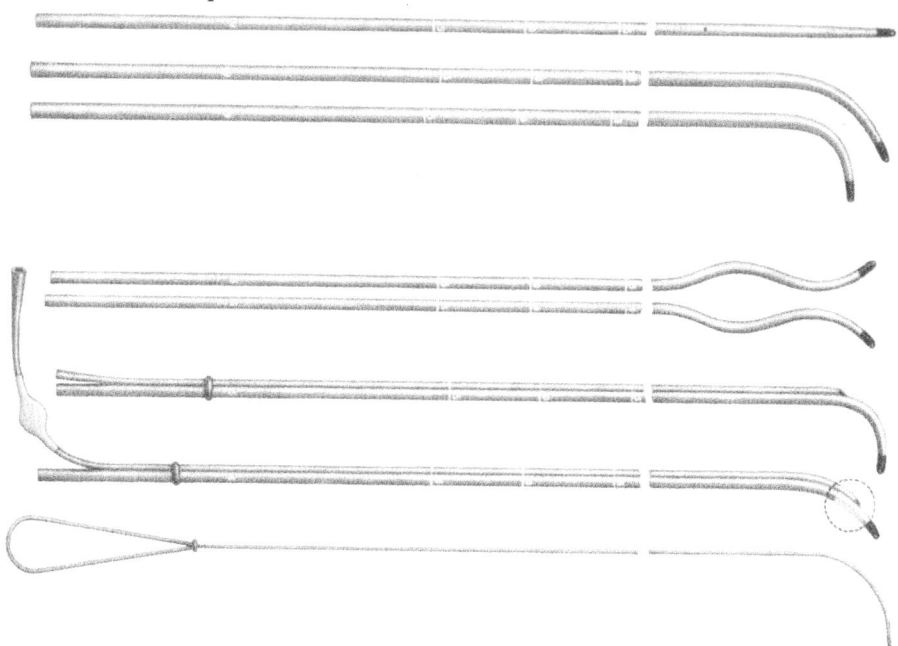

Abb. 56. Métras-Katheter mit verschiedenen Biegungen für die Sondierung der einzelnen Lappen- und Segmentbronchien sowie Spezialkatheter mit Biegungen in 2 Ebenen. Mandrin zum Einführen der Katheter durch die Stimmritze

Nach Kontrastmittelfüllung werden die erforderlichen Röntgenaufnahmen als gezielte Aufnahmen am Durchleuchtungsgerät angefertigt. Neben sagittalen oder leicht schrägen Aufnahmen ist vor allem ein Seitenbild wichtig, weil es den besten Überblick über alle Segmentbronchien vermittelt (vgl. Abb. 71c und 76).

Bronchographien sollen eigentlich in *Schleimhautanaesthesie* durchgeführt werden. Eine An-aesthesie ist schon wegen der Sondierung der Bronchien, vor allem aber wegen der Reizung der Bron-chialschleimhaut durch die Kontrastmittel erforderlich. Hinsichtlich ihrer Schleimhautwirkung sind als Anaesthetica z. B. Pantocain, Salicain oder Bronchiocain, besonders auch Prusocain geeignet. Wegen der Vergiftungsgefahr dürfen die erlaubten Höchstmengen aber nicht überschritten werden. Bei endobronchialer Anwendung ist der sonst übliche Zusatz von Adrenalin oder anderen Vasokon-stringentien kontraindiziert (KEIL u. VIETEN). Durch Netzmittel (Tween 80, Adhaegon) kann die Wirkung der Schleimhautanaesthetica erheblich verbessert werden.

Manchmal ist es angezeigt, die Bronchographie nicht in Schleimhautanaesthesie, sondern in *endotrachealer Narkose* durchzuführen. Für Kinder und sensible Patienten ist das sicher schonender. Bei schlechtem Allgemeinzustand ist die Narkose ebenfalls vorzuziehen, besonders bei einer Vital-kapazität unter 1200 cm³; sonst besteht die Gefahr einer Asphyxie. Trotzdem soll die Broncho-graphie in Narkose nicht allgemein als Ersatz für die Untersuchung in Schleimhautanaesthesie be-trachtet werden. Bei der Kontrastmittelapplikation in Narkose müssen alle Lungenabschnitte passiv unter Druck gefüllt werden. Eine Füllung durch aktive Aspiration ist nur dann möglich, wenn bei optimaler Dosierung der Muskelrelaxantien die Spontanatmung während der Untersuchung wieder einsetzt. Das hat den Vorteil, daß die Lunge wenigstens vor Anfertigung der letzten Aufnahmen das Kontrastmittel aktiv aspiriert und daß durch diese Mitbeteiligung der Lunge selbst Rückschlüsse auf die Funktion der dargestellten Abschnitte möglich werden. Nur wenn das gelingt, kann die Bronchographie in Narkose der in Schleimhautanaesthesie diagnostisch gleichwertig sein.

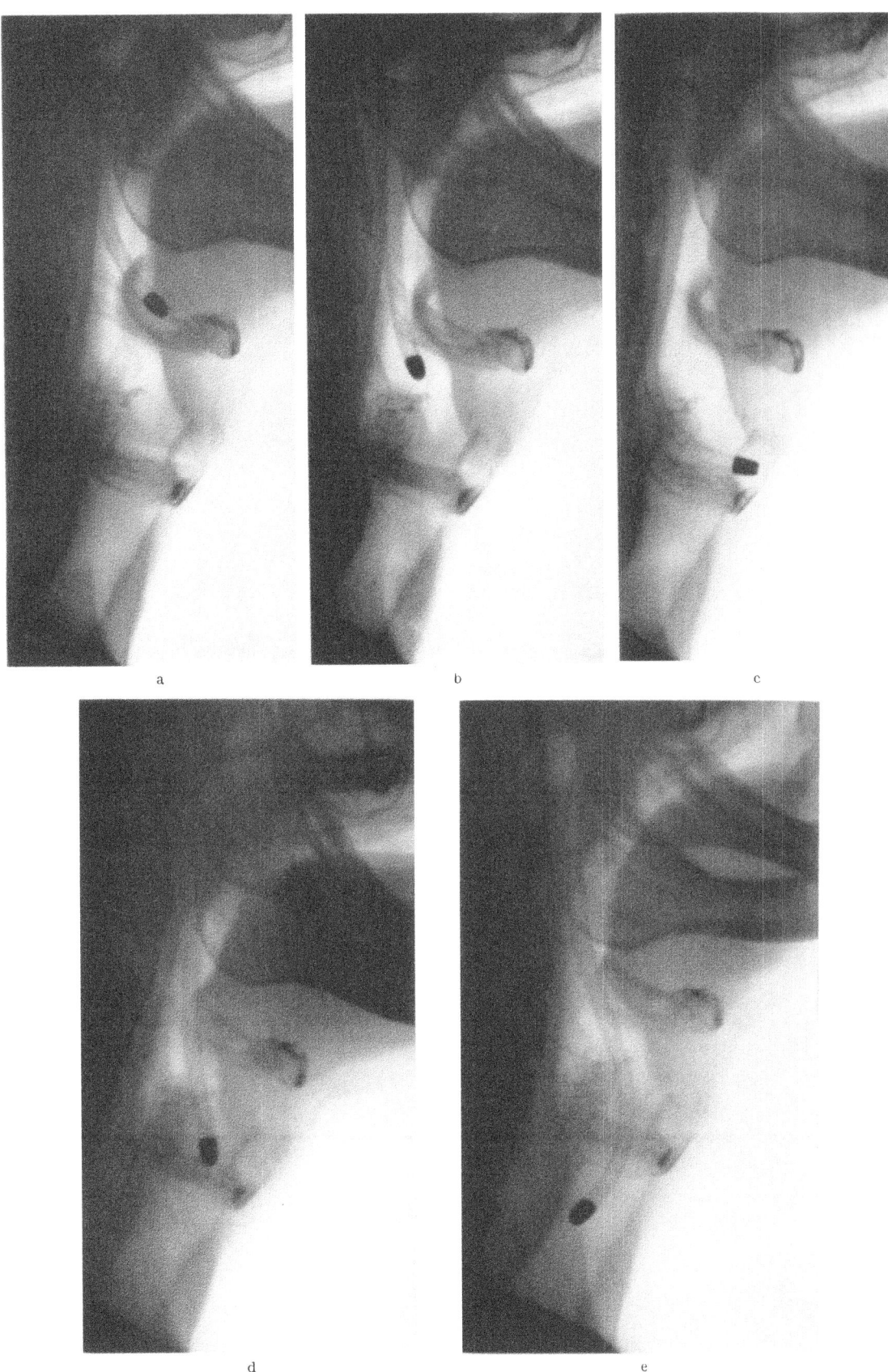

Abb. 57a—e. Durchleuchtungskontrolle während der Durchführung des Métras-Katheters durch die Stimmritze bei transnasaler Einführung (nach Höffken)

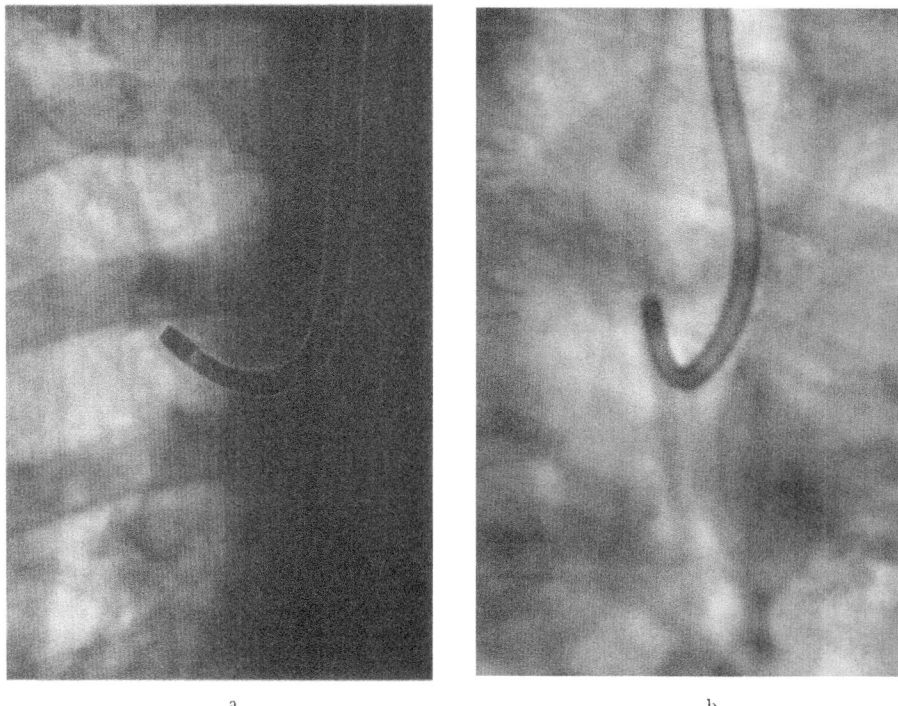

Abb. 58a u. b. Gezielte Sondierung des apikalen Segmentbronchus des rechten Oberlappens. a Sagittalbild. b Seitenbild

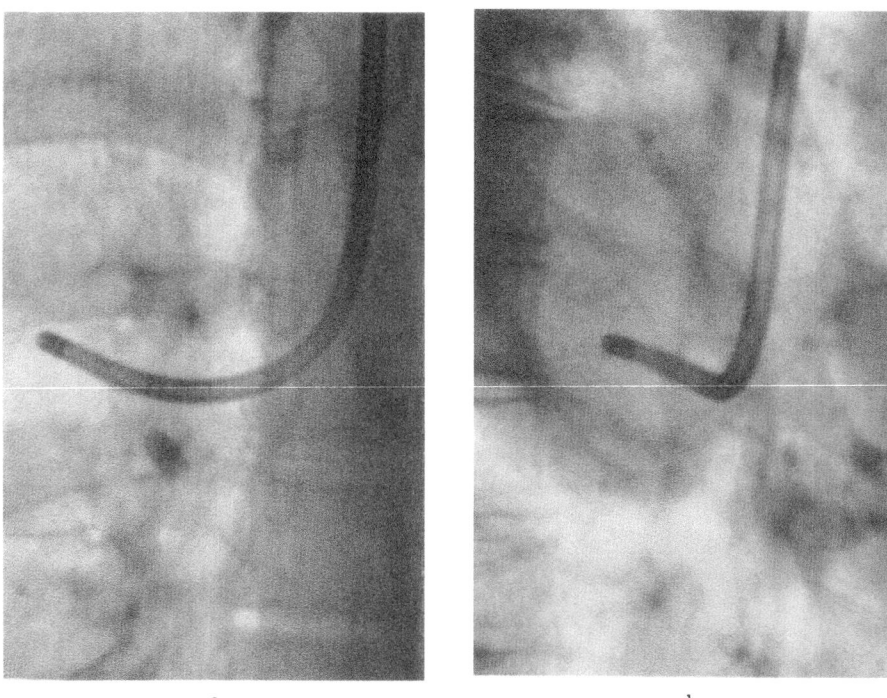

Abb. 59a u. b. Gezielte Sondierung des dorsalen Segmentbronchus des rechten Oberlappens. a Sagittalbild. b Seitenbild

Auf Einzelheiten der bronchographischen Technik kann hier nicht eingegangen werden. Sie wurde an anderer Stelle ausführlich beschrieben (STUTZ u. VIETEN).

Bei der *Veratmungsbronchographie* (LIEBSCHNER u. VIETEN; STILLER) erfolgt im Anschluß an die übliche Untersuchung eine Doppelbelichtung des gleichen Filmes in möglichst tiefer Inspiration und

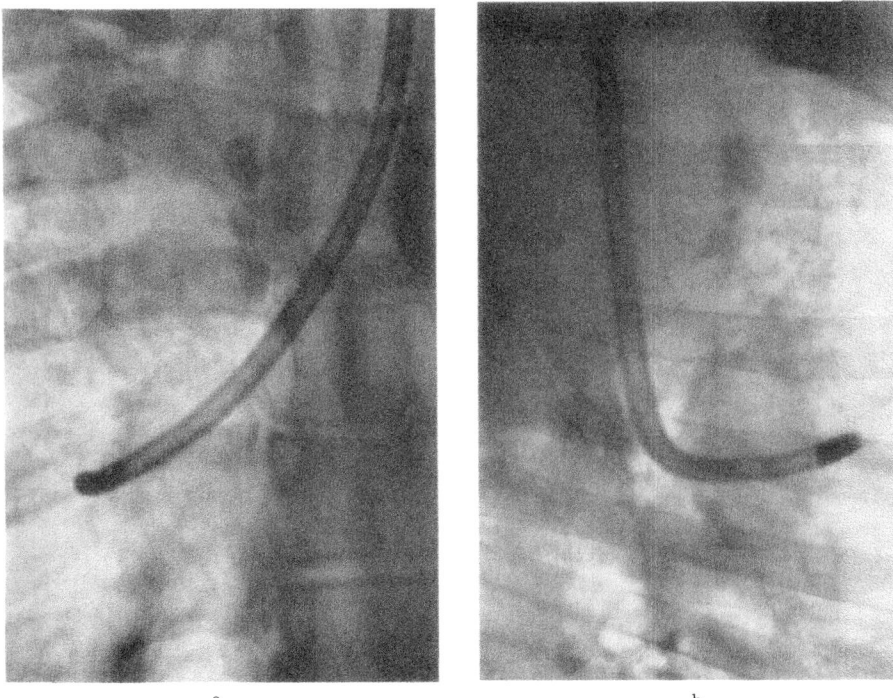

a   b

Abb. 60 a u. b.   Gezielte Sondierung des ventralen Segmentbronchus des rechten Oberlappens. a Sagittalbild.
b Seitenbild

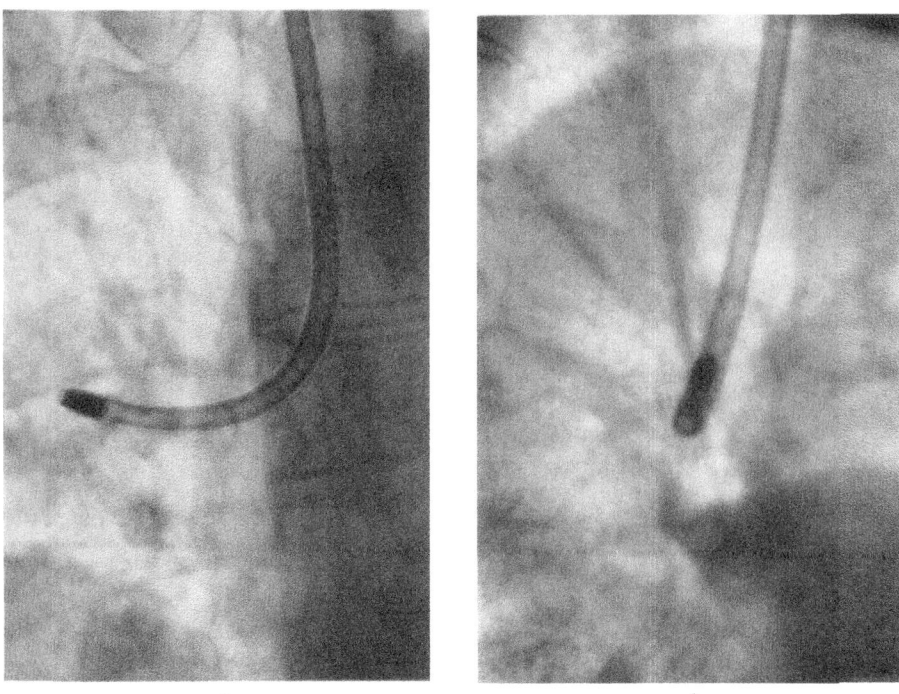

a   b

Abb. 61 a u. b. Gezielte Sondierung des axillaren Segmentbronchus des rechten Oberlappens. a Sagittalbild. b Seitenbild

Exspiration. Bei unbehinderter Atmung zeigt dann das Mediastinum keine Seitenverschiebung, die Carina nur eine Verschiebung in apicobasaler Richtung (Abb. 63). Jeder unterschiedliche Druckausgleich bei einseitiger Behinderung der Atmung, insbesondere bei Bronchusstenosen, führt jedoch zu respiratorischen Bifurkationsverschiebungen in seitlicher Richtung. Je höhergradig die Stenose ist und je zentraler sie sitzt, um so größer ist der Sog zur kranken Seite. Im Veratmungsbronchogramm zeigt sich das in einer Doppelkonturierung (Abb. 64).

In eingehenden Untersuchungen über die normale und pathologische Physiologie der Lunge hat Stutz die verschiedenen Bewegungsvorgänge im Tracheobronchialsystem analysiert. Der bronchographische Nachweis pathologischer Bewegungen ist oft diagnostisch entscheidend. Das gilt besonders für die respiratorischen Bewegungen des Tracheobronchialsystems und für die Vorgänge bei der Kontrastmittelfüllung der Bronchien.

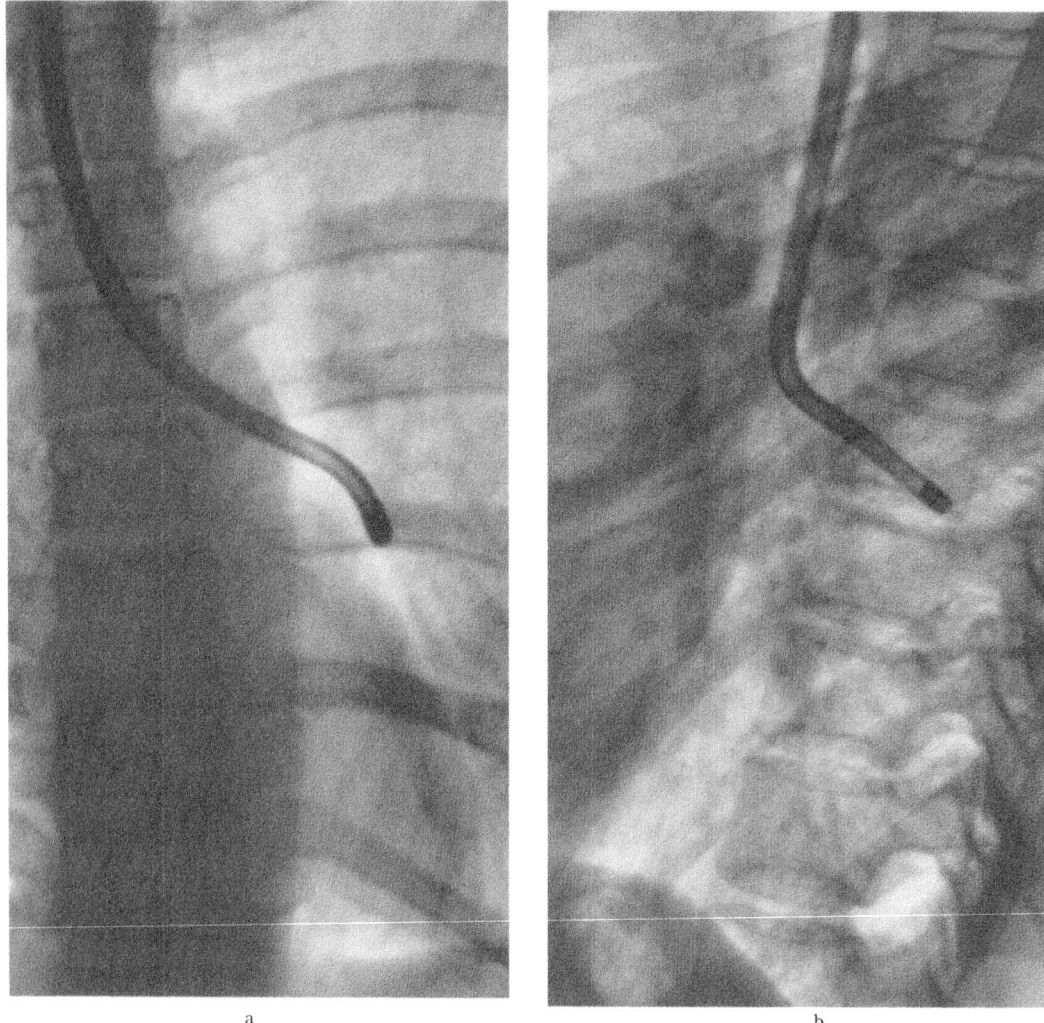

a   b

Abb. 62a u. b. Gezielte Sondierung des apikalen Segmentbronchus des linken Unterlappens. a Sagittalbild. b Seitenbild

Auch bei der gezielten Kontrastmittelapplikation ist die Lunge an der Füllung aktiv beteiligt. Ihr „inspiratorischer Sog" ist für die Bronchienfüllung überhaupt, dann aber auch für die Verteilung des Kontrastmittels auf die verschiedenen Abschnitte von entscheidender Bedeutung. Diese Mitbeteiligung der Lunge an ihrer eigenen Kontrastmitteldarstellung kann oft als Kriterium für die Funktionstüchtigkeit herangezogen werden. Funktionsstörungen verändern den inspiratorischen Sog und damit den Füllungsvorgang. Oft sind dadurch Schädigungen einzelner Lungenabschnitte bereits nachweisbar, bevor bronchographisch morphologische Veränderungen erkannt werden.

Das setzt natürlich voraus, daß die Beatmungsfunktion der Lunge nicht durch die Untersuchung selbst beeinträchtigt wird, wie bei der Bronchographie in endotrachealer Narkose bereits besprochen wurde.

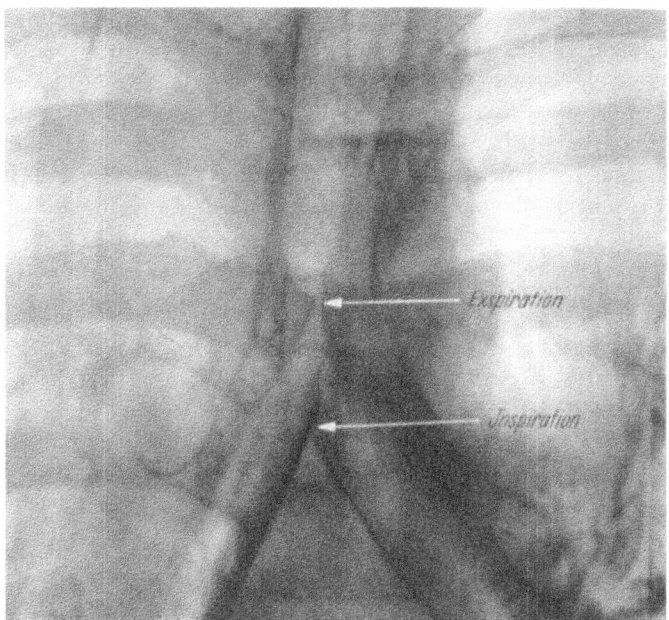

Abb. 63. Veratmungsbronchogramm bei unbehinderter Atmung. Respiratorische Bifurkationsbewegung nur in longitudinaler Richtung

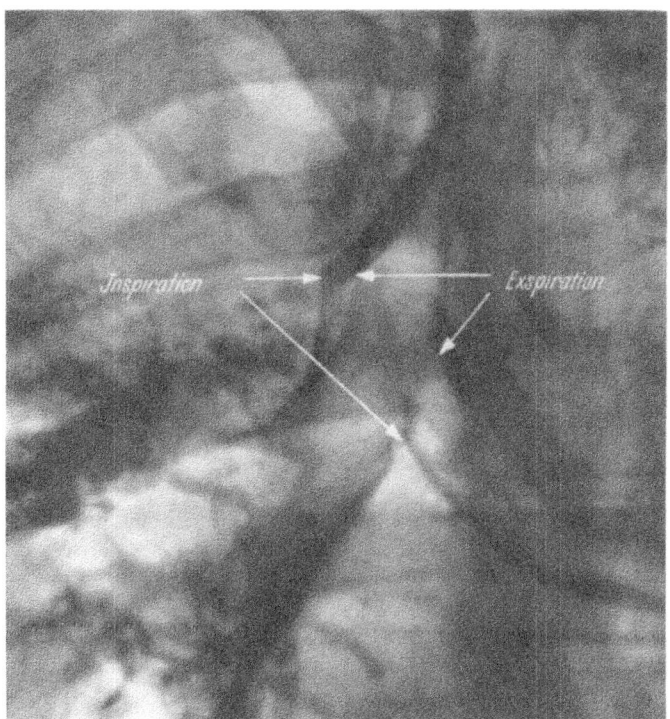

Abb. 64. Veratmungsbronchogramm bei einem Carcinom des rechten Oberlappenbronchus. Deutliche respiratorische Bifurkationsverschiebung in seitlicher Richtung

c) Pulmonalisdarstellung

Eine Darstellung der A. pulmonalis kann *ungezielt* durch Injektion des Kontrastmittels in eine periphere Vene erfolgen (vgl. Angiokardiographie, S. 208). Man nennt dieses Verfahren *Angiopneumographie* (Angiokardiopneumographie, Angiopulmographie, Pulm- bzw. Pulmonangiographie, Pneumangiographie oder Pneumokardiographie). Bei der *selektiven Pulmonangiographie* (auch selektive Angiopneumographie oder ähnlich genannt) erfolgt dagegen die Kontrastmittelinjektion *gezielt* durch einen Katheter, der — wie beim Herzkatheterismus (vgl. S. 208) — von einer peripheren Vene aus mit seiner Spitze in das Herz und über den rechten Ventrikel hinaus in die A. pulmonalis und von dort gezielt in ihre Äste (Abb. 65) vorgeschoben wird. Bei der gezielten Applikation genügt im allgemeinen die Injektion einer wesentlich geringeren Kontrastmittelmenge. Der erforderliche Injektionsdruck richtet sich in erster Linie nach der Lichtungsweite des benutzten Katheters.

Die Kontrastmitteldarstellung der A. pulmonalis und ihrer Äste hat in den letzten Jahren sehr an Bedeutung gewonnen. Sie ermöglicht die Darstellung morphologischer

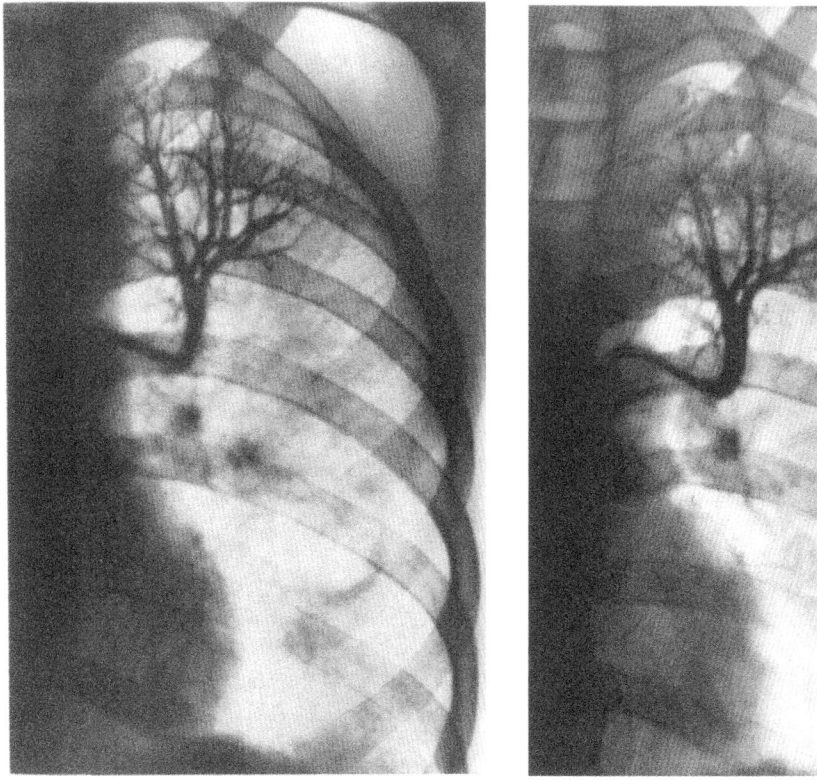

a   b
Abb. 65a u. b. Selektive Pulmonangiographie (nach RINK). a Präcapillare Phase. b Capillare Phase

Veränderungen der Blutstrombahn und ist dadurch für die Diagnose mancher Erkrankungen mit vorwiegender Beteiligung der Gefäße, z. B. der arterio-venösen Lungenfistel, unentbehrlich. Bei anderen Erkrankungen (Bronchialcarcinom, Tuberkulose, Silikose usw.) sind allerdings die, wenn auch oft erheblichen, morphologischen Gefäßveränderungen uncharakteristisch und differentialdiagnostisch nur bedingt zu verwerten.

Der größere Wert der Pulmonalisdarstellung liegt in der Möglichkeit, die darstellbaren Durchströmungsverhältnisse einzelner Lungenabschnitte als Kriterium für den Zustand und die Leistungsfähigkeit des Lungenparenchyms zu verwerten. Eine solche *angiographische Funktionsdiagnostik* gewinnt vor lungenchirurgischen Eingriffen besondere Bedeutung für die Entscheidung, ob einzelne Lungensegmente oder -lappen erhalten werden können oder nicht, d. h. ob im Nativbild erkennbare Lungenparenchymaffektionen eine reversible Veränderung oder einen irreversiblen Zustand darstellen. So zeigt z. B. das Auftreten oder Ausbleiben einer Capillarfüllung an, ob das Parenchym überhaupt noch einer Leistung fähig ist.

Auf Einzelheiten dieser Methode, deren Entwicklung noch nicht abgeschlossen ist. und die auch große Erfahrung vorausgesetzt, kann hier nicht näher eingegangen werden.

II. Das Röntgenbild der normalen Lunge

1. Die Lungenzeichnung

Die durch extrapulmonale Substrate, namentlich durch die Bestandteile der Thoraxwand, hervorgerufenen Bilddetails von Summationsaufnahmen wurden bereits besprochen (vgl. S. 37). Hier interessiert die charakteristische Zeichnung der Lunge selbst. Sie wird fast ausschließlich durch die Lungenarterien, die A. pulmonalis und ihre Äste, verursacht. Lungenvenen sind an ihrem Zustandekommen viel weniger beteiligt. Der Bronchialbaum, wenigstens die mittelgroßen Bronchien und ihre Zweige, das eigentliche Lungenparenchym und auch das interstitielle Gewebe werden normalerweise überhaupt nicht dargestellt, ebenso wenig Lymphknoten, Lymphgefäße sowie die interlobäre Pleura, wenn sie nicht pathologisch verändert sind.

Ein Vergleich von Nativaufnahmen und Pulmonalisangiogrammen zeigt deutlich, daß die großen Äste der A. pulmonalis das morphologische Substrat der Hilusschatten sind (vgl. Abb. 30 und 79). Da die linke A. pulmonalis weiter cranialwärts verläuft als die rechte, liegt der linke Hilus entsprechend höher; er erscheint meist auch etwas breiter, weil der Conus pulmonalis ebenfalls links liegt. Auf der linken Seite überschneiden sich Hilus- und Herzschatten; dagegen ist auf der rechten Seite der Schatten des unteren Pulmonalisastes vom Herzschatten getrennt. Die dazwischen liegende bandförmige Aufhellung entspricht dem rechten Haupt- bzw. Zwischenbronchus.

Durch Schichtaufnahmen ist eine Analyse der röntgenologisch als Hilus bezeichneten Schattensummation sehr gut möglich. Die einzelnen Gefäße können bei richtiger Lage der Schichtebenen bis weit in die Peripherie verfolgt werden (HORNYKIEWYTSCH u. STENDER). In der Peripherie zeigen natürlich Angiogramme Einzelheiten noch besser.

Normalerweise sind die Hilusschatten nach lateral linear begrenzt; nur rechts verläuft manchmal der untere Hiluspol leicht bogenförmig nach lateral konvex. Eine polycyclische Begrenzung spricht immer für vergrößerte Lymphknoten wie bei Tuberkulose oder mediastinalen Lymphknotengeschwülsten.

Von den Lungenwurzeln strahlen die Arterien vorwiegend cranial- und caudalwärts (vertikal) in die Lungenfelder aus. Die Lungenvenen verlaufen vorwiegend lateralwärts (horizontal). In der Peripherie rufen die kleinen Gefäßzweige eine zarte netzförmige Lungenzeichnung hervor. An den Kreuzungen der Projektionen mehrerer Äste entstehen verschiedenartige (oft rhombische) Summationsschatten.

Verlaufen Gefäße in Strahlenrichtung (orthograd), so werden ihre Querschnittsfiguren als dichte, homogene, kreisrunde Schatten abgebildet. Bei starker Pulsation können diese sonst scharf konturierten Rundschatten mehr oder weniger unscharf erscheinen. Oft kann man das betreffende Gefäß, wenn es im weiteren Verlauf nicht mehr orthograd projiziert wird, als bandförmigen Halbschatten weiterverfolgen.

Im Gegensatz zu den regelmäßigen Rundschatten der Gefäßquerschnitte sind Verschattungen ähnlicher Größe, z. B. durch Lymphknoten, unregelmäßig (oval, maulbeerartig, kantig) geformt und meist auch inhomogen strukturiert; manchmal zeigen sie Kalkeinlagerungen. Querschnitte großer und mittlerer Bronchien stellen sich als ringförmige Schatten dar. Innerhalb der Hilusschatten können große Bronchien (Haupt- und Lappenbronchien) auch bei nicht orthograder Projektion als bandförmige Aufhellungen erscheinen. Die Bronchuswände selbst werden dann aber nur sichtbar, wenn sie krankhaft verdickt sind.

2. Lungen-, Lungenlappen- und Segmentgrenzen

Die Grenzen der *Lungen* sind bei der Röntgenuntersuchung normalerweise nur zum Teil zu sehen. Nach lateral und oben stimmen sie praktisch mit der inneren Begrenzung der Thoraxwand überein. Von der in die Sinus phrenicocostales hineinreichenden Lunge werden aber je nach Strahlenrichtung immer nur bestimmte Abschnitte freiprojiziert. Die mediastinale Lungengrenze ist bei der Nativuntersuchung im allgemeinen überhaupt nicht sicher oder nur mittels Schichtaufnahmen, namentlich auf Transversalschichten, feststellbar.

In tiefer Inspiration (wie bei Thoraxübersichtsaufnahmen üblich) reicht die Lunge am weitesten in die entfalteten Sinus phrenicocostales hinein, ohne jedoch die Pleuraumschlagfalten zu erreichen. Die Lungengrenze liegt hinten tiefer als vorne, wo sie

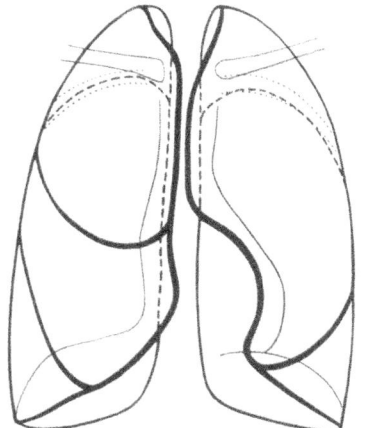

medialwärts ansteigt (Abb. 66). Dorsal verlaufen die mediastinalen Lungenränder weitgehend parallel zueinander fast in der Mittellinie; ventral wird von der linken Lunge ein Teil des Herzschattens ausgespart.

Die Grenzen der einzelnen *Lungenlappen* gegeneinander sind normalerweise nicht sichtbar. Nur unter besonderen Voraussetzungen wird die interlobäre Pleura schattengebend und als Haarlinie dargestellt. Aus Abb. 67 geht die Topographie der Interlobärspalten hervor. (Weitere Einzelheiten vgl. S. 172 ff.)

Einzelne *Lungensegmente* werden röntgenologisch nur abgrenzbar, wenn sie bei segmentären Erkrankungen als Verschattungen hervortreten. Das ist am eindrucksvollsten bei Pneumonien und Atelektasen der Fall. Die Grenzen der Lungensegmente an der Lungenoberfläche sind in Abb. 68 dargestellt.

Abb. 66. Grenzen der Lungen- und Lungenlappen bei tiefer Inspiration. Projektion der Pleuraumschlagfalten.
---- = 4. Rippe

Auch sog. *akzessorische Lungenlappen* manifestieren sich auf Nativaufnahmen nur, wenn der betreffende Interlobärspalt als Haarlinie erscheint. Isolierte Verschattungen zusätzlicher Lungenlappen sind nicht selten.

Am häufigsten ist der *Lobus venae azygos* (Abb. 69). Die Haarlinie entspricht dabei einer Pleuraduplikatur, die infolge eines abnormen Verlaufes der V. azygos von der

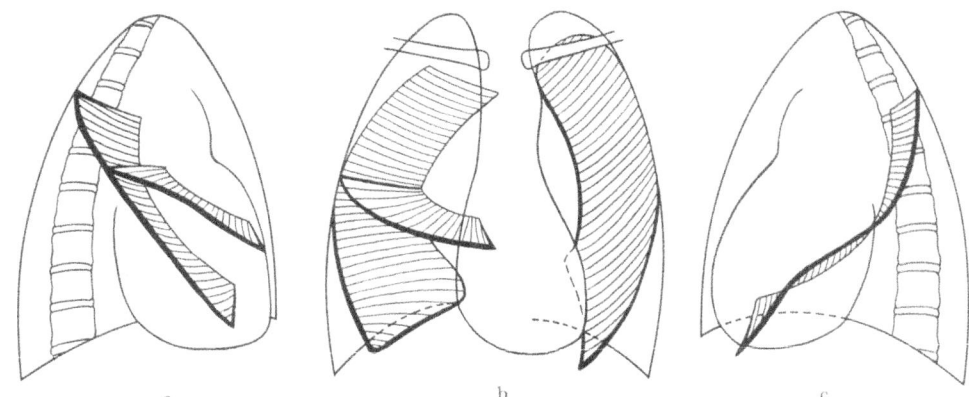

a   b   c

Abb. 67 a—c. Die Topographie der Interlobärspalten (nach KOCH und WIECK). a Sagittalbild. b Seitenbild der rechten Lunge. c Seitenbild der linken Lunge

Lungenspitze her tief in den Oberlappen einschneidet und sich um die Vene schlingt. Man sieht auf Sagittalbildern diese Pleuraduplikatur als mehr oder weniger weit lateralwärts konvex vorspringenden Bogen im rechten Oberfeld neben dem Mittelschatten. Er endet dort in einer tropfenförmigen Verschattung, die der orthograd projizierten V. azygos entspricht. Häufig ist der Lobus venae azygos atelektatisch (Abb. 70).

Eine ähnliche Bogenlinie, die rechts medial unterhalb des Hilus beginnt und nach lateral konvex bis etwa zur Mitte der Zwerchfellkuppel zieht, tritt auf, wenn das normalerweise meist vorhandene kardiale Segment des rechten Unterlappens als akzessorischer *Lobus cardiacus* (Lobus accessorius inferior) durch einen Interlobärspalt abgetrennt ist. Linksseitig sind sowohl ein selbständiger Lobus cardiacus als auch ein entsprechendes Segment sehr selten. Außerdem wird eine evtl. vorhandene Bogenlinie vom Herzschatten verdeckt und kann höchstens im Schichtbild erkannt werden.

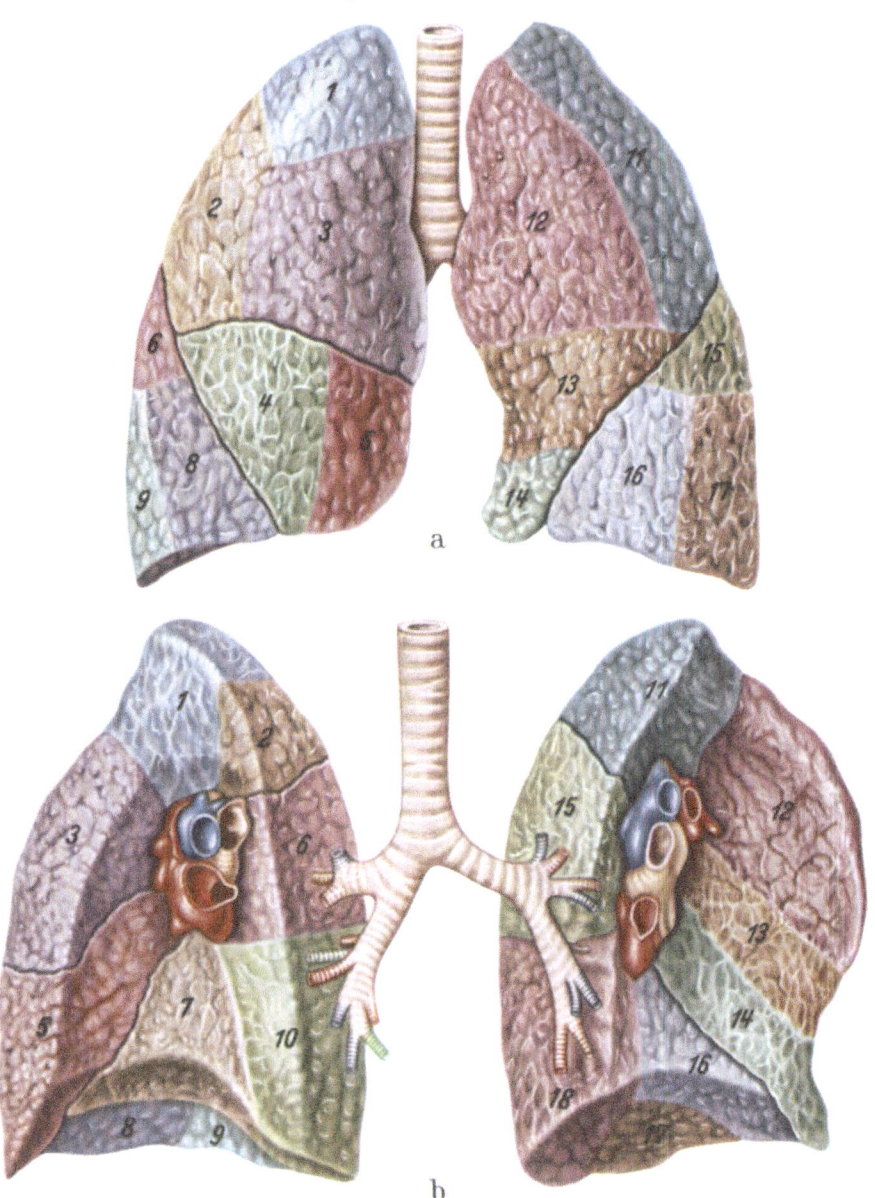

Abb. 68a u. b. Grenzen der Lungensegmente an der Lungenoberfläche. a Ansicht von seitlich vorne.
b Ansicht von medial

Rechte Lunge
Oberlappen:
    1 apikal
    2 dorsal
    3 ventral
Mittellappen:
    4 axillar (lateral)
    5 ventral (medial)
Unterlappen:
    6 apikal
    7 subapikal
    8 ventrobasal (anterobasal)
    9 axillobasal (laterobasal)
    10 dorsobasal (posterobasal)

Linke Lunge
Oberlappen: oberer Stamm:
    11 apicodorsal
    12 ventral
Lingula:
    13 axillar (superior)
    14 ventral (inferior)

Unterlappen:
    15 apikal
    16 subapikal-ventrobasal
    17 axillobasal
    18 dorsobasal

Seltener ist der *Lobus posterior* als selbständiges apikales Unterlappensegment. Ein akzessorischer *linker Mittellappen,* dessen Grenzen dann ähnlich wie rechts verlaufen, entsteht, wenn als anatomische Variante der Lingulabronchus aus dem linken Unterlappen entspringt (vgl. Abb. 77).

3. Der normale Tracheo-Bronchialbaum

Die *Trachea* ist normalerweise 10—13 cm lang und reicht vom 6. oder 7. Halswirbel bis zum 5. Brustwirbel. Im Bereich des Ringknorpels ist ihr Durchmesser am kleinsten. Sie verläuft in der Mittellinie und ist oft leicht S-förmig gekrümmt mit einer nach rechts konvexen Ausbiegung in Höhe des Aortenbogens.

An ihrer *Bifurkation* teilt sich die Trachea in die beiden *Hauptbronchien* unter Bildung der Carina. Der Bifurkationswinkel beträgt bei Erwachsenen 55—65⁰, bei Kindern 70—80⁰ (STUTZ). Der rechte Hauptbronchus ist kürzer, verläuft steiler und hat eine größere Lichtungsweite als der linke.

Auf der linken Seite teilt sich der Hauptbronchus in je einen Bronchus für den Ober- und Unterlappen, rechts in den Oberlappenbronchus und in einen gemeinsamen Bronchus

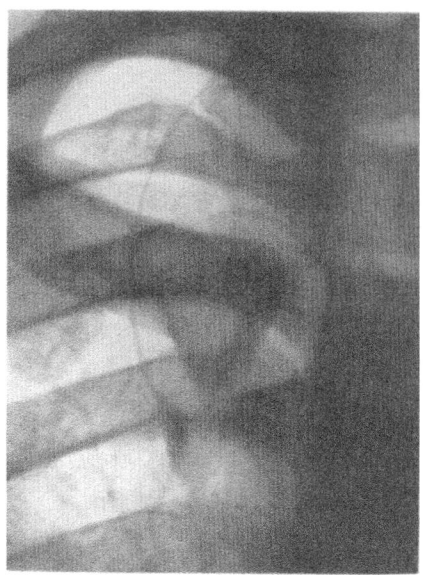

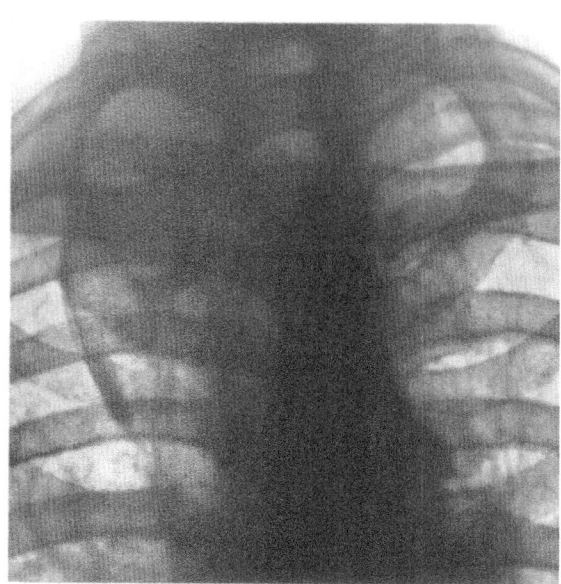

Abb. 69. Lobus venae azygos   Abb. 70. Teilatelektase des Lobus venae azygos

für Mittel- und Unterlappen. Dieser gemeinsame Bronchus wird als *Stamm*- oder besser als *Zwischenbronchus* (Bronchus intermedius) bezeichnet.

Die weitere Aufteilung der Lappenbronchien in die Segment- und Subsegment-bronchien und ihre kleinkalibrigen Verzweigungen erfolgen im allgemeinen dichotom, selten trichotom. Die aus einem größeren Bronchus entspringenden Äste oder Zweige behalten meist zunächst die ursprüngliche Richtung noch angedeutet bei und biegen dann bogenförmig in ihr Versorgungsgebiet ein. Dadurch entstehen flache Spiralen, die man besonders auf Bronchogrammen in Exspiration gut erkennen kann (STUTZ).

a) Lappen- und Segmentbronchien

α) Der *rechte Oberlappenbronchus* entspringt 2—3 cm distal von der Bifurkation, verläuft dann nach lateral und oft etwas nach cranial und teilt sich in drei oder vier selbständige Segmentbronchien (Abb. 71).

Der *apikale* Segmentbronchus verläuft fast parallel zur Wirbelsäule steil in die Lungenspitze und belüftet das apikale Segment. Er kann sich unmittelbar distal von seinem Ursprung in zwei gleichwertige Zweige aufteilen, oder er verläuft ungeteilt und geht sofort in seine Endverzweigungen über.

Der *dorsale* (posteriore) Segmentbronchus geht fast in einem rechten Winkel zum apikalen nach hinten ab, steigt dann leicht nach cranial an und ventiliert das hintere

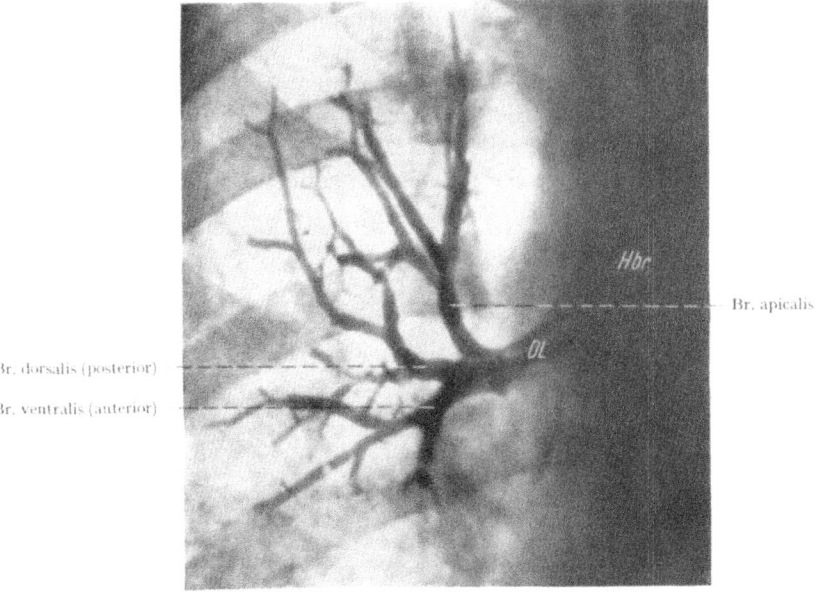

Br. apicalis

Br. dorsalis (posterior)

Br. ventralis (anterior)

Hbr

OL

a

Tr

Br. apicalis

Br. ventralis (anterior)

Br. medius axillaris (lateralis)

Br. medius ventralis (medialis)

Br. ventrobasalis

Br. axillobasalis

Hbr

OL

St

UL

ML

Br. dorsalis (posterior)

Br. apicalis (dorsalis)

Br. cardiacus (mediobasalis)

Br. subapicalis

Br. dorsobasalis

b

Abb. 71 a—c. Die Segmentbronchien der rechten Lunge. a Darstellung der Oberlappenbronchien rechts. b Füllung der ganzen rechten Lunge

Oberlappensegment. Er kann einen Subsegmentbronchus für die axillaren Lungenabschnitte abgeben (Abb. 71).

Der *ventrale* (pectorale, anteriore) Segmentbronchus zweigt dem dorsalen entgegengesetzt nach vorne lateral für das vordere Oberlappensegment ab. Im allgemeinen teilt
er sich in einen nach vorne oben und einen nach vorne unten gerichteten Subsegmentbronchus. Außerdem kann er einen Subsegmentbronchus für einen Teil der axillaren
Lungenabschnitte abgeben (Abb. 71).

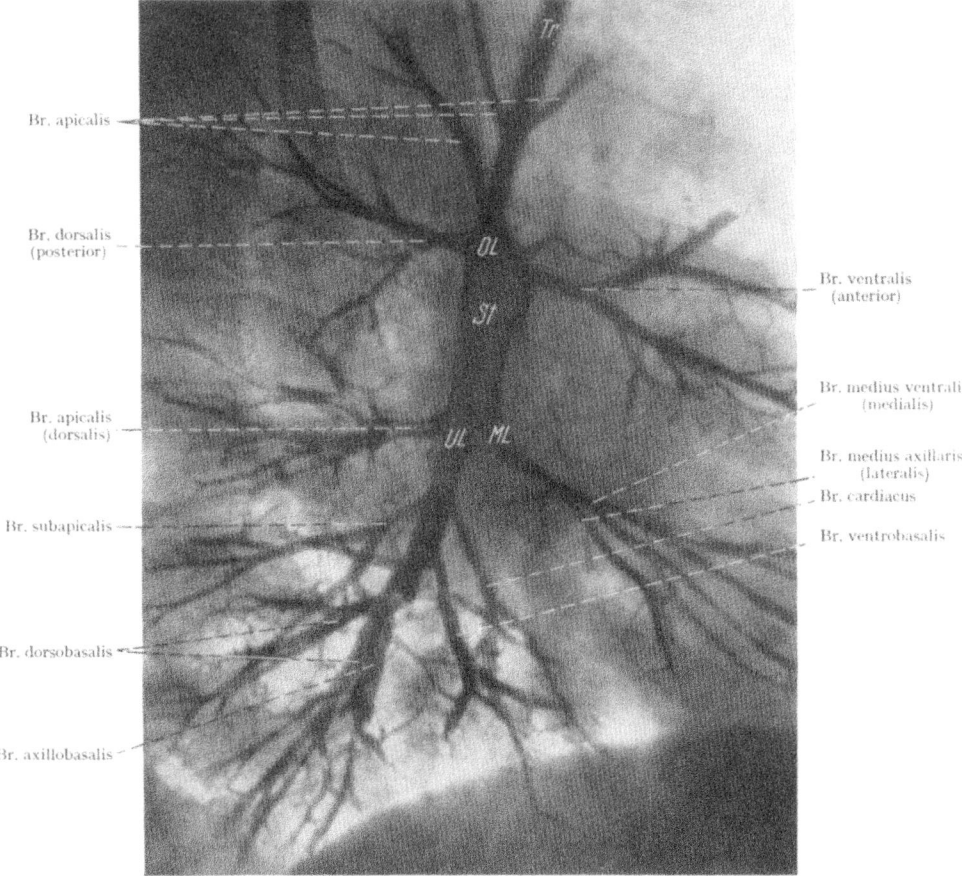

Abb. 71 c. Seitenbild

Ein selbständiger *axillarer* Segmentbronchus kann als Fortsetzung des Oberlappenbronchus bis in den axillaren Bereich des rechten Oberlappens verlaufen (Abb. 72). Das
beobachtet man in etwa einem Drittel der Fälle. Genauso oft erfolgt die Ventilation
des axillaren Segmentes durch je einen Subsegmentbronchus aus dem ventralen und
dorsalen Segment bzw. in den restlichen Fällen nur aus einem dieser Segmente.

Auch die anderen Segmentbronchien sind nicht vollkommen konstant. Es können
gemeinsame Stämme bestehen. Abb. 73 zeigt die bekanntesten Varianten der Aufteilung des rechten Oberlappenbronchus.

β) Der *Mittellappenbronchus* rechts geht mit dem Unterlappenbronchus aus der
Teilung des Zwischenbronchus hervor. Er biegt kurz distal von seinem Ursprung nach
ventral ab. Nach 2—3 cm teilt er sich in einen axillaren (lateralen) und einen ventralen
(medialen) Segmentbronchus (Abb. 71 b und c). Der ventrale Ast kann oberhalb oder
unterhalb vom axillaren liegen.

γ) Der *rechte Unterlappenbronchus* (Abb. 71 b und c) beginnt als Fortsetzung des Zwischenbronchus caudal vom Abgang des Mittellappenbronchus und verläuft etwas nach lateral

und dorsal in Richtung auf den hinteren unteren Lungenrand. Er kann bis zu acht selbständige Segmentbronchien abgeben.

Konstant ist der *apikale* Segmentbronchus, der unmittelbar unterhalb vom Ursprung des Mittellappenbronchus, diesem entgegengesetzt, nach hinten abgeht und sich meist trichotom, seltener dichotom, aufteilt. Er ventiliert das große apikale Unterlappensegment, die sog. Fowlersche Spitze, die hinten von der 4. bis zur 7. Rippe reicht, ohne das Zwerchfell zu berühren.

Subapikal geht im allgemeinen noch ein Segmentbronchus nach hinten ab, zwei weitere *dorsobasale* (posterobasale), sehr oft mit einem gemeinsamen Stamm entspringend, versorgen die hinteren Segmente der Lungenbasis.

Von den ventralen Segmentbronchien verläuft der obere in die *ventrobasalen* (anterobasalen) und die beiden

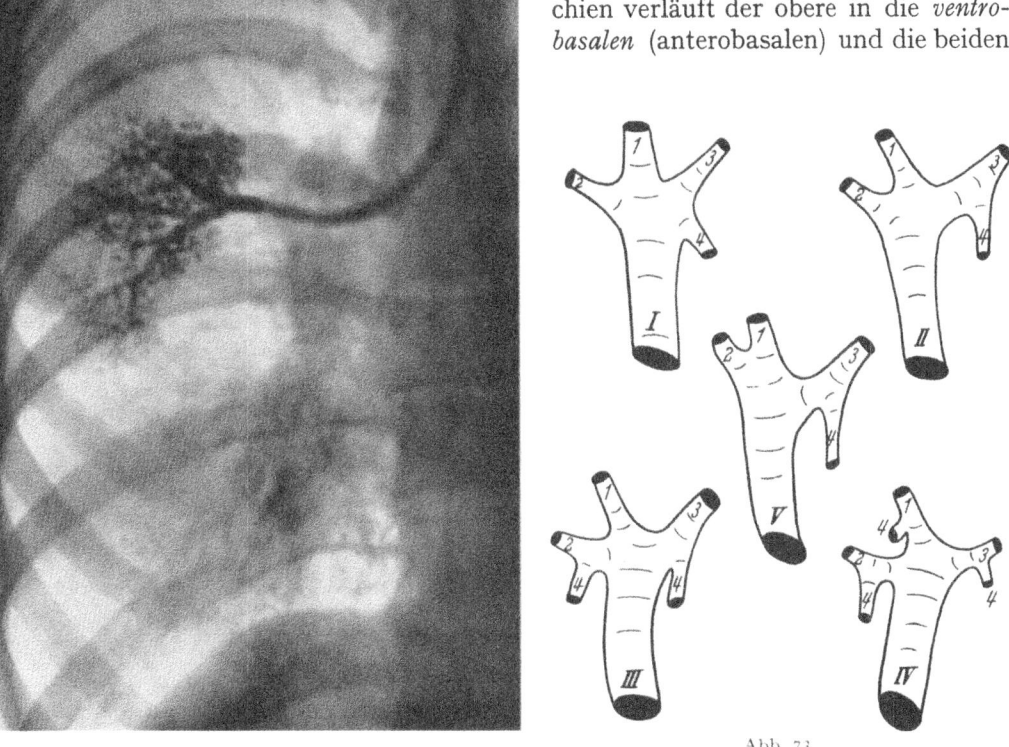

Abb. 72

Abb. 73

Abb. 72. Selektive Darstellung des axillaren Oberlappensegmentes rechts

Abb. 73. Ursprungsvarianten des axillaren Segmentbronchus (nach WAREMBURG und GRAUX). *1* Apikaler Segmentbronchus; *2* dorsaler Segmentbronchus; *3* ventraler Segmentbronchus; *4* axillarer Segment- bzw. Subsegmentbronchus

tiefer, meist mit einem gemeinsamen Stamm entspringenden in die *axillobasalen* (laterobasalen) Bereiche der Lungenbasis.

Nicht immer vorhanden ist ein weiterer ventraler Ast, der zwischen den genannten und dem Mittellappenbronchus entspringt und den Lobus *cardiacus* ventiliert.

Von dieser Aufteilung des rechten Unterlappenbronchus gibt es zahlreiche und erhebliche Abweichungen.

δ) Der Abgang des *linken Oberlappenbronchus* aus dem Hauptbronchus liegt etwa 2 cm tiefer als rechts. Im allgemeinen teilt sich der Oberlappenbronchus in 2 Stämme („upper and lower division"), von denen der obere Truncus cranialis (superior) in die dem rechten Oberlappen entsprechenden Lungenabschnitte aufsteigt und der untere caudalwärts in die Lingula verläuft (Abb. 74). Seltener ist eine Dreiteilung des Lappenbronchus (Abb. 75).

Aus dem *oberen Stamm*, der als Fortsetzung des eigentlichen Oberlappenbronchus zu betrachten ist, entspringen gewöhnlich 3 Segmentbronchien (apikal, dorsal, ventral); sie sind den entsprechenden Ästen auf der rechten Seite vergleichbar. Meist haben allerdings der apikale und dorsale Ast einen gemeinsamen Ursprung (Abbildung 76).

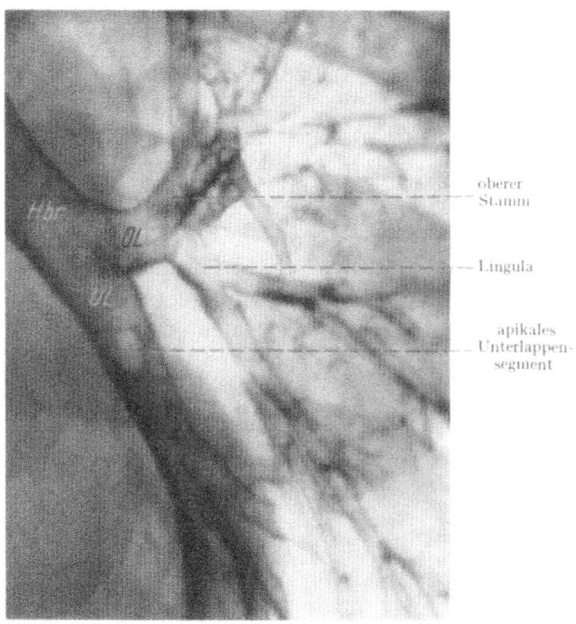

Abb. 74. Aufteilung des linken Oberlappenbronchus in 2 Stämme

Ein selbständiger axillarer Segmentbronchus fehlt links. Die Ventilation der axillaren Lungenabschnitte erfolgt gewöhnlich durch einen Zweig aus dem ventralen, seltener aus dem dorsalen Segmentbronchus und in Ausnahmefällen aus einem Ast des Lingulabronchus.

Der untere Stamm des linken Oberlappenbronchus verläuft als *Lingulabronchus* nach lateral vorne unten (Abb. 74—76). Er teilt sich in einen oberen (axillaren, superioren), stark nach lateral verlaufenden und in einen unteren (ventralen, inferioren) stark nach vorne, meist parallel zur Herzfläche in Richtung auf den tiefsten Punkt des Oberlappens abfallenden Ast.

ε) Die Aufteilung des *linken Unterlappenbronchus* (Abb. 76) unterscheidet sich nicht grundsätzlich von der des rechten. Gewisse Unterschiede ergeben sich aus der Tatsache, daß der linke Unterlappen länger, tiefer und schmäler ist. Außerdem besteht ein Lobus cardiacus nur selten.

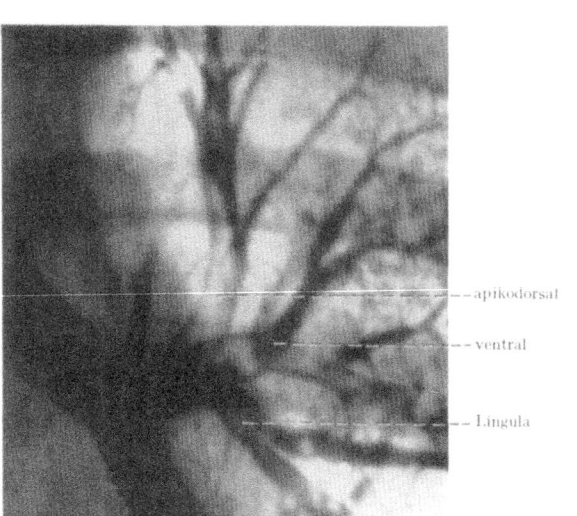

Abb. 75. Dreiteilung des linken Oberlappenbronchus

b) Anatomische Varianten

Neben den bereits angedeuteten normal-anatomischen Spielarten der Aufteilung einzelner Bronchien gibt es zahlreiche anatomische Varianten. Sie wurden von HERRNHEISER nach *Grundformen* geordnet. Danach sind zu unterscheiden:

a) Ursprungsvarianten:

α) Separation: Von mehreren Ästen mit normalerweise gemeinsamem Ursprung entspringen einer, mehrere oder alle getrennt.

β) Fusion: Normalerweise getrennte Äste entspringen mit einem gemeinsamen Stamm.

γ) Dislokation: An einem Bronchus ist der Ursprung eines Astes nach proximal oder distal verlagert.

δ) Transposition: Ein Ast entspringt aus einem anderen Bronchus als gewöhnlich.

b) Varianten der Zahl:

α) Aplasien gehören zu den Mißbildungen.

β) Duplikationen sind äußerst selten.

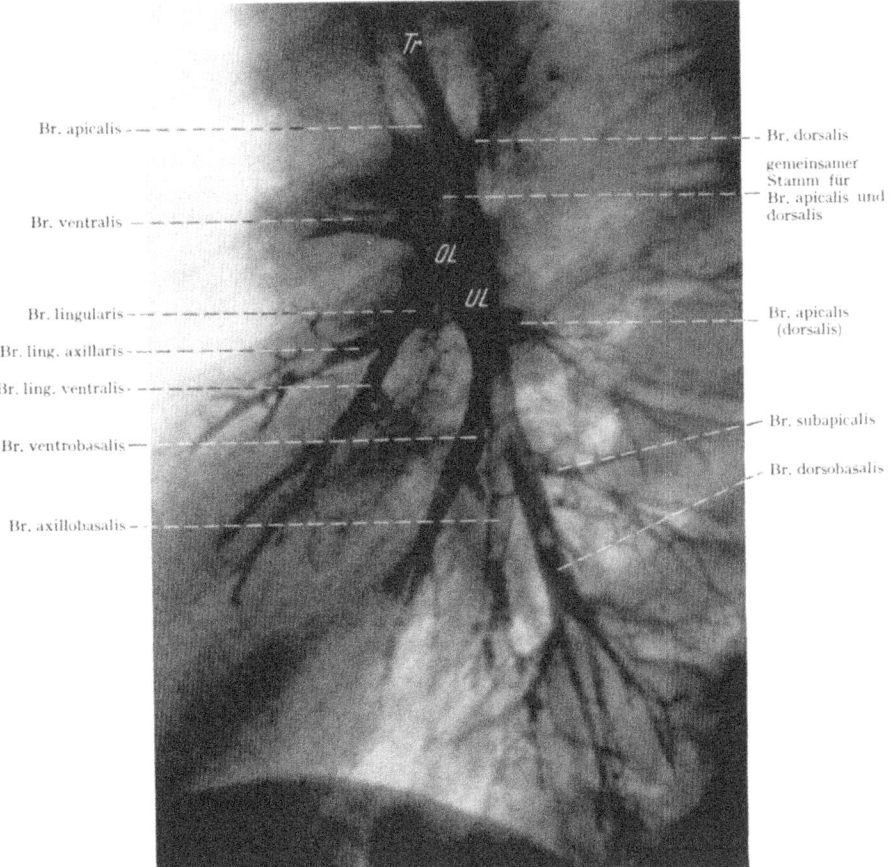

Abb. 76. Die Segmentbronchien der linken Lunge im Seitenbild (gleicher Patient wie in Abb. 71 a—c)

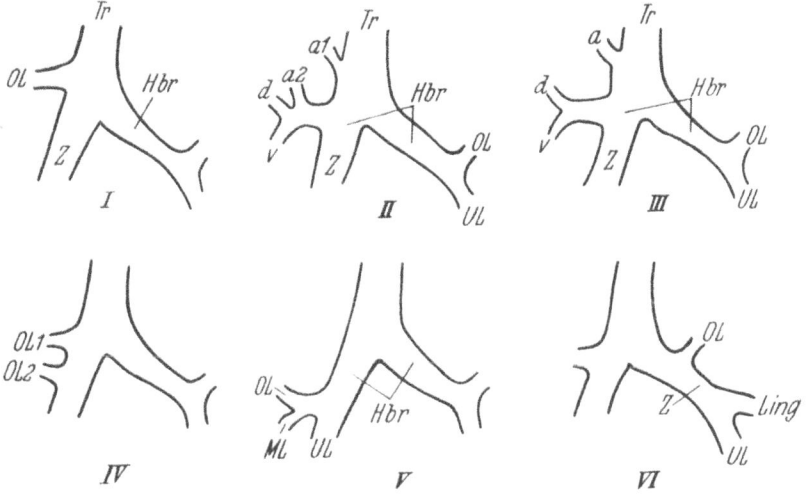

Abb. 77. Die wichtigsten anatomischen Varianten (nach HUIZINGA und SMELT). *I* Dislokation; *II* Transposition (proximal) eines akzessorischen Astes; *III* Separation; *IV* Duplikation; *V* Transposition (distal) des Mittellappenbronchus; *VI* Transposition

c) Kalibervarianten und

d) Richtungsvarianten spielen praktisch keine wesentliche Rolle.

Die wichtigsten anatomischen Varianten sind in Abb. 77 zusammengestellt.

4. Chirurgisch wichtige Segmente und Segmentgruppen

Betrachtet man die beschriebenen, funktionell und morphologisch selbständigen Segmente unter chirurgischen Gesichtspunkten, dann besagt die rein deskriptive Anatomie des Bronchialbaumes nur wenig über die *Resezierbarkeit* einzelner Lungenabschnitte. Ob ein Segment resezierbar ist, hängt im wesentlichen ab von seiner eigenen Blutversorgung und der benachbarter Lungenabschnitte, die funktionstüchtig bleiben sollen. Resezierbar sind nur solche Segmente und Segmentgruppen, deren Bronchial- und Gefäßausbreitungsgebiete übereinstimmen (ZENKER, HEBERER u. LÖHR). Unter Berücksichtigung der die Intersegmentebenen durchlaufenden Gefäße sind deshalb nur folgende bronchovasculären Lungeneinheiten für Lungenresektionen geeignet:

1. die apicodorsale Segmentgruppe beider Oberlappen,
2. das ventrale Segment beider Oberlappen,
3. im linken Oberlappen die apicodorsale Segmentgruppe für sich allein oder gemeinsam mit dem ventralen Segment,
4. der Mittellappen rechts und die Lingula links als Einheiten,
5. das apikale Segment beider Unterlappen,
6. die basale Segmentgruppe beider Unterlappen,
7. unter besonderen Voraussetzungen der Lobus cardiacus, das axillobasale (laterobasale) gemeinsam mit dem ventrobasalen (anterobasalen) Segment und das dorsobasale (posterobasale) gemeinsam mit dem subapikalen Segment.

Nur in besonders gelagerten Ausnahmefällen ist darüber hinaus auch die Entfernung kleinerer Lungenbezirke möglich.

III. Störungen der Belüftung

Störungen der Belüftungsfunktion einzelner Lungenbezirke, oft das erste Zeichen beginnender morphologischer Veränderungen, sind bei der Nativuntersuchung oft überhaupt nicht zu erkennen. Bronchographisch zeigen sie sich dadurch, daß das Kontrastmittel in den betroffenen Abschnitten nicht mehr bis in die kleineren Bronchusverzweigungen aspiriert werden kann. Das Bronchuslumen braucht dabei anfangs nicht verändert zu sein.

1. Bronchospasmus

Mitunter sieht man bei der Bronchographie eine extreme Engstellung meist aller Bronchien einer Lunge (Abb. 78), wie z. B. bei der sog. *Bronchitis spastica* und namentlich beim *Asthma bronchiale*, dessen bronchographische Analyse wir vor allem STUTZ verdanken.

Diese extreme Engstellung der Bronchien ist als Begleiterscheinung nicht pathognomonisch, sondern lediglich Ausdruck einer vegetativen Krise, die sowohl mit einem Bronchospasmus als auch mit Gefäßdilatation, Schleimhautschwellung und Hypersekretion einhergeht, wobei im Einzelfalle die eine oder andere Komponente überwiegen kann.

Hier interessieren Bronchospasmen vor allem deshalb, weil sie mitunter bei der Bronchographie auftreten und bei entsprechender vegetativer Übererregbarkeit wahrscheinlich durch den Reiz der Schleimhautanaesthetica und hypertoner Kontrastmittel ausgelöst werden. Nach Vorbereitung der Patienten mit Atosil und Megaphen sind Bronchospasmen allerdings nicht mehr in voller Ausprägung zu erwarten.

Beim echten Asthma bronchiale haben die Bronchien auch außerhalb des eigentlichen Anfalls auffallend enge Kaliber. Folgen chronischer Einengungen sind Bronchitis, Emphysem und Bronchiektasen.

2. Akute Lungenblähung

Bei der akuten Lungenblähung (auch funktionelles oder akutes Lungenemphysem genannt) handelt es sich um eine *reversible* Volumenvergrößerung der Lunge durch Ver-

mehrung ihres Luftgehaltes. Sie kann
einzelne Lungenabschnitte oder ganze
Lungen betreffen. Morphologisch ist
sie dadurch charakterisiert, daß Lungengewebe weder zerstört noch neu gebildet wird. Durch Vergrößerung des Lungenvolumens kommt es lediglich zu
einer Dehnung des Gewebes mit Verlängerung und Lichtungseinengung der
Gefäße und Bronchien. Ein Vergleich
der Angioarchitektonik normaler (Abbildung 79) und akut geblähter Lungen
(Abb. 80) zeigt das eindrucksvoll an
postmortalen Angiogrammen (SCHOEN-
MACKERS und VIETEN).

Zur generalisierten doppelseitigen
Lungenblähung kommt es nach schweren, z. B. sportlichen, Anstrengungen
infolge reflektorischer, maximal gesteigerter Inspiration, z. B. bei der
Hyperventilationstetanie des Effort-
Syndroms (MEILI; COCCHI) und namentlich beim Asthma bronchiale.

Röntgenologisch bestehen vermehrte Strahlendurchlässigkeit und dementsprechend auffallend „helle" Lungenfelder mit Rarefizierung der Lungenzeichnung. Die Inspirationsstellung des
Thorax zeigt sich an einem
horizontalen Verlauf der
dorsalen Rippenabschnitte.
Das Zwerchfell steht tief
und ist nur wenig atem-
verschieblich; die Sinus
phrenicocostales sind weitgehend entfaltet. Der Mittelschatten erscheint sehr klein,
wie beim Valsalvaschen Versuch.

Wichtiger sind in der
chirurgischen Röntgendia-
gnostik umschriebene akute
Blähungen einzelner Lun-
genteile. Sie entstehen „aktiv" bei exspiratorischen
Ventilstenosen eines Bronchus oder bei plötzlichen
Bronchusverschlüssen mit
Atelektasen und „passiver"
(vicariierender) Überblä-

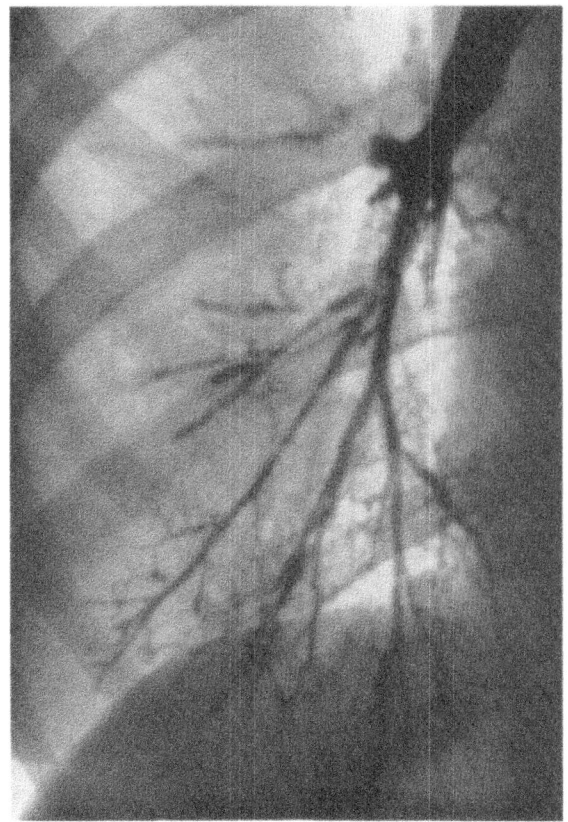

Abb. 78. Bronchospasmus. Extreme Engstellung der Bronchien
vor allem im Mittel- und Unterlappen

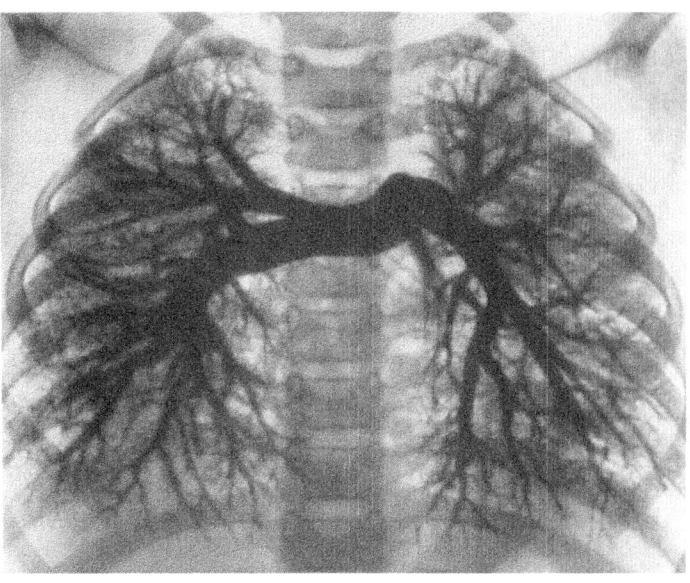

Abb. 79. Arterien einer normalen Lunge (postmortales Angiogramm nach
SCHOENMACKERS und VIETEN)

hung der Umgebung. Ursache eines plötzlichen Bronchusverschlusses können Abknickungen, Fremdkörper und auch schnell wachsende endobronchiale Blastome sein.

Röntgenologisch sind die geblähten Partien ebenfalls auffallend hell mit spärlicher Lungenzeichnung. Allerdings bestehen im allgemeinen keine Veränderungen der Thoraxform und eine Beeinträchtigung der Zwerchfellaktion nur, wenn größere Abschnitte der Lungenbasis betroffen sind. Der Mittelschatten ist gewöhnlich nicht verkleinert, bei aktiver Überblähung durch Ventilstenosen jedoch oft zur Gegenseite verdrängt, dagegen bei vicariierender passiver Überblähung nicht oder eher zur kranken Seite verzogen.

Ein typisches Beispiel ist die „einseitig helle Lunge", besonders links, wenn bei einer Atelektase des Unterlappens eine vicariierende Überblähung des Oberlappens besteht.

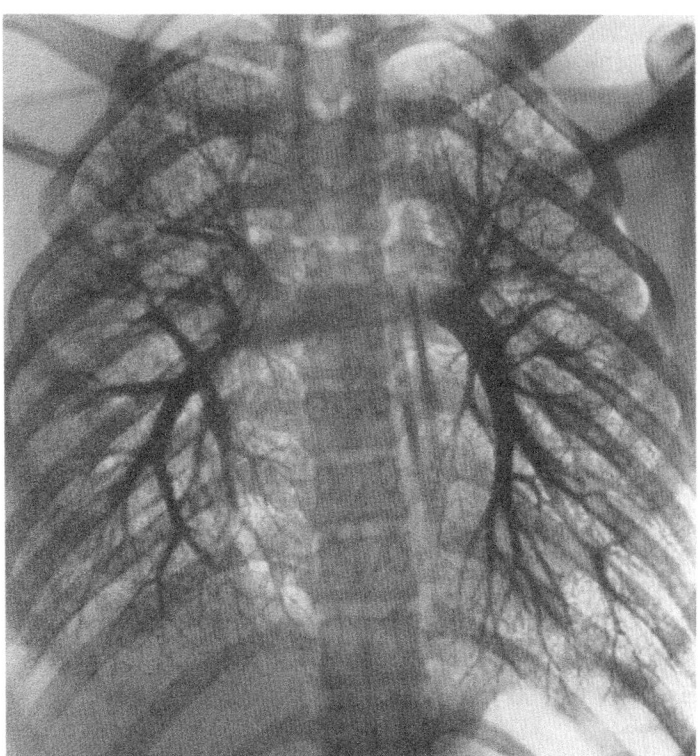

Abb. 80. Verlängerung der Lungenarterien mit Verkleinerung ihrer Lichtung und Vergrößerung der Verzweigungswinkel bei akuter Lungenblähung (postmortales Angiogramm nach SCHOENMACKERS und VIETEN)

Allein aus einer solchen einseitig hellen Lunge kann man mitunter auf eine Atelektase des Unterlappens schließen, selbst wenn sich diese auf sagittalen Aufnahmen hinter dem Herzen verbirgt (vgl. Abb. 132).

Bestehen akute Lungenblähungen längere Zeit, weil ihre Ursachen nicht frühzeitig beseitigt werden, oder treten sie z. B. bei Asthmaanfällen immer wieder auf, dann kommt es zu bronchitischen Prozessen, peribronchitischen Infiltraten und Indurationen und schließlich zu dem irreversiblen Zustand des chronisch-substantiellen Emphysems. Jedoch muß nicht unbedingt jede länger bestehende Lungenblähung dazu führen; in jugendlichem Alter kann auch eine echte Lungenhypertrophie resultieren (COCCHI).

3. Chronisch-substantielles Lungenemphysem

Auch der *irreversible* Zustand des chronisch-substantiellen Emphysems kann ganze Lungen oder nur einzelne Abschnitte betreffen. Morphologisch ist das chronisch-substantielle Emphysem dadurch charakterisiert, daß die Volumenvergrößerung durch Überblähung mit einem Schwund von Lungengewebe einhergeht. Dieser betrifft hauptsächlich die elastischen und muskulären Gewebsbestandteile und namentlich auch die kleinen Gefäße.

Das zeigt wieder deutlich ein postmortales Angiogramm (Abb. 81). In diesem Falle ist der Gefäßschwund in den Oberfeldern deutlicher als in den Unterfeldern. Typisch für die veränderte Angioarchitektonik bei chronisch-substantiellem Emphysem ist die unharmonische, stufenförmige Verjüngung der Arterien (und auch der Venen). In den Oberfeldern liegt der Schwerpunkt der Gefäßzeichnung im Bereich der mittelgroßen Lungenarterien, während kaum kleine Arterien zur Darstellung kommen.

Durch den Gewebsschwund können die Wände der an sich schon durch Überblähung erweiterten Alveolen und präterminalen Bronchiolen zerstört werden. Dann entstehen blasenförmige Hohlräume *(bullöses Emphysem),* die einen oder mehrere Acini umfassen können. Der Verlust zahlreicher kleiner Blutgefäße in größeren Lungenbezirken hat eine Erhöhung des Strömungswiderstandes und eine Stauung in den großen Hilusgefäßen zur Folge. Außerdem kommt es zu einer Überbelastung des rechten Herzens.

Röntgenologisch bestehen beim chronisch-substantiellen Emphysem Bilder, die denen einer akuten Lungenblähung sehr ähnlich und oft von diesen nicht zu unterscheiden sind. Eine besondere Helligkeit der Lungenfelder kommt durch den zusätzlich zur Blähung bestehenden Gewebsschwund zustande. Oft heben sich allerdings im Unter-

schied zur einfachen Blähung die durch Stauung deutlich erweiterten Hilusgefäße außerordentlich kontrastreich von der hellen Umgebung ab.

An Zwerchfell und Mittelschatten können die gleichen Veränderungen auftreten wie bei der akuten Lungenblähung. Eine beim generalisierten Emphysem anfangs mögliche Verkleinerung des Herzschattens kann später durch Dilatation des rechten Herzens infolge Überlastung wieder ausgeglichen werden.

Folge der fixierten Inspirationsstellung ist eine Vergrößerung des Thoraxquerschnittes, die oft zu einer typischen „Glockenform" führt.

Emphysemblasen verschiedenster Größen und Ausbreitung, manchmal wabenartig angeordnet, sind oft schon auf Summationsbildern, am besten aber auf Schichtaufnahmen zu sehen. Sie stellen sich als zarte Ringschatten dar (vgl. Abb. 82).

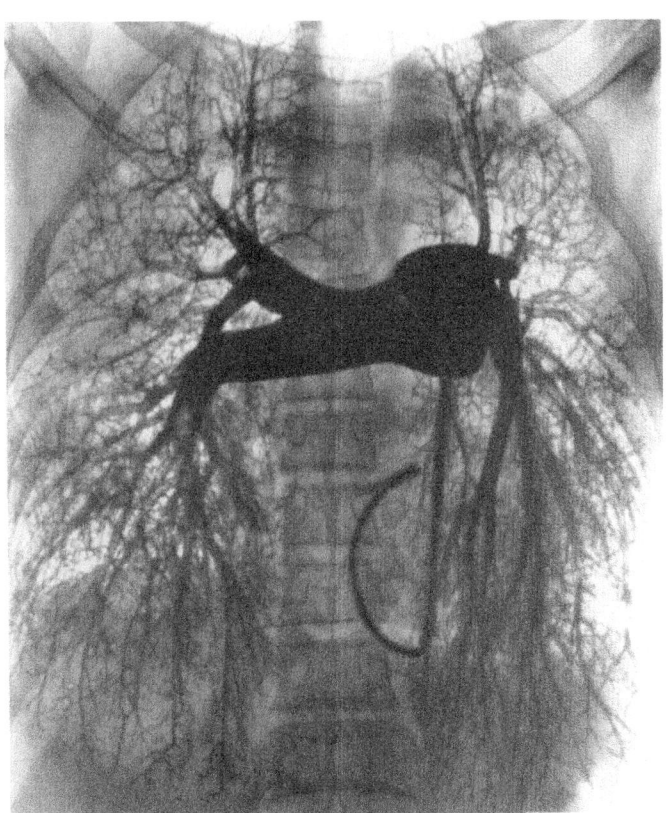

Abb. 81. Arterienverlust bei chronisch-substantiellem Emphysem (postmortales Angiogramm nach Schoenmackers und Vieten)

Sehr kleine Emphysemblasen sind allerdings nur differenzierbar, wenn ihre Umgebung verschattet ist. Selten besteht auch nur eine einzige Blase, die aber sehr groß sein und in Ausnahmefällen eine ganze Lunge umfassen kann.

Zusätzliche Entzündungen können in Emphysemblasen zu Flüssigkeitsansammlungen mit Spiegelbildungen führen. Eine häufige Komplikation ist das Platzen einer Blase. Nicht selten werden dann durch den Röntgennachweis des konsekutiven Spontanpneumothorax (Abb. 82) lokalisierte bullöse Emphyseme erst manifestiert.

Es wurde bereits gesagt, daß röntgenologisch eine Unterscheidung zwischen einer akuten Lungenblähung und einem chronisch-substantiellen Emphysem oft sehr schwer, wenn nicht sogar unmöglich ist. Schwierigkeiten bereitet oft auch die differentialdiagnostische Abgrenzung röntgenologisch dargestellter Blasen eines bullösen Emphysems von Wabenlungen, Lungencysten, alveolären Bronchiektasen, tuberkulösen Kavernen und anderen Rundaufhellungen bzw. Ringschatten.

4. Lungenatelektase (Lungenkollaps, Obstruktionspneumonitis)

Von Lungenatelektase spricht man, wenn einzelne Lungenteile oder eine ganze Lunge keine Luft enthalten. Während dieser Begriff ursprünglich nur bei Neugeborenen für die noch nicht entfaltete Lunge galt, spricht man heute allgemein von einer Atelektase auch dann, wenn Lungengewebe sekundär seinen *Luftgehalt verloren* hat. Die Blutzirkulation bleibt im atelektatischen Lungengewebe — wenigstens zunächst — erhalten.

Entfaltetes Lungengewebe kann auf verschiedene Arten seine Luft verlieren: durch Resorption bei gleichzeitiger Unterbindung der Luftzufuhr *(Resorptionsatelektase)*, durch Druck von außen *(Kompressionsatelektase)* und durch einen nervös-reflektorischen Lungenkrampf *(Kontraktionsatelektase* [STURM]).

Resorptionsatelektasen sind Folge von mechanischen Bronchusverschlüssen *(Obstruktionsatelektase* [ALEXANDER]), z. B. durch Fremdkörper, Lymphknoteneinbruch, Schleimpfröpfe oder Blutgerinnsel (postoperativ und posttraumatisch), entzündliche Schleimhautschwellung oder Strikturen und vor allem durch Blastome. Kompression von außen kann durch alle raumfordernden Prozesse der Umgebung erfolgen. Zu posttraumatischen Atelektasen kommt es möglicherweise manchmal durch einen nervös-reflektorischen Lungenkrampf. Die gleiche Ursache haben offenbar auch die plattenförmigen Atelektasen in der Lungenbasis, z. B. bei entzündlichen Oberbauchprozessen.

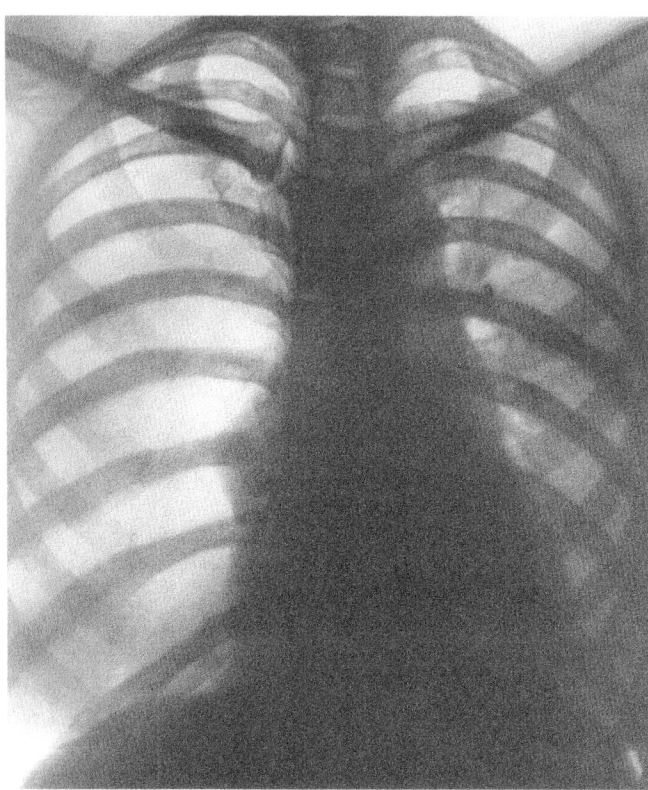

Abb. 82. Spontanpneumothorax durch geplatzte Blase eines bullösen Emphysems. Weitere Emphysemblasen in der kollabierten Lunge als Aufhellungen erkennbar

Der Verlust des Luftgehaltes führt zu einem *Kollaps* der atelektatischen Lungenteile mit oft extremer Verkleinerung ihres Volumens. Der Lungenkollaps ist um so ausgeprägter, je schneller das Gewebe luftleer wird, demnach am stärksten beim nervösreflektorischen Lungenkrampf. Bei Bronchusverschlüssen mit Entwicklung einer Obstruktionsatelektase erfolgt die Luftresorption langsamer. Je akuter ein Bronchusverschluß eintritt (Fremdkörper), um so mehr kollabiert die atelektatische Lunge. Chronische Lichtungseinengungen und allmählich entstehende Verschlüsse führen dagegen distal der Stenose zum Verlust des Luftgehaltes vorwiegend durch Sekretstauung und als Folge davon zu einer Pneumonie *(Obturations-* bzw. *Obstruktionspneumonitis* [LÜDEKE]), die bei längerem Bestehen zur karnifizierenden Pneumonie werden kann. Eine Volumenverkleinerung bleibt dann zunächst aus, bis das Lungengewebe sekundär schrumpft.

Bei der Röntgennativuntersuchung erscheinen atelektatische Lungenbezirke als Verschattungen verschiedener Dichte. Meist sind sie homogen. Charakteristisch ist häufig eine „milchglasartige" Transparenz (vgl. Abb. 84a), besonders wenn die Atelektase noch von lufthaltigem Lungengewebe überlagert ist. Sehr dünne Atelektasen rufen nur eine geringe schleierartige Trübung hervor. Sie werden dann leicht übersehen. Aufnahmen in anderen Strahlenrichtungen zeigen dann aber meist die scharf begrenzte Verschattung deutlich.

Der atelektatische Lungenteil kann kollabiert sein oder als Verschattung annähernd seine ursprüngliche Ausdehnung haben; dann handelt es sich allerdings meist um eine Obstruktionspneumonie. Eine Unterscheidung ist röntgenologisch unmöglich. Ob ein Bronchusverschluß Ursache der Atelektase ist oder nicht, kann bronchogra-

phisch (bei großen Bronchien auch durch
Schichtaufnahmen) geklärt werden.

Von Obstruktionsatelektasen kann je nach
Sitz des Bronchusverschlusses ein Segment
(Abb. 83), ein Lappen (Abb. 84) oder sogar eine
ganze Lunge (Abb. 85) betroffen sein.

Jeder Kollaps größeren Ausmaßes übt auf
seine Umgebung einen Sog aus, dessen Größe
respiratorisch schwankt. Während der Inspiration ist der Sog am stärksten. Er führt zu den
bekannten, auch als Röntgensyndrom wichtigen
Folgen des Lungenkollapses. Hierher gehört in
erster Linie die vicariierende Lungenblähung
(vgl. S. 75). Beim Kollaps einer ganzen Lunge
kann die überblähte gesunde Lunge sogar weit
bis auf die kranke Seite „überlappen" (vgl.
Mediastinalhernien, S. 203 f.). Ein Lungenkollaps
größeren Ausmaßes führt zu einer Verziehung
des Mediastinums zur kranken Seite, im allgemeinen mit respiratorischem Mediastinalpendeln
(vgl. S. 186) und, namentlich wenn die basalen
Segmente oder der ganze Unterlappen kollabiert
sind, zu einem Hochstand der entsprechenden
Zwerchfellhälfte mit Einschränkung ihrer Beweglichkeit bei der Atmung. Schließlich kommt es
zur Einengung der erkrankten Thoraxhälfte mit
Steilstellung der Rippen, Verschmälerung der
Intercostalräume und Skoliose der Wirbelsäule.

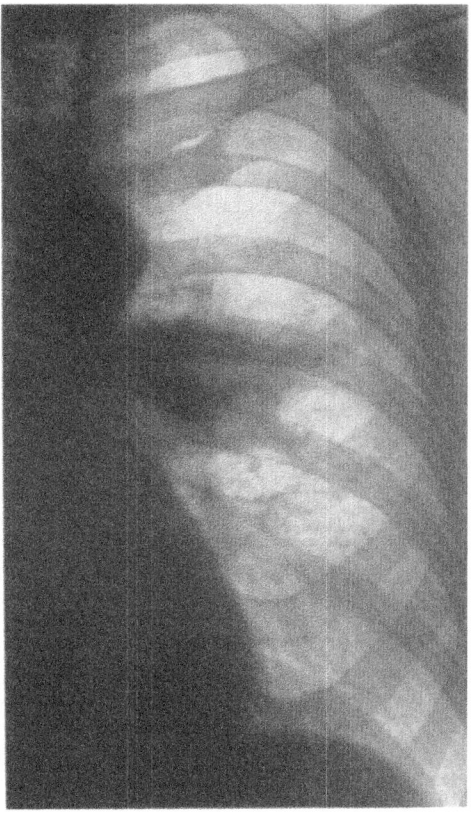

Abb. 83. Atelektase des dorsalen
Oberlappensegmentes links

Innerhalb des atelektatischen Lungengewebes entwickeln sich, auch wenn es sich
nicht primär um eine Obstruktionspneumonie gehandelt hat, bald entzündliche Veränderungen (chronische karnifizierende Pneumonie, Bronchiektasen, Abscesse), durch

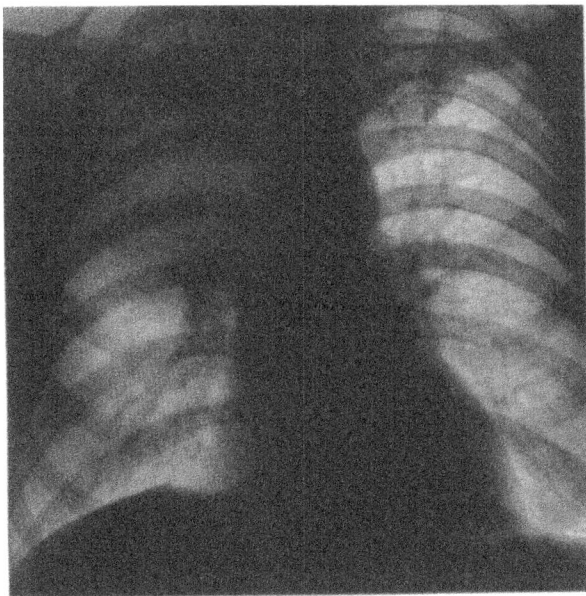
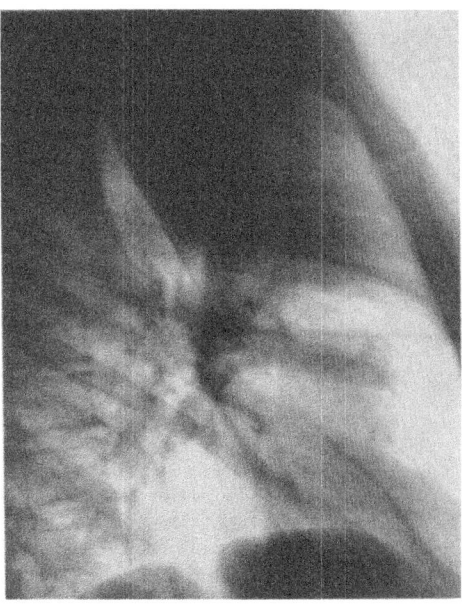

a   b

Abb. 84a u. b. Atelektase des rechten Oberlappens. a Sagittalbild. b Seitenbild

die aus der zunächst reversiblen Atelektase ein irreversibler Zustand werden kann. Art und Ausmaß dieser sekundären Veränderungen sowie die Schnelligkeit ihrer Entwicklung hängen aber auch weitgehend von der Erkrankung ab, die zur Atelektase führte. Darauf wird an entsprechenden Stellen noch näher eingegangen.

Nach Operationen und bei Entzündungen im Oberbauch, aber auch bei schweren Lungenstauungen, Coronarinfarkten und reflektorischem Zwerchfellhochstand treten mitunter in der Lungenbasis *plattenförmige Atelektasen* auf, die ein- oder doppelseitig als schmale, fast horizontal verlaufende Schattenbänder erkennbar werden. Sie entsprechen

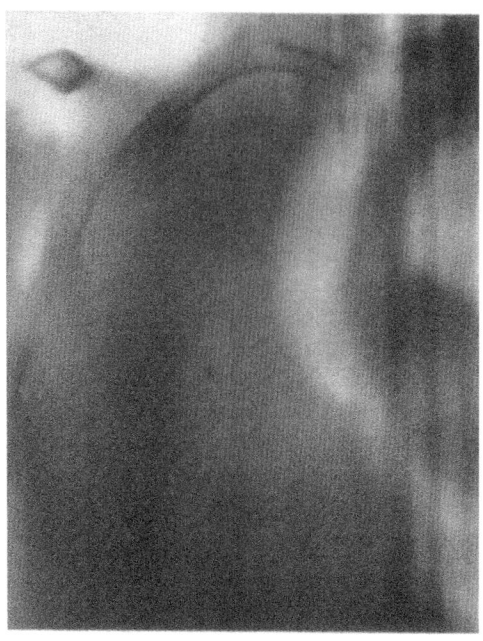

Abb. 85. Atelektase der ganzen rechten Lunge. Hochgradige Verziehung der Trachea. Die Geschwulst springt an der Bifurkation aus dem rechten Hauptbronchus in die Trachea vor

nicht anatomischen Segmenten und kommen möglicherweise durch einen nervös-reflektorischen Lungenkrampf zustande. Postoperativ sieht man in der Lungenbasis oft auch Mikroatelektasen zahlreicher kleinster Lungeneinheiten (Acini oder Lobuli). Ihre Ursache ist eine Sekretstauung. Von bronchopneumonschen Herden sind sie nicht zu unterscheiden. Ohne zusätzliche Entzündung kommt es aber nie zu einem Pleuraerguß.

IV. Morphologische Veränderungen

1. Mißbildungen

a) Mißbildungen der Trachea

Angeborene *Stenosen* der Trachea, die mit dem Leben vereinbar sind, werden nur selten und ausschließlich bei Kindern beobachtet. Einengungen der Luftröhre bei Erwachsenen sind in der Regel durch Veränderungen der Trachealwand oder durch Erkrankungen der Umgebung erworben.

Wenn es eine angeborene *Erweiterung* der Trachea überhaupt gibt, dann verursacht sie keine klinischen Symptome und ist deswegen belanglos.

Häufiger sind angeborene *Oesophagotrachealfisteln*, meistens in Verbindung mit einer Oesophagusatresie. Bei ihnen steht die Mißbildung des Oesophagus im Vordergrund. Eine Röntgendarstellung solcher Fisteln erfolgt durch Kontrastmitteldarstellung vom Oesophagus aus. Sie soll deshalb dort besprochen werden (vgl. S. 283f.).

Durch *Mißbildungen benachbarter Organe* kann die Trachea verlagert und auch eingeengt sein. Chirurgisch wichtig sind vor allem Mißbildungen und Verlaufsanomalien der großen intrathorakalen Gefäße (vgl. S. 285f.).

b) Mißbildungen des Bronchialbaumes und der Lungen

α) Verschiedene Formen der *Lungenagenesie* entstehen je nach dem Zeitpunkt einer Hemmung der normalen Lungenentwicklung.

Bekanntlich schnürt sich etwa in der 3. Fetalwoche vom Schlunddarm die Anlage der Trachea ab. Aus ihr entwickeln sich die beiden primären Lungensäckchen, aus denen die Anlagen der Lungenlappen (rechts drei, links zwei) entsprießen. Durch Längenwachstum und weitere dichotome Aufteilung bildet sich der Bronchialbaum. Schließlich entstehen in der 2. Hälfte der Embryonalzeit an den freien Enden der Bronchien als Aussackungen die Lungenalveolen.

Bei dem meist linksseitigen angeborenen Lungenmangel unterscheidet man dem Grade der Bronchusentwicklung entsprechend 3 Formen (SCHNEIDER):

1. Vollständige Agenesie bei Fehlen jeglicher Bronchusaussprossung,

2. Agenesie mit einer halbkugeligen Vorwölbung oder kurzem, blind endendem Bronchus,

3. Agenesie mit einem Hauptbronchus, der blind in einem fleischigen, platten oder kugeligen, im Mediastinum oder schon intrapleural gelegenen Lungenrudiment endet.

Bei Agenesie einer ganzen Lunge besteht röntgenologisch eine Totalverschattung der betroffenen Thoraxseite, im allgemeinen links, mit erheblicher Verziehung des Mittelschattens (Abb. 86a). Durch kompensatorische Vergrößerung kann die gesunde Lunge weit zur kranken Seite herüberreichen und innerhalb der Verschattung als Aufhellung mit Lungenzeichnung ventral zwischen Herz und Thoraxwand erkennbar sein.

Bei der Bronchographie gelingt es auf der verschatteten Seite nicht, den Katheter in einen Bronchus einzuführen. Läuft das Kontrastmittel von der gesunden nach der veränderten Seite über, dann füllt sich je nach Größe eines rudimentären Hauptbronchus lediglich eine muldenförmige Ausbuchtung oder ein wenige Zentimeter langer Bronchusstumpf (Abb. 86b). Er verjüngt sich konisch und endet im allgemeinen stumpf mit glatten Konturen. Äste des Bronchialsystems der gesunden Lunge, namentlich ihrer Basis, können bis zur kranken Seite herüber verlaufen.

Besteht nur eine Agenesie einzelner Lungenlappen, dann ist röntgenologisch nachzuweisen, daß die verbliebene Aufhellung nicht einer vergrößerten Lunge der Gegenseite, sondern einem normal angelegten Lappen entspricht. Bronchographisch ist das leicht, weil sich dann ein entsprechender, vom Hauptbronchus abgehender Lappenbronchus mit normaler Aufteilung füllt.

Differentialdiagnostisch kann die Unterscheidung von einer traumatischen Bronchusruptur Schwierigkeiten machen, wie dort (vgl. S. 144ff.) anhand eines einschlägigen Beispiels gezeigt wird.

β) Die sehr seltene *Sacklunge*, die durch Hemmung einer weiteren Aufteilung der primären Lungenbläschen entsteht, entspricht einer großen luftgefüllten Blase, die mit einem Hauptbronchus in Verbindung steht. Durch grobe Septen kann sie partiell unterteilt sein. Dann sieht man im Röntgenbild in der sonst homogenen Aufhellung ohne Lungenzeichnung nur einige grobe Streifenschatten.

γ) *Lungencysten* können von einem Lappen-, Segment- oder Subsegmentbronchus ausgehen, verschiedenste Größe haben und solitär oder seltener multipel vorkommen. Geschlossene Cysten sind mit Flüssigkeit gefüllt und zeigen sich demnach im Röntgenbild als weichteildichte Rundschatten. Offene, mit einem Bronchus kommunizierende Cysten ergeben mehr oder weniger runde Aufhellungen, die bei Verdickung der Cystenwand von einem feinen Ringschatten begrenzt sind. Ein beweglicher Flüssigkeitsspiegel am unteren Pol der Cysten zeigt eine geringe basale Flüssigkeitsansammlung an (Abb. 87).

Die Kontrastmitteldarstellung zeigt in jedem Falle eine Verdrängung der benachbarten Bronchien. Eine Darstellung der Cyste selbst ist bronchographisch natürlich nur bei offener Kommunikation mit einem (größeren) Bronchus möglich. Aber auch dann gelingt die Kontrastmittelinjektion im allgemeinen nur bei gezielter Sondierung des betreffenden Bronchus, weil der inspiratorische Sog innerhalb der Cyste für eine aktive Aspiration des Kontrastmittels nicht ausreicht. Das Kontrastmittel sammelt sich am unteren Pol der Cyste an und bildet ebenfalls einen Spiegel (Abb. 88).

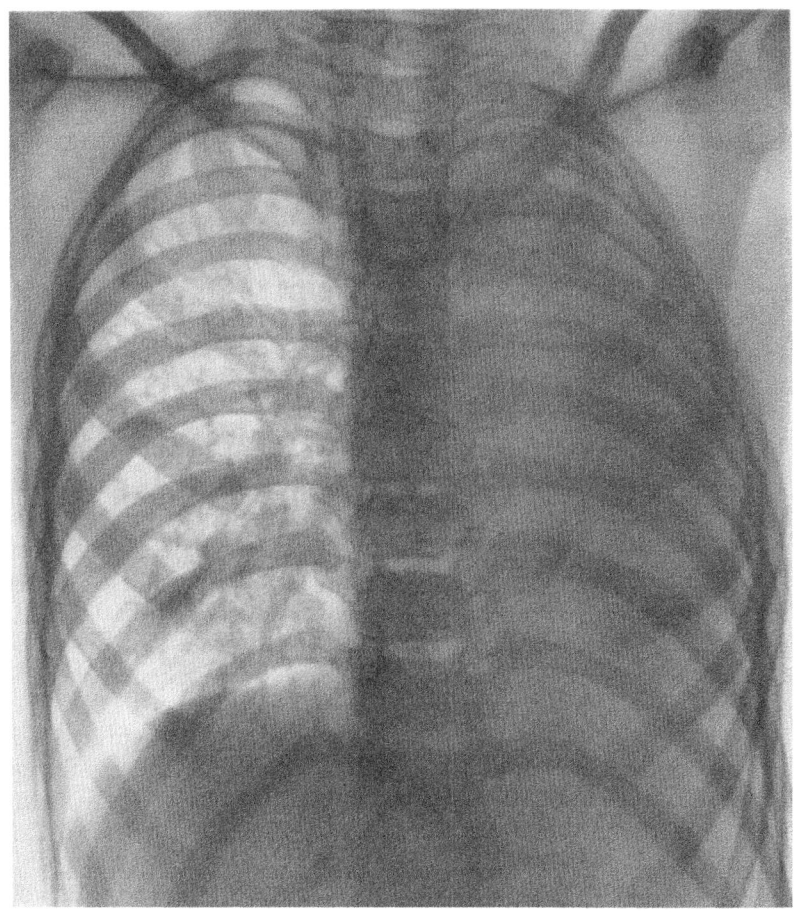

a

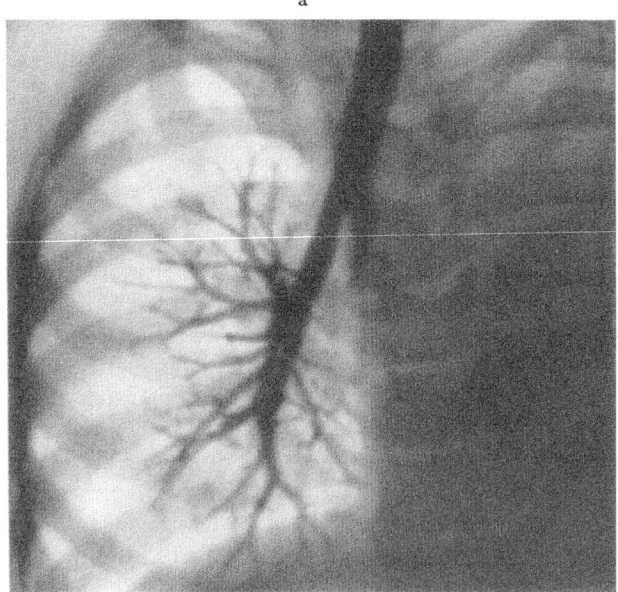

b

Abb. 86a u. b. Agenesie der linken Lunge. a Thoraxübersichtsaufnahme. b Bronchogramm

Multiple Cysten können, ähnlich wie die Sacklunge, eine ganze Lunge durchsetzen. Man sieht dann zwischen den Luftaufhellungen oft nur noch die zarten Cystenwände Nicht selten platzt eine Cyste, und es kommt zu einem Spontanpneumothorax (Abb. 89).

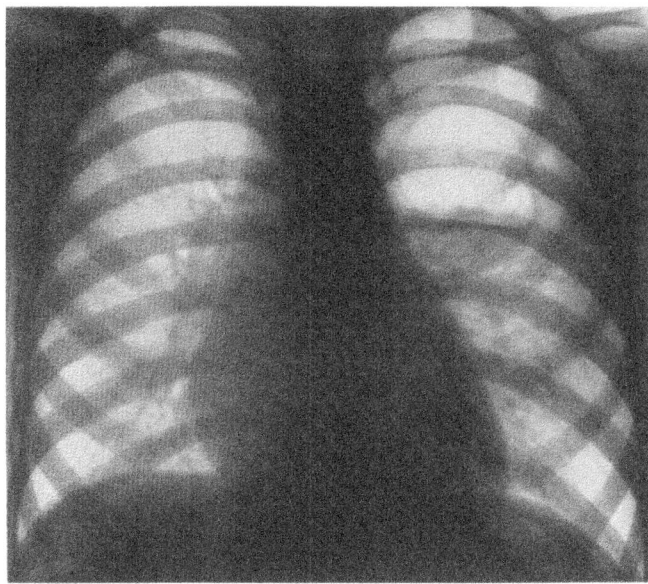

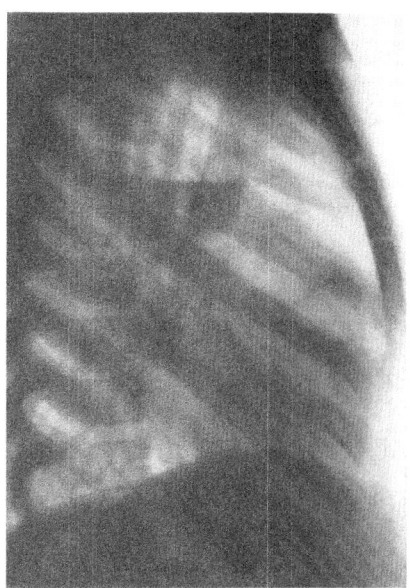

Abb. 87 a   Abb. 87 b

Abb. 87 a u. b. Lungencyste mit basalem Flüssigkeitsspiegel. a Sagittalbild. b Seitenbild

Abb. 88 a u. b. Lungencyste. Bronchogramm mit
Kontrastmittelspiegel. a Sagittalbild. b Seitenbild

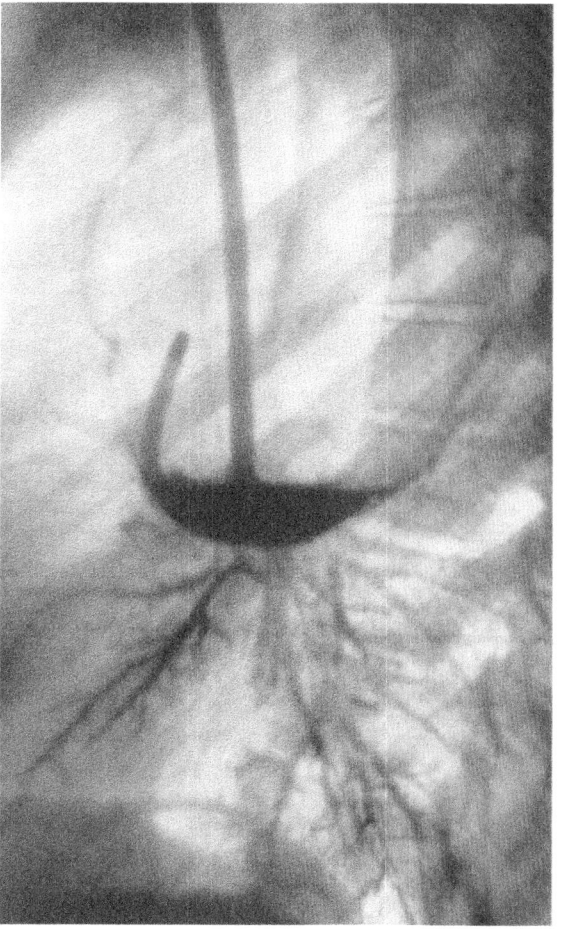

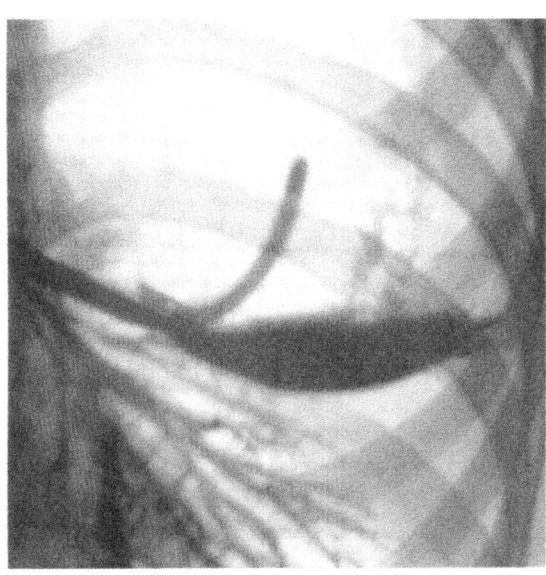

Abb. 88 a   Abb. 88 b

Solitäre Cysten können, wahrscheinlich infolge eines Ventilmechanismus an ihrer Verbindung zum Bronchus, eine ganze Thoraxhälfte einnehmen und die übrige Lunge extrem verdrängen und komprimieren sowie das Mediastinum zur gesunden Seite verlagern (Abb. 90a—c).

δ) Die wichtigste Mißbildung ist die *Wabenlunge*, weil stärkere klinische Symptome, meist als Folge einer chronischen Infektion, chirurgische Maßnahmen erforderlich machen können.

Pathologisch-anatomisch ist das Parenchym bei einer Wabenlunge in verschieden großen Lungenabschnitten durch einzelne oder sehr viele annähernd kugelförmige Hohlräume ersetzt. Ihre Wand ist ähnlich der Bronchuswand aufgebaut; die Hohlräume sind mit Cylinderepithel (mit oder ohne Cilien) ausgekleidet.

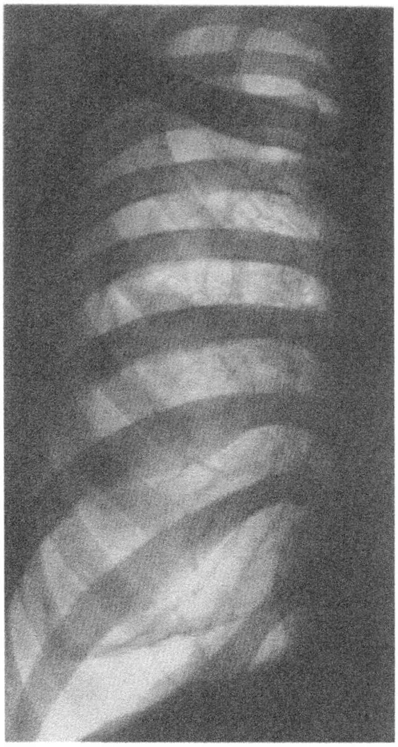

Bei der sehr seltenen geschlossenen Wabenlunge haben die Hohlräume keine Verbindung mit dem Bronchuslumen und sind mit Flüssigkeit gefüllt. Praktische Bedeutung hat eigentlich nur die zu den Bronchien *offene* und deshalb lufthaltige Wabenlunge.

Man findet die Veränderungen häufiger rechts als links und bevorzugt in den Oberlappen.

Röntgenologisch charakteristisch sind mehr oder weniger zahlreiche runde oder polyedrische Luftaufhellungen, zwischen denen meistens schmale schattengebende Membranen erkennbar sind. Besonders eindrucksvoll und differentialdiagnostisch nicht zu verwechseln sind die Fälle, bei denen am Boden der Waben kleine Flüssigkeitsspiegel bestehen. Die Bilder gleichen weitgehend denen multipler Lungencysten.

Schichtaufnahmen können die Veränderungen sehr deutlich zeigen; oft sieht man aber Einzelheiten schlechter als auf Summationsbildern, weil in einer nur wenige Millimeter dicken Schicht die Schwärzungsunterschiede zu gering sind.

Die eindrucksvollste und hinsichtlich genauer Lokalisation, Ausdehnung und Abgrenzung gegenüber Bronchiektasen auch aufschlußreichste Darstellung ergibt die Bronchographie. Im Stehen

Abb. 89. Multiple Lungencysten mit Spontanpneumothorax

bildet das Kontrastmittel am Boden der Waben kleine Spiegel; bei der Untersuchung des liegenden Patienten mit vertikalem Strahlenverlauf werden diese Kontrastmittelansammlungen als scheibenförmige Schatten projiziert (Abb. 91a und b). Das Bronchogramm zeigt auch sekundäre entzündliche Veränderungen der Bronchien.

Wabenlungen kommen oft gemeinsam mit Lungencysten vor. Bronchographisch füllen sich dann zwar die Waben mit Kontrastmittel, die Cysten aber meistens nicht. Gleichzeitige zylindrische oder sackförmige Bronchiektasen als Folge einer chronischen Infektion offener Wabenlungen sind ebenfalls gut zu differenzieren. Durch diese Komplikationen werden oft chirurgische Maßnahmen (Resektion der befallenen Lungenteile) erforderlich.

ε) Eine in letzter Zeit häufiger diagnostizierte Mißbildung ist die *Nebenlunge* (Rokitanskischer Lappen, Lungensequestration usw.). Sie tritt nicht nur intrapulmonal (links häufiger als rechts), sondern auch im Zwerchfell, im Perikard und sogar im Bauchraum auf und kann mit anderen Fehlbildungen (z. B. Zwerchfellagenesie) kombiniert sein. Die Gefäßversorgung erfolgt nicht aus der A. pulmonalis, sondern meist aus der thorakalen Aorta, den Intercostalarterien oder sogar durch Arterien aus dem Bauchraum. Die Venen haben meist Verbindung mit der V. azygos oder hemiazygos. Manchmal münden sie aber auch in die Vv. pulmonales und bilden so einen Links-Rechts-Shunt, der zu einer Mehrbelastung des Herzens führt.

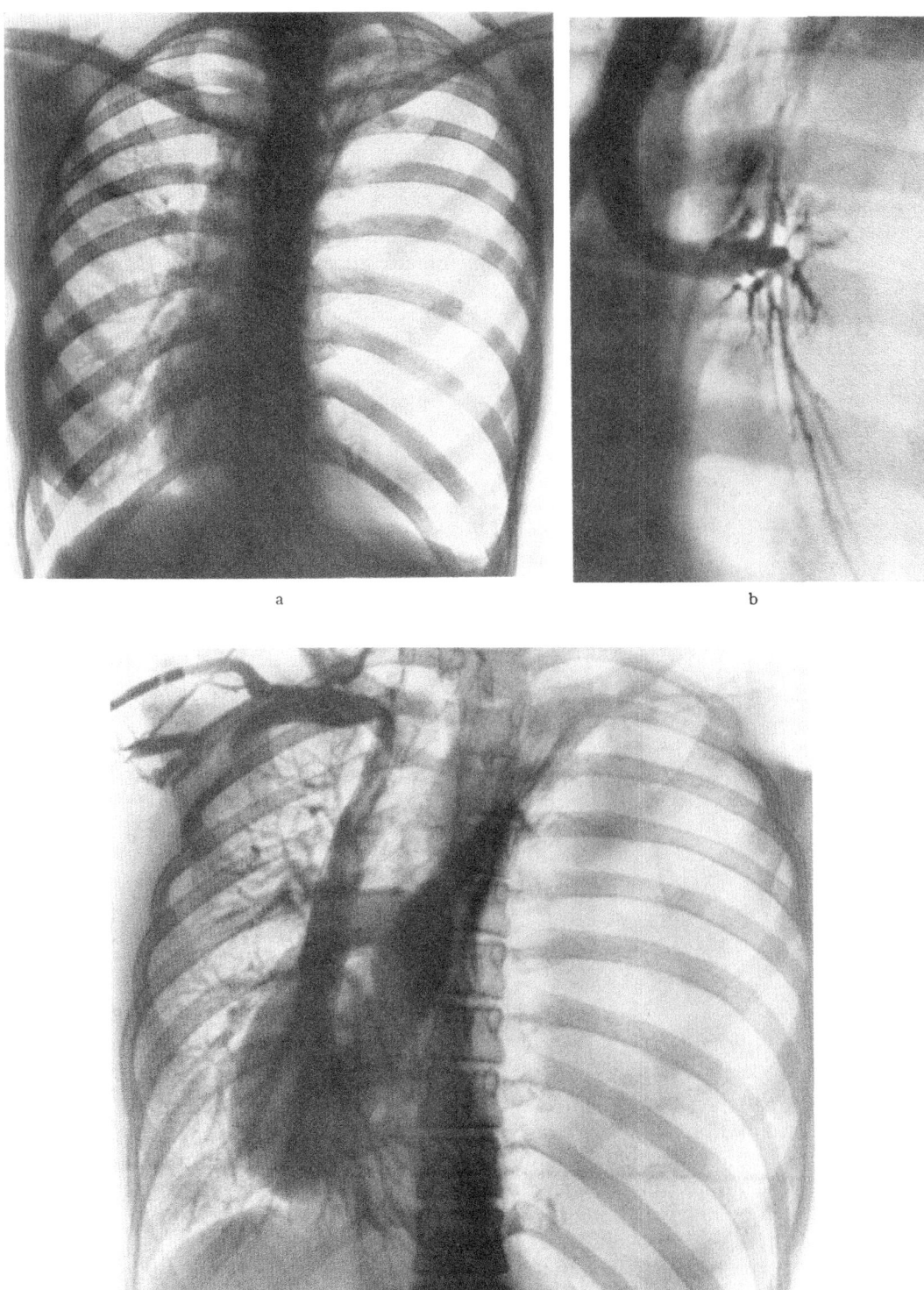

Abb. 90a—c. Riesencyste des linken Lungenunterlappens. Kompression der übrigen Lunge. Verlagerung des Mediastinums. a Übersichtsaufnahme. b Bronchogramm. c Angiokardiogramm

Im Röntgenbild erscheinen Nebenlungen als Verschattungen meist in den basalen
Unterlappensegmenten (Abb. 92), mitunter mit cystischen Aufhellungen. Broncho-

graphisch kann eine Nebenlunge selbst nicht dargestellt werden, da sie nicht mit dem Bronchialsystem der Hauptlunge in Verbindung steht. Die umgebenden Bronchien können verdrängt sein.

2. Bronchitis

Die *akute* Bronchitis ist im allgemeinen röntgenologisch überhaupt nicht sicher zu erkennen. Mitunter kann durch eine Hyperämie die Gefäßzeichnung der Lunge verstärkt sein.

Bei der *chronischen* Bronchitis ist zu unterscheiden zwischen der hypertrophischen Form mit stark geschwollener Bronchialschleimhaut und Verdickung der Bronchuswand

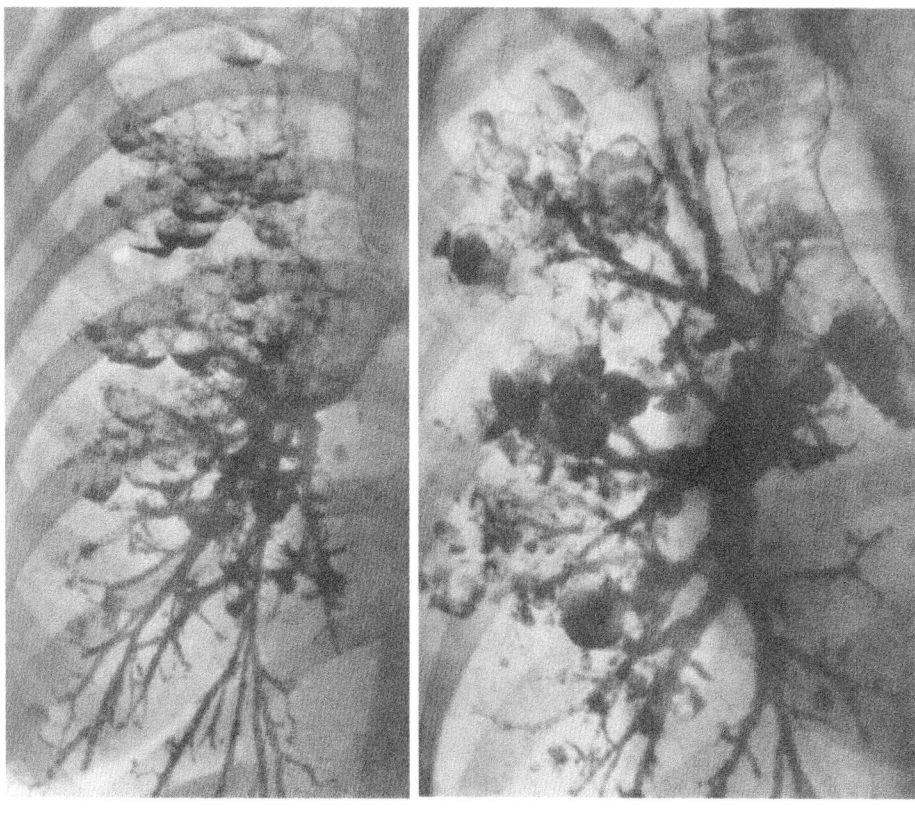

a   b

Abb. 91a u. b. Bronchographische Kontrastmittelfüllung einer Wabenlunge. a Aufnahme im Stehen. b Aufnahme im Liegen

sowie der atrophischen Form, bei der alle Bestandteile der Bronchuswand durch fettige Degeneration und fibröse Vernarbung weitgehend geschwunden sind. Wandschwäche und Narbenschrumpfung führen dann zu Erweiterungen bzw. Einschnürungen des Bronchuslumens und so zum Bild der *Bronchitis deformans*, von dem fließende Übergänge zu ausgeprägten zylindrischen oder sackförmigen Bronchiektasen bestehen.

Auch die chronische Bronchitis verursacht oft nur geringe Veränderungen im Nativbild. Bei der hypertrophischen Form sieht man besonders in den Unterfeldern mitunter dem Bronchuslumen entsprechende Aufhellungsbänder zwischen 2 Schattenstreifen, die durch die verdickten Bronchuswände hervorgerufen werden. Dazu kommen eine Lungenblähung sowie Tiefstand und Abflachung des Zwerchfells.

Obgleich solche Bilder in Verbindung mit einem adäquaten klinischen Befund (Husten, Auswurf, verschärftes Atemgeräusch, Rasselgeräusche) im allgemeinen bereits diagnostisch ausreichen, ist doch nicht selten, namentlich aus differentialdiagnostischen Gründen, eine Bronchographie zweckmäßig. Sie zeigt typische Veränderungen.

In Frühfällen bestehen noch verhältnismäßig geringe Veränderungen, wie geringgradige unregelmäßige Erweiterungen und wellige, unregelmäßige Konturierung, oft mit

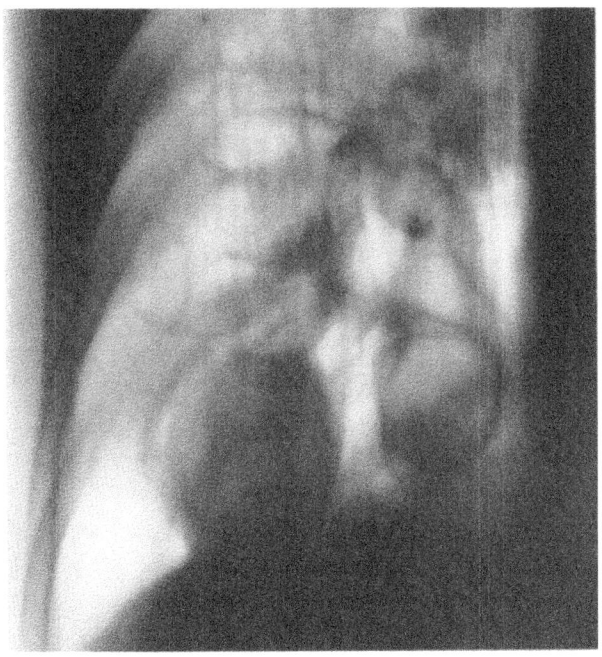

a

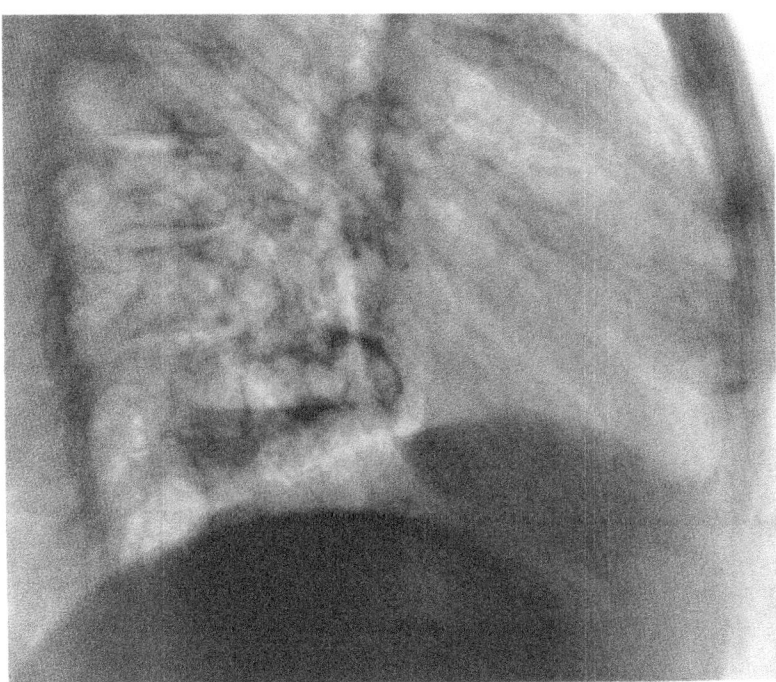

b

Abb. 92a u. b. Nebenlunge im rechten Unterlappen mit Cystenbildungen. a Sagittales Schichtbild. b Seitenbild

einer leichten Konturunschärfe. Bei vorwiegender Entzündung der Schleimhaut und
Schleimdrüsen füllen sich multiple kleine sackförmige (1—2 mm große) Ausstülpungen

(Abb. 93). Bestehen zwischen diesen Säckchen Verbindungen, dann kann die Schleimhaut wie unterminiert erscheinen.

Bei diesen meistens an den Haupt- und Lappenbronchien (STUTZ), seltener an Mittellappen- und Lingulabronchus (FISCHER) oder an der Trachea (STILLER) ausschließlich bronchographisch nachweisbaren Veränderungen handelt es sich nicht um echte Divertikel, wie manchmal angenommen wurde. In einem von STUTZ.beobachteten Fall konnten pathologisch-anatomisch einwandfrei erweiterte Drüsenausführungsgänge als das morphologische Substrat dieser „Ausstülpungen" nachgewiesen werden.

Bei der Bronchitis deformans bestehen vollkommen unregelmäßige Bronchuslichtungen mit einem Nebeneinander von Erweiterungen und Einengungen. Charakteristisch sind ringförmige Kontrastmittelansammlungen zwischen den Tracheobronchialknorpeln, die

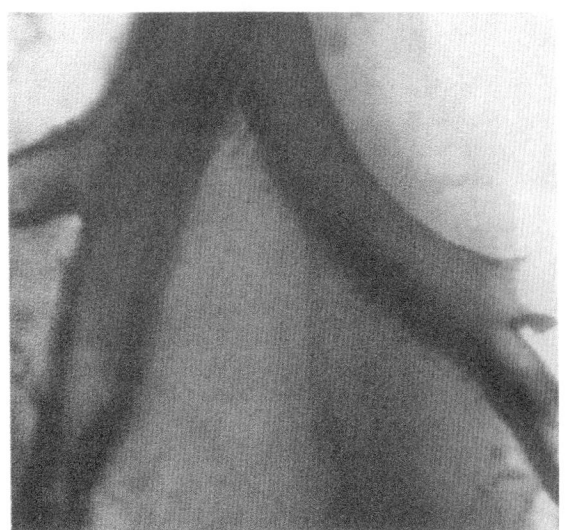
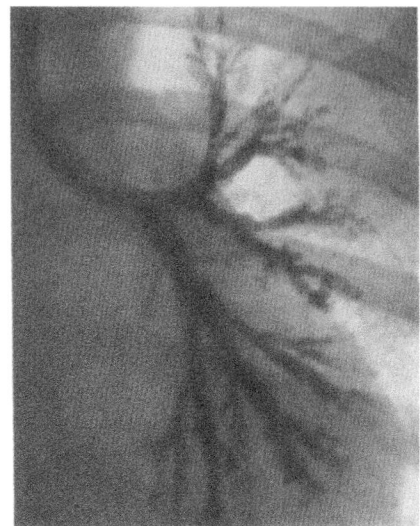

Abb. 93. Chronische eitrige Bronchitis. Bronchogramm: Erweiterung der Schleimdrüsenausführungsgänge an beiden Hauptbronchien

Abb. 94. Bronchitis deformans

infolge hochgradiger Atrophie der Mucosa, Submucosa und Muscularis in das Bronchuslumen vorzuspringen scheinen (Abb. 94).

Durch peribronchitische Prozesse und nachfolgende Narbenschrumpfung kommt es oft zur Verbiegung und eventuell zur Abknickung einzelner Bronchien. Stärkere Erweiterungen leiten zum Bilde der chronischen Bronchiektasie ohne sicher bestimmbare Grenze zwischen beiden Krankheitsbildern über. Gemeinsam ist beiden Krankheitsformen auch die bevorzugte Lokalisation der schwersten Veränderungen in den dorsobasalen Unterlappensegmenten, im Mittellappen und in der Lingula.

3. Pneumonie

In der chirurgischen Röntgendiagnostik spielen akute Pneumonien nicht die gleiche Rolle wie in der Inneren Medizin. Dennoch ist die Kenntnis der Röntgensymptomatologie akuter pneumonischer Prozesse namentlich für die Beurteilung postoperativer Lungenverschattungen unerläßlich. Chirurgisch noch wichtiger sind aber chronische Pneumonien, da bei ihnen therapeutisch operative Maßnahmen notwendig sind.

a) Lobäre Pneumonie

Bei der lobären Pneumonie (kruppöse bzw. genuine Pneumonie) handelt es sich um einen primär die Alveolen befallenden akuten Entzündungsprozeß mit fibrinöser bzw. sero-fibrinöser Exsudation in die Alveolen. Dadurch wird die Lunge luftleer; trotzdem nimmt im Gegensatz zu einer Atelektase das Volumen der befallenen Lungenabschnitte nicht ab, im allgemeinen sogar etwas zu.

Ein wesentliches Charakteristikum lobärer Pneumonien besteht darin, daß immer weitgehend gleichmäßig ganze broncho-pulmonale Einheiten, also einzelne Segmente (selten nur Subsegmente), ein bzw. seltener 2 Lappen oder eine ganze Lunge verändert werden. Pneumonien entstehen häufiger in der rechten als in der linken Lunge und bevorzugt in den Unterlappen.

Röntgenologisch besteht bei der lobären Pneumonie im Stadium der Anschoppung eine diffuse schleierartige Trübung, die schnell an Dichte zunimmt und im Stadium der Hepatisation zur vollkommenen Verschattung wird. Bei der Lobärpneumonie im eigentlichen Sinne erstreckt sich diese Verschattung auf mindestens einen ganzen Lungenlappen; sie kann aber auch 2 Lungenlappen, oft gleichzeitig rechts den Mittel- und Unterlappen, befallen und sich ebenso auf einzelne Segmente beschränken. Daraus ergeben sich charakteristische Röntgenbilder. Wichtig ist dann die Zuordnung pneumonischer Verschattungen zu den einzelnen Segmenten. COCCHI hat die häufigsten Lokalisationen in den Schemata der Abb. 95 zusammengestellt.

Ist ein ganzer Lappen ergriffen, dann ist zu bedenken, daß die Begrenzung wegen des Verlaufs der Lappengrenzen in verschiedenen Winkeln zur üblichen Strahlenrichtung unter Umständen unscharf *erscheinen* kann. Dem jeweiligen Verlauf der Interlobärspalten (vgl. Abb. 198) entsprechend sind Oberlappenpneumonien nach unten und dementsprechend Mittellappenpneumonien (und auch Verschattungen der Lingula des linken Oberlappens) nach oben scharf begrenzt. Dagegen erscheinen bei üblichem Verlauf des Zentralstrahls (senkrecht zur Längsachse des Körpers) Unterlappenpneumonien nach oben unscharf; zumindest nimmt sowohl im Sagittal- wie im Seitenbild cranialwärts die Schattenintensität ab.

Wenn der Zustand des Patienten es erlaubt, sollte zur genauen Lokalisation nie auf ein Seitenbild verzichtet werden. Unerläßlich ist es für die Entscheidung, ob auf der rechten Seite nur der Unterlappen oder gleichzeitig auch der Mittellappen befallen ist.

Als weitere Röntgensymptome sieht man im Stadium der Anschoppung eine Vergrößerung der Lymphknoten in den Lungenwurzeln und als Folge der Behinderung des Kreislaufs eine Verbreiterung der Hilusgefäße. Typisch ist auch das Fehlen von Verdrängungserscheinungen am Mediastinum. Auch das Zwerchfell ist, selbst bei Pneumonien der Unterlappen, in seiner Form nicht wesentlich verändert. Rechts ist allerdings dann eine Abgrenzung gegen den Leberschatten nicht mehr möglich.

Der Bronchialbaum tritt, wenigstens mit seinen großen und mittleren Bronchien, oft als Aufhellungsbänder innerhalb der homogenen Verschattung, als sog. ,,heller Bronchialbaum" (FLEISCHNER) hervor. Eine Bronchographie läßt, da es sich bei der Pneumonie primär um eine Erkrankung des Lungenparenchyms handelt, keine pathognomonischen, höchstens später sekundäre Veränderungen erwarten.

Die Rückbildung einer Pneumonie erfolgt unter rascher Aufhellung der Verschattungen, die aber auch, vor allem nach Behandlung mit Antibiotica, deutlich hinter der klinischen Besserung (Fieberabfall) zurückbleiben kann. Einige Zeit verbleibende inhomogene, streifige, netz-, mitunter auch wabenförmige Trübungen sind wahrscheinlich Ausdruck entzündlicher Lymphgefäßveränderungen.

Bei komplikationslosem Verlauf einer Pneumonie erfolgt meist eine Restitutio ad integrum. Durch Beteiligung der Pleura können aber auch als Residuen interlobäre oder phrenicocostale Verschwartungen verbleiben.

Als Komplikationen einer Pneumonie treten in der Minderzahl der Fälle Lungenabscesse, Gangrän, Pleuraempyeme usw. auf.

Löst sich eine akute lobäre Pneumonie nicht rechtzeitig, dann entsteht eine *chronische Pneumonie* und damit ein Zustand, der wegen seiner Irreversibilität im allgemeinen chirurgischer Behandlung bedarf.

In diesem Falle wird das intraalveoläre Exsudat organisiert. Dabei kommt es zur Neubildung von Bindegewebe, zur Narbe mit Schrumpfung und schließlich zur vollkommenen Karnifizierung des befallenen Lungenabschnittes. Mitunter liegen im Narbengewebe auch Absceßhöhlen. Diese Kombinationsmöglichkeiten führen zu den verschiedenartigsten Röntgenbildern.

Pneumonien können auch *primär-chronisch* verlaufen. Am wichtigsten ist dabei die Pneumonie (*Obturationspneumonitis* [LÜDEKE]) in Lungenbereichen, deren versorgender

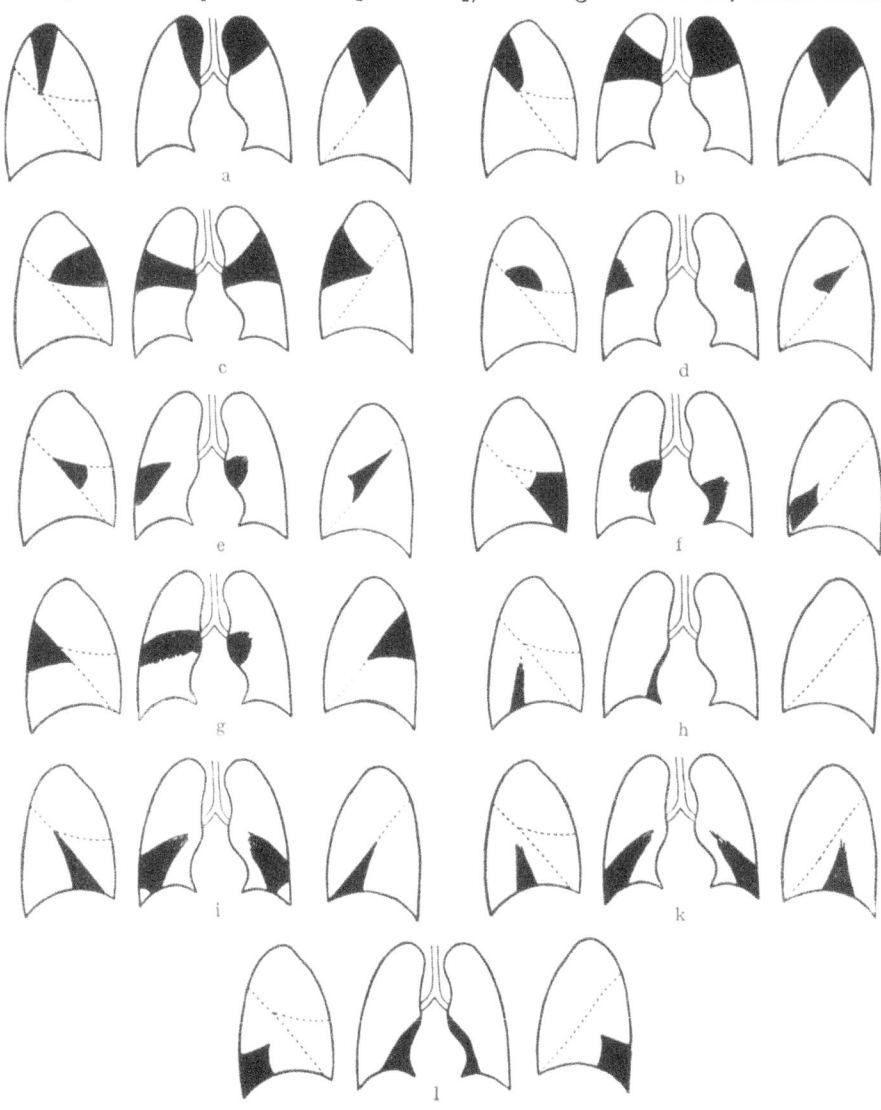

Abb. 95a—l. Segmentpneumonien. Schematisch nach COCCHI.

Oberlappen	Mittellappen (rechts) und Lingula (links)	Unterlappen

a rechts: apikal
  links: apicodorsal
	e rechts: axillar (lateral)
	  links: axillar (superior)
		g rechts:
		  links: apikal

b rechts: dorsal
  links: apicodorsal
	f rechts: ventral (medial)
	  links: ventral (inferior)
		h rechts: kardial
		  links: —

c rechts:
  links: ventral
		i rechts:
		  links: ventro-basal

d rechts:
  links: axillar
		k rechts:
		  links: axillo-basal

		l rechts: links: dorso-basal

Bronchus verschlossen oder erheblich eingeengt ist (vgl. S. 78). Wahrscheinlich sind auch die sog. *Alterspneumonien* Folge gestörter Ventilation, z. B. durch Lungenum-schwartungen oder sonstige Beeinträchtigungen der Atemfunktion. Zu den chronischen Pneumonien gehören dann auch noch die entzündlichen Veränderungen im Bereich von Fremdkörpern, bei Lungenabscessen, Bronchiektasen und Bronchialcarcinomen.

Röntgenologisch ist die Unterscheidung einer chronischen von einer akuten Pneumonie schwierig. Eine sichere Diagnose ermöglicht oft nur die Kenntnis der Anamnese und des klinischen, namentlich auch des Sputumbefundes. Die Schrumpfung des Narbengewebes kann außergewöhniich dichte Verschattungen und auch eine Verkleinerung der veränderten Lungensegmente oder -lappen hervorrufen. Erhebliche Verkleinerungen sind aber meist ein Zeichen dafür, daß primär ein Bronchusverschluß zu einer Atelektase und dann erst zu einer Obturationspneumonitis geführt hat.

Die wesentliche Mitbeteiligung des Bronchialsystems bei der chronischen Pneumonie macht oft eine Kontrastmitteldarstellung erforderlich, besonders wenn chirurgische Maßnahmen erwogen werden. Die Bronchographie gibt die sicherste Aufklärung darüber, ob ein Bronchusverschluß vorliegt oder nicht. Lassen sich die Bronchien in den veränderten Bezirken mit Kontrastmittel füllen (was auch beim Fehlen eines Verschlusses im allgemeinen nur durch gezielte Sondierung gelingt), dann erkennt man eine „Büschelung" der Bronchien als Ausdruck einer Verminderung des gegenseitigen Abstandes durch Gewebsverlust und -schrumpfung. Die Lichtungen sind erweitert und unregelmäßig konturiert (wie bei chronischer Bronchitis). Mitunter füllen sich auch kleine, auf Nativaufnahmen kaum sichtbare, Einschmelzungshöhlen (Abb. 96).

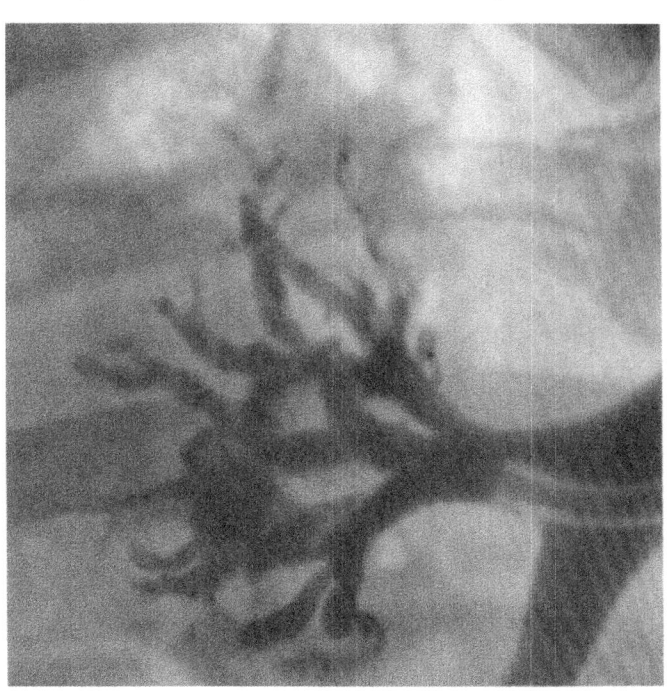

Abb. 96. Chronische Pneumonie im linken Unterlappen mit kleiner Absceßhöhle. Bronchographische Kontrastmittelfüllung

Differentialdiagnostische Schwierigkeiten bereiten alle chronischen lobären oder segmentalen Infiltrationen anderer Genese, vor allem Tuberkulosen und Bronchialcarcinome. Oft ist eine sichere Abgrenzung nicht möglich. Dann muß aber geklärt werden, ob eine Indikation zur Operation besteht, wobei vor allem der bronchographische Nachweis einer Bronchusstenose ausschlaggebend ist.

Man muß davor warnen, routinemäßig abzuwarten, ob der Befund über Monate unverändert bleibt, um daraus auf eine chronische Pneumonie zu schließen. Nur in besonders gelagerten Fällen ist ein längeres Abwarten vielleicht einmal berechtigt; häufiger erweckt es den Eindruck mangelnder Entschlußkraft. Jeder nicht a priori eindeutige Befund dieser Art ist carcinomverdächtig. Deshalb ist Abwarten nicht zu verantworten, es sei denn, daß andere Gründe ohnehin gegen ein chirurgisches Vorgehen sprechen.

b) Bronchopneumonie

Herdförmige Lungenentzündungen, die bei Erwachsenen viel seltener sind als bei Kindern, haben verschiedenartige Ursachen. Sie treten z. B. bei Grippe, Endocarditis rheumatica, Keuchhusten, Masern, Psittacosis auf. Außer Viruserkrankungen können Infektionen mit Staphylo- und Streptokokken sowie mit dem Friedländerschen Bacillus und Pilze zu Bronchopneumonien führen.

Chirurgisch wichtig sind als sog. unspezifische Herdlungenentzündungen die *hypostatische Pneumonie* und die eigentlichen *postoperativen Pneumonien*, bronchogen durch Aspiration oder hämatogen durch embolische Verschleppung infektiösen Materials entstanden.

Wie bei der Lobärpneumonie kommt es auch hier zur Exsudation in die Alveolen, wobei herdförmig einzelne oder viele Acini oder Lobuli befallen werden.

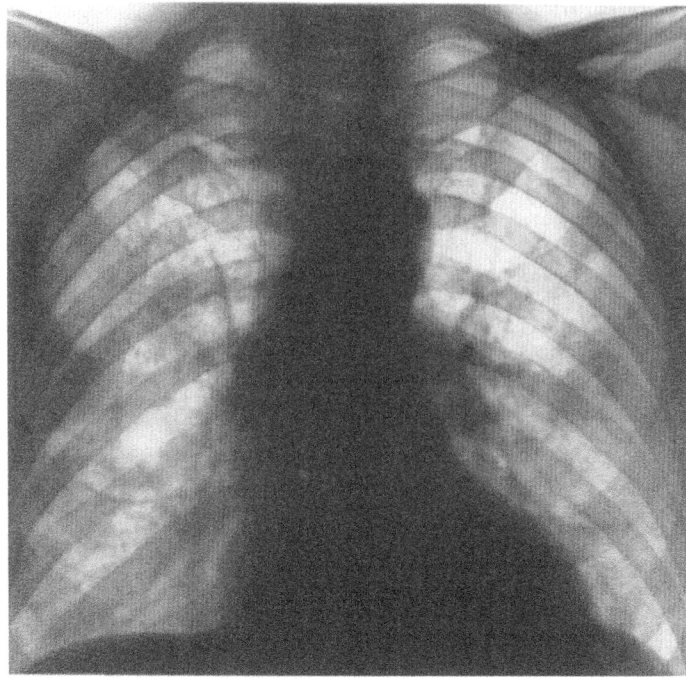

Abb. 97. Bronchopneumonie. Kleine Fleckschatten vorwiegend in den Unterfeldern

Röntgenologisch entsprechen diesen umschriebenen exsudativen Verdichtungen *Fleckschatten* von Stecknadelkopf- bis Kirsch- oder Walnußgröße (Abb. 97). Konfluieren die Entzündungsherde, dann können auch zusammenhängende Verschattungen größerer Lungenbezirke entstehen, die von segmentalen oder lobären Pneumonien ohne Kenntnis der Entwicklung nicht mehr zu unterscheiden sind (Abb. 98). Die Dichte der Verschattung richtet sich in erster Linie nach der Dickenausdehnung der Infiltrationen. Auch die Formen größerer Trübungen variieren sehr; sie sind durch die Mannigfaltigkeit runder, ovaler, streifiger, oft auch polygonaler Infiltrationen bestimmt. Die Fleckschatten sind im allgemeinen unscharf konturiert.

Hypostatische und postoperative Bronchopneumonien entstehen häufiger rechts als links und fast ausschließlich in den dorsalen, meist in den dorsobasalen Lungenabschnitten; lediglich der Mittellappen rechts wird trotz seiner ventralen Lage verhältnismäßig oft mitbefallen. Das liegt daran, daß der Mittellappenbronchus nach der Aufteilung des Zwischenbronchus zunächst parallel zum Unterlappenbronchus verläuft.

Basale Pleuraergüsse (Transsudate) sind namentlich bei hypostatischen Pneumonien häufig.

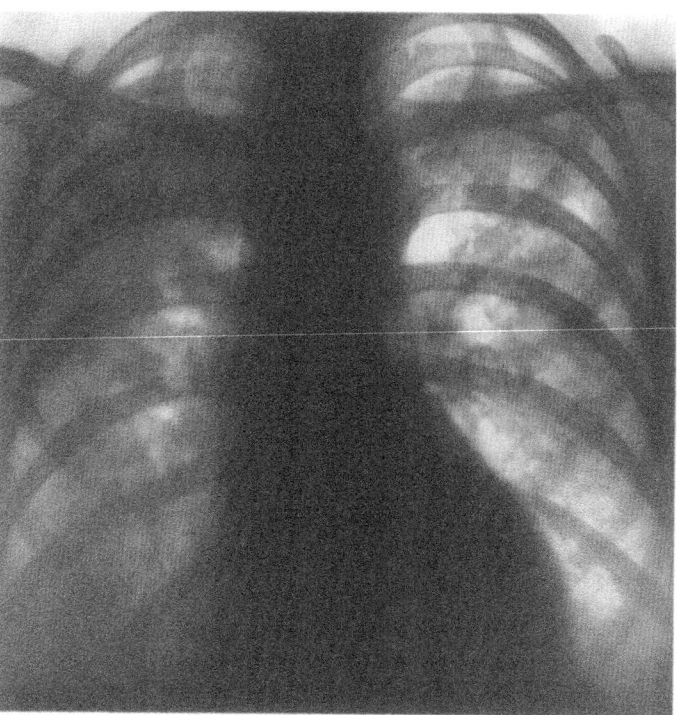

Abb. 98. Zusammenballung bronchopneumonischer Herde

Auch Bronchopneumonien gehen beim Ausbleiben ihrer Lösung durch Organisation des Exsudates in chronische Pneumonien über. Eine ernste Komplikation ist die Bildung einzelner oder multipler Lungenabscesse.

Die Diagnose einer Bronchopneumonie ist mit genügender Sicherheit nur auf Grund des Verlaufes und unter Berücksichtigung aller klinischen Symptome möglich. Das gilt besonders für die Unterscheidung von Infarkten und von tuberkulösen Prozessen, die allerdings die oberenLungenabschnitte bevorzugen und gewöhnlich bei Kontrolluntersuchungen nicht so schnell ablaufende Veränderungen erkennen lassen.

c) Interstitielle Pneumonitis und Lungenfibrose

Zunehmende Bedeutung haben in den letzten Jahren die entzündlichen und dystrophischen Veränderungen bekommen, die vorwiegend interstitiell im interlobären, interacinösen, peribronchialen, perivasculären und subpleuralen Bindegewebe ablaufen. Obgleich diese Erkrankungen in erster Linie für die Innere Medizin wichtig sind, müssen sie auch hier kurz besprochen werden.

Chronische interstitielle Pneumonitiden verschiedenster Ätiologie führen zu Lungenfibrosen (Lungencirrhosen). Durch den chronischen Entzündungsprozeß kommt es zum Untergang elastischer Fasern und zu einer Vermehrung des Bindegewebes, das sehr zur Schrumpfung neigt. Folgen sind Elastizitätsverlust und Verkleinerung der befallenen Lungenabschnitte, Verziehungen, Einschnürungen, Bronchiektasenbildung (zylindrisch oder sackförmig) und kompensatorische Überblähung benachbarter Lungenbezirke.

Schrumpfung der Alveolen, Veränderungen der Durchlässigkeit ihrer Wand mit Störung des Gasaustausches und Behinderung des Lungenkreislaufs führen schließlich zur Überlastung des rechten Herzens. *Dabei besteht oft eine auffallende Diskrepanz zwischen der Schwere der klinischen Erscheinungen und den röntgenologisch darstellbaren Veränderungen.*

Lungenfibrosen können symmetrisch in beiden Lungen oder lokalisiert in einer Lunge oder einem Lungenlappen auftreten. Bei den meisten Formen sind vorwiegend die mittleren und unteren Lungenabschnitte befallen. Nach cranial nimmt das Ausmaß der Veränderungen ab; es besteht aber eine ausgesprochene Neigung zur Progression und zum Übergreifen auch auf die oberen Lungenabschnitte.

Die meisten Lungenfibrosen sind *Erscheinungsformen anderer Lungenerkrankungen* (fibrotische Form der Lungentuberkulose, interstitielle Form der Lues, interstitielle plasmocelluläre Pneumonie, Morbus Boeck, Pneumokoniosen). Als besondere klinische Form wurde die ätiologisch ungeklärte *diffuse progressive interstitielle Lungenfibrose* beschrieben, bei der die — meist symmetrische — Progredienz der Veränderungen nach cranial ausgeprägt ist.

Bei der sog. *idiopathischen Lungenfibrose* handelt es sich nicht um ein genau definiertes Krankheitsbild, sondern um einen Sammelbegriff für verschiedenartige ätiologisch ungeklärte Formen. Dementsprechend unterschiedlich sind auch die Röntgenbefunde.

Am wichtigsten ist die *Strahlenfibrose*, die sich nicht selten nach intensiver Röntgenbestrahlung intrathorakaler Blastome im durchstrahlten Lungengewebe entwickelt. Sie kann demnach unabhängig von der sonst üblichen Lokalisation in allen Lungenbezirken auftreten. Erfolgen später keine weiteren Bestrahlungen, dann können die Veränderungen — wenigstens zum Teil — zurückgehen, aber auch zu schwersten Formen der Lungenfibrose fortschreiten. Die klinischen und röntgenologischen Symptome können schon 4—6 Wochen nach der hoch dosierten Bestrahlung auftreten.

Röntgenbilder zeigen je nach Form und Schwere der Fibrose verschiedenartige Veränderungen. Typisch ist die Vermehrung der streifigen und netzförmigen Lungenzeichnung. Feine netzförmige, mehr oder weniger diffuse Trübungen oder grobe streifige Schattenbänder werden ebenso beobachtet wie miliare Knötchenbildung oder grobe knollige, eventuell sogar flächenhafte Verschattungen. Der verschattete Lungenteil ist geschrumpft. Da gleichzeitig die Nachbarschaft durch Überblähung vermehrt strahlendurchlässig ist, bestehen auffallend große Kontraste. Einzelne Emphysemblasen können besonders im Schichtbild umschriebene Aufhellungen zeigen — ebenso Bronchiektasen innerhalb der Verschattungen.

Die Lungenwurzeln können durch arterielle Stauung in den Pulmonalisästen oder auch durch entzündliche Lymphknotenprozesse vergrößert und verdichtet sein.

Bei Fibrosen in den oberen Lungenabschnitten kann die Trachea zur kranken Seite verzogen sein. Oft bestehen zipfelförmige Adhäsionen an der medialen und diaphragmalen Pleura. Das Zwerchfell ist bei höhergradigem Lungenemphysem abgeflacht und zeigt eingeschränkte Atemexkursionen.

Bronchographisch lassen sich unter Umständen zylindrische oder sackförmige Bronchiektasen und Verziehungen des Bronchialsystems im Bereich der Fibrosen nachweisen.

Am Herzen bestehen in älteren und fortgeschritteneren Fällen die für ein Cor pulmonale charakteristischen Formveränderungen (Vorspringen des Pulmonalisbogens und des rechten Ventrikels) (vgl. S. 218).

Lungenfibrosen nach Kontrastmittelapplikation für die Bronchographie waren einer der Gründe für die Ablehnung der früher gebräuchlichen Jodöle. Aus dem gleichen Grunde ist vor dem Gebrauch von Jodöl-Sulfonamidgemischen zu warnen. Die heute üblichen wasserlöslichen Kontrastmittel rufen bei richtiger bronchographischer Technik ohne Füllung der Lungenperipherie solche Veränderungen nicht hervor.

4. Bronchiektasen

Bronchiektasen sind umschriebene zylindrische oder sackförmige, manchmal auch spindelartige Erweiterungen der Bronchien. Zylindrische Bronchiektasen erstrecken sich vorwiegend diffus oft über das ganze Bronchialsystem; sackförmige Erweiterungen sind dagegen meist auf einzelne Lungenlappen oder Segmente beschränkt.

Die Wand der Bronchiektasen kann wie bei der Bronchitis hypertrophisch und atrophisch sein. Bei höhergradiger Wandatrophie können größere Höhlen entstehen.

Bronchiektasen enthalten Luft und oft, besonders in den basalen Lungenabschnitten, schleimigeitriges Sekret. Putride oder gangränöse Infektion führt zur Zerstörung der Wand, Einschmelzung des Lungenparenchyms und so zur Bildung bronchiektatischer Kavernen. Infolge chronischer Entzündungen entstehen mannigfaltige Bilder. Mitbeteiligung der Pleura führt auch oft zu ausgedehnten Schwartenbildungen.

Auch das klinische Bild wird bestimmt durch die Schwere der entzündlichen Veränderungen, wobei Husten und Auswurf oft großer Mengen fötiden, schleimig-eitrigen Sputums im Vordergrund stehen. Bei „trockenen" Bronchiektasen kann allerdings die Auswurfmenge gering sein oder ganz fehlen. Temperatursteigerungen und kleine Hämoptysen sind nicht selten, aber uncharakteristisch. Wie auch bei anderen intrathorakalen und namentlich mediastinalen Erkrankungen kommt es zur Bildung von Trommelschlegelfingern. In Spätstadien bestimmen Amyloidose, Kachexie, Lungengangrän und metastatische Abscesse, oft im Gehirn, das letale Ende.

Bronchiektasen treten in der linken Lunge viel häufiger als in der rechten auf. Bevorzugt werden die dorsobasalen Segmente der Unterlappen (namentlich links hinter dem Herzen), oft aber auch Mittellappen und Lingula.

Bei der Röntgennativuntersuchung zeigen sich je nach Dicke der Bronchuswände, Weite und Form der Lichtungen, Inhalt der Bronchiektasen und Dichte des umgebenden Gewebes verschiedenartige, meist aber charakteristische Veränderungen.

Zylindrische Erweiterungen mit verdickten Wänden rufen parallele Streifenschatten hervor, die paarweise bandförmige Aufhellungen begrenzen (Abb. 99). Breite Ringschatten entsprechen Querschnittsfiguren orthograd projizierter Bronchien. Oft sind peribronchiektatische Indurationen an einer grob-streifigen und netzförmigen Zeichnung erkennbar. Bei Verschwartungen der Pleura können flächenhafte homogene Verschattungen verschiedener Dichte das Bild überlagern. Die erweiterten Bronchuslichtungen selbst stellen sich als Aufhellungen dar, wenn sie Luft enthalten. Am Boden solcher Aufhellungen können, besonders bei sackförmigen Bronchiektasen, kleine Flüssigkeitsspiegel bestehen. Vollkommen mit Sekret gefüllte Bronchiektasen ergeben dagegen dichte Verschattungen von oft knollenartigem Aussehen.

Wichtig ist der Nachweis von Bronchiektasen in atelektatischen oder karnifizierten Lungenlappen. Auf Nativaufnahmen erkennt man dann meist nur die dadurch hervorgerufenen Verschattungen, und zwar bei sagittaler Projektion in den Herzzwerchfellwinkeln als Dreieckschatten, die mit ihrer Spitze paramediastinal bis in Hilushöhe reichen (Abb. 100). Linksseitig können solche Verschattungen hinter dem Herzschatten verborgen bleiben, wenn nicht die deshalb unentbehrlichen Seitenbilder sie im Retrokardialraum erkennen lassen.

So typisch Nativaufnahmen von Bronchiektasen oft sind, so geringfügig können die sichtbaren Veränderungen aber auch sein, wenn die Schattendifferenzen, z. B. bei dünnwandigen Bronchiektasen von nur mäßiger Ausdehnung, zu gering sind, oder wenn Infiltrationen infolge vermehrten Luftgehaltes der Umgebung bei einem vicariierenden Emphysem bildmäßig ausgeglichen werden.

Die genannten Veränderungen lassen sich natürlich auf Schichtaufnahmen besonders deutlich darstellen; vor allem gelingt damit oft auch der Nachweis von Bronchialerweiterungen innerhalb atelektatischer Lungenlappen. Trotzdem ist, namentlich vor lungenchirurgischen Maßnahmen, eine bronchographische Kontrastmitteldarstellung der Bronchiektasen *immer* erforderlich. Nur so kann die Diagnose genügend gesichert werden. Darüber hinaus ermöglicht die Bronchographie eine genaue Lokalisation der Veränderungen und auch die Feststellung, welche Lungenabschnitte morphologisch intakt sind

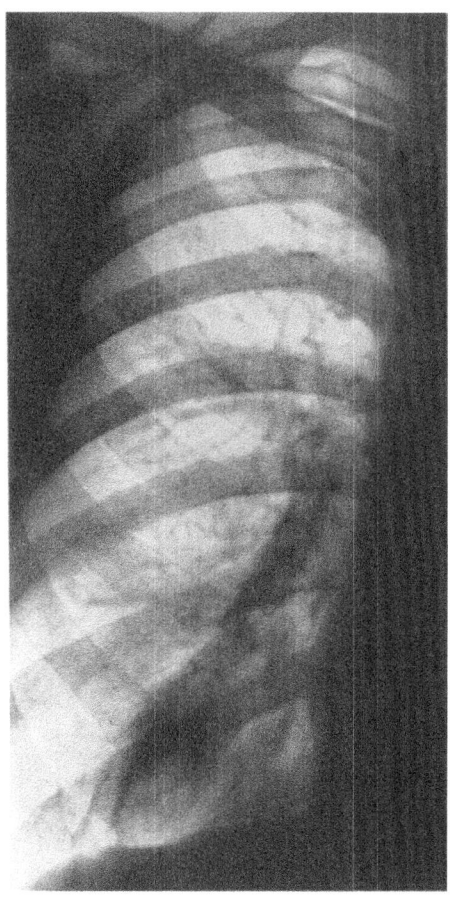

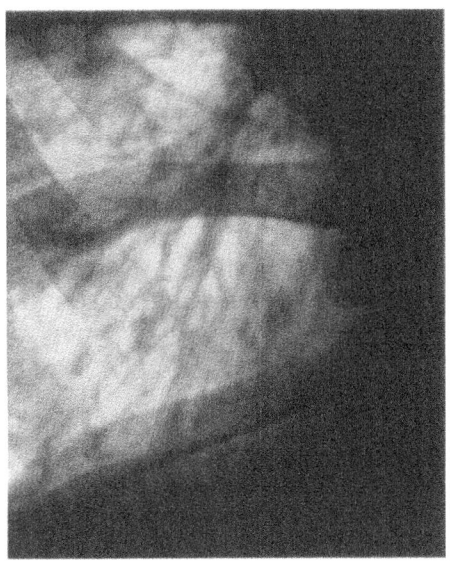

Abb. 99. Zylindrische Bronchiektasen. Bandförmige Aufhellungen im Nativbild

Abb. 100. Bronchiektasen des rechten Unterlappens. Dreieckschatten im Herz-Zwerchfellwinkel

und von einer Resektion ausgeschlossen werden können. Bei Bronchiektasen des Unterlappens ist besonders auf den Zustand seines apikalen Segmentes zu achten. Da Bronchiektasen oft doppelseitig bestehen, muß vor jeder Operation der Bronchialbaum *beider* Lungen möglichst vollständig dargestellt werden.

a) Angeborene Bronchiektasen

Angeborene Bronchiektasen stehen entwicklungsgeschichtlich der bei den Mißbildungen besprochenen Wabenlunge sehr nahe. Die Fehlentwicklung erfolgt aber zu einem noch späteren Zeitpunkt. Solange keine sekundären entzündlichen Veränderungen auftreten, sind die keulenförmigen Erweiterungen von Flimmerepithel ausgekleidet. Prädilektionsstellen sind ebenfalls die dorsobasalen Unterlappensegmente, vorwiegend links, dann aber auch der akzessorische Lobus cardiacus.

Nur selten und ausschließlich bei Kindern sieht man bronchographisch so typische Bilder wie in Abb. 101, bei denen die dicht aneinander liegenden keulenförmigen

Erweiterungen mit zarten Wänden, glatten Konturen ohne peribronchiektatische Indurationen von vornherein angeborene Bronchiektasen vermuten lassen. Die endgültige
Diagnose ist aber auch dann nur histologisch am Operationspräparat möglich.

Häufig bestehen bei angeborenen Bronchiektasen auch noch Mißbildungen anderer
Organe. Besonders zu erwähnen ist die *Kartagenersche Trias*, bei der angeborene
Bronchiektasen zusammentreffen mit einem Situs inversus und Veränderungen (Aplasien
oder Hypoplasien) der Nasennebenhöhlen, häufig kombiniert mit chronisch-entzündlichen
Prozessen (Abb. 102 a—c).

Früher oder später kommt es auch in angeborenen Bronchiektasen immer zu eitrigen
Entzündungen mit entsprechenden sekundären Veränderungen. Dann entstehen Bilder,
die weder bronchographisch noch morphologisch von erworbenen chronischen Bronchiektasen zu unterscheiden sind. Bei Erwachsenen ist deshalb die Entscheidung, ob es sich um angeborene oder erworbene Bronchiektasen handelt, praktisch unmöglich.

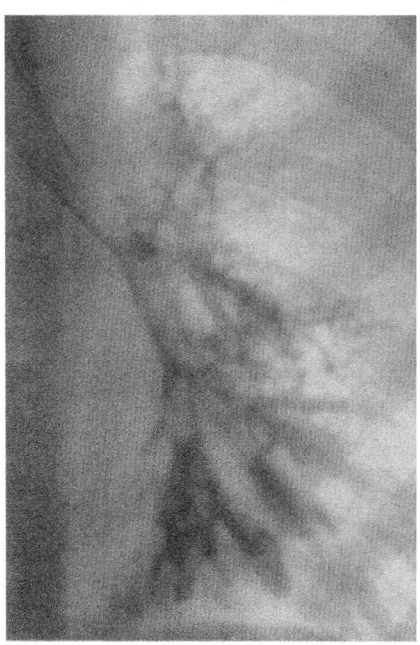

Abb. 101. Angeborene Bronchiektasen

b) Erworbene Bronchiektasen

α) Bei *akuten Bronchiektasen* handelt es sich ausschließlich um eine Funktionsstörung, die unter Umständen vollkommen *reversibel* ist. Die Bronchialerweiterungen können als Folge einer Atonie der Bronchialmuskulatur entstehen, z. B. bei akuten bronchitischen oder pneumonischen Prozessen oder poststenotisch bei plötzlichen Bronchusverschlüssen mit Resorptionsatelektasen ihrer Belüftungsgebiete. Wenn die auslösenden Ursachen nach kurzer Zeit abklingen, dann ist eine Restitutio ad integrum möglich; andernfalls entwickelt sich aus der akuten eine irreversible chronische Bronchiektasie.

Bronchographisch charakteristisch sind das Fehlen sekundärer entzündlicher Veränderungen, und die glatte Konturierung und vor allem die — allerdings nur bei der Durchleuchtung und Serienaufnahmen mit schneller Bildfolge gut erkennbaren — respira-
torischen Kaliberänderungen. Da die Bronchuswände nicht indurativ verdickt sind,
kommt es bei jedem Hustenstoß zu einer ausgiebigen Einengung der Lichtung, so daß
auch das Kontrastmittel ohne wesentliche Verzögerung entleert wird (STUTZ).

Die dadurch mögliche Unterscheidung zwischen akuten und chronischen Bronchiektasen hat in erster Linie chirurgische Bedeutung, weil im akuten Stadium die Möglichkeit einer Rückbildung durch konservative Behandlung besteht und deshalb operative
Maßnahmen nicht indiziert sind.

β) *Chronische Bronchiektasen* rufen auf Nativaufnahmen die bereits eingangs beschriebenen Veränderungen hervor.

Durch die Wechselwirkungen zwischen dem elastischen Zug des umgebenden Lungengewebes und narbigen Schrumpfungen entsteht ein Nebeneinander von Erweiterungen
und Einengungen mit bizarren Deformierungen, die in allen Übergängen von der noch
reinen Bronchitis deformans bis zu schwersten Graden chronischer Bronchiektasie nur
bronchographisch darstellbar sind. Durch Schwund des Lungenparenchyms sind die
befallenen Lungenlappen oft erheblich, bis auf $^1/_{10}$ ihres normalen Volumens, unter Überblähung der gesunden Nachbarschaft und entsprechender Verlagerung ihrer Bronchien,
geschrumpft (Abb. 103). In den verkleinerten Lappen stehen die erweiterten Bronchien
gebüschelt und können oft nicht mehr einzeln differenziert werden. Kommt es schließlich

durch putride oder eitrige Infektion zu einer Zerstörung der Wände und zur Einschmelzung umgebenden Gewebes, dann entstehen *bronchiektatische Kavernen,* die einen Lappen
oder sogar ganze Lungen durchsetzen können (Abb. 104).

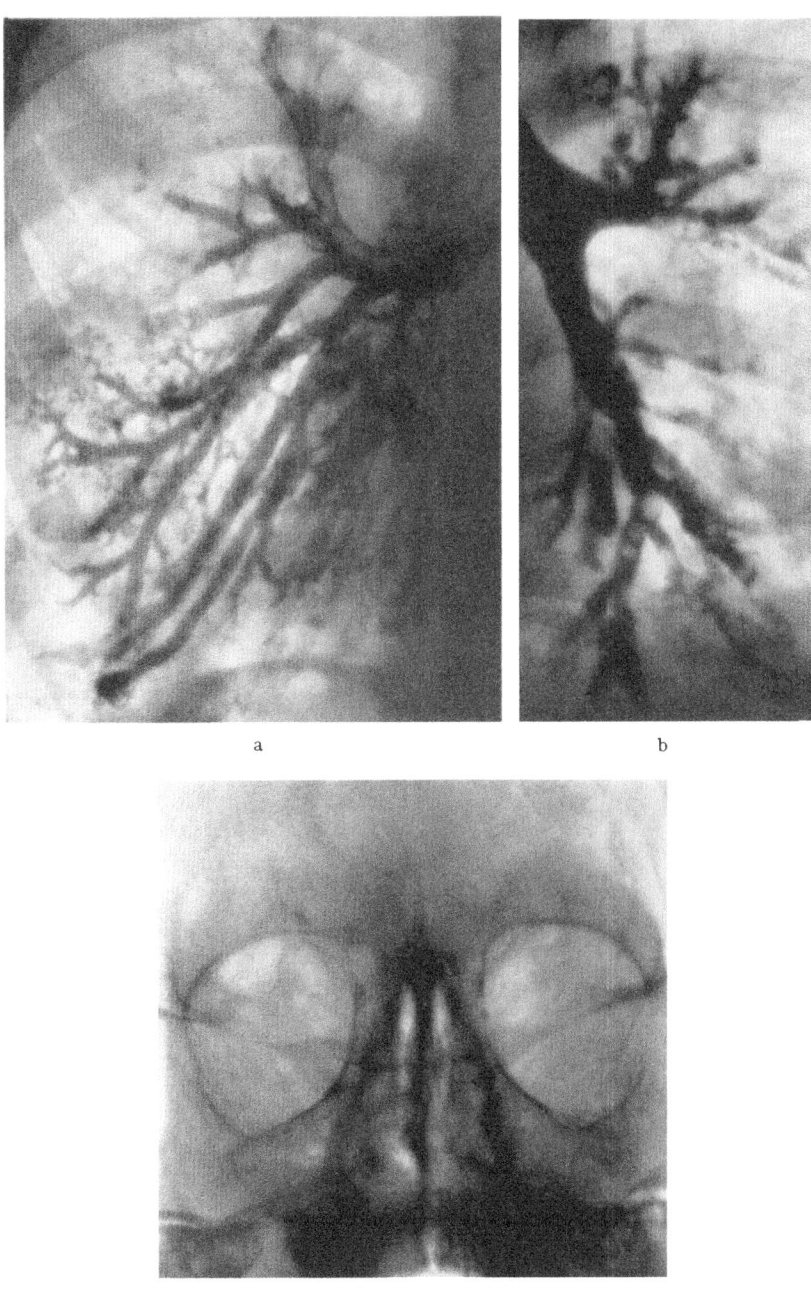

a   b

c

Abb. 102a—c. Kartagenersche Trias: Situs inversus, Bronchiektasen und Aplasie der Stirnhöhle. a Rechts: Bronchiektasen
des Unterlappens und der Lingula. b Links: Bronchiektasen des Unter- und Mittellappens. c Aplasie der Stirnhöhle
und der linken Kieferhöhle

Manchmal füllen sich an kleinen oder mittleren, sonst unveränderten Bronchien nur
einzelne runde oder ovale kleine Säckchen, die BRAUER und LOREY als *Caverniculae*
bezeichnet haben. Es handelt sich dabei eigentlich um kleine von der Bronchuswand
ausgehende Lungenabscesse.

Der progrediente Schwund der elastischen Elemente von Bronchien und Parenchym hat eine Herabsetzung und schließlich einen vollkommenen Verlust der Dehnbarkeit der

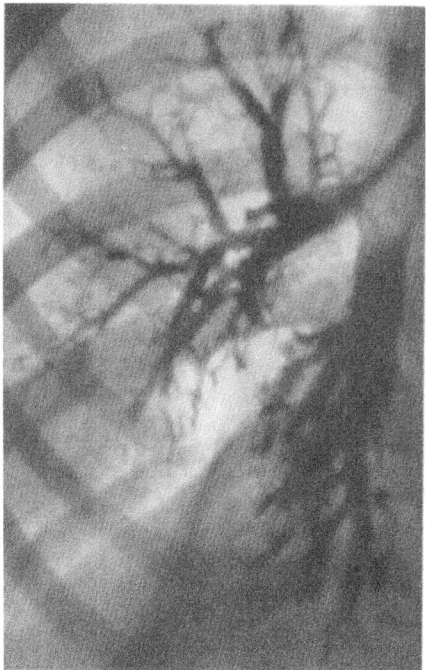

Abb. 103. Bronchiektasen mit hochgradiger Schrumpfung des rechten Mittel- und Unterlappens. Dreieckschatten im Herz-Zwerchfellwinkel. Überblähung des Oberlappens

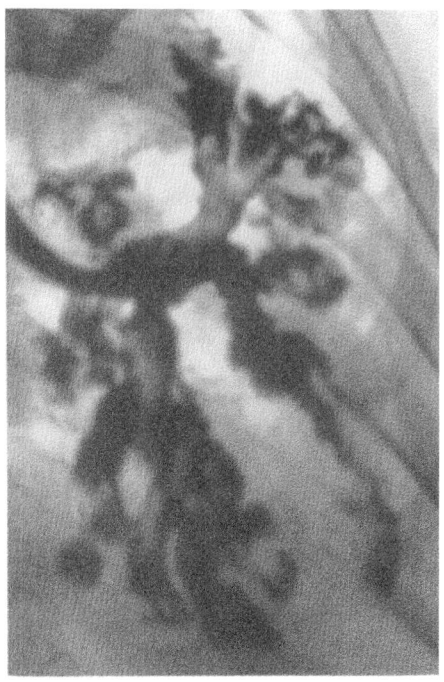

Abb. 104. Bronchiektatische Kavernen der ganzen linken Lunge

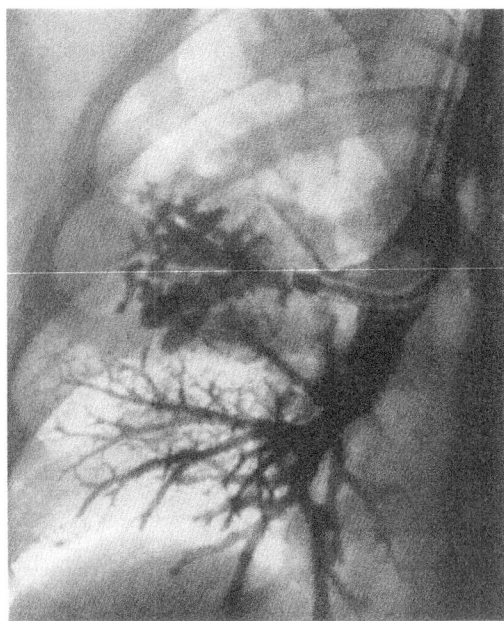

Abb. 105. Poststenotische Bronchiektasen

befallenen Lungenteile zur Folge. Damit verringert sich auch der inspiratorische Sog (STUTZ); das Kontrastmittel wird nicht mehr aktiv von der Lunge aspiriert. Schon als Frühsymptom von Bronchiektasen fallen deswegen verzögertes Einfließen des Kontrastmittels und Ausbleiben einer Füllung der Lungenperipherie auf. Die Feststellung dieser Funktionsstörung auch in Segmenten, die noch keine sicheren morphologischen Veränderungen zeigen, ist gerade für die Entscheidung über den notwendigen Umfang einer Lungenresektion wichtig. Solche zunächst nur funktionell geschädigten Segmente müssen nämlich mit entfernt werden, weil in ihnen zweifellos ein großer Teil der postoperativen Bronchiektasen-Rezidive auftritt.

Genau so wie das Kontrastmittel in Gebiete mit verringertem inspiratorischem Sog verzögert einfließt, wird es aus ihnen auch nur sehr langsam eliminiert. Auf Spätaufnahmen (bei öligen Kontrastmitteln nach 24 Std, bei wasserlöslichen nach etwa $^1/_2$ Std) sind Bronchiektasen der Lungenbasis in ihrer ganzen Ausdehnung oft besser dargestellt als auf Frühaufnahmen.

Aus (meist posttuberkulösen) Bronchiektasen der Oberlappen, namentlich der Lungenspitzen, kann das Sekret zum Teil abfließen, zum Teil wird es expektoriert. Deshalb sind diese Bronchiektasen oft „stumm", d. h. sie machen kaum klinische Symptome.

Poststenotische Bronchiektasen sind häufig bei chronischen Bronchuseinengungen oder längere Zeit bestehenden Verschlüssen (Fremdkörper, Druck vergrößerter, besonders tuberkulöser Lymphknoten, langsam wachsende obturierende Blastome usw.). Eine Kontrastmittelfüllung ist natürlich nur bei noch vorhandener oder wiederhergestellter teilweiser Durchgängigkeit möglich, oder wenn es gelingt, bei gezielter Sondierung das sonst vollkommen obturierende Hindernis mit der Katheterspitze zu überwinden (Abb. 105). Ein typisches Beispiel poststenotischer Bronchiektasen ist das „*Mittellappensyndrom*" (vgl. S. 106).

Pleuraschwarten können Folge der chronischen Entzündung bei Bronchiektasen sein; sie können aber auch ihrerseits durch Behinderung der Selbstreinigung der umschwarteten Lungenteile Bronchiektasen verursachen. Röntgenologisch ist nicht zu entscheiden, welche Veränderung primär bestanden hat.

5. Lungenabsceß

Lungenabscesse entstehen durch eitrige Einschmelzung von Lungengewebe. Die Infektion erfolgt meist bronchogen oder hämatogen, seltener per continuitatem von der Nachbarschaft aus. Postoperativ entstehen Lungenabscesse entweder durch Aspiration infektiösen Materials oder metastatisch-embolisch.

Am häufigsten kommt es meta- bzw. postpneumonisch zu Lungenabscessen. Das pneumonische Infiltrat schmilzt an zunächst umschriebener Stelle ein; im weiteren Verlauf können mehrere kleine Einschmelzungen zu einer größeren Höhle von Kirsch- bis Apfelgröße konfluieren. Absceßhöhlen findet man häufiger in der Lungenperipherie als in Hilusnähe. Bevorzugt befallen werden die dorsalen und axillaren Segmente vorwiegend der Unterlappen, und zwar rechts wesentlich häufiger als

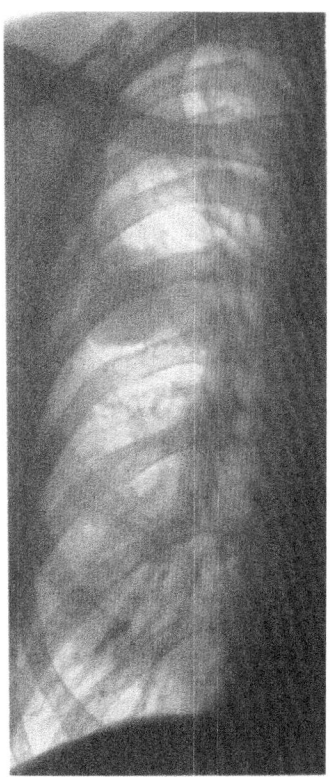

Abb. 106. Kugelförmiger Absceß im rechten Lungenoberlappen

links, weil der rechte Hauptbronchus mehr die Verlaufsrichtung der Trachea beibehält. *Lieblingslokalisation ist das apikale Unterlappensegment.* Oft werden aber auch die Segmentgrenzen von der Einschmelzung mit erfaßt und überschritten.

Zunächst bleibt die Zerfallshöhle mit Eiter und Detritus ausgefüllt. Solche Absceßhöhlen sind innerhalb einer infiltrativen Verschattung ihrer Umgebung röntgenologisch nicht nachzuweisen. Eine Vergrößerung des Infiltrates infolge der Vereiterung kann eine kugelförmige Verschattung hervorrufen (Abb. 106), die mitunter von Tumoren oder flüssigkeitsgefüllten Cysten nicht ohne weiteres abzugrenzen ist.

Im allgemeinen bricht der Absceß bald in einen größeren Bronchus durch; sein Inhalt wird dann abgehustet, und die Höhle füllt sich mit Luft. Sie zeigt dann zunächst noch unregelmäßige Konturierung mit zerfetzter Wand, reinigt sich aber bald; durch produktive Entzündung bildet sich eine Absceßmembran.

Röntgenologisch sind diese lufthaltigen Höhlen mit glatter Wand innerhalb der infiltrierten Umgebung im allgemeinen bereits bei der Durchleuchtung und auf Übersichtsaufnahmen (eventuell Hartstrahlaufnahmen) leicht zu erkennen. Wenn der flüssige Inhalt nicht vollkommen entleert ist, bestehen basale (bewegliche) Flüssigkeitsspiegel (Abb. 107). Besonders deutlich kommen Absceßhöhlen auf Schichtbildern zur Darstellung. Die Schichtuntersuchung ist in jedem Falle dringend zu empfehlen, weil kleine

Höhlen mit noch zerfetzter Innenwand und entsprechend unregelmäßigen Konturen sonst oft unerkannt bleiben, besonders wenn sie von bronchopneumonischen Infiltraten, Pleuraergüssen oder -schwarten überdeckt werden.

Eine bronchographische Darstellung der Absceßhöhlen gelingt nur, wenn eine breite Verbindung zu einem größeren Bronchus besteht, und im allgemeinen auch dann nur bei gezielter Kontrastmittelinjektion. In solchen Fällen ist allerdings die Bronchographie

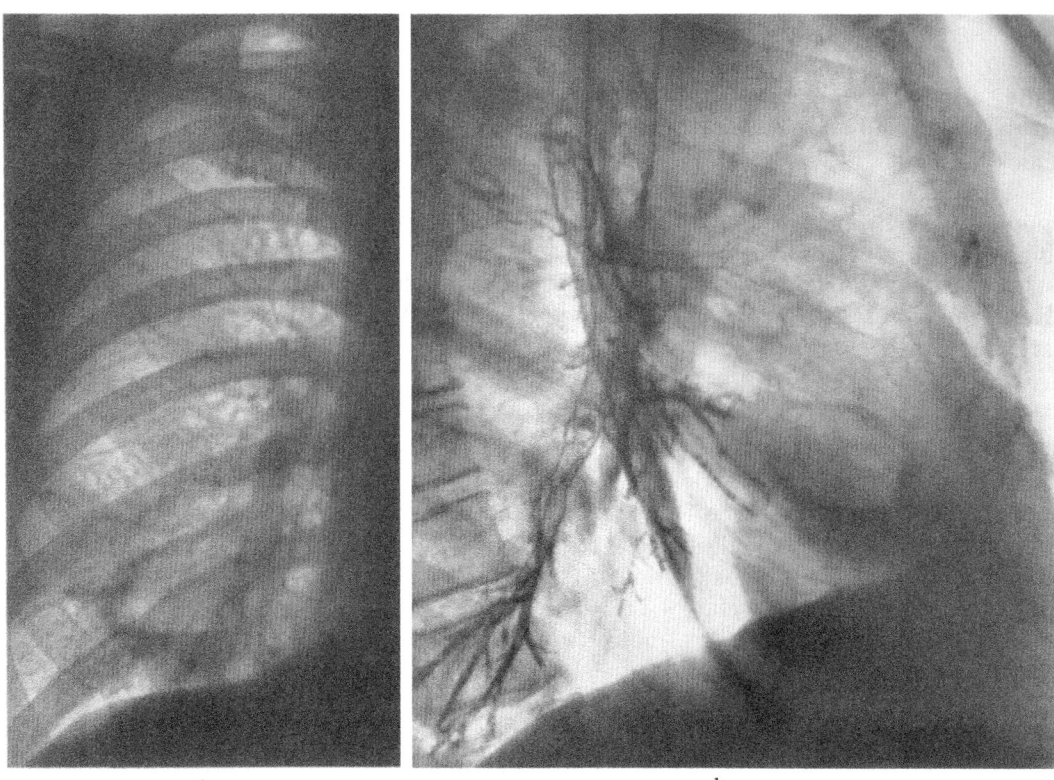

a   b

Abb. 107a u. b. Lufthaltige Absceßhöhle mit basalem Flüssigkeitsspiegel im Mittellappen rechts. a Sagittale Nativaufnahme. b Seitliches Bronchogramm

jeder anderen Darstellungsmethode überlegen (Abb. 108). Sie gibt vor allem auch Auskunft über den Zustand der zuführenden und umgebenden Bronchien (Abb. 109). Bei der gezielten Sondierung können auch Medikamente direkt in die Absceßhöhlen appliziert werden (MÉTRAS).

Die Kontrastmitteldarstellung der Höhlen durch perkutane Punktion muß wegen der Gefahr einer Ausbreitung der Infektion unbedingt abgelehnt werden.

Bei der Entwicklung eines Lungenabscesses kommt es manchmal infolge mangelnder Neigung zur Demarkation nicht zur Bildung einer eigentlichen Einschmelzungshöhle. Der Zerfallsprozeß breitet sich dann *diffus* aus, greift bald auf die Pleura über und führt frühzeitig zu einem Emphyem oder Pyopneumothorax. Röntgenologisch sieht man bei dieser diffusen Eiterung eine Verschattung der befallenen Lungenabschnitte, wie bei jeder Infiltration, und gegebenenfalls auch die Mitbeteiligung der Pleura (vgl. S. 167ff.). Die diffuse Eiterung selbst läßt das Röntgenbild aber nicht erkennen.

Differentialdiagnostisch sind Lungenabscesse von anderen Höhlenbildungen oft nur sehr schwer, manchmal überhaupt nicht abzugrenzen. Das gilt vor allem für tuberkulöse Kavernen, bei denen oft nur der Sputumbefund eine Klärung bringt, und ebenso für Zerfallshöhlen in Bronchialcarcinomen. Hierbei erkennt man allerdings mitunter, besonders auf Schichtbildern, Tumorknoten, die in den Hohlraum pelottenförmig hineinragen. Auch sehr dicke, unregelmäßig begrenzte Wandungen sind bei unklarer Genese carcinomverdächtig. Lungencysten unterscheiden sich von Absceßhöhlen durch ihre im allgemeinen viel dünnere Wand, obgleich sich daraus im Einzelfalle keine sicheren differentialdiagnostischen Schlußfolgerungen ziehen lassen.

Bronchiektatische Kavernen ähneln Lungenabscessen, wenn auch besonderer Genese.

Akute Lungenabscesse mit entzündlich infiltrierter, hyperämischer Umgebung können unter konservativer Behandlung abheilen. Ist jedoch nach 6—8 Wochen keine Abheilung erfolgt, dann ist anzunehmen, daß sich bereits eine starre Absceßmembran gebildet hat, die eine Rückbildung der Höhle unmöglich macht. *Chirurgische Behandlung* ist dann angezeigt. Sie besteht heute im allgemeinen in einer Resektion der betroffenen Lungenabschnitte. Lokalisation, Größe und Anzahl der Absceßhöhlen sowie eventuelle zusätzliche Veränderungen an Bronchien, Lungenparenchym und Pleura bestimmen im Einzelfalle, ob eine Segmentresektion ausreicht, oder ob eine Lobektomie (vielleicht sogar eine Pneumonektomie) erforderlich ist.

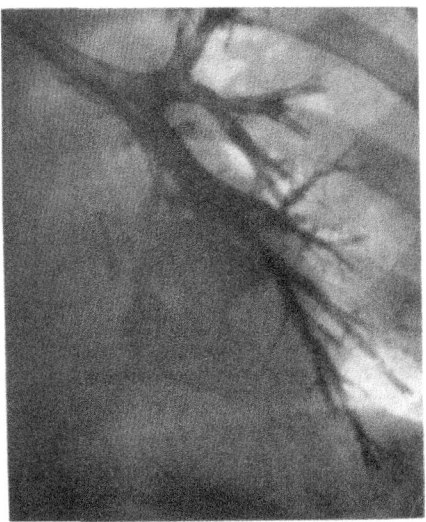
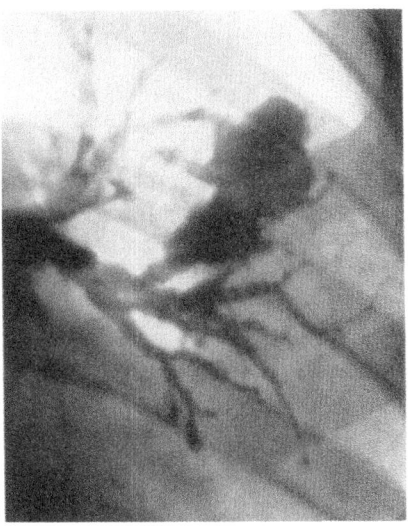

Abb. 108. Kontrastmitteldarstellung einer Absceßhöhle im linken Unterlappen

Abb. 109. Absceß im linken Oberlappen. Bronchitis deformans und beginnende Bronchiektasen der Lingulabronchien

Vor der Operation muß in jedem Falle eine genaue Lokalisation erfolgen. Eine geometrische Lagebestimmung mittels Aufnahmen in verschiedenen Strahlenrichtungen usw. und Markierungen auf der Haut genügen nicht, weil durch die Lagerung zur Operation und besonders durch die Eröffnung des Thorax die geometrischen Verhältnisse verändert werden. Deshalb ist eine anatomische Lokalisation mit Zuordnung der Veränderungen zu bestimmten Segmenten viel wichtiger. Sie erfolgt am sichersten durch eine Bronchographie, auch wenn sich die Absceßhöhle selbst nicht mit Kontrastmittel füllt.

Die Eröffnung eines Abscesses durch Pneumotomie wird heute nur noch selten durchgeführt. Wenn eine Pneumotomie geplant ist, muß präoperativ festgestellt werden, ob die Pleurablätter über der Höhle in ausreichendem Maße miteinander verklebt sind. Außer bei dicken ausgedehnten Schwarten, die bereits auf Nativaufnahmen erkennbar sind, ist dafür mitunter die Anlage eines diagnostischen Pneumothorax notwendig. Außerdem muß bei einer Durchleuchtung in der für die Operation vorgesehenen Lagerung des Patienten die günstigste Stelle für den Eingriff (Hautnahpunkt) markiert werden.

Postoperativ entstehen nach ausschließlicher Absceßeröffnung nicht selten fuchsbauartig verzweigte, wabige Hohlräume mit derben Narbensträngen und zahlreichen Bronchusfisteln, sog. Gitterlungen (Absceßresthöhlen).

6. Lungengangrän

Von Lungenabscessen unterscheidet sich die Lungengangrän ätiologisch durch die Beteiligung von Fäulniserregern. Während bei der Absceßbildung primär die eitrige Einschmelzung im Vordergrund steht, kommt es bei der Lungengangrän zunächst zur Nekrose und zur Bildung eines Lungensequesters, der sekundär eingeschmolzen und verflüssigt werden kann.

Röntgenologisch sind Absceß- und Gangränhöhlen im allgemeinen nicht zu unterscheiden. Trotzdem gibt es auch röntgenologisch ein Merkmal, das manchmal eine Diagnose zuläßt, und zwar der *in einer Höhle liegende Sequester*. Natürlich ist ein solcher Sequester nur dann darstellbar, wenn der schalenförmige Raum zwischen ihm und der inneren Höhlenwand Luft enthält. Dann sieht man aber größere Sequester bereits auf Übersichtsaufnahmen (Abb. 110a) und besonders auf Schichtbildern (Abb. 110b). Besteht genügend breite Kommunikation mit einem Bronchus, so daß bei der Bronchographie Kontrastmittel in die Höhle gelangt, so umfließt es den Sequester, der selbst als Kontrastmittelaussparung erscheint (Abb. 110c). Ähnliche Bilder ergeben sich allerdings mitunter auch bei Pneumomykosen (vgl. S. 139).

7. Tuberkulose

Obgleich die verschiedenartigen Erscheinungsbilder der Lungentuberkulose differentialdiagnostisch außerordentliche Bedeutung bei jeder Röntgenuntersuchung der Thoraxorgane und besonders der Lunge haben, ist es unmöglich, alle Manifestationen und Verlaufsformen hier zu besprechen. Deshalb muß auf vorhandene monographische Bearbeitungen und auf die betreffenden Kapitel in den bekannten Lehrbüchern der Röntgendiagnostik verwiesen werden. An dieser Stelle kann nur auf die Röntgenbefunde solcher Formen eingegangen werden, die heute als Indikationen zu operativen Maßnahmen, insbesondere zu Lungenresektionen gelten und als „chirurgische Erkrankung" aufgefaßt werden. Danach besteht eine *absolute Indikation* zur Lungenresektion bei der Bronchustuberkulose, namentlich bei tuberkulösen Bronchiektasen und Bronchusstenosen, beim sog. Tuberkulom, bei völliger Zerstörung großer Teile einer Lunge (destroyed lung), Kavernenrupturen und Tuberkulosen mit einer inneren Bronchusfistel sowie bei Restkavernen nach kollapschirurgischen Eingriffen. Die tuberkulöse Unterlappenkaverne leitet bereits über zur Gruppe der *relativen Indikationen*, zu der auch andere für eine Kollapstherapie ungünstig lokalisierte Kavernen sowie Riesenkavernen, blutende und geblähte Kavernen und schließlich die käsig-pneumonische Tuberkulose gerechnet werden. Bei diesen Formen muß im Einzelfalle geklärt werden, ob eine Resektion oder eine Kollapsbehandlung größere Erfolgsaussichten bietet. Äußerst wichtig ist natürlich die Erkennung solcher Formen, die als *Kontraindikationen* zur operativen Behandlung angesehen werden müssen. Dies ist aber mehr eine Aufgabe der internistischen als der chirurgischen Röntgendiagnostik.

Die Röntgenbefunde *nach* Lungenresektionen, die weit häufiger bei anderen Lungenerkrankungen als bei der Tuberkulose durchgeführt werden, sollen später in einem besonderen Kapitel besprochen werden (vgl. S. 154ff.).

a) Bronchustuberkulose

Die *primäre* Bronchustuberkulose — ohne Erkrankung des Lungenparenchyms oder ohne Beziehung zu ihr — ist selten; sie kann ausnahmsweise durch hämatogene Infektion der Bronchuswand entstehen. Viel häufiger wird eine Tuberkulose *sekundär* auf den Bronchus fortgeleitet, sei es durch Infektion der ableitenden Bronchien, namentlich des Drainagebronchus einer Kaverne, sei es durch Einbruch einer abscedierenden Lymphknotentuberkulose. Nicht selten bestehen bei einer Lungentuberkulose aber auch *unspezifische* Veränderungen der Bronchien.

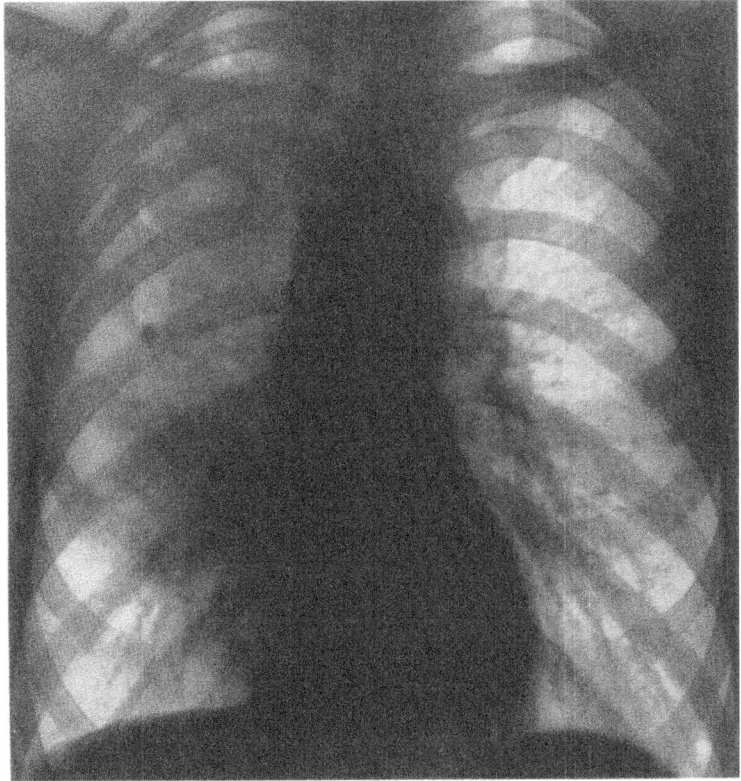

a

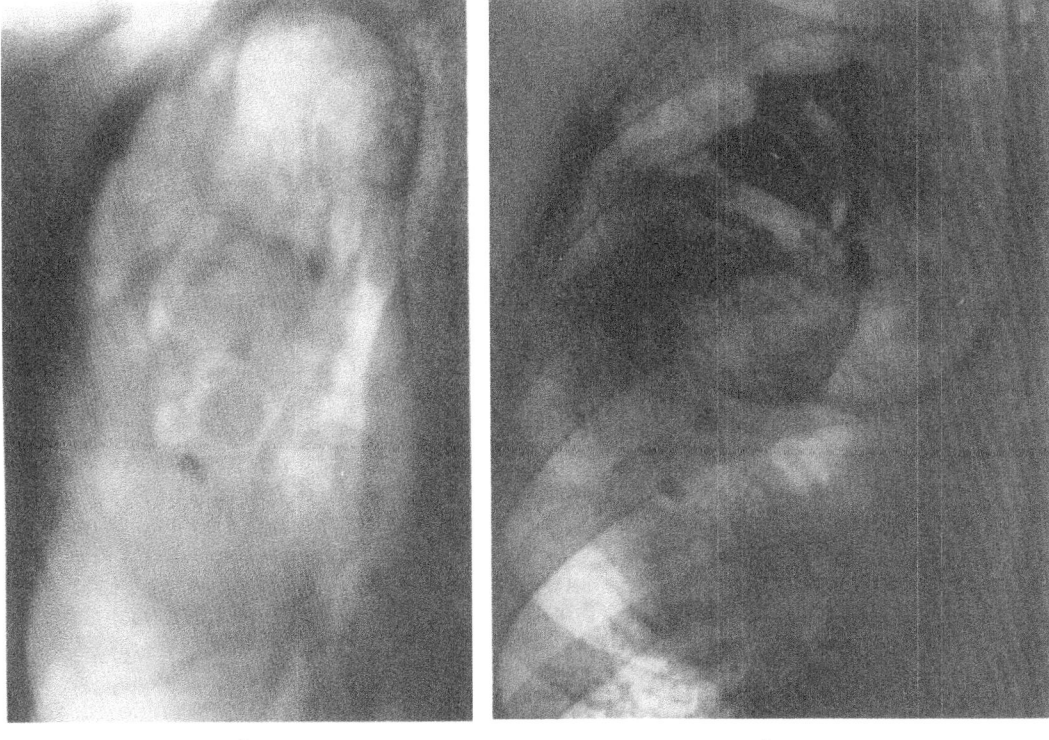

b   c

Abb. 110a—c. Lungengangrän mit Lungensequester. a Nativaufnahme. b Schichtbild. c Kontrastmitteldarstellung

Besonderheiten der Untersuchungstechnik: Veränderungen der Bronchialschleimhaut und Bronchuswand sind natürlich bei der Nativuntersuchung nicht oder höchstens dann zu erkennen, wenn sie ihrerseits, z. B. bei einem Bronchusverschluß, wieder zu sekundären Lungenparenchymveränderungen geführt haben. Auch Schichtaufnahmen sind erst bei hochgradigen Veränderungen in den großen Bronchien für die Darstellung geeignet.

Im allgemeinen kommt man nicht ohne eine bronchographische Kontrastmitteldarstellung aus; sie kann dann mit einer Bronchoskopie kombiniert werden.

Bei der Verwendung wasserlöslicher Kontrastmittel oder Suspensionen ähnlicher kontrastgebender Substanzen ist heute — im Gegensatz zu früher (Jodöle!) — die Bronchographie auch bei der Lungen-

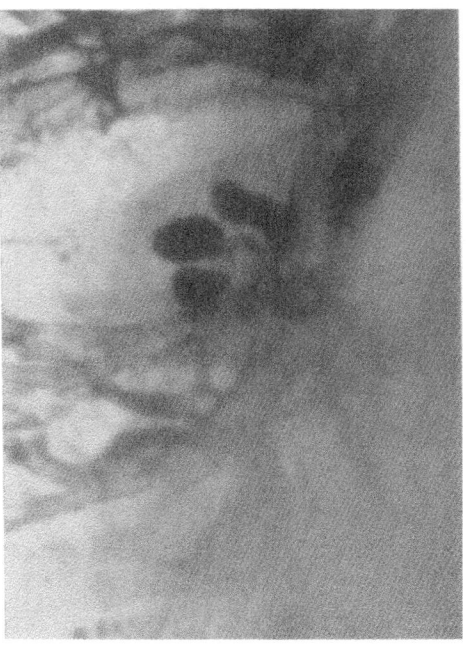 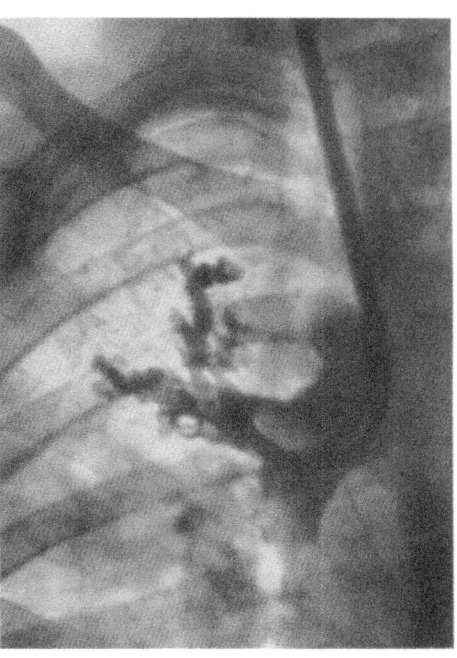

Abb. 111. Kontrastmitteldarstellung von Drüsenabscessen nach Einbruch einer abscedierenden Lymphknotentuberkulose in den Zwischenbronchus rechts

Abb. 112. „Rosenkranz"- bzw. „Perlschnur"-bildung der Bronchien des rechten Oberlappens. Sehr starke Erweiterung der großen Bronchien

und Bronchustuberkulose nicht mehr kontraindiziert. *Trotzdem erfordert sie eine strenge Indikationsstellung* (Bronchiektasen!) *und muß sehr vorsichtig durchgeführt werden.* Komplikationen, wie Temperatursteigerungen um etwa 1° (selten mehr), Vermehrung des Sputums u. ä., lassen sich nicht ganz vermeiden. Auch mit der Möglichkeit einer bronchogenen Streuung muß in seltenen Fällen gerechnet werden.

Die bei einer Bronchustuberkulose nach Kontrastmitteldarstellung erkennbaren Veränderungen der Bronchialschleimhaut (unregelmäßige, unscharfe Konturen) sind von unspezifischen Entzündungen nicht zu unterscheiden. Tuberkulöse Schleimhautgeschwüre, meistens in den großen, seltener in segmentären Bronchien, lassen sich höchstens ausnahmsweise darstellen. Eindrucksvoll sieht man mitunter eine Kontrastmittelfüllung von Lymphknotenabscessen, die in einen Bronchus eingebrochen sind (Abb. 111). Zerstörungen der Bronchuswand führen zu unscharfen, zerrissenen Konturen und zu unregelmäßigen Erweiterungen und narbigen Einschnürungen. Dilatationen, manchmal bis auf ein Mehrfaches des normalen Kalibers und besonders auch der großen Bronchien, sind meist Folge von Schrumpfungen im umgebenden Lungengewebe. Einengungen können durch Schleimhautschwellung und Hypertrophie oder Narbenschrumpfung der Wand entstehen. Das Nebeneinander solcher Veränderungen führt schließlich zu dem in etwa charakteristischen Bild „perlschnur"- oder „rosenkranzartiger" Gebilde (Abb. 112).

α) Der Nachweis von *Bronchiektasen* ist im Rahmen der Röntgendiagnostik einer Bronchustuberkulose eine der wichtigsten Aufgaben. Dabei muß man 3 Formen unterscheiden (HUZLY).

Die eigentlichen *tuberkulösen Bronchiektasen* als direkte Folge einer Tuberkulose der Bronchusschleimhaut und -wand zeigen meist das Bild der erwähnten Perlschnurbildungen (vgl. Abb. 112). Darüber hinaus kommt es bei schwereren Wandzerstörungen zu unregelmäßigen sackförmigen Erweiterungen, bronchiektatischen Kavernen und schließlich zu weitgehender Zerstörung einer Lunge.

Posttuberkulöse Bronchiektasen (Abb. 113) sind sekundäre Veränderungen infolge Schrumpfung des umgebenden Lungenparenchyms und finden sich deshalb im allgemeinen in den Oberlappen. Auch nach Kollapsoperationen sind sie nicht selten.

Bronchiektasen bei Lungentuberkulose — die 3. Form nach HUZLY — sind nur dann von den anderen Formen abgrenzbar, wenn man sie in Lungenabschnitten findet, in

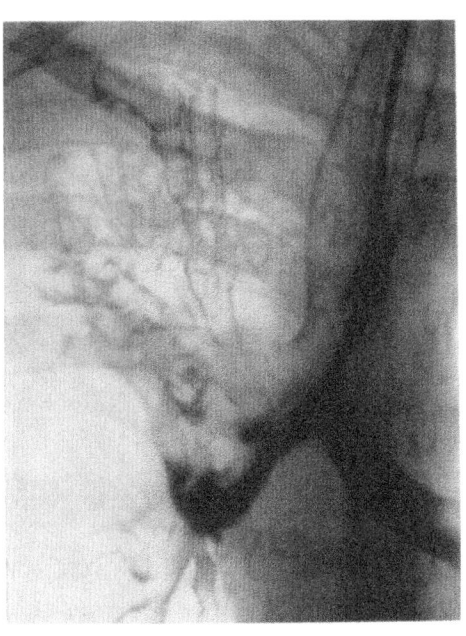

Abb. 113. Posttuberkulöse Bronchiektasen im rechten Oberlappen

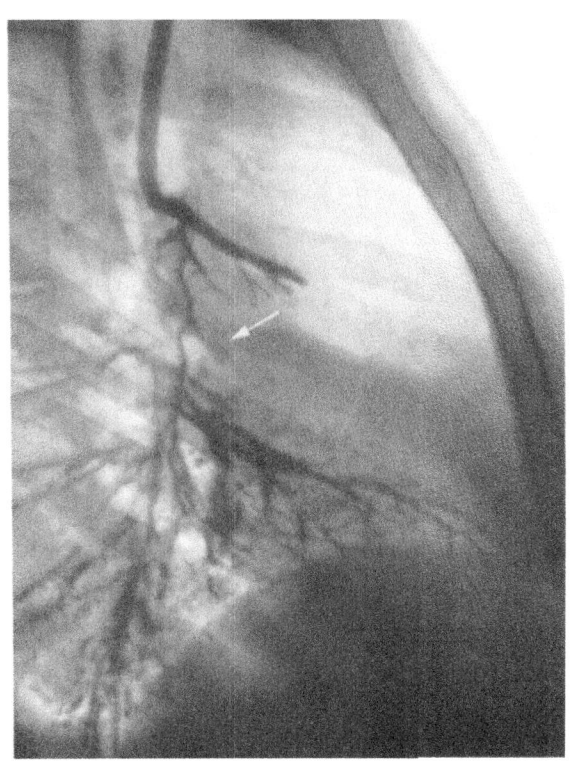

Abb. 114. Verschluß des Mittellappenbronchus mit poststenotischer Pneumonie

denen nicht die wesentlichen tuberkulösen Veränderungen bestehen, also namentlich in einem nichtgeschrumpften Lappen. Dort sind dann die befallenen Bronchien meist sackförmig erweitert.

β) Der röntgenologische Nachweis einer *Bronchusstenose* und ihre genaue Lokalisation ist für die präoperative Beurteilung des vermutlichen Umfanges einer Lungenresektion entscheidend, allerdings bei nicht vollständigem Verschluß ohne Atelektase des zugehörigen Belüftungsgebietes ebenfalls nur bronchographisch mit genügender Sicherheit möglich. Ob eine Stenose durch Druck von außen infolge einer Lymphknotenvergrößerung, durch Abknickung, Schleimhautschwellung, Narbenbildung oder durch Einbruch eines tuberkulösen Lymphknotenabscesses mit Verstopfung des Bronchuslumens durch Detritus entstanden ist, läßt sich auch bronchographisch kaum unterscheiden; das gilt auch für die Abgrenzung gegenüber nichttuberkulösen Bronchusstenosen. Eine derartige qualitative Unterscheidung ist aber auch nicht unbedingt erforderlich, weil durch den Nachweis allein bereits die Indikation zur Operation gegeben ist, sofern nicht andere klinische Kriterien dagegen sprechen.

γ) Besonders häufig sind posttuberkulöse Stenosen des Mittellappenbronchus. An seinem Abgang aus dem Zwischenbronchus wird er flankiert von Bronchialdrüsen, bei deren Vergrößerung es sehr leicht zu einer Kompression kommt. Vorübergehende oder

dauernde Einengung führt dann zu sekundären Veränderungen im Mittellappen (Pneu·
monie, Bronchiektasen, Abscedierungen). Wegen seiner Häufigkeit wurde dieses Krankheitsbild als „*Mittellappensyndrom*" bezeichnet.

Das bronchographische Bild ist charakteristisch. Bei vollständigem Verschluß des
Mittellappenbronchus oder seltener auch nur seines axillaren Segmentbronchus füllt sich
das Lumen nur auf 1—1,5 cm Länge und endet an der Spitze einer im Seitenbild langgestreckten dreieckigen Atelektase, die sich bis in den vorderen Sinus phrenico-costalis
erstreckt (Abb. 114). Im Sagittalbild projiziert sich die Verschattung rechts medial in
den Herz-Zwerchfellwinkel (Abb. 115). Ist der Bronchus nur partiell eingeengt, oder

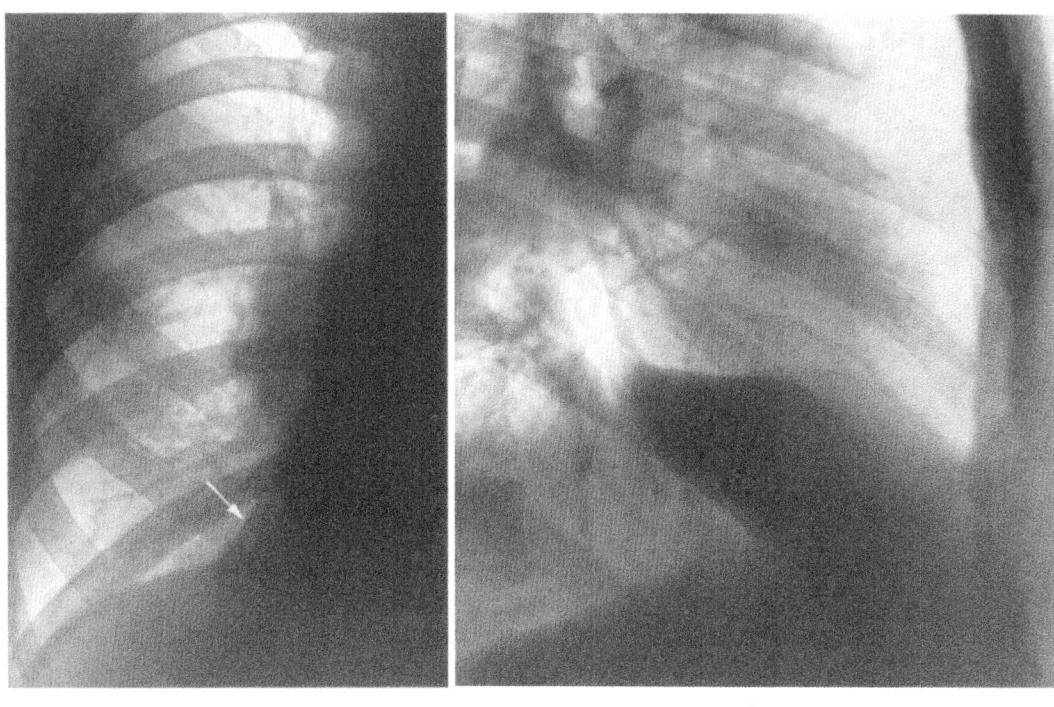

a   b

Abb. 115a u. b.   Mittellappensyndrom (Atelektase).   a Sagittalbild: Verschattung medial im Herz-Zwerchfellwinkel.
b Seitenbild

bestand nur vorübergehend ein Verschluß, dann können bronchographisch die trotzdem
möglichen sekundären Dauerschäden, namentlich zylindrische oder sackförmige Bonchi-
ektasen dargestellt werden (Abb. 116). Lungenabscesse sind als Folge der Sekretstauung
nicht selten.

Nicht nur bei Tuberkulose kommt es zum Mittellappensyndrom. Auch Bronchialdrüsenschwel-
lungen infolge unspezifischer Entzündungen und nicht zuletzt Neubildungen im Mittellappenbronchus
können eine Stenose mit den gleichen sekundären Veränderungen verursachen. Eine sichere Unterscheidung ist röntgenologisch kaum möglich.

Die das „Mittellappensyndrom" kennzeichnenden Veränderungen können aber auch in anderen
Abschnitten des Bronchialsystems auftreten. Dabei können ganze Lungenlappen oder einzelne Segmente allein oder gleichzeitig mit dem Mittellappen befallen sein (Abb. 117). Allen diesen Krankheitsbildern wird deswegen besser der Begriff des *Lappen-* oder *Segmentsyndroms* (HUZLY) übergeordnet.

b) Das sog. Tuberkulom

Bei den als „Tuberkulom" bezeichneten rundlichen Herden handelt es sich um spezifische Granulome bzw. um größere runde Käseherde, die von einer bindegewebigen
Kapsel umgeben sind. Ihre Umgebung zeigt kaum Veränderungen. Tuberkulome können
durch Rückbildung und bindegewebige Umwandlung eines großen Primärherdes, viel
häufiger aber aus einer postprimären käsigen Pneumonie, die sich lokalisiert und durch

eine Bindegewebskapsel abschließt, oder auch durch Schrumpfung einer Kaverne entstehen, die sich nach Verschluß ihres Drainagebronchus mit Käsemassen füllt und verkalken kann. Größe und Anzahl solcher Tuberkulome sind sehr unterschiedlich.

Röntgenologisch erscheinen Tuberkulome als scharf konturierte, weichteildichte, rundliche Schatten, meist solitär, nicht selten aber auch in Vielzahl (Abb. 118). Sie können homogene Schattendichte zeigen, aber auch Kalk in unregelmäßiger Verteilung enthalten. Einschmelzungshöhlen sind in größeren Tuberkulomen häufig und dann oft schon auf Übersichtsaufnahmen (Hartstrahltechnik!), manchmal aber auch erst auf Schichtbildern zu erkennen. Ihr Nachweis ist sehr wichtig, da gerade solche Fälle dringend operiert werden müssen, weil die Gefahr einer Streuung sehr groß ist (vgl. Abb. 118a—c).

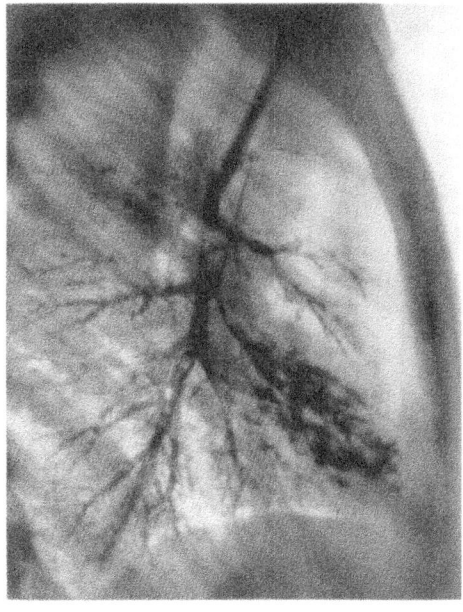 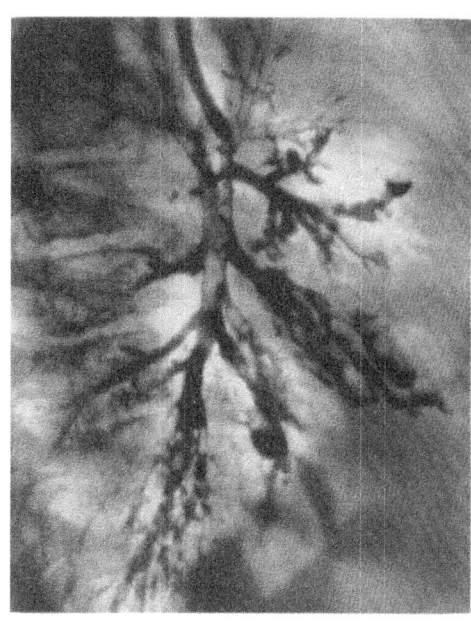

Abb. 116. Einengung des Mittellappenbronchus distal von seinem Ursprung. Zylindrische und sackförmige Bronchiektasen im Mittellappen

Abb. 117. „Segment-" bzw. „Lappensyndrom": Bronchiektasen im ventralen Oberlappensegment, im Mittellappen und in den ventralen Unterlappensegmenten

Aber auch sonst besteht bei Tuberkulomen, obgleich sie oft viele Jahre lang stationär bleiben, jederzeit die Gefahr einer Aktivierung und akuten Verschlechterung mit Einschmelzung und Streuung.

Die Differentialdiagnose der Tuberkulome ist röntgenologisch keineswegs leicht. In Erwägung zu ziehen sind sämtliche Erkrankungen, die in der Lunge solitäre oder multiple Rundschatten verursachen können, also neben unspezifischen entzündlichen Veränderungen vor allem gutartige und auch bösartige Blastome und ihre Metastasen, weil auch sie oft lange Zeit scharf begrenzt erscheinen können. Dagegen unterscheiden sich Tuberkulome durch ihre scharfe Konturierung meist eindeutig von tuberkulösen Frühinfiltraten, die sich auf Grund des perifokalen Ödems nur unscharf von ihrer Umgebung abheben. Kalkeinlagerung im Rundschatten selbst sprechen für eine tuberkulöse Genese; beweisend sind sie aber nicht, da sie mitunter auch in malignen Blastomen gefunden werden. Kalkschatten in anderen Lungenbezirken außerhalb des Rundschattens sind differentialdiagnostisch nicht zu verwerten.

Da Tuberkulome von einer gewissen Größe an (etwa 2 cm Durchmesser) heute als absolute Indikation zur Lungenresektion gelten, ist ihre genaue anatomische Lokalisation sehr wichtig. Seitliche Schichtaufnahmen sind dafür besonders geeignet.

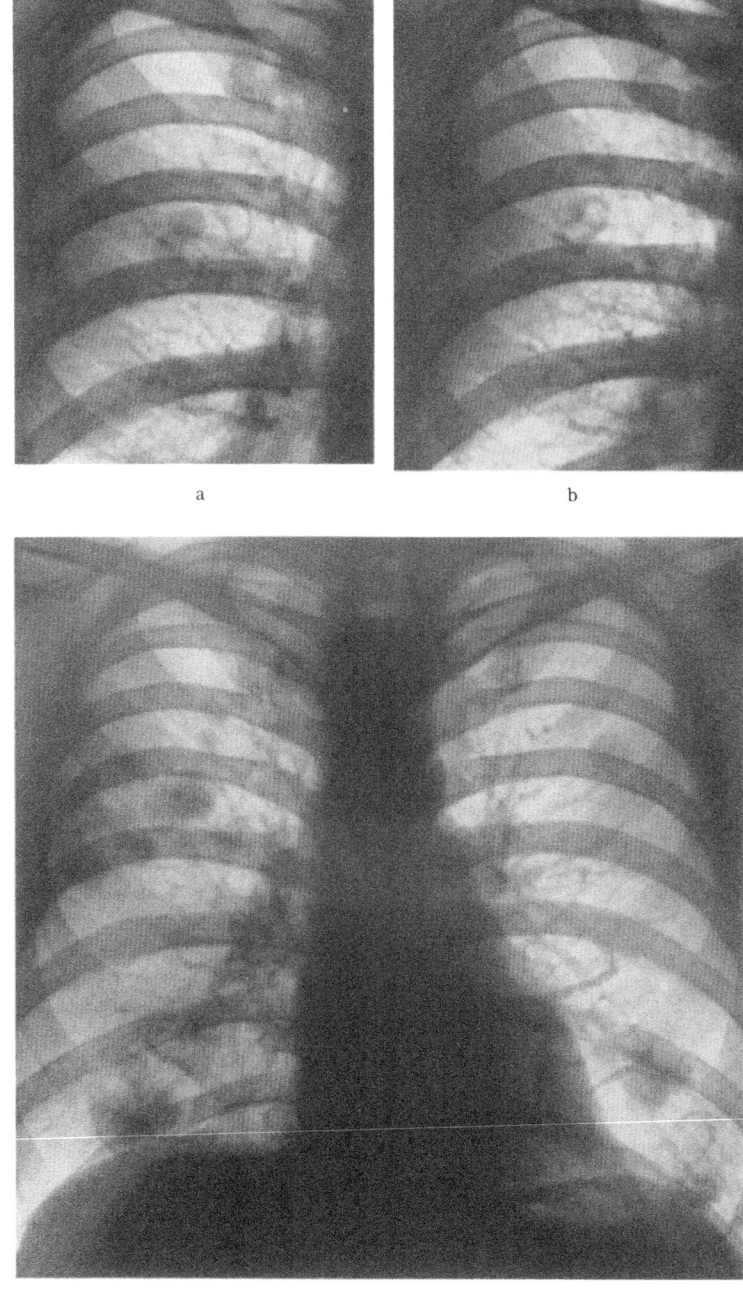

a   b

c

Abb. 118a—c. Multiple Tuberkulome. a Rundlicher, scharf begrenzter Schatten rechts oben. b Ein halbes Jahr später: Einschmelzung im Rundschatten. Streuung mit Bildung weiterer unscharf begrenzter Herde. c Nach weiteren 3 Jahren: Multiple Rundschatten (Tuberkulome, operativ bestätigt)

c) „Destroyed lung"

Die kavernöse Durchsetzung eines Lungenlappens oder einer ganzen Lunge ist röntgenologisch im allgemeinen verhältnismäßig leicht zu erkennen. Schon bei der Durchleuchtung und auf Übersichtsaufnahmen sieht man in den zerstörten Lungenbezirken, unabhängig von anderen möglichen und meist gleichzeitig vorhandenen Veränderungen infiltrativer Art, *zahlreiche Aufhellungen* verschiedenster Formen (Abb. 119). Normale Lungenzeichnung ist in diesen Abschnitten oft überhaupt nicht mehr zu erkennen.

Eine Schichtuntersuchung sollte zur genauen Lokalisation und Abgrenzung in jedem Falle durchgeführt werden.

Differentialdiagnostische Schwierigkeiten bestehen im allgemeinen nicht, zumal auch die klinischen Erscheinungen mit positivem Sputumbefund meist eindeutig sind. Die gleichzeitig sichtbaren Verschattungen, zu denen die Kavernen als Aufhellungen stark kontrastieren, verhindern eine Verwechslung mit einer Cysten- oder Wabenlunge.

Hinsichtlich Entstehung und Verlauf können 2 Formen der tuberkulösen Lungenzerstörung — meist auch im Röntgenbild — unterschieden werden. Die *akute* Form ist gekennzeichnet durch schnelles Fortschreiten einer käsigen Pneumonie oder lobär-käsiger Herde, die konfluieren und in sehr kurzer Zeit zerfallen. So entstehen zahlreiche Kavernen. Die Größe der meist rundlichen Aufhellungen nimmt in apico-basaler Richtung ab.

Bei der *chronischen* Form schreitet die Tuberkulose — ebenfalls von der Spitze zur Basis — innerhalb von Jahren und in einzelnen Schüben fort. In dieser Zeit kommt es zu Schrumpfungen erheblichen Ausmaßes, namentlich wenn zwischendurch eine Pleuritis oder eine Atelektase aufgetreten war oder eine Pneumothoraxbehandlung durchgeführt wurde. Dementsprechend ist diese Verlaufsform röntgenologisch durch Schrumpfungen der erkrankten Thoraxhälfte mit Verziehung des Mediastinums und durch intensive flächenhafte Verschattungen der geschrumpften Lunge gekennzeichnet. Es finden sich ebenfalls zahlreiche, im allgemeinen kleinere Aufhellungen, die infolge der Schrumpfungs- vorgänge sehr unregelmäßig geformt sein können.

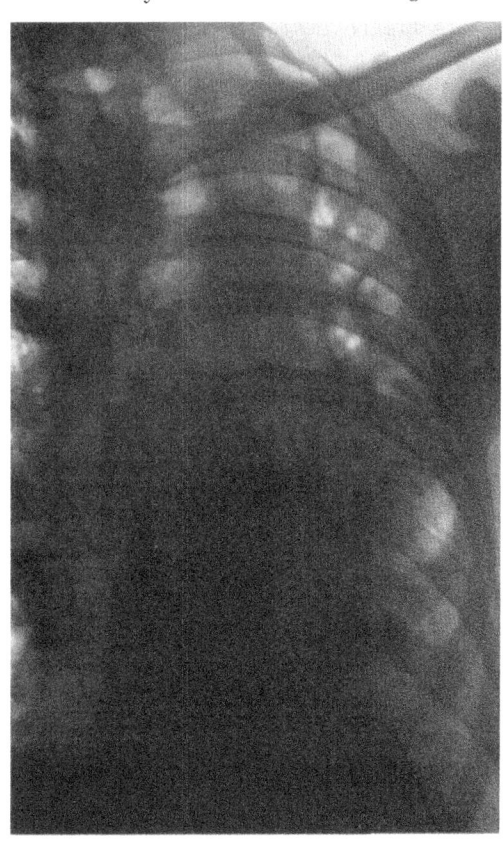

Abb. 119. „Destroyed lung" (chronische Form)

d) Für Kollapsmaßnahmen ungeeignete Kavernen

Der „destroyed lung" nahe stehen die sog. *Riesenkavernen*. Sie sind dadurch gekennzeichnet, daß sie nicht wie die sonst üblichen „großen" Kavernen auf einen Lappen beschränkt bleiben und ihn aushöhlen, sondern auf andere Lungenabschnitte übergreifen. Eine genaue Abgrenzung und Feststellung des Übergreifens über eine Lappengrenze hinaus ist aber oft weder auf Grund von Übersichtsaufnahmen noch durch eine Schichtuntersuchung möglich. In solchen Fällen kann eine Bronchographie angezeigt sein, zumal praktisch immer außer einer Zerstörung der peripheren Bronchien auch hilusnah die Symptome einer Bronchustuberkulose nachgewiesen werden können (vgl. S. 102 ff.).

Außer solchen Riesenkavernen werden aber in zunehmendem Maße auch *alle anderen für Kollapsmaßnahmen ungünstig gelagerten Fälle der Resektionsbehandlung zugeführt.* Hierzu gehören vor allem die *paramediastinal* liegenden Kavernen der Oberlappen und der apikalen Unterlappensegmente, dann aber auch *jede unter Kollapsmaßnahmen nicht kollabierende Kaverne* mit dichtem Randwall. Die Röntgenuntersuchung kann in solchen Fällen durch genaue Lokalisation der Kaverne und Feststellung der breiten, dichten Kavernenwand (Schichtbild) mit dazu beitragen, daß bei diesen Formen primär eine Resektion des die Kaverne tragenden Lungenteiles durchgeführt wird. Ein brauchbares

Kriterium für die Beurteilung der Beschaffenheit der Kavernenwand ist ihre Verform-
barkeit bei forcierter Atmung bzw. während eines Hustenstoßes. Diese Feststellung ist
allerdings während der Durchleuchtung oft nicht möglich und erfordert Serienaufnahmen
mit schneller Bildfolge.

e) Beurteilung der Funktionstüchtigkeit veränderten Lungengewebes

Vor lungenverkleinernden Eingriffen bei einer Tuberkulose erhebt sich oft die Frage,
ob eine im Röntgen-Nativbild sichtbare Lungenparenchymaffektion eine reversible Veränderung oder einen irreversiblen Zustand darstellt. Diese Feststellung entscheidet dann
den Umfang der Resektion, indem sie klärt, ob einzelne Lungenabschnitte — Segmente
oder Lappen — erhalten werden können oder nicht.

Röntgenologisch ist dafür am ehesten die *selektive Segment-Angiographie* geeignet
(vgl. S. 64). Wenn dabei, wie auf Serienangiogrammen gut zu erkennen ist, die *capillare
Phase* deutlich in Erscheinung tritt, kann angenommen werden, daß die periphere Lungen-
struktur erhalten ist, weil eine Destruktion der Alveolen ohne gleichzeitige Zerstörung
des Capillarnetzes kaum denkbar ist (RINK).

Veränderungen in solchen Lungenbezirken können als noch reversibel aufgefaßt
werden. Allerdings darf umgekehrt das Ausbleiben der Capillarfüllung nicht ohne weiteres
als beweisend für irreversible Parenchymveränderungen angesehen werden, weil auch
bei reversiblen Veränderungen eine präcapillare Umleitung erfolgen kann. Das ist besonders dann der Fall, wenn z. B. bei pneumonischen Prozessen die Alveolen mit Exsudat
oder Transsudat angefüllt sind.

f) Kollapsbehandlung

Bei den verschiedenen Methoden der Kollapsbehandlung kann das Lungenvolumen
vorübergehend oder dauernd eingeschränkt werden; dies kann mit oder ohne Erhaltung
der Kontinuität der Thoraxwand sowie intra- oder extrapleural geschehen. Außerdem
kann eine Einengung des Brustraumes durch Lähmung des N. phrenicus und Hoch-
stellung der zugehörigen Zwerchfellhälfte erreicht werden.

Mit diesen Methoden soll außer einer Ruhigstellung der Lunge und Förderung der
Schrumpfungsvorgänge vor allem ein Kollaps von Kavernen erreicht werden. Ob dies
gelingt, hängt von vielen Faktoren ab. Neben der Lokalisation einer Kaverne spielen
dabei ihre Größe, die Elastizität ihrer Wand und der Zustand des umgebenden Lungengewebes eine wesentliche Rolle.

α) Da die Röntgenologie des *intrapleuralen Pneumothorax* im Zusammenhang mit
den Erkrankungen der Pleura ausführlich besprochen wird (vgl. S. 162 ff.), genügen hier
einige Bemerkungen über den therapeutischen Pneumothorax bei Lungentuberkulose.
Bei seiner Anlage werden meist etwa 400—500 cm³, bei Nachfüllungen bis zu 1000 cm³
Luft in den Pleuraraum insuffliert. Bei diesen Luftmengen bleibt im Pleuraraum noch
ein Unterdruck, so daß sich im allgemeinen die Lunge inspiratorisch noch etwas ausdehnt und exspiratorisch verkleinert. Außerdem kollabiert dann die Lunge auch bei
freiem Pleuraspalt nicht überall gleichmäßig, sondern meist stärker im cranialen Bereich.

Sehr häufig sind aber gerade bei der Lungentuberkulose die Pleurablätter miteinander
verwachsen und lassen nur einen partiellen oder abgesackten Pneumothorax zu. Das
Röntgenbild zeigt dann die strangförmigen oder flächenhaften *Verwachsungen* als mehr
oder weniger breite Schattenbänder zwischen der Thoraxwand und der bei teilweisem
Kollaps zeltförmig ausgespannten Lunge (vgl. Abb. 187). Anzahl und Breite der Verwachsungen zeigen, ob trotzdem der Pneumothorax nach thorakoskopischer *Strangdurchbrennung* (Kaustik) wirksam werden kann.

Im weiteren Verlauf ist das Verhalten der Kavernen zu kontrollieren. Selbst bei
gutem Kollaps können auch Oberlappenkavernen fortbestehen; sie können bisweilen
sogar *durch Blähung größer* werden. Manchmal zeigen zunehmende Verschattungen, daß

sich dichte, meist irreversible Atelektasen bzw. Infiltrationen um die Kavernen entwickeln. Nicht selten treten auch Atelektasen als Folge einer spezifischen Bronchusstenose auf.

Von den während der Pneumothoraxbehandlung möglichen *Komplikationen* hat ein
gelegentlich auftretendes leichtes Hautemphysem praktisch keine Bedeutung.

Kleine *Exsudate* im Zwerchfell-Rippenwinkel sind meist nur röntgenologisch zu
erkennen und machen keine klinischen Symptome. Wichtig wird die Röntgenuntersuchung bei großen Exsudaten, deren verschiedene Formen und Folgen an anderer
Stelle besprochen sind (vgl. S. 167 ff.).

Verletzung der visceralen Pleura durch Platzen einer Emphysemblase, durch Einrisse
am Ansatz von Verwachsungen, am häufigsten aber bei einer Strangdurchbrennung
verursacht einen zusätzlichen *Spontanpneumothorax*. Das Röntgenbild zeigt dann eine
deutliche Diskrepanz zwischen der insufflierten Luftmenge und der Vollständigkeit des
Lungenkollapses. Während kleinere Einrisse im nicht tuberkulös veränderten Lungengewebe meist nach Eintritt des Druckausgleiches wieder spontan verheilen, hat eine
Kavernenperforation eine irreversible *innere Bronchusfistel* (vgl. S. 153) und ein spezifisches, wenn nicht sogar mischinfiziertes *Empyem* zur Folge (vgl. S. 176). Eine Ventil-
wirkung an der Verletzungsstelle kann zu der ernsten Komplikation eines *Spannungspneumothorax* führen (vgl. S. 165).

Vor dem *Auflassen eines Pneumothorax* ist unter anderem möglichst durch eine
Schichtdarstellung zu klären, ob keine Kaverne mehr besteht. Mitunter wird auch bei
allmählicher Lungenausdehnung wieder eine Rundaufhellung sichtbar als Zeichen dafür,
daß eine scheinbar vernarbte Kaverne erneut aufreißt.

Längere Zeit bestehende größere Exsudate bewirken manchmal eine Verdickung und
Starre des visceralen Pleurablattes, so daß sich die Lunge nicht mehr vollkommen ausdehnen kann und eine *Resthöhle* übrigbleibt (vgl. S. 179).

β) Der *intrapleurale Oleothorax* wird heute zwar nicht mehr ausgeführt (Gefahr der Mediastinitis
mit Ummauerung des Oesophagus); trotzdem muß kurz darauf hingewiesen werden, weil Röntgenbilder nach früherer Anlage eines Oleothorax zu Verwechselungen führen können. Die für einen
intrapleuralen Oleothorax meist verwendeten Öle sind im Pleuraraum röntgenologisch von Exsudaten
nicht zu unterscheiden. Der Zusatz von Jodipin bewirkt zwar eine besondere Schattendichte, so daß
sich selbst gleichzeitig bestehende Exsudate zwischen dem Öl und der Luft als Intermediärschicht
darstellen; Jodöle reizen aber die Pleura stärker und vergrößern die Gefahr von Komplikationen.
Am gefährlichsten ist das Eindringen von Öl in die Lunge nach Perforation der visceralen Pleura.

Eine Ölfüllung, die anfangs bis zum unteren Pol des Pleuraraumes reicht, kann durch apikalwärts
fortschreitende Verschwartung des Pleuraspaltes mehr und mehr nach oben verlagert werden.

γ) Bei der Anlage eines *extrapleuralen Pneumothorax* nach vorheriger *Pneumolyse*
(Apicolyse) ohne, meist jedoch mit teilweiser Resektion von ein oder zwei Rippen sind
Röntgenkontrollen noch wichtiger als beim intrapleuralen Pneumothorax. In die Pneumolysenhöhle wird im allgemeinen so viel Luft (mit mehr oder weniger hohem Druck)
injiziert, bis sie sich auf die operativ geschaffene Größe ausgedehnt hat.

Im Gegensatz zu der zarten Begrenzung der kollabierten Lunge beim intrapleuralen
Pneumothorax sieht man zwischen Pneumolysenhöhle und komprimierter Lunge, auch
wenn noch keine zusätzliche Verschwartung besteht, regelmäßig ein wesentlich breiteres
Schattenband, oft auch mehrere Begrenzungslinien. Dazu kommt, daß beim extrapleuralen Pneumothorax eine besonders große Neigung zur Schwartenbildung besteht, so
daß die Pneumolysenhöhle mitunter durch zentimeterbreite Schwarten begrenzt ist.

In den ersten Tagen nach Anlage eines extrapleuralen Pneumothorax sind Verschattungen der Höhle, u. U. mit Flüssigkeitsspiegeln, fast die Regel und Folge von
Blutergüssen, die aber meist in kurzer Zeit resorbiert werden. Andernfalls muß man sie
abpunktieren. Sie begünstigen die Schwartenbildung, besonders wenn auch noch eine
Infektion eintritt. Blutcoagula können höckerige Konturen bewirken.

Für die Wirksamkeit eines extrapleuralen Pneumothorax ist der frühzeitige Nachweis zunehmender Schwartenbildungen dringend erforderlich, da sie durch Schrumpfung die Pneumolysenhöhle verkleinern.

Verschattungen durch Schwarten und Ergüsse erschweren mitunter auch die Beurteilung des therapeutischen Effektes, weil Restkavernen, die am häufigsten in Höhe des unteren Poles der Pneumolysenhöhle bestehen bleiben, gerade dort leicht verdeckt werden. Kleinere Restkavernen dürfen deshalb nur nach gründlicher Schichtunter-

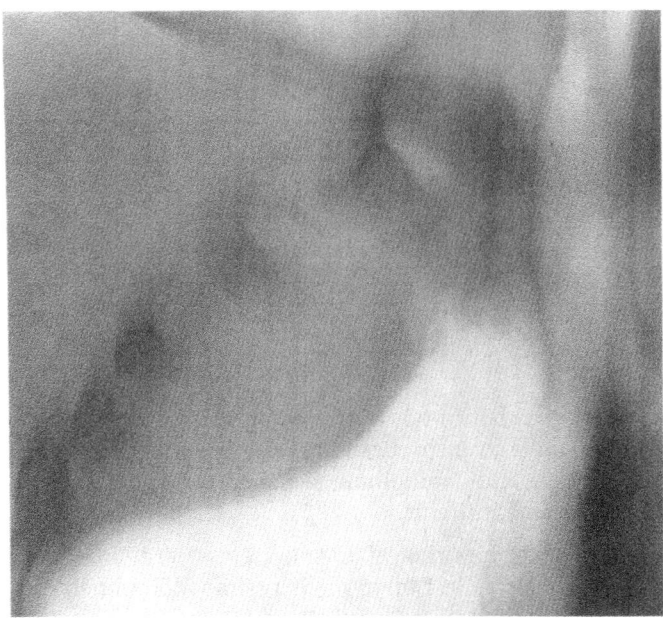

Abb. 120. Extrapleuraler Oleothorax. Das Schichtbild zeigt die Verdickung der visceralen Pleura

suchung, u. U. auch in Seitenlage des Patienten, ausgeschlossen werden. Das Transversalschicht-Verfahren (vgl. S. 18) ist für solche Untersuchungen besonders geeignet (GEBAUER).

δ) Die heute ebenfalls nicht mehr übliche *extrapleurale Plombierung* hat den Zweck, die vorzeitige Schrumpfung einer Pneumolysenhöhle zu verhindern. Als Plombenmasse diente Paraffin, das selbst nicht schrumpft. Es verursacht Verschattungen ähnlicher Dichte wie größere Ergüsse oder wie das Öl eines *extrapleuralen Oleothorax* (Abb. 120).

Extrapleurale Paraffinplomben und Ölfüllungen sind ihrem Indikationsgebiet entsprechend hoch lokalisiert, im allgemeinen über der nach caudal verlagerten Lungenspitze. Dadurch unterscheiden sie sich von den meist tiefer reichenden intrapleuralen Ölfüllungen.

Auch der Plombenmasse werden oft besonders stark strahlenabsorbierende Substanzen (Wismut) zugesetzt. Die dichten homogenen Plombenschatten erschweren dann die Röntgenkontrollen der komprimierten Lunge, namentlich den Nachweis oder Ausschluß von Restkavernen. Selbst bei der Schichtdarstellung muß man darauf achten, daß die Verwischung des Plombenschattens in geeigneter Richtung erfolgt.

Nach längerer Zeit erscheinen die kontrastgebenden Zusätze infolge einer Entmischung mitunter innerhalb der Plombe als unregelmäßige, inhomogene, kalkdichte Fleckschatten und können echte Verkalkungen, z. B. in Pleurageschwülsten, vortäuschen. Bei Unkenntnis der Vorgeschichte können Paraffinplomben so mit anderen Erkrankungen verwechselt werden (Abb. 121).

ε) Die Veränderungen der Brustwand nach *Thorakoplastik* sind bereits an anderer Stelle erwähnt (vgl. S. 51). Ihr Ausmaß und ihre Vielfalt machen die Röntgenkontrolle der Lungenbefunde oft recht schwierig. Trotzdem müssen schon möglichst bald nach der Operation Kontrolluntersuchungen klären, ob der beabsichtigte Zweck erreicht wurde, oder ob noch Restkavernen bestehen. Nicht selten wird nämlich z. B. eine hoch sitzende Kaverne durch die Entspannung der Lunge nach einer Teilplastik, etwa durch Resektion der ersten 4 Rippen, lediglich nach caudal verlagert, ohne selbst vollkommen zu kollabieren. Wenn solche Befunde frühzeitig festgestellt werden, kann durch Erweiterung der Thorakoplastik oder (bzw. und) durch ihre Kombination mit einem extrapleuralen Pneumothorax, eventuell auch mit einem anderen Kollapsverfahren, der

Erfolg noch gesichert werden. Andererseits kann ein extrapleuraler Bluterguß zunächst den Kollaps einer Kaverne bewirken. Nach seiner Resorption kann sich dann das Cavum wieder teilweise entfalten, wenn nicht frühzeitig Luft nachgefüllt wird.

Der Nachweis von Restkavernen ist infolge der unübersichtlichen Verhältnisse im Bereich einer Thorakoplastik, besonders wenn auch das Schulterblatt zum Teil in den Brustraum verlagert wurde, nicht leicht. BRUNNER weist darauf hin, daß z. B. nach vorhergegangenen Kaverneneröffnungen mit Infektion des Stichkanals Weichteiltaschen auftreten können, die selbst auf Schichtbildern mit Restkavernen zu verwechseln sind. In solchen Fällen kann eine Restkaverne nur dann als nachgewiesen gelten, wenn sie auf

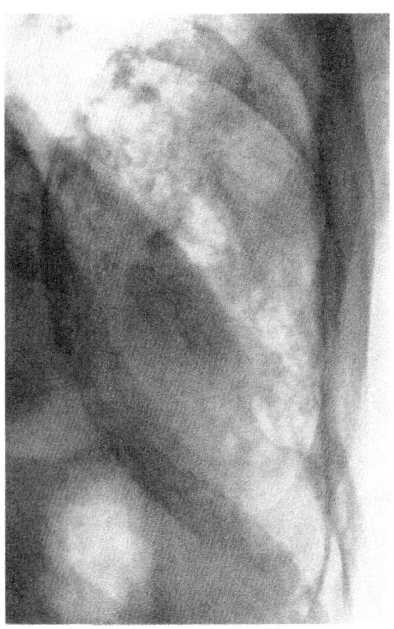

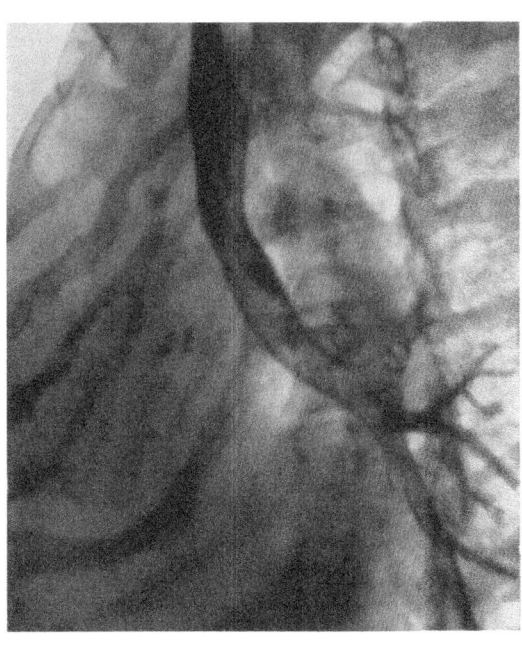

Abb. 121. Extrapleurale Paraffinplombe. Kalkdichte Fleckschatten durch Entmischung
kontrastgebender Zusätze

Abb. 122. Totalverschluß des rechten Hauptbronchus unmittelbar an der Bifurkation. Zustand nach Thorakoplastik. Bronchitis
tuberculosa

Schichtbildern in zwei möglichst senkrecht zueinander verlaufenden Schnittrichtungen als allseitig geschlossene Aufhellung dargestellt ist. Auch hierbei leistet gerade das Transversalschicht-Verfahren oft sehr wertvolle Dienste.

Die verhältnismäßig häufigen Mißerfolge selbst technisch einwandfrei durchgeführter Plastiken können aber auch ganz andere Ursachen haben. Verschlüsse kleiner oder großer Bronchien (Abb. 122), Bronchusfisteln (vgl. S. 153 f.) und Bronchiektasen spielen dabei oft die ausschlaggebende Rolle. In solchen Fällen kann die Situation meist durch eine Bronchographie besser geklärt werden als mit anderen röntgenographischen Darstellungsmethoden. Sinnvoll ist sie allerdings nur, wenn dann auch die ganze Lunge dargestellt wird (THURN). Das gelingt nur, wenn die einzelnen Abschnitte selektiv sondiert und mit Kontrastmittel gefüllt werden. Eine ungezielte Füllung eignet sich nicht, weil gerade die erkrankten Lungenabschnitte schlecht belüftet sind und das Kontrastmittel nicht genügend aspirieren (STUTZ u. VIETEN). Nach einer Thorako-plastik setzt die gezielte Bronchographie allerdings große untersuchungstechnische Erfahrung voraus.

ς) Auf die *Phrenicuslähmung* als Methode der Kollapsbehandlung braucht hier nicht näher ein-gegangen zu werden (vgl. S. 250). Durch zusätzliche Anlage eines *Pneumoperitoneums* kann ein maximaler Hochstand der betreffenden Zwerchfellhälfte erreicht werden.

g) Kavernendrainage

Unerläßliche Voraussetzung für die Drainage einzelner Kavernen nach MONALDI ist eine vollkommene Verklebung beider Pleurablätter in dem entsprechenden Bereich. Auf ihren röntgenologischen Nachweis vor der Punktion wurde schon bei der Eröffnung von Lungenabscessen eingegangen (vgl. S. 101). Auch wenn bereits vorher die günstigste Einstichstelle auf der Haut markiert wurde, muß das Einstechen des Troikarts doch immer unter Durchleuchtungskontrolle erfolgen. Der Drainageschlauch wird zweckmäßigerweise so weit durch den Troikart vorgeschoben, daß sich in der Kaverne eine

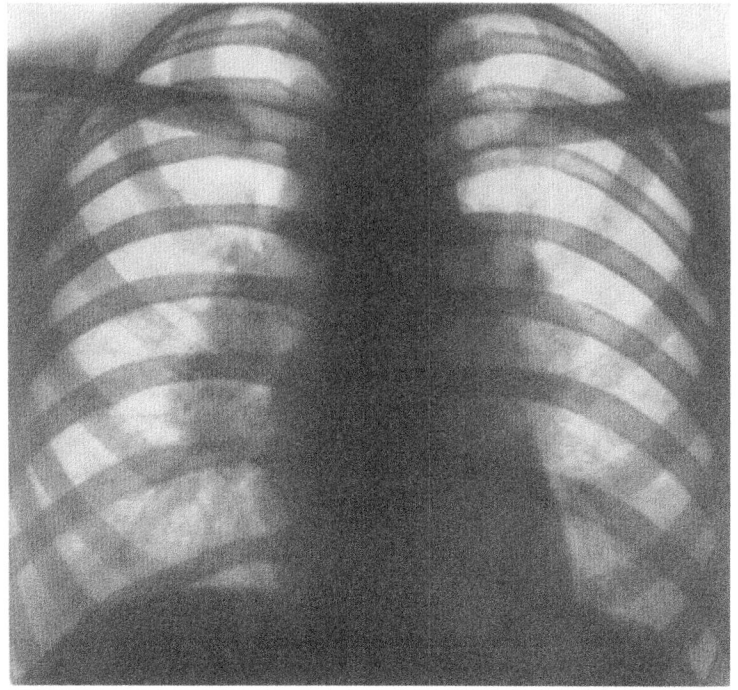

Abb. 123. Boecksches Sarkoid. Drüsentyp mit knolliger Vergrößerung der Lungenwurzeln

Schlinge bildet. Ist die Behandlung erfolgreich, so zeigen Kontrollen in größeren Abständen eine allmähliche Verkleinerung der Höhle.

Während die Monaldi-Drainage mit einem dünnen Gummischlauch von nur 3—4 mm Durchmesser erfolgt, wird bei der sog. *Speleotomie* nach MAURER in den durch Laminariastifte erweiterten Verbindungsgang ein wesentlich dickeres Gummirohr eingeführt. Seine Querschnittsfigur kann bei geeigneter Projektion ihrerseits als Rundaufhellung erscheinen.

h) Kontraindikationen gegen die Resektionsbehandlung

Ein röntgenologisch schwieriges Problem ist die Erfassung der Fälle, bei denen chirurgische Maßnahmen, namentlich Lungenresektionen, kontraindiziert sind. Praktisch ist das gleichbedeutend mit der Frage, ob in den Lungenabschnitten, die nicht reseziert werden sollen, also besonders in der anderen Lunge, aktive tuberkulöse Veränderungen bestehen. Es muß nachdrücklich darauf hingewiesen werden, daß *eine Aussage über die Aktivität sichtbarer spezifischer Infiltrate auf Grund einer einmaligen Röntgenuntersuchung im allgemeinen nicht möglich ist.* Andererseits liegen, bevor bei einer Lungentuberkulose chirurgische Maßnahmen in Erwägung gezogen werden, immer schon Serien von Aufnahmen über einen größeren Zeitraum vor. Nur der Vergleich dieser Aufnahmen kann zeigen, ob ein bestimmter Herd noch fortschreitet, stabilisiert ist oder sich vielleicht sogar verkleinert und schärfer gegen das normale Lungengewebe absetzt.

Als *absolute Kontraindikationen* gegen eine Resektion gelten außer einer aktiven Tuberkulose der anderen Lunge auch eine Bronchustuberkulose, namentlich wenn sie sich auf die Trachea erstreckt (DERRA u. MAJOR), sowie noch nicht beherrschte extrapulmonale Tuberkulosen größerer Gelenke, der Wirbelsäule oder wichtiger innerer Organe. Aufgabe der Röntgendiagnostik ist auch die präoperative Feststellung nichttuberkulöser Veränderungen der Lunge, die zumindest als relative Gegenanzeigen gegen eine Lungenresektion aufgefaßt werden müssen. Hierzu gehören unter anderem schwere doppelseitige Bronchitiden, Bronchiektasen, Pneumokoniosen und ein schwereres lokalisiertes oder allgemeines Emphysem. Die äußerst wichtige präoperative Beurteilung des Kreislaufes und der Nierenfunktion ist nicht Aufgabe der Röntgenuntersuchung.

Anhang: Boecksches Sarkoid

Im Rahmen der Röntgendiagnostik chirurgischer Erkrankungen hat der Morbus Besnier-Boeck-Schaumann differentialdiagnostische Bedeutung, solange der sog. *Drüsentyp* vorherrscht. In dieser Entwicklungsphase mit starker Schwellung der tracheobronchialen Lymphknoten zeigt das Röntgenbild eine knollige Vergrößerung der Lungenwurzeln (Abb. 123). Die Hilusschatten sind polycyclisch begrenzt und scharf konturiert. Meist besteht Seitensymmetrie. Die Veränderungen treten jedoch rechts im allgemeinen deutlicher in Erscheinung, weil der linke Hilus teilweise vom Herzschatten überlagert wird. Das Fehlen von Kalkeinlagerungen unterscheidet die homogenen Schatten von tuberkulösen Veränderungen.

Die Lymphknotenschwellungen bleiben oft jahrelang unverändert bestehen. Sehr oft werden sie als Zufallsbefunde festgestellt. Zur Kompression von Gefäßen oder Bronchien führen die Veränderungen nicht. Deshalb fehlen auch immer Atelektasen.

Wenn die Konturierung der vergrößerten Hilusschatten im weiteren Verlauf unscharf wird, so kann dies als Zeichen für die Entwicklung eines miliaren Lungentypus des Morbus Boeck gewertet werden.

8. Lungenlues

Die bei der Nativuntersuchung erkennbaren luetischen Lungenveränderungen sind weitgehend uncharakteristisch, so daß eine Diagnose allein auf Grund des Röntgenbildes nicht möglich ist und der Lungenlues vorwiegend differentialdiagnostische Bedeutung zukommt.

Im Tertiärstadium (und ähnlich auch bei kongenitaler Lues) sieht man außer einer schon im Sekundärstadium auftretenden Vergrößerung der Hiluslymphknoten am häufigsten eine verstärkte und vergröberte Netz- und Strangzeichnung vorwiegend in den mittleren und unteren Lungenfeldern. Auf diese interstitielle Form wurde bei den Lungenfibrosen bereits hingewiesen. Daneben bestehen oft parietale, mediastinale und interlobäre Pleuraschwielen.

Seltener sind Gummen, vorwiegend in den Oberlappen, die als scharf begrenzte, weichteildichte Rundschatten in Ein- oder Mehrzahl in Erscheinung treten. Eine Abgrenzung gegenüber gleichartigen Rundschatten anderer Genese ist nicht möglich, es sei denn ex juvantibus, weil sich Lungengummen bei antiluetischer Behandlung fast ganz zurückbilden können. Im Gegensatz zur Tuberkulose kommt es in Gummen trotz baldiger Verkäsung fast nie zu Höhlenbildungen.

Noch seltener sind luetische Lobärpneumonien, bei denen zwar auffallend starke Schrumpfung des Lappens und Verziehungen der Umgebung bestehen, die aber röntgenologisch nicht von anderen Lobärpneumonien zu unterscheiden sind.

Beim Verdacht auf luetische Lungenveränderungen ist eine bronchographische Untersuchung wegen der regelmäßigen Mitbeteiligung des Bronchialsystems wichtig. Der chronische Entzündungsprozeß führt zu einem Nebeneinander von Stenosen und Erweiterungen; Schrumpfungen des Lungenparenchyms bedingen hochgradige Deformierungen und Verziehungen. Daneben können Gummen in der Bronchialschleimhaut, ähnlich wie z. B. Adenome, als halbkugelige Knoten in das Lumen vorspringen und zu Stenosen führen oder einschmelzen und Schleimhautgeschwüre hervorrufen. Die Mannigfaltigkeit der Veränderungen legt dann den Verdacht auf eine luetische Genese nahe.

9. Blastome

Die raumfordernden Prozesse im Thorax wurden von BEUTEL und STRNAD nach 2 Gesichtspunkten eingeteilt. Nach ihrer Lokalisation sind intrabronchiale, extrabronchiale, intrapulmonale und der Thoraxwand angelagerte Prozesse zu unterscheiden. In ihrem Wachstum und gegenüber ihrer Umgebung können sich Geschwülste expansiv oder destruierend verhalten.

8*

Benigne Blastome des Bronchus wachsen vorwiegend intrabronchial obturierend und verdrängend; benigne Blastome der Lunge überwiegend expansiv. Das Bronchialcarcinom wächst in der Bronchuswand destruierend, meist mit Obturation der Lichtung, das Alveolarzellcarcinom intrapulmonal destruierend, das Lungensarkom intrabronchial oder intrapulmonal zunächst expansiv, später aber destruierend. Destruierend verhalten sich auch die Metastasen maligner Blastome.

a) „Benigne" Blastome

α) Als *gutartige Bronchusblastome* sind Adenome (Bronchuscarcinoide, vasculäre Adenome, Bronchiome oder Epistome), Chondrome, Fibrome, Papillome und als Raritäten Lipome, Angiome und endobronchiale Strumen bekannt. Bei weitem am häufigsten sind Adenome, die in jedem Lebensalter auftreten können und bei Frauen mindestens doppelt so häufig sind als bei Männern. Die Gutartigkeit der Adenome ist zweifellos nur

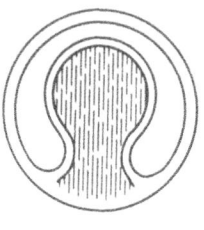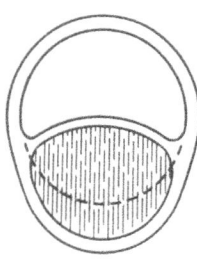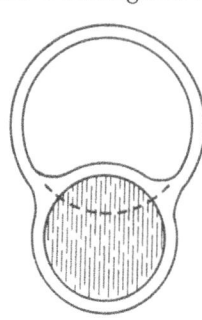

relativ. Maligne Entartung und Metastasierung wurden beobachtet, so daß man sie richtiger zumindest als „*semimaligne*" Blastome auffassen muß.

Rechts etwas häufiger als links sitzen die Bronchusadenome meistens in den Haupt- und großen Lappenbronchien und dort bevorzugt in den Unter-

Abb. 124. Die Lagebeziehung der Adenome zur Bronchuswand (nach HAMPERL)

lappen. HAMPERL unterscheidet einen endobronchialen, einen intramuralen und einen extrabronchialen Typ (Abb. 124).

Da die Geschwülste langsam wachsen, kann die Anamnese sehr lang sein. Klinische Frühsymptome sind Husten, Pleuraschmerzen, Dyspnoe und kleine Blutungen. Später beherrschen die Symptome der Bronchusstenose das klinische Bild, bis schließlich sekundäre Veränderungen in den atelektatischen Lungenbezirken (Bronchiektasen, Abscesse usw.) den weiteren Verlauf bestimmen.

Dementsprechend sind auch im Frühstadium röntgenologisch keine Veränderungen zu erkennen. Röntgensymptome treten erst mit den klinischen Stenoseerscheinungen auf. Solange das Bronchuslumen nicht vollkommen obturiert ist, erkennt man bei der Durchleuchtung inspiratorisches Mediastinalpendeln zur kranken Seite, eventuell Überblähung bestimmter Lungenbezirke und eingeschränkte Zwerchfellbeweglichkeit. Unregelmäßige Verschattungen in einzelnen Lungenlappen deuten auf die Entwicklung sekundärer Veränderungen. Die Bilder sind aber uncharakteristisch, bis eine Totalverschattung als Zeichen der Atelektase die vollkommene Verlegung des Bronchuslumens anzeigt.

Der Tumor selbst kann in Ausnahmefällen bereits auf Hartstrahlaufnahmen zu sehen sein. Da fast immer großkalibrige Bronchien befallen sind, ist die Darstellung des Tumors im Schichtbild oft recht gut möglich (Abb. 125). Vor chirurgischen Maßnahmen ist aber immer eine Bronchographie (möglichst mit Bronchoskopie und Probeexcision) dringend zu empfehlen. Dann zeigen besonders die vorwiegend endobronchial wachsenden Adenome das typische Bild der runden oder ovalen, scharf konturierten Kontrastmittelaussparung (Abb. 126), namentlich wenn der Bronchus noch nicht vollständig verlegt ist und das Kontrastmittel die distale Oberfläche des Tumors umfließen kann. Bei gestielten Adenomen sieht man den Stiel selbst nur dann, wenn kleine Geschwülste noch frei im Bronchuslumen pendeln können. Vollständige Verlegung des Lumens führt zu einem Kontrastmittelstopp mit einer glatten, bogenförmigen, nach peripher konkaven Begrenzung.

Die Darstellung sekundärer Veränderungen, meist alveolärer, wabiger Bronchiektasen, gelingt nur selten bronchographisch durch gezielte Sondierung. Für ihren

Nachweis ist die Schichtuntersuchung vorzuziehen. Schichtbilder zeigen bei intramuralem und besonders bei vorwiegend extrabronchialem Wachstum der Geschwulst auch den nicht ins Lumen vorspringenden Tumoranteil und bei vollständigen Verschlüssen auch die Ausdehnung zur Peripherie hin.

Die übrigen gutartigen Bronchusblastome sind röntgenologisch von Adenomen nicht zu unterscheiden. So zeigt Abb. 127 als Seltenheit ein von DERRA operiertes kavernöses Hämangiom rechts im Zwischenbronchus; auch in diesem Falle hatten wir ein Adenom angenommen.

Der charakteristische bronchographische Befund bei gutartigen Bronchusblastomen macht die Differentialdiagnose im allgemeinen nicht schwer. Trotzdem ist eine sichere Qualitätsdiagnose nicht möglich, weil — wenn auch selten — polypös wachsende Bronchialcarcinome ähnliche Bilder hervorrufen können.

β) Gutartige Lungenblastome, intrapulmonale Chondrome, Fibrome und Lipome, sind zwar absolut selten, Chondrome in der Lunge aber doch häufiger als im Bronchus. Als weitere gutartige Blastome sind Leiomyome, Osteome und Angiome bekannt.

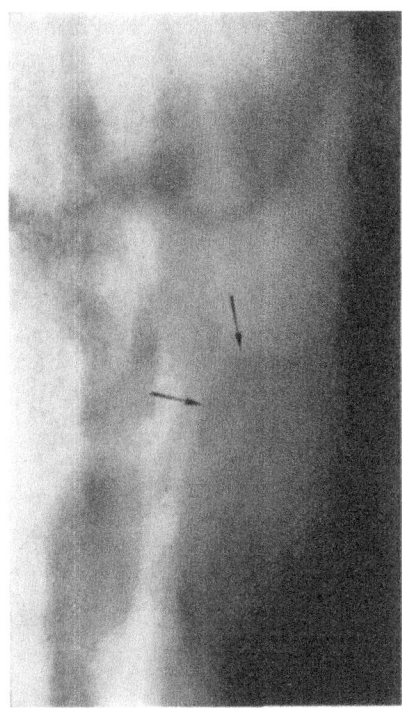

Abb. 125. Hämangiom im Zwischenbronchus rechts (Schichtbild zu Abb. 127)

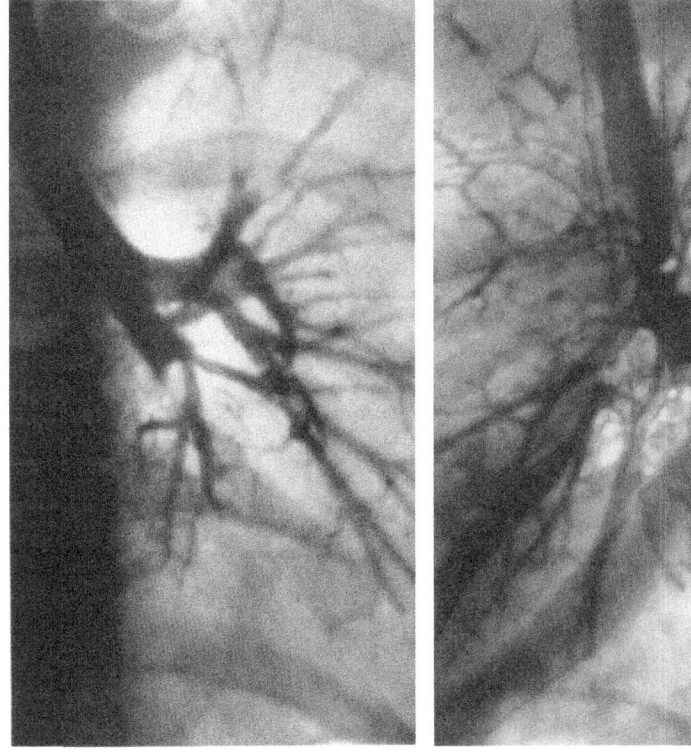

a   b

Abb. 126a u. b. Verschluß des linken Unterlappenbronchus durch ein endobronchiales Adenom. a Sagittalbild. b Seitenbild

Echte *Hamartome* enthalten einige oder alle Bestandteile des normalen Lungengewebes, allerdings in anomalen Anteilen, wobei meist der Knorpel vorherrscht, ohne

daß sie deshalb den Chondromen gleichgestellt werden dürften. Ein echtes Hamartom
ist auch die Nebenlunge (vgl. S. 84).

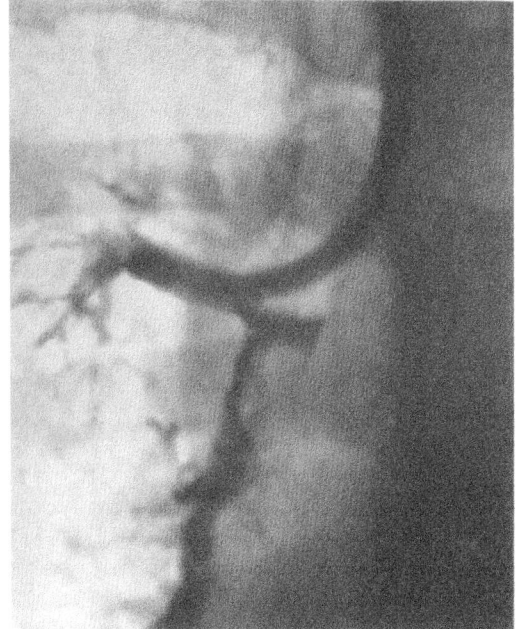

Abb. 127. Kavernöses Hämangiom im Zwischenbronchus
rechts

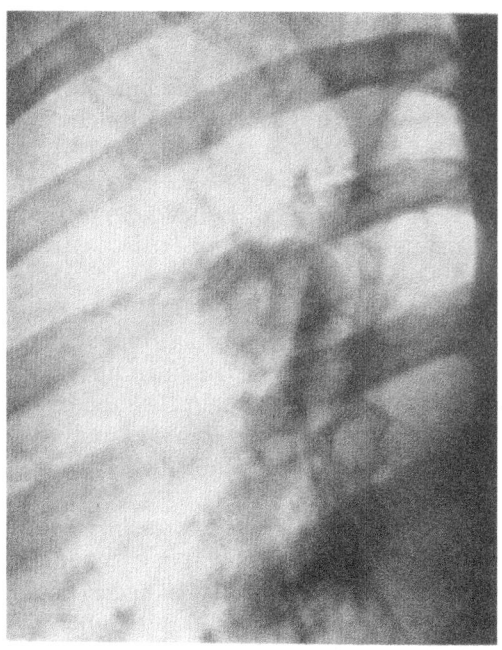

Abb. 128. Lungenchondrom rechts im Hilusbereich

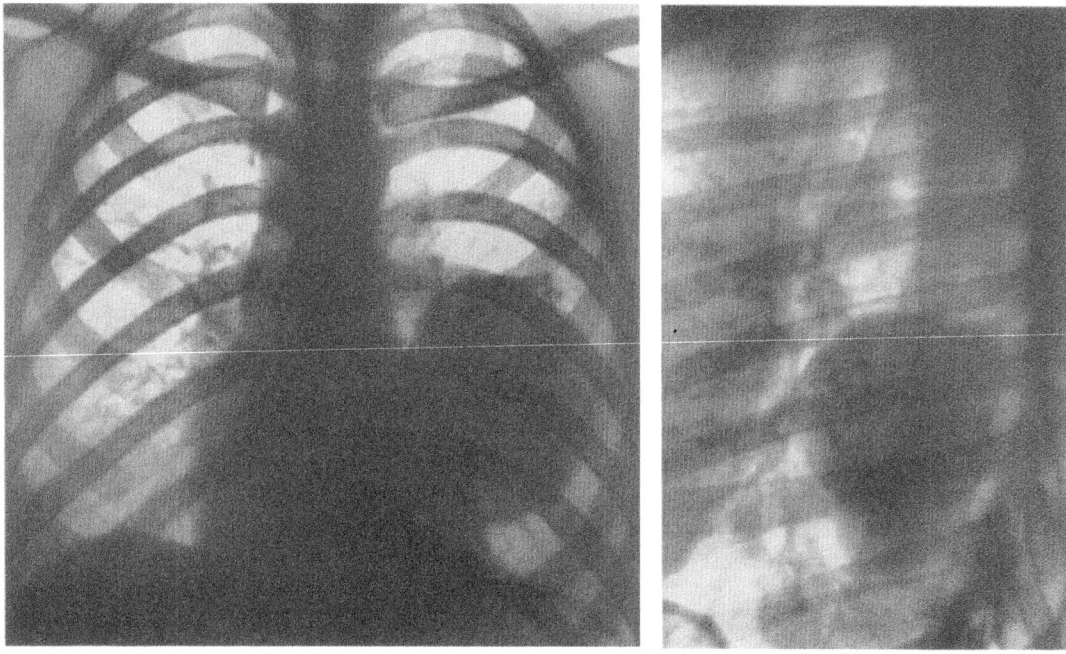

a   b

Abb. 129a u. b. Chondrom mit Verkalkungen im linken Unterlappen. a Sagittalbild. b Seitenbild

Auf Röntgennativaufnahmen zeigen sich benigne Lungenblastome meist als weichteil-
dichte solitäre Rundschatten verschiedenster Größe mit glatter Oberfläche und scharfen
Konturen (Abb. 128). In Chondromen sind Verkalkungen nicht selten (Abb. 129), in
Osteomen selbstverständlich. Lipome machen hinsichtlich ihrer Schattendichte eine

bemerkenswerte Ausnahme. Infolge geringerer Strahlenabsorption des Fettgewebes erscheinen sie auffallend transparent und unterscheiden sich dadurch manchmal von anderen gutartigen Geschwülsten (vgl. Abb. 212).

Die benachbarten Bronchien werden verdrängt. Selten führen große Geschwülste durch Kompression oder Abknickung zu einer Bronchusstenose mit den dann geläufigen Röntgensymptomen der poststenotischen Lungenveränderungen.

Im allgemeinen sind gutartige Lungengeschwülste bei der Röntgenuntersuchung nicht schwer zu erkennen, jedoch von expansiv wachsenden Malignomen und auch von Solitärmetastasen kaum abzugrenzen. Manchmal können aber auch im Röntgenbild Veränderungen zu sehen sein, die ihrer Struktur nach zunächst gar nicht den Verdacht auf einen Tumor erwecken. Ein Beispiel zeigen die Abb. 130 a und b. Es handelt sich um ein intrapulmonales Hämangiom im rechten Oberlappen. Im Gegensatz zu den arteriovenösen Lungenfisteln (vgl. S. 142) besteht dabei keine direkte arterio-venöse Kurzschlußverbindung, so daß im Röntgenbild auch keine Formveränderungen des Herzens zu erwarten sind. Das Bild des Tumors selbst unterscheidet sich grundlegend von dem der übrigen gutartigen Blastome durch inhomogene,

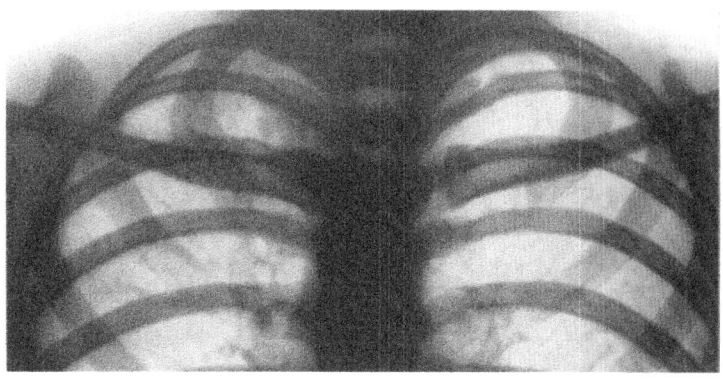

a

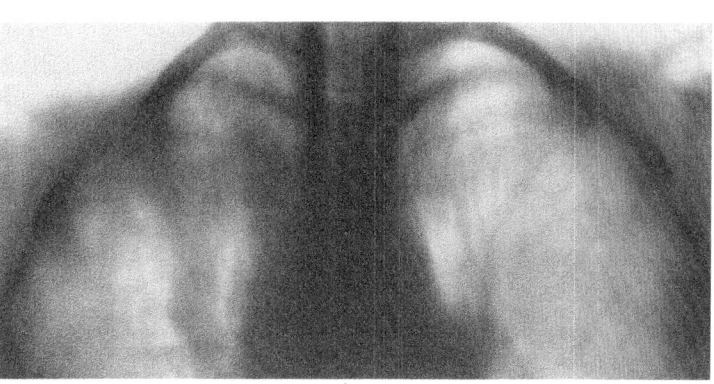

b

Abb. 130 a u. b. Hämangiom im rechten Oberlappen. a Nativaufnahme. b Schichtbild

wabige, teils streifige, teils fleckförmige Trübung, die auf dem Schichtbild besonders deutlich wird (Abb. 130 b). Ein breites Gefäßband zieht vom Hilus zum Tumor.

b) Bronchialcarcinom

Über 90% aller Bronchus- und Lungenblastome sind Bronchialcarcinome, und in über 90% der Fälle handelt es sich um Männer. Etwa die Hälfte der Carcinome tritt im Alter von 50—59 Jahren und jeweils knapp ein Viertel zwischen 40—49 bzw. 60 bis 69 Jahren auf.

Die Auswertung von 1000 in der Düsseldorfer Klinik untersuchten Bronchialcarcinomen ergab folgende Lokalisationen:

Von 952 zentralen Geschwülsten fanden sich in der Trachea bzw. an der Bifuraktion 14, in den Hauptbronchien 248 (rechts 101, links 147), in den Oberlappenbronchien 360 (rechts 166, links 194), im Zwischenbronchus rechts 114, im Mittellappenbronchus 25 und in den Unterlappenbronchien 191 (rechts 76, links 115). Demnach waren bevorzugt die beiden Oberlappenbronchien befallen.

Von den viel selteneren 48 peripheren Carcinomen waren in den Oberlappen 33 (rechts 15, links 18), im Mittellappen 3 und in den Unterlappen 12 (rechts 6, links 6) lokalisiert.

Bronchialcarcinome gehen vom Epithel der Luftwege oder ihren submukösen Drüsen aus. Viel seltener entstehen sie in peribronchialen Drüsen. Morphologisch handelt es sich bei weitem am

häufigsten (75%) um Plattenepithelcarcinome (LANGER u. GUSMANO); 5% der Fälle sind Adenocarcinome und 20% anaplastische Krebsformen (alle undifferenzierten einschließlich der klein-
zelligen Carcinome). Adenocarcinome wurden von MEESSEN ausschließlich bei Frauen festgestellt.
Wichtig ist, daß sich in dem von ihm untersuchten Operationsmaterial keine eindeutigen Beziehungen
zwischen Tumorgröße, histologischem Tumortyp und Befall von Lymphknoten erkennen ließen.
Allgemein ist man heute der Meinung, daß — wenn überhaupt — Plattenepithelcarcinome am
ehesten, anaplastische Krebse dagegen fast nie für eine Operation geeignet sind.

Bronchialcarcinome breiten sich im Bronchus polypös-lichtungseinengend, intramural-infiltrierend
oder ulcerös-destruierend, in der Lunge vorwiegend destruierend, infiltrierend (lymphangiotisch oder
intraalveolär-pneumonisch) oder expansiv aus. Als seltene Sonderform nennt KOCH die intramurale
Lymphgefäßcarcinose, d. h. eine auf die Schleimhaut beschränkte krebsige Durchwachsung.

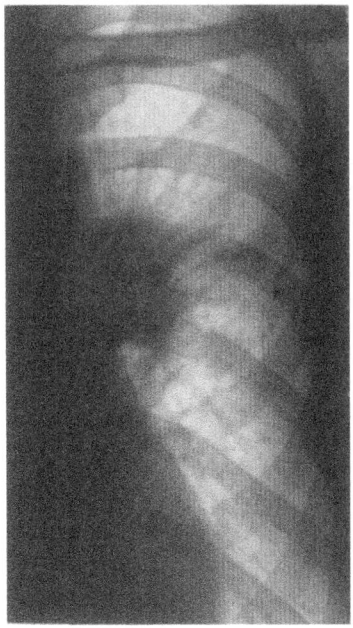 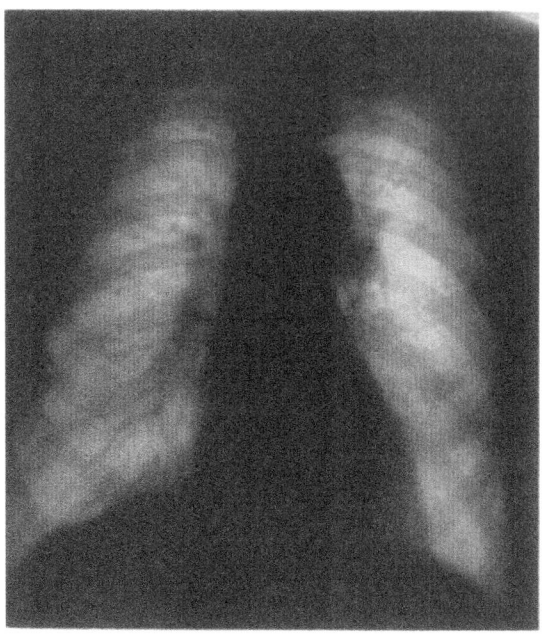

Abb. 131   Abb. 132
Abb. 131. Bronchialcarcinom. Hilusradiäre Ausstrahlung

Abb. 132. „Einseitig helle" Lunge bei Atelektase des linken Unterlappens durch eine carcinomatöse Bronchusstenose
(Leuchtschirmbild — Reihenuntersuchung)

Im allgemeinen führt das Bronchialcarcinom zu einer zunehmenden Verlegung des Bronchuslumens mit Sekretstauung distal der Stenose und der dadurch ermöglichten Entwicklung einer
Pneumonie, aus der bei längerem Bestand eine karnifizierende Pneumonie entstehen kann.

Bei allen histologischen Formen der Carcinome können die Lymphknoten am Lungenhilus und
an der Bifurkation befallen sein (nach KOCH in 86% der Fälle); sie können sogar wesentlich umfangreicher sein als das primäre Blastom selbst. Auch von den Lymphknoten aus ist infiltratives
und destruierendes Wachstum in das Lungengewebe möglich.

Große Neigung zum Zerfall haben vor allem Plattenepithelcarcinome. Häufig sind auch Nekrosen
in poststenotischen Pneumonien; ihre Entwicklung wird durch endangitische Prozesse und Thromben,
eventuell mit vollständigen Verschlüssen der Gefäßlichtungen, begünstigt.

α) *Zentrale Bronchialcarcinome* der Haupt- und Lappenbronchien geben sich röntgenologisch vorwiegend durch *indirekte Zeichen* zu erkennen.

Verdichtung und Vergrößerung der Lungenwurzeln mit polycyclischer Begrenzung
sind bereits Folge einer Metastasierung in die Hiluslymphknoten. Meist besteht nur auf
einer Seite eine Hilusvergrößerung. Aber auch in den seltenen Fällen von Doppelseitigkeit findet man nicht die gleiche Symmetrie wie bei den primären mediastinalen Drüsentumoren. Die Lungenwurzeln sind mehr oder weniger unscharf begrenzt. Verhältnismäßig selten, dann allerdings charakteristisch, ist das Bild einer besenreiserartigen
hilusradiären Ausstrahlung mit Bildung sog. Krebsfüßchen (Abb. 131). Es ist am ausgeprägtesten bei Carcinomen, die intramural in die Schleimhaut der einzelnen Bronchus-

äste einwachsen und sie manschettenartig einengen, oder bei infiltrativ-lymphangiotischer Ausbreitung in den perivasalen und peribronchialen Lymphbahnen.

Die wesentliche Aufgabe der Röntgenuntersuchung ist der Nachweis der bei zentralen Bronchialcarcinomen frühzeitig auftretenden *Bronchusstenose*.

Als indirektes Frühsymptom sieht man gelegentlich schmale, bandförmige Lungenatelektasen oder als Folge einer Ventilstenose eine Überblähung des von dem eingeengten Bronchus belüfteten Gebietes.

Überblähungen einzelner Lungenabschnitte sind in der Regel allerdings eine Folge von Atelektasen benachbarter Bezirke. Je vollständiger der Kollaps eines atelektatischen Lungenlappens ist, um so deutlicher ist auch das vicariierende Emphysem der Umgebung. Nicht selten verbirgt sich auf Sagittalbildern (z. B. bei Reihenuntersuchungen) eine linksseitige Unterlappenatelektase hinter dem Herzschatten; aus der Überblähung der übrigen Lunge kann man dann mitunter darauf schließen, daß eine Atelektase vorhanden sein muß.

Als Beispiel zeigt Abb. 132 ein bei einer Reihenuntersuchung angefertigtes Leuchtschirmbild einer solchen „einseitig hellen" Lunge. Die daraufhin durchgeführte Kontrolluntersuchung ergab bei dem Patienten eine linksseitige Unterlappenatelektase durch eine carcinomatöse Bronchusstenose.

Die einseitig (links) helle Lunge fehlt allerdings, wenn durch entsprechende Verlagerung des Mediastinums nach links ein Ausgleich geschaffen ist und sich die Überblähung auf beide Lungen gleichmäßig verteilt.

Als Folge von Stenosen in großen und mittleren Bronchien sieht man bei der Durchleuchtung während forcierter Inspiration eine Verschiebung des Mediastinums zur kranken Seite (Mediastinalpendeln, vgl. S. 186), wenn das Mediastinum nicht bereits durch Geschwulstmassen und Lymphknotenmetastasen versteift ist.

Bei der Nativuntersuchung sind poststenotische Atelektasen oder eine Obturationspneumonie im allgemeinen gut zu erkennen. Je nach Sitz des Tumors kann ein Segment, ein Lappen oder sogar eine ganze Lunge betroffen sein (vgl. S. 79).

Atelektasen größeren Ausmaßes führen zu einer Verziehung des Mediastinums zur kranken Seite und, namentlich wenn die basalen Segmente oder der ganze Unterlappen betroffen sind, zu einem Hochstand der entsprechenden Zwerchfellhälfte mit Einschränkung ihrer Atembeweglichkeit.

Paradoxe Zwerchfellbewegungen beim Hitzenbergerschen Schnupfversuch sprechen für eine Phrenicusschädigung durch den Tumor selbst oder seine Metastasen.

Eine *direkte* Darstellung der Bronchusstenose gelingt mit Hilfe von Hartstrahl- oder Schichtaufnahmen und durch bronchographische Kontrastmitteldarstellung. Welche Methode vorzuziehen ist, kann nur im Einzelfalle entschieden werden. Allgemein läßt sich sagen, daß Schichtbilder am besten für die Darstellung der extrabronchialen Geschwulstanteile geeignet sind, während die Bronchographie die Veränderungen innerhalb des Bronchus besser erkennen läßt. Selbstverständlich ist bei Veränderungen in den Haupt- und im Anfangsteil der Lappenbronchien die Bronchoskopie heranzuziehen, schon weil sie gleichzeitig eine Probeexcision ermöglicht.

Entsprechend den verschiedenen, oft kombinierten Ausbreitungsarten der Carcinome gibt es partielle oder totale, exzentrische oder konzentrische, röhrenförmige oder konische Einengungen. Bei polypösem Wachstum oder beim Vorwachsen der Geschwulst aus der Mündung eines Bronchus in einen anderen entstehen pseudopolypöse Stenosen. Echte Polypen mit Stiel bildet ein Bronchialcarcinom aber nie.

Die Abb. 133—139 zeigen einige der häufiger beobachteten Formen carcinomatöser Bronchusstenosen. Daraus geht schon hervor, daß es mehrere charakteristische Typen gibt. Differentialdiagnostisch sprechen noch am ehesten zirkuläre, vor allem konisch spitz zulaufende Einengungen für ein Carcinom. Die Konturen können unregelmäßig, zerfranst, aber ebenso vollkommen glatt sein. Die Art der Konturierung wird auch weitgehend durch das Ausmaß zusätzlicher entzündlicher Veränderungen bestimmt.

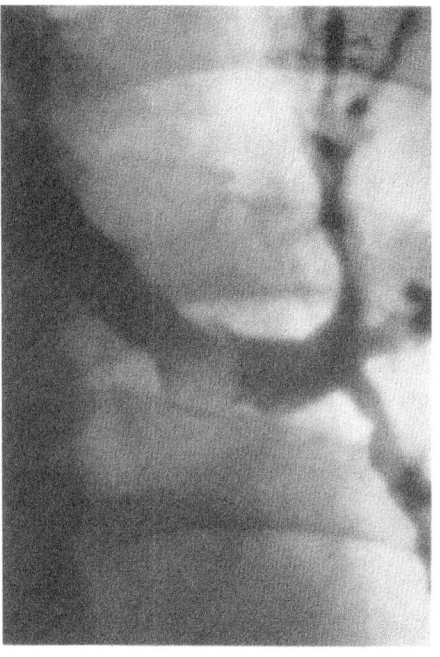

Abb. 133. Bronchialcarcinom polypös aus dem linken Unterlappenbronchus in den Hauptbronchus vorwachsend

Eine sichere Qualitätsdiagnose ist deshalb auch bronchographisch nur selten möglich, wobei natürlich die Wahrscheinlichkeit mit über 90% immer für ein Carcinom spricht.

Für den Nachweis von Höhlenbildungen durch Tumorzerfall oder Nekrosen in poststenotischen Pneumonien sind Hartstrahl- und Schichtaufnahmen besser geeignet, da sich die Höhlen bronchographisch im allgemeinen überhaupt nicht und auch bei gezielter Sondierung höchstens teilweise (Abb. 140) mit Kontrastmittel füllen lassen. Größere Zerfallshöhlen sind meist schon auf üblichen Nativbildern gut zu erkennen (Abb. 141). Sie zeigen oft auch bereits das knollige Höhleninnere. Schichtbilder lassen außerdem die direkte Beziehung zum Hilus und einen großen abführenden Bronchus erkennen. Tuberkulöse Kavernen sind demgegenüber regelmäßiger geformt und glatt begrenzt; sie liegen im allgemeinen auch weiter peripher.

β) *Periphere Bronchialcarcinome* haben morphologisch den gleichen Aufbau wie zentrale. Nicht immer ist ihr Ausgangspunkt mit Sicherheit

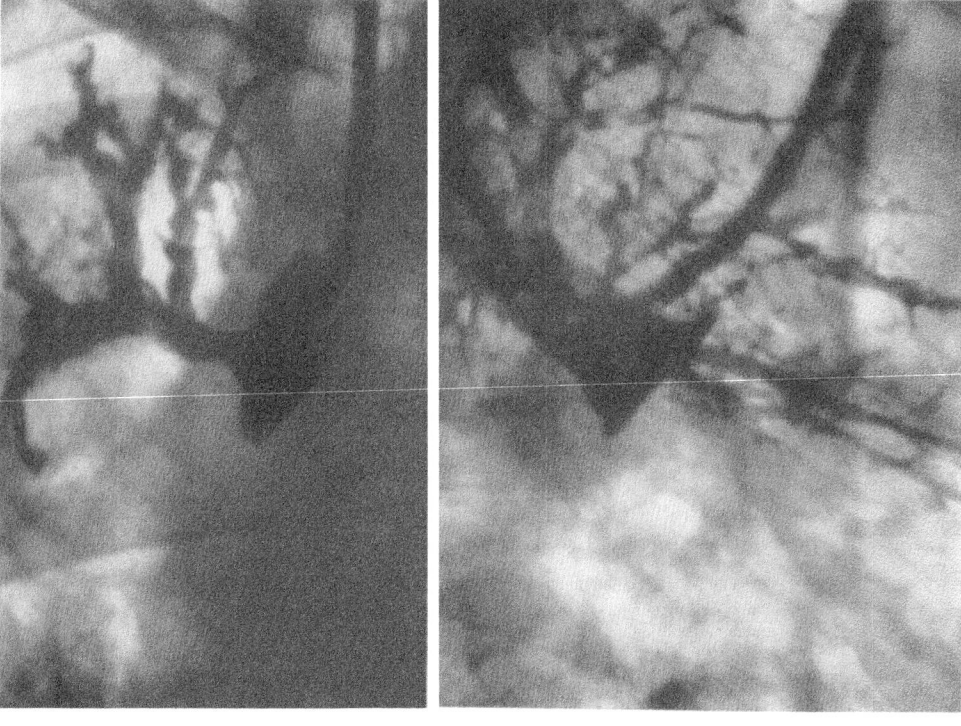

a   b

Abb. 134a u. b. Bronchialcarcinom mit konisch spitz zulaufender Stenose des rechten Zwischenbronchus. a Sagittalbild b Seitenbild

zu bestimmen. Sie wachsen im allgemeinen zentrifugal kugelförmig, können sich aber auch endobronchial und peribronchial hiluswärts ausbreiten und in das umgebende Lungengewebe infiltrieren.

Wegen ihres Sitzes, meist umgeben von lufthaltigem Lungengewebe, sind periphere Bronchialcarcinome bei der Nativuntersuchung frühzeitiger zu erkennen als zentrale. Oft bestehen mehr oder weniger scharf begrenzte Rundschatten (Abb. 142) mit glatter oder grob gehöckerter Oberfläche und wolkigen Konturen.

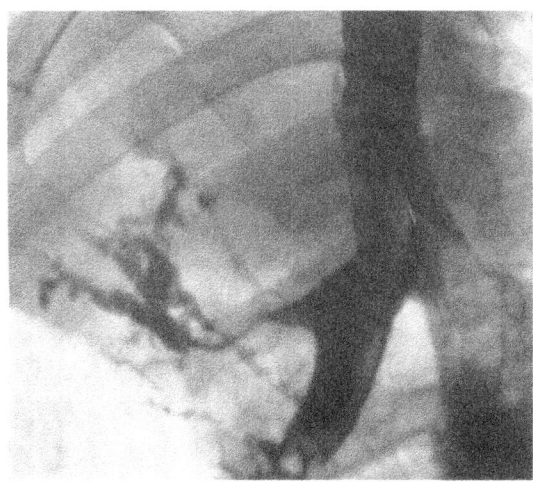

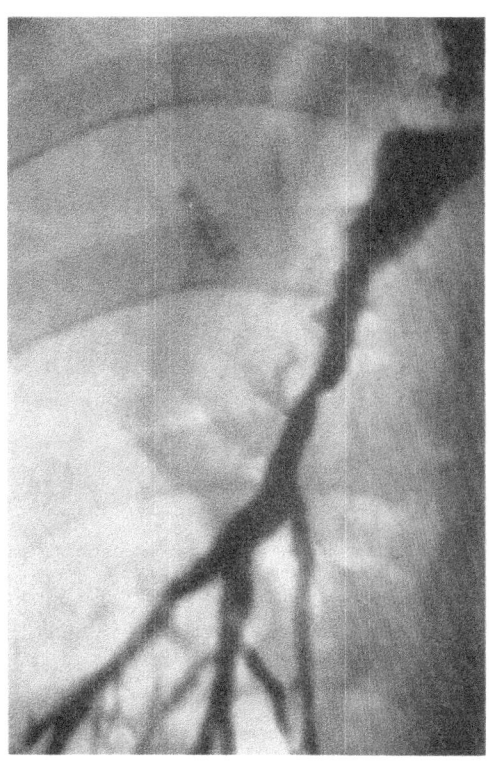

Abb. 135. Konisch spitz zulaufende Stenose des rechten Oberlappenbronchus mit poststenotischer Pneumonie

Abb. 136. Ausgedehnte carcinomatöse Stenose des rechten Zwischenbronchus und Unterlappenbronchus. Verschluß des Mittellappenbronchus

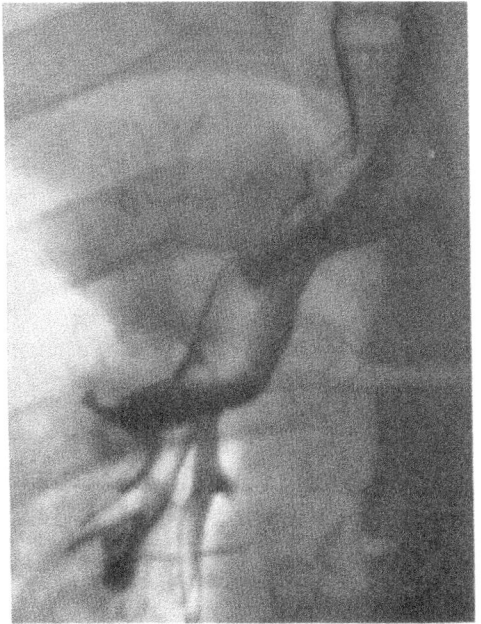

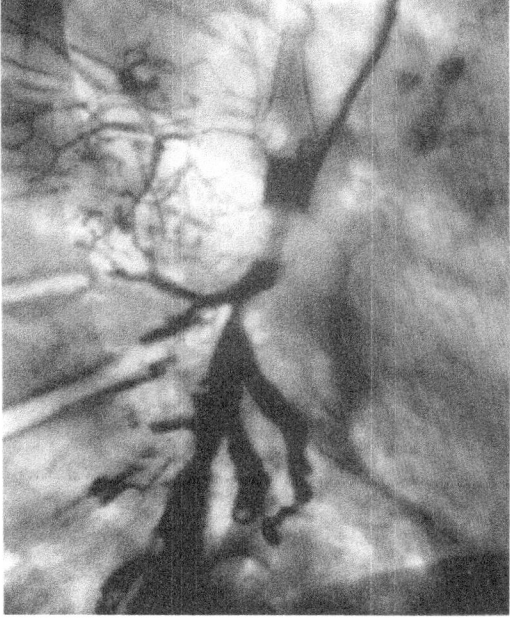

Abb. 137. Bronchialcarcinom mit unregelmäßig zackiger Oberfläche aus dem rechten Oberlappenbronchus in den Hauptbronchus vorwachsend

Abb. 138. Zirkuläre Einengung des Zwischenbronchus rechts mit röhrenförmigem Tumortunnel

Aber ebenso, wie der solitäre Rundschatten ein Röntgensymptom verschiedenster Lungenerkrankungen sein kann, treten auch periphere Bronchialcarcinome durch verschiedenstartige Verschattungen in Erscheinung (Abb. 143). Sie können auch infiltrierend ein ganzes Segment oder einen Lungenlappen befallen (Abb. 144) und ergeben dann ähnliche Bilder wie Atelektasen oder Pneumonien hinter zentral sitzenden Blastomen.

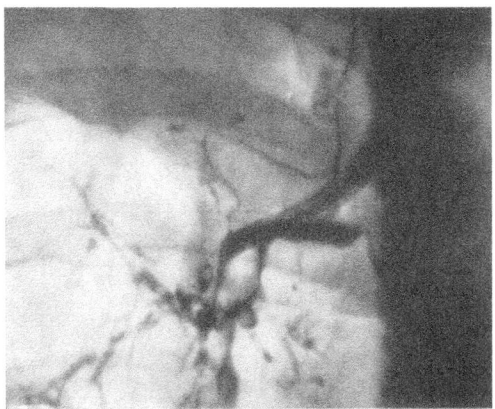

Abb. 139. Handschuhfingerförmiger Verschluß des rechten Oberlappenbronchus mit glatter Konturierung bei Bronchialcarcinom

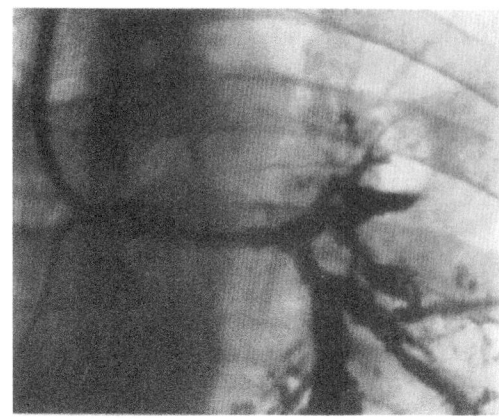

Abb. 140. Zerfallendes Bronchialcarcinom im linken Oberlappen mit Stenose des Hauptbronchus. Tumor-Zerfallshöhle nur unvollständig gefüllt

Durch ihr destruierendes Wachstum führen auch periphere Bronchialcarcinome häufig zu multiplen Verschlüssen kleiner und mittlerer Bronchusäste, die bronchographisch gut darstellbar sind (Abb. 145). Daneben sieht man aber auch, ähnlich wie bei gutartigen Prozessen, reine Verdrängungen, durch die auch ein größerer Bronchus abgeknickt und verschlossen werden kann.

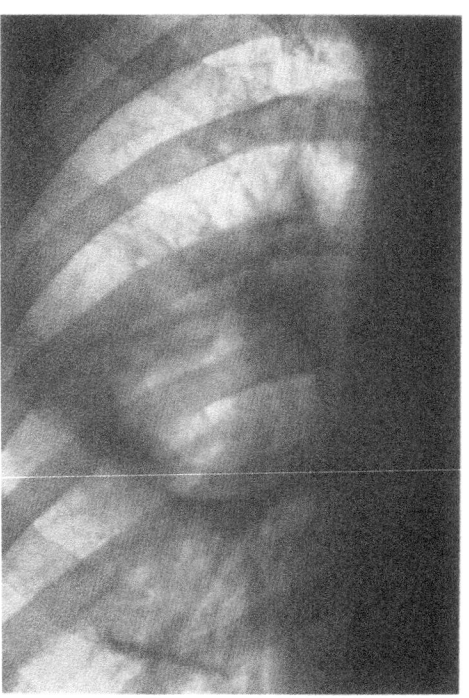

Abb. 141. Apfelgroße Tumor-Zerfallshöhle mit teilweise knollenartiger Höhlenwand

Während in Rundschatten von benignen Blastomen noch nie Einschmelzungshöhlen dargestellt werden konnten, füllen sich bei peripheren Bronchialcarcinomen manchmal zahlreiche kleine Höhlen (Abb. 146), seltener ein großer Tumorabsceß wie bei den zentral sitzenden Carcinomen.

Der Formenreichtum peripherer Bronchialcarcinome ist so groß, daß man bei Patienten im Prädilektionsalter (40—60 Jahre), namentlich bei Männern, jede nicht a prioci eindeutige Verschattung so lange als Carcinom auffassen muß, bis das Gegenteil erwiesen ist.

Differentialdiagnostische Schwierigkeiten bestehen besonders gegenüber der Tuberkulose und allen Erkrankungen, die Rundschatten in der Lunge verursachen (Tuberkulome, gutartige Blastome, Solitärmetastasen, angeborene oder erworbene Cysten usw.), sowie entzündlichen Veränderungen, wie Pneumonien, Abscessen, abgekapselten Pleuraempyemen usw. Natürlich läßt die Wachstumsgeschwindigkeit gewisse Schlüsse zu. Eine sichere Diagnose ist aber auf Grund des Röntgenbildes allein in den meisten Fällen nicht möglich.

γ) Bronchialcarcinome im Bereich der *oberen Lungenfurche* („Superior pulmonary sulcus tumor", „Ausbrecherform des Bronchialcarcinoms") führen infolge ihrer Lokalisation, ihres besonders destruierenden Wachstums und durch baldige Mitbeteiligung von

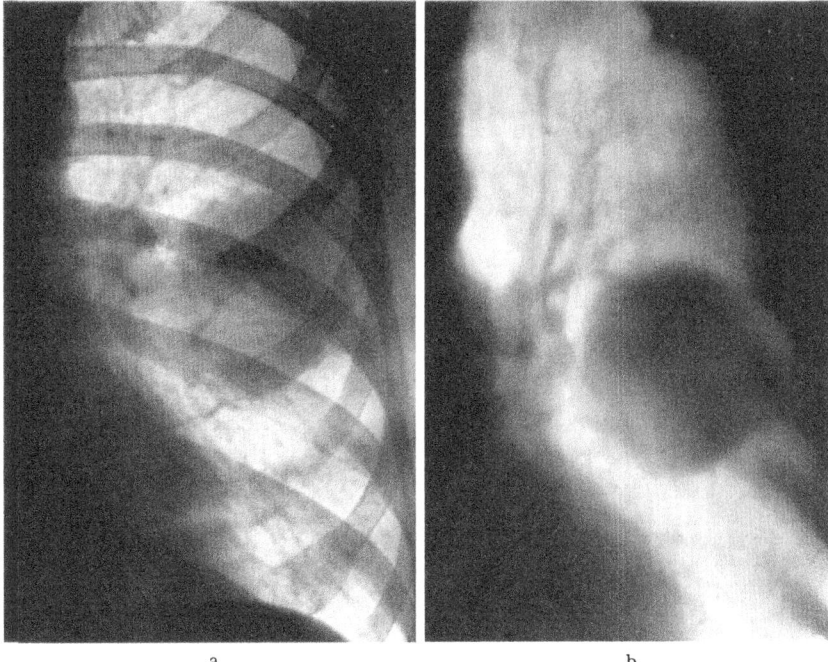

a   b

Abb. 142a u. b. Rundschatten eines peripheren Bronchialcarcinoms. a Übersichtsaufnahme. b Schichtbild

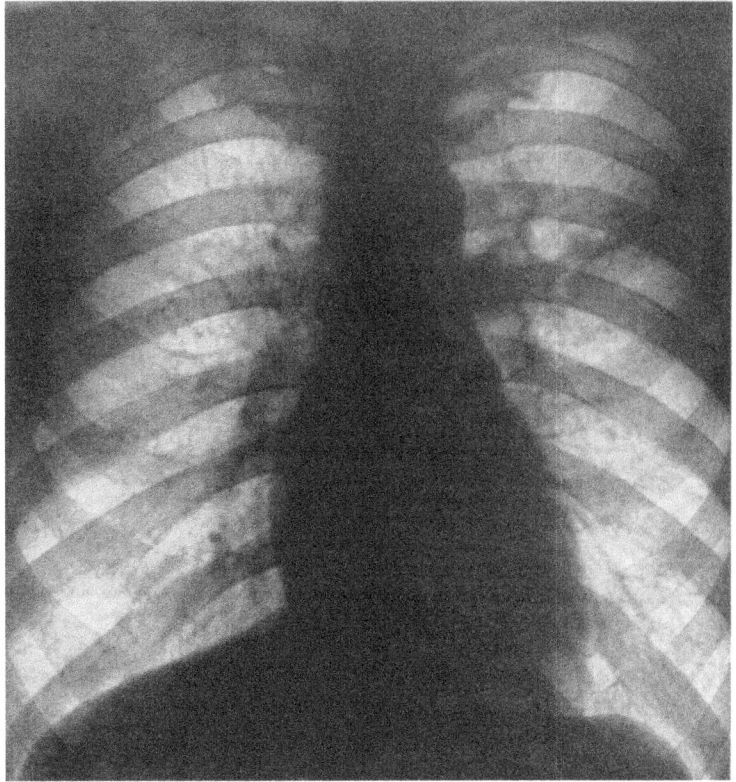

Abb. 143. Bronchialcarcinom peripher im linken Oberlappen

Pleura, Thoraxwand, Halsweichteilen und cervicalem Grenzstrang oft zum sog. *Pancoast-Syndrom*. Es ist gekennzeichnet durch frühzeitige rheumatisch-neuralgiforme Beschwerden in Schulter und Arm, Handmuskelatrophien, Paraesthesien und Paresen

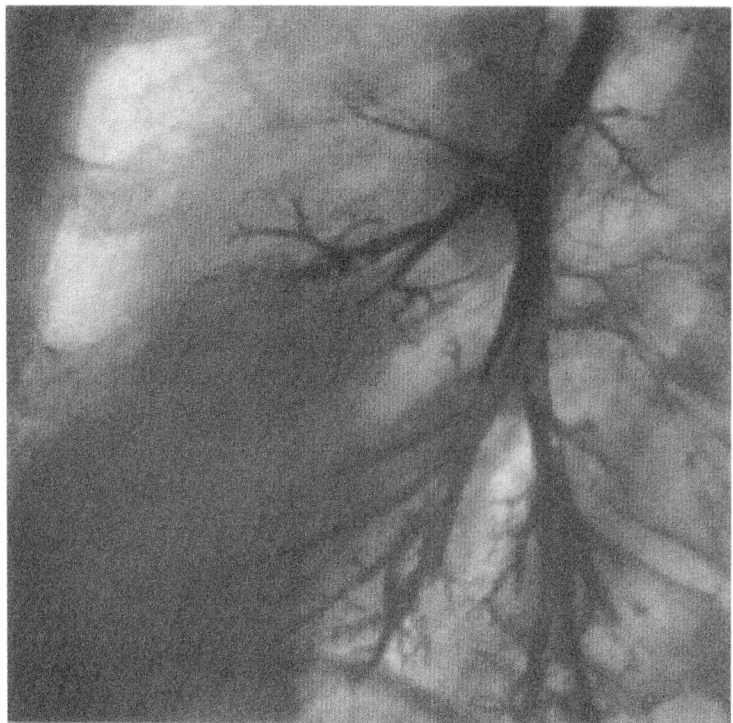

Abb. 144. Diffus infiltrierendes peripheres Bronchialcarcinom der Lingula des linken Oberlappens (operativ bestätigt)

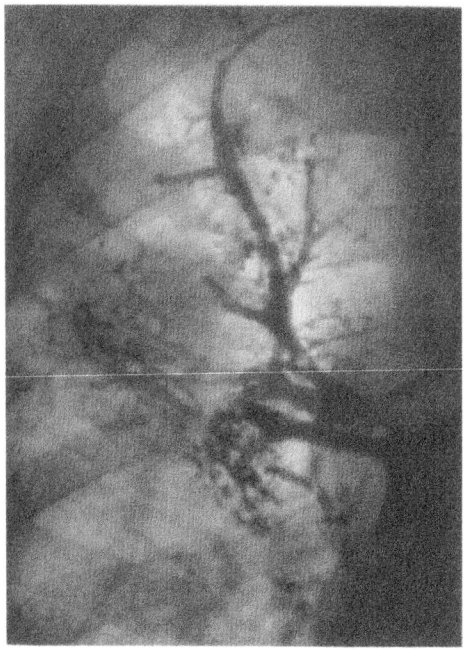

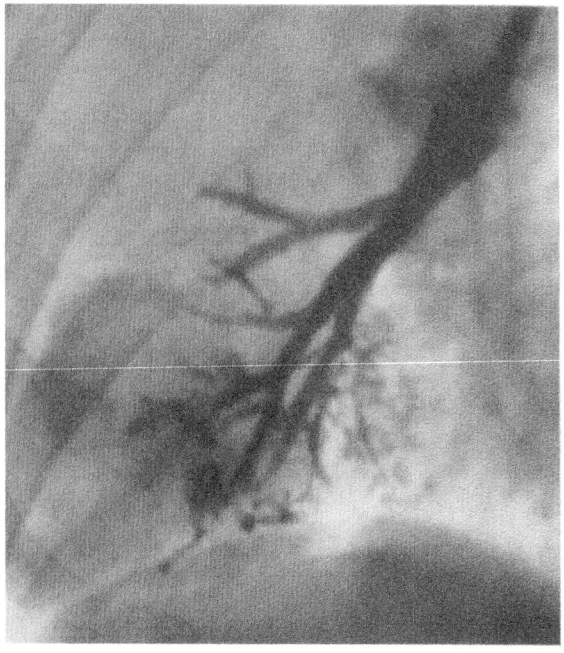

Abb. 145. Bronchialcarcinom peripher als Rundschatten im axillaren Oberlappensegment rechts.
Stenosen mehrerer kleiner Bronchusäste

Abb. 146. Peripheres Bronchialcarcinom (Rundschatten) mit
mehreren kleinen Zerfallshöhlen

(Klumpkesche Lähmung), Hornersches Syndrom sowie Rippen- bzw. Wirbelarrosionen.
Dazu kommen die allgemeinen und lokalen Tumorsymptome.

Röntgenologisch wichtig ist der Nachweis der Knochenzerstörungen mittels Hart-
strahl- oder Schichtaufnahmen (Abb. 147). Im übrigen sieht man die bei einer derartigen

Tumorlokalisation geläufigen Verschattungen der Lungenspitze, die mitunter allerdings leicht mit einer Pleuraschwarte zu verwechseln sind.

Außer durch ein Bronchialcarcinom kann in seltenen Fällen ein Pancoast-Syndrom auch durch andere im Bereich der oberen Thoraxapertur lokalisierte maligne Blastome hervorgerufen werden. Beschrieben wurde das z. B. bei Pleuraendotheliomen, Oesophaguscarcinomen, Mediastinaltumoren und auch bei Blastommetastasen.

δ) Der *Chromatkrebs* der Lunge sei besonders genannt, weil er bei Arbeitern in Chromat-Betrieben seit 1936 als entschädigungspflichtige Berufskrankheit anerkannt ist. Von den übrigen Bronchialcarcinomen unterscheidet er sich nur durch die spezielle Carcinogenese. Die Röntgenbefunde dagegen sind die gleichen.

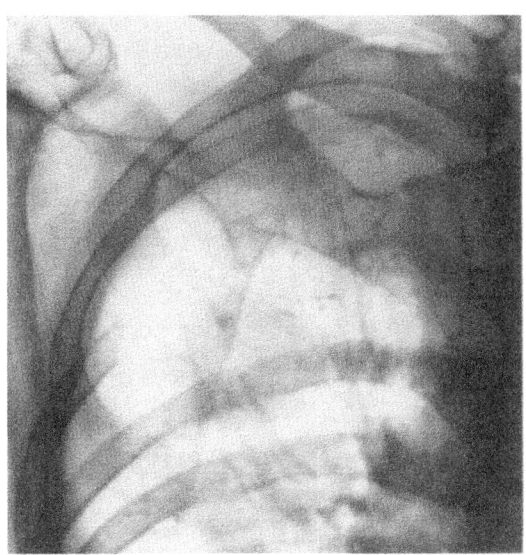

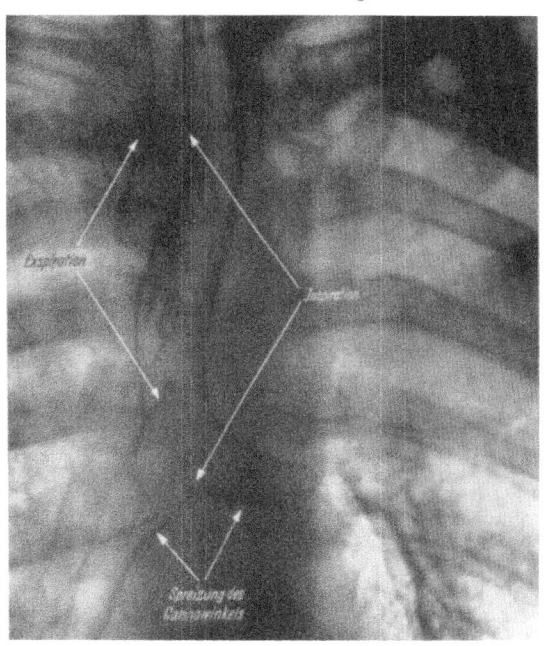

Abb. 147. Bronchialcarcinom mit Pancoast-Syndrom. Hochgradige Zerstörung der 4. Rippe rechts hinten. Beginnende Zerstörung der 3. und 5. Rippe

Abb. 148. Veratmungsbronchogramm bei einem Carcinom im linken Oberlappenbronchus. Starke Spreizung des Carinawinkels. Trotzdem deutliche respiratorische Bifurkationsverschiebung. Carcinom war operabel

ε) Die präoperative *Beurteilung der Operabilität* eines Bronchialcarcinoms ist sehr schwer; sie muß aber mit allen Mitteln versucht werden, um den Patienten zusätzliche Schädigungen durch eine Probethorakotomie nach Möglichkeit zu ersparen. Neben klinischen Kriterien, wie Alter, Allgemeinzustand, Atemreserve, Recurrenzlähmung usw., gibt es einige brauchbare röntgenologische Merkmale.

In keinem Falle ist es allerdings mit röntgendiagnostischen Methoden möglich zu beweisen, daß ein Bronchialcarcinom operabel ist; umgekehrt kann aber oft der *Beweis für die Inoperabilität* erbracht werden.

Als sicher inoperabel können z. B. Geschwülste dann angesehen werden, wenn auch nur geringgradige Veränderungen bis in einen Hauptbronchus reichen, was bronchographisch festzustellen ist. Es sei vermerkt, daß bei intakter oberster Schleimhautschicht solche Veränderungen bronchoskopisch nicht immer zu sehen sind. Man muß auch damit rechnen, daß Ausläufer des Tumors über seine makroskopische Grenze hinaus unter der Bronchialschleimhaut etwa 3—4 cm weiter nach proximal reichen.

Hinweise auf die Inoperabilität geben auch Konturveränderungen des Oesophagus durch Lymphknotenmetastasen im hinteren Mediastinum, Impressionen der Trachea oder der Hauptbronchien und Abrundungen des Carinawinkels. Dagegen kann eine Spreizung der Carina ohne Abrundung des Winkels auch ausschließliche Folge der Verziehung eines Hauptbronchus, z. B. bei Atelektase eines Oberlappens, sein, ohne daß unbedingt Lymphknotenmetastasen im Mediastinum bestehen müssen (Abb. 148).

Es wurde bereits darauf hingewiesen, daß die Schichtuntersuchung für die Beurteilung der extrabronchialen, vor allem der im Mediastinum liegenden Veränderungen der Bronchographie überlegen ist (SALZER u. Mitarb.).

Für die Beurteilung einer Mitbeteiligung des Mediastinums, die praktisch immer Inoperabilität bedeutet, erscheinen 2 Methoden geeignet: die Veratmungsbronchographie (VIETEN u. Mitarb.) und die Oesophaguskymographie (STRNAD).

Die *Veratmungsbronchographie* (vgl. S. 60ff.) dient der Beurteilung respiratorischer Bewegungen des Tracheobronchialsystems und damit auch des Mediastinums. Bei einer einseitigen Behinderung der Atmung, z. B. als Folge einer Bronchusstenose, kommt es

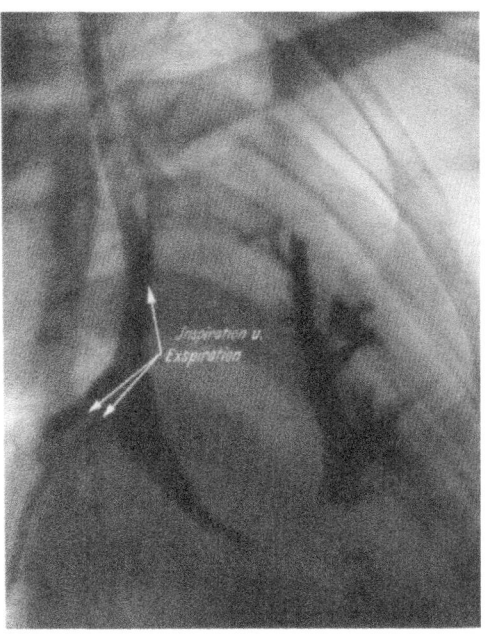 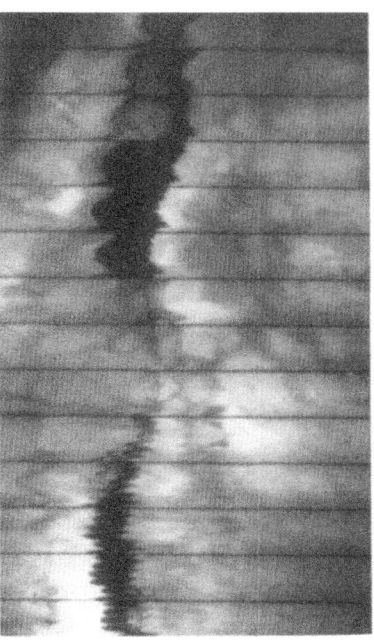

Abb. 149. Veratmungsbronchogramm bei einem Carcinom im linken Hauptbronchus. Umschriebene Versteifung des Mediastinums

Abb. 150. Oesophaguskymogramm im I. schrägen Durchmesser. Aufhebung der Pulsationsübertragung auf den Oesophagus durch Lymphknotenmetastasen bei Bronchialcarcinom

durch den unterschiedlichen Druckausgleich bei forcierter Atmung zu einer Verschiebung der Bifurkation in seitlicher Richtung (Mediastinalpendeln). Die dadurch bedingte Doppelkonturierung (Abb. 148) ist um so ausgeprägter, je höhergradig die Stenose ist und je mehr zentral sie lokalisiert ist. Eine freie Bewegung des Mediastinums ist aber nur möglich, wenn keine wesentlichen mediastinalen Lymphknotenmetastasen vorliegen. Fehlt die Doppelkonturierung überhaupt oder auch nur an umschriebener Stelle (Abb. 149), dann besteht eine Einmauerung durch Lymphknotenmetastasen oder durch Tumormassen und damit sicher auch Inoperabilität.

Methodisch einfacher und trotzdem diagnostisch noch aufschlußreicher ist die *Oesophaguskymographie*. Mit ihr wird geprüft, inwieweit die Übertragung der Herzpulsationen auf den (kontrastmittelgefüllten) Oesophagus ungestört ist, bzw. wieweit die Pulsationszacken kymographisch in bestimmten Bereichen erloschen sind (Abb. 150).

Nach neueren Berichten von STRNAD und KRAUS scheint diese Methode sogar eine gewisse differentialdiagnostische Beweiskraft zu besitzen. Entzündliche Schwellungen mediastinaler Lymphknoten heben offenbar die Pulsationsübertragung auf den Oesophagus nicht auf.

Ein weiteres Kriterium für die Inoperabilität ist eine Einengung der Blutstrombahn, besonders der V. cava, deren Nachweis angiokardiographisch bzw. durch mediastinale Phlebographie (vgl. S. 185) möglich ist.

c) Sonderformen maligner intrapulmonaler Blastome

α) Das *Alveolarzellcarcinom* der Lunge (auch als Lungen- bzw. Alveolaradenomatose, Alveolarzelltumor, adenomatöse Pneumonie oder ähnlich bezeichnet) ist gegenüber dem Bronchialcarcinom sehr selten (in Düsseldorf etwa 1:1000). In den letzten Jahren mehren sich aber die beobachteten Fälle.

Die formale Genese dieser Blastome ist offenbar noch nicht völlig geklärt (Epithel der terminalen Bronchien?) und möglicherweise auch unterschiedlich (LANGER u. GUS-MANO). Charakteristisch ist die multizentrische Entstehung langsam wachsender nodulärer Geschwulstherde mit erhaltener Alveolarstruktur.

Röntgenologisch sieht man dann gleichmäßig über die Lunge verteilte grobe Rundschatten. In fortgeschritteneren Stadien konfluieren sie im Hilusbereich. Im allgemeinen ist nur eine Vermutungsdiagnose möglich. Differentialdiagnostisch wichtig gegenüber einer Leukose, Lymphogranulomatose oder Sarkoidose ist das Fehlen einer Vergrößerung der Hiluslymphknoten.

Es gibt eine noch seltenere diffuse Form mit Durchsetzung ganzer Lungenlappen oder einer ganzen Lunge, wobei das Lungengerüst ebenfalls lange erhalten bleibt.

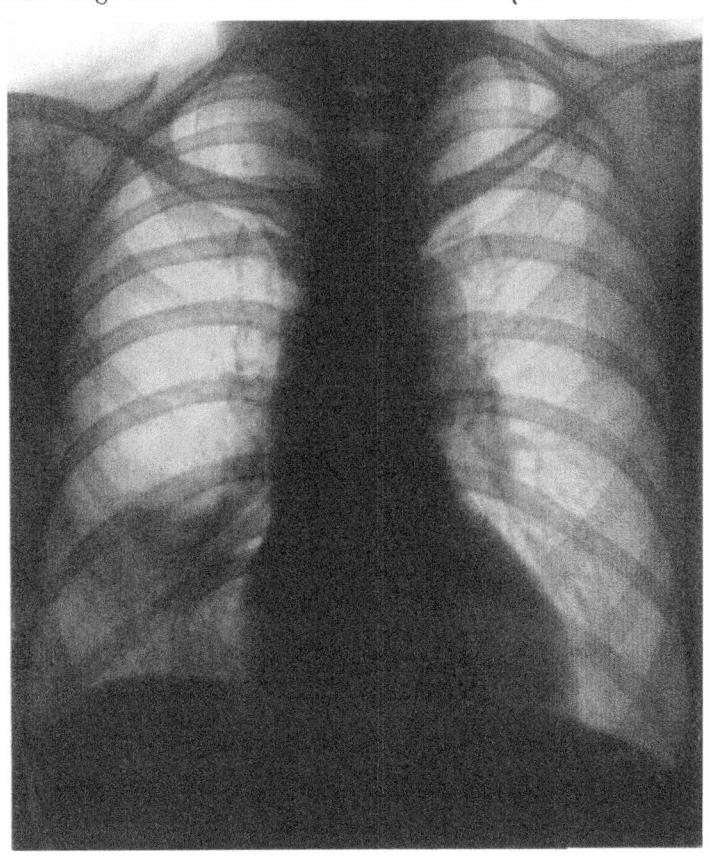

Abb. 151. Alveolarzellcarcinom. Diffuse Form

Röntgenologisch ergeben sich bei dieser diffusen Form inhomogene Verschattungen verschieden großer Lungenbezirke (Abb. 151). Eine Unterscheidung von chronischen Pneumonien, peripheren Bronchialcarcinomen usw. ist nicht möglich.

Knotige und diffuse Form des Alveolarzellcarcinoms können kombiniert sein (Abb. 152). Metastasen treten in etwa 50% der Fälle auf.

β) Beim *Narbencarcinom* (RÖSSLE) handelt es sich im allgemeinen um ein großzelliges Plattenepithelcarcinom, das sich vorwiegend im Bereich posttuberkulöser, postembolischer, seltener luetischer oder traumatischer Narben entwickelt. Es kann den Bereich der Narbe überwuchern, bevor es metastasiert. Metastasen können aber auch frühzeitig auftreten, viel größer werden als der Primärtumor und dann das klinische Bild beherrschen.

Hinsichtlich Wachstum und Metastasierung verhalten sich im weiteren Verlauf Narbenkrebse wie Bronchialcarcinome. Namentlich von peripheren Bronchialcarcinomen sind sie röntgenologisch nicht zu unterscheiden. Der Verdacht auf einen Narbenkrebs ist berechtigt, wenn Röntgenaufnahmen über längere Zeiträume zeigen, daß die Verschattung einer alten, bekannten Lungennarbe sich plötzlich vergrößert.

γ) *Primäre Lungensarkome* können von allen mesenchymalen Geweben ausgehen. Meistens handelt es sich um Fibrosarkome, und zwar um Spindelzell-, seltener um polymorphzellige Sarkome; dann folgen Myosarkome, Chondrosarkome, primäre Lymphosarkome und maligne Neurinome („Neurosarkome").

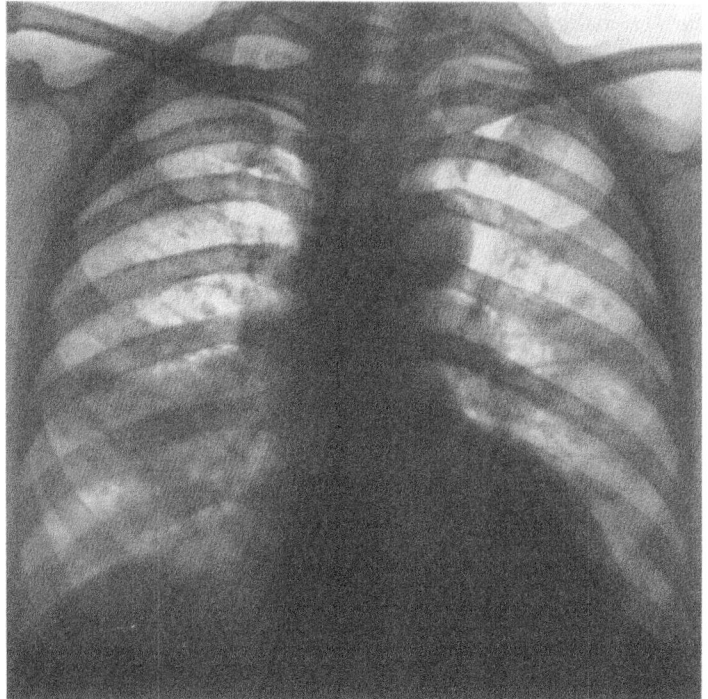

Abb. 152. Alveolarzellcarcinom. Kombinierte knotige und diffuse Form

Allgemein verhalten sich Lungensarkome zu Lungen- und Bronchialcarcinomen der Häufigkeit nach etwa wie 1 : 250 (DREWES u. WILLMANN). Bevorzugt werden die Lungenunterlappen (rechts = links) befallen.

Sarkome wachsen langsam, vorwiegend expansiv und bleiben jahrelang operabel. Sie führen zwar früh zu mediastinalen Lymphknotenmetastasen, aber erst spät zu Fernmetastasen. Ihre klinische Symptomatologie ist uncharakteristisch.

Im Röntgenbild zeigen Lungensarkome homogene, weichteildichte, rundliche Verschattungen mit verhältnismäßig glatter Konturierung (Abb. 153). Von anderen Rundschatten sind sie nicht zu unterscheiden. Die Blastome können aber plötzlich schnell wachsen und dann ausgedehnte unregelmäßige Verschattungen hervorrufen, die nicht mehr vom Mediastinum abzugrenzen sind.

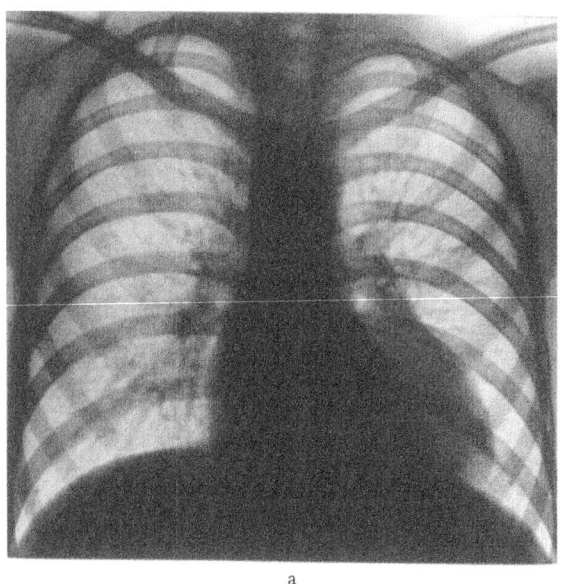
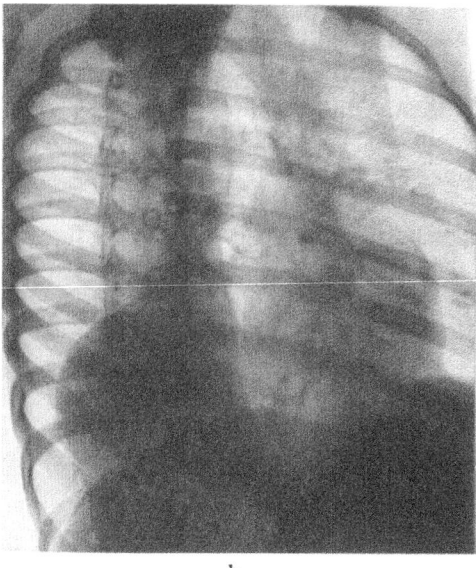

a   b

Abb. 153a u. b. Expansiv wachsendes primäres Lungensarkom (atypisches Spindelzellsarkom) im linken Unterlappen.
a Sagittalbild. b Aufnahme im I. schrägen Durchmesser

Solange die Geschwulst expansiv wächst, wird das Bronchialsystem ihrer Umgebung verdrängt. Später destruiert das Sarkom die Bronchuswand, wächst in das Lumen ein und führt zur Bronchusstenose. Auch dann ist eine Unterscheidung von einer carcinomatösen Stenose nicht möglich.

Das primäre *Fibrosarkom des Bronchus* sei ausschließlich der Vollständigkeit halber genannt. Wir haben bisher nur einen Fall beobachten können. Solange es vorwiegend expansiv wächst, ist es auch bronchographisch von gutartigen Blastomen nicht zu unterscheiden (Abb. 154); es führt aber frühzeitig zur Bronchusstenose.

d) Metastasen

Die Verschleppung von Geschwulstzellen in die Lunge erfolgt in der Regel auf dem Blutwege. Von den Capillaren oder Präcapillaren aus breiten sich die Geschwulstemboli (wenn sie nicht durch Histiocyten unschädlich gemacht werden) intraalveolär, im Zwischengewebe oder in den perivasalen und peribronchialen Lymphbahnen aus und bilden so Tochtergeschwülste.

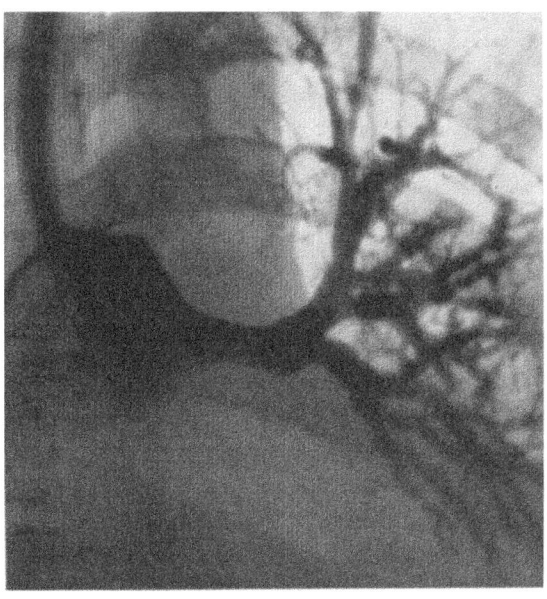

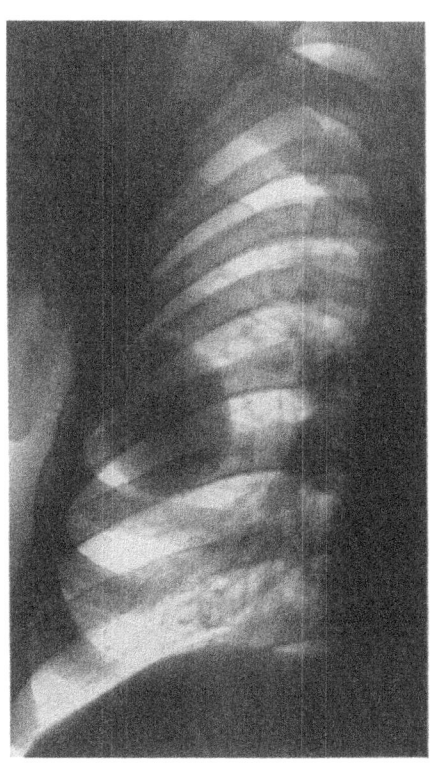

Abb. 154. Endobronchiales Fibrosarkom. Verschluß des linken Unterlappenbronchus. Der Tumor wölbt sich in den Oberlappen- und Hauptbronchus vor

Abb. 155. Solitärmetastase einer malignen teratoiden Hodengeschwulst

Man unterscheidet je nach Lokalisation des Primärtumors 3 Arten der Metastasierung (WALTHER): den Cava-, Porta- und Pulmonalistyp. Die Art der Metastasierung wird durch den venösen Abfluß aus dem Geschwulstgebiet bestimmt. Danach metastasieren die meisten Blastome nach dem Cavatyp, bei dem die Lungencapillaren das erste Filter sind. Zum Portatyp gehören alle Blastome des Digestionstraktes (einschließlich der unteren Speiseröhre). Bei ihnen kommt es zunächst zu Lebermetastasen; erst sekundär werden die Lungen befallen. Lungengeschwülste metastasieren nach dem Pulmonalistyp, am ehesten wieder in die Leber und außerdem in alle Capillargebiete des großen Kreislaufs (Gehirn und Knochen!). Jedoch können bei Lungengeschwülsten Metastasen in der Lunge selbst auch bronchogen und namentlich lymphogen entstehen, ohne daß es möglich ist zu entscheiden, auf welchem Wege die Metastasierung erfolgt ist.

Sehr häufig sind Lungenmetastasen bei Chorionepitheliomen, Hypernephromen, Seminomen, bösartigen Strumen, Mamma- und Prostatacarcinomen sowie bei Knochensarkomen.

Können sich Metastasen frei im Lungenparenchym nach allen Seiten ausbreiten, dann nehmen sie Kugelform an. Ist das Wachstum nach einer Seite hin behindert, z. B. durch die mediastinale oder thorakale Lungengrenze, dann sind sie dort abgeflacht. Sie können aber auch zum Teil vom Mittelschatten verdeckt sein.

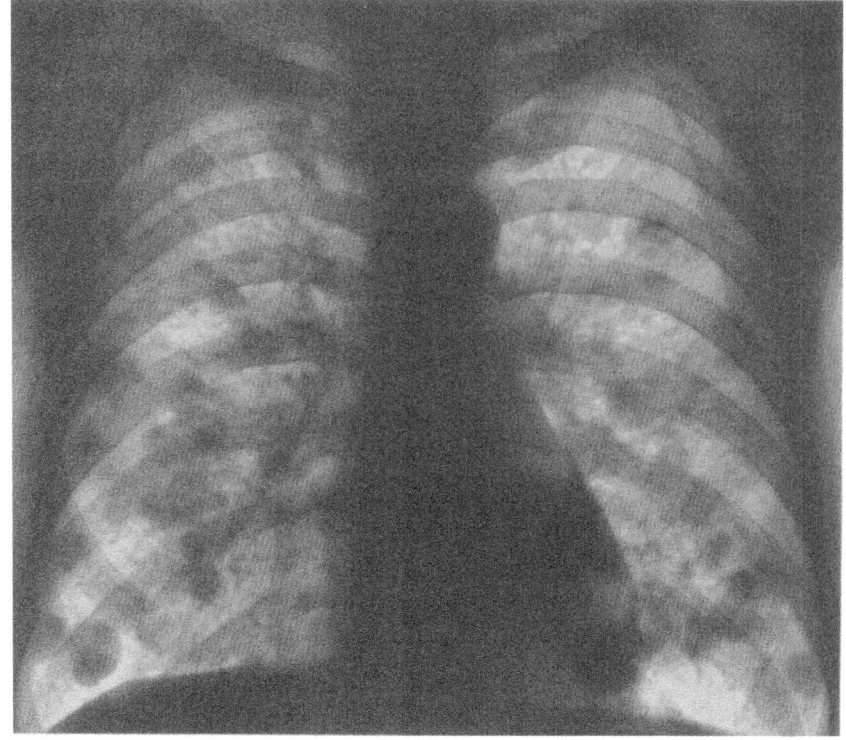

a

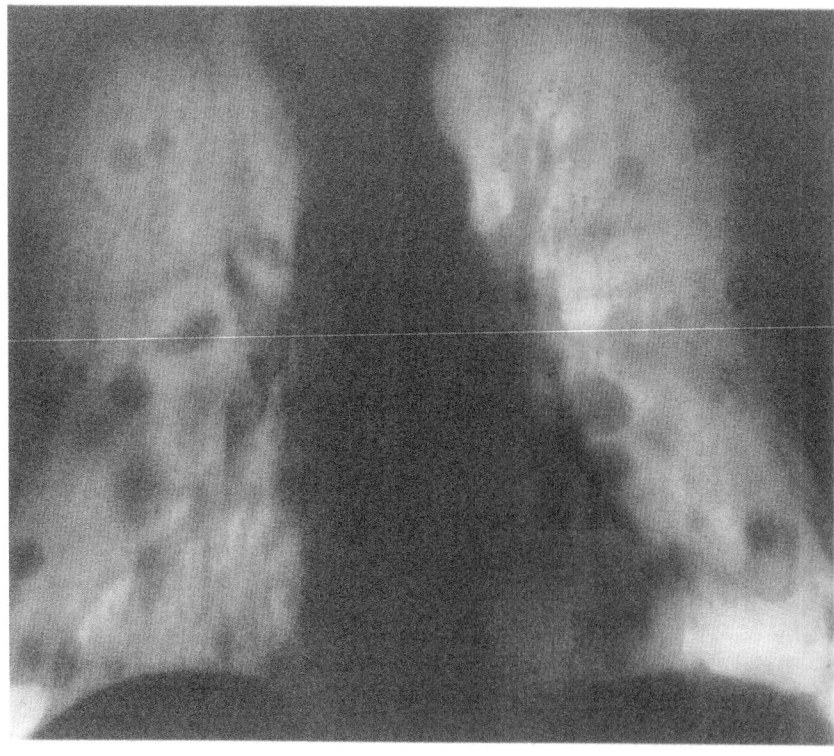

b

Abb. 156a u. b. Multiple Lungenmetastasen bei einem Osteochondrosarkom des Beckens. a Übersichtsaufnahme.
b Schichtbild

Röntgenologisch sind solche Metastasen charakterisiert als *Rundschatten* verschiedener Dichte, die solitär (Abb. 155) oder multipel (Abb. 156) auftreten können. Rundschatten können sowohl Carcinom- als auch Sarkommetastasen sein. Sie sind meistens scharf konturiert und können bis zu Apfelgröße erreichen. Mit dem Lungenhilus stehen sie nicht in Verbindung. Je größer die Anzahl der gleichzeitig auftretenden Metastasen ist, um so kleiner sind sie im allgemeinen, bis bei der sog. *miliaren Carcinose* die ganze Lunge, basalwärts zunehmend, von unzähligen kleinsten Knötchen durchsetzt ist (Abb. 157). Gleiche Größe der Rundherde spricht für gleichzeitige Entstehung.

Zwischen Carcinom- und Sarkommetastasen besteht kein grundsätzlicher Unterschied, wenn das auch oft angenommen wird. Kreisrunde Schatten von besonderer Dichte und Größe sind zwar bei Sarkomen häufiger zu beobachten. Es gibt aber gleichartige Metastasen bei Carcinomen (Abb. 158) und andererseits bei Sarkomen auch polygonale, sehr weiche Schatten, die multipel auftreten und nur geringe Größe erreichen.

Manchmal bestehen um den eigentlichen Rundschatten schleierartige, unscharf begrenzte Trübungen. Dabei handelt es sich am ehesten um Kompressionsatelektasen des umgebenden Lungengewebes.

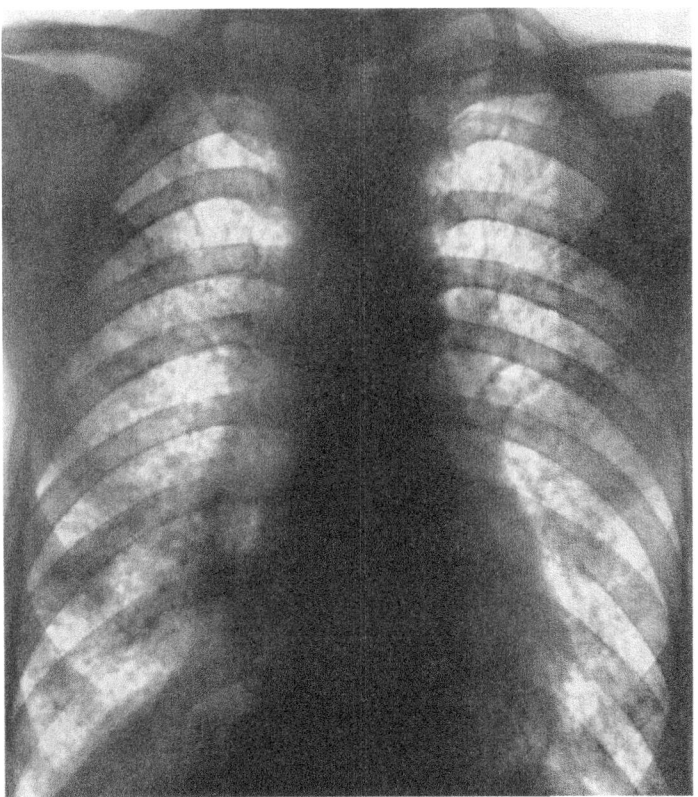

Abb. 157. Miliare Carcinose

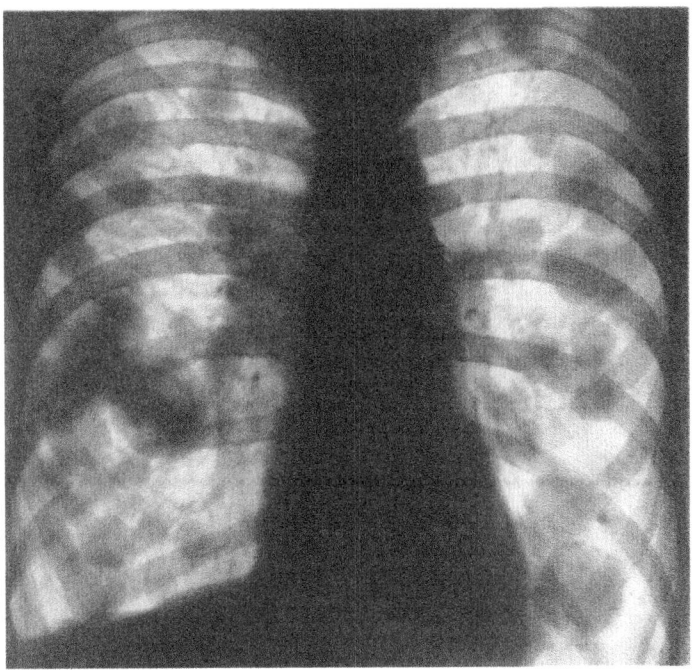

Abb. 158. Multiple runde Lungenmetastasen eines Rectumcarcinoms

Solitärmetastasen, Rundherde bis über Apfelgröße, können grundsätzlich bei allen, namentlich bei den nach dem Cavatyp metastasierenden Blastomen auftreten. Man sieht sie besonders häufig bei Hypernephromen, nicht selten aber auch bei Mammacarcinomen, Seminomen und Sarkomen.

Bei unbekanntem Primärtumor ist die Differentialdiagnose oft nicht leicht. Gleichartige Rundschatten gibt es bei primären gutartigen Lungengeschwülsten (vgl. S. 118), aber auch — wenigstens im Anfangsstadium — beim peripheren Bronchialcarcinom und Lungensarkom. Auszuschließen sind außerdem Echinococcusblasen, geschlossene (flüssigkeitsgefüllte) Cysten, solitäre Gummen, Rundschatten bei Tuberkulose (Tuberkulome), Abscesse, arterio-venöse Lungenfisteln. Nicht zu vergessen ist, daß intrapulmonale Rundschatten auch durch die Mamillen, umschriebene Pleuraschwarten, Rippengeschwülste, Callusbildungen nach Frakturen usw. vorgetäuscht werden können. Ausschlaggebend für die Diagnose ist neben dem klinischen Befund die Feststellung des Primärtumors und als ultima ratio die Kontrolle des Verlaufes durch Aufnahmen in nicht zu großen Zeitabständen.

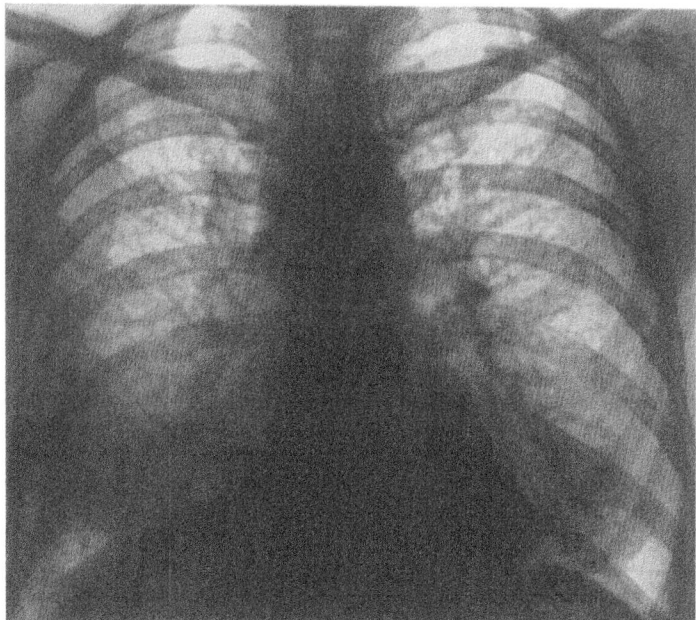

Abb. 159. Lymphangitis carcinomatosa bei Mammacarcinom

Zahlreiche Rundschatten erleichtern die Diagnose, auch wenn der Primärtumor nicht bekannt ist. Differentialdiagnostisch in Frage kommen die noduläre Form des Alveolarzellcarcinoms, multiple Echinococcuscysten, Gummen und lymphogranulomatöse Infiltrate. Wegen der Seltenheit dieser Veränderungen spricht die Wahrscheinlichkeit immer für Metastasen. Gegenüber multiplen Lungenabscessen entscheidet das klinische Bild.

Ob es sich bei multiplen Rundschatten um Carcinom- oder Sarkommetastasen handelt, ist röntgenologisch nicht zu entscheiden. Ungleiche Größe der Schatten spricht für schubweise Entstehung zeitlich nacheinander.

Nicht immer sind Metastasen kreisförmig, oder doch annähernd rund; sie können auch das Bild unregelmäßig geformter, kantiger oder höckeriger Fleckschatten ergeben. Da solche Formen am ehesten bei älteren Patienten auftreten, ist zu vermuten, daß sie als Folge veränderter Ausbreitungsmöglichkeiten im Lungengewebe (z. B. durch ein chronisch-substantielles Emphysem) zustande kommen. Bei gleichzeitig bestehendem Emphysem wirken sie auch besonders schattendicht. Solche Fleckschatten können grobknotigen Tuberkulosen gleichen.

Bei *miliarer Carcinose* ist differentialdiagnostisch in erster Linie an eine tuberkulöse miliare Aussaat bzw. an Miliartuberkulose und an Silikosen zu denken. Die gegenüber diesen Erkrankungen eine Carcinose kennzeichnende Zunahme der Veränderungen zur Lungenbasis hin ist nur selten so ausgeprägt, daß sie für die Diagnose ausreicht. Differentialdiagnostisch in Erwägung zu ziehen ist aber beispielsweise auch eine Lues oder eine feinfleckige Lungenstauung.

Die *Lymphangitis carcinomatosa*, die ähnliche Bilder wie die miliare Carcinose ergibt, unterscheidet sich von ihr dadurch, daß die miliaren Knötchen in den Hintergrund treten und das Bild von einer vermehrten Streifenzeichnung beherrscht wird (Abb. 159).

Sie ist Folge einer Ausbreitung des Geschwulstgewebes in den peribronchialen und perivasalen Lymphbahnen, bevor oder ohne daß es zur Bildung größerer umschriebener Metastasen kommt. Da die Ausbreitung bis zum Hilus fortschreitet, unterscheidet sich die Lymphangitis carcinomatosa von den anderen Metastasenformen durch die Mitbeteiligung des Hilus und den engen Zusammenhang der Verschattungen mit den Lungenwurzeln.

Die Lymphangitis carcinomatosa ist häufig bei Mamma-, Oesophagus- und Magencarcinomen.

Oft führen pleuranahe Metastasen und vor allem auch die Lymphangitis carcinomatosa zur einer *Mitbeteiligung der Pleura* und dann sehr bald zu serösen oder hämorrhagischen Pleuraergüssen (vgl. S. 167ff.). Sehr leicht werden dann die intrapulmonalen, oft recht kleinen Metastasen überdeckt, so daß sie röntgenologisch kaum oder erst nach Punktion des Exsudates nachzuweisen sind.

e) Geschwulstähnliche Veränderungen

α) *Echinokokken* der Lunge — im allgemeinen handelt es sich um den Echinococcus unilocularis (cysticus) — sind in Europa selten, dagegen in Ländern mit großem, nicht saniertem Viehbestand häufig (Argentinien, Australien). Die Wand der kirsch- bis kindskopfgroßen Echinococcusblasen besteht aus einer inneren Chitinmembran (Cuticula) und einer vom Lungenparenchym gebildeten Bindegewebshülle.

Auf Nativaufnahmen sieht man im allgemeinen weichteildichte solitäre Rundschatten mit glatter Konturierung (DI RIENZO). Bevorzugt befallen wird der rechte Unterlappen. Charakteristisch soll eine ovale Verformung bei tiefer Inspiration sein (Escudero-Nemenowsches Zeichen). Durch entzündliche Veränderungen der Umgebung können die Konturen unscharf werden. Bronchographisch zeigen sich Verdrängung, selten Einengung oder Abknickung einzelner Bronchien.

Intakte Echinococcusblasen sind von gutartigen Blastomen und von Rundschatten anderer raumfordernder Prozesse nicht zu trennen. Die klinische Differentialdiagnose muß sich auf Kriterien wie Bluteosinophilie, positive Weinbergsche Reaktion, Echinococcusflüssigkeit oder Fetzen der Chitinmembran im Sputum stützen. Allerdings schließen auch das Fehlen einer Eosinophilie und eine negative Weinbergsche Reaktion nicht unbedingt eine Echinococcuserkrankung aus.

Charakteristischer wird der Röntgenbefund, wenn bei Verletzung der Bindegewebsmembran zwischen sie und die Cuticula Luft eindringt. Sie zeigt sich im Röntgenbild als sichelförmige Aufhellung. Bronchographisch kann dann u. U. Kontrastmittel in den Raum zwischen beiden Membranen gelangen und die Blase schalenförmig umspülen, ähnlich wie beispielsweise bei einem Aspergillom (vgl. Abb. 163).

Wird auch die Cuticula verletzt, so entleert sich der flüssige Blaseninhalt teilweise oder ganz, und man erkennt Flüssigkeitsspiegel bzw. die ganze Blase als Luftaufhellung. Durch Schrumpfung wird dann die Höhle wellig begrenzt. In diesem Zustand ist röntgenologisch wieder die Unterscheidung von Kavernen, Abscessen oder anderen lufthaltigen Cysten erschwert, auch wenn es gelingt, die Höhle mit Kontrastmittel zu füllen. Selbst eine Kontrastmittelaussparung innerhalb der gefüllten Höhle durch die geschrumpfte Chitinhülle kann auch bei einer Lungengangrän durch einen Lungensequester hervorgerufen werden.

Mehrere Echinococcuscysten können gleichzeitig auftreten, sie können aber auch sekundär entstehen, wenn eine Blase platzt und ihr Inhalt auf dem Bronchialwege verschleppt wird.

β) An der *Lymphogranulomatose* kann die Lunge per continuitatem vom Mediastinum aus, lymphogen und hämatogen beteiligt werden.

Vom Mediastinum aus breitet sie sich in den peribronchialen und perivasalen Lymphbahnen aus, ohne vor Lappengrenzen usw. haltzumachen. Diese Form zeigt neben den

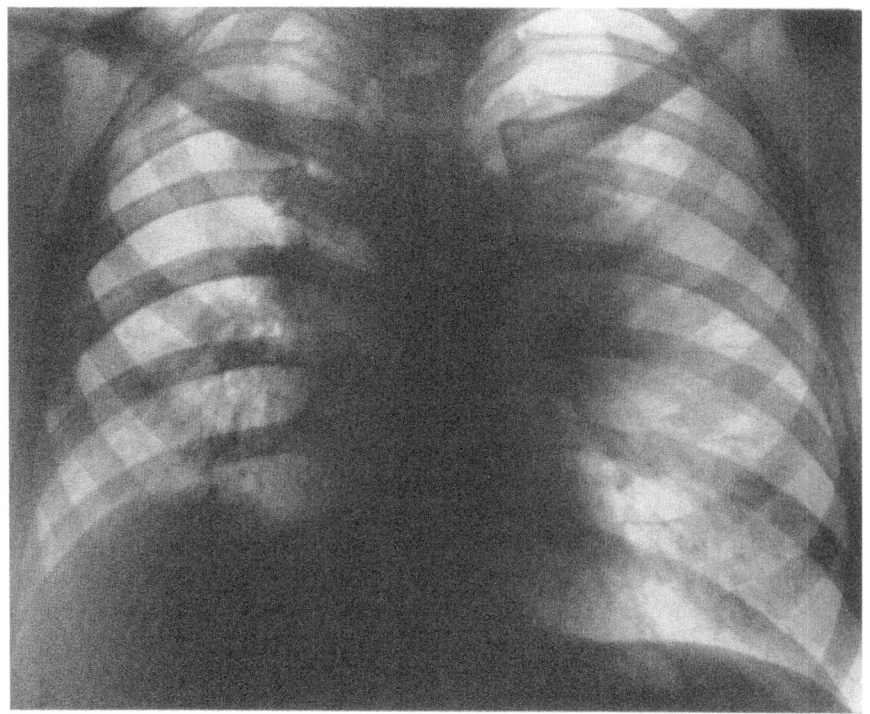

Abb. 160. Lymphogranulomatose mit fächerförmiger Infiltration vorwiegend in die linke Lunge

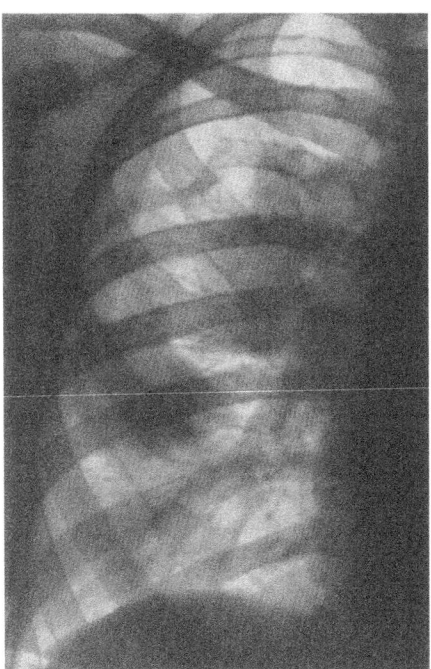

Abb. 161. Lymphogranulomatose. Mediastinale Lymphknotenschwellung mit Infiltration in die rechte Lunge. Selbständiger Herd im rechten Mittelfeld

mediastinalen Lymphknotenschwellungen mit polycyclischer Begrenzung eine fächerförmige Ausstrahlung mit unscharfer Begrenzung, die sich ein- und doppelseitig bis zur Thoraxwand erstrecken kann (Abb. 160). Oft greift der Prozeß auch auf die Thoraxwand über. Dann können hochgradige Knochenzerstörungen an Rippen, Brustbein und Wirbelsäule bestehen.

Ohne Verbindung mit den Hili können selbständige Lungenherde lymphogen und hämatogen auftreten, die sich als — meist multiple — Rundherde mit höckeriger Oberfläche, scharfer oder unscharfer Konturierung, in Kirsch- bis Apfelgröße darstellen (Abb. 161). Diese Herde sind oft auffallend schattendicht. Bevorzugt werden die mittleren und unteren Lungenabschnitte.

In seltenen Fällen bleiben die lymphogranulomatösen Infiltrationen auf einzelne Lungenlappen begrenzt. Die betroffenen Bezirke erscheinen dann wolkig verschattet.

Durch Gewebszerfall können in Lymphogranulomen, wenn auch selten, Kavernen auftreten. Bronchusstenosen entstehen sowohl durch den Druck vergrößerter Lymphknoten als auch durch Einwuchern von Granulationsgewebe in das Bronchuslumen.

Nach Röntgenbestrahlungen bilden sich die lymphogranulomatösen Lungenveränderungen — wenigstens temporär — vollkommen zurück.

10. Pneumomykosen

Pneumomykosen sind verhältnismäßig selten. Chirurgische Bedeutung haben eigentlich nur die Aktinomykose und die Aspergillose. Auf andere Pilzerkrankungen der Lunge (Histoplasmose, Streptotrichose, Torulose, Blastomykose, Coccidiomykose, Lungensoor u. a.) kann hier nicht eingegangen werden.

a) Aktinomykose

Die primäre Lungenaktinomykose entsteht durch Aspiration der Steptothrix; sekundär kann eine Aktinomykose von der Mundhöhle (via Retropharynx), dem Oesophagus oder den Bauchorganen, besonders von der Leber aus transdiaphragmal auf die Lunge übergreifen oder in sie metastatisch auf dem Bronchial- oder Blutwege verschleppt werden.

Um die Pilzkolonien bildet sich gefäßreiches Granulationsgewebe, das einschmelzen und fibrös umgewandelt werden kann. So entstehen ausgedehnte Narbenschrumpfungen und dazwischen oft zahlreiche Eiterhöhlen und Fistelgänge.

Bei der sehr seltenen *hämatogenen miliaren Form* sind beide Lungen mit kleinen Fleckschatten übersät. Die Veränderungen sind seitensymmetrisch. Obgleich die Fleckschatten weniger dicht beieinander liegen sowie größer und unschärfer konturiert sind, ist im allgemeinen eine sichere Unterscheidung von einer Miliartuberkulose auf Grund des Röntgenbildes nicht möglich.

Die häufigere *bronchopneumonische Form* ist gekennzeichnet durch massive Verschattungen (Abb. 162). Häufigste Lokalisationen sind das rechte Oberfeld, beide Unterfelder und die Umgebung der Lungenwurzeln. Die Röntgenbilder gleichen denen gewöhnlicher Pneumonien bzw. nach Einschmelzung (Abb. 162 b) denen von Lungenabscessen oder Bronchialcarcinomen mit Einschmelzungen.

Aktinomykotische Granulationen können auch solitäre Rundschatten mit allen dann auftretenden differentialdiagnostischen Schwierigkeiten hervorrufen.

Von den per continuitatem auf die Lunge übergreifenden Aktinomykosen werden den Ausgangsorganen entsprechend vorwiegend die Lungenspitzen (vom Halse aus), die paravertebralen Bezirke (vom Oesophagus aus) und das rechte seitliche Unterfeld (von der Leber aus) betroffen.

Bronchusverschlüsse können Folge von Fibrosen und Schrumpfungen sein. Von der Lunge aus schreitet die Aktinomykose kontinuierlich (im Gegensatz zur Lues weniger auf dem Lymphwege) auf Pleura und Thoraxwand mit Fistelbildungen nach außen fort. Knochenzerstörungen an den Rippen sind möglich. Nach UEHLINGER gehört zur fistelnden Thoraxwandaktinomykose eine Periostitis ossificans der Rippen.

b) Aspergillose

Die pathogenen Schimmelpilze (Aspergillus fumigatus oder seltener Asp. niger) gelangen auf dem Bronchial- oder Blutwege in die Lunge, führen aber nur zu einer Aspergillose, wenn durch allgemeine Resistenzminderung oder lokale Schäden besondere Vorbedingungen gegeben sind.

Die akute diffuse Aspergillose verläuft klinisch unter dem Bilde einer akuten nekrotisierenden Pneumonie und zeigt entsprechende Röntgenbilder. Eine sichere Diagnose ist danach nicht möglich. Das gilt auch für den chronischen Verlauf mit dem Röntgenbefund einer chronischen Bronchitis.

Ein besonderes Bild entsteht, wenn in präformierten Höhlen, z. B. in Lungencysten, Bronchiektasen, Abscessen, Kavernen usw., tumorartige Gebilde aus verfilzten Pilzfäden mit trockenem oder schmierigem Detritus entstanden sind. Solche „*Aspergillome*" ergeben unregelmäßig begrenzte, homogene, runde oder ovale Schatten. Mitunter ist, am ehesten auf Schichtbildern, zwischen der Höhlenwand und dem Pilzkonglomerat eine Luftaufhellung nachzuweisen. Eindrucksvolle Bronchogramme entstehen, wenn bei genügend breiter Kommunikation mit einem Bronchus Kontrastmittel in diesen Spalt

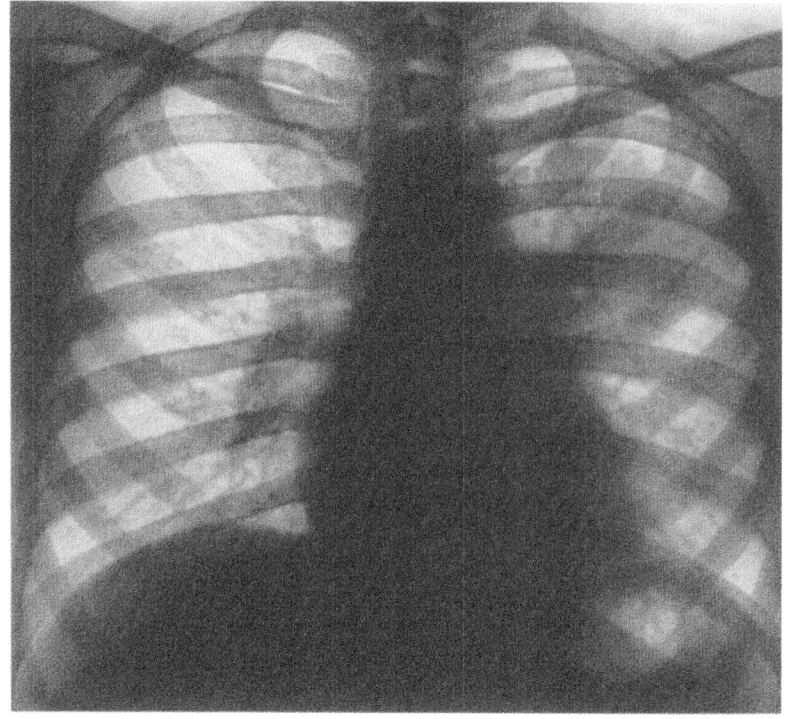

a

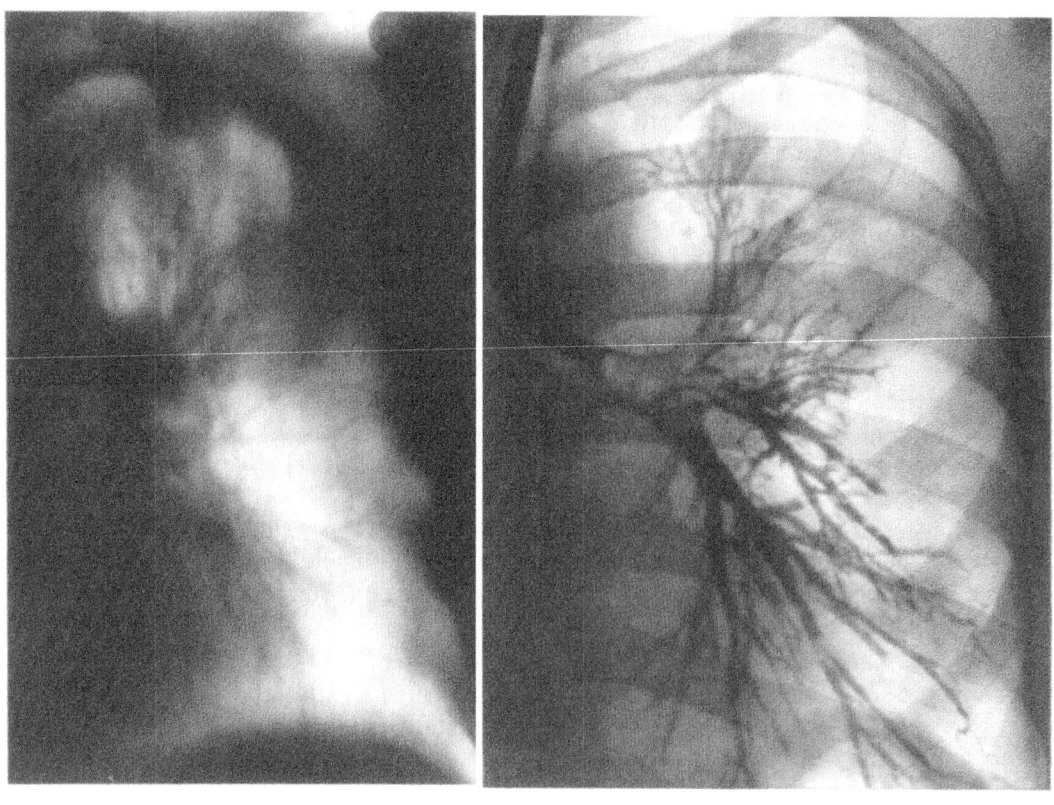

b   c

Abb. 162a—c. Aktinomykose des linken Lungenoberlappens. Bronchopneumonische Form mit Einschmelzungen.
a Übersichtsaufnahme. b Schichtbild. c Bronchogramm

gelangt und das Aspergillom umfließt (Abb. 163). Der Befund ähnelt dem einer Lungengangrän mit einem größeren intrakavitären Sequester (vgl. Abb. 110c). Der klinische
Befund entscheidet die Diagnose.

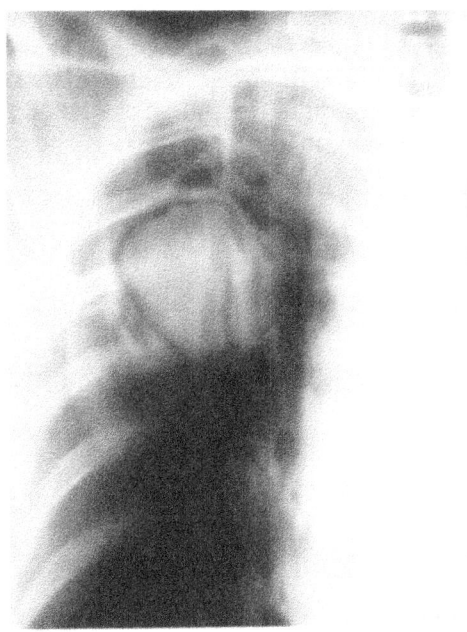 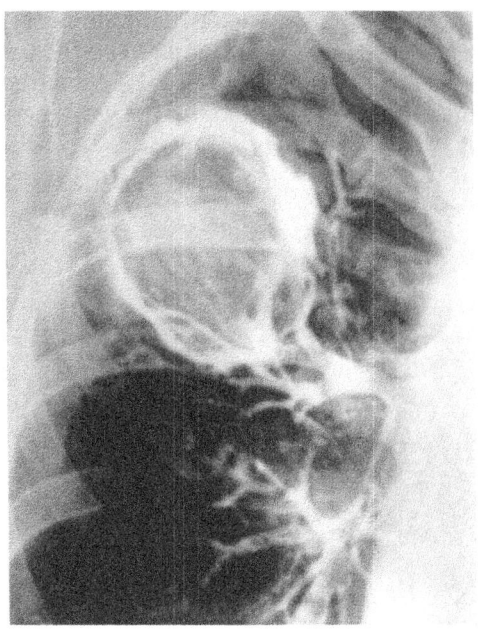

a   b

Abb. 163a u. b. Aspergillom der Lunge (nach Höffken). Luft und Kontrastmittel zwischen Höhlenwand
und Pilzkonglomerat. a Schichtbild. b Bronchogramm

11. Zirkulationsstörungen

a) Lungenstauung

Während entzündliche Prozesse der Lunge eine aktive Hyperämie mit vermehrter
Blutgefäßfüllung hervorrufen, handelt es sich bei der Lungenstauung um eine *passive*
Hyperämie. Sie setzt eine venöse Abflußbehinderung, z. B. eine Insuffizienz des linken
Herzens, voraus. Ausgeprägtere Lungenstauungen bestehen z. B. bei Mitralfehlern,
chronischen Myokardschäden, aber auch bei mechanischen Kreislaufbehinderungen, wie
Kyphoskoliosen und Mediastinaltumoren.

Die Skala der je nach Schwere der Stauung verschiedenartigen Röntgensymptome
reicht von einer einfachen verstärkten strang- und netzförmigen Lungenzeichnung mit
Vergrößerung der Lungenwurzeln über fleckförmige, seitensymmetrische Trübungen
bis zu intensiven Verschattungen bei Transsudation in den Pleuraraum (eventuell
auch in den Herzbeutel). Durch Verringerung ihres Luftgehaltes sind die Lungen allgemein vermindert strahlendurchlässig. Die oft stark vergrößerten pulsierenden Lungenwurzeln können infolge von Transsudation in die perihilären Alveolarbezirke unscharf
konturiert und durch Erweiterung der Lymphbahnen wie von einem „Strahlenkranz"
umgeben sein. Auch die Tüpfelung der Lungenperipherie kommt zunächst durch
Transsudation in die Alveolen zustande. Bei späterer fibröser Umwandlung mit Ablagerung von Hämosiderin und Kalk werden die Tüpfel schattendichter. Besonders ausgeprägt
ist diese Tüpfelung (Lungenhämosiderose) bei Mitralstenosen (Abb. 164).

Das Herz ist regelmäßig vergrößert bzw. es zeigt eine abnorme Konfiguration entsprechend der Art des Herzfehlers, der die Lungenstauung verursacht.

Die *Hypostase* ist eine vorwiegend auf die dorsobasalen Lungenbezirke beschränkte
Stauung, die vor allem als Folge längeren Liegens bei unzureichender Herzkraft zustande
kommt. In den hyperämischen Bezirken entwickelt sich dann leicht eine hypostatische
Pneumonie.

b) Lungenödem

Ein Lungenödem entsteht durch Transsudation von Flüssigkeit in die Alveolen mit ödematöser Durchtränkung des interstiellen Gewebes. Die Transsudation kann Folge vermehrter Durchlässigkeit der Capillarwände, erhöhten Capillardruckes oder einer Verminderung des osmotischen Druckes des Blutes sein. Häufigste Ursache ist ein Versagen des Herzens (linker Ventrikel!); außerdem kommen unter anderem akute Infektionskrankheiten, Nierenkrankheiten, seltener Leberschäden, und toxische Schäden durch Reiz- (Nitrose-) oder Kampfgase (Grünkreuz) als Ursache in Betracht.

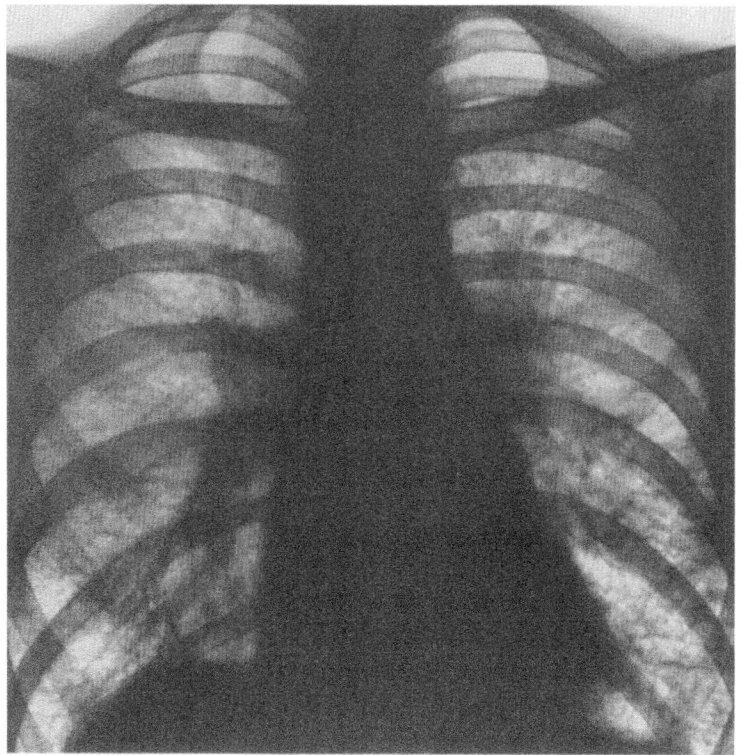

Abb. 164. Lungenhämosiderose bei Mitralstenose

Ein Lungenödem kann akut auftreten und in kürzester Zeit tödlich sein oder allmählich entstehen; dann ist — außer beim präterminalen Ödem — Rückbildung möglich.

Bevorzugt befallen werden — im Gegensatz zur Lungenstauung — die am besten belüfteten und damit am ausgiebigsten (arteriell) durchbluteten Lungenabschnitte. Im allgemeinen sind die Veränderungen seitensymmetrisch. Einseitige Ödeme können als sog. Entfaltungsödeme bei schnellem Abpunktieren zu großer Mengen eines Pleuraergusses auftreten.

Akute Lungenödeme kommen nur in Ausnahmefällen zur Röntgenuntersuchung; auch bei langsamer Entwicklung ist die Diagnose klinisch meist leicht.

Röntgenologisch ist das Lungenödem charakterisiert durch weichteildichte Fleckschatten, die in miliarer oder grobknotiger Form über die Lungen verteilt sein können (Abb. 165). Dabei werden die zwerchfellnahen Bezirke auffallend wenig befallen. Lufthaltiges Lungengewebe zwischen den Fleckschatten ruft deutliche Kontraste hervor. Bemerkenswert ist, daß Ausmaß und Anordnung der Verschattungen bei erfolgreicher Therapie sehr schnell wechseln.

Oft wird das Bild eines Lungenödems durch die Röntgensymptome einer gleichzeitigen passiven Lungenstauung überlagert.

Rein röntgenologisch ist ein Lungenödem von bronchopneumonischen Prozessen, oft aber auch von Lungenstauungen nicht sicher zu unterscheiden.

c) Lungenembolie und Lungeninfarkt

So wichtig und gefürchtet *Lungenembolien* namentlich als postoperative Komplikation sind, so gering sind die durch sie hervorgerufenen Veränderungen im Röntgenbild.

Der Verschluß einer Lungenarterie mittleren Kalibers (embolischer Verschluß der großen Arterien ist sofort tödlich) führt zu einer Ischämie ihres Versorgungsgebietes. Sie kann eine vermehrte Strahlendurchlässigkeit zur Folge haben. Genügende diagnostische Beweiskraft hat dieser Befund aber nicht. Der Embolus selbst ist im Nativbild nicht zu sehen. Eine angiographische Darstellung kommt nicht in Frage. Auch bei einer Luftembolie ist röntgenologisch intravasal keine Luftaufhellung zu erwarten.

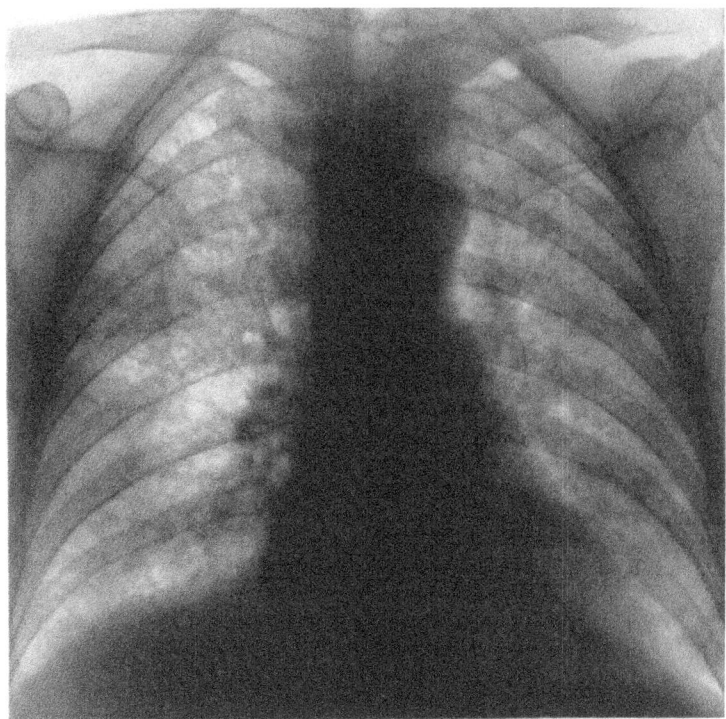

Abb. 165. Lungenödem (in Rückbildung)

Bei klinischem Verdacht auf eine Lungenembolie ist also eine sofortige Röntgenuntersuchung nicht nur wertlos, sondern wegen ihrer Gefahr auch kontraindiziert.

Zu einem *Lungeninfarkt* führt eine Lungenembolie im allgemeinen nicht, weil die Blutversorgung des Gewebes über die Aa. bronchiales gewährleistet ist. Nur bei bereits bestehender Schädigung des Lungenkreislaufes, namentlich bei zusätzlicher chronischer venöser Stauung, kommt es zur Diapedese von Erythrocyten in die Alveolen, eventuell zur Infarktpneumonie mit fibröser Umwandlung und möglicher Heilung. Infektion führt zu Abscessen mit den bei allen Lungenabscessen möglichen Komplikationen.

Infarkte entstehen meist unilokulär; multiple Lungeninfarkte sind seltener.

Röntgenologisch unterscheiden sich die durch Lungeninfarkte hervorgerufenen Verschattungen von denen anderer Pneumonien, wenn überhaupt, dann nur durch ihre Anordnung und ihre Form. Dabei ist zu bemerken, daß die als typisch bezeichnete Keilform, deren Spitze zum Hilus zeigt, nur verhältnismäßig selten beobachtet wird (Abb. 166); und auch dann ist diese Keilform nur in einer bestimmten Strahlenrichtung zu sehen, während Aufnahmen senkrecht dazu einen mehr oder weniger runden Schatten zeigen. Aber auch bandförmige Verschattungen sind, z. B. bei Plattenatelektasen, möglich.

Meistens stellt sich bei einem Lungeninfarkt eine umschriebene Pleuritis mit Erguß ein. Durch die Ergußverschattung können dann kleine Infarkte, besonders in der Lungenperipherie, leicht überdeckt werden.

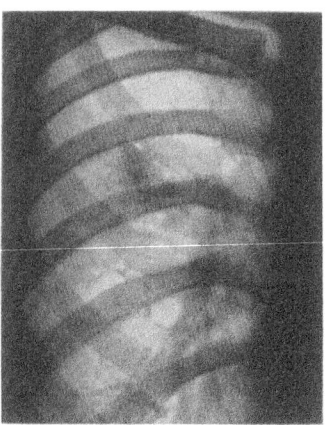

Das Zwerchfell der betroffenen Seite steht im allgemeinen hoch und ist nur wenig atemverschieblich.

Multiple Infarkte ergeben gleiche Bilder wie Bronchopneumonien; sie sind rein röntgenologisch von diesen nicht zu unterscheiden.

Kommt es in Infarktpneumonien zur Abseßbildung mit ihren Folgen, dann gleichen die Röntgenbefunde denen von Lungenabscessen anderer Genese.

Aus alledem folgt, daß Lungeninfarkte in den meisten Fällen zwar deutliche, aber nicht oder nur wenig charakteristische Veränderungen im Röntgenbild hervorrufen. Klinischer Befund und Verlauf sind für die Diagnose einer Lungenembolie und auch eines Lungeninfarktes entscheidend. Für die Kontrolle des Heilungsvorganges oder die Feststellung eventueller Komplikationen sind spätere Röntgenkontrollen wertvoll.

Abb. 166. Lungeninfarkt. Dreieckige Verschattung im rechten Unterfeld

12. Arterio-venöse Lungenfistel

Bei der arterio-venösen Lungenfistel handelt es sich um eine, im allgemeinen angeborene Gefäßanomalie, die unilokulär oder multilokulär auftreten kann. Es bestehen arterio-venöse Kurzschlüsse mit sackartigen (angiomartigen) Erweiterungen. Am häufigsten befallen ist der rechte Unterlappen. Etwa die Hälfte der Fälle ist kombiniert mit einer Teleangiectasia haemorrhagica hereditaria (Morbus Osler) an anderen Körperstellen.

Die klinischen Symptome wechseln. Im Vordergrund stehen Cyanose mit Polyglobulie und Trommelschlegelfingern, systolisch-diastolische Geräusche bzw. fühlbares Schwirren über dem Fistelbereich.

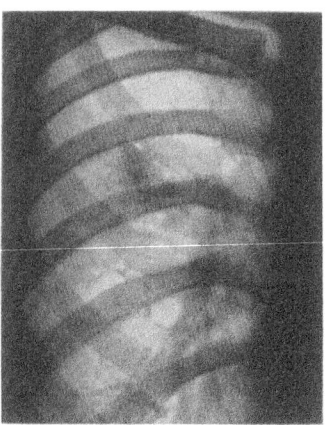
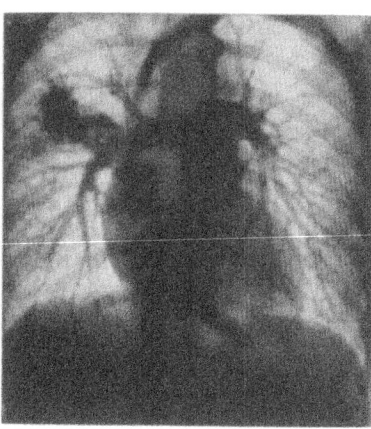

a   b

Abb. 167a u. b. Arterio-venöse Lungenfistel (21jährige Frau). a Nativbild: Scharf begrenzter kastaniengroßer Schatten im 2. Intercostalraum rechts. b Angiokardiogramm: Kontrastmittelfüllung in dem Verschattungsbezirk während des Dextrogramms

Bei der Nativuntersuchung erkennt man einzelne scharf begrenzte Rundschatten (Abbildung 167a) oder ausgedehnte weiche, grobfleckige, manchmal auch traubenförmige Verschattungen (Abb. 168a). Charakteristisch sind auch die deutlichen bandförmigen Schatten, die den Hilus mit den Rundschatten verbinden und den erweiterten zu- und abführenden Gefäßen entsprechen. Bei der Durchleuchtung und auf Kymogrammen sieht man deutliche, den Herzaktionen synchrone Pulsationen. Da die Erweiterungen nur sehr dünne Wände haben, verkleinern sie sich beim Valsalvaschen Versuch; beim Müllerschen Versuch vergrößern sie sich.

Obgleich schon das Nativbild für die Diagnose ausreichen kann, ist vor operativen Eingriffen immer eine genaue Klärung der Anzahl und Ausdehnung der Veränderungen

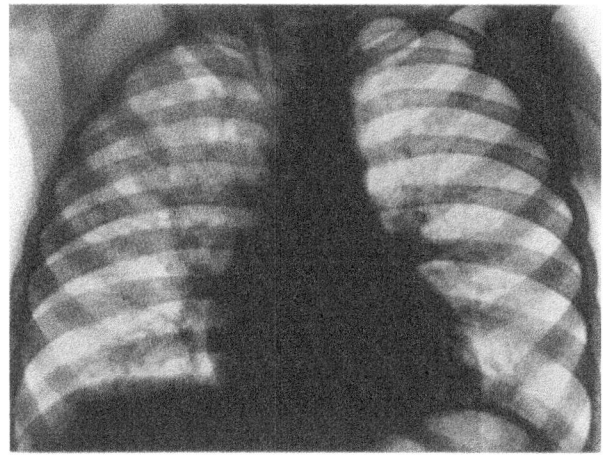 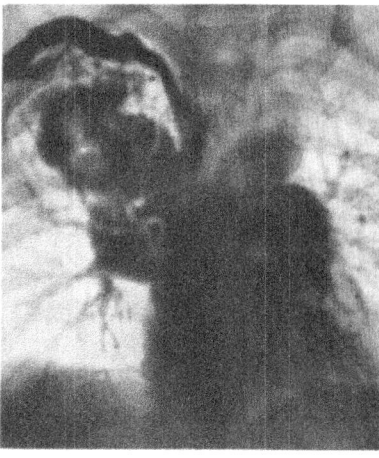

a   b

Abb. 168a u. b. Arterio-venöse Lungenfistel (7jähriges Mädchen). a Nativbild: Weiche, grobfleckige Verschattung des rechten Oberfeldes. b Angiokardiogramm: Kontrastmittelfüllung während des Dextrogramms

durch Herzkatheterismus und Angiokardiographie erforderlich (Abb. 167b und 168b). Bei hilusnahem Sitz einer arterio-venösen Lungenfistel mit normalem Nativbefund der Lunge ist nur dadurch eine Diagnose möglich.

13. Verletzungen

Lungenverletzungen können durch stumpfe (Stoß, Quetschung, Explosionsdruck) oder die Brustwand penetrierende und perforierende Gewalteinwirkungen (Stich, Geschosse) entstehen. Zu den stumpfen Verletzungen werden im allgemeinen auch solche durch Anspießen bei Rippenbrüchen gezählt, wenn die Brustwand dabei nicht eröffnet wurde.

a) Kontusionspneumonie und posttraumatischer Lungenkollaps

Im Gegensatz zu schweren Zerreißungen großer Teile oder ganzer Lungen, die, wenn sie überhaupt zur Röntgenuntersuchung kommen, einen ausgedehnten Hämopneumothorax mit Mediastinal- und Hautemphysem zeigen, entstehen umschriebene *Kontusionsherde* durch kleinste, makroskopisch kaum sichtbare Lungengewebszerreißungen mit Berstung von Lungengefäßchen. Es kommt zur blutigen Infarzierung bzw. hämorrhagischen Infiltration. Solche Kontusionsherde können verschiedenste Größe haben und mitunter einen ganzen Lungenlappen umfassen. Infolge Contre coup-Wirkung können sie auch auf der Gegenseite der Gewalteinwirkung auftreten.

Auf dem Boden dieser Kontusionsherde kann eine echte Pneumonie *(Kontusionspneumonie)* entstehen, die zu allen pneumonischen Komplikationen führen und auch in eine karnifizierende Pneumonie übergehen kann.

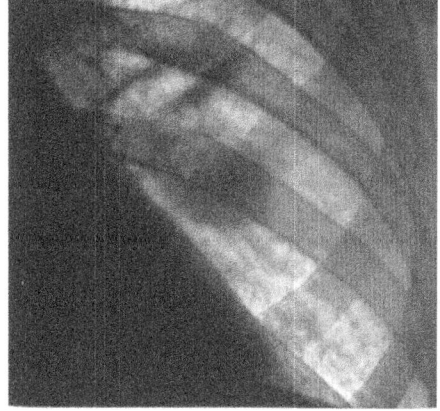

Abb. 169. Kontusionsherd im linken Unterfeld 2 Tage nach stumpfem Brustwandtrauma

Röntgenologisch zeigen sich die Kontusionsherde als mehr oder weniger umschriebene, unscharf begrenzte Verschattungen verschiedener Größe (Abb. 169). Im übrigen unterscheiden sich die Bilder nicht von denen anderer lobärer oder lobulärer Pneumonien.

Bei Mitbeteiligung der Pleura bestehen oft ein Spannungspneumothorax (mit oder ohne Erguß) sowie meist dann auch ein Mediastinal- oder Hautemphysem (vgl. S. 48). Die rechtzeitige Feststellung des Spannungspneumothorax ist wichtig, weil damit im Gegensatz zu der sonst zunächst angezeigten konservativen Behandlung eine der Indikationen zum chirurgischen Eingreifen gegeben ist.

Mögliche Spätfolgen einer Kontusionspneumonie sind Karnifizierungen und Verschwartungen der befallenen Lungenabschnitte.

Verletzungen durch *Explosionsdruck* zeigen den Kontusionsherden ähnliche Veränderungen. Hämorrhagische Infarzierungen bestehen dann aber meist symmetrisch in beiden Lungen.

Lungenkontusionen sind auch die Ursache des *posttraumatischen Lungenkollapses*. Hier kann, wie auch beim postoperativen Lungenkollaps, nicht erörtert werden, ob es sich dabei um eine Resorptionsatelektase infolge eines Bronchusverschlusses durch Schleimpfröpfe, Blutgerinnsel, Spasmen usw. handelt oder um einen nervös-reflektorischen Lungenkrampf mit Kontraktionsatelektase (STURM). Wahrscheinlich gibt es beide Entstehungsmöglichkeiten; bei sehr schneller Ausbildung der Atelektase (innerhalb von etwa 3 Std nach dem Trauma) könnte man am ehesten an eine nervös-reflektorische Genese denken.

Ein posttraumatischer Lungenkollaps tritt am häufigsten rechts im Unter- und Mittellappen (Abb. 170) sowie links im Unterlappen, seltener in den Oberlappen auf; aber auch eine ganze Lunge kann kollabiert sein (Abb. 171).

Röntgenologisch sieht man zunächst nur eine leichte Trübung (Abb. 171a), deren Umfang und Schattendichte aber bald zunehmen (Abb. 171b). Infolge zusätzlicher Exsudation in die Alveolen erscheinen die atelektatischen Lungenbezirke besonders intensiv verschattet. Im übrigen bestehen die gleichen Erscheinungen wie bei jeder Atelektase anderer Genese (Verschmälerung der Intercostalräume, Steilstellung der Rippen, Exspirationsstellung der betreffenden Zwerchfellhälfte, Verziehung des Mediastinums zur kranken Seite). Im weiteren Verlauf kann sich eine Pneumonie mit ihren möglichen Komplikationen einstellen.

Therapeutisch kommt beim posttraumatischen (wie auch beim postoperativen) Lungenkollaps in erster Linie eine gezielte Absaugung mit Métras-Kathetern unter Durchleuchtungskontrolle oder bronchoskopischer Sicht (im allgemeinen in endotrachealer Kurznarkose) in Frage. Meist führt diese Maßnahme durch Beseitigung von Schleimpfröpfen usw. zum Ziele (Abb. 170b). Starke Verlagerungen des Mediastinums zur kranken Seite können durch Anlage eines Pneumothorax beseitigt werden (Abb. 171c). Dadurch erleichtert man gleichzeitig die Reinigung des Bronchus durch Abhusten; durch zusätzliche gezielte Absaugung kann sie noch unterstützt werden.

b) Traumatische Bronchusruptur

Bronchusrupturen kommen intravital zwar nur selten zur Untersuchung, trotzdem sind sie für die chirurgische Röntgendiagnostik wichtig, weil ihre rechtzeitige Erkennung für den Erfolg einer möglichst frühzeitigen chirurgischen Intervention entscheidend ist.

Rupturen entstehen — fast nur bei Kindern und Jugendlichen mit einem noch elastischen Thorax — durch plötzliche, stumpfe und flächenhafte Gewalteinwirkungen (HASCHE). Sie betreffen fast ausschließlich die bifurkationsnahen Abschnitte der Hauptbronchien.

Die klinischen Symptome können gering sein, aber auch zu schwersten Krankheitsbildern mit Dyspnoe, Blässe, Cyanose und Hämoptoen führen. Bei frischen Verletzungen angefertigte Röntgenaufnahmen zeigen je nach Sitz und Ausmaß der Kontinuitätstrennung einen Pneumothorax, ein Haut- oder Mediastinalemphysem.

Wenn der Patient das Trauma übersteht, können die akuten Symptome bald abklingen und dadurch eine Spontanheilung vortäuschen. Später treten dann ernsthafte Komplikationen in der nach Abriß des Bronchus atelektatisch gewordenen Lunge auf.

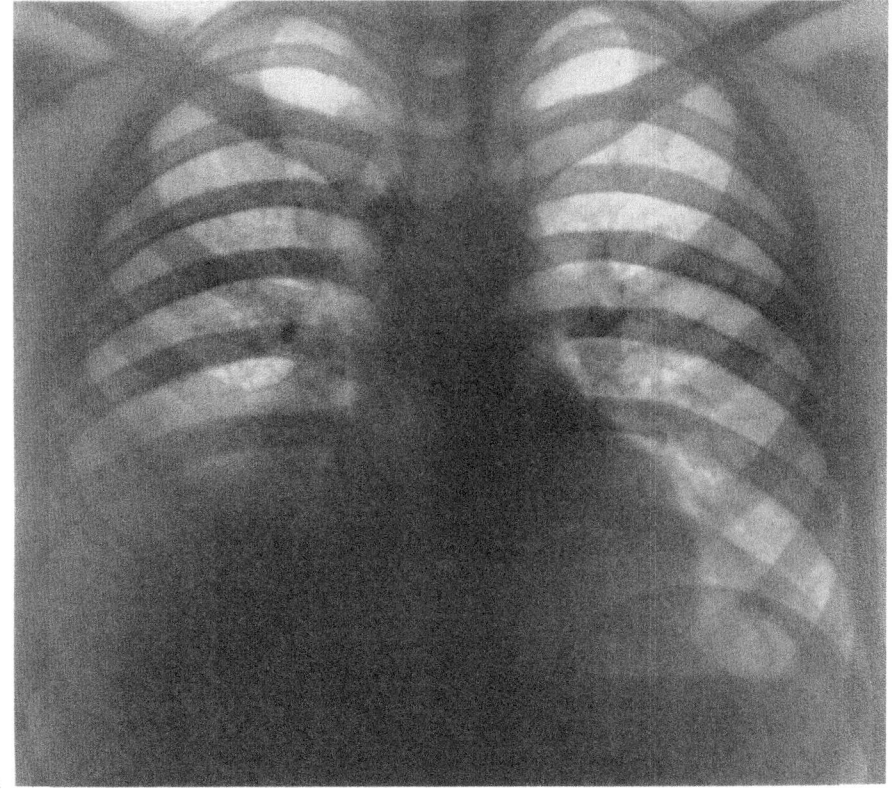

a

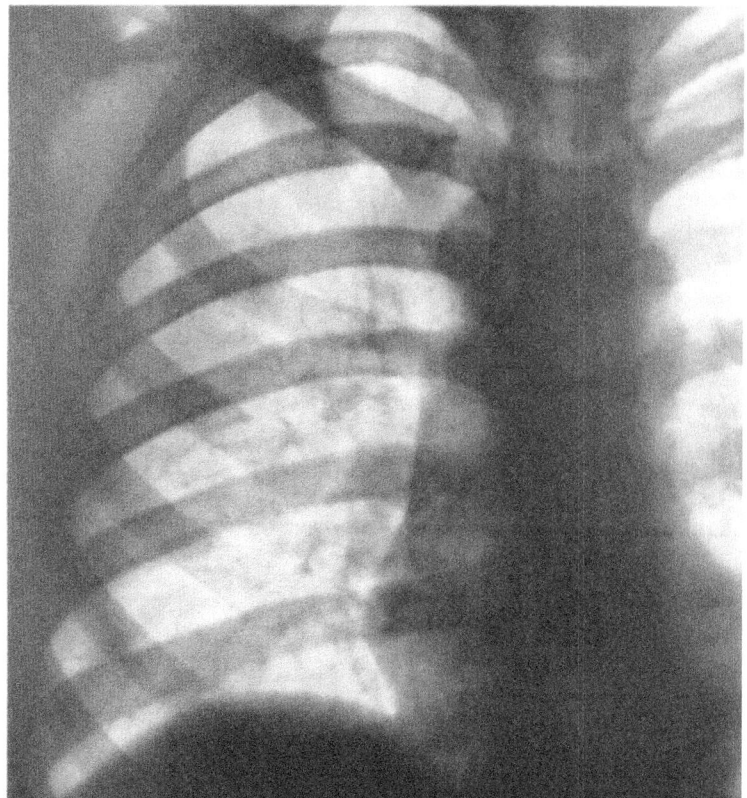

b

Abb. 170a u. b. Atelektase des rechten Unterlappens. a 48 Std nach stumpfem Bauchtrauma. b Wiederentfaltung nach
gezielter Absaugung

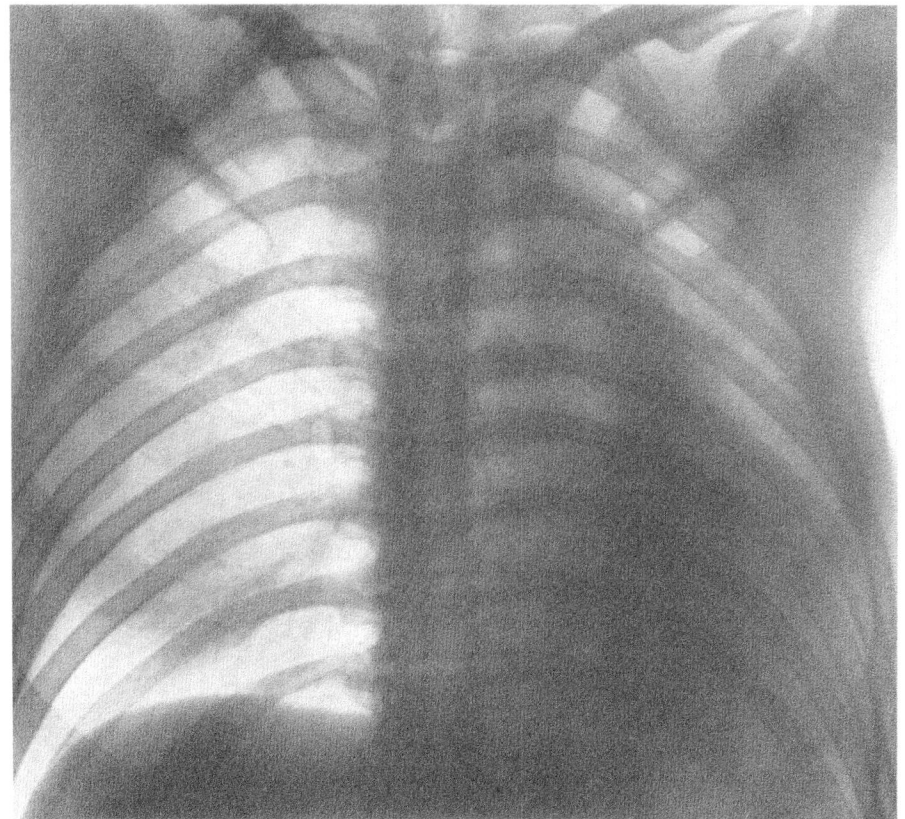

Abb. 171a. Totalatelektase nach 6 Std

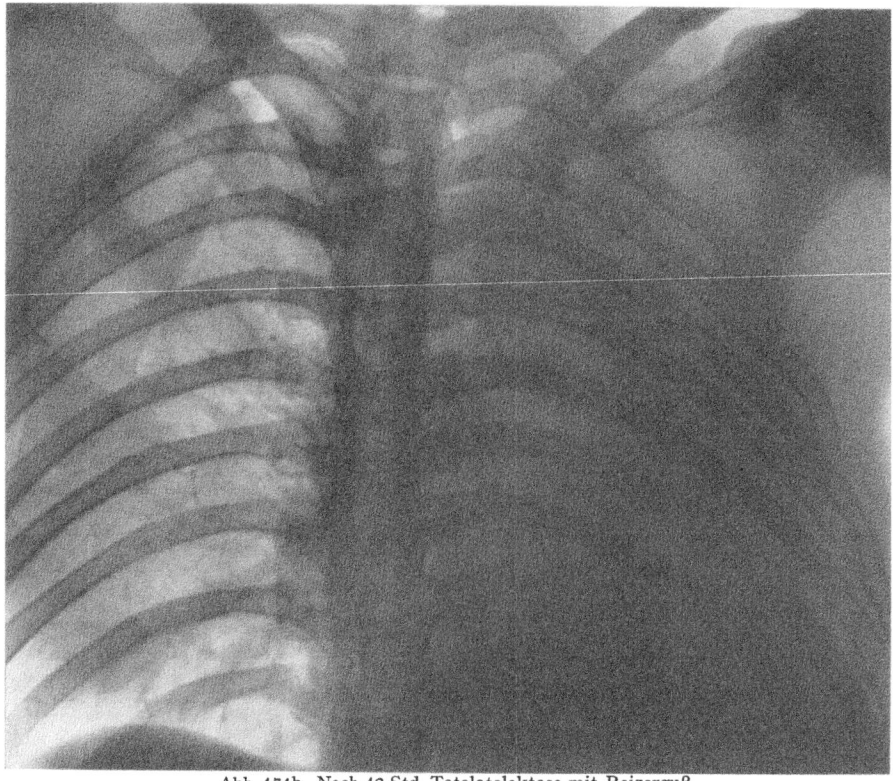

Abb. 171b. Nach 42 Std Totalatelektase mit Reizerguß
Abb. 171a—d. Atelektase der linken Lunge nach Brustwandtrauma

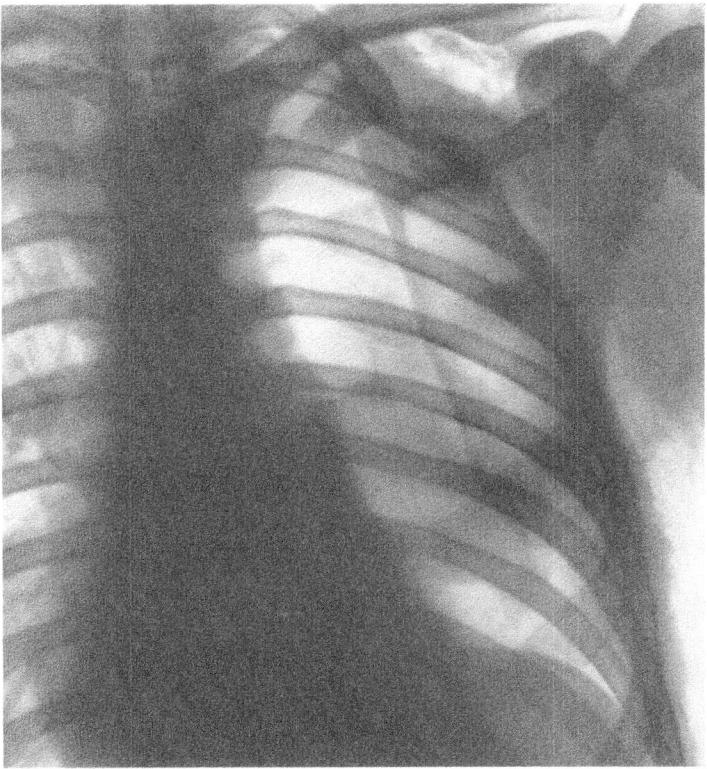

Abb. 171c. Zustand nach Punktion des Ergusses, Anlage eines Pneumothorax und endoskopischer Absaugung

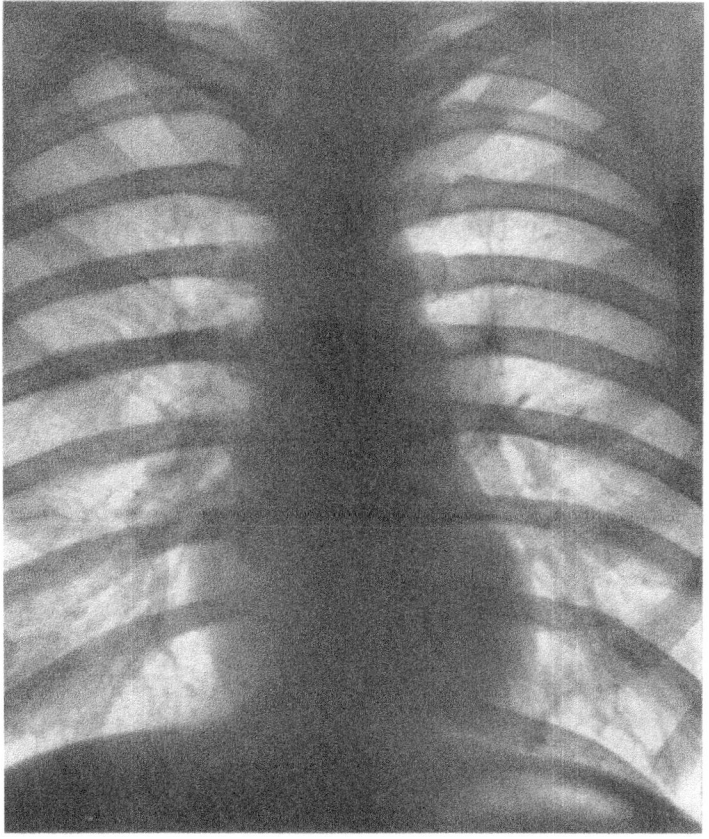

Abb. 171d. Heilung nach 12 Tagen

10*

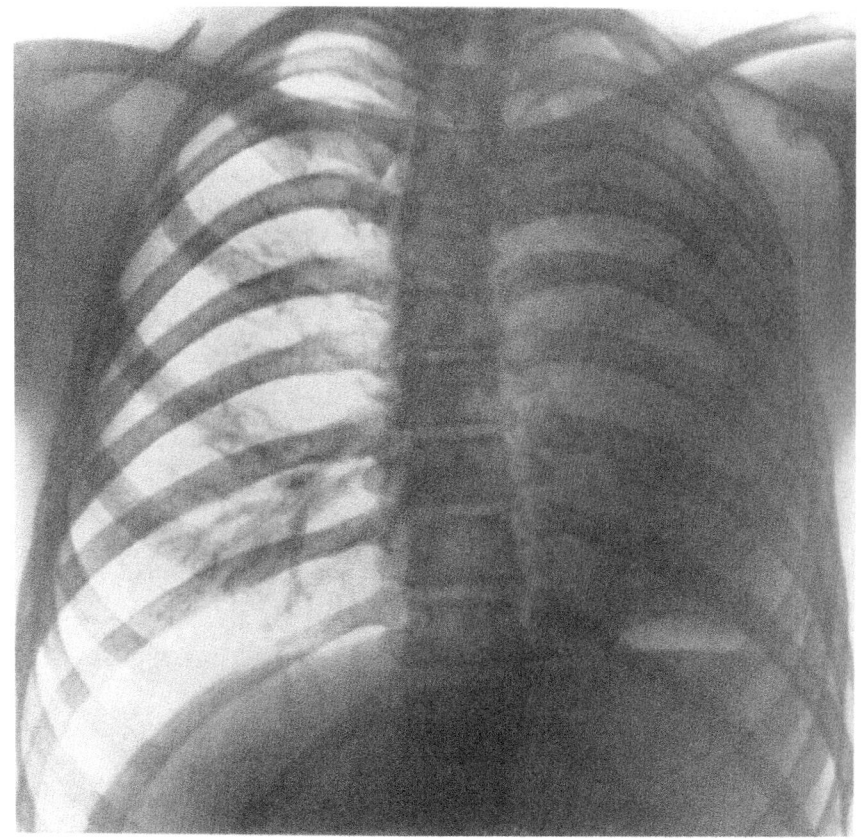

Abb. 172a. Totalkollaps der linken Lunge mit Verziehung des Mediastinums und Überblähung der rechten Lunge

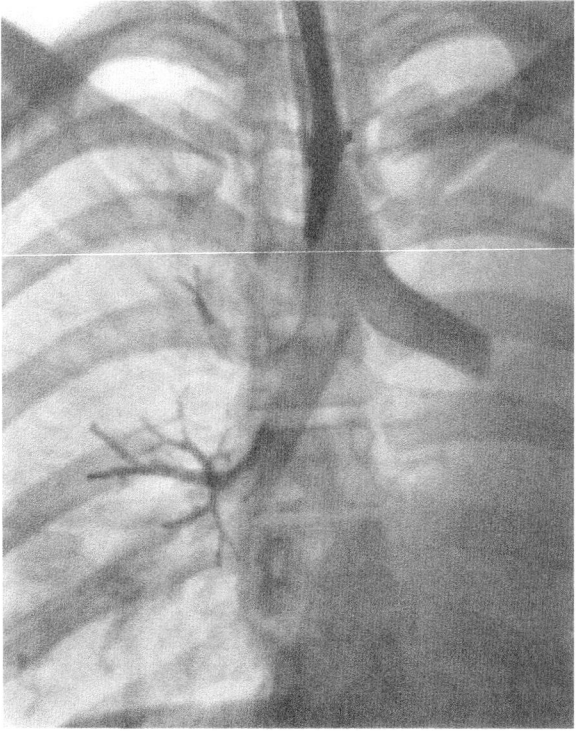

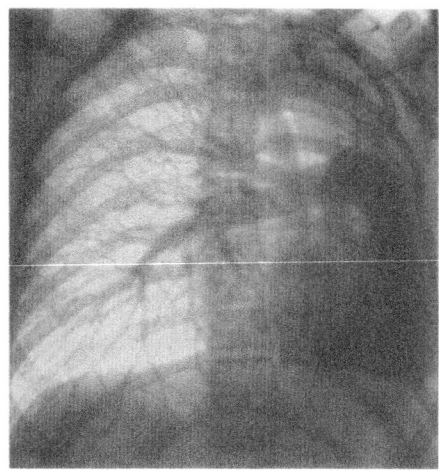

Abb. 172c. Angiokardiogramm: Herz nach links verlagert. Linke A. pulmonalis und ihre Äste sind dargestellt

Abb. 172a—e. Drei Monate alte Ruptur des linken Hauptbronchus

Abb. 172b. Bronchogramm: Abriß des linken Hauptbronchus

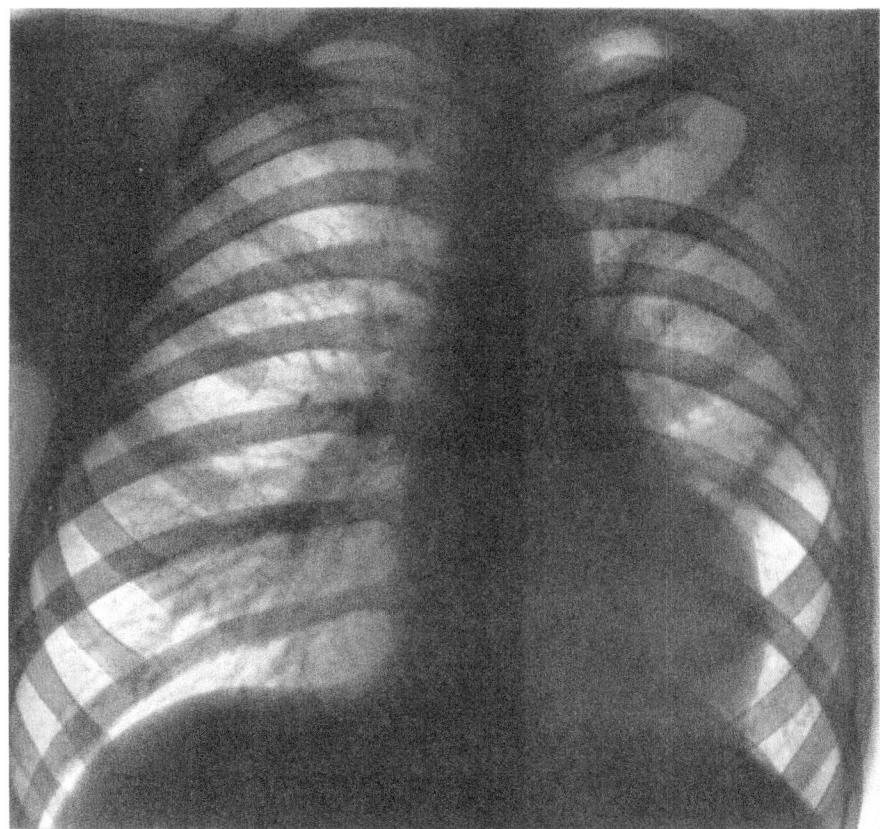

Abb. 172 d. Zustand nach Operation

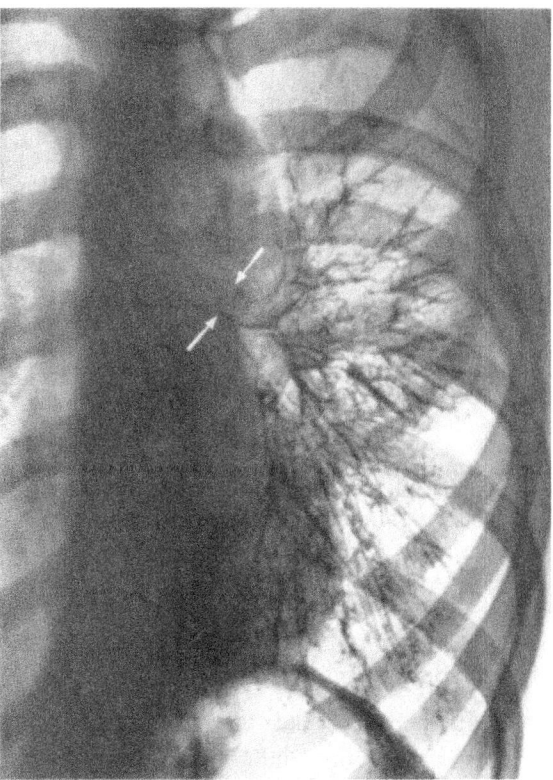

Abb. 172 e. Bronchogramm nach Operation

Nativaufnahmen zeigen dann flächenhafte, milchglasartige Verschattungen der atelektatischen Lungenbezirke meist einer ganzen Lunge (Abb. 172a) mit entsprechender Verlagerung des Mediastinums zur kranken Seite. Bei einer vollständigen Kontinuitäts-trennung eines Hauptbronchus muß die Bifurkation selbst nicht dem Zuge der atelekta-tischen Lunge folgen. Auch wenn das Mediastinum zur kranken Seite verlagert ist, kann die Bifurkation trotzdem zur gesunden Seite verzogen sein (STUTZ u. VIETEN). Umschriebene Aufhellungen auf Hartstrahl- oder Schichtaufnahmen deuten auf Bronchi-ektasen oder Abscesse. Ein Pleuraempyem ist nur schwer von der übrigen Totalver-schattung abgrenzbar.

Während unmittelbar nach der Verletzung eine Bronchographie als kontraindiziert bezeichnet werden muß, ist sie nach Abklingen der akuten Erscheinungen zur Klärung der Situation unentbehrlich. Je nach Ausmaß der Bronchusverletzung sieht man mehr oder weniger starke Einengungen bis zum vollkommenen Verschluß eines Hauptbronchus (Abb. 172b). Durch einen Defekt der Bronchuswand kann Kontrastmittel in das Media-stinum ausfließen.

Sekundäre Veränderungen in den atelektatischen Lungenbezirken können broncho-graphisch nur bei teilweiser Durchgängigkeit des Bronchus dargestellt werden.

Bronchographisch wird zweckmäßigerweise auch der therapeutische Erfolg nach Bougie-Behandlung oder operative Wiedervereinigung des rupturierten Bronchus kon-trolliert. Es ist erstaunlich, daß selbst lange Zeit nach der Verletzung eine atelektatische Lunge sich wieder entfalten kann (Abb. 172d und e).

Die Möglichkeit der Verwechslung einer Bronchusruptur mit einer Lungenagenesie zeigte eine eigene Fehldiagnose:

Ein 8jähriger Junge (vgl. Abb. 86) war überfahren worden und zeigte später klinisch dem Ver-lauf nach den Zustand nach einer Bronchusruptur. Dem entsprach auch das Ergebnis der 3 Jahre nach dem Trauma durchgeführten Bronchographie und Bronchoskopie. Da der Befund eindeutig zu sein schien, wurde auf eine Pulmonalisangiographie verzichtet. Bei der Operation mußten wir unseren Irrtum erkennen. Eine Gefäßdarstellung hätte in diesem Falle gezeigt, daß die A. pulmo-nalis auf der linken Seite fehlte oder zumindest extrem hypoplastisch war. Dagegen ist bei einer Bronchusruptur das Gefäß-System normal angelegt, wenn auch die einzelnen Arterienäste innerhalb der atelektatischen Lunge Lage- und Kaliberveränderungen aufweisen (Abb. 172c).

c) Penetrierende und perforierende Lungenverletzungen

Penetrierende Brustkorb- und Lungenverletzungen (Stich-, Hieb- und Pfählungsverletzungen sowie Lungensteckschüsse) sowie perforierende Traumen (meist Durchschüsse) sind häufiger als Verletzungen der Lunge durch stumpfe Gewalt.

Wenn solche Verletzungen im akuten Schockzustand überhaupt zur Röntgenuntersuchung kommen, dann zeigen sich vor allem die Folgen der Eröffnung des Pleuraraumes: Hämopneumo-thorax, eventuell Spannungspneumothorax mit Emphysem der Brustwand und des Mediastinums, das sich bis in die Halsweichteile ausbreiten kann. Bei Schußverletzungen kann auch isoliert an der Einschußstelle durch mitgerissene Luft ein umschriebenes Emphysem entstehen. Nicht selten sind bei Zweihöhlenschüssen mit Verletzung des Zwerchfells auch Luftansammlungen im Abdomen.

Die später auftretenden Röntgensymptome richten sich nach dem weiteren Verlauf und den möglichen Komplikationen. Über die Röntgenuntersuchung bei Lungensteckschüssen berichtet das nächste Kapitel.

14. Fremdkörper

Fremdkörper können in das Bronchialsystem aspiriert werden oder durch penetrierende Brustwandverletzung in das Lungenparenchym (ausnahmsweise auch in die Lichtung eines Bronchus) gelangen. Aufgabe der Röntgenuntersuchung sind Nachweis und Lokali-sation eines Fremdkörpers und die Feststellung eventueller sekundärer Veränderungen.

Im Körper selbst gebildete Fremdkörper, die sog. *Bronchial-* und *Lungensteine*, sind selten. Sie entstehen manchmal bei chronisch-entzündlichen Prozessen, z. B. in alveolären Bronchiektasen. Chirurgische Bedeutung haben sie praktisch nicht.

a) Endobronchiale Fremdkörper

Fremdkörper werden vorwiegend von Kindern aspiriert. In Kehlkopf und Trachea können sie laryngoskopisch oder bronchoskopisch leicht erkannt und entfernt werden.

Eine Röntgenuntersuchung ist im allgemeinen nur erforderlich bei Fremdkörpern,
die endobronchial, je nach ihrer Größe
mehr oder weniger peripher, und zwar
fast ausschließlich in den basalen Bronchien, und wegen des steileren Abganges
des rechten Hauptbronchus häufiger rechts
als links liegen.

Strahlendurchlässige Fremdkörper (z. B.
Erbsen) sind auf Nativaufnahmen im allgemeinen nicht direkt nachzuweisen. Im
Hilusbereich oder in infiltrierten, verschatteten Lungenbezirken gilt das auch z. B.
für verhältnismäßig große Knochenstückchen. Indirekte Symptome eines Bronchusverschlusses mit Atelektase oder seltener einer Ventilstenose mit Überblähung
des zugehörigen Belüftungsgebietes brauchen nicht vorhanden zu sein. Die Darstellung solcher Fremdkörper kann im

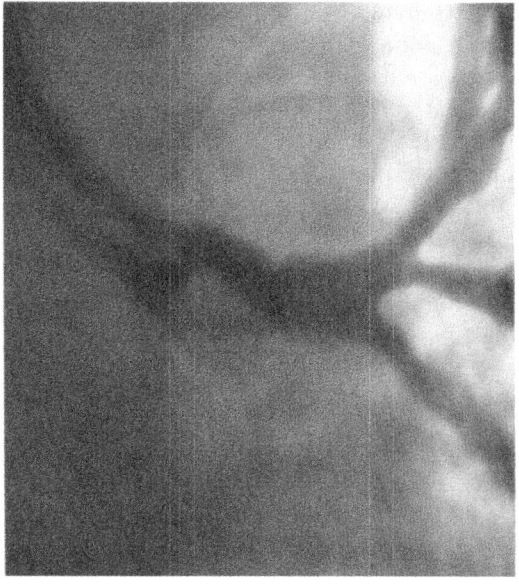

Abb. 173. Strahlendurchlässiger Fremdkörper (Erdnuß)
im linken Hauptbronchus. Aufhellung im kontrastmittelgefüllten Bronchus

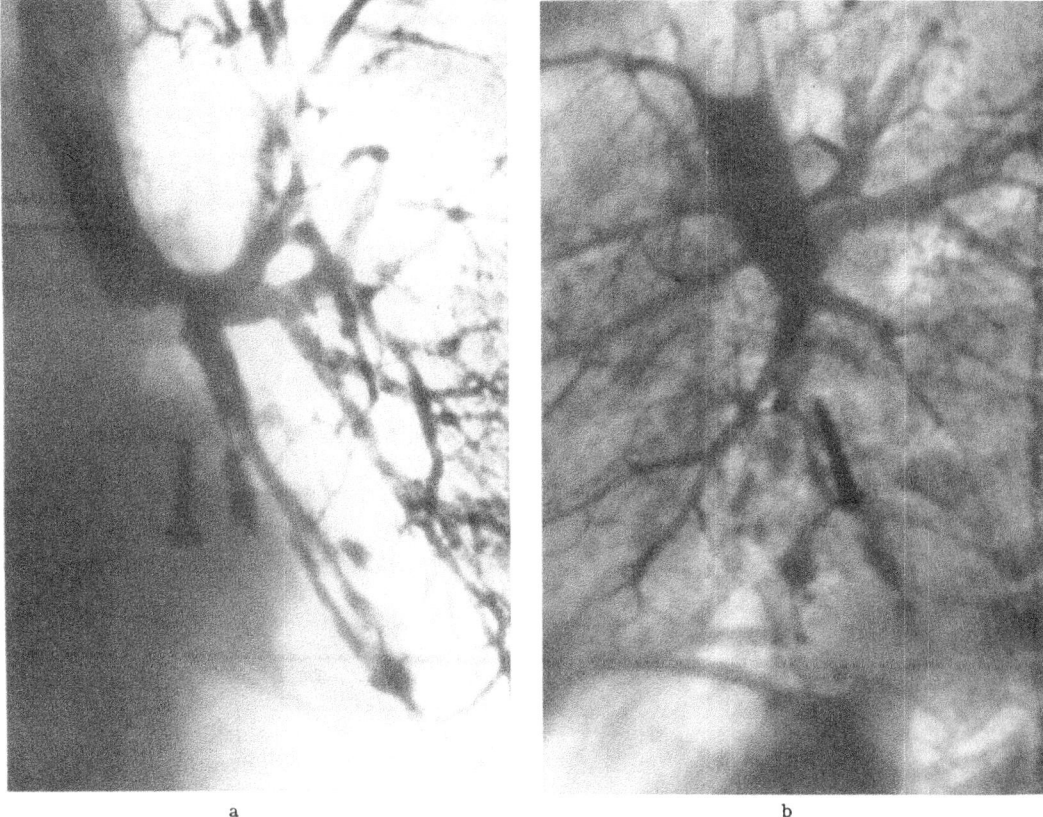

a   b

Abb. 174a u. b. Vor 16 Jahren aspirierte Schraube. Karnifizierung des linken Unterlappens mit mehreren Höhlenbildungen. Granulationsgewebe bis an den Hauptbronchus reichend. Überblähung des Oberlappens. Bronchiektasen
der Lingula. a Sagittales Bronchogramm. b Seitliches Bronchogramm

Schichtbild möglich sein; besser ist aber die bronchographische Kontrastmittelfüllung.
Dann zeigt sich der Fremdkörper als Aufhellung (Kontrastmittelaussparung oder Halb-

schatten) im Schatten des Bronchus (Abb. 173). Ist das Lumen nicht vollkommen verlegt, dann können distal vom Fremdkörper u. U. sekundäre Veränderungen (Bronchiektasen) dargestellt werden.

Bei *strahlenundurchlässigen* endobronchialen Fremdkörpern, die bereits bei der Nativuntersuchung nachzuweisen sind, dient eine Bronchographie in erster Linie der genauen anatomischen Lagebestimmung. Zweckmäßig ist eine Schleimhautdarstellung mit nur wenig Kontrastmittel, damit Körper mit geringerer Strahlenabsorption nicht bei einer Vollfüllung des Bronchuslumens im Kontrastmittelschatten verschwinden.

Liegen Fremdkörper schon längere Zeit im Bronchus, dann kann seine Lichtung auch weit proximalwärts durch schwere chronische Entzündung verschlossen sein (Abb. 174).

b) Intrapulmonale Fremdkörper

Durch penetrierende Brustwandverletzung in die Lunge gelangte Fremdkörper liegen im allgemeinen im Lungenparenchym. Da es sich fast ausschließlich um Metallteile

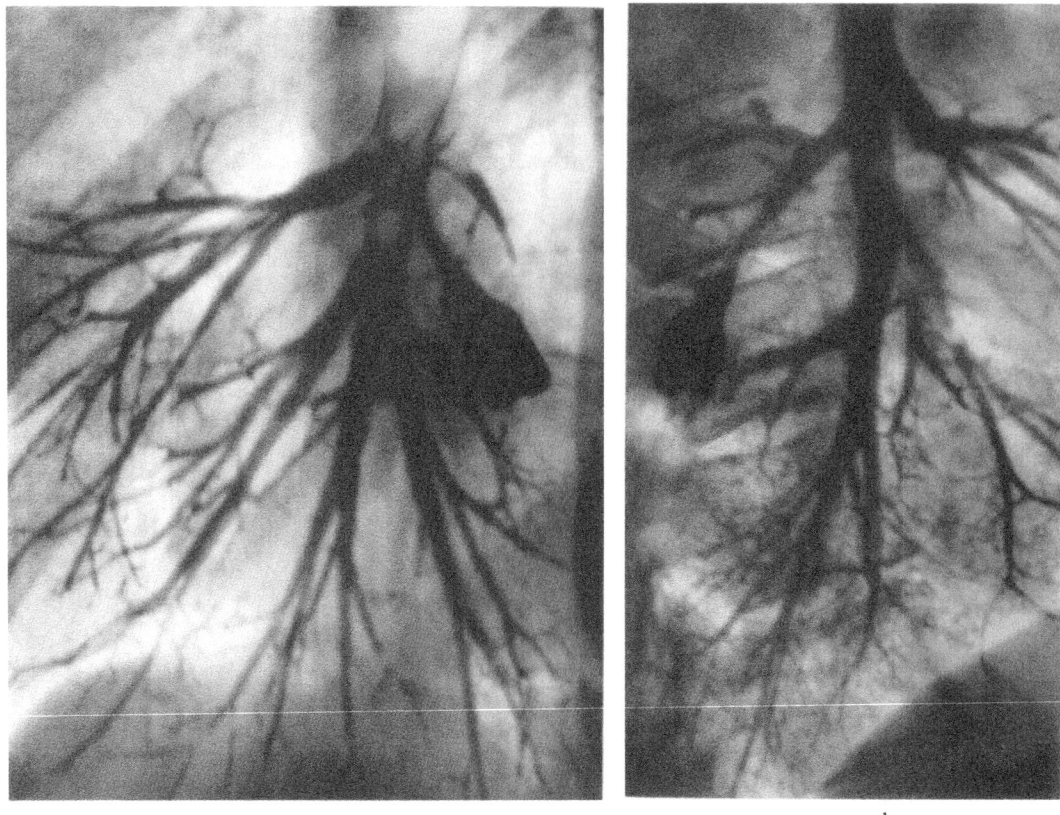

a   b

Abb. 175a u. b. Lungensteckssplitter mit Absceßhöhle im apikalen Unterlappensegment rechts.
a Sagittales Bronchogramm. b Seitliches Bronchogramm

(Geschosse) oder Knochenstücke handelt, ist ein direkter Nachweis nicht schwer, wenn die Grundregeln jeder Fremdkörperdarstellung (vgl. S. 29ff.) beachtet werden.

Ist eine chirurgische Entfernung vorgesehen, dann sollte trotzdem immer eine Bronchographie durchgeführt werden, nicht nur zur genauen anatomischen Lokalisation (Abb. 175), sondern auch um festzustellen, ob und in welchem Ausmaß das Bronchialsystem durch sekundäre Veränderungen beteiligt ist. Besteht Verbindung zu einem Bronchus, dann stellen sich durch Kontrastmittelfüllung Absceßhöhlen um den Fremdkörper sowie Bronchiektasen der Umgebung besser als mit anderen Methoden dar.

Die Feststellung des Ausmaßes der sekundären Veränderungen zeigt an, welche Lungenteile mit entfernt werden müssen. Diese Entscheidung kann sich natürlich nicht ausschließlich auf die bronchographisch darstellbaren Veränderungen stützen. Genauso wichtig sind chronisch-pneumonische Prozesse und Fibrosen der Umgebung des Fremdkörpers, deren Umfang gewöhnlich bei der Nativuntersuchung, gegebenenfalls mit Schichtaufnahmen, noch besser dargestellt wird.

15. Fisteln

Regelwidrige Öffnungen eines Bronchus mit mehr oder weniger langen, eventuell verzweigten Fistelgängen können blind enden oder das Bronchuslumen mit anderen Hohlräumen oder mit der Körperoberfläche verbinden.

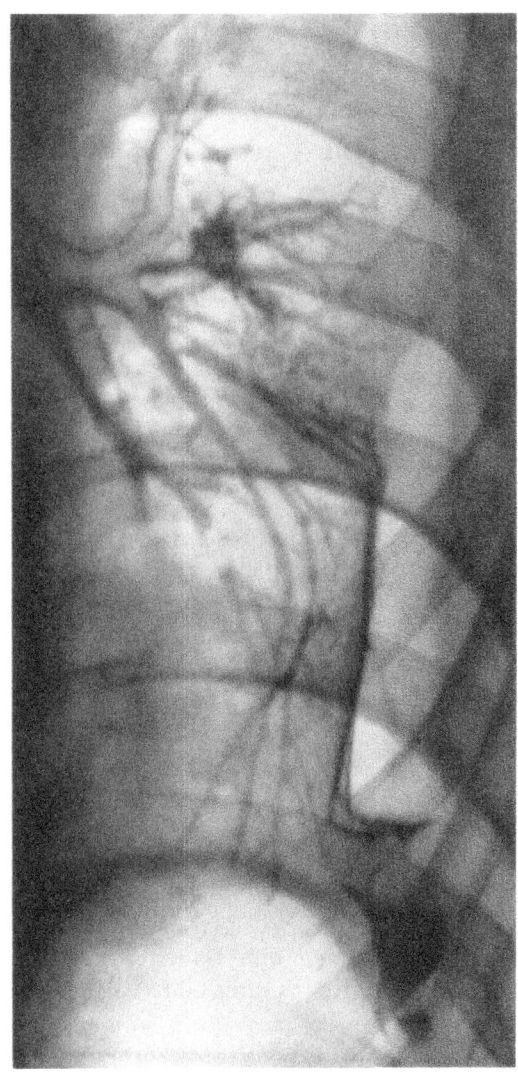

Von den verschiedenen Fistelarten (HuzLY) entstehen *broncho-noduläre* Fisteln durch Einbruch destruierender (bei Jugendlichen meist tuberkulöser) Lymphknotenprozesse in einen Bronchus, wobei in abnehmender Häufigkeit Haupt-, ventraler Oberlappen-, Mittellappen- und Lingulabronchus betroffen sind. Im Schichtbild und, bei nicht zu kleiner Fistelöffnung, bronchographisch können dann die Lymphknotenabscesse dargestellt werden (vgl. Abb. 111).

Broncho-pulmonale Fisteln entstehen durch Einbruch eines Zerfallsherdes im Lungenparenchym. Röntgenologisch sind sie von der broncho-nodulären Form nicht zu unterscheiden.

Broncho-pleurale Fisteln, die sog. *inneren Bronchusfisteln*, verbinden nach Durchbruch unspezifischer oder spezifischer Lungen- oder Pleuraeiterungen das Bronchuslumen mit dem Pleuraraum. Diese chirurgisch wichtigen Fisteln, die klinisch durch intrapleurale Injektion von Farbstoffen oder Äther festgestellt werden können, lassen sich röntgenologisch nur manchmal auf Schichtaufnahmen darstellen. Für die vor chirurgischen Maßnahmen erforderliche genaue Lokalisation ist jedoch die bronchographische Kontrastmitteldarstellung vorzuziehen (Abb. 176). Sie gelingt aber meist nur bei gezielter Sondierung des betreffenden Segmentbronchus und Kontrastmittelinjektion unter Druck.

Eine ,,indirekte" Verbindung zwischen Bronchus und Körperoberfläche entsteht,

Abb. 176. Multiple innere Bronchusfisteln bei Resthöhle

wenn zu einer inneren eine äußere pleuro-cutane Fistel hinzukommt. Die äußere Fistel kann dann bronchographisch meist nicht dargestellt werden, sondern nur durch (vorsichtige!) Kontrastmittelinjektion von außen.

Von einer *broncho-cutanen* Fistel spricht man, wenn in eine ,,direkte" Verbindung zwischen Bronchus und Thoraxoberfläche keine größeren pleuralen Räume zwischengeschaltet sind. Auch solche Fisteln füllen sich nur selten bronchographisch von innen; der negative Befund beweist deswegen nicht, daß keine broncho-cutane Verbindung vorhanden ist. Oft läßt sich dann trotzdem durch Kontrastmittelinjektion von außen eine Fistel nachweisen (Abb. 177). Das sollte aber nur geschehen, wenn es wirklich erforderlich ist, weil das durch die Fistel in den nicht anaesthesierten Bronchus gelangende Kontrastmittel dort Bronchospasmen mit Erstickungsanfällen auslösen kann.

Dagegen ist die Bronchographie die einzige Möglichkeit, eine Querverbindung zwischen den Verzweigungsgebieten zweier Lappen-, Segment- oder Subsegmentbronchien, eine sog. *broncho-bronchiale* (interbronchiale) Fistel, nachzuweisen. Auch diese Fistelart entsteht am häufigsten bei Tuberkulosen.

Broncho-oesophageale und *oesophago-tracheale* Fisteln sind bei den entsprechenden Abschnitten über Oesophagusmißbildungen und -erkrankungen (vgl. S. 283 und 293), *Stumpffisteln nach Lungenresektionen* bei den postoperativen Lungenveränderungen (vgl. S. 159) besprochen.

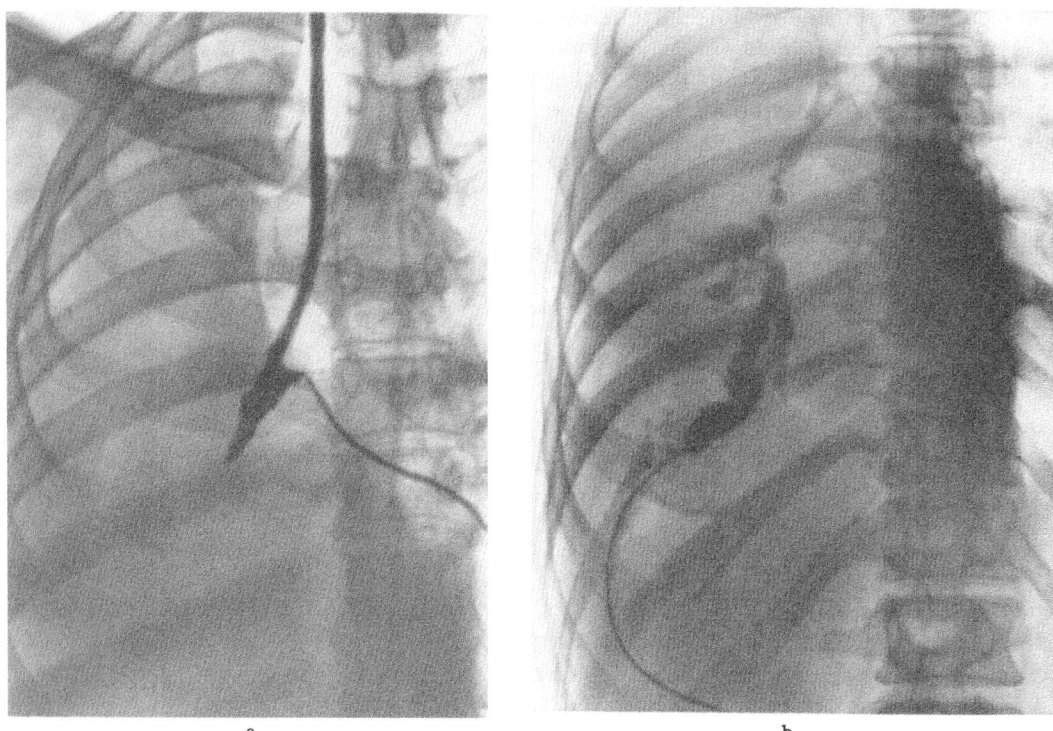

a   b

Abb. 177a u. b. Zustand nach Pleuraempyem rechts mit äußerer und innerer Bronchusfistel. a Fisteldarstellung vom Bronchus aus nicht möglich. b Bei Füllung von außen gute Darstellung

Broncho-abdominale Fisteln nach Durchbruch eitriger Prozesse (z. B. subphrenischer Abscesse) von der Brust- in die Bauchhöhle, bzw. häufiger umgekehrt, sind selten. Dann besteht meist auch eine Bauchwandfistel. Nur von der dortigen Fistelöffnung aus kann eine solche Fistel in ihrer ganzen Ausdehnung dargestellt werden.

16. Veränderungen nach transthorakalen (transpleuralen) Eingriffen und Lungenresektionen

Die zahlenmäßige Zunahme thoraxchirurgischer Eingriffe hat auch die Röntgendiagnostik vor ganz neue Fragen gestellt. Das gilt sowohl für die dringend erforderlichen Kontrollen unmittelbar nach der Operation als auch für die Beurteilung späterer Zustandsbilder, namentlich nach Lungenresektionen.

Je nachdem, ob im postoperativen Heilungsverlauf Komplikationen auftreten oder nicht, ergeben sich naturgemäß verschiedenartige Röntgenbefunde. Auf die Veränderungen der Brustwand durch Resektion einzelner oder mehrerer Rippen wurde bereits hingewiesen (vgl. S. 50).

Bei der Beurteilung postoperativer Röntgenkontrollaufnahmen ist zu bedenken, daß diese in den ersten Tagen nach der Operation im allgemeinen im Krankenzimmer angefertigt werden müssen.

Die dafür verwendeten transportablen Apparate bedingen verhältnismäßig lange Belichtungszeiten. Da aber gerade die frischoperierten Kranken den Atem kaum lange genug anhalten können, sind entsprechende Bewegungsunschärfen oft nicht zu vermeiden.

a) Thorakotomie

Die nach jeder Thorakotomie unmittelbar nach dem Verschluß des Thorax und in den nächsten Tagen durchzuführenden Kontrollaufnahmen müssen in erster Linie klären, ob die Lunge der operierten Seite vollständig ausgedehnt ist, ob ein größerer Pleuraerguß besteht und ob das Mediastinum verlagert ist. Ein Hautemphysem ist fast regelmäßig vorhanden, erfordert aber nur selten therapeutische Maßnahmen (vgl. S. 48).

Nach luftdichtem Thoraxverschluß wird im allgemeinen — außer nach Pneumonektomien — durch eine Saugdrainage die Lunge schnell wieder ausgedehnt. Wenn 2 Drainagerohre eingelegt werden, soll das eine dorsal am tiefsten Punkt der Pleurahöhle und das andere ventral in Höhe des 1.—2. Intercostalraumes liegen (BRUNNER).

Ein wenige Millimeter breiter mantelförmiger Pneumothorax am ersten Tage nach der Operation hat keine wesentliche Bedeutung. *Dagegen ist eine Verlagerung des Mediastinums in jedem Falle als pathologisch anzusehen.*

Bei komplikationslosem Verlauf werden die Drainagen im allgemeinen nach 2 bis 3 Tagen entfernt. Wenn sich danach ein geringer mantelförmiger Pleuraerguß bildet, der sich im Röntgenbild als schmaler Schattensaum entlang der seitlichen Thoraxwand zeigt, so erfordert er keine Punktion, solange das Mediastinum mittelständig bleibt. Meist wird er in kurzer Zeit resorbiert oder innerhalb von 2—3 Wochen in eine Pleuraschwiele umgewandelt, die klinisch ohne wesentliche Bedeutung ist.

Einige Wochen nach einer Thorakotomie ist röntgenologisch nicht selten an Lunge und Pleura überhaupt kein von der Norm abweichender Befund mehr zu erkennen. Oft deutet nur noch der Zustand nach Rippenresektion auf die durchgeführte Thorakotomie hin.

b) Teilresektion einer Lunge

Nach Resektion einzelner Lungensegmente oder eines Lappens können die postoperativen Röntgenbefunde denen nach einer Thorakotomie ohne Entfernung von Lungenteilen gleichen. Je größer aber der Umfang einer Lungenresektion ist, um so mehr muß die Restlunge zur Ausfüllung des Raumes kompensatorisch überdehnt werden. Damit vergrößert sich aber auch die Wahrscheinlichkeit einer Verziehung des Mediastinums und des Auftretens größerer Pleuraergüsse. Besteht gleichzeitig noch ein Pneumothorax, so zeigt das Röntgenbild bei entsprechender Projektion horizontale Flüssigkeitsspiegel. Nicht selten kommt es zu einem Hochstand der betreffenden Zwerchfellhälfte, die allerdings keine paradoxe Atembewegung ausführt, wenn nicht zur Einengung des Thoraxraumes der N. phrenicus gelähmt wurde.

Eine stärker überblähte Restlunge erscheint im Röntgenbild auffallend hell mit nur spärlicher Gefäßzeichnung. Auf Grund postmortal-angiographischer Untersuchungen konnte gezeigt werden (SCHOENMACKERS u. VIETEN), daß die Gefäßdichte abnimmt, die Gefäßoberfläche vermindert, dagegen der Strömungswiderstand vergrößert wird. Die akute Überblähung der Restlunge muß folglich zu einer Mehrbelastung des rechten Herzens mit entsprechenden Folgen (Cor pulmonale, vgl. S. 218) führen.

Spätere bronchographische Kontrollen nach einer Lobektomie oder Segmentresektion zeigen in der überdehnten Restlunge oft erhebliche Verlagerungen, mitunter auch Verbiegungen der Bronchien (Abb. 178). Die Dislokation ist charakteristisch, je nachdem, welche Lungenteile entfernt wurden (STUTZ u. VIETEN). Die verbliebenen Lappen werden außerdem um den Hilus gedreht (DI RIENZO).

Werden Lungenresektionen wegen Bronchiektasen durchgeführt, so sind spätere bronchographische Kontrollen besonders wichtig, da nicht selten in den verbliebenen Lungenlappen erneut Bronchiektasen auftreten bzw. bereits vorher vorhandene klinisch manifest werden.

Nach Teilresektionen einer Lunge sind also — wenigstens, wenn es sich nicht nur um ein kleines Segment handelte — auch röntgenologisch später praktisch immer mehr oder weniger ausgeprägte Veränderungen zu erwarten, auch wenn im postoperativen Verlauf keine eigentlichen Komplikationen aufgetreten sind.

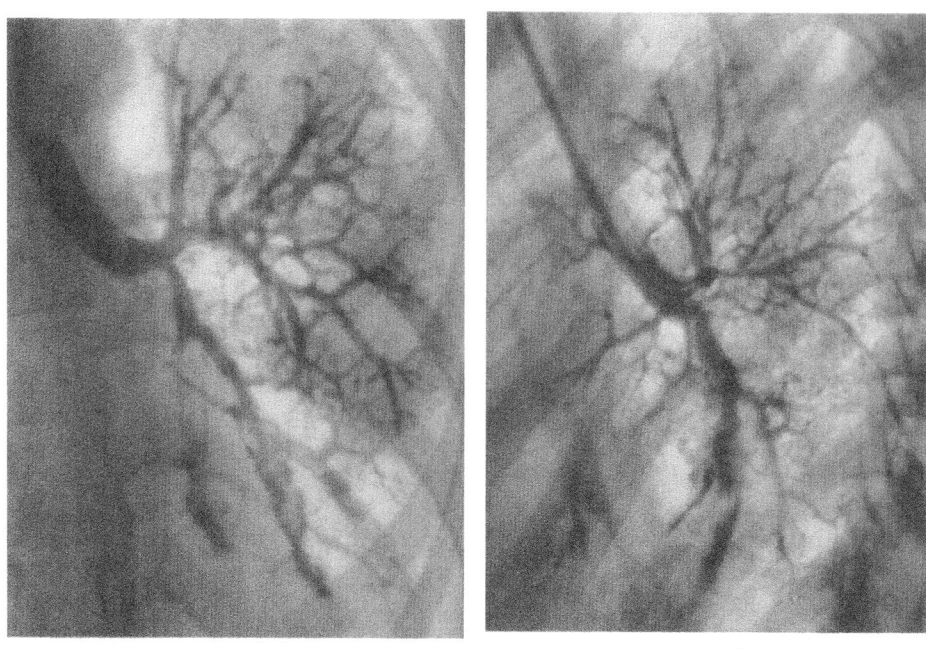

a   b

Abb. 178a u. b. Zustand nach Resektion des linken Unterlappens wegen Bronchiektasen. Verlagerung der Lingulabronchien nach unten und dorsal. Bronchiektasen der Lingula. a Sagittalbild. b Aufnahme in fast seitlicher Projektion

c) Pneumonektomie

Nach Resektion einer ganzen Lunge ergeben sich naturgemäß andere Befunde, weil die betreffende Thoraxhälfte nicht durch Lungengewebe ausgefüllt werden kann. Wenn nach Verschluß des Thorax überhaupt eine Drainage angelegt wird, dann soll sie im allgemeinen nur einige Tage liegenbleiben. Regelmäßig kommt es zu einem Erguß (Seropneumothorax). Eine Punktion ist nicht angezeigt, solange der Flüssigkeitsspiegel nicht bis in Höhe des Bronchusstumpfes reicht. Bei einer u. U. notwendigen Punktion ist darauf zu achten, daß in der betreffenden Thoraxhälfte ein geringer Unterdruck bleibt; andernfalls wird das Mediastinum verlagert. Ein zu starker Unterdruck bewirkt jedoch eine Verziehung des Mediastinums zur operierten Seite, u. U. auch eine Mediastinalhernie (vgl. S. 203 f.).

Bei komplikationslosem Verlauf füllt fibröses Gewebe die Pleurahöhle mehr und mehr aus (Fibrothorax) (Abb. 179). Durch zunehmende Schrumpfungen werden dann die Mediastinalorgane oft erheblich zur operierten Seite verzogen (Abb. 180), wenn nicht, z. B. durch eine zusätzliche Thorakoplastik, der Brustraum eingeengt wird. Bei einer zusätzlichen Phrenicuslähmung kommt es zu einem extremen Zwerchfellhochstand mit Verlagerung der Abdominalorgane und funktioneller Beeinträchtigung der nicht operierten Seite.

d) Störungen des postoperativen Verlaufes

α) Ein *postoperativer Kollaps der Restlunge* nach Lobektomie ist im allgemeinen Folge einer Verstopfung des Bronchus durch Blutcoagula, Sekretpfröpfe oder zähen Schleim, seltener Folge einer Abknickung oder Kompression des Bronchus von außen. Spastische Bronchusverschlüsse oder ein nervös-reflektorischer Lungenkrampf (Kontraktionsatelektase) kommen dagegen, wenn überhaupt, höchstens ausnahmsweise als Ursache eines postoperativen Lungenkollapses in Frage.

Die kollabierte, atelektatische Lunge erscheint im Röntgenbild als milchglasartige Verschattung im Hilusbereich. Charakteristisch ist das Fehlen von Lungenzeichnung, während diese bei vollkommener Entfaltung der Restlunge bis zur seitlichen Thoraxwand zu erkennen ist. Infolge des Lungenkollapses kann das Mediastinum hochgradig zur kranken Seite verzogen sein. Sehr oft ist das jedoch nicht oder nur in geringem Maße der Fall, weil meist ein gleichzeitiger größerer Pleuraerguß oder ein Pneumothorax der Verziehung entgegenwirkt.

Durch die dichte Verschattung eines Pleuraergusses wird die Beurteilung der Lungenausdehnung erheblich erschwert, weil die Lungenzeichnung auch bei entfalteter Restlunge oft verdeckt ist. Hartstrahlaufnahmen oder — falls der Zustand des Patienten das erlaubt — eine Schichtuntersuchung (Mittelschicht durch den Hilusbereich!) helfen dann weiter.

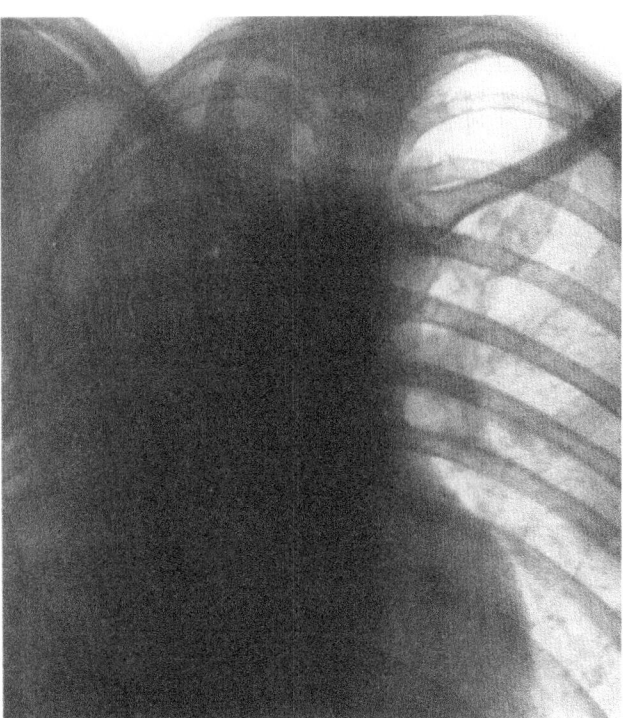
Abb. 179. Zustand nach Pneumonektomie mit Fibrothorax

Einen wichtigen Hinweis gibt mitunter die Stellung des Mediastinums. Wenn z. B. bei einer ausgedehnten Ergußverschattung der operierten Seite eine adäquate Verdrängung des Mittelschattens zur Gegenseite fehlt, kann mit großer Wahrscheinlichkeit ein Kollaps der Restlunge angenommen werden. Zumindest muß ein derartiger Befund Anlaß geben, die üblichen Maßnahmen zur Entfaltung der Restlunge durchzuführen.

Punktion des Ergusses und *endobronchiale Absaugung* mit Hilfe weitlumiger Sonden (z. B. Métras-Katheter), u. U. gezielt unter Durchleuchtungskontrolle oder mit dem Bronchoskop, führen fast regelmäßig zum Ziele, und zwar um so sicherer, je früher die

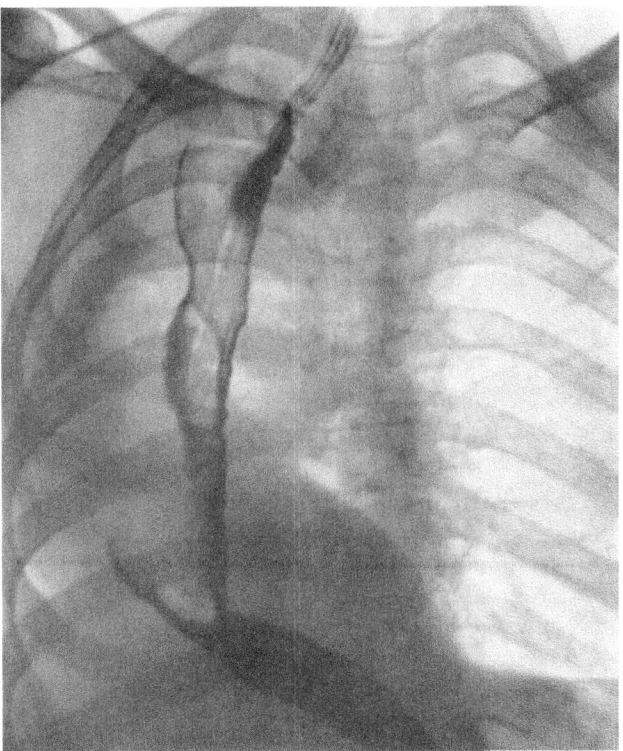
Abb. 180. Zustand nach Pneumonektomie. Extreme Verziehung der Mediastinalorgane. Überlappen der gesunden Lunge zur kranken Seite

Absaugung erfolgt. Bei der Durchleuchtung sieht man, wie sich meist bereits während der Absaugung die Lunge aufhellt und ausdehnt (Abb. 181 a und b).

Je länger postoperativ die Lunge kollabiert bleibt, um so schwieriger wird ihre Wiederentfaltung. Wenn darüber erst einmal mehr als 1—2 Wochen vergangen sind, verhindern pneumonische Veränderungen in der atelektatischen Lunge und eine zunehmende Verschwartung der visceralen Pleura die Ausdehnung der Lunge oft endgültig.

Wenn die nach endobronchialer Absaugung entfaltete Lunge mehrmals erneut kollabiert, so muß in erster Linie daran gedacht werden, daß Luft in den Pleuraraum einströmen kann, entweder durch die Thoraxwand oder infolge einer Undichtigkeit der Bronchusnaht. Dann muß das Röntgenbild allerdings auch einen konsekutiven Seropneumothorax mit Flüssigkeitsspiegel zeigen.

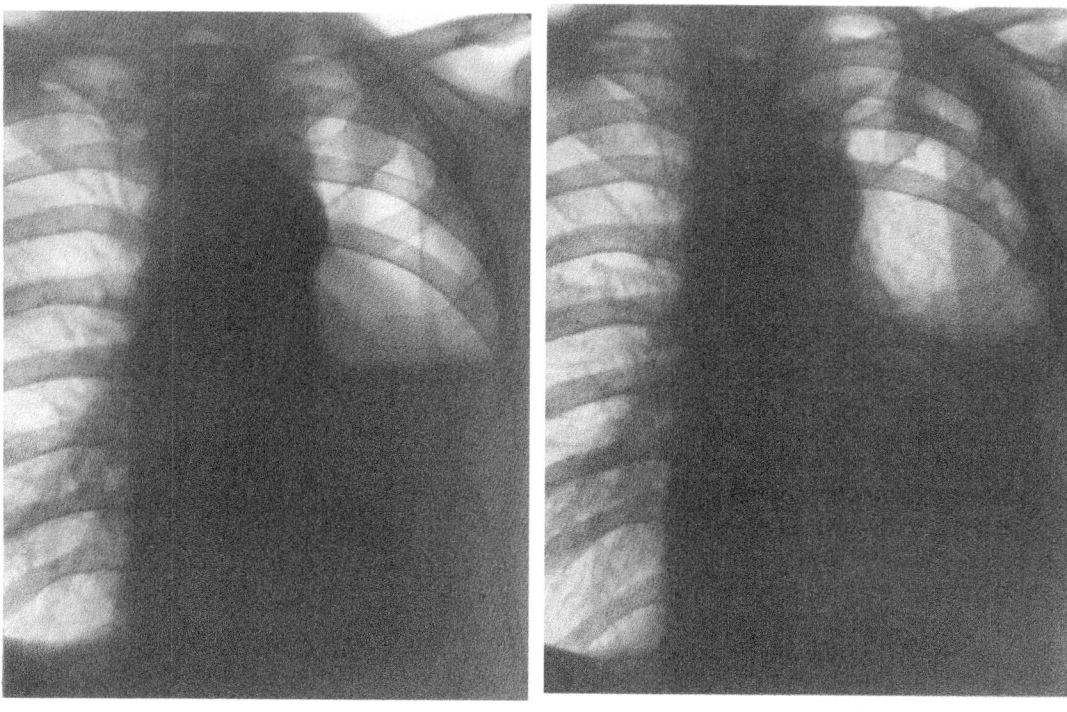

a   b

Abb. 181 a u. b. Postoperativer Lungenkollaps. a Vor Absaugen: Lunge kollabiert. b Nach Absaugen: Lunge ausgedehnt

β) Ein *übermäßiger Pleuraerguß* im Sinne einer postoperativen Komplikation liegt dann vor, wenn er das Mediastinum verdrängt und dadurch Herz und Kreislauf beeinträchtigt, oder wenn er zu einer *Gefahr für die Bronchusnaht* wird. Jeder Erguß, der bis in Höhe des Bronchusstumpfes reicht, muß deshalb unverzüglich punktiert werden.

Bei der röntgenologischen Beurteilung der Menge des Ergusses muß natürlich der jeweilige Zwerchfellstand mit berücksichtigt werden, weil durch einen Zwerchfellhochstand auch verhältnismäßig kleine Flüssigkeitsmengen einen großen Erguß vortäuschen können, ohne in Wirklichkeit die Zwerchfellkuppel wesentlich zu überragen. Während auf der linken Seite meist die Luftaufhellung der Magenblase als Kriterium für den tatsächlichen Zwerchfellstand verwertet werden kann, ist auf der rechten Seite eine Abgrenzung des Ergusses gegen den intensiven Leberschatten nicht möglich. Für die Beurteilung der Ergußmenge reicht deswegen die am stehenden Patienten ermittelte obere Schattengrenze nie aus. Bei der Kippung des Untersuchungsgerätes in die Horizontale unter Durchleuchtungskontrolle ist man oft erstaunt, wie gering die das Zwerchfell überlagernde Ergußmenge in Wirklichkeit ist.

γ) Bei einer *Infektion der Pleurahöhle*, der schwersten postoperativen Komplikation mit entsprechenden klinischen Symptomen, zeigt das Röntgenbild zunächst die gleichen Befunde wie bei einem nichtinfizierten Pleuraerguß. Im weiteren Verlauf sind die beim

Pleuraempyem (vgl. S. 176) und den Resthöhlen (vgl. S. 179) besprochenen Gesichtspunkte zu beachten.

Häufigste Ursache einer Infektion der Pleurahöhle sind Fisteln des Bronchusstumpfes (Abb. 182).

δ) *Bronchusfisteln* können als Folge einer Insuffizienz der Bronchusnaht schon in den ersten Tagen nach der Resektion auftreten. Durch eine übermäßige Ergußbildung wird ihre Entstehung begünstigt. Indirekte Zeichen einer Bronchusfistel sind, wie erwähnt, ein rezidivierender Lungenkollaps und ein Seropneumothorax, sofern die Luft nicht auf anderem Wege, z. B. bei einer Punktion, in den Pleuraraum gelangt ist. Mitunter kann sich der ganze eitrige Inhalt der Pleurahöhle, z. B. bei einem starken Hustenanfall, durch eine Bronchusfistel entleeren. Röntgenologisch ist dann ein vorher vorhandener Pleuraerguß plötzlich nicht mehr nachweisbar.

Eine direkte Kontrastmitteldarstellung der Fistel ist im Stadium akuter klinischer Erscheinungen, namentlich in der ersten Zeit nach der Operation, kontraindiziert. Sowohl durch eine gezielte Sondierung als auch durch die Kontrastmittelapplikation wird die Bronchusnaht zusätzlich gefährdet.

Auch nach zunächst komplikationslosem postoperativem Verlauf können später noch Stumpffisteln auftreten. Sie sind dann meist Folge eines *Stumpfabscesses*. Nach einer Lungenresektion muß der Bronchusstumpf möglichst kurz sein. Im Idealfalle ist bei einer späteren bronchographischen Kontrolle überhaupt kein eigentlicher Stumpf oder nur eine geringe muldenförmige Vertiefung an der Amputationsstelle zu sehen (Abb. 183). In jedem zu langen Bronchusstumpf wird Bronchialsekret retiniert, da eine Reinigung des Stumpfes durch Husten nicht in ausreichendem Maße erfolgt. Die für die Reinigungsfunktion wichtige Lichtungseinengung beim Husten wird durch postoperative Verwachsungen und peribronchiale In-

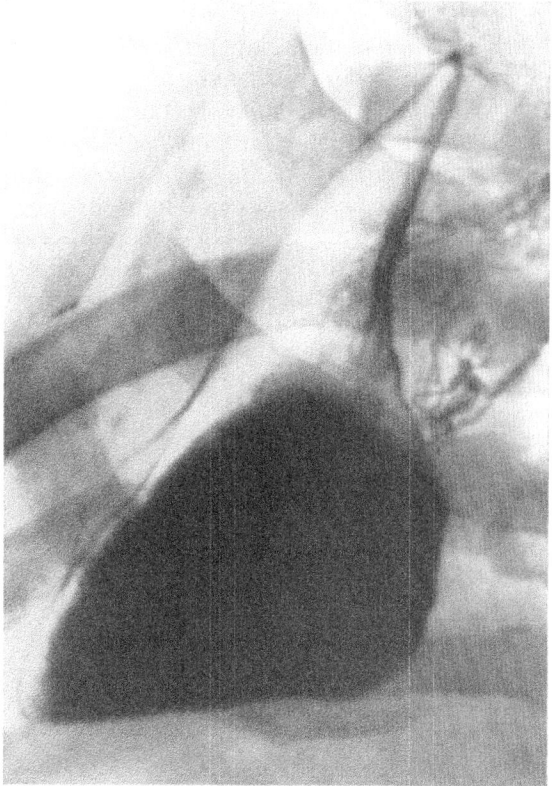

Abb. 182. Zustand nach Pneumonektomie rechts. Resthöhle mit innerer Bronchusfistel

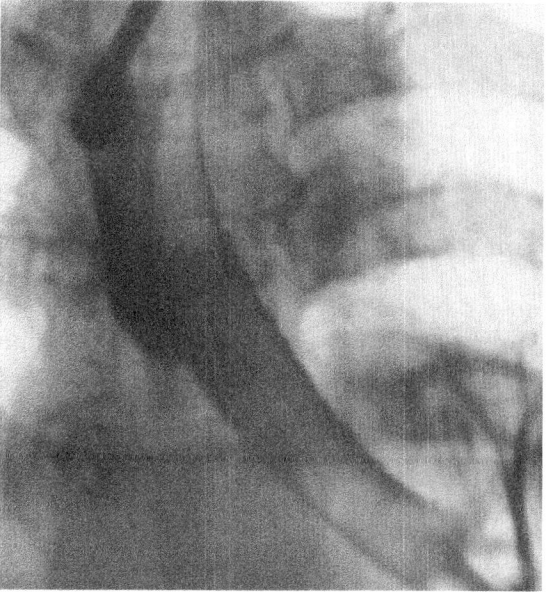

Abb. 183. Zustand nach Pneumonektomie rechts. Nur geringe muldenförmige Vertiefung an der Amputationsstelle des rechten Hauptbronchus

durationen zusätzlich behindert (DI RIENZO). Infolge der Sekretstauung kommt es dann früher oder später zur Infektion mit eitriger Entzündung der Bronchuswand, u. U. zur Abaceßbildung. Sie gefährdet in erster Linie wieder die Bronchusnaht und führt nicht selten zur Nahtinsuffizienz und Bronchusfistel (Abb. 184).

ε) *Komplikationen von seiten der nichtoperierten Lunge* können unmittelbare Folge der Operation sein oder (mehr oder weniger) unabhängig von ihr auftreten. Jede stärkere Verdrängung oder Verziehung des Mediastinums führt zu einer entsprechenden *Kompression* bzw. *Überblähung* der Lunge. Bei Unmöglichkeit eines Druckausgleiches durch Verlagerung des Mediastinums, z. B. infolge einer entzündlichen oder blastomatösen Versteifung, kann eine *Mediastinalhernie* entstehen. In solchen Fällen kann der Pleuraraum der Gegenseite bei der Punktion eines Ergusses angestochen werden und dann auf der nichtoperierten Seite ein Pneumothorax auftreten (BRUNNER).

Nach ausgedehnten Lungenresektionen, namentlich nach Pneumonektomie, zeigt die andere Lunge sehr oft eine *Vermehrung der Gefäßzeichnung* als Ausdruck einer Stauung im kleinen Kreislauf. Bei Dekompensation des Herzens können schließlich die für ein *Lungenödem* charakteristischen Merkmale auftreten (vgl. S. 141). Nachdrücklich muß aber darauf hingewiesen werden, daß in den ersten Tagen nach der Operation bei der an sich schon schwierigen Differentialdiagnose fleckförmiger Verschattungen der Lunge *eine Unterscheidung zwischen Stauung, Ödem und bronchopneumonischen Herden auf Grund des Röntgenbildes kaum möglich* ist. Entscheidend ist der klinische Befund. Manchmal bringt auch erst eine Änderung des Befundes nach entsprechender Therapie die endgültige Klärung.

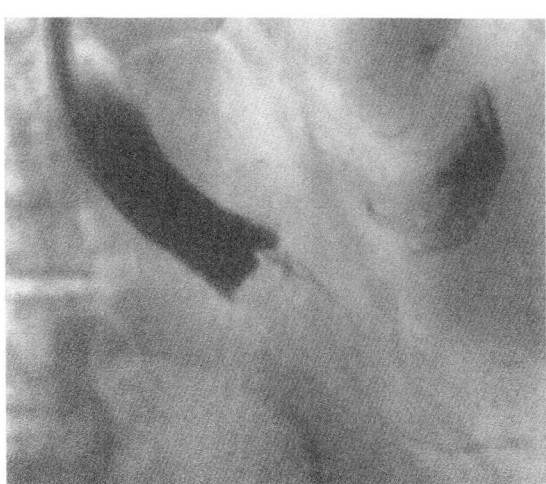

Abb. 184. Langer Bronchusstumpf mit Bronchusfistel nach Pneumonektomie links

Postoperativ können auch *Atelektasen* kleinerer Bezirke der nichtoperierten Lunge als Folge einer Verlegung der belüftenden Bronchien durch Blutcoagula oder Sekret auftreten. Sie entfalten sich im allgemeinen nach kräftigem Abhusten oder endobronchialer Absaugung schnell wieder.

Eine *spezifische Streuung* oder *Metastasierung* in die gesunde Lunge kann Folge der Operation, aber auch unabhängig von ihr sein. Dabei ist zu bemerken, daß die entsprechenden Veränderungen schon in der ersten Zeit, d. h. noch während der stationären Behandlung, aber auch erst Monate nach der Operation — selbst wenn durch sie der Primärherd entfernt wurde — sichtbar werden können.

Wenn andererseits in den ersten Tagen nach Resektion wegen einer Lungentuberkulose in der bis dahin gesunden Lunge Fleckschatten erscheinen, so sind diese mit großer Wahrscheinlichkeit *nicht* Ausdruck einer während, geschweige denn infolge der Operation erfolgten Streuung. Ein Intervall von weniger als einer Woche erscheint uns für die röntgenologische Manifestation tuberkulöser Streuherde zu kurz.

V. Veränderungen der Lunge und des Bronchialbaumes bei Erkrankungen ihrer Umgebung

Während die Ursache für eine Überdehnung der Lunge im allgemeinen in der Lunge selbst liegt, gibt es viele Veränderungen benachbarter Organe, die eine *Einengung* der Lunge durch Druck von außen bewirken. Dabei handelt es sich meist nicht um eine allseitige Einengung, sondern um eine *Kompression* einzelner Lungenabschnitte durch umschriebene extrapulmonale raumfordernde Prozesse. Sie können von der Brustwand, der Pleura, dem Zwerchfell und besonders von den Mediastinalorganen, u. U. aber auch von der Wirbelsäule ausgehen. In jedem Falle wird das Lungenvolumen im Bereich solcher Veränderungen verkleinert und verdichtet; sein Luftgehalt nimmt in entsprechendem Maße ab. Je nach Stärke der Kompression sind derartige Verdichtungen bereits

auf Nativbildern zu erkennen, u. U. in Form dichter *Kompressionsatelektasen,* die den
— meist als weichteildichten Schatten dargestellten — raumfordernden Prozeß schalenförmig umgeben. Da die durch Kompression atelektatisch gewordenen Lungenbezirke
im allgemeinen nicht scharf begrenzt erscheinen, kann in solchen Fällen ein Übergreifen
der primären Veränderung auf das Lungenparenchym selbst vorgetäuscht werden.

Andererseits können durch die Formveränderung der Lunge auch einzelne Bronchien
abgeknickt und verschlossen werden. Die dann auftretenden *Obstruktions-* bzw. *Resorptionsatelektasen* (vgl. S. 78f.) erscheinen aber meist scharf begrenzt. Oft lassen sie auch

trotz der Verformung der Lunge bei geeigneter Projektion (Durchleuchtung!)
wenigstens angedeutete Keilform erkennen.

Alle Formveränderungen der Lunge
gehen natürlich mit entsprechenden *Verlagerungen der Bronchien* einher. Nach
bronchographischer Kontrastmitteldarstellung lassen sich dann bestimmte
Hauptrichtungen der komprimierenden
Kraft feststellen. So führt z. B. eine
Vergrößerung des Herzens zu einer Verlagerung der basalen Bronchien nach
lateral und dorsal. Erweiterungen der
Aorta wirken sich vorwiegend auf die
Oberlappensegmente links aus. Die Art
der Verdrängung durch intrathorakale
extrapulmonale Geschwülste richtet sich
nach deren Lokalisation. Zwerchfellhochstand und Zwerchfellbrüche beeinträchtigen vorwiegend die basalen

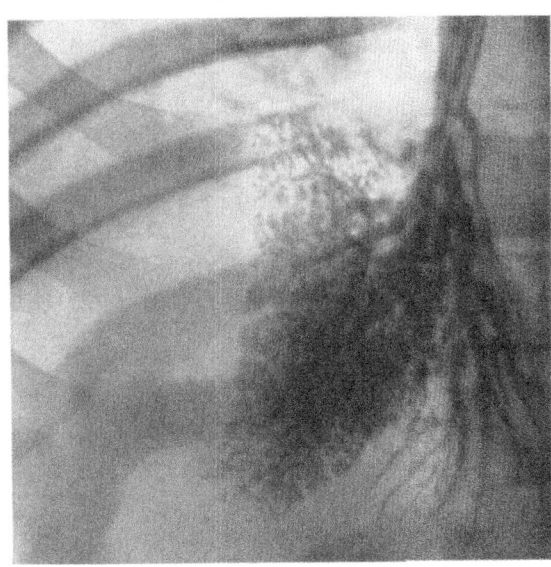

Abb. 185. Verdrängung und Kompression des Mittel- und
Unterlappens durch Pleuraerguß

Bronchien. Das gilt aber auch für Pleuraergüsse, die hauptsächlich im caudalen Teil
des Thoraxraumes liegen (Abb. 185). Interlobärergüsse drängen die Bronchien der benachbarten Lappenteile auseinander.

Das Übergreifen primär extrapulmonaler entzündlicher oder blastomatöser Veränderungen auf
die Lunge und die dadurch verursachten Röntgensymptome sind in den entsprechenden Abschnitten
über die in Frage kommenden Organe (Pleura, Mediastinum, Zwerchfell u. a.) besprochen.

D. Pleura

I. Untersuchungstechnik

Bei Verdacht auf krankhafte Veränderungen des Brustfells oder zu ihrem Ausschluß
ist in erster Linie eine sorgfältige Thoraxdurchleuchtung erforderlich. Dabei ist be-
sonders auf normale und auf krankhafte Bewegungen der Thoraxorgane zu achten, weil
Pleuraerkrankungen praktisch immer, oft sogar als erstes röntgenologisch erkennbares
Symptom, eine Veränderung der Bewegungsvorgänge zur Folge haben. Am häufigsten
sind Einschränkungen der Atemverschieblichkeit einer Zwerchfellhälfte, herabgesetzte
Entfaltbarkeit der Sinus phrenicocostales und an den Konturen des Mittelschattens
Verminderung oder Aufhebung der pulsatorischen Bewegungen des Herzens. Da diese
Veränderungen oft nur an umschriebener Stelle auftreten und ihre Erkennbarkeit voraus-
setzt, daß die Bewegungsamplituden annähernd senkrecht zur Strahlenrichtung erfolgen,
muß die Durchleuchtung unter Drehung des Patienten in alle möglichen Körperdurch-
messer erfolgen.

Diese sonst nur bei der Durchleuchtung mögliche Bewegungsanalyse kann durch Kymogramme während kräftiger Respiration verfeinert und objektiviert werden.

Genau so wichtig ist die Durchleuchtung für die Aufdeckung und Lokalisation von Prozessen, z. B. Verschattungen durch Pleuraschwarten, die bei der topographischen Vielgestaltigkeit der Pleuraräume oft nur in einer ganz bestimmten Strahlenrichtung sichtbar werden. Solche Befunde müssen während der Durchleuchtung durch gezielte Aufnahmen fixiert werden. Da hierbei exzentrische Projektionen, namentlich auch die für eine orthograde Durchstrahlung der Interlobärspalten und Sinus wichtigen craniocaudal schrägen Projektionen (vgl. S. 43) nicht durch entsprechende Einstellung des Gerätes möglich sind, hilft man sich mit Aufnahmen in möglichst starker Lordose bzw. Kyphose.

Die Untersuchung kann ergänzt werden durch Aufnahmen in Seitenlage mit horizontalem Strahlenverlauf (bei Ergüssen), durch harte Aufnahmen mit Streustrahlenblenden für die Darstellung der paramediastinalen und paravertebralen Bereiche und schließlich durch Schichtaufnahmen, wobei auch Transversalschichten sehr aufschlußreich sind.

Unentbehrlich ist mitunter auch ein *diagnostischer Pneumothorax* (vgl. S. 57). Kleinere Luftansammlungen im Pleuraraum sind mit Aufnahmen in Exspiration oft besser darzustellen als in Inspiration.

Die Topographie der Pleuraumschlagfalten und Interlobärspalten wurde bereits besprochen (vgl. Abb. 66 und 67).

II. Morphologische Veränderungen

1. Pneumothorax

Von einem Pneumothorax spricht man bei Luft- bzw. Gasansammlungen zwischen parietaler und visceraler Pleura. Die Luft kann von innen oder von außen nur nach Verletzung (oder Punktion) des entsprechenden Pleurablattes eindringen.

Gasbildung im Pleuraraum selbst setzt eine Infektion mit Fäulniserregern voraus. Oft sind derartige Prozesse aus dem Bauchraum fortgeleitet und bleiben dann infolge ausgedehnter pleuraler Verklebungen umschrieben.

Röntgenologisch zeigt ein Pneumothorax zwei wesentliche Merkmale. Man sieht erstens die Grenze der mehr oder weniger weit von der Thoraxwand entfernten Lunge und zweitens den luftgefüllten Pleuraraum als homogene Aufhellung (Abb. 186), die keinerlei Lungenzeichnung mehr erkennen läßt. Die Lunge selbst ist durch eine oft nur haardünne Schattenlinie begrenzt; sie entspricht der tangential durchstrahlten Pleura visceralis, die in diesem Falle auf beiden Seiten von Luft bzw. lufthaltigem Lungengewebe umgeben ist und deswegen als Schattenlinie hervortritt, wie das mitunter auch normalerweise bei der Pleura interlobaris der Fall ist. Die Grenze der kollabierten Lunge kann über die ganze Oberfläche einfach bogenförmig verlaufen. Die einzelnen Lappen können aber auch verschieden weit vorspringen und durch Einkerbungen voneinander getrennt sein.

Infolge Verminderung ihres Luftgehaltes durch den Kollaps ist die Lunge weniger strahlendurchlässig und erscheint getrübt. Die Lungenzeichnung tritt deutlich hervor. Die Lunge kann auch ganz oder zum Teil atelektatisch sein. Dann besteht eine entsprechende, charakteristische milchglasartige Verschattung ohne Lungenzeichnung (vgl. Abb. 188). Innerhalb der Lunge sieht man natürlich, wenn auch räumlich zusammengedrängt, ebenso als Verschattungen oder Aufhellungen krankhafte Veränderungen (Infiltrationen, Kavernen, Cysten usw.), die Ursache des Pneumothorax sein können. Bei Verschattungen der Lunge tritt die Luftaufhellung des Pneumothorax besonders deutlich hervor.

Vergleichsaufnahmen vor und nach Auftreten oder Anlage eines Pneumothorax zeigen manchmal auch in der anderen gesunden Lunge eine Verstärkung der Zeichnung. Sie wird hervorgerufen durch die vergrößerte Blutmenge infolge der einseitigen Einengung der Strombahn.

Bei der Durchleuchtung zeigen sich je nach Art des Pneumothorax respiratorische Volumenänderungen der kollabierten Lunge sowie herzsynchrone eigene und mitgeteilte Pulsationen.

Flüssigkeitsansammlungen bei einem Sero-, Pyo- oder Hämatopneumothorax bilden basale *Spiegel* (vgl. Abb. 188), die sich bei Lagewechsel des Patienten immer horizontal einstellen. Solche Spiegel beweisen die Anwesenheit von Luft im Pleuraraum, im Gegensatz zum Pleuraerguß ohne Pneumothorax. Bei einer Kammerung des Pleuraraumes durch Verwachsungen können mehrere Flüssigkeitsspiegel bestehen.

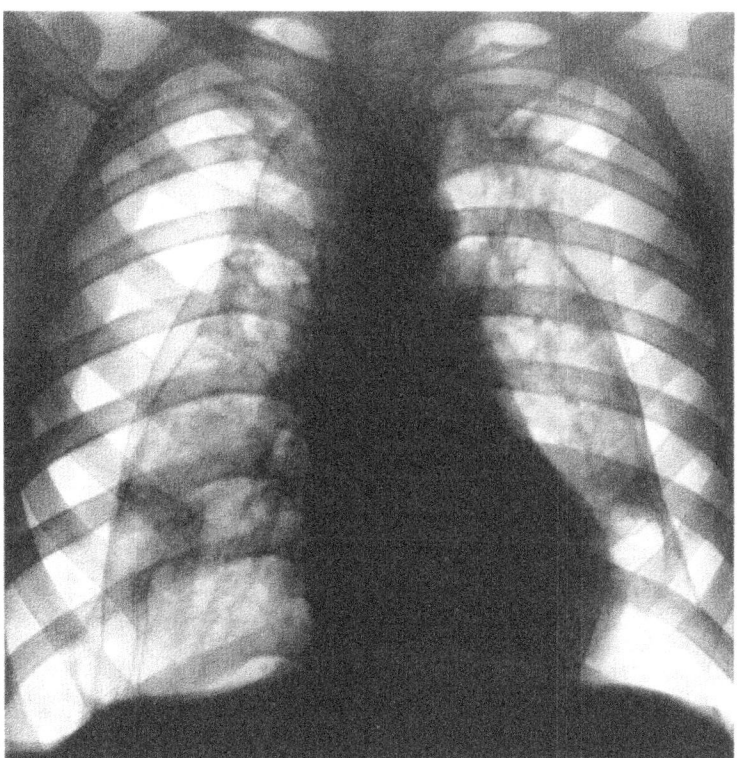

Abb. 186. Doppelseitiger Pneumothorax bei Lungentuberkulose. Verwachsungen rechts im Bereich der Pleurakuppel und am Zwerchfell. Luftaufhellung des Pleuraraumes ohne Lungenzeichnung

Manchmal bilden sich bei einem Seropneumothorax an der parietalen Pleura dicke Fibrinauflagerungen. Dann kann der lufthaltige Pleuraraum infolge Überlagerungen durch solche schattengebende Pleuraverdickungen dunkler erscheinen als eine zum Teil kollabierte Lunge (paradoxe Verschattung nach FLEISCHNER). Seltener sind eigentliche Fibrinkugeln bis zu Hühnereigröße, die sich als runde oder ovale Verschattungen im Pleuraraum darstellen.

Sekundäre Verdickungen, oft erheblichen Ausmaßes, sind häufig bei länger bestehendem Hämatopneumothorax (Abb. 187).

Ausbreitung der Luft im Pleuraraum und Verhalten der Lunge richten sich nach dem Zustand des Pleuraspaltes, nach der Art seiner Kommunikation mit der Außenwelt und schließlich nach der Retraktionsfähigkeit der Lungen. Hinsichtlich der Verbindung des Pleuraraumes mit der Außenwelt unterscheidet man einen nach innen oder außen *offenen* von einem *geschlossenen* Pneumothorax, nach der im Pleuraraum befindlichen Luftmenge einen vollständigen von einem unvollständigen sowie nach der Art der Luftverteilung einen generalisierten von einem partiellen (circumscripten) Pneumothorax.

Bestehen keinerlei Verwachsungen der Pleurablätter miteinander, dann kann sich die Luft im ganzen Pleuraraum verteilen. Geringe Gasmengen sammeln sich zwar zunächst im Bereich der Spitze und der Lungenbasis an. Größere Mengen verteilen sich aber mantelförmig um die Lunge; es entsteht ein *generalisierter* Pneumothorax. Bei einer

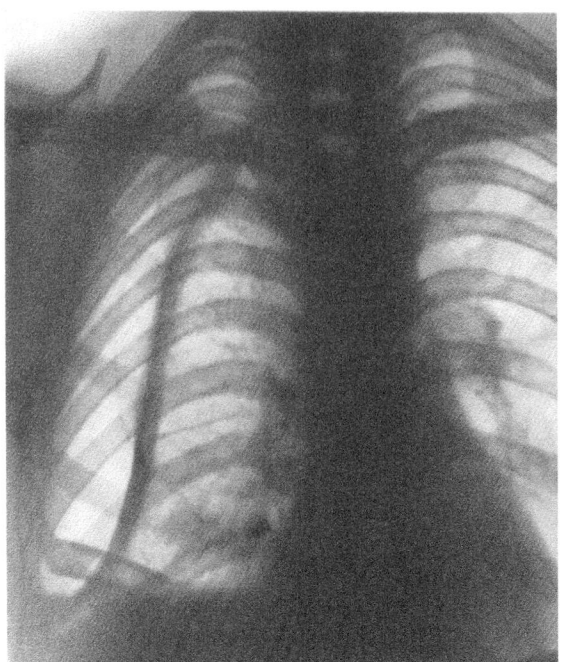

definierte Gasmenge kollabiert die Lunge infolge ihrer Retraktionskraft so weit, bis ein Gleichgewicht zwischen Gasdruck und elastischem Zug der Lunge erreicht ist. Der Pneumothorax bleibt *unvollständig* (vgl. Abb. 89), solange der Gasdruck im Pleuraraum kleiner als der atmosphärische Druck ist. Die Lunge kollabiert dann nur teilweise; der mediastinale Pleuraspalt bleibt dabei meist noch frei von Luft. Erst bei Druckgleichheit innen und außen kollabiert die Lunge vollkommen; es entsteht ein *vollständiger* Pneumothorax, der definitionsgemäß nur generalisiert sein kann (vgl. Abb. 189). Die kollabierte Lunge ist dann nur noch als Verschattung bis etwa Apfelgröße im Hilusbereich erkennbar, oder sie verschwindet ganz im Mittelschatten.

Abb. 187. Sekundäre Verdickung der visceralen Pleura nach Hämatopneumothorax

Ein unvollständiger Pneumothorax kann auch auf einen Teil des Pleuraspaltes beschränkt bleiben. Das ist immer der Fall bei Verwachsungen der beiden Pleurablätter miteinander. Dadurch wird der Kollaps eines Teiles der Lunge verhindert, und es entsteht nur ein *partieller* Pneumothorax. Oft handelt es sich dabei um strangförmige Adhäsionen. Durch sie bleibt die Lunge zipfel- oder zeltförmig zur Pleura parietalis hin ausgespannt (Abb. 188). Häufig bestehen aber auch flächenhafte Verwachsungen. Entsprechend der bevorzugten Lokalisation intrapulmonaler Entzündungen in der Spitze (Tbc) und Lungenbasis (Pneumonien) findet man solche reaktiven Verwachsungen meist im Bereich der Spitzen und Oberfelder sowie über dem Zwerchfell. Dann bleibt der Lunge nur eine Retraktionsmöglichkeit in seitlicher Richtung. Sie kann dadurch als longitudinal im Thorax ausgespanntes Band erscheinen.

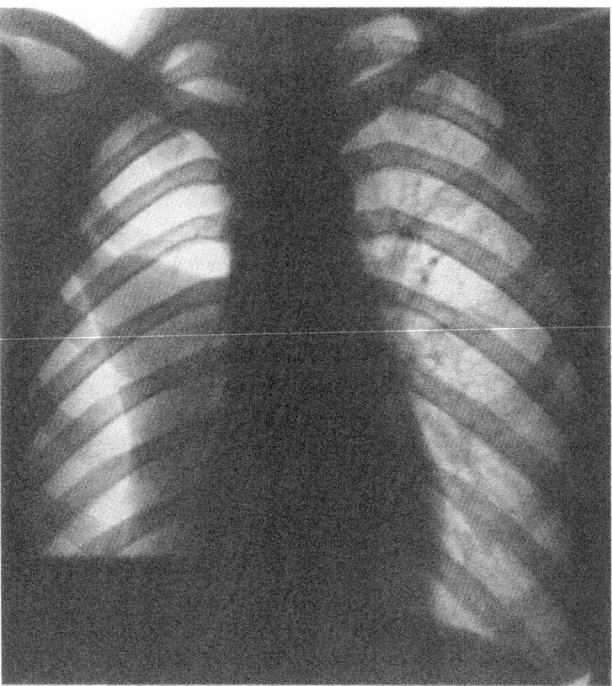

Abb. 188. Pneumothorax: Strangförmige Verwachsung mit zeltförmiger Ausspannung der atelektatischen Lunge. Mäßiger basaler Erguß

Ist der Pleuraspalt allseitig um den Ort des Gaseintritts verödet, dann kann wegen der Unmöglichkeit einer Ausbreitung nur ein umschriebener, ein sog. *abgesackter* Pneumothorax auftreten. Beim „elektiven" Pneumothorax werden solche Verhältnisse künstlich herbeigeführt. Die umschriebenen Luftaufhellungen werden leicht erkannt, wenn sie randbildend sind. Andernfalls können sie von Lungenzeichnung überlagert und dann übersehen oder mit intrapulmonalen Höhlenbildungen verwechselt werden.

Ein abgesackter *mediastinaler* Pneumothorax führt zu eigenartigen, verschieden geformten Luftaufhellungen medial von der dann nach lateral abgedrängten Lunge.

Ein *Spontanpneumothorax* kann unter anderm durch Platzen einer Blase bei bullösem Emphysem, durch Einreißen tuberkulöser Kavernen, Zerstörungen bei Blastomen entstehen. Aber auch ohne irgendwelche krankhafte Lungenveränderungen kann ein Spontanpneumothorax auftreten. Das wurde z. B. in letzter Zeit in der Mannheimer

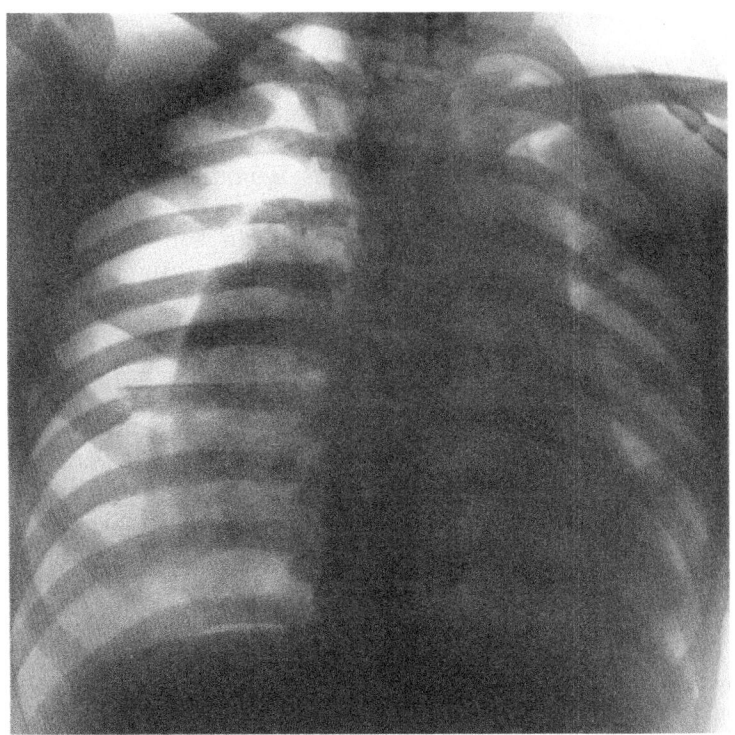

Abb. 189. Spannungspneumothorax bei Rippenfrakturen. Verdrängung des Mediastinums zur gesunden Seite

Klinik zweimal bei noch jungen Patienten nach einer kalten Dusche beobachtet. Bekannt ist auch das Auftreten eines Spontanpneumothorax nach Stellatum-Anaesthesien, ohne daß dabei (geschlossene Spritze!) Luft in den Pleuraraum injiziert wurde. Doppelseitigkeit ist sehr selten und verursacht erstaunlicherweise nur geringe Dyspnoe, wenn der Pneumothorax nicht vollständig ist. Bei Spontaneität handelt es sich immer um einen nach innen offenen Pneumothorax. Kommunikation nach innen oder nach außen ist möglich bei *traumatischer* Genese. Meist handelt es sich dabei um penetrierende Brustwandverletzungen einschließlich der parietalen Pleura. Hierzu gehört als Grenzfall auch der (ein- oder doppelseitige) *therapeutische* (oder diagnostische) Pneumothorax, der aber nach abgeschlossener Luftfüllung und Entfernung der Punktionsnadel geschlossen ist. Der *Ventilpneumothorax* ist nur in einer Respirationsphase, und zwar exspiratorisch, geschlossen, während inspiratorisch Luft nachströmen und einen *Spannungspneumothorax* hervorrufen kann (Abb. 189).

Das Verhalten von *Mediastinum* und *Zwerchfell* hängt vorwiegend von dem im Pleuraraum herrschenden Gasdruck und damit von dem Ausmaß der Öffnung (nach innen oder außen) ab. Bei weiter Kommunikation ist der Pneumothorax, wenn er bei freiem Pleuraspalt generalisiert sein kann, immer vollständig. Die total kollabierte Lunge zeigt bei

Kommunikation nach innen keine respiratorischen Volumenänderungen. Besteht Verbindung nach außen, dann vergrößert sich das Lungenvolumen exspiratorisch, weil ein Teil der Luft aus der gesunden Lunge während der Ausatmung als „Pendelluft" in die kollabierte Lunge einströmt. Das Mediastinum wird in beiden Fällen zur gesunden Seite gedrängt, und zwar inspiratorisch stärker als exspiratorisch. Dadurch entsteht ein Mediastinalpendeln, das beim nach außen offenen Pneumothorax im allgemeinen wesentlich stärker ist als bei einer Öffnung nach innen. Das gilt auch für das Zwerchfell. Es ist etwas abgeflacht, aber nicht paradox atemverschieblich.

Selbstverständlich spielt bei diesen Vorgängen die Größe der Öffnung eine entscheidende Rolle. Mit Verkleinerung der Öffnung ändern sich die Verhältnisse kontinuierlich bis zu denen beim geschlossenen Pneumothorax. Dann richten sie sich danach, wie groß die einmal im Pleuraraum vorhandene Luftmenge ist, und wie sich ihr Druck zu dem atmosphärischen Luftdruck verhält.

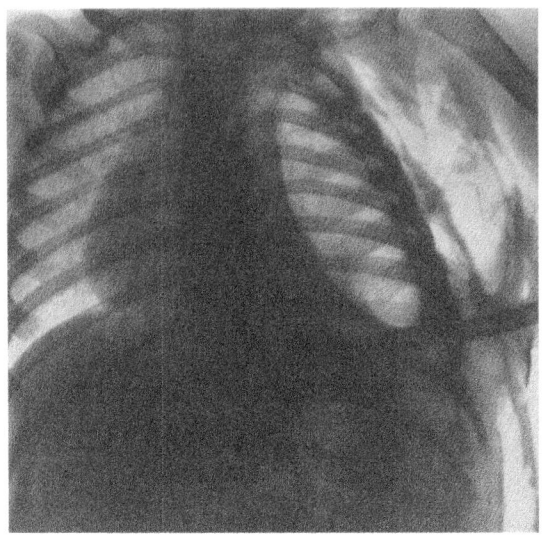

Abb. 190. Pneumothorax mit hochgradigem Hautemphysem

Beim therapeutischen Pneumothorax bleibt im Pleuraraum im allgemeinen noch ein Unterdruck. Meistens dehnt sich dann inspiratorisch die kollabierte Lunge etwas; exspiratorisch wird sie kleiner. Das Zwerchfell zeigt normal gerichtete, wenn auch verringerte Atembewegungen. Es ist allerdings nicht geklärt, warum manchmal paradoxe Atembewegung des Zwerchfells und dann auch umgekehrte respiratorische Volumenänderungen der Lunge auftreten, ohne daß die Zwerchfellinnervation gestört ist. Das Mediastinum wird bei negativem Druckverhältnis kaum in Mitleidenschaft gezogen.

Beim geschlossenen Pneumothorax mit Überdruck im Pleuraraum, am ausgeprägtesten beim Spannungspneumothorax, ist die Lunge extrem kollabiert und zeigt keinerlei respiratorische Volumenänderungen mehr. Das Mediastinum wird mit zunehmendem Gasdruck mehr und mehr zur gesunden Seite verdrängt bis zur Bildung einer Mediastinalhernie. Mediastinalpendeln besteht dann nicht mehr. Bei hohem Druck kann das Zwerchfell geradezu „umgestülpt" werden; in extremen Fällen ist die Konvexität der Zwerchfellkuppel abdomenwärts gerichtet. Wegen der Gefahren eines Spannungspneumothorax, namentlich für Herz und Kreislauf, ist seine rasche Erkennung durch frühzeitige Röntgenuntersuchung dringend notwendig.

Reißt, namentlich bei einem Spannungspneumothorax, das parietale, vor allem das mediastinale Pleurablatt ein, dann kommt es zu einem ausgedehnten Haut- und Mediastinalemphysem (Abb. 190), bei dem die Luft bis weit in die Halsweichteile vordringen kann.

Im weiteren *Verlauf* wird in der Regel die Luft von der Pleura resorbiert, so daß bei einem geschlossenen Pneumothorax der Pleuraspalt im Laufe von Tagen oder, wenn ein therapeutischer Pneumothorax mehrmals nachgefüllt wurde, nach Wochen bis Monaten wieder luftleer ist und sich die Lunge voll ausgedehnt hat.

Jeder offene Pneumothorax bedarf dagegen dringend der Behandlung, deren Ziel die Umwandlung in einen geschlossenen Pneumothorax ist. Zusätzlich kann dann durch Absaugen der Luft die Lunge passiv wieder ausgedehnt werden. Bei einem Spontanpneumothorax schließt sich meist die Öffnung nach innen von selbst. Andernfalls oder bei mehrmaligem Wiederauftreten ist die Beseitigung der Ursache erforderlich, z. B. eine

Resektion der mit Emphysemblasen durchsetzten Lungenteile. Jeder nach außen offene Pneumothorax muß aus vitaler Indikation so schnell wie möglich geschlossen werden (Verschluß traumatischer Brustwandöffnungen usw.). Eine Ausnahme macht nur die nach außen operativ geöffnete Empyemhöhle, wenn es sich dabei um einen verhältnismäßig kleinen (offenen) abgesackten Pyopneumothorax mit Verklebung der übrigen Pleura handelt (bei größeren Empyemen stets *geschlossene* Drainage!).

Besteht ein Spannungspneumothorax, so muß zumindest durch Punktion der Überdruck beseitigt werden. Ob das erreicht wurde, zeigt sich röntgenologisch am Rückgang der Mediastinalverdrängung. Diese Maßnahme allein genügt aber nur, wenn sich die ventilartige Öffnung nach innen von selbst schließt. Im übrigen entspricht die Behandlung der des Spontanpneumothorax.

2. Pleuraerguß

Flüssigkeitsansammlungen im Pleuraraum treten als Symptom bzw. Komplikation bei zahlreichen Erkrankungen der Thoraxorgane, namentlich der Lunge (Pneumonie, Bronchiektasie, Abscesse, Gangrän, Blastome usw.) und des Herzens auf, aber auch als Folge intraabdomineller Entzündungen (Leberabscesse, Cholecystitis, Appendicitis, Ulcuskrankheit, Pankreatitis usw.). Praktisch jede Pleuritis hat ihre Ursache in einer Erkrankung eines anderen Organs, meist der Lunge (Tbc!). Der primäre Organherd kann aber so klein sein, daß er gegenüber dem pleuritischen Prozeß in den Hintergrund tritt und oft schwer oder gar nicht nachzuweisen ist; umgekehrt kann auch eine Pleurabeteiligung geringeren Ausmaßes bei ausgedehntem Lungenbefund dem Röntgennachweis entgehen.

Transsudate (Hydrothorax) treten ein- oder doppelseitig bei Stauungen infolge von Kreislaufstörungen, namentlich bei Herzinsuffizienz auf, nicht selten aber auch bei Leber- und Nierenerkrankungen. Hinsichtlich Zeitpunkt der Transsudatbildung und seiner Menge ist die rechte Seite offenbar bevorzugt, möglicherweise weil dort die Pleuraoberfläche größer ist. Entzündliche *Exsudate* (Pleuritis exsudativa) können serös (serofibrinös), hämorrhagisch oder eitrig sein. Hämorrhagische Ergüsse sind oft durch maligne Neoplasmen bedingt. Reine Blutungen (Hämatothorax) sind Folge von Traumen, mitunter auch von Blutkrankheiten, wie Hämophilie. Chylus-Ergüsse können bei Verletzungen des Ductus thoracicus durch Traumen oder maligne Blastome zustande kommen.

Röntgenologisch ist im allgemeinen nicht zu unterscheiden, welcher Art eine Flüssigkeitsansammlung im Pleuraraum ist. Transsudate und Exsudate ergeben bei gleicher Menge und Dickenausdehnung (in Strahlenrichtung) strukturlose Verschattungen gleicher Intensität.

Die Verteilung der Flüssigkeit im Pleuraraum hängt von mehreren Faktoren ab. Vorhandene oder fehlende Verwachsungen der beiden Pleurablätter entscheiden, ob ein Erguß sich generalisiert ausbreiten kann oder lokalisiert bleibt.

a) Generalisierter Erguß

Entsprechend der Luftausbreitung beim Pneumothorax kommt es zu einem generalisierten Erguß bei freiem Pleuraspalt und damit möglicher Ausbreitung der Flüssigkeit mantelförmig um die ganze Lunge. Dann werden Flüssigkeitsverteilung bzw. Ergußform durch die Elastizitätsverhältnisse der Lunge und besonders durch die jeweilige Flüssigkeitsmenge selbst bestimmt.

Flüssigkeitsmengen unter 300 cm³ sind bei freier Ausbreitungsmöglichkeit röntgenologisch überhaupt nicht sicher nachweisbar. Erst von etwa dieser Mindestmenge an kann bei der Untersuchung des stehenden Patienten ein Exsudat zuverlässig als Verschattung dargestellt werden. Für zunehmende Mengen ist dann die Flüssigkeitsverteilung weitgehend charakteristisch.

Zunächst sammeln sich *kleine* Exsudate in den Sinus phrenicocostales an. Die dadurch verursachte Verschattung läßt einen eigentlichen Sinus nicht mehr erkennen; sie füllt den Winkel zwischen dem meist abgeflachten Zwerchfell und der seitlichen

Thoraxwand aus. Mit zunehmender Menge steigt das Exsudat an der seitlichen Brustwand an. Die Ergußverschattung ist dann nach oben medial konkav begrenzt. Nimmt der Erguß oberhalb der rechten Zwerchfellkuppel zu, so kann dadurch ein Zwerchfellhochstand vorgetäuscht werden, weil — im Gegensatz zu links (Magenblase) — eine Orientierung an der abdominalen Zwerchfellgrenze nicht möglich ist.

In einem freien Pleuraspalt ist die Flüssigkeit, auch ohne Anwesenheit von Luft, beweglich und verteilt sich entsprechend der Lage des Körpers. So erkennt man mitunter sehr kleine Ergüsse besser, wenn der Patient auf der kranken Seite liegt. ZUPPINGER stellte fest, daß sich bei einem Neigungswinkel von 60° immer bessere Resultate erzielen lassen als bei vollständiger Seitenlage. Kleine Ergüsse führen dann zu einer linear begrenzten schmalen Verschattung seitlich an der Brustwand. Leider ermöglichen nur wenige Untersuchungsgeräte eine sagittale Durchleuchtung des auf der Seite liegenden Patienten.

Durchleuchtung des stehenden Patienten in allen Körperdurchmessern ist unbedingt erforderlich, da kleine Ergüsse manchmal nur in einem Sinus, bevorzugt im dorsalen, erkennbar sind.

Die charakteristischen Bilder der Pleuritis exsudativa (generalisata) werden durch *mittelgroße* Flüssigkeitsmengen hervorgerufen. Sie verteilen sich mantelförmig um die Lunge, jedoch nicht gleichmäßig. Die scharf konturierte obere Begrenzung der Ergußverschattung steigt, wie angedeutet bereits bei kleinen Ergüssen die Verschattung der Zwerchfellrippenwinkel, in einem nach oben medial konkaven Bogen von medial unten nach lateral oben mehr oder weniger steil an. Die Grenzen an der vorderen und hinteren Brustwand verlaufen ähnlich, jedoch reicht die Verschattung meist dorsal etwas mehr cranialwärts. Entsprechend der unterschiedlichen Dicke der Flüssigkeitsschicht ist die sonst strukturlose Verschattung in Zwerchfellnähe am intensivsten und nimmt zur Lungenspitze hin an Dichte ab.

Infolge der freien Beweglichkeit breiten sich mittelgroße Ergüsse in Rücken- oder mäßiger Kopftieflage zwar langsam, aber schließlich bis zur Lungenspitze (manchmal auch in die Interlobärspalten) aus. Dadurch nimmt die Schattendichte der Basis allgemein ab. So gelingt oft die Darstellung von Veränderungen der Lungenbasis, die sonst von der intensiven Verschattung verdeckt werden. Im übrigen sind dafür Schichtaufnahmen, besonders auch Transversalschichten, sehr geeignet; Longitudinalschicht-Aufnahmen werden ohnehin meistens vom liegenden Patienten angefertigt.

Nimmt die Flüssigkeitsmenge noch mehr zu, dann resultiert schließlich bei *sehr großen* Ergüssen eine Totalverschattung der betreffenden Thoraxseite. Dabei bleibt der mediale Bereich der Lungenspitze am längsten frei.

Die *Lunge* der erkrankten Seite wird je nach Ergußmenge verschieden stark passiv komprimiert, bzw. sie kollabiert und erscheint deswegen auch in den vom Ergußschatten nicht verdeckten Abschnitten allgemein getrübt. Auch die Lungenwurzeln sind verdichtet. Durch Kompression des Lungenparenchyms von außen entsteht aber immer nur eine Teilatelektase. Totalatelektasen setzen zusätzliche Verschlüsse der versorgenden Bronchien voraus. Das Verhalten der Lunge wird natürlich auch von intrapulmonalen Veränderungen bestimmt, die Ursache der Pleuritis exsudativa sein oder unabhängig davon bestehen können.

Die mitunter hochgradige Kompression vor allem der basalen Lungenabschnitte zeigen Bronchogramme (vgl. Abb. 185) sehr eindrucksvoll. Stärkere Verlagerungen mit Abbiegungen von Bronchien bewirken Sekretstauung, deren Folgen chronische Bronchitis und Bronchiektasen sind.

Zunehmende Flüssigkeitsmengen flachen das *Zwerchfell* mehr und mehr ab und schränken seine Atemverschieblichkeit ein. Größere Ergüsse, die rechtsseitig bereits eine Abgrenzung der Zwerchfellkuppel nicht mehr zulassen, führen links mitunter zu einer partiellen Umstülpung, so daß die Magenblase an ihrem oberen Pol eingedellt wird. Bei mittleren Flüssigkeitsmengen zeigt die Verschattung synchron zur Atembewegung des Zwerchfells eine gleichgerichtete Parallelverschiebung ihrer oberen Grenze, deren Amplitude mit zunehmender Ergußmenge kleiner wird. Sie gibt aber wenigstens einen Anhalt für das Ausmaß einer Einschränkung der respiratorischen Zwerchfellbeweglichkeit.

Das *Mediastinum* wird durch mittlere und große Flüssigkeitsmengen mehr und mehr zur gesunden Seite verdrängt. Respiratorisches Mediastinalpendeln ist dann kaum noch möglich. Aber gerade diese „Fixierung" des verlagerten Mediastinums kann zu ernsthaften Kreislaufstörungen führen. Durch rechtsseitige Ergüsse mit Verdrängung des Mediastinums nach links und der Leber caudalwärts kann die Blutströmung in der V. cava inferior gedrosselt werden; durch linksseitige Ergüsse wird das Herz mit seiner Spitze nach vorne medial gedreht.

An der *Brustwand* erkennt man bei größeren Ergüssen eine Verbreiterung der Intercostalräume. Die Rippen verlaufen dann auffallend horizontal.

Gelangt bei einem Pleuraerguß zusätzlich Luft in den Pleuraraum, z. B. nach Punktion oder bei Durchbruch eines Empyems in einen Bronchus, so entsteht, wie beim sekundären Erguß in einen Pneumothorax, ein Sero- bzw. Pyopneumothorax. Die Anwesenheit von Luft zeigt sich durch Bildung beweglicher *Flüssigkeitsspiegel*. Die Frage, ob ein Erguß oder eine Pleuraschwarte vorliegt, wird dadurch eindeutig beantwortet.

Differentialdiagnostisch bereiten Pleuraergüsse im allgemeinen keine Schwierigkeiten. Manchmal, namentlich bei Totalverschattungen, sind allerdings besondere diagnostische Erwägungen wichtig. Das gilt vor allem bei Kontrollen nach endothorakalen (transpleuralen) chirurgischen Eingriffen. Besteht — um nur ein Beispiel zu nennen — wenige Tage nach dem Eingriff ein großer Erguß ohne adäquate Verlagerung des Mediastinums zur gesunden, u. U. sogar mit Verlagerung zur kranken Seite, dann muß man mit großer Wahrscheinlichkeit eine zusätzliche Totalatelektase der Lunge oder wenigstens eines Lappens annehmen. Ein postoperativer Lungenkollaps ist keineswegs selten; er darf nicht übersehen werden und muß unverzüglich durch geeignete Maßnahmen (endobronchiale Absaugung usw.) beseitigt werden (vgl. S. 157). Gleichzeitige Punktion des Ergusses fördert die Wiederausdehnung der kollabierten Lunge. Hartstrahl- oder Schichtaufnahmen („Mittelschicht") mit Darstellung der großen Bronchien und der Lungenwurzeln erleichtern die Diagnose.

Strangförmige oder flächenhafte *Verklebungen* der Pleurablätter verändern die Verteilung der Flüssigkeit im Pleuraraum. Dadurch entstehen verschiedenstartige Ergußformen, die fließend zu den rein lokalisierten Flüssigkeitsansammlungen überleiten.

b) Lokalisierter Erguß

Ein lokalisierter (abgekapselter bzw. abgesackter) Pleuraerguß entsteht, wenn Verklebungen der Pleurablätter um den Ort der Exsudation die freie Ausbreitung der Flüssigkeit verhindern. Solche Verklebungen können schon vorher bestanden haben oder sich frühzeitig als Entzündungsfolge während der Exsudation bilden; sekundär kann es aber auch im Verlaufe der Rückbildung eines zunächst generalisierten Ergusses durch Organisation mit fibrinöser Verdickung der Pleurablätter zur Abkapselung eines Restergusses kommen. Lokalisierte Ergüsse können primär oder nach Abkapselung lange Zeit klinisch symptomlos bleiben aber auch jeder Zeit akut in Erscheinung treten. Pleuraempyeme neigen besonders zur Abkapselung.

Geringe Flüssigkeitsmengen füllen lediglich die Nischen und Taschen des Pleuraraumes zwischen den Verklebungen aus und sind als solche röntgenologisch kaum zu erkennen, weil sie gleichartige Verschattungen hervorrufen wie die Pleuraschwarten selbst.

Flüssigkeitsmengen, die größer sind als der vorhandene Raum, verdrängen dagegen die Lunge, indem sie sich in Richtung des geringsten Widerstandes ausbreiten. Dadurch wölben sich Ergüsse, die der Thoraxwand anliegen, entweder halbkugel- oder flach bogenförmig (Abb. 191) in die Lungenfelder oder angenähert dreieckig mit ihrer Spitze

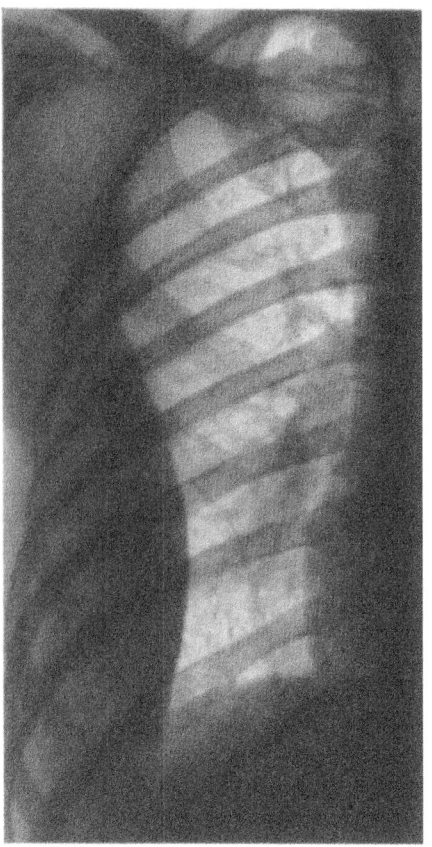

Abb. 191. Lokalisierter wandständiger
(costaler) Pleuraerguß

in einen Interlobärspalt vor. Dagegen nehmen allseitig von komprimierbarem Lungengewebe umgebene Interlobärergüsse die bekannte charakteristische Spindelform an (Abb. 192).

Röntgenbilder zeigen natürlich diese typischen Formen nur bei geeigneter Projektion, z. B. Thoraxwandergüsse, wenn ihre Basis randbildend ist, oder Interlobärergüsse, wenn die Längsachse der Spindel ungefähr senkrecht zum Zentralstrahl verläuft. In einer anderen Projektion bleibt die Form nur ausnahmsweise, z. B. bei einem diskusförmigen Interlobärerguß, erhalten; im allgemeinen ändert sie sich. Hinzu kommt, daß die Begrenzung abgekapselter Ergüsse je nach Projektionsrichtung scharf konturiert, daß aber auch eine nur in ihrem Zentrum dichte, strukturlose Verschattung in ihren Randpartien kontinuierlich „verstrichen" sein kann.

Die außerordentliche Mannigfaltigkeit der Erscheinungsformen lokalisierter Pleuraergüsse und die sich daraus ergebenden diagnostischen Schwierigkeiten machen es erforderlich, die wichtigsten Manifestationen wenigstens anhand schematischer Darstellungen kurz zu erläutern.

α) *Wandständige* Ergüsse, die bei richtiger tangentialer Projektion bogenförmig in die Lungenfelder (Pleuritis costalis, vgl. Abb. 191) oder dreieckig, spitz in einen Interlobärspalt (Pleuritis

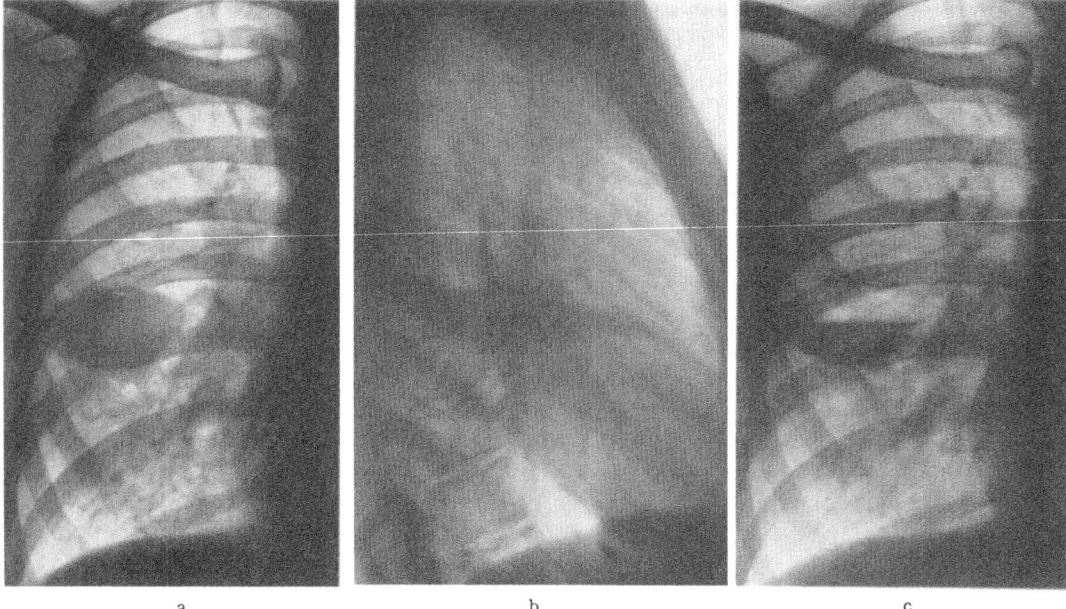

a   b   c

Abb. 192a—c. Interlobärerguß in typischer Spindelform. a Sagittalbild. b Seitenbild. c Nach Punktion: Luftaufhellung
und Flüssigkeitsspiegel

costo-interlobaris, vgl. Abb. 193) vorspringen, zeigen in der Aufsicht einen nur in seiner Mitte homogenen rundlichen Schatten, der oft keine scharfe Begrenzung erkennen läßt (Abb. 193 a und b). Nicht selten bestehen gleichzeitig mehrere wandständige Ergüsse gleicher oder verschiedener Größe.

Eine besondere Form kann auftreten, wenn Ergüsse nur an ihrer Basis durch Pleuraverklebungen abgekapselt sind. Die Wechselwirkung von Schwerkraft und Elastizität führt dann zu tropfenförmigen Gebilden (vgl. entzündliches Perikarddivertikel, S. 237),
die sich in Seitenlage des Patienten cranialwärts, u. U. bis zur Lungenspitze, ausbreiten und dadurch an Dichte verlieren (Abb. 193 c).

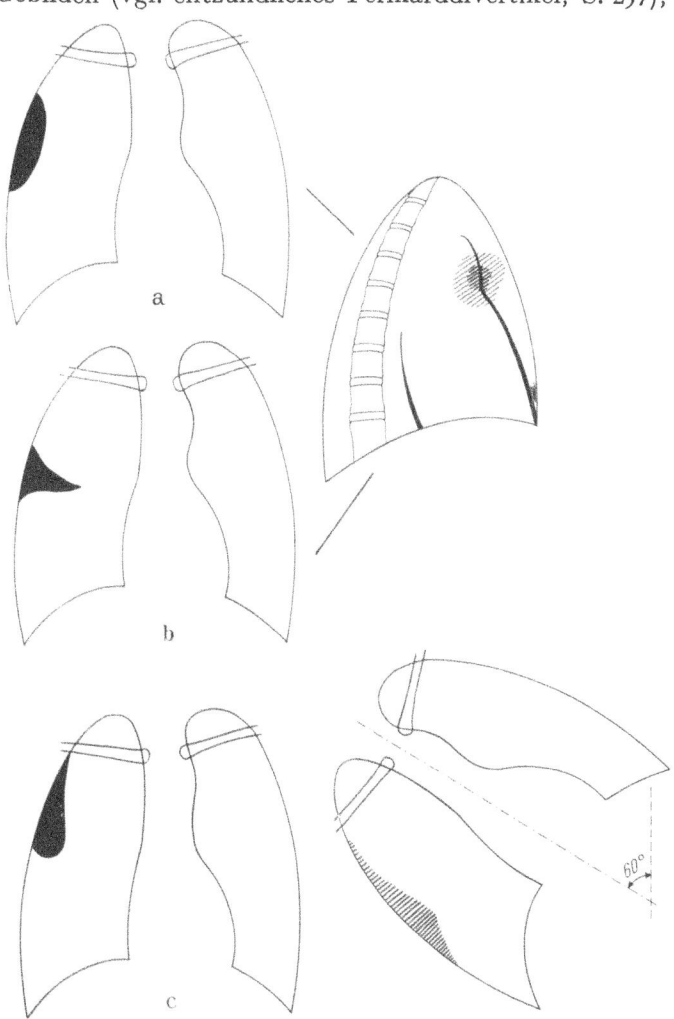

Differentialdiagnostisch ist bei wandständigen Ergüssen an Blastome der Brustwand, Pleura und Lungenperipherie, an posttraumatische subpleurale Hämatome und auch an einen kalten Absceß (Rippentuberkulose) zu denken. Es ist deswegen wichtig, auch auf eventuelle Knochenveränderungen zu achten.

β) *Supradiaphragmale* (epiphrenale) Ergüsse (Pleuritis diaphragmatica) bleiben oft auch ohne Abkapselung durch Pleuraverklebungen lokalisiert, erstrecken sich dann aber im allgemeinen über die ganze Zwerchfelloberfläche, während sie ihr sonst auch buckelartig aufsitzen können. Häufig handelt es sich um Durchwanderungs-Pleuritiden bei intraabdominellen Entzündungen.

Durch die Flüssigkeitsansammlung kann ein Zwerchfellhochstand vorgetäuscht werden, vor allem rechtsseitig, wo die abdominelle Zwerchfellgrenze ohne Anlage eines Pneumoperitoneums nicht erkenn-

Abb. 193 a—c. Schematische Darstellung verschiedener Formen lokalisierter wandständiger (costaler und costo-interlobärer) Ergüsse. a Costaler Erguß. b Costo-interlobärer Erguß. c Costaler Erguß mit ausschließlicher Abkapselung nach caudal

bar ist. Links wird sie durch die Luftaufhellung der Magenblase, die durch Trinkenlassen einer Brausemischung noch künstlich vergrößert werden kann, markiert. Deshalb sieht man dort die Dickenzunahme des Zwerchfellschattens durch den Erguß (Abb. 194a). Für einen Erguß sprechen eine Verbreiterung der Verschattung während der Inspiration und umgekehrt eine exspiratorische Verschmälerung (DANIELLO).

Supradiaphragmale Ergüsse ohne Abkapselung breiten sich in Seiten- bzw. Schräglage (Neigungswinkel : 60⁰) cranialwärts entlang der Thoraxwand aus (Abb. 194b). Trotz dieser Merkmale bleibt die sichere Diagnose, namentlich bei rechtsseitigen Ergüssen, oft einer Probepunktion vorbehalten.

Größere supradiaphragmale Flüssigkeitsansammlungen breiten sich oft ventral oder dorsal in den paramediastinalen, seltener in den unteren schrägen interlobären Pleuraspalt aus.

γ) Bei *paramediastinalen* Ergüssen ergeben sich topographisch und morphologisch mehrere Ausbreitungsmöglichkeiten, von denen Abb. 195 die häufigsten zeigt. Die Diagnose ist in den meisten Fällen nicht leicht, weil Erguß- und Mittelschatten bei der Nativuntersuchung nicht voneinander zu trennen sind. Verbreiterungen des Mediastinums in verschiedensten Formen — einige Möglichkeiten sind in Abb. 196a skizziert — können auch durch andere Erkrankungen der Lunge und der Mediastinalorgane hervorgerufen sein. Auch Flüssigkeitsspiegel bei Anwesenheit von Luft sind nicht für einen Pleuraerguß beweisend (Differentialdiagnose: Abscesse, Oesophagusdilatation bei Kardiospasmus!!). Zweifellos könnte ein Pneumomediastinum diagnostisch oft weiterhelfen, jedoch haben wir gegen seine Anlage bei Verdacht auf paramediastinale Pleuritiden erhebliche Bedenken. Wertvoll sind Transversalschicht-Aufnahmen.

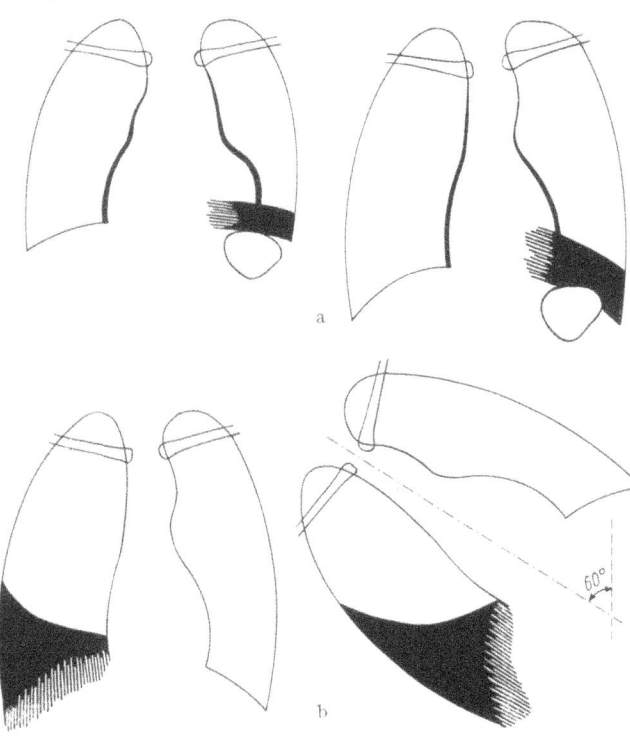

Abb. 194a u. b. Supradiaphragmale Ergüsse (schematisch). a Linksseitig: Abgrenzung nach caudal durch Magenblase. Respiratorische Änderung der Schattendicke. b Rechtsseitig: Änderung der Flüssigkeitsverteilung bei Lagewechsel

Besondere Formen ergeben sich, wenn sich paramediastinale Flüssigkeitsansammlungen in einen Interlobärspalt oder entlang der (hinteren) Thoraxwand ausbreiten. Bei den *paramediastino-interlobären* Ergüssen beherrschen die dreieckig oder dornartig zur Peripherie vorspringenden Verschattungen das Bild (Abb. 196b). *Paramediastino-costale* Ergüsse zeigen, wie aus Abb. 197 hervorgeht, nur in bestimmter schräger Projektion, die unter Durchleuchtungskontrolle ermittelt werden muß, lateralwärts eine scharf konturierte Grenze.

δ) *Interlobäre* Ergüsse haben den größten Formenreichtum und werden auch am ehesten mit anderen (intrapulmonalen oder mediastinalen) Erkrankungen verwechselt oder ganz übersehen. Die Schwierigkeiten der Projektion schattengebender Veränderungen in den Interlobärspalten ergeben sich daraus, daß die Spalten (ganz abgesehen von der Differenz zwischen rechter und linker Seite) mit ihren Flächen unter verschiedenen Neigungswinkeln zur Körperlängsachse verlaufen. Dazu kommt, daß die Flächen in sich unregel-

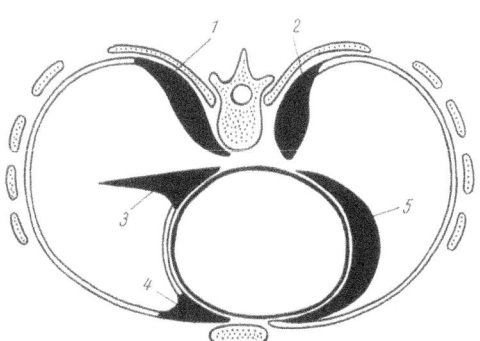

Abb. 195. Topographie der häufigsten paramediastinalen Ergüsse (nach ZUPPINGER). *1* Pleuritis costomediast. post. dext.; *2* Pleuritis mediast. post. sin.; *3* Pleuritis mediast. interlob. dext.; *4* Pleuritis costomediast. ant. dext.; *5* Pleuritis mediast. ant. sin.

mäßig torquiert sind (vgl. Abb. 67, S. 66). Deswegen ist es unmöglich, bei gleicher Richtung des Zentralstrahls alle Abschnitte eines Lappenspaltes gleichzeitig genau orthograd auf seine Kante bzw. mit dem dazu senkrechten Strahlenverlauf flächenhaft zu projizieren. Die jeweils günstigste Strahlenrichtung kann nur während der Durchleuchtung ermittelt und dann durch gezielte Aufnahmen fixiert werden. Dabei ist, namentlich für die Darstellung der dorsalen Abschnitte des Ober-Unterlappenspaltes, auch die ventro-dorsale Projektion sehr wichtig.

Für die Erfassung der räumlichen (dreidimensionalen) Ausdehnung eines Interlobärergusses muß er mindestens in 2 Dimensionen scharf konturiert dargestellt werden. Aber selbst diese Forderung ist nur unter bestimmten Voraussetzungen zu erfüllen. Annäherungsweise ergeben sich folgende Projektionsverhältnisse: Bei seitlichem (frontalem) Strahlenverlauf werden alle Interlobärspalten *fast* orthograd („lappenspaltgerecht" nach FLEISCHNER) durchstrahlt. Ein Seitenbild (in Abb. 198 schematisiert dargestellt) ist also die Grundlage jeder Diagnostik von Veränderungen in den Lappenspalten.

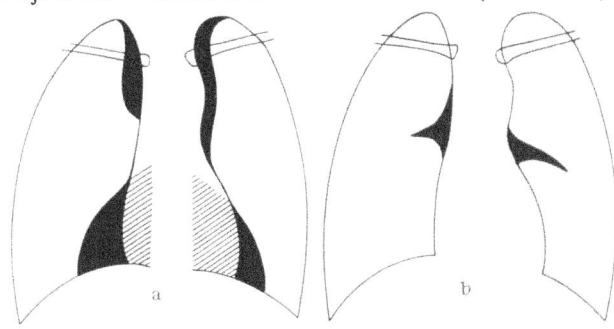

Die zweite dazu senkrechte Projektion kann nun so erfolgen, daß der Lappenspalt wiederum orthograd durchstrahlt, oder daß er flächenhaft projiziert wird. In beiden

Abb. 196a u. b. Formen paramediastinaler Ergußverschattungen im Sagittalbild. a Paramediastinale Ergüsse. b Paramediastino-interlobäre Ergüsse

Fällen verläuft der Zentralstrahl in der Zeichenebene der Abb. 198. Sie zeigt, daß der annähernd horizontal gelegene Spalt zwischen Ober- und Mittellappen bei der üblichen Sagittalaufnahme von R_1 aus auch in der zweiten Dimension spaltgerecht nach P_1 projiziert wird. Eine flächenhafte Darstellung ist im Summationsbild überhaupt nicht möglich, sie gelingt lediglich mit Hilfe des Transversalschicht-Verfahrens.

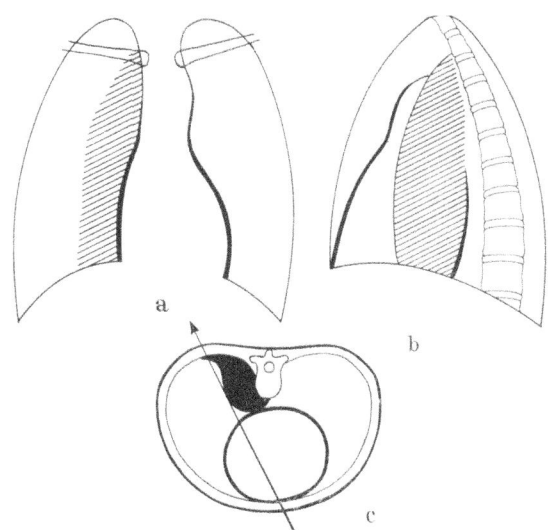
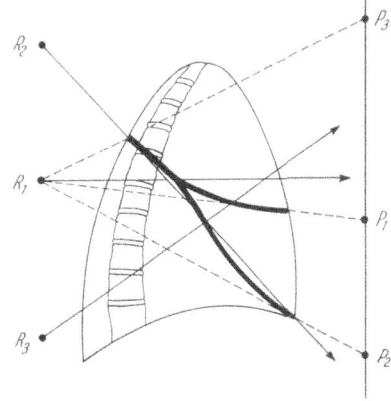

Abb. 197a—c. Projektionsmöglichkeiten eines paramediastinocostalen Ergusses (nach ZUPPINGER). a Unscharfe seitliche Begrenzung bei sagittaler Projektion. b Scharfe seitliche Begrenzung bei schräger Projektion. c Darstellung der günstigsten Projektionsrichtung

Abb. 198. Die geometrischen Verhältnisse bei der Projektion der Interlobärspalten der rechten Lunge mit dorso-ventralem Strahlenverlauf

Schwieriger ist die Darstellung des großen schrägen Spaltes zwischen Ober- bzw. Mittel- und Unterlappen. In der zweiten Dimension erfolgt von R_2 aus spaltgerechte und von R_3 aus flächenhafte Projektion. Beides setzt einen cranio-caudal (oder umgekehrt) schrägen Strahlengang voraus, der mit üblichen Untersuchungsgeräten nicht durch Bewegung der Röhre-Leuchtschirm-Kombination, sondern höchstens durch entsprechende Haltung des Patienten erreicht werden kann. Bei dorso-ventralem Strahlengang entspricht dann eine Kreuzhohlstellung der Projektion von R_2 und eine Buckelstellung der von R_3 aus. Auf den üblichen Sagittalaufnahmen (R_1) erscheinen dagegen

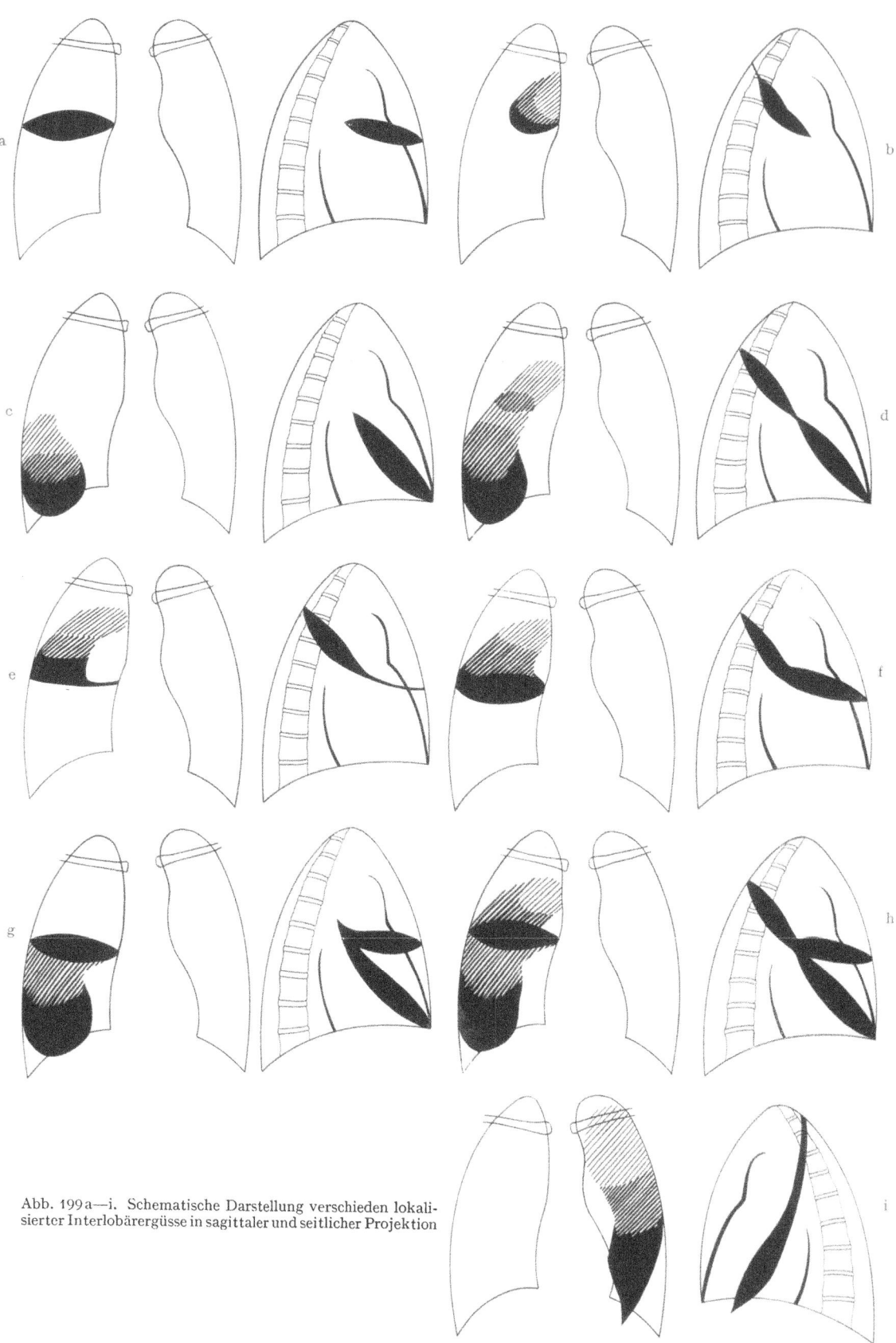

Abb. 199a—i. Schematische Darstellung verschieden lokalisierter Interlobärergüsse in sagittaler und seitlicher Projektion

die Flächen der Interlobärspalten verzerrt (verkürzt) und außerdem je nach Abstand vom Leuchtschirm oder Film in Schärfe und Schattendichte unterschiedlich.

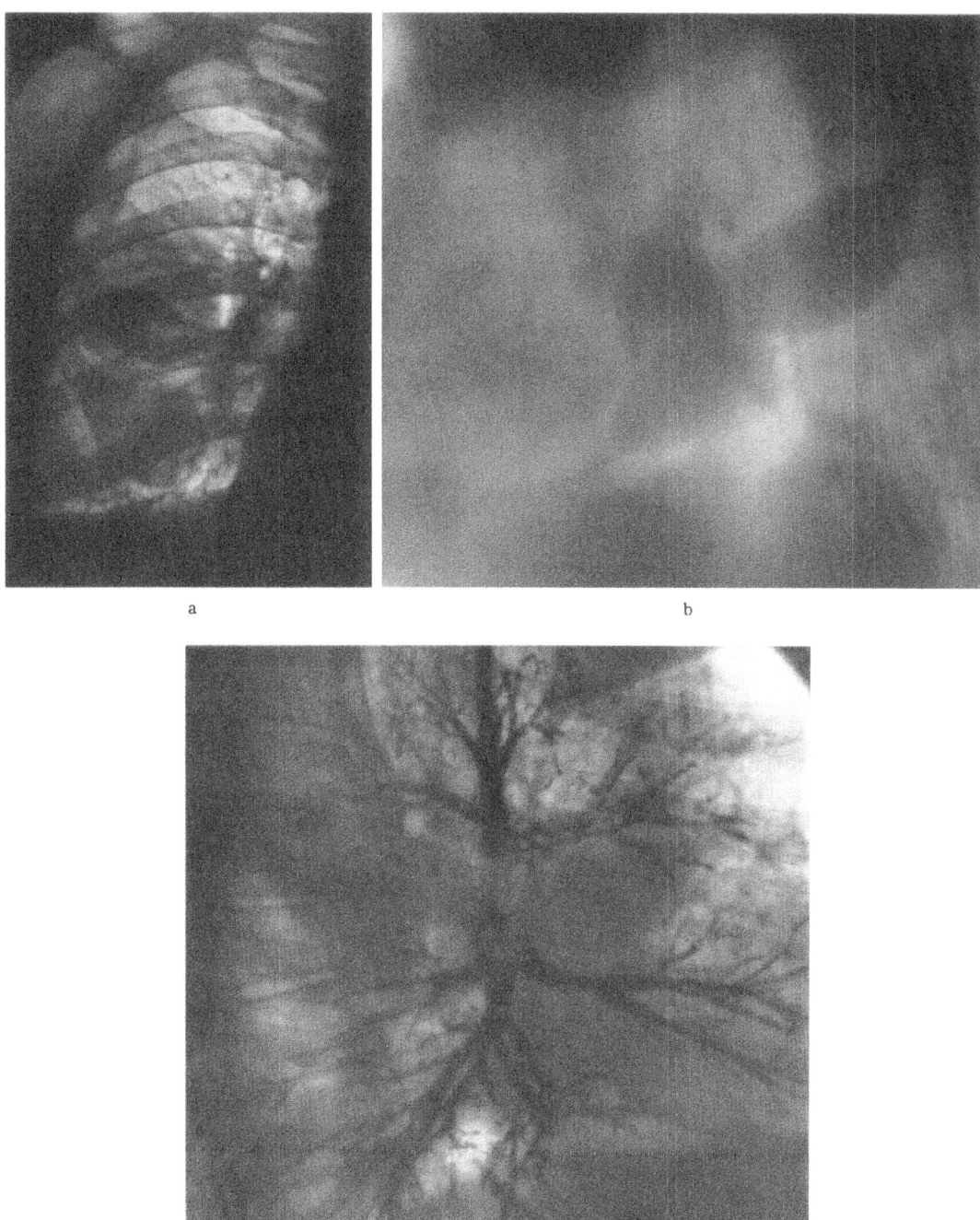

Abb. 200 a—c. Spindelförmige lokalisierte Ergüsse in allen Lappenspalten der rechten Lunge. a Sagittales Übersichtsbild. b Schichtbild. c Seitliches Bronchogramm

Diese Gesichtspunkte müssen bei der Beurteilung der üblichen Aufnahmen berücksichtigt werden. Die Skizzen der Abb. 199a—i zeigen, wie Interlobärergüsse in den einzelnen Lappenspalten jeweils auf sagittalen und seitlichen Aufnahmen erscheinen, und welche Bereiche scharf dargestellt werden. Auf den Abb. 200a—c sieht man als

Beispiele in allen Lappenspalten spindelförmige Ergüsse. Weitere Einzelheiten, auf die hier nicht eingegangen werden kann, finden sich in zahlreichen Veröffentlichungen.

Interlobärergüsse bei akzessorischen Lungenlappen ergeben Verschattungen entsprechend dem verschiedenartigen Verlauf der Pleuraspalten, die mehr oder weniger tief in die Lunge einschneiden können.

c) Pleuraempyem

Pleuraempyeme (eitrige Ergüsse, meistens durch Streptokokken-, seltener durch Staphylo- oder Pneumokokkeninfektion ausgelöst) neigen durch frühzeitige Verklebungen der Pleurablätter besonders stark zur Abkapselung und treten dann röntgenologisch als lokalisierte Ergüsse, oft auch interlobär, in Erscheinung. Daß es sich dabei um ein Empyem handelt, geht dann meist aus der Schwere des klinischen Bildes hervor.

Pleuraempyeme perforieren gelegentlich in einen Bronchus mit Bildung eines Pyopneumothorax[1]. Dann sieht man in der Verschattung eine Luftaufhellung und einen basalen Flüssigkeitsspiegel. Bei Infektion mit Bact. coli kann es auch zur Gasbildung kommen, ohne daß eine Bronchusfistel vorliegt; in diesem Falle fehlt der eitrige Auswurf. Ebenso kann eine (fehlerhafte) offene Punktion ein Empyem in einen Pyopneumothorax verwandeln.

Im Verlaufe der chirurgischen Behandlung eines Pleuraempyems fallen der Röntgenuntersuchung mehrere Aufgaben zu.

Die *Punktion* eines Empyems erfolgt am besten unter Durchleuchtungskontrolle; zumindest muß vorher eine genaue Lokalisation erfolgen und in der vorgesehenen Lagerung des Patienten die für die Punktion günstigste Stelle (Hautnahpunkt) auf der Haut markiert werden. Genau so wird vor einer *Bülau-Drainage* oder einer anderen Saugdrainage verfahren. Eine anschließende Röntgenuntersuchung und spätere Kontrollaufnahmen zeigen, ob der Drainageschlauch richtig am unteren Pol des Empyems liegt und ob die Lunge sich unter dauernder Saugdrainage langsam ausdehnt. Erst wenn mit Sicherheit keine Resthöhle mehr besteht, darf das Drainagerohr entfernt werden. Zweckmäßigerweise läßt man vorher ein wasserlösliches Kontrastmittel durch das Drain *ohne Druck* einfließen, um einen genauen Überblick über Form und Größe des Restempyems zu gewinnen.

3. Pleuraschwarte

Pleuraschwarten entstehen im allgemeinen sekundär bei der Organisation eines Ergusses mit fibröser Verdickung der Pleurablätter. Sind beide Pleurablätter betroffen, dann kommt es zur Obliteration des Pleuraspaltes. Der Zeitpunkt der Schwartenbildung ist sehr unterschiedlich und hängt weitgehend von der Art des Ergusses ab. Die Menge des fibrinösen Exsudates kann so gering sein, daß es als solches gar nicht zu erkennen ist, aber trotzdem mitunter erhebliche Pleuraverdickungen verursacht. Bei der Pleuritis fibrinosa sind als Folge unterschiedlicher Lymphgefäßversorgung die Auflagerungen auf der Pleura parietalis meist dicker als auf dem visceralen Blatt.

Die normale Pleura ist röntgenologisch nicht oder höchstens ausnahmsweise (Begleitschatten der 2. Rippe durch die Pleurakuppel, Haarlinie bei orthograder Projektion der Pleura interlobaris) zu sehen. Pleuraverdickungen werden dagegen allgemein, bei einer Mindestdicke von 2—3 mm, als Verschattungen sichtbar.

Hinsichtlich Lokalisation, Ausbreitung und Form ergeben Pleuraschwarten im wesentlichen die gleichen Röntgenbefunde wie Ergüsse. Die bestehenden Unterschiede kommen in erster Linie durch die oft erhebliche sekundäre *Schrumpfung* zustande. Dadurch verändert sich die Form der Schwarten; auf die Umgebung wird ein Zug ausgeübt.

Abgesehen von intrapulmonalen Veränderungen, die Ursache der Pleurabeteiligung sein können, wird die *Lunge* bei mantelförmigen Pleuraverdickungen mehr oder weniger

---

[1] Viel häufiger ist ein Pyopneumothorax nach Perforation eines peripheren Lungenabscesses in die Pleurahöhle.

diffus getrübt. Je mehr tangential der Pleuraraum zur Peripherie hin durchstrahlt wird, um so schattendichter erscheint eine sonst gleichmäßig dicke Schwarte. Die laterale Thoraxwand wird dann auf sagittalen Übersichtsaufnahmen innen von einem intensiven bandförmigen Schatten begleitet, der bis 1 cm (selten mehr) breit sein kann. Bei sehr schmalen Verschattungen ist die Unterscheidung von einer lamellären Pleuritis exsudativa röntgenologisch oft nicht leicht.

Großflächige Pleuraschwarten findet man, wie auch Ergüsse, am häufigsten im Bereich der Lungenbasis. Lokalisierte Verschwartungen können überall auftreten. In der Lungenspitze rufen die im allgemeinen posttuberkulösen Pleurakuppelschwielen schmale kappen- bzw. halbmondförmige Verschattungen hervor, die aber deutlich breiter und dichter sind als der normale Begleitschatten der 2. Rippe. Sie sind scharf begrenzt, zeigen aber zur Lunge hin gelegentlich einige kleine Zacken.

Kleinere, umschriebene Pleuraschwarten können, wenn sie en face dargestellt sind, intrapulmonale Rundschatten vortäuschen. Seltener sind ringförmige Gebilde (KUHLMANN), die wegen ihrer relativen Aufhellung im Zentrum schon mit Kavernen usw. verwechselt wurden.

Interlobärschwarten sind oft nur bei lappenspaltgerechter Projektion zu erkennen, also auf rein seitlichen Aufnahmen und in Sagittalrichtung bei Kreuzhohlstellung bzw. entsprechender cranio-caudal schräger Projektion. Dann können sich mehrere, annähernd parallele Streifenschatten verschiedener Breite und Länge darstellen, auch wenn nur eine einzige zusammenhängende Schwarte besteht, weil diese infolge des unregelmäßig welligen Verlaufs des Interlobärspaltes (durch Schrumpfung noch verstärkt) an mehreren Stellen spaltgerecht getroffen und projiziert werden kann. Die Streifenschatten von Interlobärschwarten verlaufen nur im rechten Mittelfeld (= Ober-Mittellappenspalt) horizontal, sonst immer schräg von oben medial nach unten lateral. Horizontale Streifenschatten oberhalb des Zwerchfells lassen am ehesten an Plattenatelektasen denken (vgl. S. 80).

Der *Brustkorb* zeigt bei ausgedehnten Schwarten mit erheblicher Schrumpfung ähnliche Formveränderungen, wie sie auch durch Lungenatelektasen hervorgerufen werden können (Verkleinerung der befallenen Thoraxhälfte mit geringeren Atemexkursionen, Skoliose der Brustwirbelsäule, Steilstellung der Rippen, Verschmälerung der Intercostalräume).

Das *Mediastinum* ist dann insgesamt zur kranken Seite verzogen. Außerdem werden durch paramediastinale Verschwartungen die Konturen des Mittelschattens unregelmäßig mit Einkerbungen und zipfelförmigen Ausziehungen. Die einzelnen Herz- und Gefäßbögen sind verstrichen. In dem verschwarteten Bereich nehmen die Amplituden der pulsatorischen Bewegungen ab.

Die Beeinträchtigung aller Bewegungen durch Pleuraschwarten ist oft nur kymographisch nachweisbar. Die Deutung solcher Bilder setzt aber große Erfahrung voraus. Das gilt besonders auch für die durch Schwarten verursachte Veränderung der respiratorischen Bewegungen des *Zwerchfells*. Im übrigen bewirken supradiaphragmale Schwarten ähnliche Verschattungen wie Ergüsse, d. h., daß vollkommen auf den Raum zwischen Lungenbasis und Zwerchfell begrenzte Verschwartungen überhaupt nicht direkt darzustellen sind. Bei nur geringen Verklebungen steht die Obliteration der Sinus phrenicocostales im Vordergrund. Zipfel- oder zeltförmige Zwerchfelladhäsionen, die inspiratorisch größer werden, entstehen am ausgeprägtesten durch Schrumpfung von Schwarten, die auch in den schrägen oder einen akzessorischen Lappenspalt reichen. Erwähnt sei aber, daß ähnliche Befunde auch durch interlobäre und intrapulmonale Schrumpfungen („Regenstraßen" bei Silikose) erzeugt werden können, wobei das Zwerchfell sich der eingezogenen Lungenoberfläche anlegt, ohne daß deswegen eine pleurale Adhäsion vorliegen muß.

Ausmaß und Ausdehnung pleuraler Verwachsungen sind bei der Nativuntersuchung oft nicht sicher festzustellen. Wenn die Klärung vor chirurgischen Eingriffen, z. B. vor einer Absceßeröffnung durch Pneumotomie, unbedingt erforderlich ist, dann muß ein diagnostischer Pneumothorax angelegt werden. Bildet sich dabei ein abgesackter Pneumothorax, so beweist das natürlich nicht, daß der Pleuraspalt distal von der Abkapselung überall obliteriert ist. Bei einem Erguß, dessen (Halbkugel-) Form bereits zur Genüge die Abkapselung beweist, ist ein diagnostischer Pneumothorax nicht angezeigt.

Sekundäre *Verkalkungen* (Pleuritis calcarea) können in jeder Pleuraschwarte auftreten; häufig sind sie posttuberkulös und Folgezustände nach Organisation blutiger (traumatischer) Ergüsse. Der Kalk findet sich dann entweder schollenartig nur an einigen Stellen oder plattenförmig über größere Strecken mit unregelmäßiger getüpfelter Struktur. Bei tangentialer Projektion sieht man u. U. durch den weichteildichten Schatten

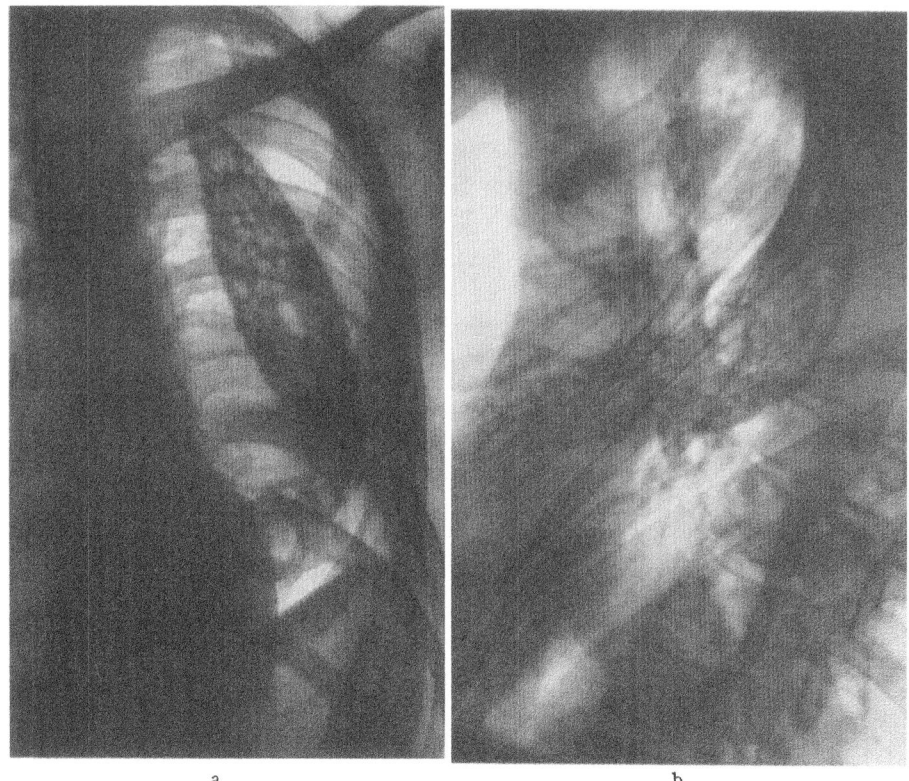

a   b
Abb. 201a u. b. Pleuritis calcarea. a Sagittalbild. b Seitenbild

der eigentlichen Schwarte getrennt Verkalkungen in der parietalen und visceralen Pleura. Ausgedehnte Verkalkungen können große Teile einer Lunge panzerartig umgeben (Abb. 201a und b).

Die *Unterscheidung zwischen Erguß und Schwarte* ist bei großer Ausdehnung im allgemeinen leicht; bei kleinen Flüssigkeitsmengen kann sie aber sehr schwer, manchmal sogar unmöglich werden. Unterscheidungsmerkmale sind Form, Beweglichkeit und Beeinflussung der Umgebung.

Ergüsse sind raumfordernde Prozesse, die ihre Nachbarschaft *verdrängen* bzw. komprimieren. Dementsprechend sind lokalisierte Flüssigkeitsansammlungen bogenförmig konvex begrenzt. *Schwarten* haben dagegen in Richtung ihrer Dickenausdehnung vorwiegend lineare (wenn auch unregelmäßige) Grenzen; durch Schrumpfung *verziehen* sie ihre Umgebung. Selbst kleine, auch abgekapselte Ergüsse lassen sich als solche erkennen, da sich infolge ihrer Beweglichkeit bei geeignetem Lagewechsel ihre Form in erkennbarer Weise ändert. Schwierig ist die Feststellung kleiner *Restergüsse* nach Teilorganisation eines Exsudates. Das gelingt, wenn überhaupt erforderlich, oft nur durch mehrmalige gezielte Probepunktionen. In sehr dicken Schwielen und in Schwarten der Brustwand, die noch bogenförmig (zur Lunge hin konvex) vorspringen, können allerdings mit großer Wahrscheinlichkeit immer kleine Restergüsse angenommen werden.

4. Resthöhle

Resthöhlen entstehen, wenn sich z. B. nach längerer Pneumothoraxbehandlung, bei chronischen Empyemen oder nach einem Hämatothorax die kollabierte Lunge trotz Saugdrainage nicht wieder ganz ausdehnen kann. Sie wird daran meistens durch dicke Schwarten auf der visceralen Pleura gehindert. Enthält die Resthöhle Luft, dann sind die Pleuraverdickungen bereits auf Nativbildern deutlich zu sehen (vgl. Abb. 187). Vergleichsaufnahmen vor und nach (bzw. während) kräftiger Absaugung zeigen auch, ob therapeutisch durch einen Dauersog ein Erfolg überhaupt zu erwarten ist. Die genaue

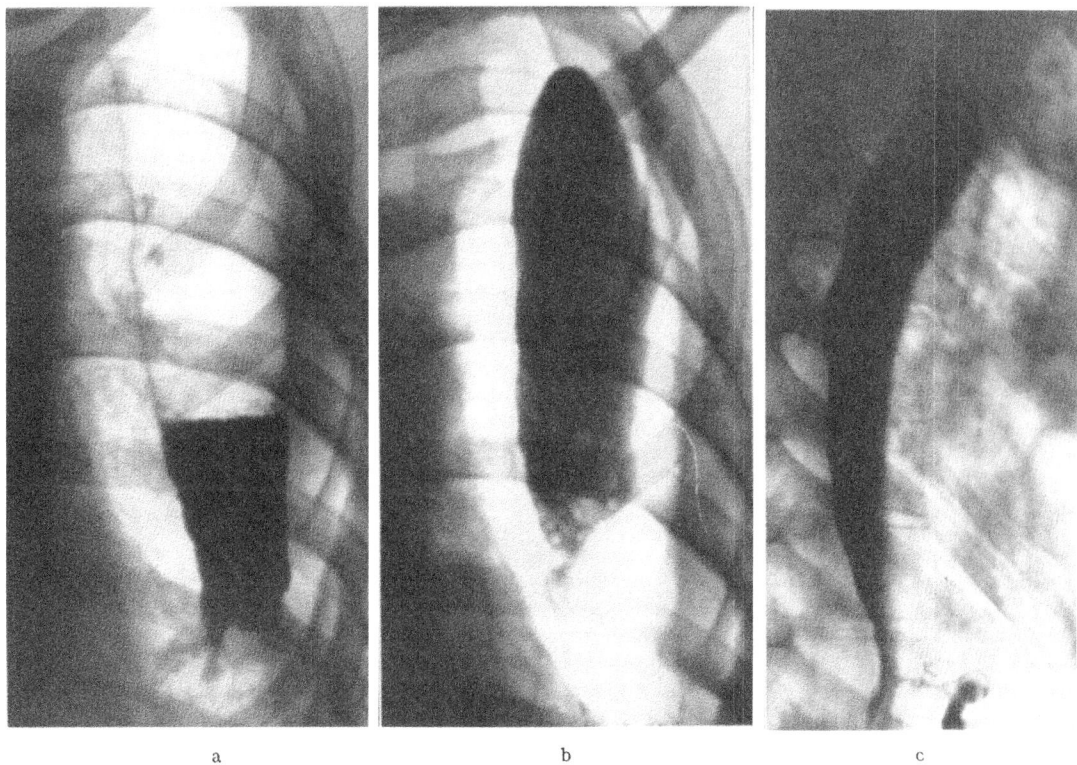

a   b   c

Abb. 202 a—c. Kontrastmitteldarstellung einer großen Resthöhle. a Sagittalbild im Stehen. b Sagittalbild im Liegen. c Seitenbild

Größe einer Resthöhle zeigen gezielte Aufnahmen nach Kontrastmittelfüllung. Durch Kippen des Patienten muß aber dafür gesorgt werden, daß Kontrastmittel tatsächlich den oberen und unteren Pol der Resthöhle erreicht. Dann genügt selbst bei einer großen Höhle die Injektion einer geringen Kontrastmittelmenge (Abb. 202).

Wenn nach einer *Thorakoplastik* eine Brustwandfistel weiterbesteht, dann ist die Resthöhle im allgemeinen nicht vollkommen entfernt. Durch erneute Kontrastmittelinjektion in die äußere Fistelöffnung ist diese Frage zu klären.

Bei Resthöhlen infolge dicker visceraler Pleuraschwarten erfolgt heute statt der Thorakoplastik oft eine *Dekortikation* (Entschwartung) der Lunge, bei der nach Eröffnung des Thorax (mit Resektion meist der 5. Rippe) die Schwielen der visceralen Pleura und zweckmäßigerweise auch des parietalen Pleurablattes entfernt werden. Röntgenkontrollen ergeben dann, ob durch die sofort angeschlossene Saugdrainage die Lunge ganz entfaltet ist und bleibt. Bei gutem Ergebnis ist später außer der Rippenresektion kaum noch ein krankhafter Befund zu erkennen (Abb. 203).

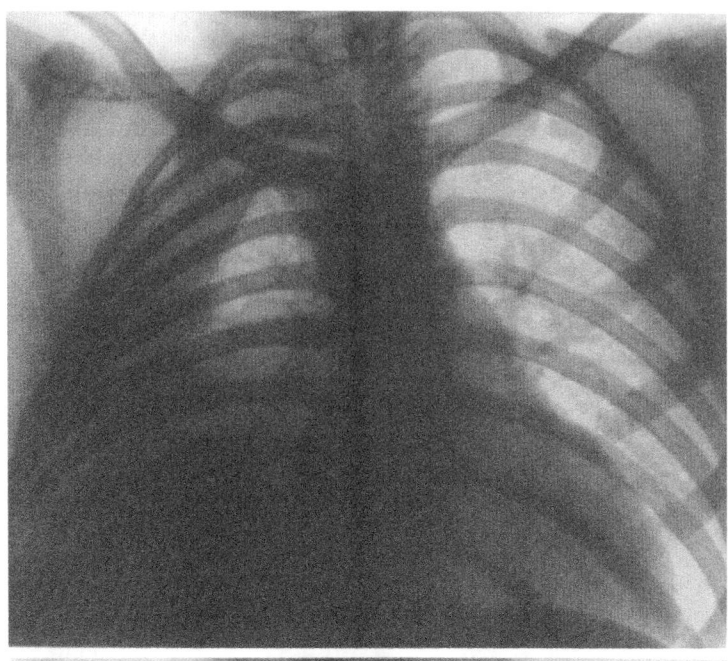

Abb. 203 a u. b. Chirurgische Beseitigung einer Empyem-Resthöhle durch Dekortikation. a Vor Operation.
b Zwei Monate nach Dekortikation

5. Blastome

a) Primäre Blastome

Primäre Geschwülste der Pleura sind oft schwer von primär intrapulmonalen Blastomen zu unterscheiden. Man nennt sie deswegen auch „falsche Lungenkrebse" (HUGUENIN u. LINDEUX). Manchmal ist auch eine Abgrenzung gegenüber Geschwülsten der Thorax-wand kaum möglich.

Die seltenen *gutartigen* Geschwülste gehen meist von der visceralen Pleura aus. Es handelt sich am ehesten um Fibrome; bekannt sind aber auch Lipome, Chondrome und Angiome.

Auf Nativbildern sieht man scharf begrenzte, homogen weichteildichte Rundschatten (Abb. 204), die der inneren Thoraxwand oder dem Mittelschatten (seltener dem Zwerchfell) aufsitzen und davon nicht wegprojiziert werden können. Da sie meistens vom visceralen Pleurablatt ausgehen, können sie auch durch einen diagnostischen Pneumothorax nicht sicher vom Lungenblastomen getrennt werden. Ganz unmöglich ist dies, wenn eine gutartige Pleurageschwulst sich in einem Interlobärspalt ausbreitet.

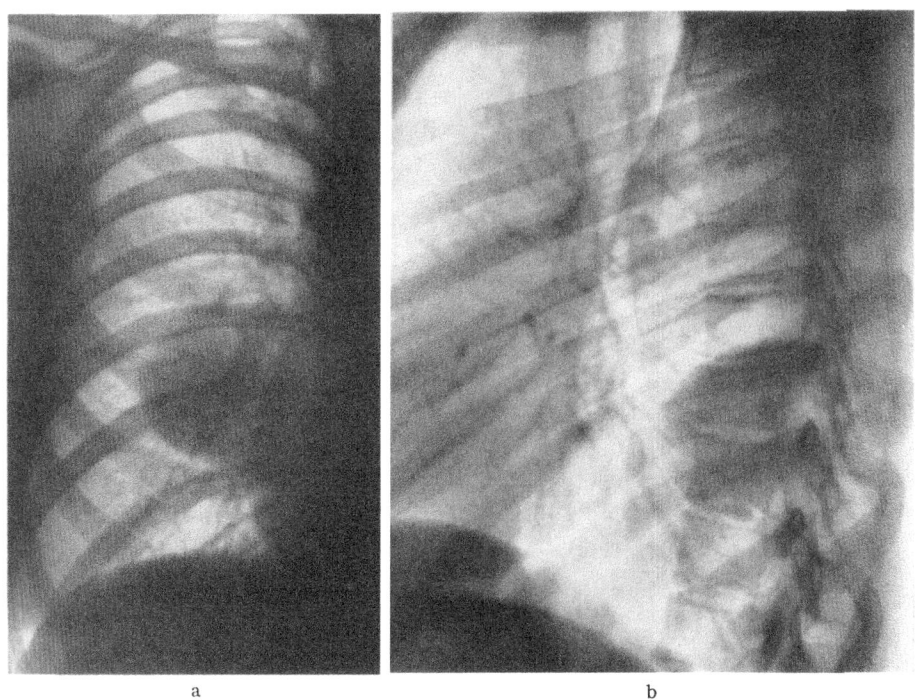

a   b

Abb. 204a u. b. Pleurafibrom. a Sagittalbild. b Seitenbild

Gutartige Geschwülste verursachen nie einen Pleuraerguß. Sie wachsen immer sehr langsam. Bronchographisch sieht man je nach Größe und Lokalisation der Geschwulst lediglich eine Verdrängung des Bronchialsystems.

Pseudotumoren rufen gelegentlich ähnliche Bilder hervor. Differentialdiagnostisch kann z. B. eine Pleuracyste nur durch Punktion von einem echten Blastom unterschieden werden. Echinococcuscysten der Pleura (Abb. 205), die breitbasig der Thoraxwand anliegen, haben ihren Ursprung oft in der Lunge.

Bei den *bösartigen* Geschwülsten sind die primären von den metastatischen röntgenologisch oft nicht zu unterscheiden.

Äußerst selten ist das primäre Pleurasarkom (Fibrosarkom), häufiger das als *Pleuraendotheliom* bekannte Carcinom. Endotheliome können sich diffus über die ganze Pleura ausbreiten. Man sieht dann, namentlich nach Anlage eines diagnostischen Pneumothorax, nur eine breite Pleuraverdickung, deren Differenzierung aber nicht sicher möglich ist. Häufiger bilden Pleuraendotheliome (und auch Sarkome) runde oder knollige Tumoren. Wie bei gutartigen Geschwülsten sind die Verschattungen zunächst meist glatt begrenzt; sie sitzen aber der Thoraxwand bzw. dem Mediastinum oder Zwerchfell breitbasig auf und springen zapfenförmig in die Lungenfelder vor (Abb. 206). Absolut charakteristisch ist dieser Befund zwar auch nicht. Ein ähnliches Bild zeigt z. B. auch die Echinococcuscyste der Abb. 205.

Alle malignen Blastome führen bald zu einem serösen, später hämorrhagischen Pleuraerguß. Oft werden die Geschwulstknoten erst nach Abpunktieren des Ergusses erkennbar.

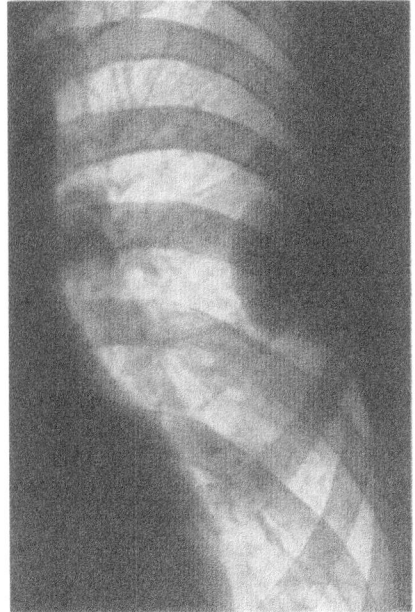

Abb. 205. Echinococcuscyste der Pleura

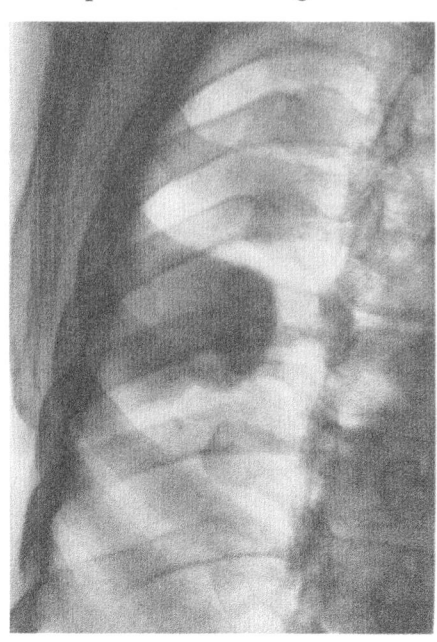

Abb. 206. Pleuraendotheliom. Zapfenförmiges
Vorwachsen in die Lunge

Für die Diagnose wichtig ist das schnelle Wachstum (Abb. 207). Die Begrenzung der
Geschwulst wird dann auch bald unscharf. Bleibt ein auf Grund seines Wachstums

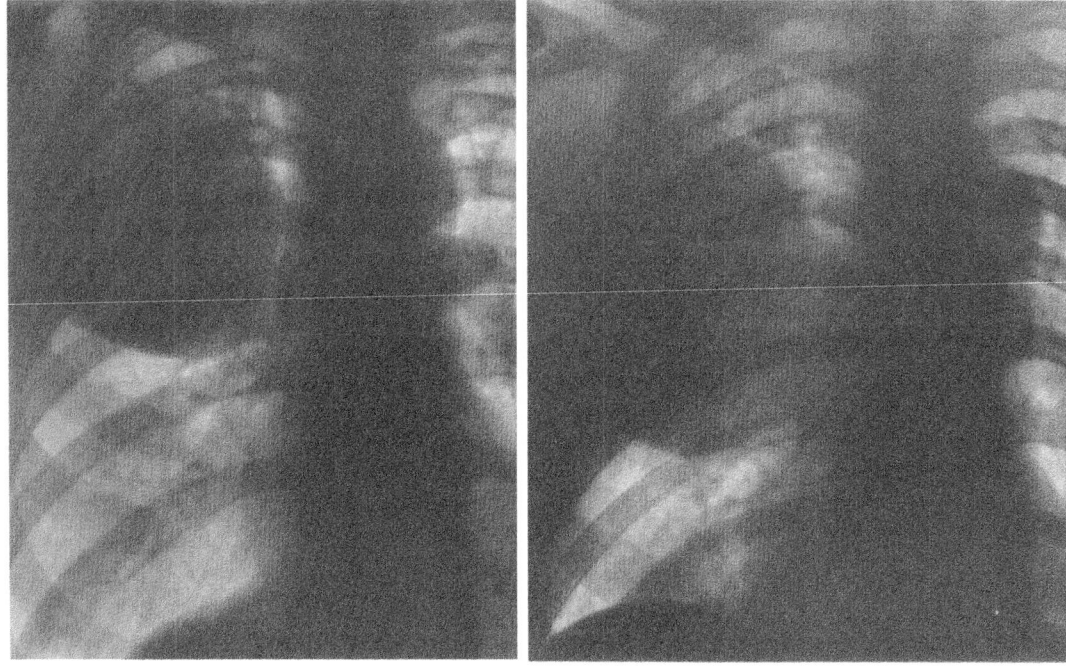

a   b

Abb. 207a u. b. Schnelles Wachstum eines Pleuraendothelioms. a Befund bei der Aufnahme in die Klinik. b Vergrößerung
der Geschwulst innerhalb von 8 Tagen

offenbar malignes Blastom lange auf den Pleuraspalt begrenzt (scharfe Konturen), dann
ist der Verdacht auf ein primäres Pleurasarkom berechtigt.

b) Sekundäre Blastome

Sekundäre Blastome der Pleura sind häufiger als primäre. Es kann sich dabei um eine Mitbeteiligung des Brustfells durch kontinuierliche Ausbreitung einer Geschwulst der Nachbarschaft (Mamma, Lunge, Mediastinum, Oesophagus) oder um eine echte Metastasierung handeln. Gleichzeitige Lungenmetastasen sind häufig, aber nicht Voraussetzung.

Metastasen treten im allgemeinen multipel auf. Die einzelnen über die ganze Pleura verteilten verhältnismäßig kleinen Knoten und Netze sind oft schwer oder gar nicht zu erkennen. Noch häufiger ist eine diffuse pleurale *Lymphangiosis carcinomatosa*, die zu einer schwartenähnlichen Verdickung der Pleura und zu sehr frühzeitigen, meist hämorrhagischen Ergüssen führt. Genaue Kenntnis der Vorgeschichte und des klinischen Befundes ist für eine sichere Diagnose erforderlich.

Pleurametastasen sind am häufigsten bei Carcinomen der Mamma und Lunge, des Magens und Pankreas sowie bei Hypernephromen. Bei Mammacarcinomen kommt es allerdings auch sehr oft infolge eines infiltrativen Übergreifens durch die Thoraxwand zur Pleurabeteiligung.

E. Mediastinum

Mediastinum nennt man das, „quod per medium stat" (SPIEGELIUS), sich sagittal durch den Thorax erstreckt und dadurch die beiden Pleurasäcke voneinander trennt. Das Mittelfell wird nach beiden Seiten durch die mediastinalen Abschnitte der Pleurae parietales, nach hinten durch die Brustwirbelsäule, nach vorne durch das Brustbein und caudalwärts durch das Zwerchfell begrenzt; cranialwärts geht es in die mediane Halsregion über. Durch die Bifurkation der Trachea, die Membrana broncho-pericardiaca und die Hinterwand des Herzbeutels wird das untere Mediastinum vollkommen in einen ventralen und dorsalen Abschnitt geteilt. Im *oberen* Mediastinum (oberhalb von Bifurkation und Hauptbronchien, etwa in Höhe der Vorhöfe) besteht keine scharfe Trennung mehr; vorderes und hinteres Mediastinum gehen dort ineinander über.

Das *vordere* Mediastinum enthält den Herzbeutel mit dem Herzen, einschließlich der Herzkrone mit den Anfangsteilen der großen Arterien und Venen, die Thymusdrüse, einen kleinen Abschnitt der Nn. phrenici sowie Lymphknoten und Fettgewebe. Im *hinteren* Mediastinum verlaufen Oesophagus, Aorta descendens, Ductus thoracicus, V. cava inferior und die Nn. vagi.

Bifurkation und Hauptbronchien gehören zum oberen Mediastinum. Der Grenzstrang des N. sympathicus mit seinen Ganglien liegt bereits hinten außerhalb vom Mediastinum.

I. Untersuchungstechnik

Aus den topographischen Verhältnissen und der Vielzahl der Organe bzw. Organabschnitte, die das Mediastinum umfaßt, wird verständlich, daß zahlreiche Darstellungsmethoden erforderlich sind, um alle Einzelheiten röntgenologisch zu erfassen. Hier sollen aber nur diejenigen genannt werden, die der Darstellung des Mittelfellraumes selbst dienen; unberücksichtigt bleiben müssen die Methoden für die Darstellung der dort gelegenen (selbständigen) Organe, also z. B. die verschiedenen Verfahren der Angiokardiographie (einschließlich mediastinaler Phlebographie), die Bronchographie und die Kontrastmitteldarstellung der Speiseröhre. Der diagnostische Pneumothorax und die Oesophagus-Kymographie (STRNAD), die sehr wertvoll für die Beurteilung der Operabilität von Bronchialcarcinomen ist, wurden bereits bei der Lungendiagnostik erwähnt (vgl. S. 57 und 128).

1. Durchleuchtung und Übersichtsaufnahmen

Bei der Nativuntersuchung sind in Sagittalrichtung innerhalb des weitgehend homogenen, dichten Mittelschattens Einzelheiten kaum zu erkennen. Lediglich auf harten Aufnahmen mit Streustrahlenblenden treten Trachea und große Bronchien infolge ihres Luftgehaltes als bandförmige Aufhellungen sowie Herz und große Gefäße (Aorta descendens) als Kernschatten hervor. Um so wichtiger ist die Untersuchung in verschiedenen,

namentlich den beiden schrägen Körperdurchmessern für die Darstellung des retro-
kardialen Raumes. Die Durchleuchtung ist unentbehrlich für die Erkennung normaler
und besonders krankhafter Bewegungen des Mediastinums (vgl. S. 186). Sehr wichtig
sind auch Aufnahmen vom liegenden Patienten, in Rücken- und Seitenlage, weil dabei
auftretende Formveränderungen oft weitgehende Rückschlüsse auf die Konsistenz (fest
oder flüssig) schattengebender Substrate erlauben.

Trotz des unbestreitbaren Wertes der zahlreichen für eine weitere Differenzierung
zur Verfügung stehenden Spezialmethoden muß festgestellt werden, daß gerade die
Durchleuchtung in vielen Fällen, namentlich bei Mediastinaltumoren, alle für die Diagnose
entscheidenden, oft sogar bereits alle überhaupt möglichen Auskünfte gibt.

2. Schichtdarstellung

Vom Mediastinum können Longitudinal- und Transversalschichten dargestellt werden;
in beiden Fällen kann das Schichtverfahren mit einer Kontrastmitteldarstellung, namentlich mit einem Pneumomediastinum, kombiniert werden. Erst durch diese Kombination
wird die diagnostische Leistungsfähigkeit beider Methoden voll ausgenutzt.

Während Longitudinalschicht-Untersuchungen des Mediastinums ohne gleichzeitige
Kontrastmitteldarstellung die früher daran geknüpften Erwartungen nie ganz erfüllt
haben, ist die Querschnitt- (Transversalschicht-) Darstellung in jedem Falle für die
Diagnostik der Mediastinalorgane, auch des Herzens und der Gefäße, besonders geeignet.
Transversalschichten erfassen nämlich auch die „toten Winkel" der Longitudinalschichten
(GEBAUER), z. B. den wichtigen Retrokardialraum.

Wenn eine Anwendung des Transversalschicht-Verfahrens auf breiter Basis bisher gehemmt
wurde, so liegt das weniger daran, daß dafür ein besonderes Untersuchungsgerät notwendig ist,
als vielmehr an der ungewohnten Art der Darstellung, deren Auswertung spezielle topographische
Kenntnisse und große Erfahrung voraussetzt. Anfertigung und Auswertung der Bilder sind auch
zeitraubend. Dazu kommt, daß — wenigstens bei den bisherigen Geräten — der Patient in auf-
rechter Haltung (sitzend oder stehend) während jeder Aufnahme verhältnismäßig schnell gedreht
werden muß, was bei Schwerkranken, namentlich bei Frischoperierten, ohnehin unmöglich ist.

Wer sich der lohnenden Mühe der Einarbeitung in das Transversalschicht-Verfahren unterziehen
will, sei auf die einschlägigen Veröffentlichungen, vor allem auf die Monographie von GEBAUER und
SCHANEN, hingewiesen.

3. Kontrastmittelmethoden
a) Pneumomediastinum

Entsprechend der anatomischen Trennung von vorderem und hinterem Mediastinum
kann ein Pneumomediastinum anterius oder posterius angelegt werden. Obgleich das
Mediastinum durch verschiedene Bindegewebssepten unterteilt ist, kommt es auch bei
Injektion in nur einen der beiden Räume oft zur Gasfüllung des ganzen Mediastinums.

Für die Anlage eines Pneumomediastinums gibt es mehrere Methoden. Die Gasfüllung kann durch direkte Punktion des Mittelfellraumes oder indirekt von einem
Retropneumoperitoneum aus erfolgen.

α) *Direkte Punktion des Mediastinums*: Vorderes und hinteres Mediastinum können mit einer
etwa 10 cm langen Hohlnadel vom *Jugulum* aus erreicht werden (CONDORELLI, PANNHORST). Bei
Thymusvergrößerungen und retrosternalen Strumen muß davor aber gewarnt werden.

Für ein *vorderes* Pneumomediastinum werden durch die vom Jugulum aus längs der Hinterwand
des Sternums eingeführte Kanüle als Kontrastmittel je nach Alter 50—500 cm³ Luft, ein Kohlensäure-
Luftgemisch oder besser Stickoxydul entweder mit Hilfe eines Pneumothoraxapparates oder ohne
besondere Druckmessung injiziert.

Wir bevorzugen für die Darstellung des vorderen Mediastinums den *retroxiphoidalen*
Weg (BALMES u. THÉVENET), punktieren in der Mittellinie unter dem Proc. ensiformis
des Brustbeins und stechen schräg nach cranial ein. Nach Injektion eines Lokalanaestheti-
cums kommt man dann in die Schicht zwischen Bauchdeckenfascie und Peritoneum und
kann das Gas in Höhe des vorderen Zwerchfellansatzes insufflieren.

Für die Gasfüllung des *hinteren* Mediastinums empfehlen CONDORELLI u. Mitarb. neben der prätrachealen besonders die *transtracheale* Punktion, die wir aber wegen der Infektionsgefahr für problematisch halten. Sicherer und leichter erscheint die Punktion *paravertebral* in Höhe des 8. Brustwirbelkörpers, indem man über den Querfortsatz in Richtung auf den Wirbelkörper, dann aber dicht an diesem vorbei die prävertebrale Fascie durchsticht.

β) Pneumomediastinum nach Retropneumoperitoneum: Zur gleichzeitigen Darstellung *beider Mittelfellräume* kommt es, wenn nach *präsacraler* (pararectaler) Anlage eines Retropneumoperitoneums das injizierte Gas über das Zwerchfell hinaus aufsteigt. Diese Methode wird heute von vielen Autoren empfohlen und für einfach und gefahrlos gehalten (vgl. die kürzlich erschienene Monographie von COCCHI). Eine Gasfüllung des Mediastinums tritt bei dieser indirekten Methode allerdings nicht so zuverlässig ein wie bei direkter Punktion. Außerdem ist hierbei die Verwendung des sonst so geeigneten Stickoxyduls als Kontrastmittel nicht möglich, weil es zu schnell resorbiert wird. Andere Gase (Luft) gelangen nach etwa 8—12 Std ins Mediastinum; im allgemeinen werden sie innerhalb von 24—48 Std resorbiert.

Die Technik der Anlage eines Retropneumoperitoneums muß später besprochen werden (vgl. S. ?21).

Wenn eine Durchleuchtungskontrolle nach entsprechender Zeit ergibt, daß genügend Gas ins Mediastinum gelangt ist, werden außer den üblichen Übersichts- und eventuell gezielten Aufnahmen nach Möglichkeit auch Schichtbilder angefertigt.

Ein Pneumomediastinum eignet sich unter anderem für die Herzdiagnostik, für die Darstellung von Veränderungen des Perikards (pleuro-perikardiale Verwachsungen) und von Thymusveränderungen. Auch für das Kindesalter wurde es, z. B. von DEGOY und DI RIENZO, empfohlen. Wir selbst haben bei Kindern die Methode noch nicht angewandt.

Als *Mediastinographie* wird die Darstellung des Mediastinums mit flüssigen, die Strahlenabsorption erhöhenden Mitteln (Abrodil) bezeichnet (v. PANNEWITZ). Wegen ihrer Gefahren ist diese Methode aber nur selten angewandt worden.

b) Mediastinale Angiographie

Die Darstellung der Blutstrombahn innerhalb des Mediastinums erfolgt durch ungezielte Injektion des Kontrastmittels in eine periphere Vene, wie bei der Angiokardiographie (vgl. S. 208). Die sog. *mediastinale Phlebographie* unterscheidet sich von der sonst üblichen Technik nur dadurch, daß gleichzeitig in *beide* Cubitalvenen injiziert wird. Das ist vorteilhaft, wenn es auf vollständige Darstellung der großen Venen des Mediastinums, beider Schultern und des Halses ankommt, besonders wenn Strombahneinengungen in Venen distal der V. cava sup. vermutet werden. Ist das Lumen der V. cava sup. selbst erheblich eingeengt, dann kommt es ohnehin auch bei nur einseitiger Injektion zu einer Rückstauung des Kontrastmittels zur anderen Seite.

II. Das Röntgenbild des normalen Mediastinums

Thoraxübersichtsaufnahmen in sagittaler, seitlicher und in den schrägen Projektionen wurden bereits demonstriert und dabei auch die jeweils erkennbaren Einzelheiten des Mediastinums besprochen (vgl. S. 36ff.); ebenso zeigen im nächsten Kapitel (vgl. S. 211 ff.) schematische Darstellungen, wohin bei den verschiedenen Strahlenrichtungen die einzelnen Herz- und Gefäßabschnitte projiziert werden, und welche Teile jeweils randbildend sind.

III. Pathologische Mediastinalbewegungen

Normalerweise zeigt das Mediastinum an seinen äußeren Konturen den Herzaktionen synchrone pulsatorische Bewegungen, deren Analyse kymographisch erfolgen muß. Außerdem streckt sich das Mediastinum bei der Atmung. Dadurch tritt während der Inspiration die Bifurkation der Trachea bis zu 2 cm tiefer als in Exspiration. Auch die Größe des Bifurkationswinkels ändert sich. Bei ausgiebiger Zwerchfellatmung, wenn die Erweiterung des Thoraxraumes bei der Inspiration in Längsrichtung größer ist als transversal, wird der Bifurkationswinkel inspiratorisch größer, bei mangelhafter Zwerchfellbewegung umgekehrt.

Bei unbehinderter Atmung führt das Mediastinum aber keine Seitenbewegung aus. Lediglich in Seitenlage des Patienten verlagert es sich geringfügig (2—3 cm). Unter pathologischen Bedingungen können die normalerweise vorhandenen Bewegungen eingeschränkt sein oder auch andersartige Bewegungen auftreten.

Eine Einschränkung der pulsatorischen Bewegung kann, z. B. bei Verschwartungen der mediastinalen Pleura oder bei soliden Mediastinaltumoren, umschriebene Stellen oder, wie bei größeren Perikardergüssen, das ganze Mediastinum betreffen. Für die Beurteilung der Operabilität von malignen Lungenblastomen ist auch die Störung der Pulsationsübertragung innerhalb des Mediastinums sehr aufschlußreich. Sie kann mit Hilfe der Oesophagus-Kymographie (STRNAD) geprüft werden (vgl. S. 128).

Normalerweise nichtvorhandene Bewegungen treten bei einseitiger Behinderung der Atmung auf. Das Mediastinum führt dann Bewegungen in seitlicher Richtung aus. Erfolgen sie langsam, wie bei üblicher Respiration, so spricht man von *Mediastinalpendeln* bzw. *-wandern;* plötzliche Druckänderungen, z. B. Hustenstöße oder der Hitzenbergersche Schnupfversuch, rufen *Mediastinalflattern* bzw. *-schnellen* hervor. Da diese Bewegungen auch von denen des Zwerchfells abhängen, sind die Vorgänge oft recht kompliziert. Ihre kymographische Analyse setzt dann große Erfahrung voraus (DAHM). Für die Praxis, z. B. für die Beurteilung des Mediastinums bei Bronchialcarcinomen, genügt jedoch meist die Darstellung derartiger pathologischer Bewegungen der Bifurkation im Veratmungsbronchogramm (vgl. S. 60 ff.).

Zu respiratorischen Bifurkationsbewegungen in seitlicher Richtung kommt es immer, wenn der Druckausgleich bei der Atmung auf beiden Seiten unterschiedlich ist. Das Mediastinum wandert dann in Richtung des geringeren Druckes bzw. des stärkeren Zuges. Mediastinalwandern zur kranken Seite tritt demnach am deutlichsten bei höhergradigen Stenosen eines großen Bronchus, in geringerem Maße aber auch bei peripheren Bronchusstenosen (wenigstens beim Hitzenbergerschen Versuch), bei Pneumothorax, Pleuraschwarten, Schäden des Lungenparenchyms usw. auf. Auch bei Kyphoskoliose bewegt sich das Mediastinum inspiratorisch zur eingeengten Seite hin. Dagegen wird bei Ventilstenosen (mit exspiratorischem Verschluß) und dementsprechend auch beim Spannungspneumothorax das Mediastinum inspiratorisch zur gesunden Seite verlagert.

Da außerdem allgemein bei paradoxer Bewegung einer Zwerchfellhälfte und sonst normalen Verhältnissen das Mediastinum sich im Inspirium zur entgegengesetzten Seite bewegt, ergeben sich verschiedene Kombinationsmöglichkeiten. Ob ein inspiratorisches Mediastinalwandern zur kranken Seite durch gleichzeitige Lähmung einer Zwerchfellhälfte mit paradoxer Verschieblichkeit umgekehrt wird, liegt an der Wirksamkeit, sozusagen am „Durchgriff", der einzelnen beteiligten Faktoren. Unter sonst gleichen Bedingungen reicht beispielsweise der „Durchgriff" einer paradoxen Zwerchfellbewegung bei einer hochgradigen Stenose eines großen Bronchus nicht zur Umkehrung der Richtung des Mediastinalwanderns aus; bei einer peripheren Bronchusstenose ist das aber möglich.

IV. Morphologische Veränderungen

1. Entzündungen

a) Akute phlegmonöse Mediastinitis

Eine akute Mediastinitis entsteht meistens durch Fortleitung einer Entzündung der Nachbarschaft (Rachen, Oesophagus, Lunge, subphrenischer Absceß usw.) oder traumatisch (Oesophagusperforation, penetrierende Brustwandverletzung, postoperativ usw.), selten metastatisch auf dem Blut- oder Lymphwege. Die diffuse Mediastinitis entwickelt sich dann sehr schnell, und nur durch Röntgenkontrollen in kurzen Zeitabständen läßt sie sich frühzeitig erkennen.

Nativbilder zeigen eine gleichmäßige, seitensymmetrische, oft säulenförmige oder caudalwärts zunehmende Verbreiterung des Mittelschattens. Die Phlegmone bewirkt Hyperämie und Ödem der Umgebung sowie eine Mitbeteiligung der Pleura mediastinalis. Dadurch werden die Konturen sehr bald unscharf. Bei putrider Infektion bilden sich Gas und Flüssigkeitsspiegel.

Kontrastmitteldarstellungen jeder Art sind bei einer akuten diffusen Mediastinitis kontraindiziert, aber auch nicht erforderlich, da bei der Schwere der klinischen Erscheinungen differentialdiagnostische Schwierigkeiten kaum auftreten. Das diagnostische Problem liegt nur in der möglichst frühzeitigen Erkennung.

Heilt trotz der äußerst schlechten Prognose eine Mediastinitis aus, dann wird der Mittelschatten wieder scharf konturiert. Narbenschrumpfungen führen aber zu Verziehungen mit Zacken, Einkerbungen usw. an der mediastinalen Pleura. Innerhalb des Mediastinums können Trachea, Oesophagus und Aorta miteinander verwachsen; diese Organe werden dann beim Schlucken gleichsinnig angehoben.

Nach hochdosierten Röntgenbestrahlungen kann eine *aseptische* Mediastinitis auftreten. Sie hat aber keine praktische Bedeutung und ist ungefährlich.

b) Mediastinalabsceß

Röntgenologisch besteht bei einem Mediastinalabsceß nur eine umschriebene Vorwölbung der Mediastinalkontur in eine oder bei großen Abscessen in beide Pleurahöhlen, eventuell mit basalem Flüssigkeitsspiegel bei putrider Infektion (mit Gasbildung).

Die operative Eröffnung eines Mediastinalabscesses durch extrapleurale vordere oder hintere Mediastinotomie muß auf der Seite der stärksten Vorwölbung in die Pleurahöhle erfolgen. Spontanheilung ist möglich, wenn ein Absceß in den Oesophagus oder den Bronchialbaum perforiert. Dann kann die Absceßhöhle mitunter von dort aus mit Kontrastmittel dargestellt werden (vgl. Abb. 328, S. 297).

Senkungsabscesse, ausgehend von meist tuberkulösen, seltener osteomyelitischen und anderen Prozessen der Wirbelsäule oder des Sternums, ergeben ähnliche Bilder wie Mediastinaltumoren. Sie werden deshalb dort als geschwulstähnliche Veränderungen aufgeführt.

2. Mediastinaltumoren

Als Mediastinaltumoren bezeichnet man die Geschwülste, die sich aus dem Bindegewebe des Mediastinums, aus den Lymphknoten, der Thymusdrüse, aus verlagertem Schilddrüsengewebe sowie aus Nervengewebe entwickeln. Auch angeborene Cysten — eigentlich Mißbildungen — rechnet man im allgemeinen zu den Mediastinaltumoren, nicht dagegen die Geschwülste des Oesophagus, der Trachea und der mediastinalen Abschnitte des Bronchialsystems sowie primäre Geschwülste des Herzens. Während man somit hier den Begriff der eigentlichen Mediastinaltumoren einschränkt, dehnt man ihn andererseits aus, indem man außer den primären und sekundären echten Blastomen auch Pseudogeschwülste, wie die Lymphogranulomatose, Leukämie, das Boecksche Sarkoid und die tumorartige Lymphknotentuberkulose, einbezieht. Auch erworbene Cysten, z. B. cystisch umgewandelte Neoplasmen, parasitäre Cysten (Echinococcus), werden im allgemeinen als Mcdiastinaltumoren aufgefaßt.

Da das Mediastinum auf engstem Raum fast alle Gewebearten enthält, die als Muttersubstanz für eine Geschwulstbildung in Frage kommen, ergibt sich *morphologisch* ein buntes Bild. Man unterscheidet Blastome, die aus einzelnen Keimblättern hervorgegangen sind, und Mischgeschwülste. Getrennt davon betrachtet man zweckmäßigerweise dann noch die Geschwülste der Thymus- und Schilddrüse.

Danach ergibt sich folgende *Einteilung der Mediastinaltumoren:*
    A. Mesoblastgeschwülste
        1. Fibrome, Lipome, Chondrome, Osteome, Xanthome, Myxome, Angiome, Sarkome und deren Mischformen
        2. Rhabdo- und Leiomyome
    B. Ektoblastgeschwülste
        1. Papillome, Adenome, Epitheliome, Carcinome
        2. Neurogene Geschwülste

C. Endoblastgeschwülste: Endotheliome
D. Mischgeschwülste
E. Thymusgeschwülste
F. Schilddrüsengeschwülste

Angaben über die Häufigkeit der einzelnen Geschwulstformen sind nicht einheitlich. Bei über 200 selbst beobachteten Blastomen stehen die neurogenen Geschwülste ihrer Häufigkeit nach an erster Stelle. Mit den übrigen gut- und bösartigen Geschwülsten der Bindegewebsreihe machen sei fast die Hälfte aller Mediastinaltumoren aus. Endoblastgeschwülste spielen praktisch kaum eine Rolle. Die zweitgrößte Gruppe ist die der Mischgeschwülste.

Bei klinischem Verdacht auf einen Mediastinaltumor ergeben sich im Hinblick auf eine eventuelle chirurgische Behandlung für die *Röntgenuntersuchung* mehrere Aufgaben:

Erstens ist festzustellen, ob die durch einen raumfordernden Prozeß hervorgerufene Verschattung innerhalb des Mediastinums liegt oder nicht. Das ist meist verhältnismäßig leicht zu klären. Als Kriterium gilt dabei, ob die Verschattung bei geeigneter Untersuchung (Durchleuchtung in fließender Rotation mit gezielten Aufnahmen) vom Mediastinum getrennt werden kann oder nicht.

Man muß aber bedenken, daß auch Prozesse außerhalb des Mediastinums, namentlich innerhalb der Lunge, so dem Mediastinum anliegen können, daß sie in keiner Strahlenrichtung isoliert davon projiziert werden können. Genannt seien nur die bekannten bogenförmig begrenzten Atelektasen des rechten Lungenoberlappens, die das Bild eines endothorakalen Strumaknotens vortäuschen können.

Andererseits kann auch ein gestielter Mediastinaltumor als isolierter Schatten außerhalb vom Mediastinum erscheinen. In solchen Fällen ist natürlich eine Unterscheidung zwischen einem Lungen- und Mediastinaltumor röntgenologisch nicht möglich. In einem unserer Fälle lag ein gestieltes mediastinales Lipom rechts im Interlobärspalt und stellte sich als typische spindelförmige Verschattung dar; wir haben sie auch irrtümlich für einen Interlobärerguß bzw. eine Schwarte gehalten.

Die zweite und eigentlich wichtigste Aufgabe der Röntgenuntersuchung ist es festzustellen, ob es sich bei einer entsprechenden Veränderung des mediastinalen Pleurareliefs tatsächlich um einen Tumor oder um einen anderen Prozeß mit ähnlicher Röntgensymptomatologie handelt. Die Möglichkeit einer Verwechselung besteht z. B. bei einer Mediastinitis, Pleuritis mediastinalis, Oesophagusdilatation, bei Mediastinalhernien, Zwerchfell-, insbesondere Hiatusbrüchen, Tumoren der Wirbelsäule und des Rückenmarkes, bei Senkungsabscessen und namentlich auch bei Aneurysmen des Herzens und der großen Gefäße sowie aneurysmatischen Erweiterungen einzelner Herzhöhlen.

Die dritte Frage an die Röntgenuntersuchung betrifft schließlich die Geschwulstart. Rein röntgenologisch ist diese Frage natürlich nur in Ausnahmefällen mit einiger Sicherheit zu beantworten. Für die chirurgische Behandlung ist diese Entscheidung im allgemeinen aber auch nicht ausschlaggebend, weil jeder erkannte und nicht a priori sicher inoperable Mediastinaltumor operiert werden sollte, zumal die Mortalität bei einer möglichst frühzeitigen Operation sehr gering ist. Offenbar besteht nämlich bei vielen Geschwulstarten, die primär gutartig sind, die Möglichkeit eines Abgleitens in die Malignität.

Bei der Röntgenuntersuchung muß also in erster Linie nach Kriterien gesucht werden, die auf Gutartigkeit oder Bösartigkeit einer Geschwulst hindeuten.

Interessant ist unter diesem Gesichtspunkt die Tatsache, daß z.B. früher maligne Thymusgeschwülste viel häufiger beschrieben wurden als benigne, während heute gutartige Formen vorherrschen. Diese Verschiebung führt MAJOR auf die heute übliche Frühoperation zurück. Man muß daraus ableiten, daß ein Zeitfaktor mitbestimmend für das biologische Verhalten einer Thymusgeschwulst ist und daß es nach einer verschieden langen benignen Phase zur Malignität kommen kann.

Die wichtigsten diagnostischen Merkmale der durch Mediastinaltumoren hervorgerufenen Verschattungen sind Lokalisation, Größe und Form, Struktur, Konturen, eventuelle Bewegungen und das Verhalten zu Nachbarorganen.

Die *Lokalisation* erlaubt die weitestgehenden Rückschlüsse auf die Art des Tumors, ohne aber für eine bestimmte Geschwulstform beweisend zu sein; denn *im Mediastinum kann*, wenn auch in Ausnahmefällen, *praktisch jede Geschwulst an jeder Stelle vorkommen.*

Im vorderen Mediastinum findet man vorwiegend benigne und maligne Tumoren der Bindegewebsreihe, angeborene Cysten und Geschwülste der Thymus- und Schilddrüse. Dabei liegen in den oberen Abschnitten vor allem endothorakale Strumen und Bindegewebstumoren; caudalwärts nehmen diese Tumoren an Häufigkeit ab. Umgekehrt ist es bei den Mischgeschwülsten, namentlich den dünnwandigen Cysten.

Das hintere Mediastinum ist mit seinem paravertebralen Anteil ein Reservat der neurogenen Geschwülste. Nur vereinzelt sind in seinem oberen Anteil auch endothorakale Strumen lokalisiert. Mehr hiluswärts liegen die selteneren bronchogenen Cysten.

Primäre und sekundäre Geschwülste der Lymphknoten liegen in erster Linie im Bereich der Hili und erstrecken sich von dort aus vorwiegend cranialwärts ins obere Mediastinum.

Die *Größe* einer Geschwulst gibt kaum diagnostische Hinweise. Die wirkliche Größe kann auf Nativaufnahmen auch nur in Ausnahmefällen bestimmt werden, weil eine Abgrenzung der Verschattung nach medial im allgemeinen spezielle Darstellungsmethoden (Pneumomediastinum, möglichst kombiniert mit den Methoden der Schichtdarstellung) erfordert.

Mediastinaltumoren ergeben bei vergleichbarer Dickenausdehnung fast gleiche, den Weichteilen entsprechende *Schattendichte*. Auch die homogene *Struktur* der meisten Geschwülste bietet keine verwertbaren Unterscheidungsmerkmale. Allerdings kann man auf Hartstrahlaufnahmen manchmal in tuberkulösen Lymphknotentumoren, vor allem aber in teratoiden Cysten und gelegentlich auch in Strumen und Sarkomen Kalkeinlagerungen erkennen (vgl. Abb. 214 und 218).

Die *Form* der in die Lungenfelder vorspringenden Tumorverschattungen ist bogig, nach lateral konvex oder rund, z. B. bei gutartigen Solitärgeschwülsten (vgl. Abb. 211), oder polycyclisch, wie meist bei Lymphknotentumoren (vgl. Abb. 213). Eine linear angenähert senkrechte Begrenzung spricht am ehesten für eine Mediastinitis.

Die *Konturen* der benignen raumfordernden Prozesse sind meist scharf; das ist zunächst aber auch bei den meisten malignen Geschwülsten der Fall. Sie zeigen erst unscharfe Konturen, wenn sie infiltrierend in Nachbarorgane, besonders in die Lungen, einwachsen.

Aufschlußreich sind oft die *Bewegungen* der Tumorverschattung. Die rein respiratorische Verschiebung spielt dabei kaum eine Rolle, wichtiger sind Schluck- und Hustenverschieblichkeit (Strumen) sowie eigene (Aneurysmen) oder mitgeteilte Pulsationen (dünnwandige Cysten). Erkennung und Unterscheidung der verschiedenen Bewegungsvorgänge sind bei der Durchleuchtung allerdings oft schwer oder sogar unmöglich. Hier hilft dann die Kymographie weiter.

Die *Kymographie* eignet sich in erster Linie zur differentialdiagnostischen Abgrenzung gegenüber Aneurysmen. Jedoch pulsieren Aneurysmen nicht immer. Bei ausgedehnter Thrombosierung fehlt die Pulsation. Die Bewegung der Aneurysmenwand gleicht der des Gefäßes, von dem es ausgeht. Mit zunehmender Entfernung vom Ursprung ändern sich die Pulsationszacken aber mehr und mehr.

Mediastinaltumoren können die Pulsation der Gefäße, denen sie anliegen, mitmachen. Dann zeigt die Bewegungskurve aber eine mehr oder weniger große zeitliche Verschiebung gegenüber der Gefäßpulsation. Fortgeleitete Pulsationen treten vor allem an den dem Gefäß oder Herzabschnitt gegenüberliegenden Randkonturen cystischer (dünnwandiger) Tumoren auf.

Dagegen zeigen solide Geschwülste entsprechend ihrer derben Gewebsbeschaffenheit, wenigstens von einer gewissen Größe ab, keine pulsatorischen Veränderungen der Randkonturen (vgl. Abb. 218a).

Unumgänglich ist die Kontrastmitteldarstellung des *Oesophagus*. Sie zeigt dessen Beziehung zum Tumor, insbesondere Verlagerungen, Einengungen und Infiltrationen der Oesophaguswand (vgl. S. 315 ff.).

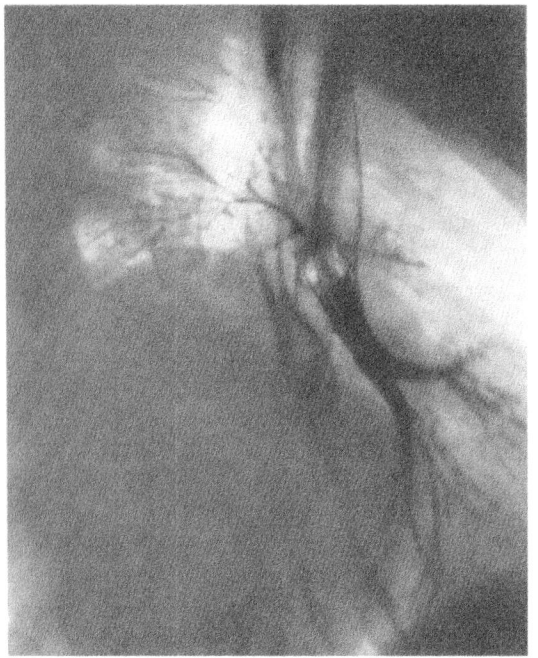 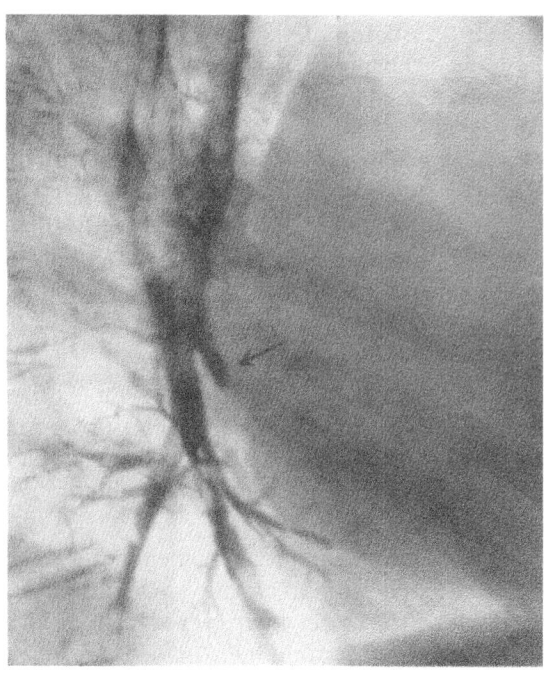

Abb. 208. Verdrängung des Bronchialsystems durch ein expansiv wachsendes Neurofibrom. Glatte Konturen der Bronchuswand

Abb. 209. Verschluß des ventralen Oberlappensegmentbronchus durch eine große Dermoidcyste

Für die Unterscheidung einer Infiltration der Oesophaguswand, z. B. bei metastatischen Lymphknotengeschwülsten und Wandveränderungen durch ein primäres Oesophaguscarcinom, ist wichtig,

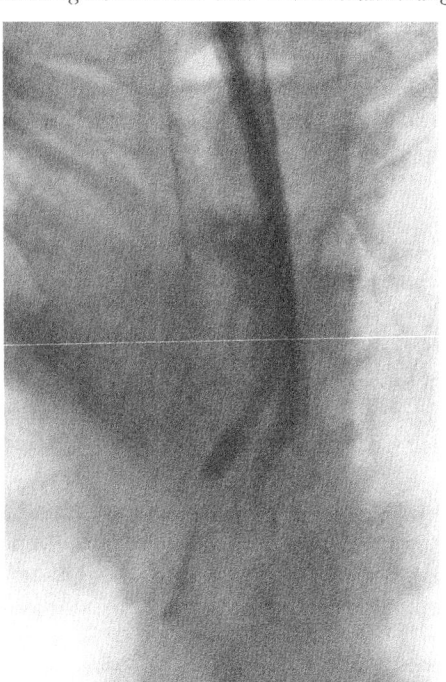

daß beim primären Oesophaguscarcinom die Wandveränderungen meist in verschiedener Höhe mit eventuell noch gleichzeitig sichtbaren Veränderungen im Mediastinum liegen, während sekundäre Oesophagusinfiltrationen im allgemeinen in der gleichen Höhe sonstiger pathologischer Prozesse gefunden werden.

Differentialdiagnostisch entscheidend ist die Kontrastmitteldarstellung der Speiseröhre zum Ausschluß einer Oesophagusdilatation (vgl. S. 299).

Eine Darstellung der *Trachea* mit Kontrastmittel kann bei ausgedehnter Verschattung des oberen Mediastinums durch große Tumormassen nützlich sein. Verdrängungen, Einengungen und besonders Wandveränderungen der Luftröhre sind sonst nämlich auch auf Hartstrahlaufnahmen und Schichtbildern nicht immer sicher zu erkennen.

Noch aufschlußreicher ist oft die *Bronchographie.* Expansiv wachsende Geschwülste führen zur Verlagerung, Verdrängung und Einengung benachbarter Abschnitte des Bronchialsystems. Im allgemeinen bleiben die Konturen glatt (Abb. 208). Umwucherte Bronchien können in größerer Länge hochgradig eingeengt oder ganz

Abb. 210. Destruktion der Trachealwand (durch Katheterspitze markiert) bei einer Trachealcyste

verschlossen sein (Abb. 209) mit einer für die Kompression von außen charakteristischen ‚‚Flötenschnabelform" der Stenose (DI RIENZO). Zeichen destruierenden Tumorwachstums sind Veränderungen der Trachea- oder Bronchuswand mit Konturunterbrechungen (Abb. 210)

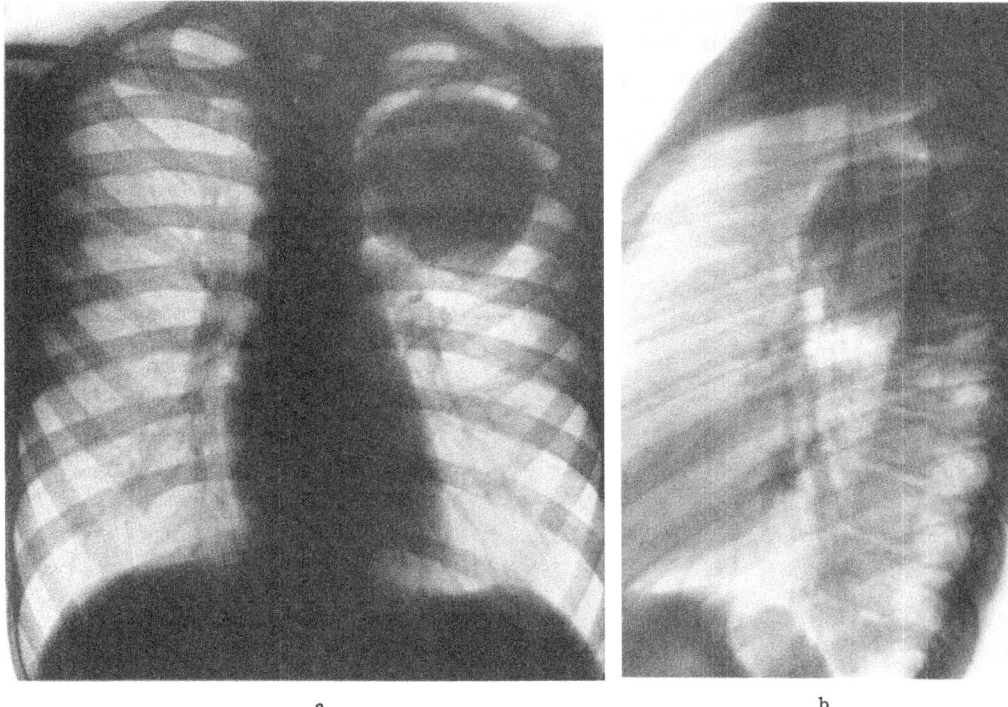

a   b

Abb. 211a u. b. Benigne Mesoblastgeschwulst (Fibrom) im hinteren Mediastinum. a Sagittalbild. b Seitenbild

und eventuell unscharf begrenzten Defekten oder Stenosen. Es ist aber zu bedenken, daß auch endobronchial wachsende Geschwülste vollkommen glatte Konturen aufweisen und daß von außen in das Bronchus-lumen einbrechende Geschwulstknoten zu-nächst ebenfalls glatte Konturen zeigen können und dann von reinen Kompressio-nen nicht zu unterscheiden sind. Wenn die Geschwulst zerfällt, werden die Ober-flächen unregelmäßig.

a) Benigne Mesoblastgeschwülste

Benigne Mesoblastgeschwülste rufen meist runde oder ovale Verschattungen homogener Struktur hervor. Sie liegen, wie bereits erwähnt, im allgemeinen asymme-trisch im vorderen Mediastinum, oben häu-figer als unten. Zwei hier beobachtete Fibrome fanden sich allerdings — offenbar ausnahmsweise — im hinteren Mediastinum (Abb. 211). Den eigentlichen Mittelschatten überragen sie bogenförmig mehr oder weniger weit. Wenn sie gestielt sind, kön-nen sie wie isolierte Rundschatten parame-diastinal in den Lungenfeldern erscheinen.

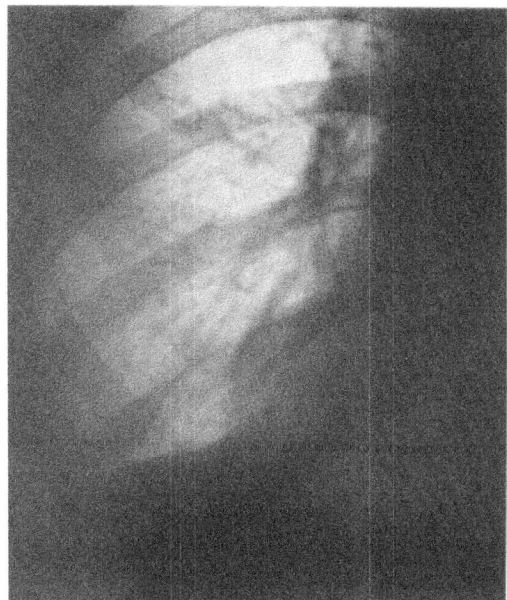

Abb. 212. Mediastinales Lipom; auffallend geringe Schattendichte

Die Randkonturen sind scharf. Diese gutartigen Geschwülste führen kaum zu Verdrän-gungen der Nachbarorgane, weil sie im allgemeinen die Größe eines kleinen Apfels nicht überschreiten.

Lipome wurden mehrfach auch unmittelbar oberhalb des Zwerchfells angetroffen. Infolge der geringeren Strahlenabsorption des Fettgewebes erscheinen sie auffallend transparent (Abb. 212) und können dadurch mitunter bereits röntgenologisch als Lipome erkannt werden (vgl. S. 118 f.).

b) Maligne Mesoblastgeschwülste

Die häufigen *Lymphosarkome*, die sehr schnell wachsen, führen zu ausgedehnten Verschattungen mit polycyclischer Begrenzung. Charakteristisch ist die weitgehend

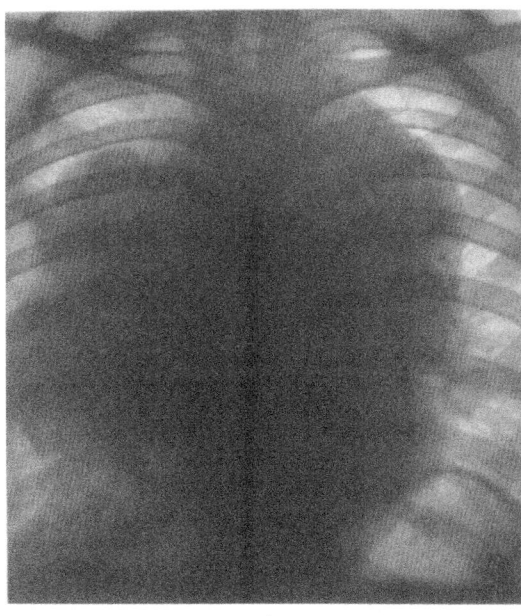

a

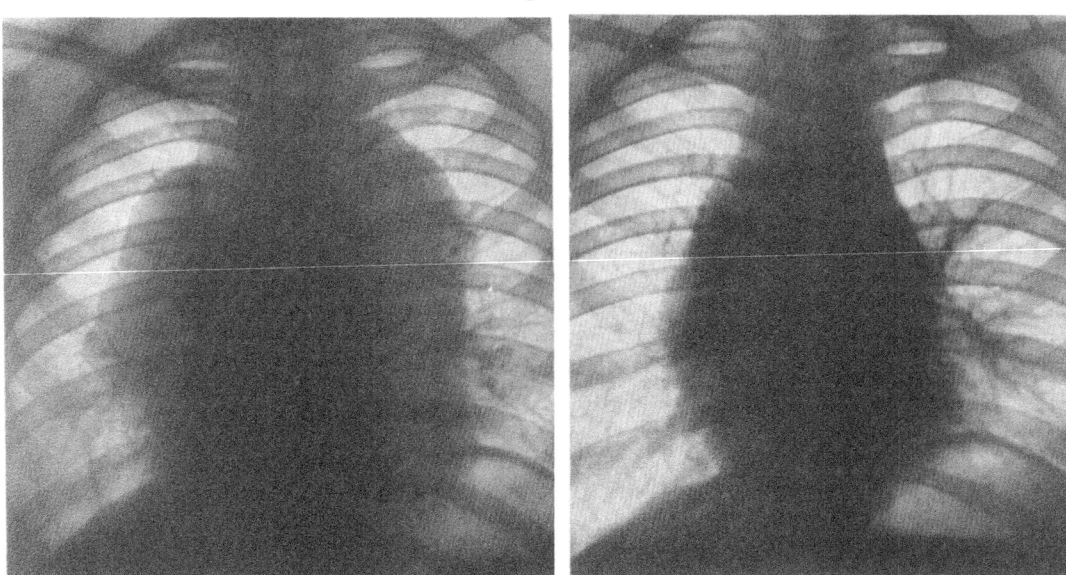

b   c

Abb. 213a—c. Diagnostische Röntgenbestrahlung eines mediastinalen Lymphosarkoms. a Vor Beginn der Bestrahlung. b 8 Tage nach Probebestrahlung. c 14 Tage nach Probebestrahlung

median-symmetrische Lage im vorderen, seltener im hinteren Mediastinum; große Geschwulstmassen können auch das ganze Mediastinum ausfüllen. *Die Konturen bleiben lange scharf.* Erst in Spätstadien erfolgt Infiltration in Pleura und Lunge, die im Röntgenbild an der dann auftretenden Konturunschärfe erkennbar wird. Nachbarorgane werden kaum verdrängt, sondern umwuchert und eingemauert. Die Folgen sind Einengungen der Trachea mit Atemnot und der großen mediastinalen Venen mit Einflußstauung und Stauungsergüssen. Die Nerven bleiben meistens ungeschädigt. Deswegen ist auch eine Phrenicuslähmung sehr selten; kommt sie einmal zustande, dann besteht paradoxe Atembewegung der betroffenen Zwerchfellhälfte. Bei fortschreitender Infiltration brechen Lymphosarkome manchmal in Hohlorgane (Trachea, Oesophagus) ein.

Die Strahlensensibilität der Lymphosarkome ist außerordentlich hoch, so daß eine *diagnostische Röntgenbestrahlung* große Beweiskraft hat. Schon nach kleinen Strahlenmengen verkleinern sich die Geschwulstknoten schlagartig (Abb. 213). Dabei treten als Folge der Resorption von Zerfallsprodukten oft heftige Allgemeinreaktionen mit hohem Fieber auf.

Mesenchymale Sarkome, deren Lokalisation mit der von gutartigen Ge-

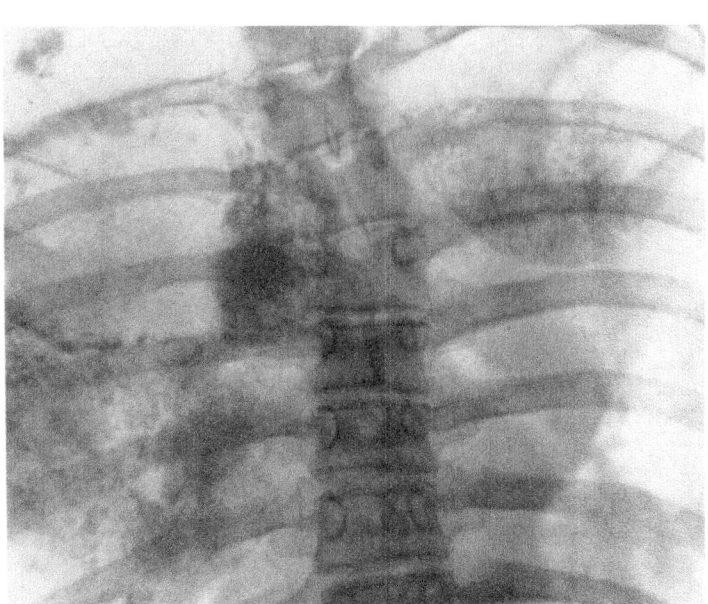

Abb. 214. Ausgedehnte Verkalkungen in einem mediastinalen Sarkom

schwülsten weitgehend übereinstimmt, wachsen langsam und metastasieren spät. Sie bleiben oft lange Zeit scharf begrenzt. In Ausnahmefällen bestehen in ihnen ausgedehnte Verkalkungen (Abb. 214).

c) Neurogene Geschwülste

Bei den neurogenen Geschwülsten unterscheidet man je nach Ursprungsgewebe und Differenzierung Neuroblastome („Sympathicoblastome", „Gliome"), Ganglioneurome, Neurinome („Schwannome", „Neurilemmome") (Sonderform: Sanduhrtumor), Neurofibrome und Paragangliome.

Die praktisch ausnahmslos im hinteren Mediastinum lokalisierten Geschwülste sitzen meistens der Wirbelsäule breitbasig auf (Abb. 215). Ihre Form ist kugel- oder spindelförmig, die Struktur homogen weichteildicht. Die Verschattungen sind scharf konturiert. Eigene oder mitgeteilte Bewegungen bestehen nicht. Wenn diese Blastome sehr groß werden, verdrängen sie Nachbarorgane und können durch Kompression Stenosen, z. B. der Bronchien, hervorrufen.

Neurofibrome rechts im oberen Mediastinum sind mitunter kaum von endothorakalen Strumen zu unterscheiden.

Anscheinend treten neurogene Geschwülste im vorderen Mediastinum nur äußerst selten auf. Außer einem eigenen Fall (Paragangliom) ist uns nur eine entsprechende Beobachtung von DE ABREU bekannt.

Nach operativer Entfernung haben Neurofibrome große Tendenz zur Rezidivbildung; außerdem besteht in etwa 10% der Fälle die Gefahr einer malignen Entartung. Das Röntgenbild der Rezidive kann sich von dem der primären Geschwulst erheblich unterscheiden. Abb. 216 zeigt als Beispiel ein Neurofibrom-Rezidiv mit ausgeprägt polycyclischen Konturen.

Eine Sonderform der Neurinome, der sog. *Sanduhrtumor*, kommt dadurch zustande, daß ein Teil der Geschwulst im Wirbelkanal wächst; eine schmale Brücke verbindet

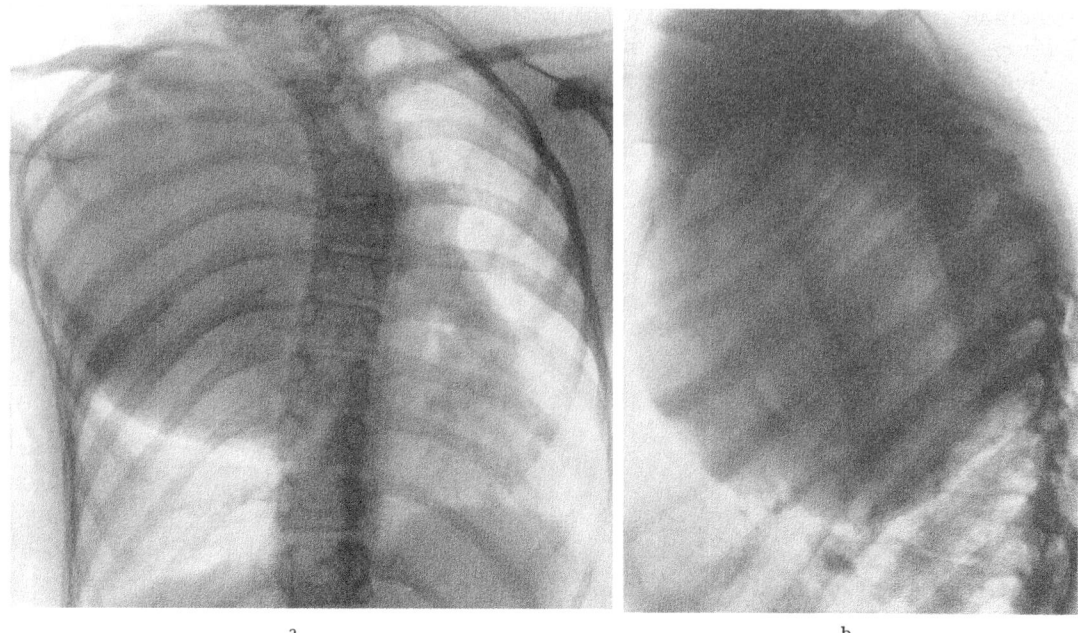

a   b

Abb. 215a u. b. Sehr große neurogene Geschwulst (Ganglioneurom) bei einem 10jährigen Mädchen. a Sagittalbild.
b Seitenbild

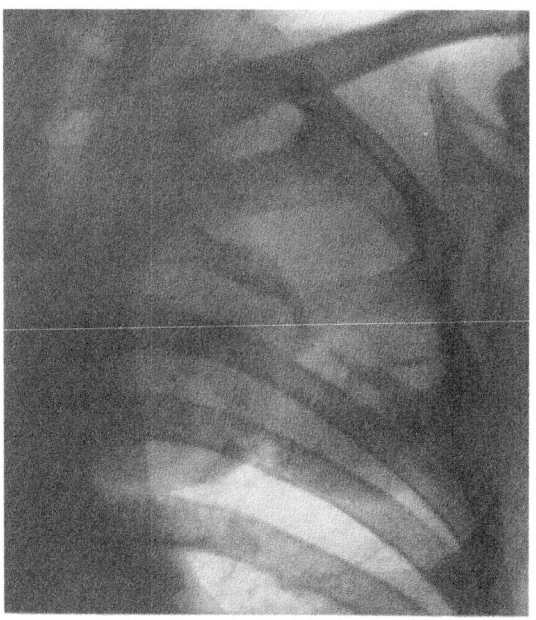
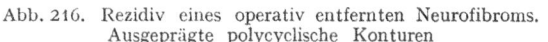
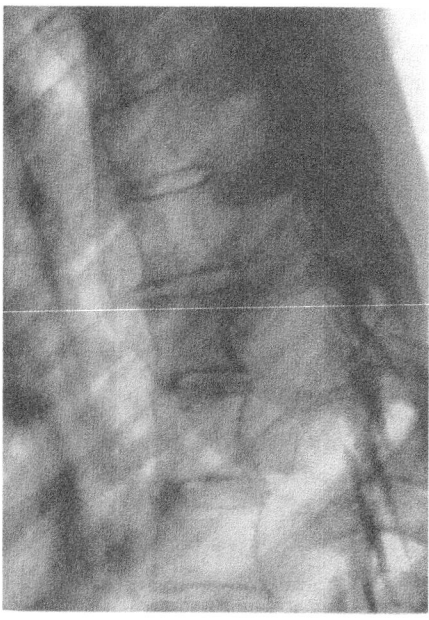

Abb. 216. Rezidiv eines operativ entfernten Neurofibroms.
Ausgeprägte polycyclische Konturen

Abb. 217. Extreme Ausweitung mehrerer For. intervertebralia durch einen neurogenen Sanduhrtumor.
Hochgradige Arrosion der Wirbelkörper und -bögen

ihn mit dem mediastinalen Anteil. Bei dieser Art des Geschwulstwachstums kommt es zu Druckusuren an den benachbarten Wirbeln, namentlich zu Erweiterungen der Foramina intervertebralia (Abb. 217).

d) Mischgeschwülste

Die Morphologie der Mischgeschwülste ist besonders mannigfaltig. Man unterscheidet:

1. Teratoide Blastome und Cysten
   a) Epidermoidcysten (Ektoderm)
   b) Dermoidcysten (Ektoderm und Mesoderm)
   c) Teratome, zum Teil cystisch (Ektoderm, Mesoderm und Entoderm)

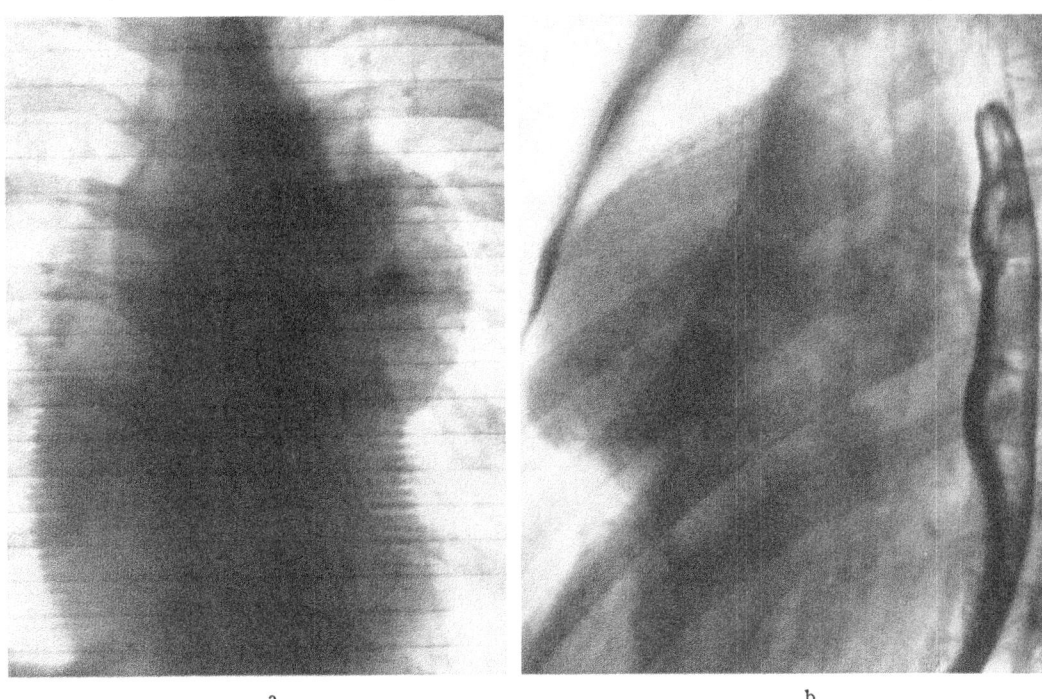

a   b

Abb. 218a u. b. Solides Teratom mit Kalkeinlagerungen im vorderen Mediastinum (operativ bestätigt). Kein Aneurysma
a Im Kymogramm keine mitgeteilten Pulsationen. b Projektion im II. schrägen Durchmesser: Herz etwas nach dorsal.
verlagert

2. Vorderdarmcysten (Mesoderm und Entoderm)
   a) Oesophagus-, Magen-, Darmcysten
   b) Tracheal-, Bronchialcysten
3. sog. dünnwandige oder Mesothelcysten (Mesoderm)
   a) Perikardcölom-, Pleuracölomcysten
   b) cystische Lymphangiome

Teratoide Blastome und Cysten liegen asymmetrisch im mittleren oder unteren Mediastinum, meist vorne. Sie sind meistens etwas länglich oval geformt und können sehr groß werden. Selten sind sie gekammert; dann erkennt man entsprechende Einschnürungen. Die Randkonturen sind scharf. Große Geschwülste können Nachbarorgane erheblich verdrängen. Die Verschattungen sind im allgemeinen homogen weichteildicht. Gelegentliche Spiegelbildungen entstehen, wenn in einer Cyste flüssiges Fett auf der übrigen wäßrigen Flüssigkeit schwimmt. Kalkschatten (Knochen, Zähne usw.) finden sich häufig in Teratomen.

Solide Blastome zeigen keine mitgeteilten pulsatorischen Bewegungen (Abb. 218), wohl aber Cysten, besonders Dermoidcysten, mit verhältnismäßig dünner Wand (Abb. 219). Charakteristisch ist dabei, daß im Kymogramm alle Bewegungszacken gleichgerichtet sind. Die Pulsation erfolgt also nur in Richtung des auslösenden Stoßes und nicht allseitig (radiär), wie bei einer Eigenpulsation. Deswegen sind die pulsatorischen Bewegungen auch nicht am ganzen Cystenumfang erkennbar.

13*

Kleine Teratome können infolge ihrer länglichen, handschuhfingerartigen Form Schwierigkeiten bei der Abgrenzung gegenüber einem entzündlichen Perikarddivertikel machen (Abb. 220).

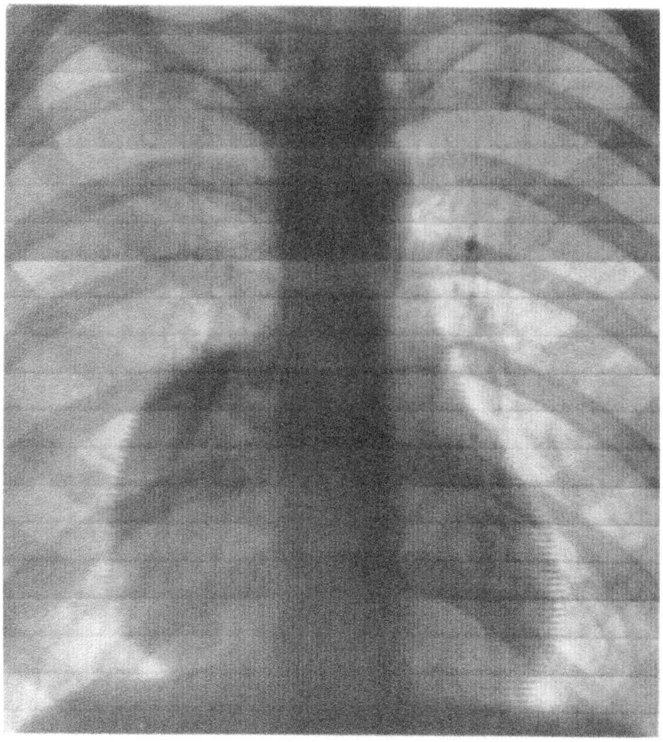

Bei den *Vorderdarmcysten* handelt es sich am häufigsten um *Bronchialcysten*. Sie sind meist klein und liegen viel häufiger hinten als vorne. Wegen ihrer geringen Größe werden sie oft nur als Zufallsbefunde festgestellt. Sie können aber auch erhebliche Größe erreichen (Abb. 221). Die Wand einer solchen Cyste kann verkalken.

Mesothelcysten liegen im vorderen Mediastinum, meist als schlaffer Sack oberhalb des Zwerchfells (Abb. 222). Sie bevorzugen die Herz-Zwerchfellwinkel.

e) Thymusgeschwülste

Auffallend groß ist in unserem Beobachtungsgut mit fast 10% aller Mediastinalblastome der Anteil der Thymusgeschwülste, über die im allgemeinen weit geringere Häufigkeitsangaben gemacht werden. In der genannten Zahl sind Thymushyperplasien der Kinder nicht enthalten.

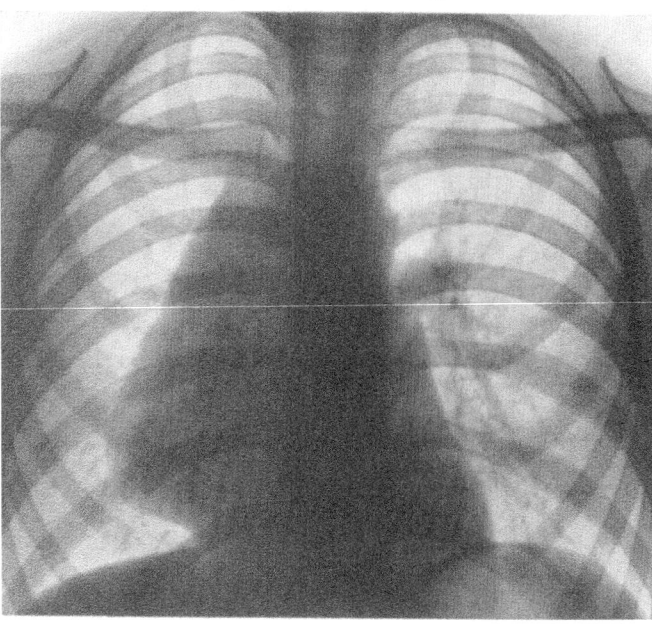

Abb. 219. Dermoidcyste mit deutlichen mitgeteilten Pulsationen

Abb. 220. Kleines Teratom in Form eines (allerdings großen) „Handschuhfingers"

Die Vielfalt des feingeweblichen Baues von Thymusgeschwülsten ist vor allem durch die großen Schwankungen des Mengenverhältnisses der reticulären und lymphocytären Gewebskomponenten sowie durch große Formvariabilität des reticulären Anteils bedingt. Das hat zur Folge, daß in der gleichen Geschwulst der histologische Typ an verschiedenen Stellen wechseln kann. Da diese Tatsache eine typenmäßige Einordnung der verschiedenen Thymusgeschwülste zumindest fragwürdig erscheinen läßt, schlägt LANGER, der auch alle hier operierten 18 Fälle histologisch untersucht und ausgewertet hat, vor, nur zwischen einem *Thymon* als der histologisch gutartigen und einem *Thymoblastom* als der bösartigen Geschwulstform zu unterscheiden. Auch auf die Bezeichnung „Thymuscarcinom" soll verzichtet werden, nicht nur weil sich Thymoblastome hinsichtlich Metastasierung usw. ganz anders verhalten als Carcinome, sondern weil auch in ihnen mit den heutigen Methoden der Histologie keine Trennung zwischen dem epithelialen und dem mesenchymalen Reticulum möglich ist und deshalb morphologisch der Begriff „Carcinom" gar nicht anwendbar ist.

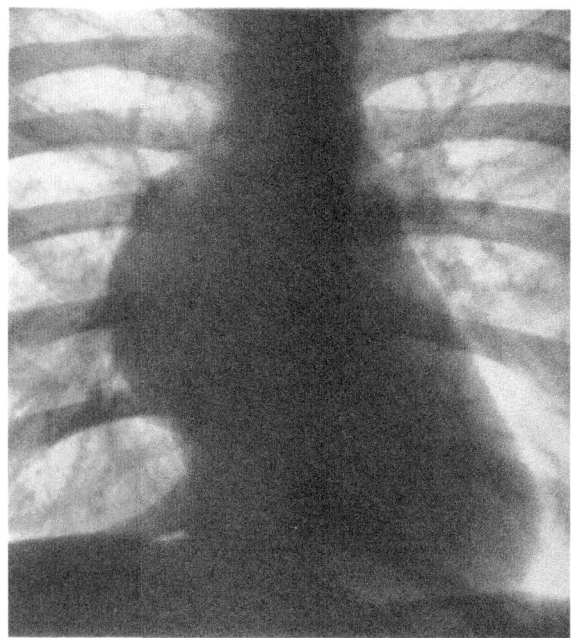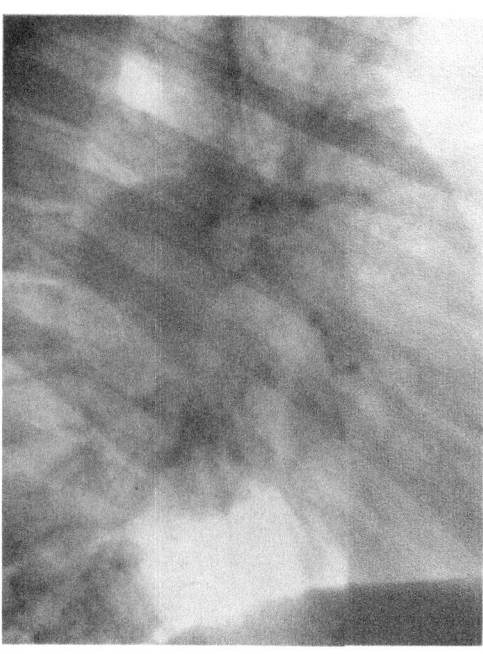

a   b

Abb. 221a u. b. Bronchialcyste von mehr als Apfelgröße im hinteren Mediastinum. a Sagittalbild. b Seitenbild

Die homogen weichteildichten Verschattungen fanden wir immer im vorderen Mediastinum retrosternal, allerdings nicht, wie oft angegeben wurde, fast ausschließlich im oberen, sondern häufiger am Übergang vom mittleren zum unteren Mediastinum (Abb. 223). Sie liegen im allgemeinen tiefer als Lymphknotengeschwülste, können aber mit einem Stiel bis zum Jugulum hinaufreichen. Benigne Thymone sind meistens etwas asymmetrisch angeordnet (mehr links), die malignen Thymoblastome fast immer median-symmetrisch. Die Form ist ei- oder birnenförmig. Bei Thymoblastomen ist der Querdurchmesser im allgemeinen größer als der Längsdurchmesser (Abbildung 224). Die Konturen sind scharf, großbogig oder leicht gewellt.

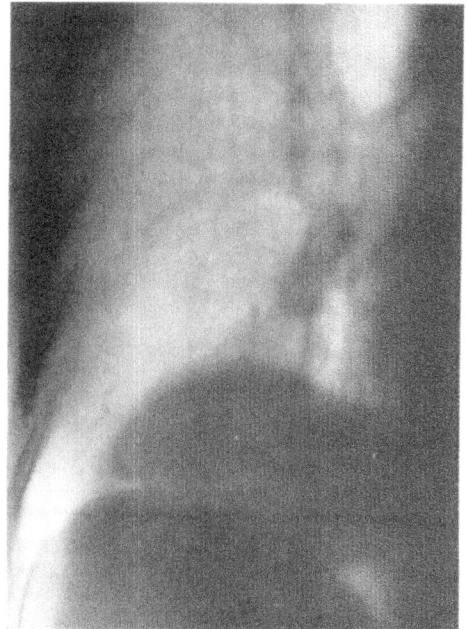

Abb. 222. Perikardcölomcyste im rechten Herz-Zwerchfellwinkel (Schichtbild)

Thymoblastome metastasieren weder auf dem Lymph- noch auf dem Blutwege. Sie wachsen aber infiltrierend in Nachbarorgane und zeigen dann unscharfe Begrenzung.

Durch fraktionierte Röntgenbestrahlungen in mehreren Serien innerhalb eines größeren Zeitraumes kann es zu einer vollkommenen fibrösen, aber auch zu einer cystischen Umwandlung der Geschwulst kommen. Dadurch wird das Röntgenbild ganz atypisch. Die Abb. 225 zeigt eine derart cystisch umgewandelte Geschwulst mit polycyclischer Begrenzung, die an ein Thymom kaum noch denken läßt.

Erwähnt sei noch, daß im Gegensatz zu anderen Mitteilungen bei keiner der hier beobachteten Thymusgeschwülste eine Myasthenie oder ein Morbus Cushing bestanden hat.

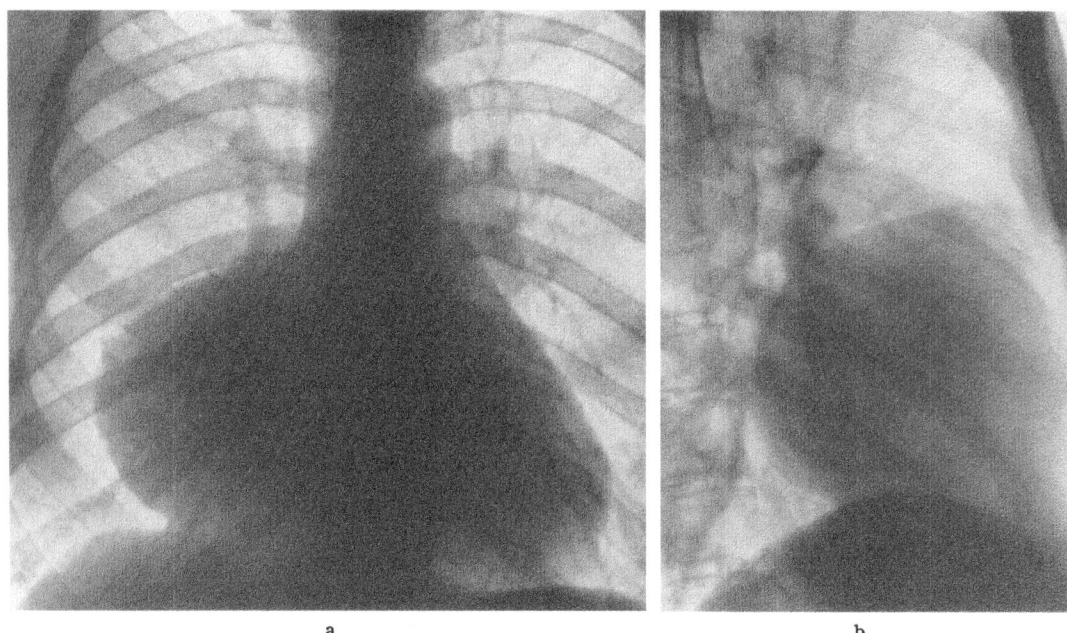

a   b

Abb. 223 a u. b. Benignes Thymom im vorderen *unteren* Mediastinum. a Sagittalbild. b Seitenbild

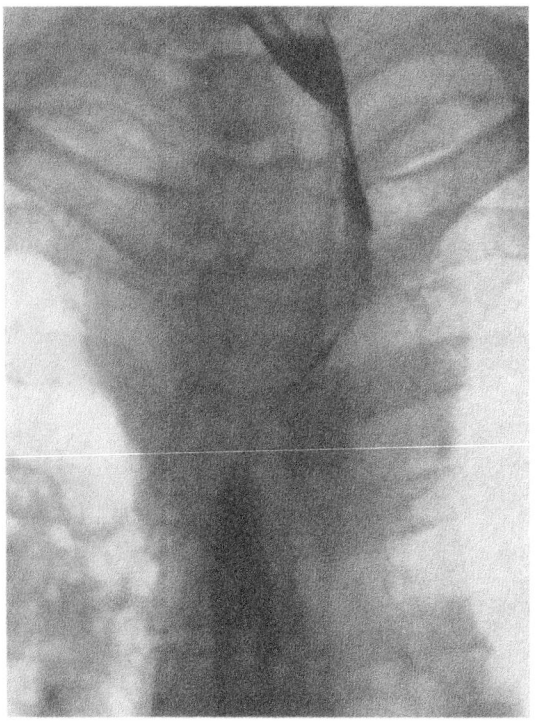

Abb. 224. Malignes Thymoblastom im (vorderen) oberen
Mediastinum. Verdrängung von Trachea und Oesophagus

f) Schilddrüsengeschwülste

Nur die *Struma endothoracica vera* interessiert in diesem Zusammenhang, nicht dagegen die retrosternale Struma, über die bei den Schilddrüsenerkrankungen bereits gesprochen wurde (vgl. S. 35 f.). Zum Unterschied von der retrosternalen Struma bzw. der Struma endothoracica falsa, bei denen zwischen Schilddrüse und ihrem intrathorakalen Anteil noch eine Brücke aus Schilddrüsengewebe besteht, fehlt bei der Struma endothoracica vera eine Verbindung zur eigentlichen Schilddrüse entweder ganz (isolierte Struma endothoracica vera) oder sie besteht nur aus einem Gefäß-Bindegewebsstrang (aliierte Struma endothoracica vera). Schon daraus ergibt sich für die Röntgenuntersuchung ein wichtiges Merkmal: *Im Gegensatz zur retrosternalen Struma kann eine echte endothorakale Struma, auch wenn sie gutartig ist, nicht schluckverschieblich sein.*

Während die Struma endothoracica falsa symmetrisch oder (seltener) asymmetrisch im oberen vorderen Mediastinum der Halsregion breitbasig aufsitzt, zeigt die Struma endothoracica vera keine Beziehungen zum Hals und sitzt immer asymmetrisch und breitbasig am Mittelschatten (Abb. 226). Demnach fehlt bei ihr auch die sonst oft typische „Becherform" (mit Basis nach oben). Wie bereits erwähnt, sind diese Schilddrüsengeschwülste im allgemeinen im vorderen oberen Mediastinum lokalisiert; in nicht allzuseltenen Ausnahmen

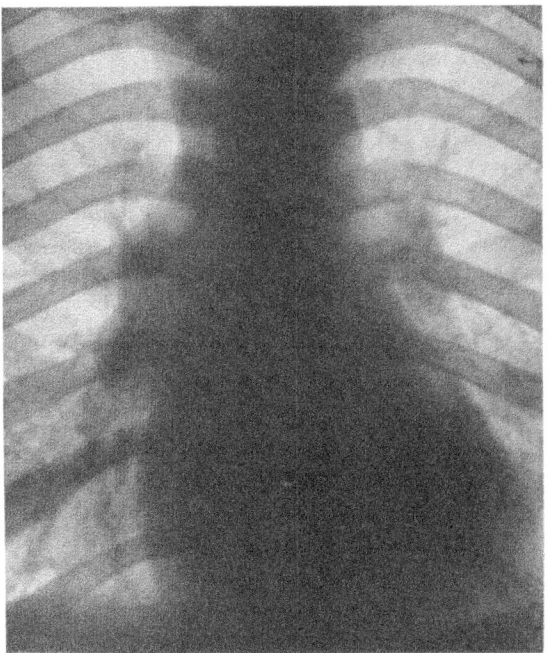

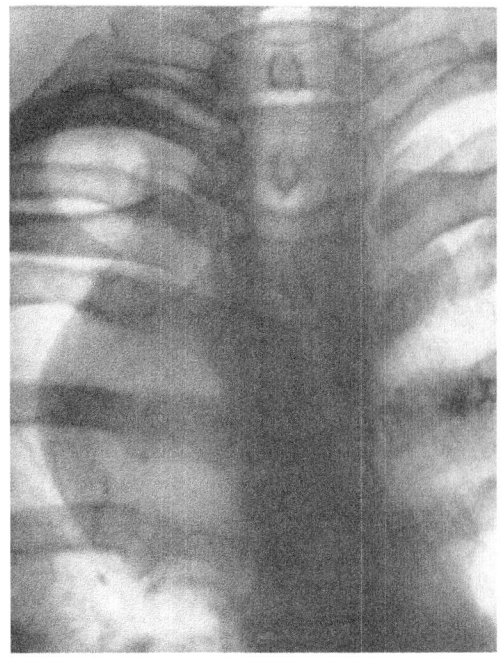

Abb. 225. Nach Röntgenbestrahlung cystisch umgewandeltes Thymom mit polycyclischer Begrenzung

Abb. 226. Struma endothoracica asymmetrisch, breitbasig dem Mediastinum aufsitzend. Keine Beziehung zum Hals, Verdrängung der Trachea nach links

werden sie aber auch im hinteren Mediastinum gefunden. Dann breiten sie sich am ehesten zwischen Trachea und Oesophagus aus (Abb. 227).

Die Verschattungen sind scharf, oft etwas wellig begrenzt. Konturunschärfe spricht für Malignität und infiltrierendes Wachstum. Im allgemeinen verursachen endothorakale Strumen nur Verdrängungen und Einengungen der Nachbarorgane, namentlich der Trachea. Bei Malignität ist aber ebenso hemmungsloses, infiltrierendes Wachstum möglich (Abb. 228). Dann kommt es manchmal auch zur Phrenicuslähmung.

Auch in endothorakalen Strumen sind Verkalkungen in oft typischer, schollenartiger Anordnung nicht selten.

g) Lymphknotenmetastasen

Lymphknotenmetastasen im Mediastinum sind am häufigsten bei Carcinomen der Bronchien, des Oesophagus und der Mammae, seltener des Magens und anderer Organe.

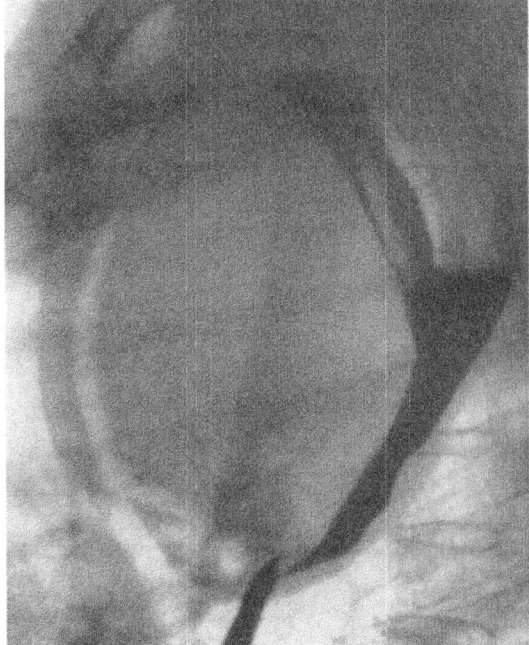

Abb. 227. Struma endothoracica im hinteren Mediastinum. Trachea nach vorne, Oesophagus nach hinten verdrängt

Auf Grund einer einmaligen Röntgenuntersuchung sind sie von Lymphknotenschwellungen anderer, z. B. entzündlicher, Genese oft gar nicht sicher zu unterscheiden. Erst bei Vergleichsaufnahmen lassen ihr Wachstum und später ihr Verhalten zur Umgebung sie auch röntgenologisch als solche erkennen. In diesem Falle ist Abwarten

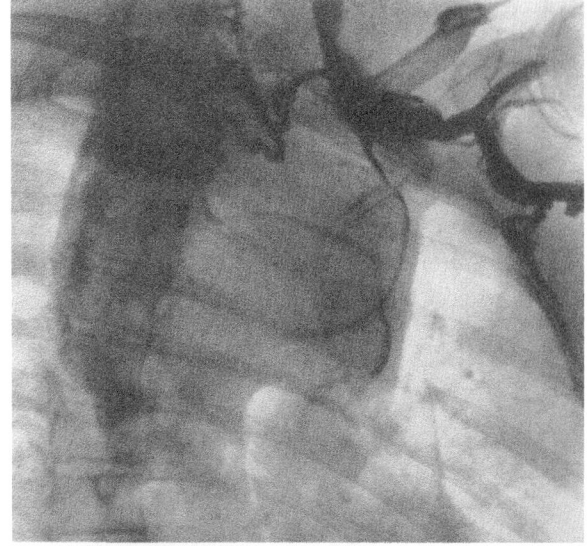

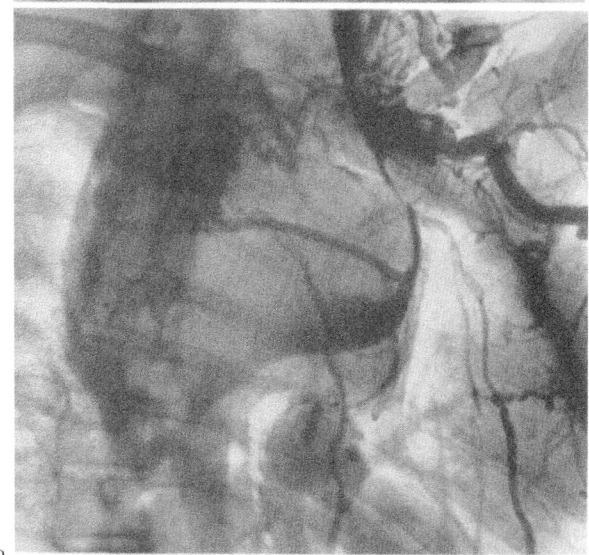

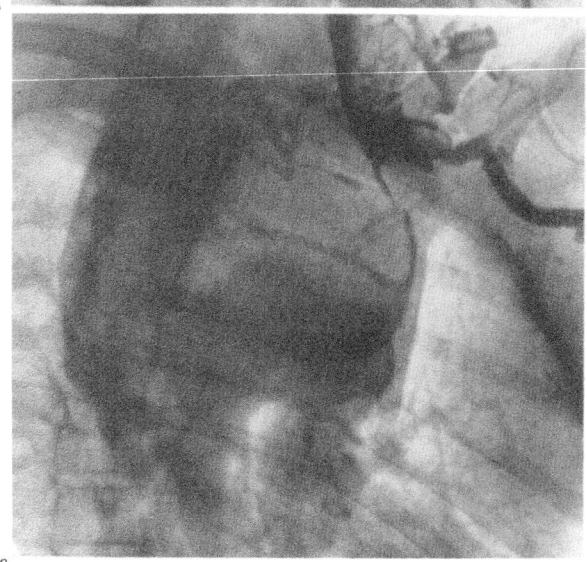

Abb. 228 a—c

berechtigt, weil metastatische Geschwülste in der Regel ohnehin nicht operabel sind. Klinisch machen sie oft schon sehr früh erhebliche Erscheinungen.

Lymphknotenmetastasen treten viel häufiger im vorderen als im hinteren Mediastinum, bei Bronchialcarcinomen vorwiegend paratracheal (rechts) auf. Die polycyclischen, weichteildichten Verschattungen, oft mit plurizentrischer Struktur, findet man meist einseitig, zumindest besteht eine deutliche Seitenasymmetrie. Anfangs sind die Konturen scharf, und die Geschwülste verdrängen je nach Größe die Nachbarschaft. Es kommt aber oft sehr bald zu infiltrativem Wachstum mit Einbruch in Oesophagus, Luftwege und Blutstrombahn; dann werden auch die Konturen unscharf. Phrenicuslähmung ist häufig. Das Mediastinum kann ganz eingemauert werden. Bewegungen (Mediastinalpendeln bei Bronchusstenose) sind dann nicht mehr möglich.

h) Geschwulstähnliche Veränderungen

Von den Pseudogeschwülsten am wichtigsten ist die *Lymphogranulomatose*. Diese manchmal, vor allem im Frühstadium, asymmetrisch, im allgemeinen aber median-symmetrisch angeordneten Knoten wachsen vorwiegend in das vordere Mediastinum. Von Lymphosarkomen unterscheiden sie langsameres Wachstum und geringere Größe. Die an sich typische polycyclische Begrenzung (Abb. 229) kann mitunter fehlen. Dann bestehen einfach-bogenförmige Konturen (Abbildung 230). Die insgesamt weichteildichten Verschattungen haben oft

Abb. 228 a—c. Inoperables endothorakales Schilddrüsencarcinom. Hochgradige Einmauerung der Gefäße mit unscharfen Konturen. Angiokardiogramm: a Einflußstauung (3 sec nach Beginn der Injektion). b Fast vollständige Verlegung der Einflußstrombahn mit unscharfen Gefäßkonturen (6 sec p. i.). c Lävogramm: Persistieren der Füllung im Zuflußgebiet der V. cava sup. (9 sec p. i.)

plurizentrische Struktur, indem durch die kulissenartig hintereinander liegenden
einzelnen Tumorknoten innerhalb der Verschattung scharf begrenzte Verdichtungen

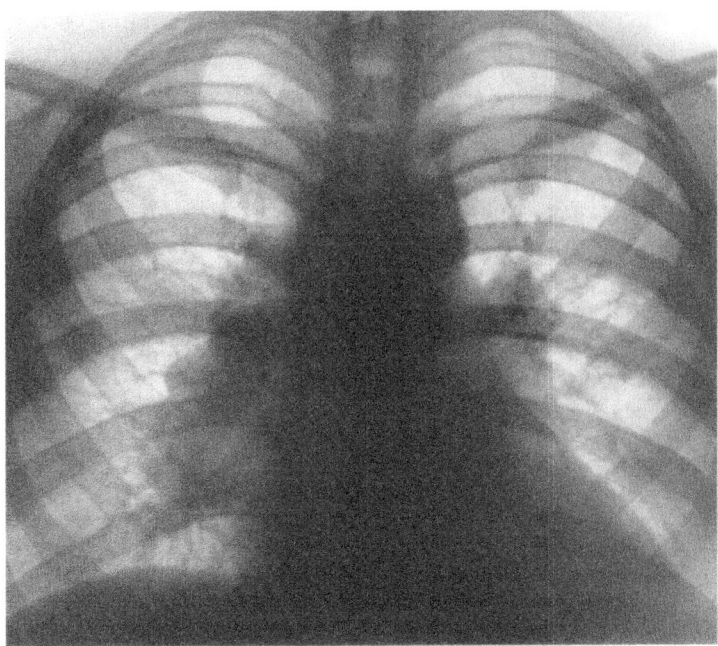

Abb. 229. Lymphogranulomatose mit polycyclischer Begrenzung des Tumorschattens

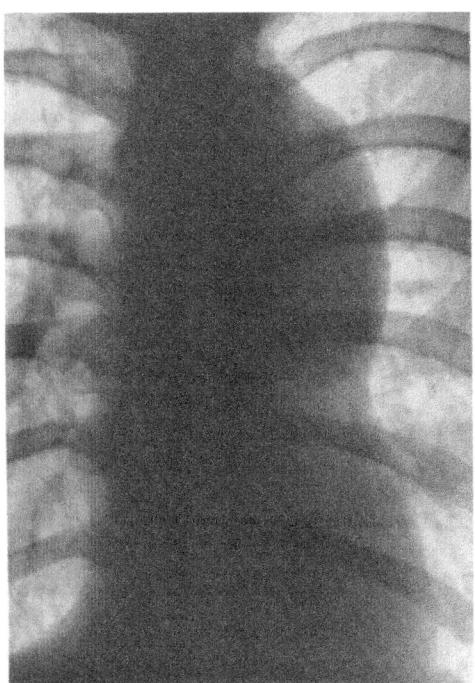

Abb. 230. Lymphogranulomatose mit einfach-bogen-
förmiger Begrenzung des Tumorschattens

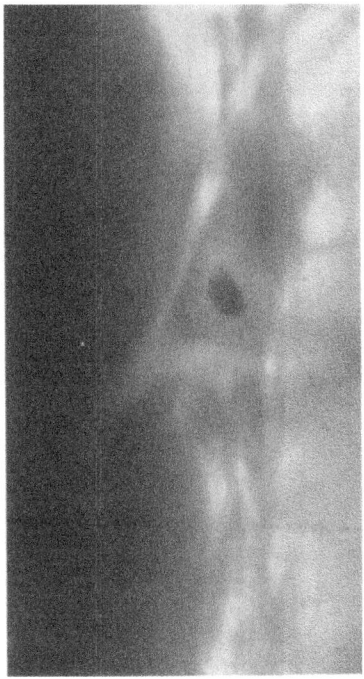

Abb. 231. Einengung des rechten Haupt- und Zwischenbronchus durch lymphogranulomatöse Knoten

besonders hervortreten. Die Tumoren sind im allgemeinen scharf begrenzt, da infiltrierendes Wachstum in Nachbarorgane selten ist und nur bei ganz akuten oder bei
bereits Jahre alten chronischen Fällen beobachtet wird. Fast nie kommt es zu einem

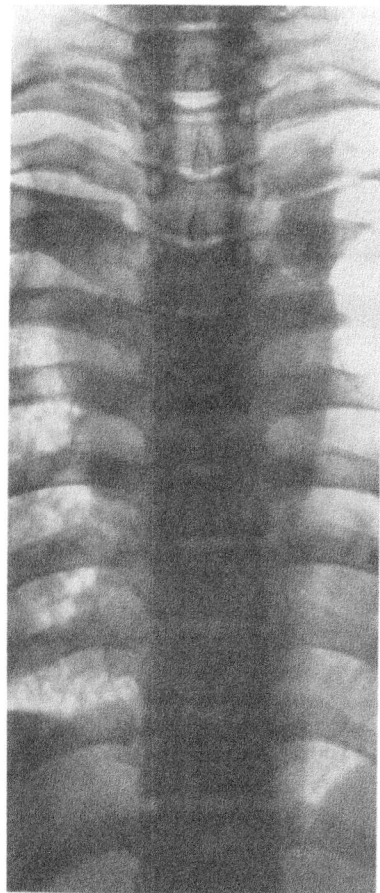

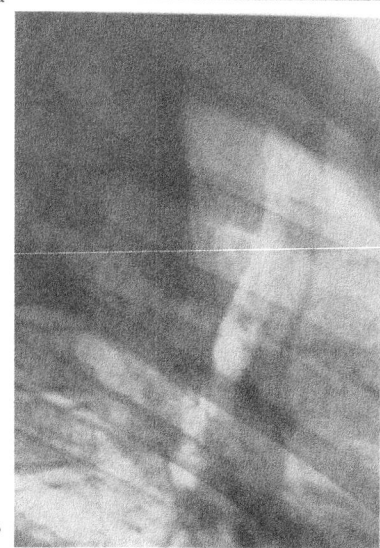

a

b

Abb. 232a u. b. Tuberkulöser Senkungsabsceß im oberen Mediastinum (ausgehend
vom 6. Halswirbelkörper). a Sagittalbild:
Mediansymmetrische spindelförmige Verschattung. b Seitenbild: Verdrängung der
Trachea nach vorne

Einbruch in Hohlorgane oder zu einer Phrenicuslähmung. Auch Verdrängungen von Nachbarorganen
sind gering. Selbst bei großen Tumoren werden
Trachea und Bronchien kaum verlagert. Bronchusstenosen kommen trotzdem vor (Abb. 231), sind aber
selten. Verschlüsse zeigen sich dann durch Atelektasen der zugehörigen Lungenabschnitte.

Pleuraergüsse als Folge einer Mitbeteiligung des
Brustfells sind selten. Treten sie verhältnismäßig
früh auf, dann ist die Prognose sehr schlecht.

Die Strahlensensibilität der Lymphogranulomatose ist
wesentlich geringer als die des Lymphosarkoms. Eine Rückbildung beginnt erst bei mittelgroßer Dosis, bei der man
eigentlich schon nicht mehr von einer diagnostischen Röntgenbestrahlung sprechen kann. Dem langsameren Tumorzerfall entsprechend treten auch kaum nennenswerte Fieber-
reaktionen auf.

Senkungsabscesse mit ihrer typischen Spindelform
(Abb. 232) findet man in der überwiegenden Mehrzahl
der Fälle im hinteren Mediastinum; sie gehen dann
von (meist) tuberkulösen Wirbelprozessen aus. Bei
der Suche nach dem tuberkulösen Knochenherd ist
daran zu denken, daß in Ausnahmefällen „Sen-
kungs"-Abscesse auch von tiefer liegenden Herden
in das hintere untere Mediastinum aufsteigen können.

Die Verschattungen liegen entweder median-symmetrisch oder einseitig paravertebral. Sie sind scharf
begrenzt und zeigen keinerlei Bewegung. Verkalkungen
sind nicht selten.

Andere Pseudotumoren, wie das *Boecksche Sarkoid* und
die tumorähnliche *mediastinale Lymphknotentuberkulose*
(Lymphome), sind an anderer Stelle besprochen (vgl. S. 115),
ebenso die differentialdiagnostisch äußerst wichtigen *Aneu-*
rysmen (vgl. S. 239ff.).

Echinococcus-Cysten sind im Mediastinum so selten, daß
sie praktisch keine Bedeutung haben. Eine sichere Diagnose
ist ohnehin röntgenologisch nicht möglich. Im übrigen sei auf
das über Lungenechinokokken Gesagte verwiesen (vgl. S. 135).

3. Verletzungen

Röntgenologisch nachweisbare Verletzungsfolgen
sind Ansammlungen von Luft und Flüssigkeit (Blut)
im Mediastinum.

Beim *Mediastinal-Emphysem*, das auch durch
Husten (Keuchhusten), bei Asthma bronchiale usw.
entstehen kann, nehmen Umfang und Strahlendurchlässigkeit des Mediastinums zu; vor allem aber wird
der Mittelschatten inhomogen. Durch die Luftan-
sammlung bilden sich unregelmäßige, streifige Aufhellungen, die sich oft bis in die Weichteile des
Halses und der Thoraxwand erstrecken. Größere
Luftmengen verdrängen die mediastinalen Pleurablätter und sammeln sich zwischen ihnen und dem
eigentlichen mediastinalen Gewebe an. Dadurch entstehen Doppelkonturen, die eine
bandförmige Luftaufhellung entlang dem Mittelschatten begrenzen (Abb. 233). Bei rein

seitlicher Durchleuchtung fällt auf, daß die sonst deutliche exspiratorische Verkleinerung des retrosternalen Raumes bei einem Emphysem fast oder ganz ausbleibt.

Im übrigen ist ein Mediastinal-Emphysem auch ohne Röntgenuntersuchung an dem typischen, den Herzpulsationen synchronen Knistergeräusch zu diagnostizieren.

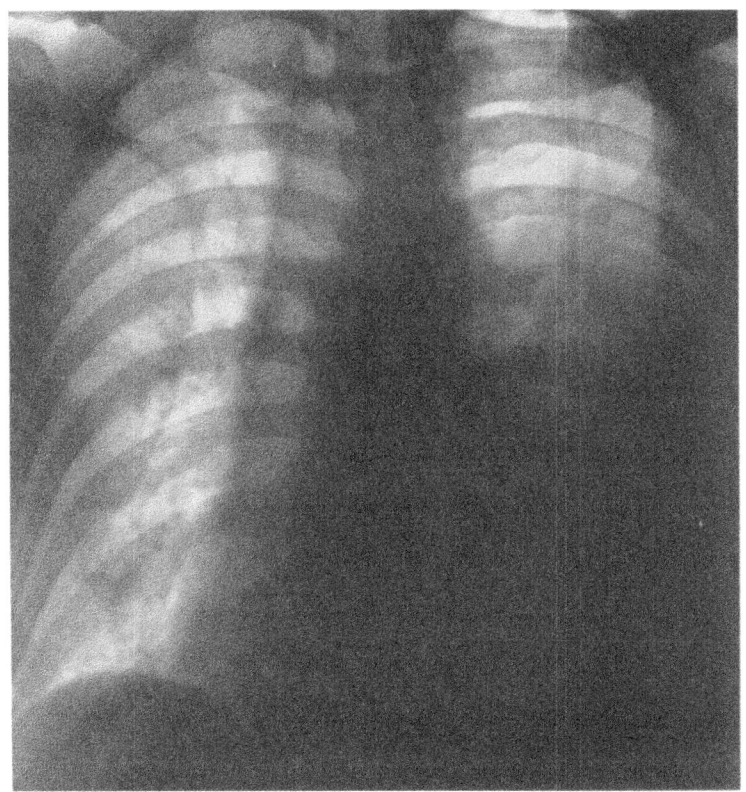

Abb. 233. Mediastinalemphysem nach Unterlappenektomie links wegen Bronchiektasen. Bandförmige subpleurale Aufhellung an der vorgewölbten rechten Mediastinalkontur

Mediastinale *Hämatome* nach Brustkorbquetschung oder Gefäßverletzungen führen zur Verbreiterung des Mittelschattens ähnlich einer Mediastinitis. Eine Unterscheidung ist nur möglich, wenn im weiteren Verlauf bei einer Eiterung die Konturen unscharf werden; beim Hämatom ist das nie der Fall.

4. Hernien

Mediastinalhernien galten früher als selten, werden aber heute nach Pneumonektomien verhältnismäßig häufig beobachtet. Sie können auch durch einen Spannungspneumothorax hervorgerufen werden. Infolge einseitiger Druckerhöhung wird das Mediastinum an umschriebener Stelle zur Gegenseite ausgebuchtet. Dann bilden die beiden mediastinalen Pleurablätter und zwischen ihnen ein nur millimeterdicker Rest von mediastinalem Gewebe den Bruchsack. Bruchinhalt ist, z. B. nach Pneumonektomie, die Lunge (Überlappung) oder, bei einem Spannungspneumothorax, Luft (Überblähung).

Aus anatomischen Gründen können Mediastinalhernien nie im vorderen unteren Mediastinum auftreten, weil dort das Herz liegt.

Röntgenologisch sind Mediastinalhernien auf normalen Übersichtsaufnahmen oft nicht zu erkennen. Man sieht sie aber leicht auf Hartstrahl- oder Schichtaufnahmen

(Abb. 234) und erkennt sie an der Luftaufhellung, die (bei Lunge als Bruchinhalt) Lungenzeichnung zeigt und von einem den Pleurablättern entsprechenden, konvex sich vorwölbenden Schattenstreifen begrenzt wird.

5. Verlagerungen

Im Gegensatz zu den krankhaften Mediastinalbewegungen bestehen Verlagerungen des Mediastinums dauernd und sind unabhängig von der Atmung. Sie sind allerdings meistens mit respiratorischem Mediastinalpendeln usw. kombiniert. Im übrigen haben sie ähnliche Ursachen.

Infolge geringeren Druckes einer Thoraxhälfte wird das Mediastinum in die gleiche (kranke) Seite hineingesaugt, z. B. bei Lungenkollaps, Atelektasen und Pneumothorax (solange Unterdruck besteht). Gleiche Verlagerungen können auch Folge des Zuges schrumpfender Narben, Pleuraschwarten, Lungenfibrosen usw. sein. Auch Schrumpfungsvorgänge in Bronchialcarcinomen mit Tumorzerfall können das Mediastinum verziehen. Dagegen wird es durch raumfordernde Prozesse, wie expansiv wachsende Blastome, große Cysten, Pleuraergüsse, Lungenblähung, Spannungspneumothorax usw., zur Gegenseite verdrängt. Geschwülste des Mediastinums selbst bewirken von einer gewissen Größe an das gleiche. Bei hochgradigen Skoliosen besteht nur eine relative Verlagerung; das Mediastinum verläuft senkrecht durch den

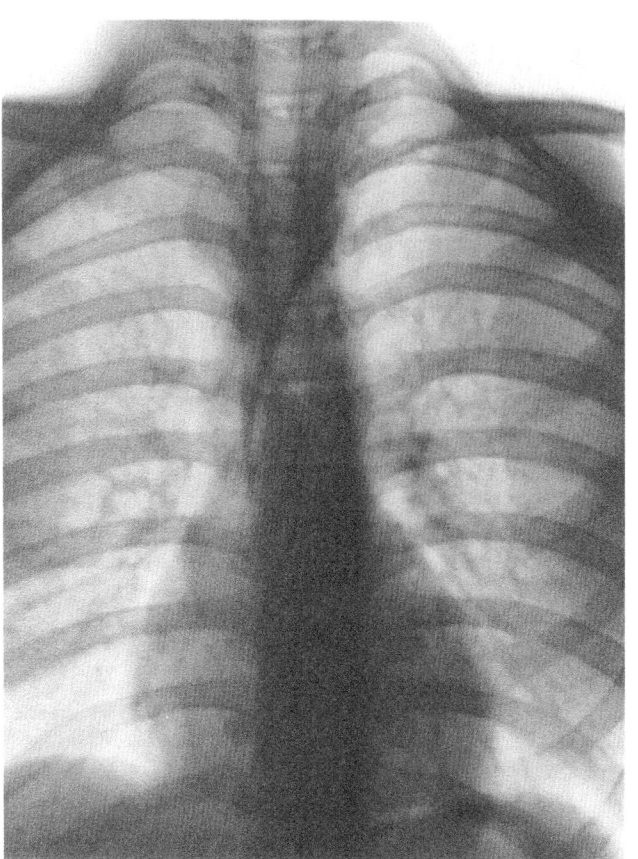

Abb. 234. Mediastinalhernie. Vordere Überlappung der linken Lunge nach rechts

Brustraum als Sehne des Wirbelsäulenbogens. Die Beeinträchtigung des Kreislaufs ist dabei die gleiche wie bei allen stärkeren Verlagerungen; sie führt bei jahrelangem Bestehen zur Kreislaufinsuffizienz.

Meistens erfassen Druck und Zug das ganze Mediastinum und spannen es bogenförmig aus, weil es an seinen Polen nicht folgen kann. Das erste Röntgensymptom der seitlichen Verlagerung ist das Sichtbarwerden der Querfortsätze und Wirbelkörper neben dem Mittelschatten (rechts früher als links), bis schließlich die ganze Wirbelsäule „skeletiert" auch auf Sagittalbildern üblicher Härte sichtbar wird. Gleichzeitig sieht man die Verlagerung des Aufhellungsbandes der Trachea.

Bei den Übergangsformen zu den mediastinalen Hernien bleibt die Masse des Mediastinums an normaler Stelle; es wird nur an mehr oder weniger umschriebener Stelle verlagert.

Differentialdiagnostisch sind Lageänderungen des Mediastinums (dauernde und respiratorische Bewegungen) sehr oft entscheidend. Darauf ist jeweils bei den in Frage kommenden Erkrankungen hingewiesen.

F. Herz und große endothorakale Gefäße

I. Untersuchungstechnik

1. Durchleuchtung und Übersichtsaufnahmen

Mehr als bei jedem anderen Organ sind bei der Röntgenuntersuchung des Herzens und der großen Gefäße sowohl Durchleuchtung als auch Aufnahmen erforderlich. In diesem Falle unterscheiden sich nämlich die Ergebnisse beider Verfahren, die auf ganz verschiedenen Kriterien aufbauen, mehr als sonst. Die Durchleuchtung erfolgt mit einem Röhrenabstand von weniger als 1 m. Dadurch wird das Herz in der Projektion so vergrößert, daß ohne Zuhilfenahme von Spezialmethoden bei der üblichen Schirmbeobachtung die wahren Herzmaße nicht zu ermitteln sind. Wohl erkennt man in genügender Annäherung die Herzform und gewinnt so einen ersten Überblick.

Der Hauptwert der Durchleuchtung in allen möglichen Körperdurchmessern liegt aber in der Möglichkeit, die pulsatorischen Bewegungen der einzelnen Herzabschnitte zu beobachten, und zwar in einer Art, wie sie höchstens röntgenkinematographisch reproduzierbar ist.

Einen ganz anderen Zweck haben für die Herzdiagnostik Röntgenaufnahmen, bei denen neben der sagittalen (dorso-ventralen) Übersichtsaufnahme besonders die Projektionen im I. und II. schrägen Durchmesser wichtig sind. Sie zeigen erstens feinere morphologische Details und dienen außerdem zur Feststellung der Herz- und Aortenmaße. Dieser Aufgabe können allerdings nur *Herzfernaufnahmen* mit einem Brennfleck-Film-Abstand von mindestens 2 m gerecht werden. Man sollte für Herzaufnahmen (wenn möglich, sogar für alle Thoraxübersichtsaufnahmen) grundsätzlich diesen Abstand wählen; nur dann sind Größenvergleiche auf Grund zeitlich auseinander liegender Aufnahmen möglich.

2. Bestimmung der Herzmaße

Das Prinzip der Methoden zur Feststellung der wahren Objektgrößen, namentlich die *Orthodiagraphie* und *Orthodiametrie* wurde bereits im allgemeinen Teil besprochen (vgl. S. 11 f.). Hier brauchen weitere Einzelheiten um so weniger erörtert zu werden, als in der chirurgischen Röntgendiagnostik — und vielerorts nicht nur in ihr — die Bestimmung von Herzmaßen doch praktisch ausschließlich mittels Fernaufnahmen geschieht. Die so erzielbare Genauigkeit reicht auch zweifellos im allgemeinen aus.

Vergleichbare Bilder erhält man allerdings nur, wenn die Belichtungen in der gleichen Aktionsphase des Herzens erfolgen. Das gilt auch für Stereoaufnahmen des Herzens. Eine solche Herzphasenschaltung kann durch den Puls der A. radialis oder einfacher durch eine bestimmte EKG-Zacke mit großer Amplitude erfolgen.

Je kürzer bei den modernen Hochleistungsapparaten die Belichtungszeiten werden, um so notwendiger wird die Herzphasenschaltung für Größenvergleiche. Ist die Belichtungszeit nämlich gegenüber der Aktionszeit des Herzens klein, so können die dargestellten äußeren Herzkonturen jeder beliebigen Aktionsphase entsprechen. Anders verhält es sich bei langzeitiger Belichtung, u. U. über mehrere Herzaktionen. Dann entsprechen die Außenkonturen immer der diastolischen Herzgröße.

Bei Größenvergleichen nach chirurgischen Eingriffen ist weiterhin zu berücksichtigen, daß schon geringe Drehungen oder Verlagerungen des Herzens infolge postoperativer Verwachsungen, die praktisch immer entstehen, Größenveränderungen vortäuschen können, so daß Bilder vor und nach einer Herzoperation in dieser Hinsicht eigentlich nie vergleichbar sind.

3. Kymographie

Hinsichtlich der Herzbewegungen wird die Durchleuchtung in ähnlicher Weise durch die Kymographie ergänzt. Eine Analyse der Einzelvorgänge ist bei der Schirmbeobachtung unmöglich. Bei der *Flächenkymographie* schreiben dagegen die einzelnen Punkte des Herzrandes Bewegungskurven, die sehr viel besser zu analysieren sind. Außerdem gestattet der große Aufnahmeabstand auch wieder Rückschlüsse auf die Bewegungsgröße.

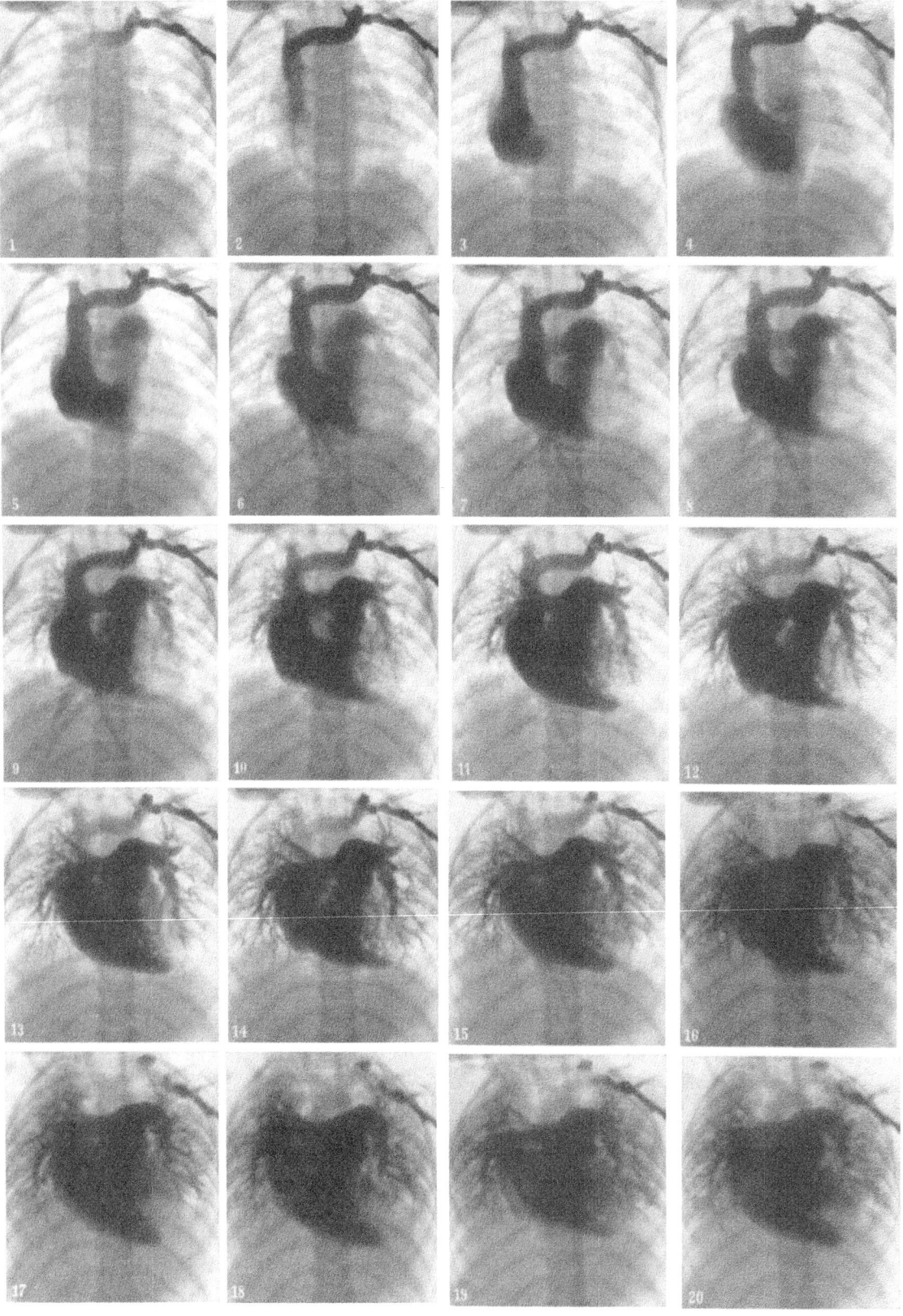

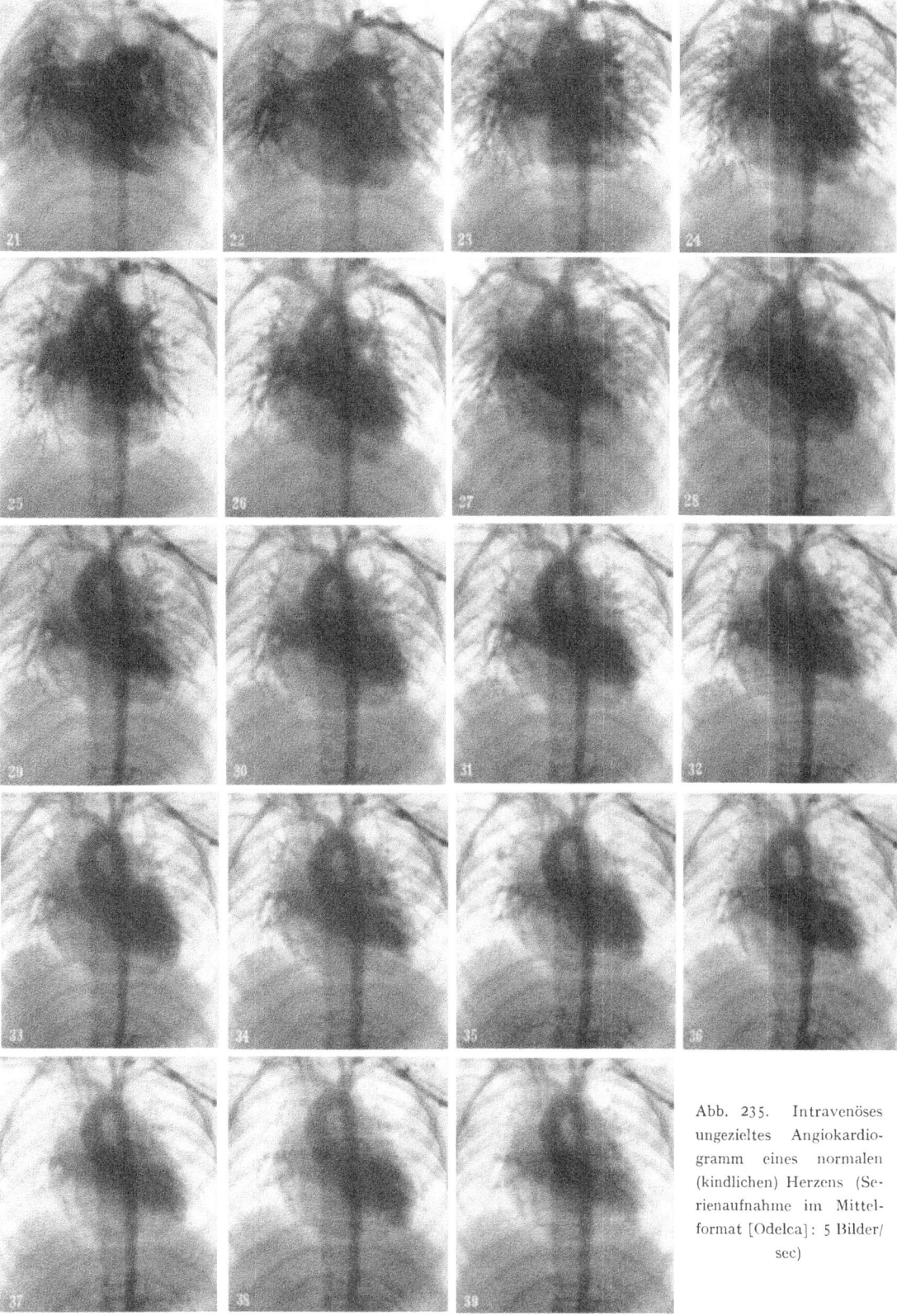

Abb. 235. Intravenöses ungezieltes Angiokardiogramm eines normalen (kindlichen) Herzens (Serienaufnahme im Mittelformat [Odelca]: 5 Bilder/sec)

Trotzdem muß auf die bereits im allgemeinen Teil besprochenen Mängel der Flächenkymographie hingewiesen werden (vgl. S. 22).

Diagnostisch bei weitem überlegen ist die *Elektrokymographie*, vor allem bei phasenanalytischer Auswertung (vgl. S. 23 f.). In der chirurgischen Röntgendiagnostik werden die Möglichkeiten dieses Verfahrens zwar bisher nur wenig ausgenutzt. Die weitere Entwicklung der Herzchirurgie wird aber zweifellos mehr und mehr dazu zwingen.

4. Kontrastmittelmethoden

a) Angiographie

Zur Darstellung der großen thorakalen Blutgefäße und des Herzens injiziert man ein Kontrastmittel mit hohem Jodgehalt, z. B. Urografin, in die Strombahn. Alle diagnostisch wichtigen Phasen des Kontrastmittel-Durchflusses werden dann mittels Röntgen-Serienaufnahmen mit schneller Bildfolge dargestellt. Das geschieht mit einer der bei den Aufnahmeverfahren beschriebenen Apparaturen, wobei sich die Wahl der Methode danach richtet, welche Detailerkennbarkeit und welche Bildfrequenz im Einzelfalle erforderlich sind. Die einzelnen Belichtungen werden zweckmäßigerweise auf einem mitlaufenden EKG registriert.

Je nach Alter des Patienten müssen bis zu 80 cm³ (etwa 1 cm³ pro kg Körpergewicht) Kontrastmittel möglichst in 1—1¹/₂ sec injiziert werden, damit im Blut keine zu starke Verdünnung erfolgt. Der erforderliche Injektionsdruck kann praktisch nur durch besondere Druckgeräte erzeugt werden. Er wird in erster Linie durch den Querschnitt der Kanülen- bzw. Katheterlichtung bestimmt und richtet sich außerdem nach der erforderlichen Injektionsgeschwindigkeit (cm³/sec), für die Herzfrequenz und Schlagvolumen maßgebend sind.

Je nach Ort und Art der Kontrastmittelinjektion unterscheidet man verschiedene Methoden der thorakalen Angiographie, von denen hier nur die wichtigsten angeführt werden können.

α) Die *intravenöse, ungezielte Kontrastmittelinjektion* erfolgt in eine mehr oder weniger periphere Vene, im allgemeinen in die V. mediana cubiti oder — bei Säuglingen und Kleinkindern — in die V. jugularis externa bzw. V. saphena magna. Zweckmäßigerweise wird das Gefäß freigelegt.

Von der Injektionsstelle aus füllen sich über die V. cava (sup.) zunächst die Höhlen des rechten Herzens und die venöses Blut führenden Lungenarterien *(Dextrogramm)*. Anschließend kommt es nach Passage des kleinen Kreislaufes auch zu einer Füllung des linken Herzens und der Aorta mit ihren großen Ästen *(Lävogramm)*. Man nennt dieses Verfahren *Angiokardiographie* (Abb. 235).

Kontrastmittelinjektion und Anfertigung der Aufnahmeserie erfolgen (außer bei Injektion in die V. saphena magna) in möglichst tiefer Inspiration, weil durch den Zwerchfelltiefstand der Blutzufluß von der V. cava inf. gedrosselt und so die Verdünnung des durch die V. cava sup. einfließenden Kontrastmittels verringert werden.

Auch bei der infraclaviculären Punktion der V. subclavia wird das Kontrastmittel ungezielt, allerdings verhältnismäßig herznah, injiziert. Diese Methode (AUBANIAC) wird als einfach und relativ harmlos bezeichnet. Eigene Erfahrungen haben wir mit diesem Verfahren nicht. Die Punktion verlangt zumindest große Übung.

β) Die *intravenöse, gezielte (selektive) Kontrastmittelinjektion* erfolgt durch einen Katheter, der von einer peripheren Vene aus mehr oder weniger weit herzwärts bzw. in das Herz selbst vorgeschoben wird. So gelingt es, wählbare Abschnitte des Gefäßsystems oder des Herzens unabhängig von der sonst kaum steuerbaren Kontrastmittelströmung bevorzugt darzustellen. Es handelt sich also um eine *selektive Angiokardiographie* (Abb. 236).

Bei der *selektiven Pulmonangiographie* — auch selektive Angiopneumographie oder ähnlich genannt — wird die Katheterspitze über den rechten Ventrikel hinaus in die A. pulmonalis und gezielt in ihre Äste eingeführt (vgl. S. 63 f.).

Für den unter Durchleuchtungskontrolle erfolgenden *Herzkatheterismus* werden im allgemeinen die von COURNAND angegebenen oder ähnliche Herzsonden (z. B. LehmanKatheter) benutzt. Ihnen gegenüber haben Polyäthylenkatheter den Vorteil, infolge geringerer Wandstärke bei gleichem Außendurchmesser eine größere Lichtungsweite zu besitzen. Das erleichtert die Kontrastmittelinjektion erheblich. Allerdings sind Polyäthylenkatheter strahlendurchlässig und werden bei der Durchleuchtung nur erkannt, wenn sich bereits Kontrastmittel in ihnen befindet.

Die selektive Angiokardiographie hat vor allem den Vorteil, daß alle Abschnitte des rechten und bei Scheidewanddefekten auch des linken Herzens einzeln dargestellt werden können, ohne von anderen, bei ungezielter Injektion bereits vorher gefüllten Gefäßen oder Herzhöhlen überlagert und verdeckt zu werden. Außerdem genügt eine geringere Kontrastmittelmenge.

γ) Die thorakale Aorta und ihre Äste können mitunter auch nach intravenöser Kontrastmittelinjektion so kontrastreich dargestellt werden, daß sie bis in den Abdominalbereich hinein beurteilbar sind, wie auch die Bildserie der Abb. 235 zeigt. Oft gelingt das aber nicht, weil das Kontrastmittel während des Durchflusses durch den kleinen Kreislauf zu stark verdünnt wird.

Bei der thorakalen *Aortographie* erfolgt die *intraarterielle, ungezielte Kontrastmittelinjektion* unter Druck in die A. brachialis bzw. axillaris gegen den Blutstrom. Es handelt

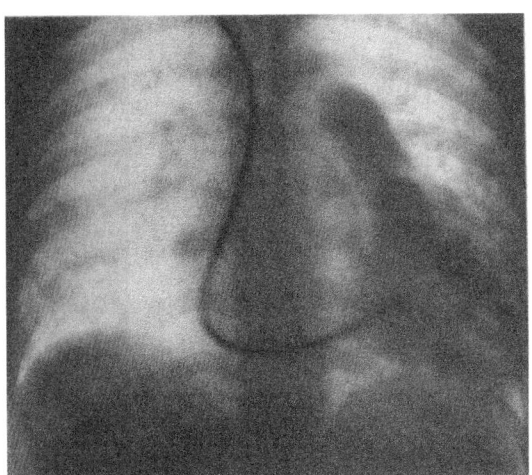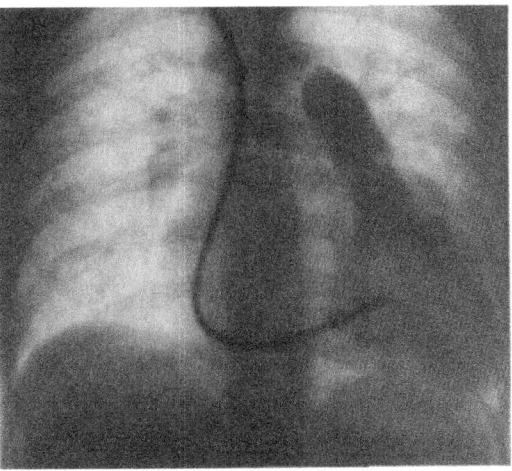

Abb. 236. Selektive Kontrastmitteldarstellung der Ausflußbahn des rechten Ventrikels und des Conus pulmonalis bei einer Fallotschen Trilogie (Mittelformat [Odelca]: 5 Bilder/sec)

sich demnach um eine ungezielte (zentripetale) *Gegenstrom-Arterio-* bzw. *-Aortographie.* Diese Methode ist keineswegs ungefährlich und wird deswegen heute nur noch selten angewandt.

δ) Für eine *intraarterielle, gezielte Kontrastmittelinjektion* gibt es mehrere Möglichkeiten. Bei der eigentlichen *retrograden Aortographie* schiebt man einen Katheter unter Durchleuchtungskontrolle von der A. radialis, brachialis oder axillaris aus bis in die Aorta ascendens oder descendens vor und injiziert das Kontrastmittel an den gewünschten Ort (vgl. Abb. 253). Die A. femoralis eignet sich als Einführungsort, wenn es vorwiegend auf die Darstellung der Aorta descendens ankommt. Bei hochgradigen Aortenisthmusstenosen kann auf diese Weise auch die distale Begrenzung der Einengung sichtbar gemacht werden.

Bei der *direkten* Kontrastmittelinjektion wird die thorakale Aorta durch die Brustwand punktiert. Die Punktionskanüle kann transsternal oder parasternal vom zweiten Intercostalraum links oder rechts bzw. vom Jugulum rechts aus eingestochen werden. Bei der Punktion von rechts erreicht man die Aorta ascendens, so daß auch alle vom Bogen ausgehenden Arterien mit dargestellt werden.

Die direkte Punktion der Aorta hatte sich bei der Darstellung von Aortenisthmusstenosen bewährt; sie wird aber mehr und mehr zugunsten der retrograden Methode verlassen, nicht zuletzt wegen ihrer Gefahren.

ε) Die Kontrastmittelinjektion durch *direkte Punktion einer Herzhöhle* hat in letzter Zeit an praktischer Bedeutung gewonnen. Bei der direkten *Ventrikulographie* — zum

Unterschied von der Angiokardiographie auch „Kardioangiographie" genannt — kann die Punktion im 4. Intercostalraum links vorne, 4 Querfinger breit neben dem Sternalrand erfolgen.

Die Methode ist für die Beurteilung der Mitralinsuffizienz, besonders vor operativer Sprengung einer Mitralstenose, wertvoll. Wir führen sie seit einiger Zeit vorwiegend zur Darstellung von Aortenklappenstenosen durch, und zwar bisher in über 20 Fällen ohne irgendeinen Zwischenfall (vgl. Abb. 264).

b) Pneumomediastinum und Pneumoperikard

Ein diagnostisches *Pneumomediastinum* (vgl. S. 184f.) wird bei Erkrankungen des Herzens im allgemeinen nur selten angelegt. Es eignet sich aber nicht nur für die Feststellung von Perikardveränderungen (pleuro-perikardiale Verwachsungen, Blastome usw.). Auch angeborene Fehlbildungen und Verlaufsanomalien der Aorta und ihrer großen Äste kommen auf Schichtbildern des luftgefüllten Mediastinums oft so gut zur Darstellung, daß man den Patienten — auch vor chirurgischen Maßnahmen — eine Angiokardiographie oder Aortographie ersparen kann. Allgemeingültig kann allerdings kaum gesagt werden, welches Untersuchungsverfahren am ungefährlichsten ist und den Patienten am wenigsten belästigt.

Die Bedeutung des diagnostischen *Pneumoperikards* ist gering. Da normalerweise ein freier punktierbarer Perikardraum nicht vorhanden ist, kann nur bei Entlastungspunktionen eines Perikardergusses ein Teil der Flüssigkeit durch ein Gas ersetzt werden. Trifft man bei einer Probepunktion keine Flüssigkeit an, so ist die Insufflation von Luft keineswegs ungefährlich. Andererseits findet man manchmal unter krankhaften Bedingungen Luft im Perikardraum, meist gleichzeitig mit einem Erguß.

Während sonst das parietale Perikardblatt röntgenologisch nie sichtbar wird, bläht die Luft es zu einem Ballon auf. In ihm ist das Herz dann sehr gut zu sehen.

II. Das Röntgenbild des normalen Herzens
1. Topographie des Herzens und der großen Gefäße

Im Brustraum liegt das Herz schräg. Seine Basis zeigt nach rechts hinten oben und seine Spitze nach links vorne unten. Bei sagittaler (dorso-ventraler) Projektion liegen normalerweise $^2/_3$ des Herzschattens links und $^1/_3$ rechts der Mittellinie. Nach beiden Seiten ist der Herzschatten kontrastreich gegen die hellen Lungenfelder begrenzt; dagegen geht er cranialwärts ohne erkennbare Grenze in das Gefäßband und caudalwärts in den Schatten des Zwerchfells bzw. der Abdominalorgane über.

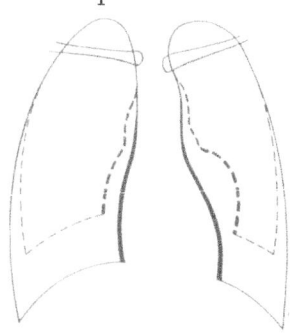

Abb. 237. Herzlage und Herzform in Abhängigkeit vom Zwerchfellstand bei der Atmung

Die Lage des Herzens im Brustraum ist von verschiedenen Faktoren abhängig. Allgemein liegt das Herz bei Neugeborenen höher als im späteren Leben. Periodische Lageveränderungen werden in erster Linie durch Körperstellung und Atmung verursacht. In beiden Fällen sind sie vorwiegend Folge der Änderung des Zwerchfellstandes und haben auch die gleichen Ursachen wie diese (vgl. S. 248f.).

Im Stehen bildet der Longitudinaldurchmesser (s. später) des Herzens mit der Horizontalen einen Neigungswinkel von etwa 45°. Bei tiefer Einatmung mit Tiefstand des Zwerchfells wird dieser Neigungswinkel größer (bis 55°), das Herz stellt sich steiler und wird länger. Entsprechend der ausgiebigeren respiratorischen Verschiebung der dorsalen Zwerchfellabschnitte wird die Herzspitze inspiratorisch etwas nach hinten verlagert, so daß sich das ganze Herz um seine Längsachse dreht. Umgekehrt verkleinert sich der Neigungswinkel (bis etwa 35°) im Liegen bzw. bei Höhertreten des Zwerchfells während der Ausatmung. Das Herz liegt dann mehr quer mit stärkerer Rundung seiner Spitze und deutlicher Wölbung der einzelnen Bögen. Das gleiche bewirken andere Ursachen für einen Zwerchfellhochstand, z. B. Adipositas und Gravidität. Die Abb. 237 zeigt Herzlage und -form in Abhängigkeit vom Zwerchfellstand bei der Atmung.

Durch Seitenlage des Körpers wird das Herz zur aufliegenden Seite verlagert, und zwar im allgemeinen nach links etwas mehr als nach rechts. Diese Verschiebung ist aber

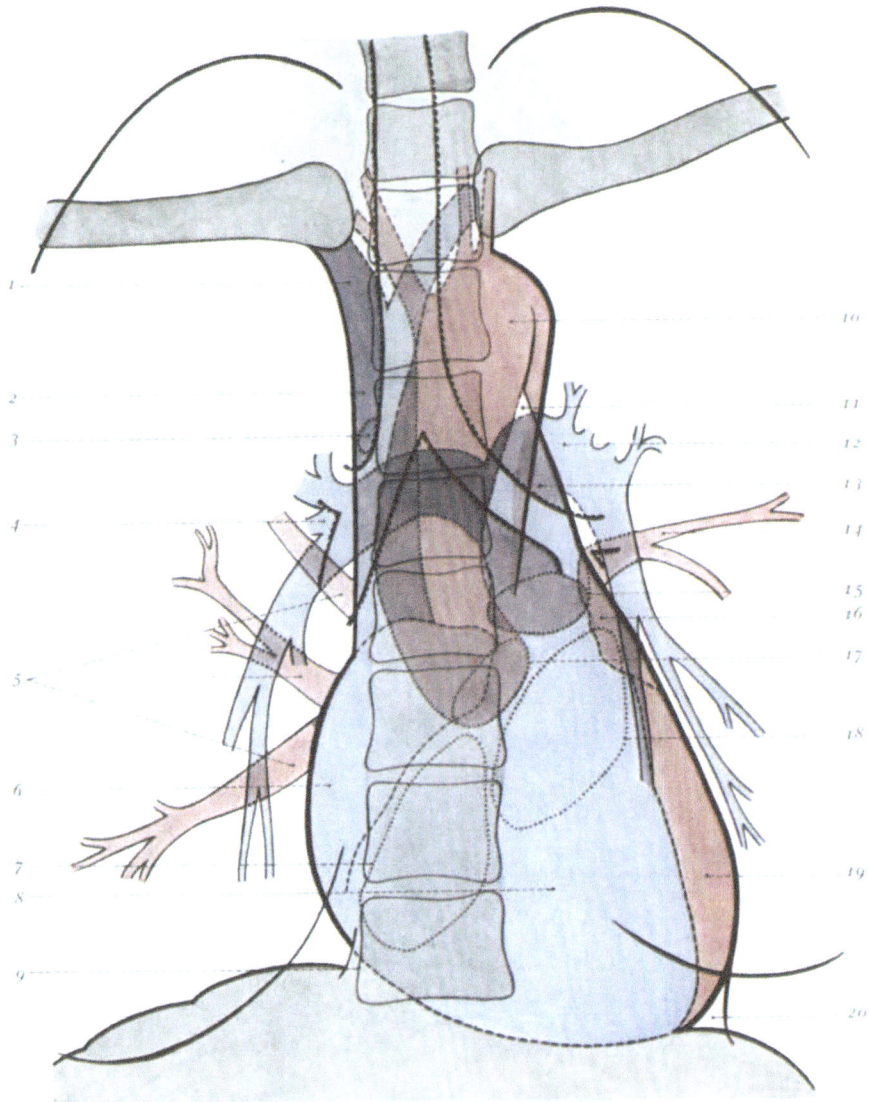

Abb. 238. Die Projektion der einzelnen Herz- und Gefäßabschnitte in den Mittelschatten bei sagittalem (dorso-ventralem) Strahlenverlauf (nach ZDANSKY). *1* V. anonyma dextra; *2* V. cava superior; *3* V. azygos; *4* rechte Pulmonalarterie; *5* rechte Pulmonalvenen; *6* rechter Vorhof; *7* Projektion des Tricuspidalostiums; *8* rechter Ventrikel; *9* V. cava inferior; *10* Aortenbogen; *11* Lig. arteriosum; *12* linke Pulmonalarterie; *13* Pulmonalisstamm; *14* linke Pulmonalvenen; *15* Projektion des Pulmonalisostiums; *16* linkes Herzohr; *17* Projektion des Aortenostiums; *18* Projektion des Mitralostiums; *19* linker Ventrikel; *20* Fettbürzel

nur verhältnismäßig gering, weil der Hochstand der aufliegenden Zwerchfellhälfte (vgl. S. 248f.) die Wirkung der Schwerkraft abschwächt.

Die Konturen des Herzschattens werden in den jeweiligen Strahlenrichtungen durch verschiedene, bogenförmig begrenzte Herz- und Gefäßabschnitte gebildet. Die Abb. 238 bis 240 zeigen, wohin bei der sagittalen (dorso-ventralen) und den Übersichtsaufnahmen im I. und II. schrägen Durchmesser normalerweise die einzelnen Herz- und Gefäßabschnitte projiziert und welche Teile randbildend werden (nach ZDANSKY).

Die *V. cava* sup. begrenzt im Sagittalbild das Gefäßband oben rechts mit einer parallel zur Wirbelsäule verlaufenden Kontur. Die V. cava inf. wird nur im rechten Herz-Zwerchfellwinkel als konkav begrenzter Schatten sichtbar, am deutlichsten im I. schrägen Durchmesser.

Der *rechte Vorhof*, in den rechts hinten die Vv. cavae münden (I. schräger Durchmesser), bildet mit seinem Herzohr den größten Teil der rechten Herzkontur (unterer

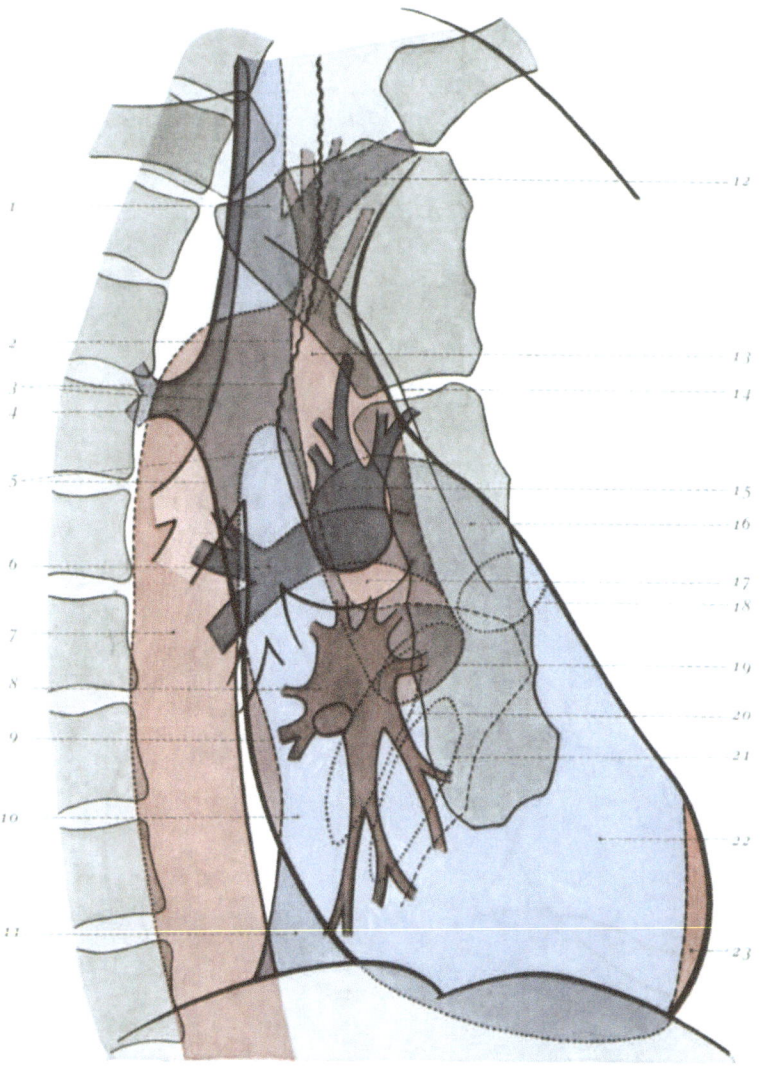

Abb. 239. Die Projektion der einzelnen Herz- und Gefäßabschnitte in den Mittelschatten bei Aufnahmen im I. schrägen Durchmesser (nach ZDANSKY). *1* V. anonyma dextra; *2* vordere Begrenzung der V. cava superior; *3* Trachea; *4* V. azygos; *5* V. cava superior; *6* rechte Pulmonalarterie; *7* Aorta descendens; *8* linke Pulmonalvenen; *9* linker Vorhof; *10* rechter Vorhof; *11* V. cava inferior; *12* V. anonyma sinistra; *13* Aortenbogen; *14* linke mediastinale Pleura; *15* linke Pulmonalarterie; *16* Pulmonalisstamm; *17* linker Oberlappenbronchus; *18* Projektion des Pulmonalisostiums; *19* Projektion des Aortenostiums; *20* Projektion des Tricuspidalostiums; *21* Projektion des Mitralostiums; *22* rechter Ventrikel; *23* linker Ventrikel

rechter Bogen des Sagittalbildes) und den rechten Teil der Vorderfläche des Herzens. Der vorne und unten (auf dem Zwerchfell) liegende *rechte Ventrikel* wird im Sagittalbild an keiner Seite randbildend. Im II. schrägen Durchmesser entspricht ihm die vordere untere Herzkontur. Seine Ausflußbahn stellt sich angiokardiographisch am besten in rein seitlicher Projektion dar. Man sieht dabei auch den Übergang in den *Conus pulmonalis* (Abb. 241), der im Sagittalbild den zweiten Bogen (von oben) links bildet und auch im

I. schrägen Durchmesser vorne oben randbildend bleibt. Im II. schrägen Durchmesser wird an der hinteren Herzkontur im Bogen der Aorta die Teilung in die Aa. pulmonales sichtbar.

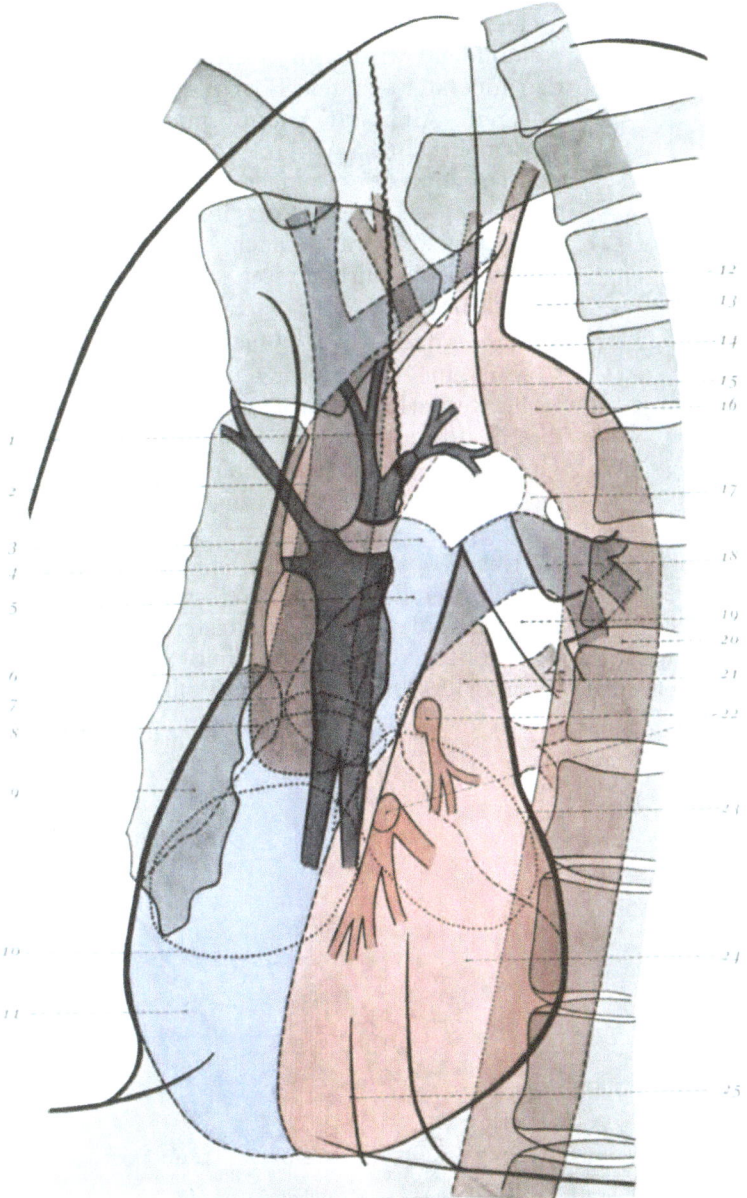

Abb. 240. Die Projektion der einzelnen Herz- und Gefäßabschnitte in den Mittelschatten bei Aufnahmen im II. schrägen Durchmesser (nach ZDANSKY). *1* Hinterwand der V. cava superior; *2* Vorderwand der V. cava superior; *3* rechte Pulmonalarterie; *4* Vorderwand der Aorta ascendens; *5* rechter Bronchus; *6* rechter Hilus; *7* Projektion des Pulmonalisostiums; *8* Projektion des Aortenostiums; *9* rechter Vorhof; *10* Projektion des Tricuspidalostiums; *11* rechter Ventrikel; *12* A. subclavia sinistra; *13* „Aortendreieck"; *14* orthograd projizierter Übergang der linken costalen in die mediastinale Pleura; *15* Trachea; *16* Aortenbogen; *17* Lig. arteriosum; *18* linke Pulmonalarterie; *19* linker Bronchus; *20* Aorta descendens; *21* linker Vorhof; *22* rechte Pulmonalvenen; *23* Projektion des Mitralostiums; *24* linker Ventrikel; *25* Hinterwand der V. cava inferior

Der *linke Vorhof* mit den Mündungen der Vv. pulmonales liegt links hinten oben und wird am deutlichsten im Seitenbild als dorsale Herzkontur bzw. im II. schrägen Durchmesser hinten oben freiprojiziert. Im Sagittalbild erreicht sein Herzohr als dritter Bogen die linke Herzkontur. Oft sind aber zweiter und dritter Bogen (Pulmonalis und linkes Herzohr) nicht voneinander zu trennen. Der *linke Ventrikel* bildet die Herzspitze (vierter linker Bogen im Sagittalbild), liegt aber hauptsächlich links hinten und wird deswegen vorwiegend im II. schrägen Durchmesser als hintere untere Herzkontur frei.

Die *Aorta ascendens* verläuft zunächst in einem flachen, nach rechts konvexen Bogen, der manchmal an der rechten Herzkontur als oberer Bogen (oberhalb des rechten Vorhofs) randbildend wird. Im Sagittalbild bildet der *Arcus aortae* den (obersten) ersten Bogen der linken Herzkontur, der in höherem Alter oft knopfförmig vorspringt (Aortenknopf). In seinem ganzen Verlauf wird der Arcus aortae im II. schrägen Durchmesser (weniger im Seitenbild) freiprojiziert. Die *Aorta descendens* verläuft im I. schrägen Durchmesser frei im Retrokardialraum nach caudal; im Seitenbild und im II. schrägen Durchmesser wird sie von der Wirbelsäule überlagert.

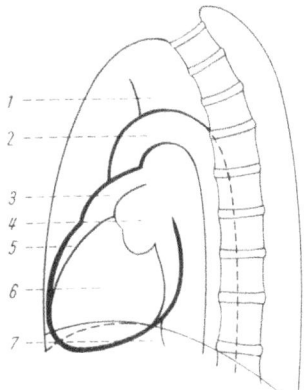

Abb. 241. Herz und Gefäße in rein seitlicher Projektion. *1* V. cava superior und Vv. anonymae; *2* Aorta; *3* A. pulmonalis; *4* linker Vorhof; *5* rechter Ventrikel; *6* linker Ventrikel; *7* V. cava inferior

2. Herz- und Aortenmaße

Für eine Orientierung über die Herzgröße und zur Kontrolle wesentlicher Größenänderungen reicht im allgemeinen die Bestimmung einiger *linearer* Herzmaße aus, die auf Grund von Orthodiagrammen bzw. mit ausreichender Annäherung auf Herzfernaufnahmen ermittelt werden können (Abb. 242).

Der *Transversaldurchmesser* des Herzens ergibt sich als Summe der beiden Medianabstände ($Tr = Mr + Ml$), d. h. der Abstände der am weitesten rechts bzw. links lateralwärts liegenden Punkte der Herzkontur von der Mittellinie. Als *Longitudinaldurchmesser* bezeichnet man den Abstand der Herzspitze von dem Punkt der rechten Herzkontur,

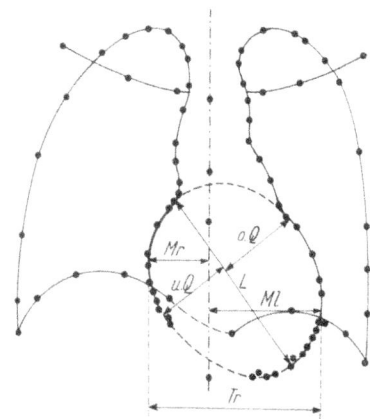

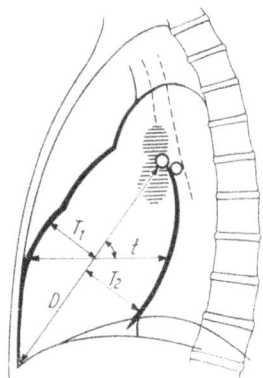

Abb. 242. Die wichtigsten Herzmaße im sagittalen Orthodiagramm (nach MORITZ und DIETLEN). *Mr* rechter Medianabstand; *Ml* linker Medianabstand; *L* Längsdurchmesser; *Tr* Transversaldurchmesser ($= Mr + Ml$); *oQ* oberer Querabstand; *uQ* unterer Querabstand

Abb. 243. Die wichtigsten Herzmaße im Seitenbild. *D* Diagonaldurchmesser; *t* größter horizontaler Tiefendurchmesser; $T_1 + T_2 = T =$ absoluter Tiefendurchmesser

der dem Übergang des (unteren) rechten Vorhofbogens in den (oberen) durch die Aorta ascendens gebildeten Bogen bzw. in die Kontur der V. cava sup. entspricht. Dieser Längsdurchmesser bildet mit der „Horizontalen" (d. h. mit der Senkrechten auf die Körperlängsachse) den Neigungswinkel des Herzens.

Von den im (dextro-sinistralen) Seitenbild meßbaren Größen (Abb. 243) ist der *absolute Tiefendurchmesser* (T) aufschlußreicher als der horizontale Tiefendurchmesser (t), weil er von der Herzneigung unabhängig ist. Der Tiefendurchmesser T ist die Summe der senkrechten Abstände der am weitesten vom Diagonaldurchmesser (D) entfernten Punkte der vorderen und hinteren Herzkontur. Man erhält den Diagonaldurchmesser, indem man den obersten Konturpunkt des linken Vorhofs mit der Spitze des Winkels zwischen vorderer Brustwand und Zwerchfellkuppel verbindet.

Als *Aortenmaße* schlugen Vaquez und Bordet, wie aus Abb. 244 hervorgeht, den rechten und linken Medianabstand (*mr* bzw. *ml*), die Scheitelhöhe (*Sch*) und die Sehne der Aortenvorwölbung (*S*) vor.

Auf die Bestimmung von *Flächen-* und *Volumenmaßen* des Herzens kann hier nicht eingegangen werden.

Die Abb. 245 zeigt die mittleren Werte für den Transversal- und Longitudinaldurch-

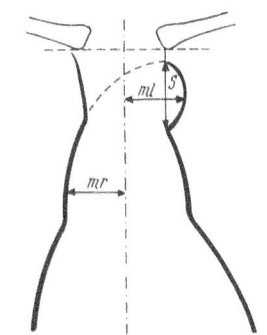

Abb. 244. Aortenmaße nach Vaquez und Bordet. *mr* rechter Medianabstand; *ml* linker Medianabstand; *S* Sehne des Aortenknopfes

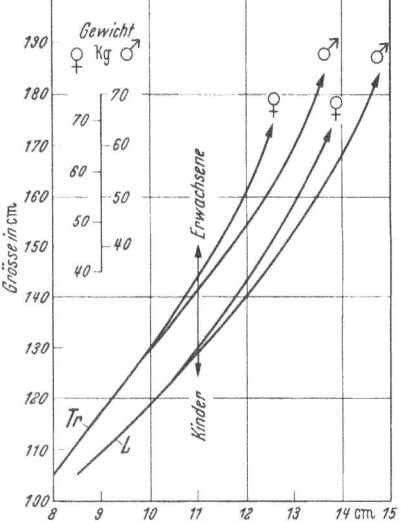

Abb. 245. Die mittleren Werte für den Transversal- und Longitudinaldurchmesser des Herzens in Abhängigkeit von Körpergröße und -gewicht

messer des Herzens in Abhängigkeit von Körpergröße und -gewicht. Die Kurven basieren auf Zahlenangaben von Dietlen, Groedel, Otten, Veith u. a.

3. Pulsatorische Herz- und Gefäßbewegungen

Im Gegensatz zu den bereits erwähnten Sekundärbewegungen, die das Herz im Brustraum ausführt (Respiration, Lagewechsel usw.), handelt es sich bei den pulsatorischen Bewegungen um eine aktive Leistung des Herzmuskels selbst. Jede Herzaktion besteht aus einer Kontraktionsphase (Systole) und einer Entspannungsphase (Diastole). Die Kontraktionsphase wird von einer kurzdauernden Vorhofssystole eingeleitet. Ihr folgt unmittelbar die Kammersystole. Bei der Durchleuchtung sind diese beiden Takte zwar kaum auseinanderzuhalten. Man sieht vielmehr praktisch nur eine einheitliche systolische Medianbewegung der Konturen aller Herzhöhlen mit Verkleinerung des Herzschattens. Dabei führen die Gefäßkonturen umgekehrt eine Lateralbewegung aus; sie ist allerdings weniger Folge einer Vergrößerung des Gefäßquerschnittes, sondern hauptsächlich durch Gefäßverlagerung, z. B. Streckung des Aortenbogens, bedingt. Nach einer kurzzeitigen systolischen Pause erfolgen während der Entspannungsphase die Bewegungen in umgekehrter Richtung, also diastolische Vergrößerung des Herzschattens mit Lateralbewegung der von den Herzhöhlen gebildeten Konturen und Verschmälerung des Gefäßbandes mit Medianbewegung seiner Konturen.

Die Größe der Bewegungsamplituden ist über den einzelnen Herz- und Gefäßabschnitten verschieden; sie hängt auch von vielen anderen Faktoren ab (Alter, Blutdruck, Zustand des Herzmuskels usw.). Die größte Amplitude erreicht die Bewegung über dem linken Ventrikel; sie beträgt dort bis zu 5 mm, die der Aorta normalerweise bis zu 2 mm.

Außer diesen Pulsationen macht das Herz während der Systole eine geringe Pendelbewegung nach rechts; die Herzspitze wird etwas angehoben und abgerundet.

Eine genauere Bewegungsanalyse ermöglichen *Kymogramme*. Die flächenkymographischen Herzrandkurven der einzelnen Herz- und Gefäßabschnitte sind in Abb. 246 schematisch dargestellt. Man erkennt, wie sich die Herzkontur über dem linken Ventrikel diastolisch langsam lateralwärts bewegt, um systolisch plötzlich zur Ausgangslage nach median zurückzukehren. Außerdem sieht man gegenüber dieser Ventrikelkurve an den Gefäßen eine Umkehrung der Bewegungszacken. Die Randkontur des rechten Vorhofs zeigt in der systolischen Phase einen unregelmäßigen, unterteilten Kurvenverlauf, weil dort die Medianbewegung nicht nur durch die kurzzeitige Vorhofssystole selbst zustande kommt; durch die Ventrikelkontraktion wird die Vorhofkontur zusätzlich nach medial gezogen. Nur geringe Amplituden haben die Pulsationen über dem linken Herzohr. Der linke Ventrikel und die Gefäße übertragen auf diesen Bereich ihre einander entgegengesetzten Bewegungen und modulieren die eigentliche Vorhofsbewegung. Dadurch entstehen während einer Herzaktion mehrere Bewegungszacken.

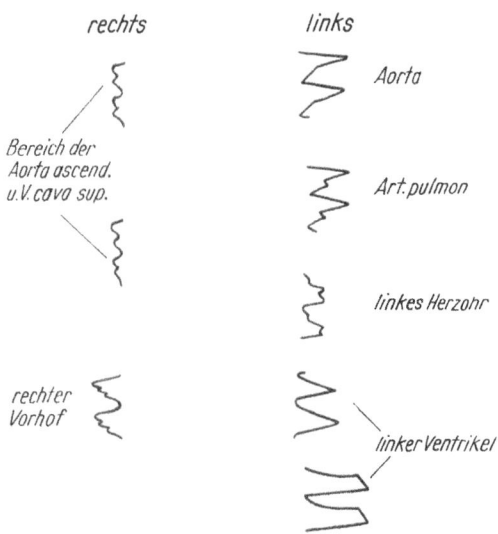

Abb. 246. Normale flächenkymographische Herzrandkurven (schematisiert); rechts Bereich der Aorta ascend. u. V. cava sup., rechter Vorhof; links Aorta A. pulmon., linkes Herzohr, linker Ventrikel

Die in der (zeichnerisch) vergrößerten Wiedergabe der Abb. 246 erkennbaren Einzelheiten sind auf Originalkymogrammen (vgl. Abb. 14, S. 21) schwieriger zu differenzieren. Aufschlußreicher sind deshalb elektrokymographische Kurven, deren Koordinaten (Zeit und Amplitude) schon bei der Aufnahme fast beliebig gedehnt werden können (vgl. Abb. 19, S. 25).

III. Veränderungen von Herzgröße, Herzform und Blutströmung

Normalerweise schwankt die *Herzgröße* individuell beträchtlich. Als krankhaft sind aber nur extreme Abweichungen von der Norm anzusehen, in erster Linie bei Asthenikern das sog. *Tropfenherz* (Cor pendulum). Es hängt in dem langgestreckten Thorax und hat nur kleinflächige Berührung mit dem Zwerchfell (Abb. 247). Abgesehen von dieser und ähnlichen konstitutionellen Anomalien kann die Herzgröße jederzeit durch zahlreiche Ursachen zu- und abnehmen, wobei für die chirurgische Röntgendiagnostik praktisch nur die Herzvergrößerung wichtig ist. Sie kann primär das ganze Herz betreffen und ist dann, abgesehen von mäßigen akuten Vergrößerungen bei körperlicher Überanstrengung (z. B. Sportlerherz), im allgemeinen Folge einer Myokardschädigung verschiedenstartiger Genese.

Bei dieser „myopathischen Konfiguration" ist der Herzschatten allseitig vergrößert, plump und ohne deutliche Abgrenzung der einzelnen Herzbögen. Extreme Vergrößerung besteht beim sog. *Cor bovinum* (Abb. 248).

Wichtiger sind hier Vergrößerungen einzelner Herzabschnitte, durch die dann auch Veränderungen der *Herzform* hervorgerufen werden. Je nachdem, welche Herzabschnitte vergrößert sind, spricht man von einer Aorten-, Pulmonal-, Mitral- oder Tricuspidalkonfiguration. Darauf wird bei den einzelnen Herzfehlern noch eingegangen. Diese veränderten Herzkonfigurationen charakterisieren (im Gegensatz zur myopathischen Konfiguration) auch dann noch die Herzform, wenn zu den primär lokalisierten sekundär eine allseitige Herzvergrößerung hinzukommt.

1. Hypertrophie und Dilatation

Die Vergrößerung einzelner Herzabschnitte kann durch Hypertrophie des Herzmuskels oder durch Dilatation einer Höhle erfolgen. Dabei ist der Anteil der Hypertrophie an der Größenzunahme nur gering. Zur Dilatation kommt es zunächst kompensatorisch, wenn eine Herzhöhle, z. B. bei Klappenfehlern, eine größere Blutmenge enthält.

Diese kompensatorische Dilatation kann lange Zeit auf einzelne Herzabschnitte begrenzt bleiben und erreicht im allgemeinen auch nur mittleres Ausmaß. Wird dabei die Leistungs-fähigkeit des Herzmuskels über-fordert, so kann der Tonus auch durch Hypertrophie nicht mehr aufrechterhalten werden und es kommt zur dekompensatorischen Dilatation.

Die Dilatation infolge von Dekompensation führt zu höher-gradigen Erweiterungen und er-faßt schließlich auch andere Herzhöhlen. Die einzelnen Herz-bögen verlieren mehr und mehr ihre Abgrenzung voneinander. Der Herzschatten wird plump und erscheint außerdem schlaff, weil infolge der erlahmenden Muskelkraft die Bewegungs-amplituden abnehmen.

Röntgenologisch ist aller-dings bei einer Dilatation nicht oder nur ausnahmsweise zwi-schen Kompensation und De-kompensation zu unterschei-den. Das ist auch nicht Auf-gabe der Röntgenuntersuchung.

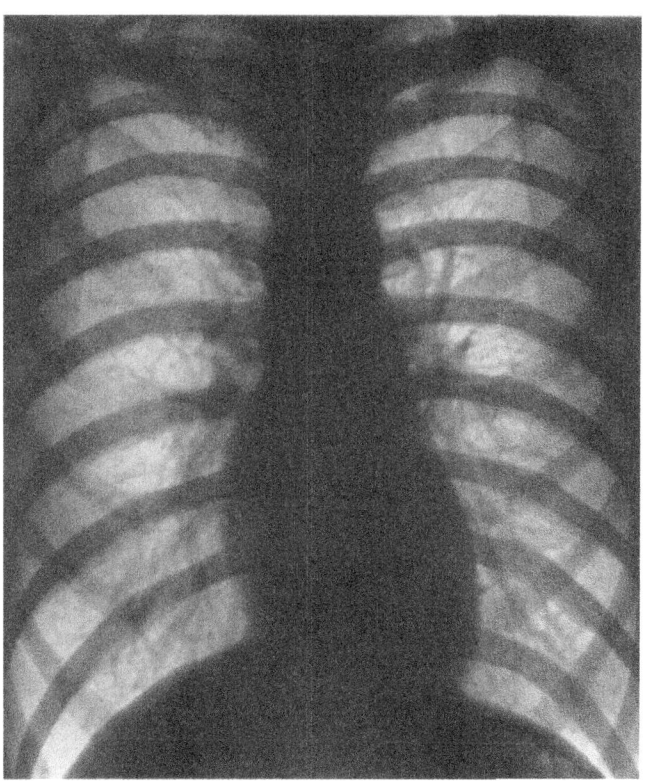

Abb. 247. Tropfenherz (Cor pendulum)

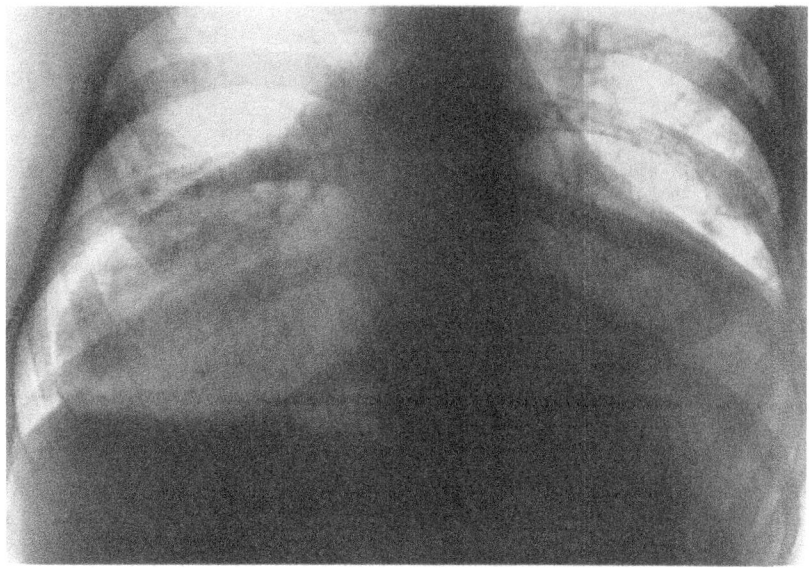

Abb. 248. Cor bovinum (kein Erguß!)

Wichtiger ist die Feststellung der Folgen einer Dekompensation, z. B. Stauungsergüsse (Transsudate) im Pleura- oder Perikardraum.

2. Cor pulmonale

Beim Cor pulmonale handelt es sich um die Folge einer Überlastung des rechten Herzens. Praktisch alle chronischen Erkrankungen des Lungenparenchyms und des Interstitiums (Bronchiektasen, Pneumokoniosen, Fibrosen, chronische Pneumonien, Asthma bronchiale, Emphysem usw.) können früher oder später zum Cor pulmonale führen. Das gleiche bewirken primäre Erkrankungen der Lungengefäße, wenn sie, wie namentlich die Pulmonalsklerose, die Strombahn einengen. Das ist auch infolge extrapulmonaler Veränderungen, wie unter anderem bei Pleuraschwarten und Deformitäten des Thorax (Kyphoskoliose), möglich. Auch eine Rückstauung bei Mitralvitien oder bei einer Insuffizienz des linken Herzens kann zur Überlastung des rechten Herzens führen. Für die Thoraxchirurgie ist das Cor pulmonale auch deswegen von Bedeutung, weil durch Resektion größerer Lungenteile der Querschnitt der Strombahn erheblich vermindert wird, wenn nicht ausschließlich ohnehin funktionsuntüchtiges Gewebe reseziert wird. Gerade bei Blastomen ist das aber meist nicht möglich.

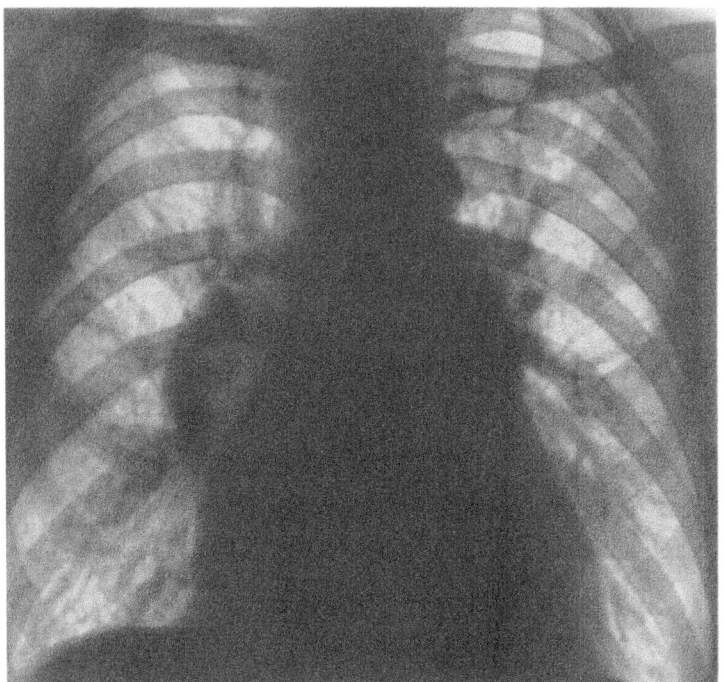

Abb. 249. Cor pulmonale. Erweiterung des Pulmonalisbogens und des rechten Vorhofs. Starke Verbreiterung beider Hili und Vermehrung der Lungengefäßzeichnung

Röntgenologisch fällt beim Cor pulmonale besonders die Vorwölbung des Pulmonalisbogens an der linken Herzkontur auf (Abb. 249). Die Erweiterung des rechten Ventrikels ist dagegen kaum festzustellen; sie beeinflußt also die Herzform auch nicht maßgebend. Eine Verbreiterung des Herzschattens nach rechts entsteht bei Mitbeteiligung des rechten Vorhofs. Differentialdiagnostisch wichtig ist das Fehlen einer Vergrößerung des linken Vorhofs im Gegensatz zur Herzform bei arterio-venösen Lungenfisteln.

Im Röntgenbild der Lunge sieht man beim Cor pulmonale eine Zunahme der Streifenzeichnung infolge Verbreiterung der Arterienäste. Die Hili sind ebenfalls sehr breit und zeigen Eigenpulsationen. Weitere Folgen der Stauung sind Transsudation in die Alveolen und eventuell ödematöse Durchtränkung des interstitiellen Gewebes. Röntgenaufnahmen zeigen dann ähnliche Befunde wie beim Lungenödem (vgl. S. 141). Durch Transsudation kommt es auch häufig zu Pleuraergüssen und im Bauchraum zum Ascites.

3. Veränderungen der Blutströmung

Veränderungen der Blutströmung im Herzen und in den großen herznahen Gefäßen sind, soweit sie nicht auf Antriebsstörungen beruhen, vorwiegend Folge von *Strombahneinengungen* oder (seltener) -erweiterungen und von *krankhaften Strombahnverbindungen*. Im ersten Falle kann sich die Strömungsgeschwindigkeit, im zweiten Falle die Strömungsrichtung ändern. Krankhafte Strombahnverbindungen können zwischen großem und kleinem Kreislauf oder als Nebenschlüsse im gleichen System (arterio-venöse Kurzschlußverbindungen) bestehen.

Röntgenologisch zeigen sich solche Veränderungen auf dreierlei Art: Auf Nativbildern erkennt man sie an ihren Auswirkungen auf die Größe der einzelnen Herzhöhlen und somit auf die Herzform. Dabei muß auf eine Besonderheit aufmerksam gemacht werden. Bei Strömungsbehinderung durch eine Stenose kommt es nicht ausschließlich vor der Stenose zur Strombahnerweiterung. Unter bestimmten Voraussetzungen sind auch erhebliche poststenotische Erweiterungen möglich. Man sieht sie besonders häufig und eindrucksvoll hinter valvulären Pulmonalstenosen (Abb. 250), mitunter aber auch hinter

einer Aortenklappenstenose, Aortenisthmusstenose und in der A. subclavia distal einer Einschnürung durch den M. scalenus. Druckverhältnisse, die solche Erweiterungen bewirken, treten allerdings nur dann auf, wenn es sich um kurze, symmetrische, zirkuläre, d. h. düsenartige Stenosen handelt (HOLMAN), wie das eben am ehesten bei der valvulären Pulmonalstenose der Fall ist.

Die beiden anderen Arten der Darstellung erfolgen angiokardiographisch, entweder direkt durch Darstellung der Strombahnmorphologie oder (bzw. und) indirekt, d. h. funktionsdiagnostisch auf Grund des veränderten Kontrastmittelflusses. Die angiographische Funktionsdiagnostik ist besonders wichtig bei

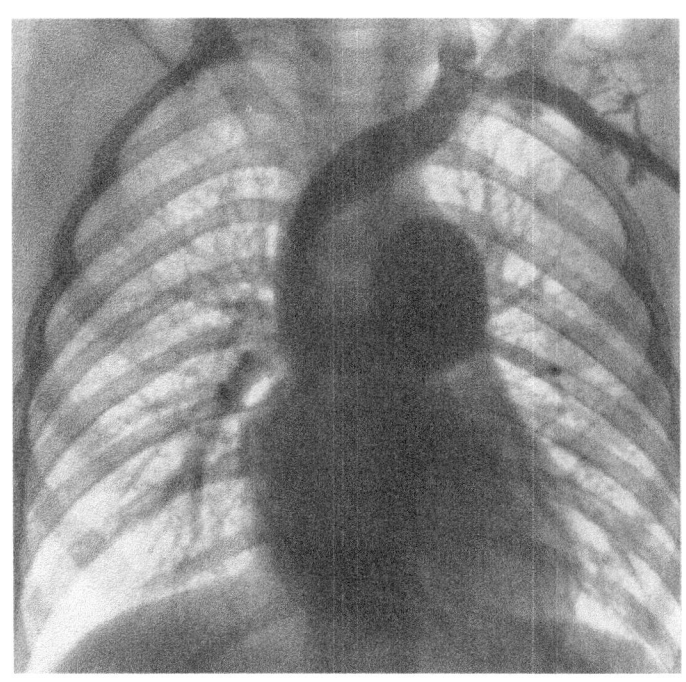

Abb. 250. Poststenotische Erweiterung der A. pulmonalis bei valvulärer Pulmonalstenose (Angiokardiogramm)

krankhaften Strombahnverbindungen, weil sich die Funktion eines Shunts erst aus der Strömung ergibt. Die Strömungsrichtung besagt, ob es sich um einen Rechts-Links- oder um einen Links-Rechts-Shunt handelt. Einzelheiten werden bei den einzelnen Herzfehlern besprochen.

IV. Morphologische Veränderungen

1. Fehlentwicklungen

a) Situs inversus

Ein Situs inversus viscerum *totalis*, bei dem alle Brust- und Bauchorgane spiegelbildlich liegen, verursacht keinerlei Funktionsstörungen und ist deshalb ohne krankhafte Bedeutung. Röntgenologisch wird er mitunter bei Reihenuntersuchungen als Zufallsbefund festgestellt und ist leicht an der Rechtslage der Herzspitze und der Magenblase sowie an dem links unterhalb des Zwerchfells liegenden Leberschatten zu erkennen.

Wichtiger ist der *partielle* Situs inversus der Brust- oder Bauchorgane, namentlich der Situs inversus *abdominalis*, weil er sehr oft mit Fehlbildungen des Herzens (Transposition der großen Gefäße, Pulmonalstenose, Scheidewanddefekte usw.) kombiniert ist. Die zusätzlichen Mißbildungen beherrschen dann das klinische Bild und bestimmen auch die röntgenologische Herzform. Ob bei angeborenen Fehlbildungen des Herzens ein Situs inversus abdominalis besteht, ist bei seitenvertauschter Lage von Leber und Magenblase zu vermuten und kann am besten durch eine Kontrastmitteldarstellung des Digestionstraktes geklärt werden.

b) Chirurgisch wichtige (operable) angeborene Herz- und Gefäßfehler

Morphologisch ist die Mannigfaltigkeit der angeborenen Herz- und Gefäßfehler so groß, daß sie hier nicht alle einzeln besprochen werden können. Wir beschränken uns auf die Formen, bei denen heute chirurgische Eingriffe durchgeführt werden können, wodurch die Fehlbildung entweder vollständig beseitigt oder in einen anderen Fehler umgewandelt wird, der dann durch konservative Behandlung leichter als der ursprüngliche zu beherrschen ist. Die Erfolge der Chirurgie bei angeborenen (und auch bei den erworbenen) Herzfehlern sind um so besser, je mehr es gelingt, normale morphologische Verhältnisse herzustellen, wie mehr oder weniger beim Ductus arteriosus persistens, bei einigen Aortenringanomalien, Aortenisthmusstenose, Vorhofseptumdefekt und Pulmonal-

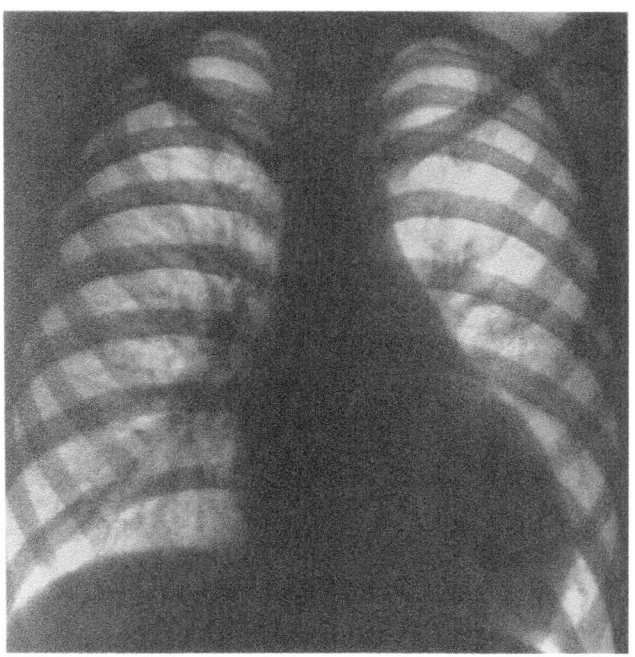

Abb. 251. Geringe Vorwölbung des Pulmonalisbogens, Verbreiterung der Lungen- und Hilusgefäße bei Ductus arteriosus persistens

stenose. Dagegen bleibt abzuwarten, inwieweit die bisher unbefriedigenden Ergebnisse in Zukunft die Operation solcher Fehler, bei denen nur Umgehungsanastomosen möglich sind, rechtfertigen.

Die Diagnostik der angeborenen, besonders der kombinierten Herz- und Gefäßfehler und namentlich die Auswahl der für eine operative Korrktur geeigneten Fälle stellt heute Aufgaben, die höchstens ausnahmsweise von einer Fachdisziplin allein zu lösen sind. Die moderne Kardiologie setzt eine Gemeinschaftsarbeit voraus, bei der dem Radiologen ganz bestimmte Teilaufgaben zufallen. Die Besprechung der speziellen Herzfehlerformen muß sich dementsprechend darauf beschränken, solche die Radiologie betreffende Teilprobleme anzudeuten.

α) Bei dem nicht seltenen *Ductus arteriosus persistens* (BOTALLI) bleibt die Obliteration der embryonalen Gefäßverbindung zwischen Aorta und A. pulmonalis aus. Er ist bei Frauen etwa doppelt so häufig wie bei Männern. Außer einem eigentlichen Ductus verschiedener Länge und Lichtungsweite kann es sich in seltenen Fällen auch um unmittelbare Verbindungen beider Gefäße (aorto-pulmonale Fistel) handeln. Dem Druckgefälle entsprechend besteht beim Ductus arteriosus zunächst ein Links-Rechts-Shunt und damit eine Mehrbelastung des Herzens (zusätzliche Volumenarbeit des linken Ventrikels; zusätzliche Druckarbeit des rechten Ventrikels). Ein charakteristisches kontinuierliches systolisch-diastolisches Maschinengeräusch macht die klinische Diagnose im allgemeinen leicht.

Röntgenologisch fällt vor allem eine Verbreiterung der Hilus- und Lungengefäße mit deutlicher Eigenpulsation auf. Sehr oft besteht auch eine Vorwölbung des Pulmonalisbogens (Abb. 251), der dann ebenfalls verstärkte Eigenpulsation zeigt. Beim Valsalvaschen Versuch verkleinert sich der Pulmonalisbogen (Bittorfsches Zeichen). Der Herzschatten kann normal groß sein; bei größerem Shuntvolumen kommt es aber zu einer Erweiterung des linken und später des ganzen Herzens.

Infolge des pulmonalen Hochdruckes entwickelt sich schließlich eine Lungenfibrose.

Außer großen Bewegungsamplituden über Aorta, Pulmonalis und Lungengefäßen kennzeichnen diastolische Zwischenzacken im Bereich des Pulmonalisbogens das kymographische Bild.

Eine Kontrastmitteldarstellung ist nur selten bei differentialdiagnostischen Schwierigkeiten erforderlich. Bei der intravenösen Angiokardiographie sieht man mitunter während des Dextrogramms an der Einmündungsstelle des Ductus in der Pulmonalisfüllung einen Defekt durch das einströmende Blut; während des Lävogramms kann es erneut zu einer Kontrastmittelanfärbung der A. pulmonalis kommen. Die Darstellung des Ductus selbst gelingt am sichersten durch eine retrograde Aortographie bei Projektion im II. schrägen Durchmesser. Mitunter gelingt es, mit der Spitze des Herzkatheters in den Ductus selbst und durch ihn in die Aorta zu gelangen (JÖNS-SON).

Auch Schichtaufnahmen nach Anlage eines Pneumomediastinums zeigen den Ductus oft recht deutlich.

Chirurgisch können bei einem Ductus arteriosus persistens normal-anatomische Verhältnisse durch doppelseitige Ligatur mit oder ohne Gangdurchtrennung geschaffen werden. Diese Möglichkeit rechtfertigt eine Operation auch in Fällen mit verhältnismäßig geringen klinischen Erscheinungen, zumal die mittlere Lebenserwartung der Träger eines Ductus arteriosus herabgesetzt ist. Häufig gleichzeitig bestehende andere Mißbildungen verbieten eine Operation nur dann, wenn sich beide Fehler hämodynamisch ganz oder teilweise

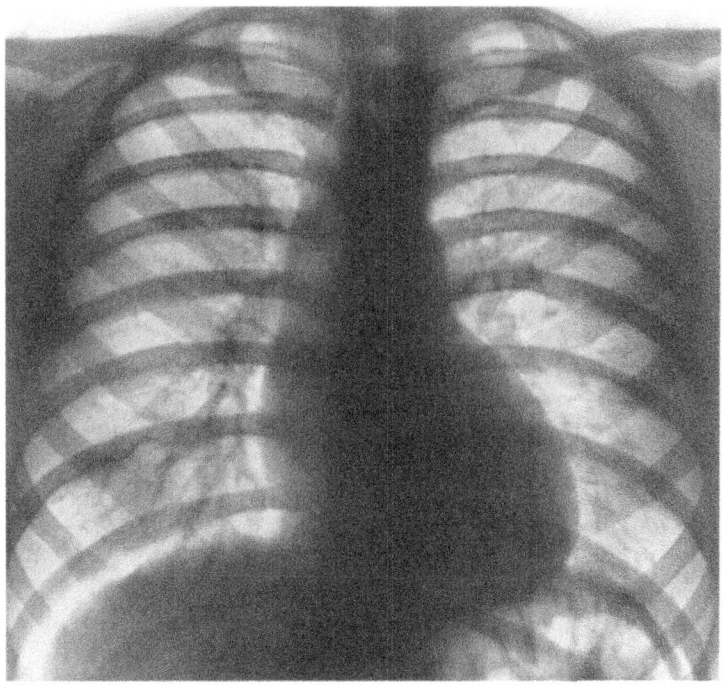

Abb. 252. Aortenisthmusstenose. Rippenarrosionen durch Kollateralgefäße

kompensieren, z. B. bei einer Pulmonalstenose hinsichtlich der Lungendurchblutung, und wenn der zusätzliche Fehler dann nicht ebenfalls (vorher oder gleichzeitig) korrigiert werden kann.

Postoperativ sieht man in erster Linie einen Rückgang der Lungengefäßzeichnung. Auch die Vorwölbung des Pulmonalisbogens wird meist geringer, jedoch bleibt auch postoperativ die Herztaille im allgemeinen noch verstrichen.

β) Bei der *Aortenisthmusstenose* (Coarctatio aortae) besteht in der Mehrzahl der Fälle eine kurze, circumscripte Einengung der Aorta unterhalb des Abganges der linken A. subclavia distal vom Ansatz des obliterierten (oder noch offenen) Ductus arteriosus Botalli (Erwachsenen-Typ). Viel seltener sind Einengungen eines längeren Aortensegmentes mit poststenotischem Ductus arteriosus (infantile Form), dann meist kombiniert mit anderen Mißbildungen.

Oft ist die Aorta bis auf Streichholzdicke eingeengt, selten ganz verschlossen. Die Blutversorgung der unteren Körperhälfte erfolgt über einen Kollateralkreislauf zum poststenotischen Teil der Aorta descendens. Sehr stark erweitert und geschlängelt sind besonders die Aa. subclaviae, mammariae internae und intercostales.

Röntgenologisch sieht man auf Übersichtsaufnahmen unregelmäßige rundliche und ovale Ausbuchtungen an den unteren Konturen der hinteren Rippenabschnitte (Abb. 252). Diese *Rippenarrosionen* sind Folge der dauernden Pulsation der erweiterten und prall gefüllten Intercostalarterien. Bei Kindern bestehen sie noch nicht; man sieht sie erst etwa vom 8.—10. Lebensjahr an.

Das Herz ist meist etwas nach links verbreitert mit kräftigen Pulsationen des linken Ventrikels. Während die Aorta ascendens (oberer Bogen der rechten Herzkontur) breiter

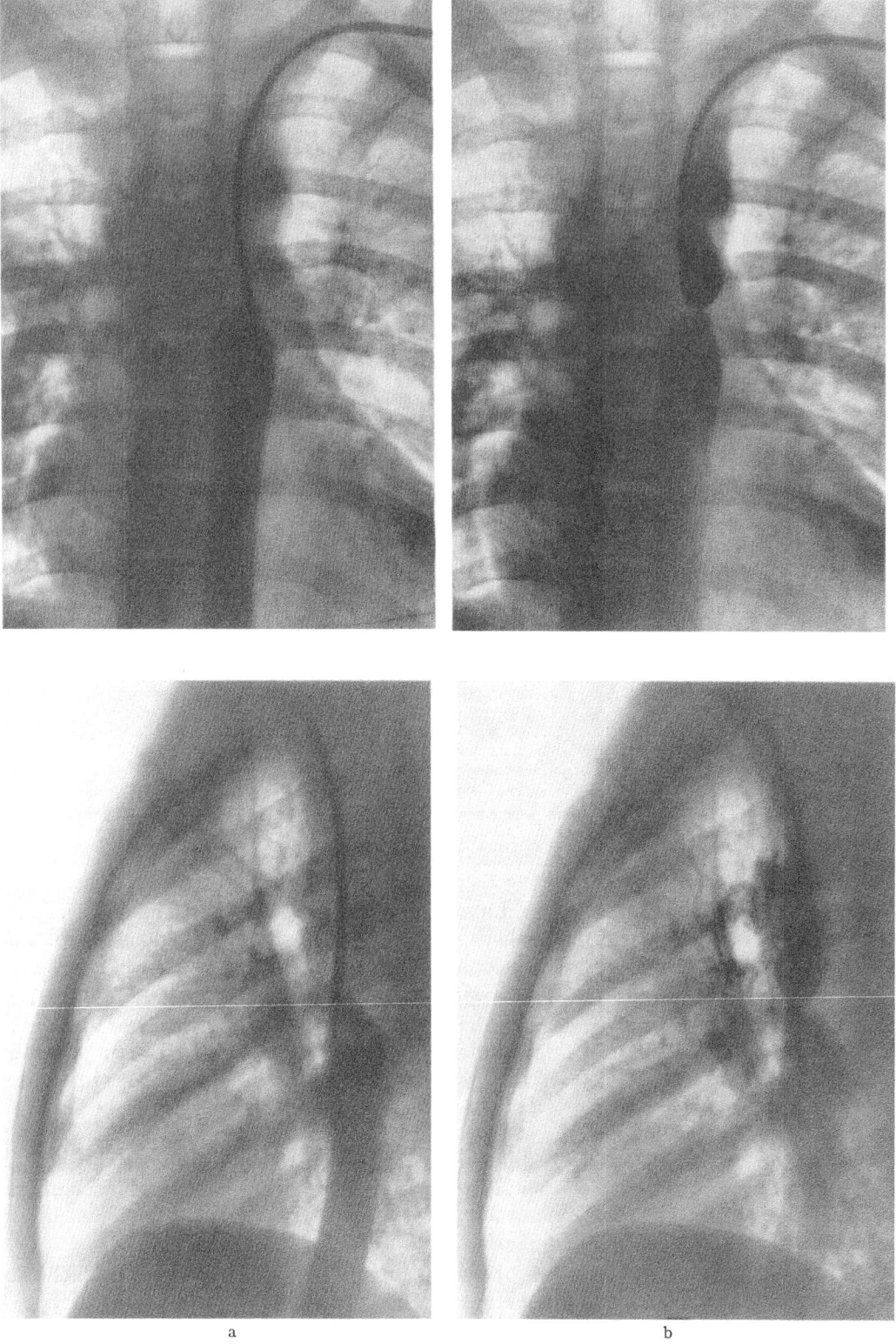

a   b

Abb. 253 a—d. Retrograde Aortographie bei Aortenisthmusstenose. Serienaufnahmen

ist als gewöhnlich, fehlt meist linksseitig der erste Bogen (Aortenknopf) überhaupt, oder er wird durch die verbreiterte A. subclavia sin. vorgetäuscht.

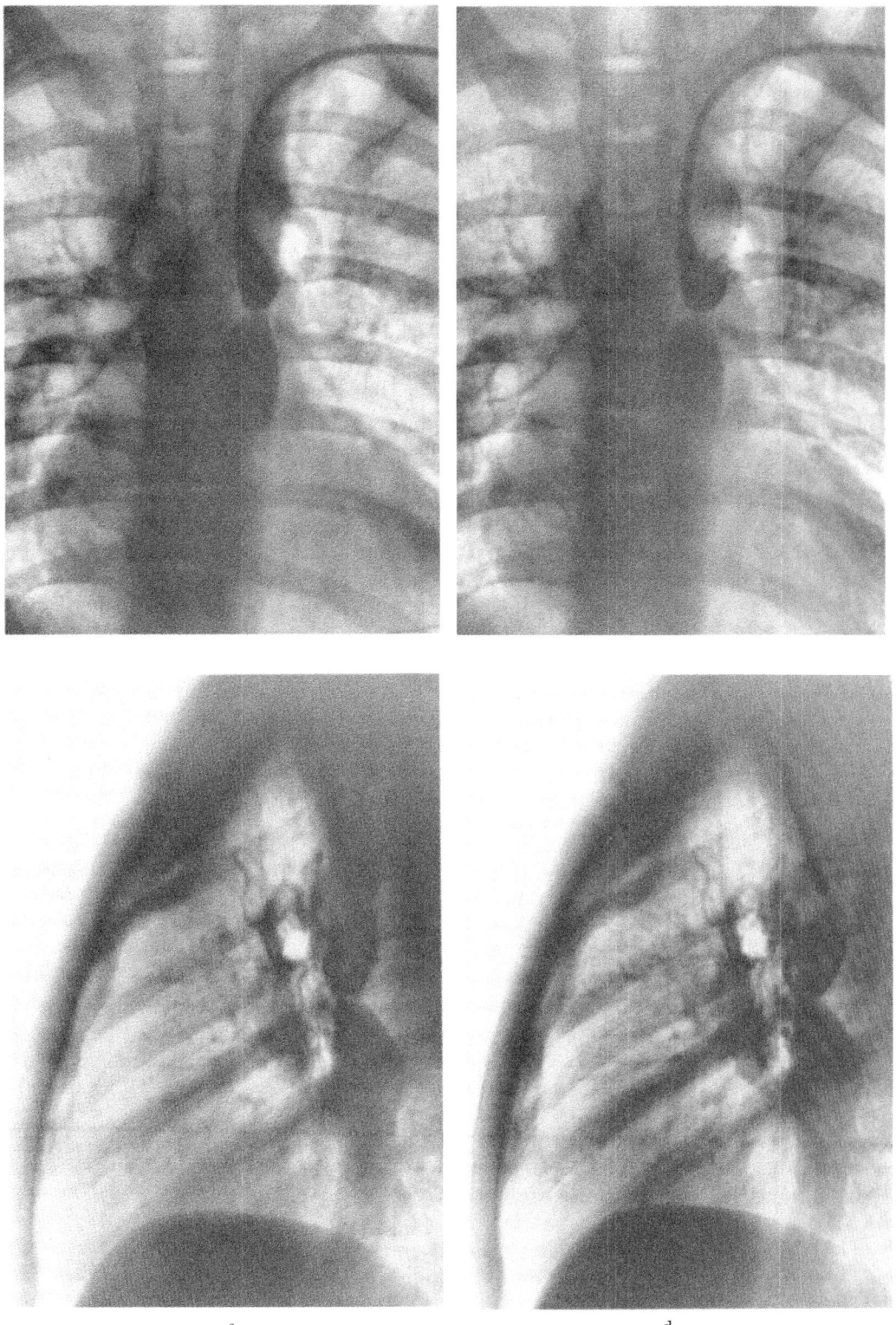

c   d

simultan in sagittaler (oben) und seitlicher (unten) Projektion

Mitunter kann die Einengung schon auf Nativbildern im II. schrägen Durchmesser, besonders auf Schichtaufnahmen (eventuell bei Pneumomediastinum) direkt erkennbar sein. Kymogramme zeigen prästenotisch große, dagegen poststenotisch nur sehr kleine Pulsationsamplituden der Aorta.

Präoperativ sind genaue Lage, Länge und Grad der Einengung sowie die Länge des Gefäßsegmentes zwischen dem Abgang der A. subclavia sin. und der Stenose festzustellen. Mit der notwendigen Genauigkeit können diese Angaben nur auf Grund einer Kontrastmitteldarstellung mit Serienaufnahmen simultan in 2 Strahlenrichtungen gemacht werden, vor allem weil vor der Operation entschieden werden muß, ob eventuell ein Gefäßtransplantat benötigt wird, und welches Lumen dieses Transplantat haben muß. Bei Kindern stellt sich die Aorta häufig bereits nach intravenöser Angiokardiographie genügend kontrastreich dar; oft ist aber eine retrograde Aortographie nicht zu umgehen, wobei wir nach Möglichkeit das Kontrastmittel gezielt in das obere Segment der Aorta descendens oder in die linke A. subclavia injizieren. Serienaufnahmen zeigen dann die Stenose und die erweiterten Kollateralgefäße sehr deutlich (Abb. 253). Oft füllt sich der poststenotische Bereich allerdings erst einige Sekunden später über die Kollateralgefäße. Kurze Isthmusstenosen projizieren sich meist in Höhe des 5. (4.—6.) Brustwirbelkörpers.

Eine operative Korrektur erfolgt durch Anastomosierung End-zu-End nach Resektion der Stenose, durch Transplantation eines Gefäßstückes (bei längeren Stenosen) oder seltener durch Anastomosierung der linken A. subclavia mit dem poststenotischen Teil der Aorta descendens (End-zu-End oder End-zu-Seit, je nachdem ob mit oder ohne Resektion der Stenose).

Zusätzliche Anomalien des Aortenringes müssen ebenfalls angiographisch geklärt werden. Unter Umständen muß dazu das Kontrastmittel gezielt in die Aorta ascendens injiziert werden (Vorsicht!). Besteht gleichzeitig ein Ductus arteriosus, so erkennt man ihn an einer gleichzeitigen Füllung der A. pulmonalis. Beweisend ist aber nur der positive Befund. Wichtig ist die Feststellung einer poststenotisch entspringenden A. subclavia sin., weil solche Formen im allgemeinen nicht operabel sind.

γ) Große Mannigfaltigkeit besteht bei den *Verlaufsanomalien des Aortenbogens und seiner Äste*, die Folge einer Rückbildungshemmung sind und oft mit anderen Fehlbildungen einhergehen. Klinische Bedeutung erlangen sie, wenn abnorm verlaufende Gefäße das Lumen des Oesophagus und der Trachea einengen. Dysphagische Beschwerden machen dann im allgemeinen zuerst auf die Erkrankung aufmerksam.

Einzelheiten sind in dem Kapitel über die „Dysphagia lusoria" besprochen (vgl. S. 285 ff.). Bei einem Teil der Verlaufsanomalien kann die Einschnürung von Oesophagus und Trachea durch chirurgische Korrektur der morphologischen Gefäßverhältnisse beseitigt werden. Das setzt allerdings eine genaue Diagnose und vor allem eine Kontrastmitteldarstellung voraus. Nur durch sie können die jeweiligen Gefäßverhältnisse näher analysiert werden. Als Beispiel zeigen die Abb. 254a—c die angiokardiographische Kontrastmitteldarstellung eines doppelten Aortenbogens bei einem zweijährigen Kind.

δ) *Vorhofseptumdefekte* kommen isoliert oder in Verbindung mit anderen Fehlbildungen vor. Der Defekt kann verschieden groß sein, vom Persistieren des Foramen primum oder secundum bis zum Fehlen des ganzen Septums.

Die grobe Einteilung der Vorhofseptumdefekte in Foramen primum und secundum besagt noch nichts über die feineren „formalen Eigentümlichkeiten" (DERRA), die allerdings zum größten Teil erst durch direkte Inspektion bei der operativen Vorhoferöffnung bekannt wurden. Da diese morphologischen Varianten aber röntgenologisch noch nicht erfaßbar sind, soll hier nicht näher darauf eingegangen werden.

Das offene Foramen ovale macht im allgemeinen keine Erscheinungen, wohl aber ein größerer Defekt, z. B. das Foramen primum als Kurzschlußverbindung im Sinne eines (vorwiegenden) Links-Rechts-Shunts. Von der Menge des Shuntblutes und vom Druck hängt die zusätzliche Belastung des rechten Herzens ab.

Bei der Nativuntersuchung sieht man eine Vorwölbung des Pulmonalisbogens (Abb. 255a). Der Herzschatten ist im ganzen verbreitert, und zwar vorwiegend nach links, weil der vergrößerte rechte Ventrikel links randbildend wird. Dadurch wird das

Herz auch mit dem linken Ventrikel nach hinten gedreht. Die meist geringere Verbreiterung nach rechts entspricht einer Erweiterung des rechten Vorhofs, die am deutlichsten im I. schrägen Durchmesser zu sehen ist.

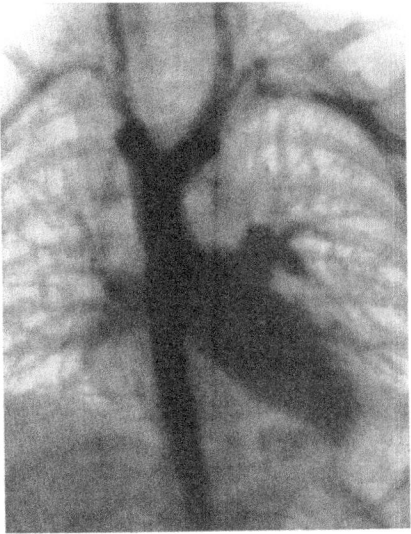

a

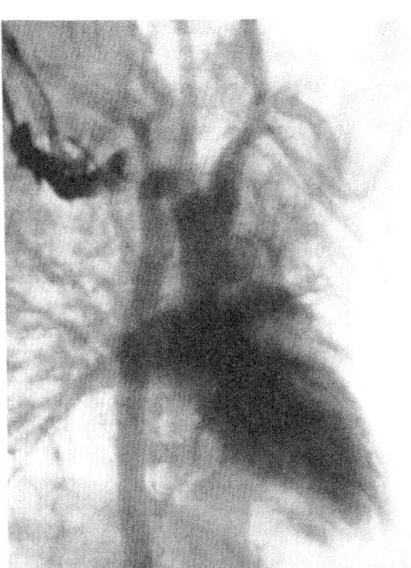

b

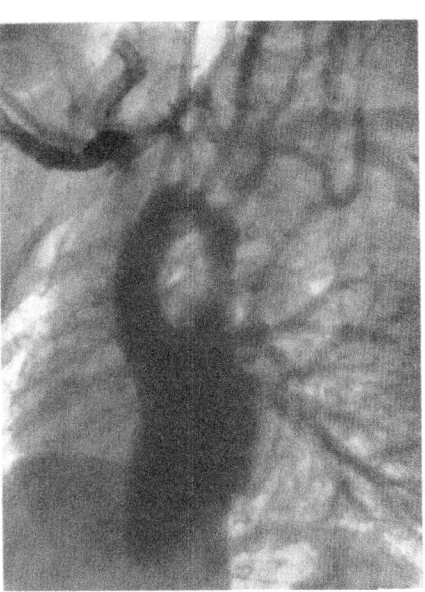

c

Abb. 254a—c. Kontrastmitteldarstellung eines doppelten Aortenbogens bei einem 2jährigen Kind (gleicher Patient wie Abb. 312). Es besteht ein Ring zwischen der Gabelung der Aorta ascendens und ihrer Wiedervereinigung zur Aorta descendens. a Sagittalbild. b Projektion im I. schrägen Durchmesser. c Projektion im II. schrägen Durchmesser

An der Lunge sieht man ähnliche Veränderungen, wie z. B. auch beim Cor pulmonale, und zwar verbreiterte Hili und Lungengefäße mit deutlicher Eigenpulsation.

Die Diagnose eines Vorhofseptumdefektes stützt sich in erster Linie auf ein entsprechendes Ergebnis des Herzkatheterismus (vgl. BAYER, LOOGEN u. WOLTER). Bewiesen ist das Bestehen eines Defektes aber nur, wenn es gelingt, die Katheterspitze unter Durchleuchtungskontrolle durch den Defekt in den linken Vorhof vorzuschieben. Für die Diagnose eines isolierten, unkomplizierten Vorhofseptumdefektes ist die Angiokardiographie kaum geeignet, da ein Links-Rechts-Shunt besteht.

Eine Shuntumkehr tritt ein, wenn bei zunehmendem Widerstand im kleinen Kreislauf der Druck im rechten Vorhof größer wird als im linken. Klinisch zeigt sich dann eine Cyanose. Auch eine Insuffizienz des rechten Ventrikels führt dazu.

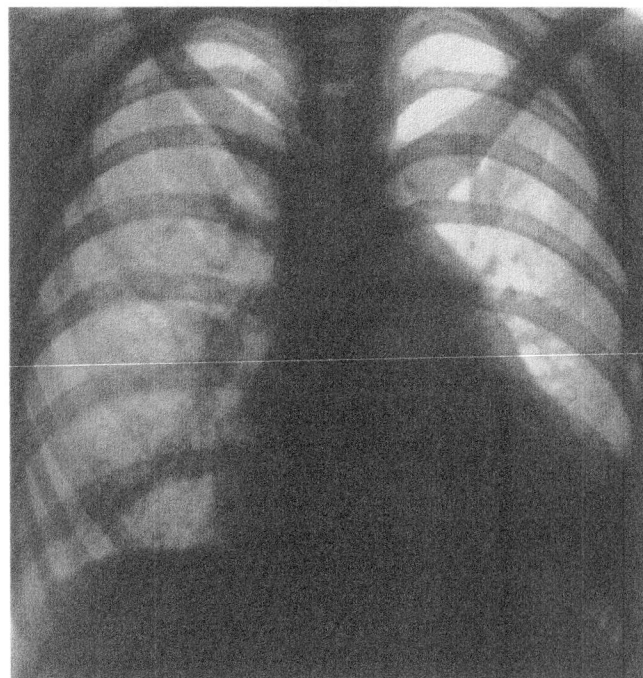

a

b

Abb. 255 a u. b. Isolierter, unkomplizierter Vorhofseptumdefekt. a Vor Operation. b Zwei Monate nach Operation

Beim isolierten Vorhofseptumdefekt (ohne Shuntumkehr) sind die Aussichten eines operativen Defektverschlusses gut. Postoperativ sieht man einen Rückgang der Erweiterung des rechten Ventrikels und besonders der vermehrten Lungenzeichnung (Abb. 255 b). Die Vorwölbung des Pulmonalisbogens bildet sich dagegen oft nicht wesentlich zurück, wahrscheinlich infolge einer morphologischen Fixierung dieses Befundes. Beim Vorhofseptumdefekt mit Shuntumkehr ist von einer Operation keine Besserung mehr zu erwarten (DERRA, GROSSE-BROCK-HOFF).

ε) Für eine Operation geeignet ist auch das sog. *Lutembacher-Syndrom*, eine Kombination von Vorhofseptumdefekt und Mitralstenose. Im Röntgenbild fällt dabei die sehr starke Vorwölbung des Pulmonalisbogens auf (Abb. 256). Der rechte Lungenhilus ist „tumorartig" vergrößert und zeigt starke Eigenpulsationen. Der linke Hilus ist meist durch den Pulmonalisbogen vollkommen verdeckt. Der linke Vorhof ist etwas vergrößert, aber nicht so sehr wie bei der Mitralstenose allein; dagegen ist der rechte Vorhof größer als beim isolierten Vorhofseptumdefekt.

Operativ kann beim Lutembacher-Syndrom in einer Sitzung mit dem Verschluß des Vorhofseptumdefektes die Mitralstenose gesprengt werden.

ζ) Die *Lungenvenentransposition*, d. h. die Einmündung einer, mehrerer oder aller Lungenvenen in den rechten Vorhof, ist hämodynamisch einem intrakardialen Links-Rechts-Shunt gleichzusetzen. Träger einer kompletten Transposition sind überhaupt nur lebensfähig, wenn gleichzeitig ein Vorhofseptumdefekt oder ein Ductus arteriosus Botalli besteht. Andererseits ist die

Einmündung nur einer Vene in den rechten Vorhof klinisch belanglos und verbietet auch nicht den Verschluß eines Vorhofseptumdefektes.

Präoperativ besteht also beim Vorhofseptumdefekt die Aufgabe zu klären, ob mehrere Lungenvenen transponiert sind, und wie groß die durch sie in den rechten Vorhof zurück-

fließende Blutmenge ist. Das ist ein bisher noch nicht befriedigend gelöstes diagnostisches Problem. Bewiesen ist eine Transposition, wenn man beim Herzkatheterismus vom rechten Vorhof aus in eine Vene gelangt (Abb. 257). Das besagt aber noch nichts über die Einmündung anderer, nicht sondierter Venen. Auch wenn man durch den Septumdefekt vom linken Vorhof aus in normal mündende Venen gelangt, ist eine Unterscheidung gegenüber transponierten Venen auf Grund des Röntgenbildes schwer. Wichtige Hinweise geben allerdings laufende Druckregistrierung und Blutgasanalysen (vgl. BAYER, LOOGEN u. WOLTER).

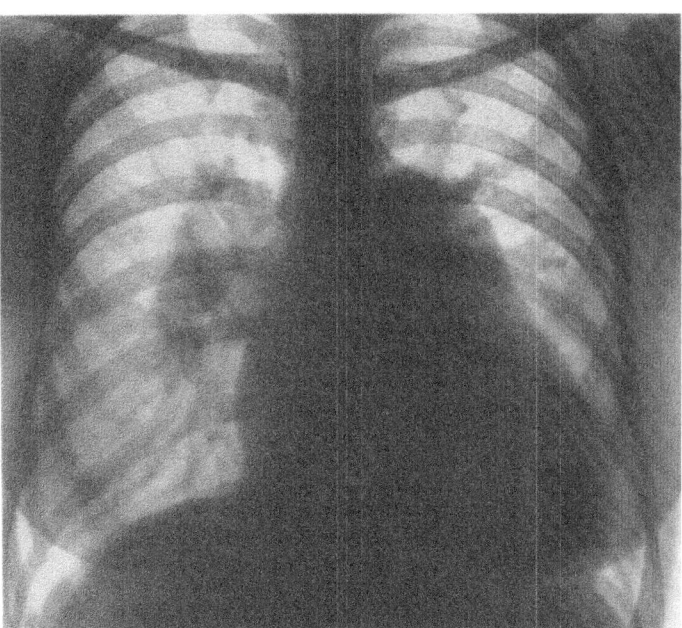

Abb. 256. Lutembacher-Syndrom. Sehr starke Vorwölbung des Pulmonalisbogens, „tumorartige" Vergrößerung des rechten Lungenhilus

Das Röntgennativbild läßt eine Unterscheidung von Vorhofseptumdefekt und Lungenvenentransposition oder deren Kombination nicht zu, weil Herzgröße bzw. -form und Lungendurchblutung sich in gleicher Weise ändern. Auch angiokardiographisch ist eine befriedigende Darstellung kaum zu erzielen; sie gelingt noch am ehesten mit selektiver Kontrastmittelinjektion in die A. pulmonalis jeweils einer Seite.

η) Auch bei einer *Tricuspidalatresie* oder -stenose höheren Grades ist der operative Verschluß eines Vorhofseptumdefektes nicht statt-

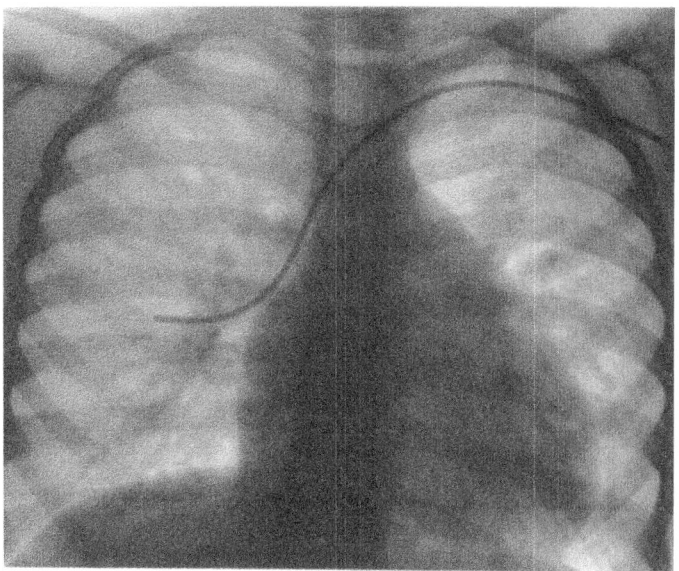

Abb. 257. Lungenvenentransposition. Herzkatheter in einer transponierten Vene

haft, es sei denn, daß unter Ausnahmebedingungen vorher eine Beseitigung der Tricuspidalstenose möglich wäre. Im allgemeinen werden chirurgische Maßnahmen sich auf eine Umleitungsoperation (z. B. Blalocksche Anastomose) beschränken müssen.

Das *Ebstein*-Syndrom, eine besondere, meist mit einem Vorhofseptumdefekt kombinierte Anomalie der Tricuspidalklappen kann heute ebenfalls noch nicht als operabler Herzfehler betrachtet werden.

Das Röntgenbild der angeborenen Tricuspidalatresie und hochgradiger Stenosen ist gekennzeichnet durch den rudimentären rechten Ventrikel und den vergrößerten rechten Vorhof. Im Sagittalbild springt an der rechten Herzkontur der rechte Vorhof meist bogenförmig vor. Beim *Ebstein*-Syndrom verläuft dagegen die rechte Herzkontur auffallend geradlinig. An der linken Herzkontur fehlt der Pulmonalisbogen. Dagegen springt der Bogen des vergrößerten linken Ventrikels weit vor und ist deutlich gerundet.

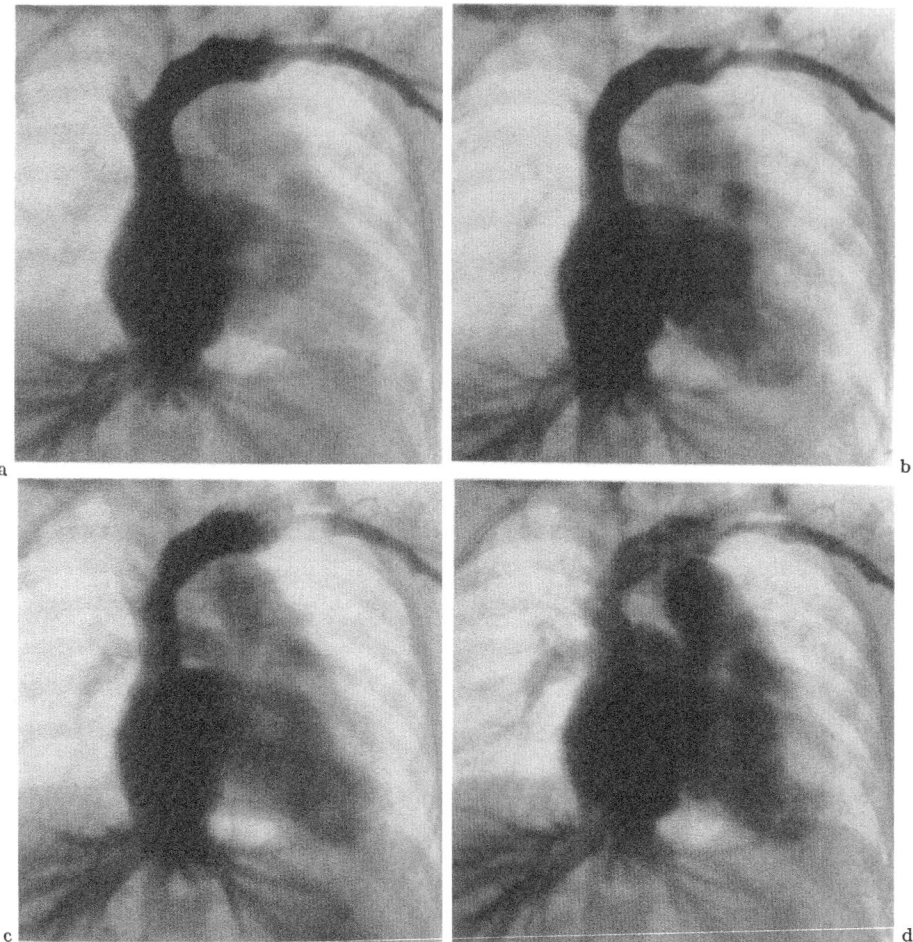

Abb. 258a—d. Angiokardiographie bei einer hochgradigen Tricuspidalstenose mit Vorhofseptumdefekt. Das Kontrastmittel gelangt von dem stark vergrößerten rechten Vorhof durch den Vorhofseptumdefekt direkt in das linke Herz. Gleichzeitige Füllung von Aorta und Pulmonalis. Lumen der Pulmonalis gegenüber der Aorta deutlich geringer

Infolge verminderter Durchblutung erscheinen die Lungenfelder im allgemeinen gefäßarm mit kleinen Hilusschatten.

Bei der Angiokardiographie stellen sich die morphologischen Verhältnisse gut dar (Abb. 258). In solchen Fällen durchströmt auch das intravenös injizierte Kontrastmittel den Vorhofseptumdefekt, weil als Folge der Strömungsbehinderung durch die Tricuspidalstenose ein Rechts-Links-Shunt besteht.

ϑ) *Ventrikelseptumdefekte* sind meist kombiniert mit anderen Fehlbildungen. Kleine isolierte Defekte verändern das Röntgenbild des Herzens praktisch nicht. Das gilt besonders für die Defekte vom Typ Roger. Große, vor allem hochsitzende Defekte (EISENMENGER), eventuell mit Dextroposition der Aorta, führen zur Verbreiterung des Herzens nach beiden Seiten, zur Vorwölbung des Pulmonalisbogens und zur Verstärkung der Lungengefäßzeichnung mit breiten Hili.

Hämodynamisch besteht beim unkomplizierten Ventrikelseptumdefekt ein Links-Rechts-Shunt. Eine Angiokardiographie ist deshalb für seine Darstellung wenig geeignet und dem Herzkatheterismus unterlegen. Strömungsumkehr (Rechts-Links-Shunt) tritt ein, wenn der Blutstrom im Verlaufe der durch den Shunt kurzgeschlossenen Strombahn behindert ist. Das ist bei den meisten mit einem Ventrikelseptumdefekt kombinierten angeborenen Herzfehlern, deren wichtigstes Symptom deswegen die Blausucht ist, der Fall. Der angiokardiographische Nachweis gerade der Defekte mit Shuntumkehr ist für die Diagnose der kombinierten, mit Morbus coeruleus einhergehenden Fehlbildungen sehr wichtig (s. später).

Für den Nachweis der Durchströmung eines Shunts von rechts nach links ist die intravenöse Angiokardiographie besonders geeignet, weil das Kontrastmittel den Ursprung der Shuntströmung erreicht, bevor es den kleinen Kreislauf passiert hat. Wird

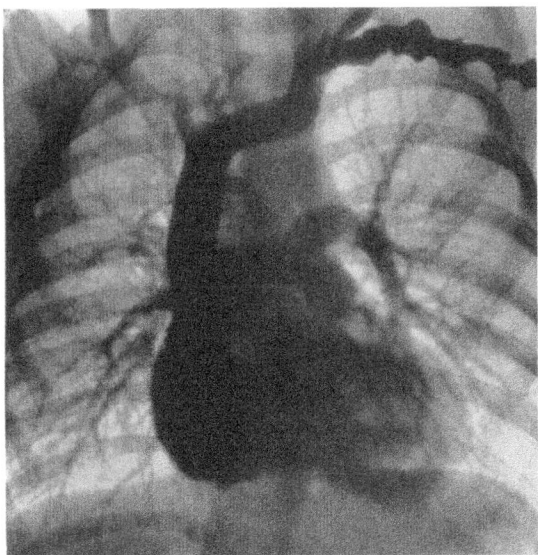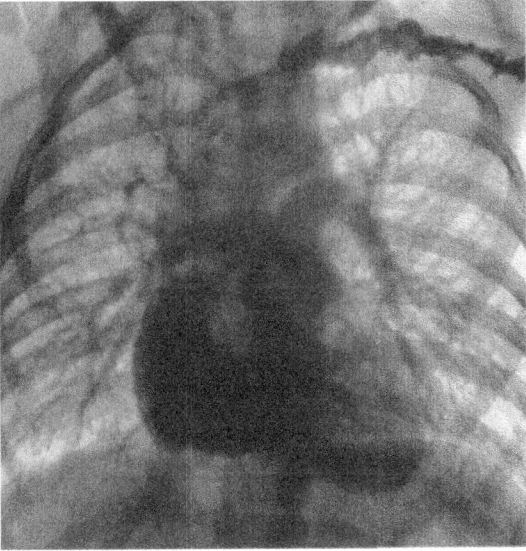

Abb. 259. Fallotsche Tetralogie. Im Angiokardiogramm gleichzeitige Füllung von Pulmonalis und Aorta bei Ventrikelseptumdefekt mit Rechts-Links-Shunt und infundibulärer Pulmonalstenose

ein Ventrikelseptumdefekt von rechts nach links durchflossen, dann sieht man angiokardiographisch eine gleichzeitige Kontrastmittelfüllung von A. pulmonalis und Aorta (Abb. 259). Die Menge des dabei in die Aorta abfließenden Kontrastmittels ist abhängig vom Grad ihrer Dextroposition (bzw. der Größe des Defektes) und vom Ausmaß der Strömungsbehinderung im kleinen Kreislauf.

Durch den Einsatz moderner Herz-Lungenmaschinen sind in jüngster Zeit auch die Voraussetzungen für eine chirurgische Behandlung der Ventrikelseptumdefekte geschaffen worden.

ι) Bei der nicht selten auch ohne Kombination mit anderen Fehlbildungen vorkommenden *Pulmonalstenose* sind eine *valvuläre* Form (Verschmelzung der Klappenblätter mit zentraler Öffnung) und eine *infundibuläre* Form (Stenose in der Ausflußbahn des rechten Ventrikels) zu unterscheiden. Die Druckmehrbelastung führt zur Hypertrophie des rechten Ventrikels. Deshalb sieht man im Röntgenbild eine, allerdings meist nur geringe Verbreiterung des Herzschattens, die aber eine Diagnose nicht erlaubt.

Auffallend sind jedoch bei der valvulären Stenose die poststenotische Erweiterung der A. pulmonalis und der dadurch stark vorspringende Pulmonalisbogen (vgl. S. 219 und Abb. 250).

Durch Herzkatheterismus kann die Diagnose meist geklärt werden. Trotzdem ist für die Wahl der Operationsmethode oft eine zusätzliche Klärung der morphologischen Verhältnisse durch Kontrastmitteldarstellung erforderlich. Dafür sind besonders die gezielte Kontrastmittelinjektion in die Ausflußbahn des rechten Ventrikels (vgl. Abb. 236) und Serienaufnahmen in seitlicher Projektion geeignet. Bei genügend kurzzeitiger Belichtung der Einzelbilder gelingt dann sogar die Darstellung der Pulmonalklappen selbst (Abb. 260).

Für eine Operation eignen sich in erster Linie isolierte valvuläre Pulmonalstenosen und kurze, hochsitzende Infundibulumstenosen, weil bei ihnen eine kausale Therapie (Beseitigung der Stenose von der A. pulmonalis aus) möglich ist (DERRA).

×) Eine sog. *Fallotsche Trilogie* liegt vor, wenn eine Pulmonalstenose mit einem Vorhofseptumdefekt kombiniert ist. In diesem Falle besteht infolge der Behinderung des kleinen Kreislaufs im Vorhofseptumdefekt eine Strömungsumkehr (vorwiegender Rechts-Links-Shunt) und klinisch auch eine Cyanose. Außer der Pulmonalstenose kann deshalb

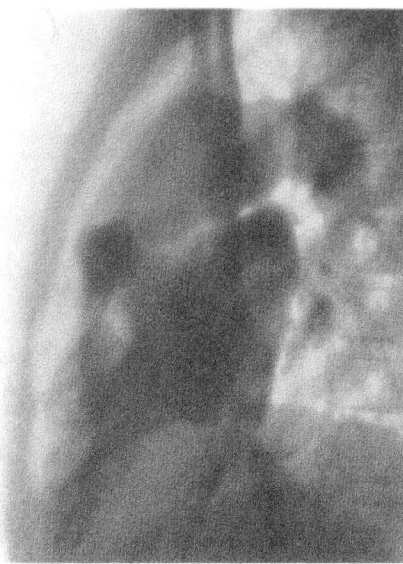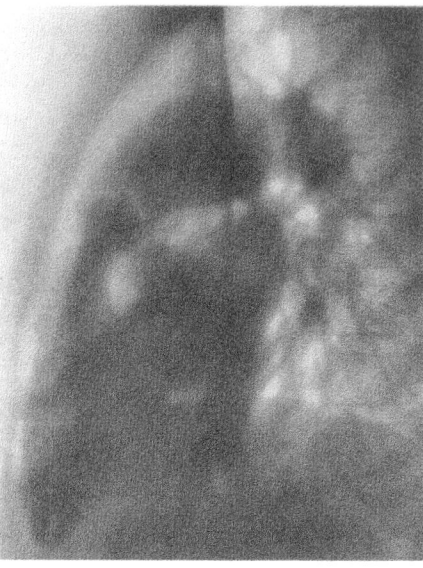

Abb. 260. Valvuläre und sehr hoch sitzende infundibuläre Pulmonalstenose. Darstellung der Pulmonalklappen im Seitenbild als Kontrastmittelaussparungen (Serienaufnahmen [5 Bilder/sec] mit Spezial-Odelca-Schirmbildkamera)

auch die Shuntströmung angiokardiographisch dargestellt werden, allerdings nur bei ungezielter intravenöser Kontrastmittelinjektion. Wir ziehen aber trotzdem die gezielte Injektion, wie bei der reinen Pulmonalstenose, zwecks besserer Darstellung der morphologischen Verhältnisse in der Ausflußbahn des rechten Ventrikels vor, weil die Größe des Shuntvolumens ohnehin nur durch Herzkatheterismus zu ermitteln ist.

Auf Nativbildern unterscheidet sich eine Fallotsche Trilogie von einer reinen Pulmonalstenose durch eine stärkere Vorwölbung des rechten Vorhofs, oft auch durch eine Vergrößerung des linken Herzens und von reinen Vorhofseptumdefekten durch das Fehlen der verstärkten Lungengefäßzeichnung. Die Hilusschatten sind sehr klein, die Lungenfelder auffallend gefäßarm.

Für eine chirurgische Korrektur ist auch die Fallotsche Trilogie geeignet; jedoch muß dem Verschluß des Vorhofseptumdefektes die Beseitigung der Pulmonalstenose vorausgehen, oder beide Fehler müssen in der gleichen Sitzung korrigiert werden, wie DERRA dies in letzter Zeit mehrfach erfolgreich durchführte.

λ) Wesentlich geringere Möglichkeiten für eine chirurgische Korrektur bieten Fehlbildungen, bei denen unter anderem eine Pulmonalstenose mit einem Ventrikelseptumdefekt kombiniert ist, weil dabei erfahrungsgemäß in etwa 80% der Fälle eine lange Infundibulumstenose besteht, die operationstechnisch nicht kausal zu beseitigen ist. Dazu gehört vor allem die häufige *Fallotsche Tetralogie* (Pulmonalstenose, Dextroposition der Aorta und hochsitzender Ventrikelseptumdefekt) sowie die seltenere *Fallotsche Pentalogie*, bei der außerdem ein Vorhofseptumdefekt besteht.

In diesen Fällen ist bisher zur Verbesserung der Lungendurchblutung nur eine Umgehungsoperation durch Gefäßanastomosierung (Blalocksche oder Pottsche Operation) im Sinne der Herstellung eines künstlichen Ductus arteriosus zwischen großem und kleinem Kreislauf möglich. Die unbefriedigenden Spätergebnisse dieser symptomatischen Maßnahme machen die Methode aber problematisch.

Ein näheres Eingehen auf die oft schwierige Röntgendiagnostik dieser Fehlbildungen würde sehr weit führen und ist deshalb hier nicht angebracht. Erwähnt sei nur das typische Nativbild der Fallotschen Tetralogie, nämlich das „Coeur-en-sabot" („Holzschuhform"), d. h. eine scheinbare Aortenkonfiguration mit angehobener Herzspitze und eingesunkener Herztaille, sowie die auffallend geringe Lungengefäßzeichnung (Abbildung 261). Diese typische Herzform fehlt bei der Pentalogie.

Neben der Darstellung der intrakardialen morphologischen und hämodynamischen Verhältnisse (Pulmonalstenose und Ventrikelseptumdefekt) sowie der differentialdiagnostischen Abgrenzung von anderen nichtoperablen Fehlbildungen (Truncus arteriosus communis) besteht für die Röntgenuntersuchung die spezielle Aufgabe der angiographischen Klärung, welche großen Arterien (Aa. pulmonalis, subclavia, anonyma) und welche Seite für die Anastomose am besten geeignet sind. Außerdem ist eine vermehrte Lungendurchblutung auszuschließen, weil sie Zeichen einer Stauung ist und bei zusätzlicher Blutzufuhr über eine Anastomose die Gefahr eines Lungenödems besteht.

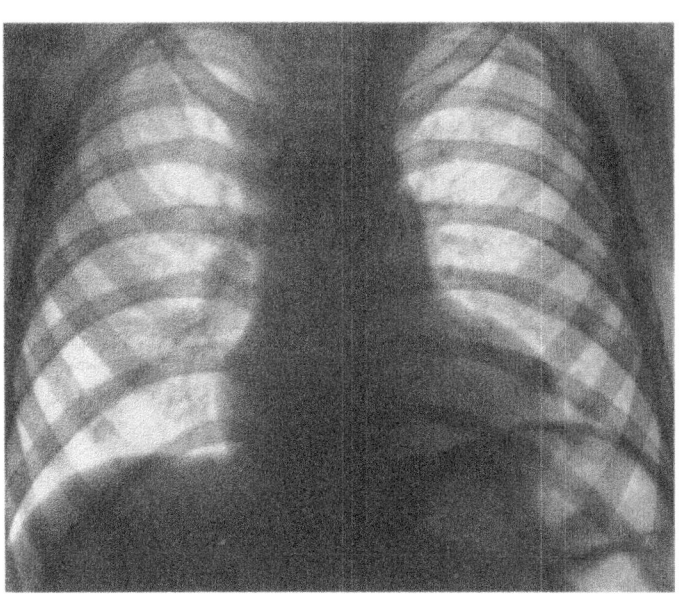

Abb. 261. „Cœur-en-sabot" bei Fallotscher Tetralogie

2. Entzündungen

a) Endokarditis und chirurgisch wichtige (operable) erworbene Herzklappenfehler

Meist ist eine Endocarditis rheumatica die Ursache erworbener Herzklappenfehler, seltener eine bakterielle Endokarditis, die akut oder subakut verlaufen kann. Durch entzündliche Veränderungen verursachte Zerstörungen an den freien Klappenenden führen zur Insuffizienz. Bei der Narbenbildung im Verlaufe einer Endokarditis kommt es zu Verklebungen der Klappenzipfel, zur Fibrose und Sklerose der Klappensegel und des Klappenringes und dadurch zur Stenose. Eine (meist sekundäre) Erweiterung des Klappenringes führt schließlich zur relativen Insuffizienz mit Schlußunfähigkeit der Klappen.

Solche Veränderungen treten bei weitem am häufigsten an der Mitralklappe als Mitralstenose ohne oder mit relativer Insuffizienz verschiedenen Ausmaßes, seltener als reine Mitralinsuffizienz auf. Der Häufigkeit nach folgt dann die Aortenklappe. Fehler der Tricuspidalklappen und der Pulmonalklappen sind selten, dann meist angeboren und oft kombiniert mit anderen Herz- und Gefäßfehlern. Aber auch erworbene Fehler können gleichzeitig oder nacheinander an mehreren Ostien bestehen.

Auch bei den erworbenen Herzklappenfehlern fallen röntgenologisch zunächst Veränderungen der Herzform auf, und zwar Vergrößerungen einzelner oder mehrerer Herzhöhlen durch Hypertrophie und Dilatation. Weitere diagnostische Hinweise geben

Kymogramme mit veränderten Pulsationszacken und elektrokymographische Kurven, vor allem bei phasenanalytischer Auswertung. Für eine sichere Diagnose unerläßlich sind aber immer der gesamte klinische Befund und, namentlich vor chirurgischen Eingriffen, auch ein Herzkatheterismus, eventuell direkt durch Vorhofspunktion mit intrakardialer Druckmessung und Blutgasanalysen. Dagegen tritt bei den erworbenen Herzklappenfehlern die Angiokardiographie in den Hintergrund. Dafür hat neuerdings die Kontrastmitteldarstellung durch direkte Punktion des linken Ventrikels wesentlich an Bedeutung gewonnen (vgl. S. 209f.). Die traditionsgemäß als typisch angesehenen Herzformen bei den einzelnen Klappenfehlern geben zwar einen brauchbaren Anhalt und Überblick, dürfen aber, namentlich bei Mitralfehlern, nicht als pathognomonisch gelten

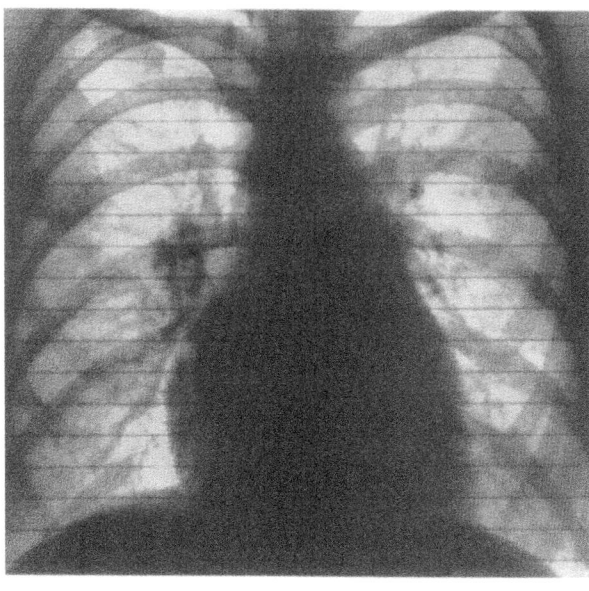 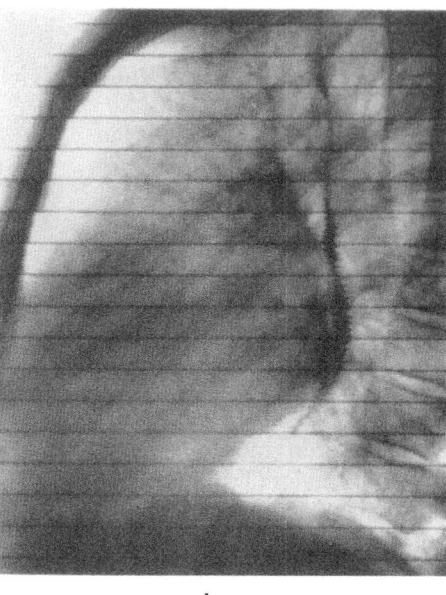

a   b

Abb. 262a u. b.   Herzkonfiguration bei Mitralstenose. a Sagittales Kymogramm. b Seitenbild mit Kontrastmitteldarstellung des Oesophagus (vgl. Abb. 354)

(GROSSE-BROCKHOFF). Herzen von Säuglingen und Kleinkindern zeigen ohnehin normalerweise Mitralkonfiguration. Wir legen besonderen Wert auf den Hinweis, *daß die Größe einzelner Herzhöhlen nur durch Herzkatheterismus bzw. Kontrastmitteldarstellung bestimmt werden kann.*

α) Die *Mitralstenose* ist nicht nur der häufigste Klappenfehler überhaupt, sondern wegen ihrer schlechten Prognose bei konservativer Behandlung und andererseits wegen der verhältnismäßig guten Ergebnisse der operativen Ostiumerweiterung (direkte, transauriculäre digitale oder instrumentelle Commissurensprengung) auch chirurgisch besonders wichtig. Mitralstenosen sind bei Frauen viel häufiger als bei Männern.

Folge des Strombahnhindernisses sind Steigerung des Druckgradienten vor der Mitralklappe, Druckerhöhung im linken Vorhof, vermehrte Druckarbeit des rechten Ventrikels und Blutüberfüllung des Lungenkreislaufs. Die röntgenologisch auffallende Herzkonfiguration bei Mitralstenose ist das Ergebnis einer Vergrößerung von linkem Vorhof, Conus pulmonalis und (später) rechtem Ventrikel bei einem infolge mangelhafter Blutfüllung kleinen linken Ventrikel.

Wesentliches Merkmal des Sagittalbildes (Abb. 262a) ist das Fehlen einer Herztaille bzw. statt dessen die Vorwölbung des vergrößerten Conus pulmonalis (oberer Bogenanteil) und besonders des linken Vorhofs (unterer Bogenanteil). Demgegenüber fällt die Herzkontur im Bereich des nur kleinen linken Ventrikels steil ab („stehende Eiform"). Die Incisur zwischen Vorhof- und Ventrikelbogen ist nach caudal verschoben. Die Herzspitze ist abgerundet. Der durch den (normalen) Aortenknopf gebildete oberste Bogen der linken Herzkontur verschwindet weitgehend im Schatten des vorgewölbten Conus pulmonalis. Ein vergrößerter rechter Ventrikel wölbt an der rechten Herzkontur unten den rechten Vorhof deutlich vor (Verbreiterung des Herzens nach rechts). Ein sehr großer rechter Ventrikel kann sogar links unten randbildend werden. Das Herz wird dann dreieckig mit abgerundeten unteren Ecken. Der auch in seiner Ausdehnung nach dorsal vergrößerte linke Vorhof hebt sich oft schon auf etwas härteren Nativaufnahmen durch besondere Dichte im übrigen Herzschatten ab (Abb. 262a). Außerdem kann er sich an der rechten Herzkontur als zweiter Bogen oberhalb des rechten Vorhofs vorwölben.

Besonders eindrucksvoll zeigt sich die Vergrößerung des linken Vorhofs im Seitenbild (oder einem schrägen Durchmesser). Er springt dann als haubenförmiger Schatten weit in den Retrokardialraum vor, wobei die Spitze sogar die vordere Wirbelkontur überlagern kann. Nach Kontrastmitteldarstellung der Speiseröhre erkennt man eine entsprechende Verlagerung, mitunter sogar eine Kompression (Abb. 262b).

Die Vergrößerung von rechtem Ventrikel und linkem Vorhof führt zur Lageänderung des Herzens, und zwar wird die Herzspitze nach hinten und caudal gedreht. Der Longitudinaldurchmesser des Herzens ist vergrößert, später auch der Transversaldurchmesser nach rechts.

In der Lunge ist die Gefäßzeichnung stets stark vermehrt. Die Lungenwurzeln sind verbreitert und verdichtet. Die chronische Lungenstauung führt zur Hämosiderose mit schattendichter Tüpfelung der Lungenperipherie (vgl. Abb. 164, S. 140). Seltener sind größere kalkdichte Fleckschatten und echte Knochenbildung.

Verkalkung der Klappen ist bei Mitralstenosen möglich, nach HOLZMANN seltener, nach ZDANSKY häufiger als bei Aortenstenosen.

Die Herzkonfiguration hängt auch wesentlich davon ab, wieweit eine Mitralstenose (häufig sekundär) durch andere Klappenfehler (Tricuspidal-, Pulmonalinsuffizienz) kompliziert ist. Dann addieren sich die dadurch verursachten Formveränderungen zum Gesamtbild. Am wichtigsten aber ist die Kombination mit einer Mitralinsuffizienz.

β) Eine *Mitralinsuffizienz* ist in reiner Form selten, viel häufiger in Kombination mit einer Mitralstenose. Als *relative Insuffizienz* kann sie bei jeder stärkeren Dilatation des linken Ventrikels oder durch Schrumpfung der Klappensegel selbst oder der Sehnenfäden auftreten.

Die Insuffizienz führt zu einem systolischen Blutrückfluß in den linken Vorhof, dort zur Drucksteigerung mit konsekutiver Mehrbelastung des rechten Ventrikels. Für den linken Ventrikel bedeutet das Pendelblut sowohl vermehrte Druck- als auch Volumenbelastung. Hierin besteht der Unterschied gegenüber der (reinen) Mitralstenose. Im Röntgenbild zeigt sich die Vergrößerung des linken Ventrikels als Verbreiterung des Herzschattens nach links. Der Retrokardialraum ist nunmehr durch den erweiterten linken Ventrikel auch im Bereich zwischen linkem Vorhof und Zwerchfell eingeengt.

Die übrigen Formveränderungen gleichen qualitativ denen bei Mitralstenose. Das Herz ist aber im ganzen vergrößert, und zwar überwiegend sein Transversaldurchmesser. Die Rundung der Herzspitze fehlt.

Solange eine Mitralinsuffizienz kompensiert bleibt, ist die Lungenzeichnung nur mäßig oder überhaupt nicht verstärkt. Es kommt aber meist frühzeitig zur Dekompensation des linken und dann auch des rechten Ventrikels.

Kymographisch ist die oft schon bei der Durchleuchtung zu beobachtende ventrikelsystolische Pulsation des linken Vorhofs nach lateral bezeichnend. Dieses für den Nachweis einer Mitralinsuffizienz wichtigste Röntgensymptom ist elektrokymographisch besonders deutlich und auch bereits erkennbar, wenn der linke Vorhof erst wenig erweitert ist.

γ) Die *Operationsindikation bei Mitralvitien* ergibt sich aus der Tatsache, daß die Erfolge der direkten transauriculären Ostiumerweiterung überzeugend sind; sie wird andererseits dadurch eingeschränkt, daß es bis heute noch keine bewährte Methode zur

operativen Korrektur einer Mitralinsuffizienz gibt. Das bedeutet für die im allgemeinen
vorliegenden kombinierten Mitralvitien, daß eine Operation nur dann genügend erfolgreich sein kann, wenn die Mitralstenose eindeutig der dominierende Fehler ist und wenn
mit Wahrscheinlichkeit eine wesentliche Verschlimmerung der Insuffizienz als Operationsfolge vermieden werden kann.

Präoperativ besteht also — abgesehen von der Qualitätsdiagnose — die wichtigste
Aufgabe in der Klärung, welchen Anteil quantitativ die Insuffizienz an dem Gesamt-
fehler hat. Röntgenologisch ist diese Klärung bisher nicht möglich. Im Vergleich zu
den diesbezüglichen Ergeb-
nissen des Herzkatheterismus muß diese Möglichkeit
auch der Angiokardiogra-
phie abgesprochen werden.
Das ist der Grund, warum
wir bei Mitralvitien auf die
Angiokardiographie über-
haupt verzichten.

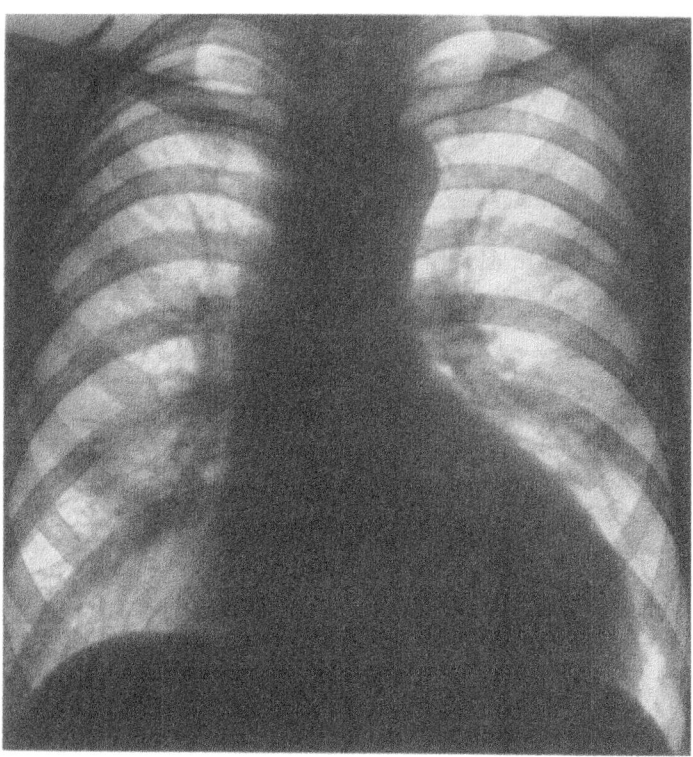

Abb. 263. Aortenkonfiguration des Herzens bei Aortenstenose

δ) Die röntgenologisch
feststellbaren *Änderungen
des Befundes nach Klappen-
sprengung* treten erst längere
Zeit nach der Operation mit
zunehmender Rückbildung
der morphologischen Veränderungen in Erscheinung.
Der Erfolg der Operation
hängt in erster Linie vom
Grade der Erweiterung des
Ostiums ab. Ob sie aus-
reicht, kann und soll bereits
während der Operation, solange noch eine Revision
möglich ist, durch Druck-
messungen im linken Vorhof

geklärt werden (vgl. BAYER, LOOGEN u. WOLTER). Auch postoperativ ist eine Objektivie-
rung des Ergebnisses praktisch nur durch Katheterismus möglich.

Später zeigt sich röntgenologisch eine Verkleinerung des linken Vorhofs infolge der
Drucksenkung, und zwar am deutlichsten im Seiten- oder Schrägbild durch Verringerung
der Verlagerung und Kompression des mit Kontrastmittel gefüllten Oesophagus. Im
Sagittalbild kommt infolge der Verkleinerung von linkem Vorhof und Conus pulmonalis
wieder eine Herztaille zustande. Dagegen ändert sich auch nach klinisch erfolgreicher
Operation der Transversaldurchmesser des Herzens im allgemeinen nicht meßbar, weil
offenbar eine mögliche Verkleinerung des rechten Ventrikels durch entsprechende Vergrößerung des vorher zu kleinen linken Ventrikels ausgeglichen wird (THURN). Höchstens
im Seitenbild läßt sich die Vergrößerung des linken Ventrikels an einer Zunahme seiner
Ausdehnung nach dorsal erkennen.

Kymogramme zeigen am Aortenbogen postoperativ eine Vergrößerung der Amplituden
der vorher infolge des geringen Kreislaufminutenvolumens gedämpften Pulsationen.

ε) *Aortenklappenfehler* haben gegenüber den Mitralvitien zahlenmäßig geringere Bedeutung. Das gilt besonders für die Aorteninsuffizienz, für deren operative Korrektur
bisher noch keine brauchbare Technik bekannt ist. Bei der valvulären Aortenstenose
rechtfertigt die bisher nur kleine Zahl erfolgreich durchgeführter instrumenteller Klappen-
sprengungen (transventrikulär) noch kein verbindliches Urteil. Eine wirksame Erweiterung

des Ostiums wird oft durch die gerade bei Aortenstenosen häufigen Klappenver-
kalkungen erheblich behindert (DERRA u. FRANKE). Auf Röntgenbildern sind verkalkte
Aortenklappen am ehesten im II. schrägen Durchmesser zu erkennen. Während der
Systole bewegen sie sich caudalwärts zur Herzspitze hin.

Das Röntgenbild beider Aortenklappenfehler wird bestimmt durch die Vergrößerung
des linken Ventrikels mit Verbreiterung des Herzschattens nach links, und zwar (wenigstens zunächst) nur im Bereich des linken unteren Bogens (Aortenkonfiguration) (Abb. 263).
Das eiförmige Herz liegt dadurch quer, bei Hypertrophie des Ventrikels abgerundet, mit

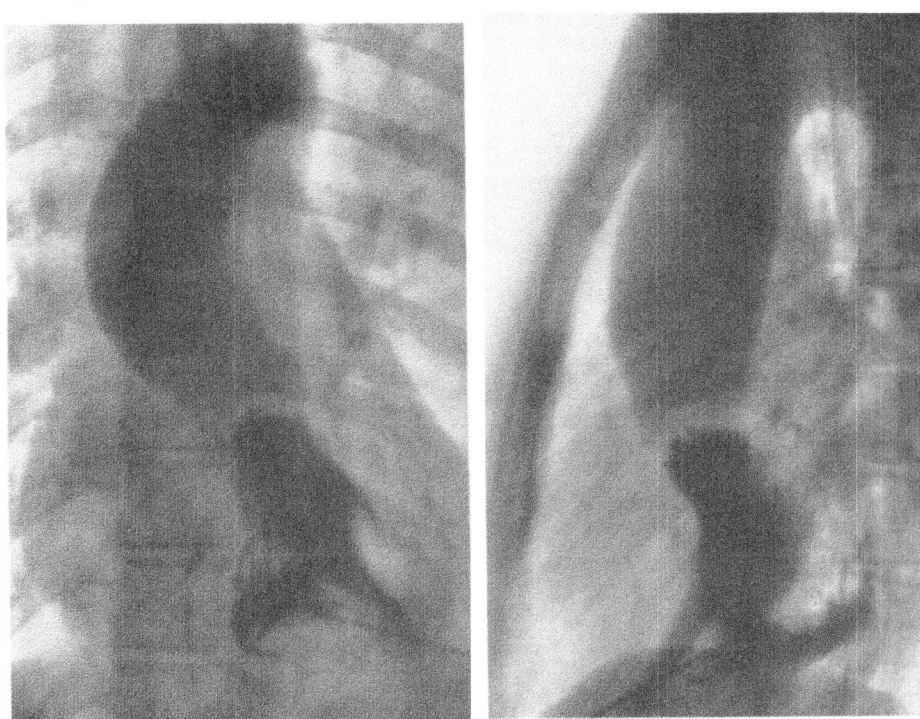

Abb. 264. Aortenklappenstenose. Kontrastmitteldarstellung durch direkte Punktion des linken Ventrikels (Doz. Dr. LOOGEN)
Erweiterung der Aorta ascendens (Simultanaufnahmen in sagittaler und seitlicher Projektion)

zunehmender Dilatation flach auf dem Zwerchfell. In extremen Fällen kann der Herzschatten bis zur lateralen Thoraxwand reichen.

Eine Erweiterung der Aorta ascendens — meist kolbenförmig — besteht oft sowohl
bei der Insuffizienz als auch besonders bei valvulären Stenosen (Abb. 264), namentlich
bei angeborenen. Es handelt sich um ähnliche poststenotische Erweiterungen wie hinter
valvulären Pulmonalstenosen (vgl. S. 219 und 229). Bei subvalvulären (infundibulären)
Stenosen fehlt meist eine Dilatation der Aorta. Extreme Ausweitung läßt an eine luetische
Genese denken.

Folge einer stärkeren Dilatation des linken Ventrikels kann eine relative Mitralinsuffizienz sein (Mitralisation). Das führt zur Mitbeteiligung des linken Vorhofs und
auch des rechten Herzens mit allseitiger Vergrößerung des Herzschattens, der fast kugelförmig wird und schließlich das Bild des Cor bovinum zeigt.

ζ) Da *Tricuspidalklappenfehler* nur selten isoliert, dagegen meist mit Vitien der
Mitral- und Aortenklappen kombiniert sind, ergeben sich röntgenologisch verschieden-
artige Herzkonfigurationen. Die typische Tricuspidalkonfiguration besteht in einer Ver-
breiterung des Herzens nach rechts durch Vorspringen des rechten Vorhofbogens.
Die Rückstauung des Blutes kann auch zu einer Verbreiterung des Schattenbandes der
V. cava sup. führen. Das Herz erscheint im ganzen plump. Die Lunge zeigt bei der
Tricuspidalstenose nur geringe Gefäßzeichnung. Das ist auch der Fall, wenn gleichzeitig

eine Mitralstenose vorliegt. Im übrigen kommen zu den durch ein Tricuspidalvitium hervorgerufenen Veränderungen die Röntgensymptome eventuell gleichzeitig bestehender Fehler anderer Klappen hinzu.

Auch eine eventuelle chirurgische Behandlung einer Tricuspidalstenose (in ähnlicher Art wie bei Mitralstenose) ist nur erfolgversprechend, wenn andere Vitien ebenfalls korrigiert werden können.

b) Myokarditis und Myodegeneratio

In der chirurgischen Röntgendiagnostik spielt die Myokarditis keine wesentliche Rolle. Sowohl eine unspezifische, diffuse oder herdförmige als auch die spezifische Myokarditis führt ebenso wie eine Myodegeneratio cordis, vorwiegend bei Coronarsklerose, zur Bildung bindegewebiger Narben. Allerdings ist auch Ausheilung möglich, z. B. nach Diphtherie.

Im Röntgenbild zeigen sich chronische Myokarditis und Myodegeneratio cordis durch die konsekutive Vergrößerung des Herzschattens. Er kann Dreiecks- oder Beutelform annehmen, aber ebenso Mitral- oder Aortenkonfiguration zeigen. Da die Bewegungsamplituden infolge der Muskelschädigung verkleinert sind, erscheint das Herz schlaff. Auf Grund des Röntgenbefundes allein ist die Herzmuskelschädigung nicht von Formveränderungen anderer Genese abzugrenzen.

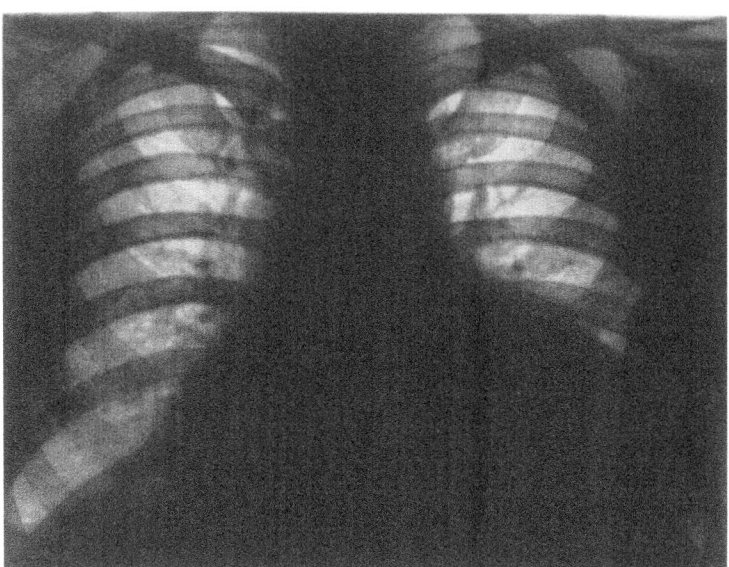

Abb. 265. Perikarderguß

c) Perikarditis

Da eine Pericarditis sicca röntgenologisch überhaupt nicht erkennbar ist, interessieren hier nur Flüssigkeitsansammlungen zwischen Epi- und Perikard und deren Folgen.

α) *Perikardergüsse* können plötzlich durch Verletzung, akut, und dann meist bei einer rheumatischen Pankarditis, oder chronisch auftreten; in diesem Falle ist meist eine Tuberkulose die Ursache, oder es handelt sich um *Transsudate* (Hydroperikard), z. B. bei schweren Herzfehlern, Strömungsbehinderung in der V. cava und Nierenerkrankungen. Entzündliche Exsudate (Pericarditis exsudativa) sind serofibrinös oder eitrig, manchmal auch hämorrhagisch; letztere Art entsteht meist bei malignen Blastomen. Reine Blutungen (Hämatoperikard) sind Folge einer Verletzung, einer Gefäßarrosion, einer Sickerblutung bei Myokardinfarkt oder eines rupturierten Aneurysmas. Sie führen oft zur Herztamponade.

Röntgenologisch ruft der Perikarderguß bei einer Mindestmenge von etwa 300 cm³ eine Vergrößerung des Herzschattens, und zwar überwiegend in Transversalrichtung (Abb. 265) hervor. Die Konfiguration kann unterschiedlich sein, z. B. trapez-, kugel-, tabaksbeutel- (LOREY) oder kürbisflaschenförmig (DIETLEN). Während perkussorisch oft eine Dreiecksform mit Abstumpfung der Herz-Zwerchfellwinkel festgestellt wird, zeigt das Röntgenbild im allgemeinen infolge starker Abrundung der supradiaphragmalen Konturen diese Winkel auffallend spitz. Das Herz selbst ist innerhalb der Flüssigkeit nicht mehr als Kernschatten abzugrenzen. Die Herzpulsationen sind kymographisch stark gedämpft oder bei großen Ergüssen ganz aufgehoben.

Oft sind Perikardergüsse nicht leicht von anderen Vergrößerungen des Herzschattens zu unterscheiden. Verhältnismäßig beweiskräftig für einen Erguß ist das Auftreten deutlicher Pulsationen, wenn das Herz bei Schräg- oder Seitenlage im Mittelschatten randbildend wird (HECKMANN). Beim Valsalvaschen Versuch verkleinert sich ein durch Erguß vergrößerter Herzschatten nicht oder kaum. Welche Ergußart vorliegt, läßt sich natürlich auf Grund des Röntgenbefundes nur vermuten, wenn die für den Erguß ursächliche Erkrankung gleichzeitig auch an anderen Organen sichtbare Veränderungen hervorruft, die für eine solche Unterscheidung verwertbar sind (Lungenstauung und -infiltrate, Pleuraergüsse usw.).

Gelangt zusätzlich *Luft* bzw. *Gas* ins Perikard (Pneumo-, Pyopneumo-, Hämatopneumoperikard), z. B. durch Punktion, Oesophagusperforation oder Gasbildung bei putrider Infektion, so entstehen bewegliche Flüssigkeitsspiegel.

Auch im Perikardraum gibt es *abgesackte Ergüsse*, sog. „entzündliche Perikarddivertikel". Sie überragen die Herzkontur meist rechtsseitig, nasen- oder tränenförmig (Abb. 266), können deutlich pulsieren und mitunter auch verkalken. Die Differentialdiagnose zwischen abgesackten Perikardergüssen und Cysten oder Tumoren kann eine Angiokardiographie erforderlich machen.

β) Verwachsungen (Pericarditis adhaesiva) entstehen nach Perikarditis mit fibröser Verdickung des Epi- und Perikards. Dabei kann es zur Obliteration des Perikardraumes (Concretio cordis) oder (bzw. außerdem) zu umschriebenen,

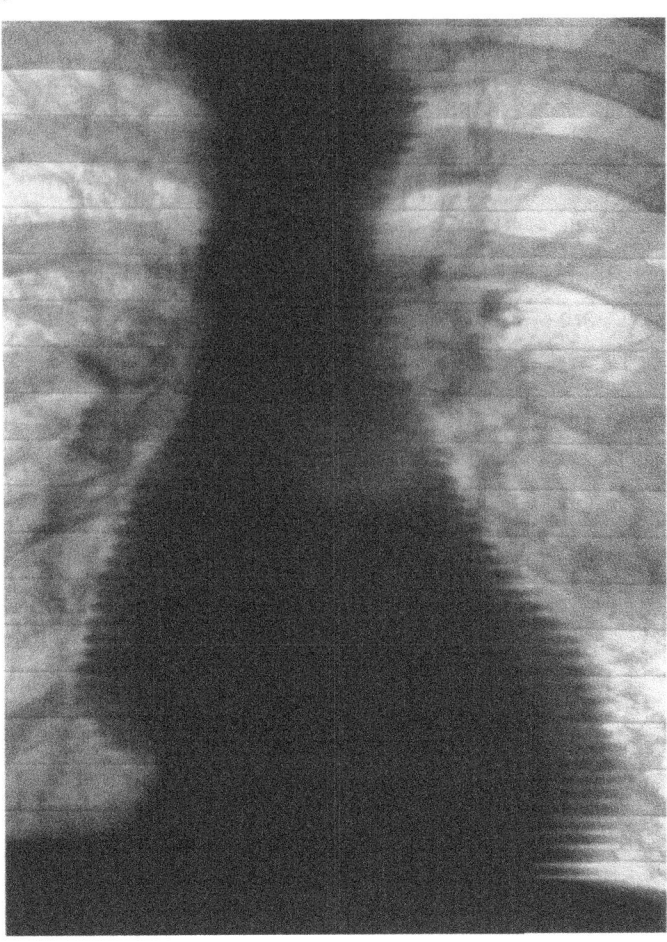

Abb. 266. Entzündliches Perikarddivertikel. Deutlich fortgeleitete Pulsationszacken

strangähnlichen oder flächenhaften Verwachsungen mit der Umgebung, insbesondere der Pleura, kommen (Accretio cordis). Eine Constrictio cordis entsteht, wenn Perikardschwielen das Herz allseitig umgeben und durch sekundäre Narbenschrumpfung seine Bewegungsfreiheit einschränken.

Die Concretio zeigt, wenn sie das Ausmaß röntgenologischer Darstellbarkeit erreicht hat, außer Formveränderungen, je nach Anordnung der Schwielen über einzelnen Herzabschnitten, eine Verringerung oder Aufhebung der Bewegungen, die am deutlichsten auf Kymogrammen zum Ausdruck kommt. Wichtig ist aber die Untersuchung in verschiedenen Körperdurchmessern, weil sonst die Symptome umschriebener Schwielen leicht übersehen werden. Bei vollkommener Umklammerung ist der Herzschatten insgesamt auffallend klein.

Bei Verwachsungen mit der Umgebung (Accretio), die allein oder zusätzlich vorhanden sein können, findet man der jeweiligen Richtung des Narbenzuges entsprechend Verlagerungen des Herzschattens, der dann auch im Brustraum kaum noch beweglich ist (Seitenlage!). Durch Mitbeteiligung der Umgebung, namentlich der Pleura, werden die Konturen unregelmäßig und unscharf. Nachbarorgane (Oesophagus, Zwerchfell usw.) können ebenfalls verzogen sein, wobei das Zwerchfell bei jeder Systole angespannt werden

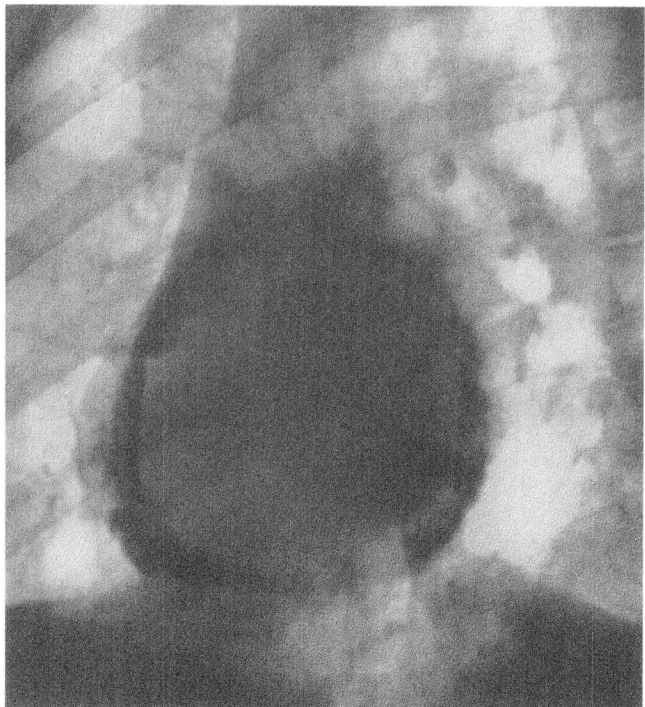

Abb. 267. Panzerherz (Projektion im II. schrägen Durchmesser). Kalkschollen in ringförmiger Anordnung

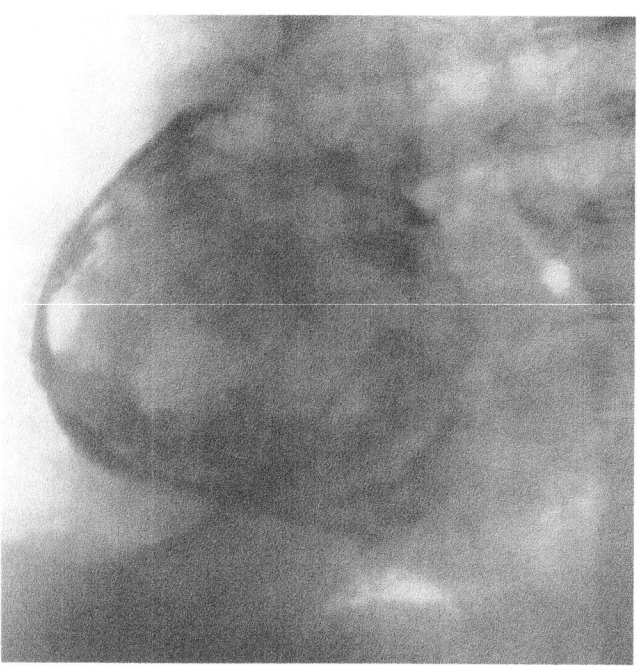

Abb. 268. Panzerherz (Seitenbild). Plattenförmige Verkalkungen

kann. Verwachsungen mit der Thoraxwand haben zur Folge, daß die Atemexkursionen des Brustkorbs eingeschränkt sind und daß der Retrosternalraum sich bei der Inspiration nicht vergrößern und aufhellen kann (seitliche Durchleuchtung!), weil das Herz die respiratorischen Bewegungen der Thoraxwand mitmachen muß.

Sehr häufig sind, besonders in posttuberkulösen Perikardschwielen, *Verkalkungen* verschiedenster Ausdehnung (Pericarditis calcarea). Sie können große Herzabschnitte schalenförmig umgeben. Man spricht von einem *Panzerherzen*, obgleich die reine Concretio auch ohne Verkalkung bereits klinisch das Bild des eingepanzerten Herzens hervorrufen kann.

Bevorzugte Lokalisation für Verkalkungen besteht an den dem Zwerchfell benachbarten Herzabschnitten und ringförmig an der Vorhofkammergrenze. Sie kommen aber auch an allen anderen Herzabschnitten vor. Bei sagittaler Durchleuchtung können geringe Verkalkungen, die dann meist nicht randbildend sind, leicht übersehen werden. Deswegen muß man immer in verschiedenen Körperdurchmessern untersuchen! Dann sieht man die kalkdichten Schatten (Abb. 267 und 268) mit feinkörniger oder grobscholliger Struktur je nach Projektion in platten-, leisten- oder ringförmiger Anordnung. Sie sind immer in einer bestimmten Strahlenrichtung randbildend, verlaufen dann stets parallel zur Herzkontur und überragen etwas den Schatten des eigentlichen Herzmuskels, wenn dieser trotz der Konkretion noch als Kernschatten abzugrenzen ist. Dagegen können die differentialdiagnostisch wichtigen verkalkten Myokardinfarkte und ebenfalls verkalkte Herzthromben in keiner Strahlenrichtung aus dem Herzmuskel herausprojiziert werden.

Wenn Perikardverwachsungen stärkere klinische Symptome (Kreislaufstörungen) verursachen, kommen als chirurgische Maßnahmen bei der Accretio eine Kardiolyse (perikardiale Thorakolyse) und bei der Konkretion mit oder ohne Verkalkung die Perikardektomie in Frage. Am wichtigsten ist dabei die Entschwielung über den beiden Ventrikeln. Wenn operationstechnisch möglich, führt man heute aber außerdem eine Entschwielung über den Vorhöfen, Herzohren und rechts auch an der Einmündung der Vv. cavae durch (DERRA, GÜTGEMANN, ZENKER u. a.). Die präoperativ erforderliche Lokalisation solcher Veränderungen ist mittels Aufnahmen in mehreren Ebenen nur dann leicht, wenn Verkalkungen vorliegen; dagegen ist sie bei nichtverkalkten Schwielen oft sehr schwer und am ehesten kymographisch möglich. Ein diagnostisches Pneumoperikard führen wir nicht durch. Die Operationsindikation ergibt sich aus dem klinischen Befund. Das macht u. E. eine umständliche und weitgehende Röntgendiagnostik überflüssig, weil Verwachsungen, selbst wenn sie vorher nicht in ihrem ganzen Umfang erkannt wurden, dann in situ festzustellen sind.

Auch bei postoperativen Kontrollen kann der therapeutische Erfolg nicht danach beurteilt werden, ob alle vorher sichtbaren Kalkspangen entfernt sind. Ausschlaggebend ist wieder der klinische Befund. Wesentlich mitbestimmt wird der Erfolg durch den Zustand des Herzmuskels. Im Röntgenbild zeigt sich die Entschwielung des Herzens vor allem durch deutlichere Pulsationen an Stellen präoperativ stark eingeschränkter Beweglichkeit.

d) Mesaortitis

Die Lues führt durch Zerstörung der elastischen Gewebselemente und Bildung fibrinösen Gewebes zur Schwächung der Aortenwand. Kalkeinlagerungen sind möglich, aber nicht für Lues pathognomonisch.

Röntgenologisch zeigt sich die luetische Aortenveränderung durch diffuse Erweiterung der ganzen Aorta oder lokalisiert nur ihres ansteigenden Teils, seltener des Bogens und der Aorta descendens. Die Erweiterung bewirkt Zunahme der Schattendichte. Die Aorta ist insgesamt nur mäßig elongiert (Hochstand des Aortenbogens); außerdem ist das Gefäßband verbreitert und hat angedeutete Kolbenform (HOLZMANN). Das Herz selbst bleibt oft klein.

Häufiger bewirken die luetischen Veränderungen direkt oder indirekt über die aneurysmatische Erweiterung der Aorta eine Schlußunfähigkeit der Aortenklappen. Die Folgen für die Herzform wurden schon besprochen (vgl. S. 235).

Differentialdiagnostisch ist die Mesaortitis luetica von der Aortensklerose auf Grund des Röntgenbefundes nicht abzugrenzen.

3. Aneurysmen

a) Herzwandaneurysmen

Ursache der mehr oder weniger umschriebenen Verdünnung der Herzwand ist meist ein Myokardinfarkt, selten eine Schädigung durch rheumatische Myokarditis und Gummen oder durch eine Verletzung. Die bogenförmigen kirsch- und pflaumengroßen Vorwölbungen über dem linken Ventrikel in Spitzennähe (Vorderwandaneurysmen) oder nach links hinten cranialwärts (Hinterwandaneurysmen) zeigen deutliche, meist paradoxe Pulsationen; sie wölben sich während der systolischen Ventrikelverkleinerung stärker vor. Differentialdiagnostisch gibt die Angiokardiographie die zuverlässigsten Ergebnisse (Abb. 269). Wandverkalkungen wurden beobachtet.

Selten sind Herzwandaneurysmen über dem rechten Ventrikel und rechten Vorhof oder Aneurysmen einer Coronararterie (Abb. 270).

Operative Beseitigung ist nur vereinzelt und bei günstigen Voraussetzungen versucht worden (DERRA, SAUERBRUCH). Meist kommt es zum Rezidiv.

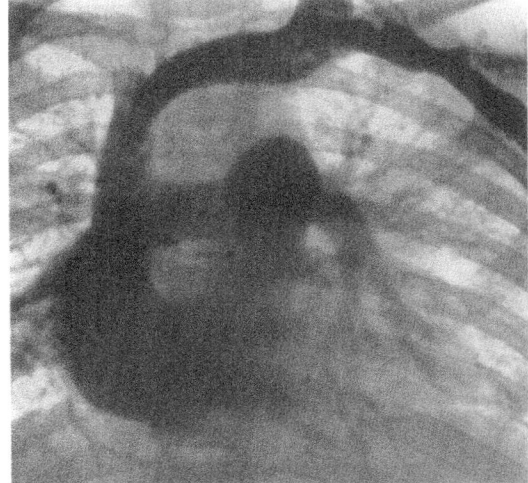

a

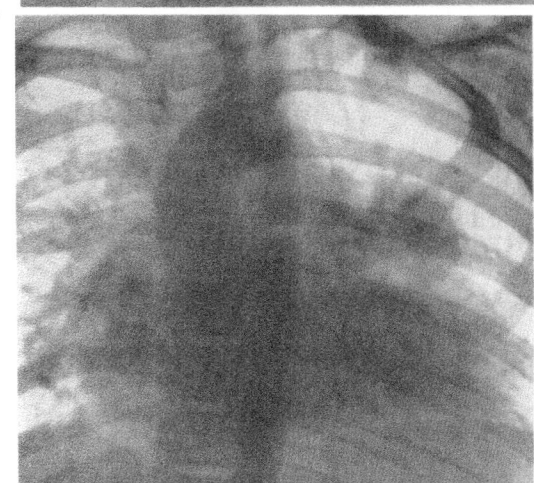

b

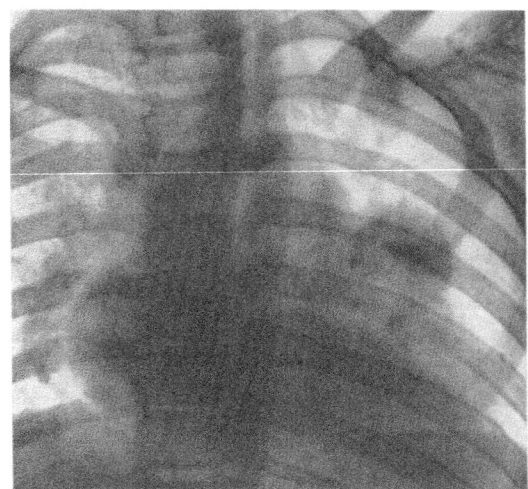

c

Abb. 269a—c. Herzwandaneurysma des linken Ventrikels.
Angiokardiogramm. a NormalesDextrogramm. b Lävogramm
mit Kontrastmittelfüllung des Aneurysmas. c Restfüllung
im Aneurysma

b) Aneurysmen der großen Gefäße

Aneurysmatische Erweiterungen der thorakalen *Aorta* entstehen meist auf Grund einer luetischen Schädigung der Gefäßwand. Die Arteriosklerose verursacht eher diffuse Erweiterungen der Aorta oder flache Vorbuchtungen. In der arteriosklerotisch veränderten Gefäßwand kommt es dafür häufiger und zu wesentlich ausgedehnteren Verkalkungen, während Kalk in Aneurysmen verhältnismäßig seltener ist (Abb. 271).

Im Röntgenbild zeigen Aneurysmen der Aorta vorwiegend Sack-, Spindel- oder Eiform. Wegen ihrer oft erheblichen Dickenausdehnung geben sie einen dichten Schatten mit meist scharfer Konturierung. Nur durch entzündliche Reaktionen der Umgebung, vor allem der Pleura, werden die Konturen unscharf. Aneurysmen können in keiner Strahlenrichtung vom Aortenschatten freiprojiziert werden, zumindest (aber nur selten) besteht zwischen Aneurysma und Gefäß eine breite stielartige Verbindung. Pulsationen sind im allgemeinen schon bei der Durchleuchtung zu erkennen. Die Unterscheidung zwischen Eigenpulsation und fortgeleiteter Bewegung kann aber bei der Schirmbeobachtung unmöglich sein. Im Kymogramm verlaufen die Pulsationszacken des Aneurysmas und des Gefäßteils, von dem es ausgeht, synchron und gleichartig. Bei weitgehender Thrombosierung können Pulsationen überhaupt fehlen. Dann kann sogar ausnahmsweise auch bei der Angiographie eine Kontrastmittelfüllung des Aneurysmas ausbleiben, während diese Methode im allgemeinen die sicherste Diagnose gewährleistet.

Wichtig sind auch indirekte Zeichen, z. B. Formveränderungen des Herzens und bei Aortenaneurysmen die Feststellung, ob die übrige Aorta dilatiert ist oder nicht. Fehlt eine Dilatation, dann besteht kein Aneurysma (umgekehrte Thoma-Kienböcksche Regel). Im ursprünglichen, positiv ausgedrückten Sinne ist die Regel nicht anwendbar.

Je nach Ausgangsort entwickeln sich Aneurysmen mediansymmetrisch oder asymmetrisch. Dementsprechend werden auch Nachbarorgane verschiedenartig verdrängt, eventuell komprimiert oder sogar arrodiert. Die folgende Tabelle zeigt, wie sich in dieser Hinsicht Aneurysmen der verschiedenen Aortenabschnitte (nach Häufigkeit geordnet) verhalten. Die Tabelle enthält auch die wesentlichen Angaben über Aneurysmen der *A. anonyma* und der *A. pulmonalis*:

Ursprung	Lokalisation	Verdrängung von Nachbarorganen	Kompression oder Arrosion von Nachbarorganen
Aorta ascendens (Abb. 272)	Asymmetrisch nach vorne rechts (selten nach vorne links)	Aortenbogen nach oben, Trachea nach links verdrängt	Knochenarrosionen an der vorderen Brustwand möglich
Arcus aortae (Abb. 273)	Asymmetrisch nach vorne oben links	Trachea und Oesophagus nach rechts verdrängt	Kompression der Trachea (eventuell Säbelscheidentrachea). Wenn von der unteren Wand ausgehend, Stenose des linken Hauptbronchus möglich. Eventuell Arrosion der Trachea
Aorta descendens (Abb. 274)	Symmetrisch nach vorne oder hinten (rechts = links)	Einengung des Retrokardialraumes. Oesophagus nach ventral, meist nach rechts verdrängt (bei ganz tief sitzenden Aneurysmen nach links)	Bei Entwicklung nach vorne Stenose des linken Hauptbronchus und Phrenicusschädigung links möglich; bei Entwicklung nach hinten Knochenarrosionen an der Wirbelsäule
A. anonyma (Abb. 275) (oft dabei Aneurysma des Aortenbogens)	Asymmetrisch nach rechts	Hochstand des Aortenbogens. Trachea oft nach links verdrängt	Knochenarrosionen im Bereich der oberen Thoraxapertur
A. pulmonalis (Abb. 276) (sehr selten)	Asymmetrisch	Hilusverbreiterung. Hypertrophie des rechten Ventrikels. Verdrängung des Bronchialsystems	

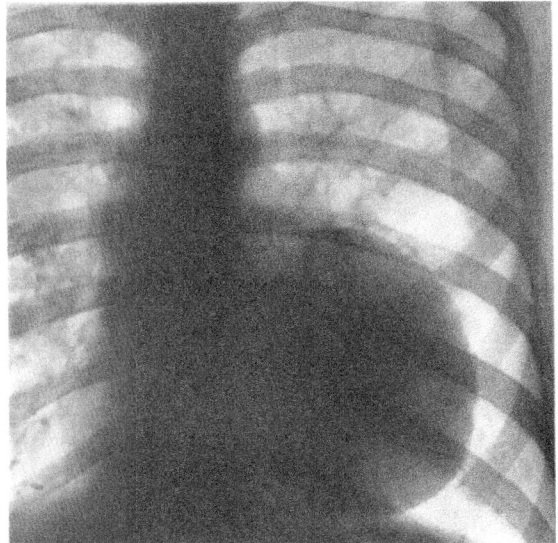 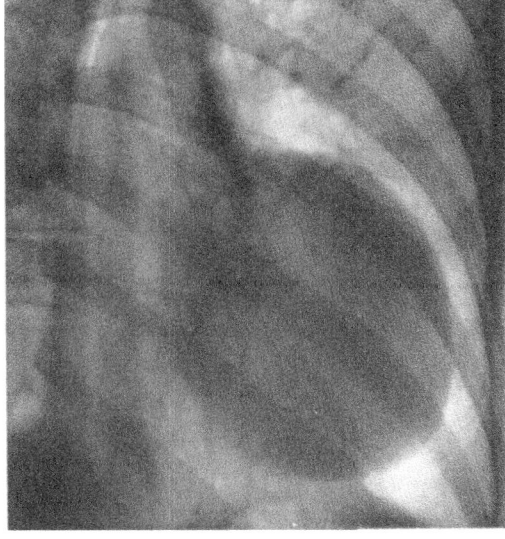

a	b

Abb. 270a u. b. Aneurysma des rechten Ventrikels. a Sagittalbild. b Projektion im 1. schrägen Durchmesser

Bei einem *Aneurysma dissecans*, das sich auf dem Boden einer Medianekrose und Arteriosklerose nach Einriß der inneren Gefäßwand intramural entwickelt, steht der Aneurysmasack nur an umschriebener Stelle mit dem Gefäßlumen in Verbindung; im übrigen breitet er sich exzentrisch parallel

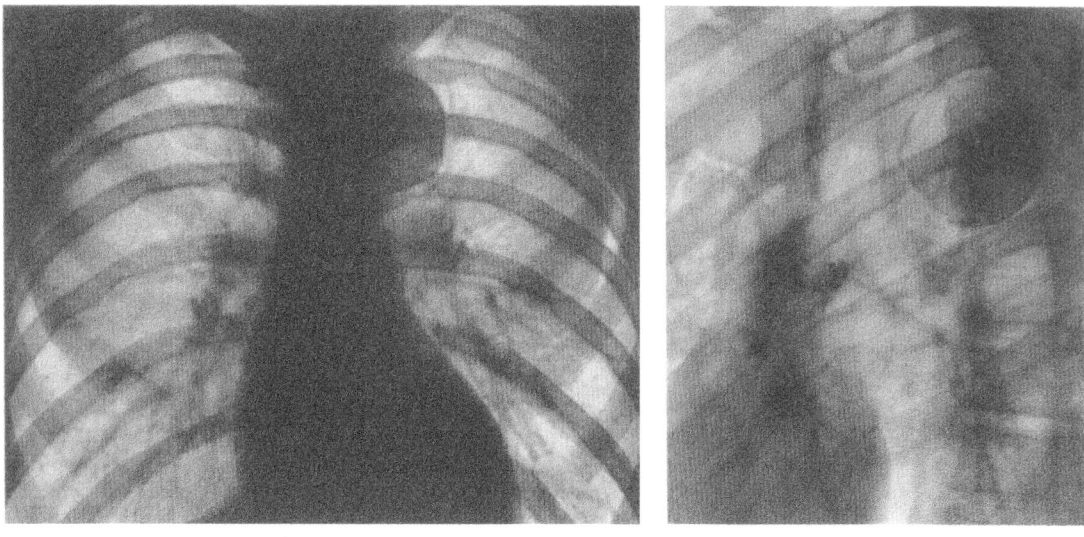

a   b

Abb. 271a u. b. Kugelförmiges Aortenaneurysma mit Verkalkung der Wand bei Aortenisthmusstenose mit Rippenarrosionen (31jähriger Patient). a Sagittalbild. b Projektion im II. schrägen Durchmesser

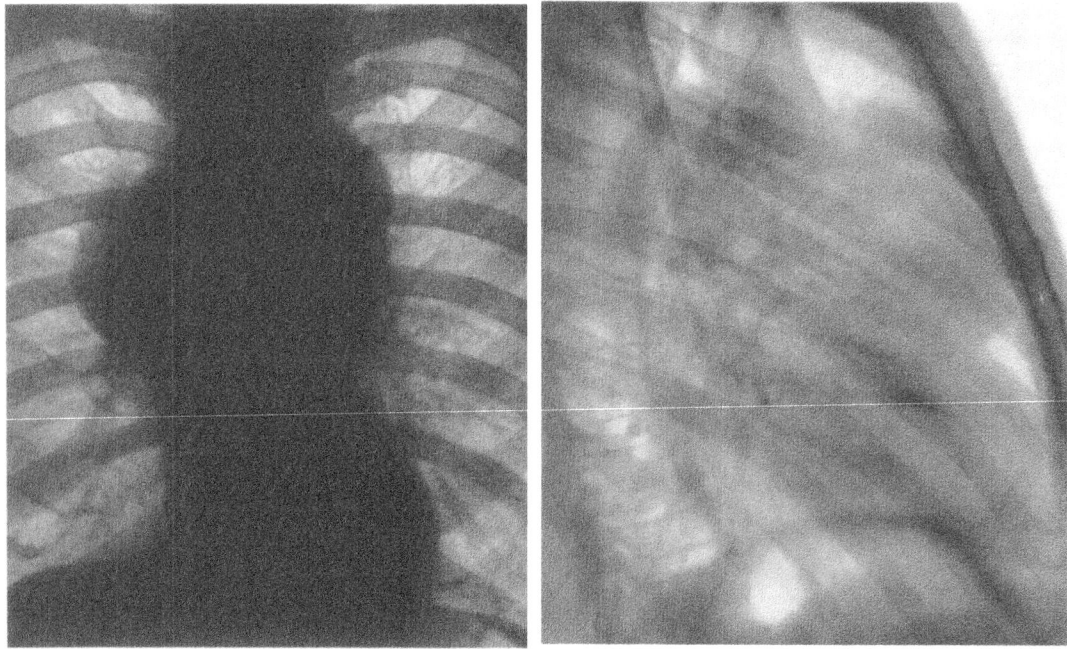

a   b

Abb. 272a u. b. Aneurysma der Aorta ascendens. a Sagittalbild. b Seitenbild

zum Gefäßverlauf aus. Da die Dickenausdehnung nur gering ist, kann ein Gefäß großen Kalibers, wie die Aorta, auch wenn sie in das Aneurysma hineinprojiziert wird, in der Gesamtverschattung als Kernschatten erkennbar sein. Der subakute Verlauf und das klinisch meist unklare Bild eines Aneurysma dissecans haben zur Folge, daß die Röntgenuntersuchung in der Regel „ungezielt" ohne entsprechende klinische Fragestellung erfolgen muß.

Immer wieder bereitet eine sichere *Unterscheidung zwischen Aneurysma und Mediastinaltumor* Schwierigkeiten. Meist führt zwar die Nativuntersuchung, besonders die

Kymographie, zum Ziele. Wenn damit aber eine eindeutige Klärung nicht möglich ist, sollte immer eine Angiokardiographie durchgeführt werden. Man muß sich aber bewußt bleiben, daß auch bei einwandfreier Darstellungstechnik und sonst guter Füllung der

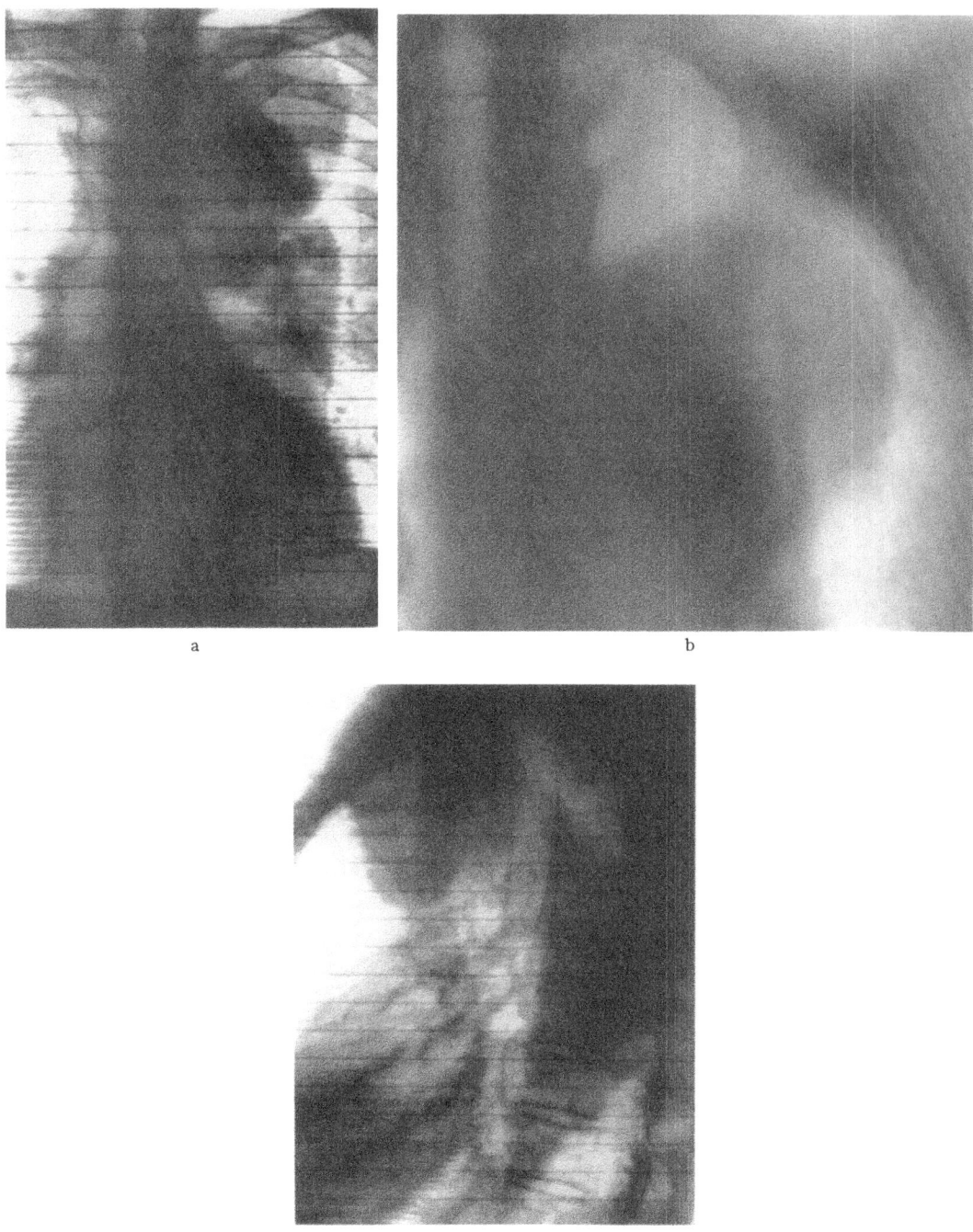

Abb. 273a—c. Aneurysma des Aortenbogens. a Sagittales Kymogramm. b Schichtbild. c Seitliches Kymogramm

Gefäße das Aneurysma selbst in seltenen Fällen ungefüllt bleiben kann. Bei einer eigenen Fehldiagnose bestand sogar nicht einmal eine nennenswerte Thrombosierung; trotzdem war auch in situ keine Pulsation zu erkennen. Offenbar können Kontrastmittelfüllung und Pulsation auch durch besondere Strömungsverhältnisse verhindert werden. In unserer

16*

Klinik gilt deshalb jetzt der Grundsatz, *bei der Operation eines Mediastinaltumors die freigelegte Geschwulst sicherheitshalber immer erst zu punktieren.*

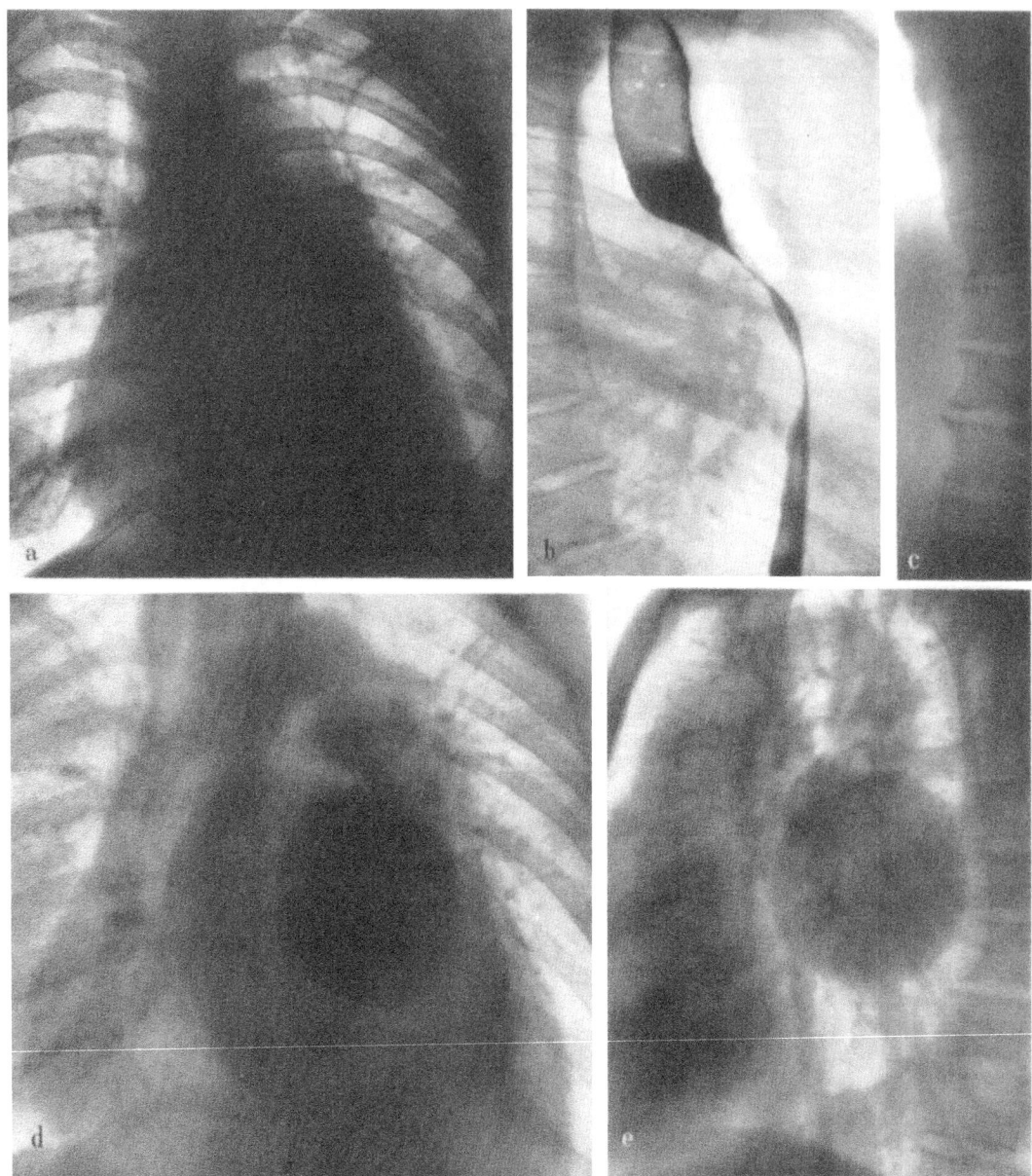

Abb. 274a—e. Aneurysma der Aorta descendens. a Sagittalbild. b Seitenbild: Verdrängung des Oesophagus nach vorne. c Schichtbild: Arrosion der Wirbelkörper. d Angiokardiogramm (sagittal). Kontrastmittelfüllung des Aneurysmas. e Seitenbild des mit Kontrastmittel gefüllten Aneurysmas

4. Blastome

Gutartige und bösartige primäre Blastome des Herzens sind etwas seltener als sekundäre Geschwülste. Röntgenologisch ist die Erkennung beider Formen sehr schwer. Wichtig ist, gegebenenfalls an die Möglichkeit zu denken und dann den Befund angiokardiographisch und durch Herzkatheterismus zu klären. Umfangreiche Veröffentlichungen stammen unter anderen von MAHAIM und PRICHARD.

a) Primäre Blastome des Herzens und Perikards

Über 80% (MANDELSTAMM) aller vom *Endokard* ausgehenden Blastome sind gutartig; meist handelt es sich um Myxome (vorwiegend im linken Vorhof) oder Papillome. Geschwülste des *Myokards* sind fast ausschließlich Sarkome (vorwiegend im rechten Vorhof), selten Rhabdomyome oder Rhabdomyolipome.

Diese Blastome der Herzwand, die eigentlichen intrakardialen, intrakavitär wachsenden Geschwülste, zeigen sich röntgenologisch in einer Vergrößerung des betroffenen Herzabschnittes. Eine Diagnose ist aber nur angiokardiographisch möglich. Dann bestehen entsprechende Füllungsdefekte.

Im linken Vorhof können Geschwülste zum klinischen Bilde von Mitralstenosen führen.

Primäre *Perikardgeschwülste* (Fibrome, Lipome, Hämangiome, Teratome, Sarkome) haben eine Vergrößerung des Herzschattens zur Folge, meist mit höckerigen Konturen. Schnelles Wachstum spricht für Malignität. Allerdings werden die eigentlichen Tumorkonturen oft durch eine allgemeine Vergrößerung des Herzschattens infolge eines hämorrhagischen Perikardergusses überdeckt.

b) Sekundäre Blastome des Herzens und Perikards

Sekundäre Blastome durch Übergreifen extrakardialer Geschwülste auf das Herz sind verhältnismäßig häufig. Meist handelt es sich primär um Mediastinal- oder Lungengeschwülste, oft aber auch bereits um mediastinale Lymphknotenmetastasen von Blastomen anderer Organe.

Auf einen der seltenen Fälle, bei denen ein primäres Lebercarcinom durch das Zwerchfell bis in den rechten Vorhof infiltrativ vorgewachsen war, ist im Zusammenhang mit den Zwerchfellgeschwülsten hingewiesen (vgl. S. 256).

c) Herzthromben

Herzthromben bilden sich außer den wandständigen Auflagerungen im Bereich von Infarkten vorwiegend als sog. Kugelthromben in den Vorhöfen, namentlich im linken Herzohr, das dann keinerlei pulsatorische Bewegungen mehr ausführen kann. Sie bewirken erhebliche Erweiterungen und eventuell eine Verdichtung des Herzschattens an der betreffenden Stelle. Thromben im linken Herzohr können durch Vorwölbung der Herzkontur eine Mitralkonfiguration vortäuschen. Auf Nativaufnahmen sind am ehesten Verkalkungen in Herzthromben zu sehen. Angiokardiographisch zeigen sich Kontrastmittelaussparungen.

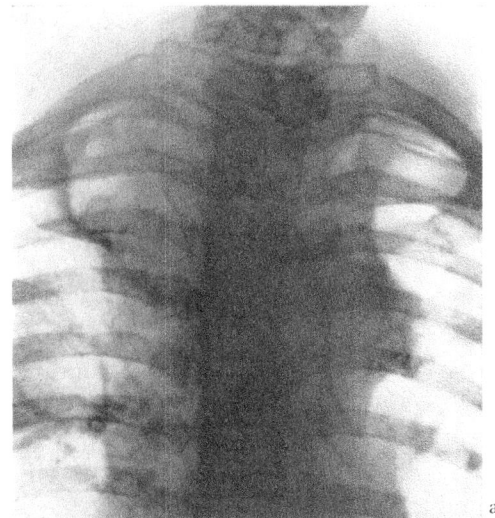
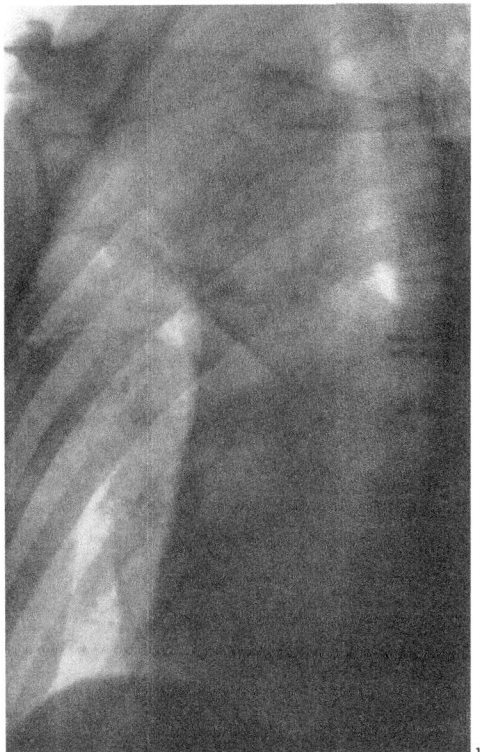

Abb. 275 a u. b. Aneurysma der A. anonyma. a Sagittalbild. b Projektion im II. schrägen Durchmesser

5. Verletzungen und Fremdkörper

Wenn frische Verletzungen des Herzens überhaupt zur Röntgenuntersuchung kommen, handelt es sich im allgemeinen um den Nachweis oder Ausschluß eines Hämatoperikards, d. h. eines Perikardergusses, dessen Röntgensymptomatologie bereits besprochen wurde

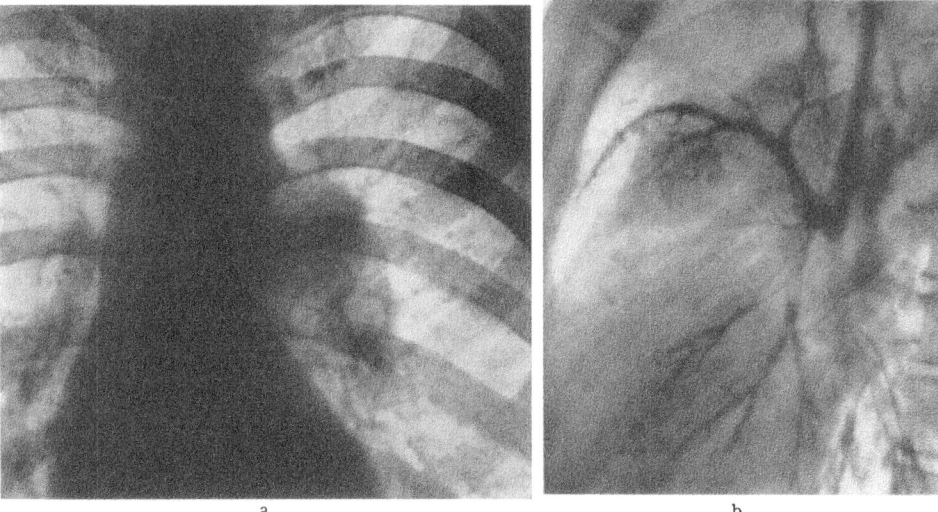

a   b

Abb. 276a u. b. Aneurysma der A. pulmonalis sinistra. a Sagittalbild. b Seitliches Bronchogramm: Verdrängung der ventralen Segmentbronchien des Oberlappens nach cranial und der Lingulabronchien nach caudal

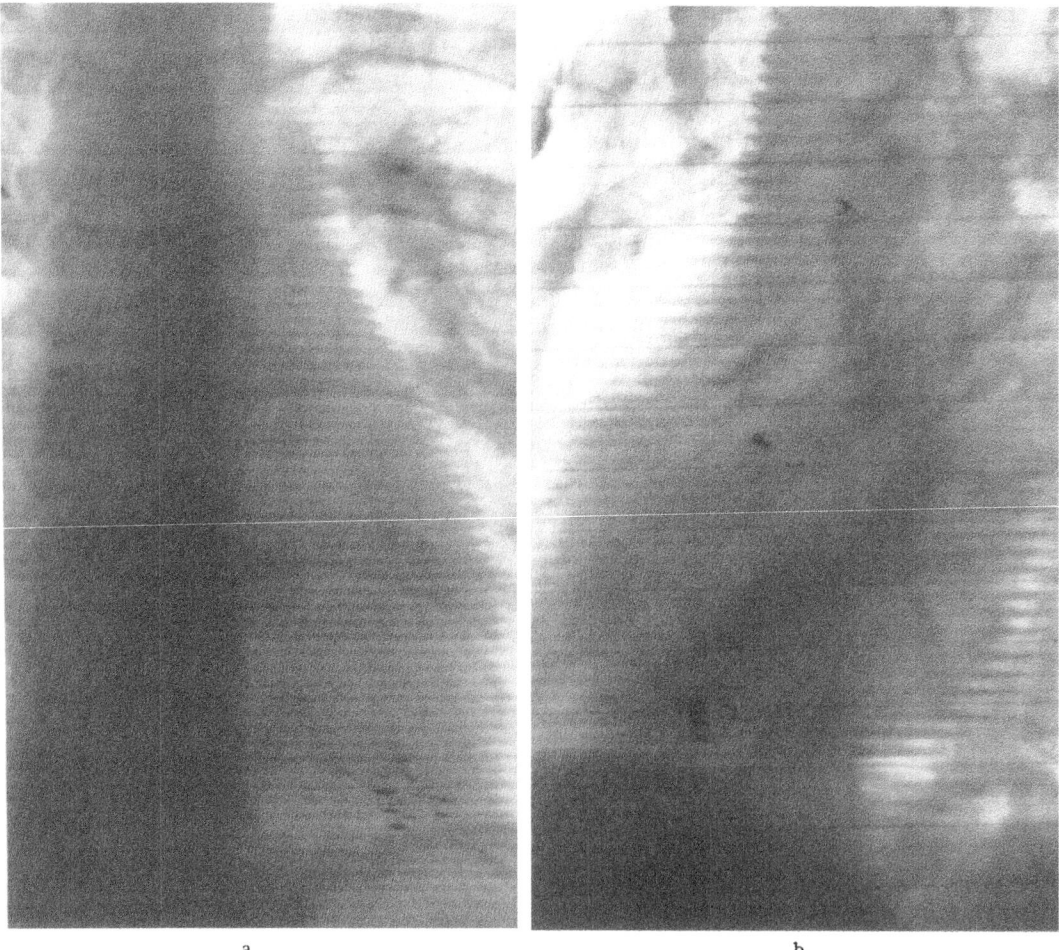

a   b

Abb. 277a u. b. Kymogramm bei Herzstecksplitter. Beide Splitter liegen in der Nähe der Herzspitze am Ursprung des Ventrikelseptums. Sie müssen auf entgegengesetzten Seiten des Septums liegen, weil der eine Splitter die Pulsationen des linken Ventrikels, der andere die des rechten Ventrikels zeigt (durch Operation bestätigt). a Sagittalbild. b Seitenbild

(vgl. S. 236). Gleichzeitig besteht nicht selten ein Pneumo- oder Hämatopneumothorax. Gelangt ausnahmsweise Luft auch in den Herzbeutel, bilden sich Flüssigkeitsspiegel.

Metallische *Fremdkörper* (praktisch ausschließlich Geschosse) erfordern außer ihrem Nachweis eine genaue Lokalisation. Bei frischen Steckschüssen erlaubt dann mitunter die Geschoßlage die Klärung, ob eine Herzverletzung vorliegen kann, auch wenn einmal kein Hämatoperikard besteht. In solchen akuten Fällen muß die Lokalisation meist mit geringstem Aufwand erfolgen, z. B. anhand von zwei Aufnahmen in verschiedenen Strahlenrichtungen, die ohne besondere Lagerung des Patienten anzufertigen sind. Eine Durchleuchtung mit Drehung des Patienten oder sonstige Maßnahmen sind oft nicht möglich. Einen Anhalt, inwieweit der Fremdkörper die Herzbewegungen mitmacht, gibt auf solchen Aufnahmen nur die Unschärfe seines Schattens.

Die meisten Lagebestimmungen von Herzstecksplittern werden aber außerhalb der akuten Verletzungsphase und im allgemeinen im Hinblick auf eine eventuelle operative Entfernung vorgenommen. Dann stehen mehr Untersuchungsmöglichkeiten zur Verfügung; dafür muß die Lagebestimmung aber auch um so genauer sein. Abgesehen von den verschiedenen Verfahren zur geometrischen Fremdkörperlokalisation, die hier nicht wiederholt werden müssen (vgl. S. 30f.), ist die *Kymographie* am wichtigsten. Fremdkörper im Peri- oder Myokard zeigen immer die Bewegung des Herzteils, zu dem sie die innigsten Beziehungen haben (Abb. 277). Die Bewegungsamplituden sind am größten bei Splittern im Herzmuskel. Können sich Fremdkörper frei in einer Herzhöhle bewegen, dann führen sie meist unregelmäßige Wirbelbewegungen aus. Im allgemeinen sind sie aber auch dort irgendwie fixiert.

Erwähnt sei, daß Fremdkörper durch Einbruch in die venöse Strombahn aus der Körperperipherie bis ins Herz verschleppt werden können.

G. Zwerchfell

I. Untersuchungstechnik

Eine eingehende Durchleuchtung und die zu Beginn dieses Thorax-Kapitels genannten Übersichtsaufnahmen in den verschiedenen Körperdurchmessern, eventuell ergänzt durch gezielte Aufnahmen, reichen trotz der für die Darstellung günstigen Situation zur Erfassung krankhafter Zwerchfellveränderungen nicht immer aus. Durchleuchtungen in Seitenlage des Patienten (wenn ein dafür geeignetes Untersuchungsgerät zur Verfügung steht, andernfalls entsprechende Aufnahmen) sind unerläßlich zum Nachweis bzw. Ausschluß supradiaphragmaler Ergüsse.

Die Zwerchfellbewegungen lassen sich im allgemeinen bei der Durchleuchtung in ausreichendem Maße erkennen. Es ist aber schon kaum möglich, bei der einfachen Schirmbeobachtung die Größe der Bewegungsamplituden richtig abzuschätzen. Abgesehen von der Verzeichnung durch die Projektion mit einem divergierenden Strahlenbündel ist auch die subjektive Beurteilung etwaiger Bewegungsdifferenzen schwierig.

Einfach und genau können die Atemexkursionen des Zwerchfells mit Hilfe der *Orthodiametrie* (bei horizontal gestellter Nullinie des Orthodiameters) ermittelt werden (vgl. S. 22). Man ist dann erstaunt, daß sich manchmal auf Grund einer Durchleuchtung angenommene Bewegungsunterschiede beider Zwerchfellhälften gar nicht bestätigen, daß andererseits mitunter Differenzen gefunden werden, die durch Schirmbeobachtung allein nicht zu erfassen waren. Offenbar können verschiedene Wölbungen und Ausgangslagen sowie ein nur anfängliches Nachhinken einer Seite bei der Durchleuchtung ohne genaue Messung Höhenunterschiede vortäuschen (BÜCHNER: Persönliche Mitteilung).

Müssen kompliziertere Zwerchfellbewegungen, z. B. Mehrtaktrhythmen genauer analysiert werden, dann ist die Anfertigung von *Kymogrammen* (mit geeigneter, vorwiegend senkrechter Spalteinstellung und horizontalem Ablauf) während normaler Atmung oder im Hitzenbergerschen Schnupfversuch nicht zu entbehren. Die Auswertung solcher Kymogramme erfordert aber Erfahrung.

Von den verschiedenen Methoden der *Schichtdarstellung* eignet sich noch am ehesten das Transversalschicht-Verfahren.

Viel aufschlußreicher sind Kontrastmitteldarstellungen, und zwar Gasfüllungen als *diagnostischer Pneumothorax* (vgl. S. 57), *Pneumoperitoneum* (vgl. S. 319 f.) oder *Retropneumoperitoneum* (vgl. S. 321). Eine künstliche Vergrößerung der Magenblase durch Trinkenlassen von Sprudelwasser oder einer gasbildenden Brausemischung erleichtert als einfachste Kontrastmittelmethode oft die Beurteilung der linken Zwerchfellhälfte schon erheblich.

II. Das Röntgenbild des normalen Zwerchfells

Auf Sagittalbildern erkennt man das Zwerchfell als zwei bogenförmige, cranialwärts konvexe Verschattungen, die den Brustraum nach caudal abschließen. Von den beiden Zwerchfellkuppeln steht normalerweise die rechte etwas (1—3 cm) höher als die linke. Nach cranial sind sie gegen die lufthaltige Lunge kontrastreich abgesetzt und scharf konturiert. Ihre Begrenzung zum Bauchraum hin ist nicht zu sehen; sie kann aber durch ein diagnostisches Pneumoperitoneum sichtbar gemacht werden (oder krankhaft bei freier Luft im Bauchraum). Sonst geht der Zwerchfellschatten auf der rechten Seite kontinuierlich in den Leberschatten über. Links wird durch die Luftaufhellung der Magenblase ein „Zwerchfellschatten" auch nach caudal sichtbar begrenzt. Dieser „Zwerchfellschatten" entspricht aber nicht der eigentlichen Dicke des Zwerchfells, er umfaßt vielmehr außer dem Zwerchfellmuskel auch die Magenwand, dazwischen die Peritonealüberzüge und außerdem die diaphragmale Pleura parietalis und visceralis. Trotzdem ist die Verbreiterung dieses bogenförmigen Schattenbandes ein wichtiges Röntgensymptom einiger Erkrankungen (Pleuritis diaphragmatica, subphrenischer Absceß). Die linke Zwerchfellhälfte geht medial in den Schatten des linken Leberlappens und lateral in den der Milz über. Im Bereich des linken Herzens ist auch die thorakale Grenze nicht zu sehen. Ausnahmsweise kann bei starker Blähung der linken Colonflexur dort eine zweite Luftaufhellung den unteren Zwerchfellrand markieren. Sind Kolonflexur und Magen stark gebläht, dann kann die linke Zwerchfellkuppel (vorübergehend!) höher treten als die rechte, ohne daß es sich dabei um eine Relaxatio handelt.

Die sattelartige Einbuchtung in der Mitte zwischen beiden Zwerchfellkuppeln ist röntgenologisch auch zum Brustraum hin nicht abgrenzbar; sie geht in den Herzschatten über.

In seitlicher Projektion reichen beide (übereinanderprojizierte) Zwerchfellhälften dorsal weiter caudalwärts; die Scheitelpunkte beider Kuppeln liegen der vorderen Brustwand näher; sie werden deswegen bei dorso-ventralem Strahlenverlauf am schärfsten dargestellt.

Mit der Thoraxwand bildet das Zwerchfell die Sinus phrenicocostales, die bis zu den Umschlagfalten, d. h. dem Übergang der Pleura diaphragmatica in die Pleura costalis, reichen. Ihre jeweilige Entfaltung drückt sich im Röntgenbild durch verschieden große Zwerchfell-Rippenwinkel aus. Mit dem Herzen bildet das Zwerchfell den Phrenicomediastinal- bzw. Herz-Zwerchfellwinkel.

Der *Zwerchfellstand* hängt außer von der Thoraxform und den Elastizitätsverhältnissen der Lungen im wesentlichen von dem Verhältnis zwischen intrathorakalem und intraabdominellem Druck (einschließlich Bauchdeckenspannung) ab. Überwiegen des Druckes im Bauchraum (z. B. Adipositas) führt deswegen zum Zwerchfellhochstand. Im übrigen ist der Zwerchfellstand individuell verschieden (bei Jugendlichen höher als bei Erwachsenen und bei Frauen höher als bei Männern) und stark von Körperlage und -haltung abhängig (im Liegen höher, im Sitzen tiefer als im Stehen). In Seitenlage tritt das Zwerchfell der aufliegenden Seite maximal hoch.

Die *respiratorischen Bewegungen* erfolgen am ausgiebigsten in den dorsalen Zwerchfellabschnitten, der Nachbarschaft der Lungenunterlappen entsprechend. Während der

Inspiration (Hebung der Rippen mit Vergrößerung des transversalen Thoraxdurchmessers) senken sich beide Zwerchfellhälften gleichzeitig, die linke aber im allgemeinen etwas mehr als die rechte. Die Kuppeln flachen sich unter Senkung des Centrum tendineum ab. Dadurch öffnen sich die Sinus mit Vergrößerung der Zwerchfell-Rippenwinkel, die bei Jugendlichen mit überwiegender Zwerchfellatmung 80° erreichen können. Trotz der Abflachung bleibt aber immer eine Wölbung der Kuppeln erhalten.

Durch ungleichmäßige Kontraktionen einzelner Muskelbündel bei extremer Inspiration können *Zwerchfellbuckel* oder -furchen auftreten. Seltenere Zackenbildungen entsprechen den Muskelansätzen an den Rippen und dürfen nicht mit strangförmigen Adhäsionen verwechselt werden.

Die Größe der Atemexkursionen hängt wesentlich von der Ausgangslage ab. Im allgemeinen bewirkt Zwerchfellhochstand größere Exkursionen als Tiefstand. Demnach bewegt sich bei Seitenlage die aufliegende Zwerchfellhälfte am meisten.

Unterschiede bestehen auch bei den einzelnen Atemtypen. Im Gegensatz zur überwiegenden Zwerchfellatmung senken sich bei vorwiegend costaler Atmung die sonst am ausgiebigsten bewegten dorsalen Abschnitte inspiratorisch nur wenig; die mehr ventralwärts gelegenen Kuppeln können stillstehen und ausnahmsweise sogar inspiratorisch (pseudoparadox) höher treten. Wichtig ist dann die Feststellung gleich gerichteter Bewegung beider Hälften.

Ruckartige Zwerchfellbewegungen kommen durch plötzliche Druckänderungen zustande, ruckartiger Zwerchfellanstieg z. B. beim Husten, Niesen, Lachen, Rülpsen und ruckartige Senkung beim Schlucken und Singultus; auch Gähnen und Seufzen bewirken Zwerchfellsenkung, aber weniger ruckartig. Beim Husten besteht eine Kombination von initialer tiefster Inspiration (Zwerchfellsenkung) und nach Glottisschluß deren explosionsartige Sprengung mit Exspiration und Emporschnellen des Zwerchfells.

Die ruckartigen Bewegungen werden im Müllerschen Versuch (nach Exspiration Einatmung bei geschlossenem Mund und Nase) und im Hitzenbergerschen Schnupfversuch (inspiratorisches Aufschnupfen bei geschlossenem Mund und Nase) zur Prüfung der *Zwerchfellfunktion* ausgenutzt.

Die periodischen ruckartigen Bewegungen der medialen Zwerchfellabschnitte durch Fortleitung der Herzpulsationen sind nur gering und haben keine praktische Bedeutung.

III. Paradoxe Zwerchfellbewegung

Paradoxe Zwerchfellbewegung liegt vor, wenn eine Zwerchfellkuppel während der Inspiration nach cranial ansteigt und sich exspiratorisch wieder senkt. Beide Seiten bewegen sich dann entgegengesetzt zueinander; man spricht vom Schaukel- bzw. Waagebalkensymptom (KIENBÖCK). Das wesentliche Merkmal der paradoxen Zwerchfellbewegung ist demnach die Seitendifferenz. Die Ausgangslage kann normal sein, oder es besteht außerdem ein Hochstand, ausnahmsweise ein Tiefstand der paradox bewegten Zwerchfellhälfte.

Bei normaler Atmung können sich beide Zwerchfellhälften mitunter noch gleichsinnig verschieben, und erst bei forcierter Respiration, oft sogar erst beim Hitzenbergerschen Schnupfversuch zeigt sich die paradoxe Bewegung einer Seite. Der Schnupfversuch muß deshalb zum Ausschluß einer paradoxen Zwerchfellbewegung bei entsprechendem Verdacht immer durchgeführt werden.

1. Paradoxe Bewegung ohne Schädigung des Zwerchfells

Wird in einer Thoraxseite der inspiratorische Sog sehr groß, dann kann auch das ungeschädigte Zwerchfell während der Inspiration passiv in den Thorax hineingesaugt werden. Das ist z. B. bei einem Verschluß eines großen Bronchus, namentlich des Unterlappenbronchus oder eines Hauptbronchus der Fall. Dann wird gleichzeitig auch das Mediastinum inspiratorisch zur kranken Seite gesaugt. Je mehr dabei das Mediastinum an einem extremen Pendeln, z. B. durch Versteifung (Schwarten, Metastasen), gehindert wird, um so eher und ausgiebiger bewegt sich auf der kranken Seite das Zwerchfell paradox. Im allgemeinen besteht dann auch primär schon ein Zwerchfellhochstand.

Paradoxe Atemverschiebung des primär tiefstehenden Zwerchfells ist möglich (aber seltener) bei einem Spannungspneumothorax.

2. Paradoxe Bewegung des geschädigten Zwerchfells

In diesem Falle kann es sich um eine Störung der Zwerchfellinnervation oder um eine Schädigung des Zwerchfellmuskels handeln.

a) Zwerchfellähmung

Cerebrale und spinale Erkrankungen oder periphere Verletzungen eines N. phrenicus führen zur Lähmung einer Zwerchfellhälfte. Im allgemeinen entsteht dann eine *schlaffe* Lähmung. Zur peripheren Schädigung kommt es außer bei der therapeutischen Phrenicusexhairese (oder temporär durch operative Quetschung) häufig durch maligne mediastinale Blastome und Geschwulstmetastasen.

Die Innervationsstörung führt zu dauerndem Hochstand der betreffenden Zwerchfellhälfte. Nur bei einer geringen (temporären) Schädigung kann der Zwerchfellhochstand fehlen. Andererseits ist sein Vorhandensein allein noch nicht für eine Zwerchfellähmung beweisend (HITZENBERGER). Auch das wesentliche Symptom, die paradoxe Bewegung, kann in seltenen Fällen erst beim Schnupfversuch auftreten. Bei vollständiger Paralyse einer Zwerchfellhälfte sieht man sie aber bereits während normal tiefer Atmung, oft sogar dabei besonders deutlich.

Zum Unterschied von einer beispielsweise durch Bronchusstenose verursachten paradoxen Zwerchfellbewegung, bei der gleichzeitig eine Mediastinalverlagerung zur kranken Seite besteht, pendelt bei der Zwerchfellähmung das Mediastinum inspiratorisch zur *gesunden* Seite. Charakteristisch für den Zustand nach Phrenicusexhairese ist auch, daß nach einiger Zeit sowohl der Hochstand als auch die paradoxe Bewegung der erkrankten Zwerchfellhälfte zurückgehen und schließlich nur noch eine Verkleinerung der Bewegungsamplituden bleibt.

Die seltene *spastische* Lähmung führt zu einer Abflachung der Zwerchfellkuppel mit weiter Eröffnung der Sinus. Die Folge ist eine Überblähung der Lunge. Bei dem dauernden Tiefstand eines spastisch gelähmten Zwerchfells ist eine paradoxe Bewegung nicht so ausgeprägt.

b) Relaxatio diaphragmatica

Bei der Relaxatio diaphragmatica ist das betroffene Zwerchfellblatt papierdünn, möglicherweise als Folge einer Atrophie der Muskulatur durch Phrenicusschädigung während der Geburt oder im frühen Säuglingsalter; die Ätiologie der Erkrankung ist jedoch nicht restlos geklärt. Eine Relaxation ist links viel (15mal) häufiger als rechts.

Das wesentliche Merkmal ist der *dauernde* sehr hohe Zwerchfellstand einer Seite. In extremen Fällen spricht man von einer Eventratio diaphragmatica. Außerdem besteht paradoxe Atembewegung, die oft aber erst beim Hitzenbergerschen Schnupfversuch in Erscheinung tritt, während bei normaler Atmung die Bewegungsrichtung normal sein kann und dann lediglich die Exkursionen eingeschränkt sind.

Als Folge des extremen Zwerchfellhochstandes wird das Mediastinum zur Gegenseite verlagert, wobei das Herz verhältnismäßig wenig betroffen ist. Die Lunge der erkrankten Seite ist weniger strahlendurchlässig und erscheint allgemein getrübt gegenüber der anderen Lunge, die oft leicht überbläht ist. Bei der viel häufigeren linksseitigen Zwerchfellrelaxation vergrößert sich die Magenblase, in schweren Fällen wird der Magen (subdiaphragmal) cranialwärts verlagert. Ein Kaskadenmagen oder sogar ein Volvulus sind als Folgen möglich. Die linke Dickdarmflexur steigt ebenfalls mit dem Zwerchfell nach oben. In ähnlicher Weise kommt es bei der seltenen rechtsseitigen Relaxatio diaphragmatica fast regelmäßig zu einer Interposition von Dickdarmschlingen zwischen Zwerchfell und Leber.

Differentialdiagnostisch ist die Relaxatio diaphragmatica nur schwer von einer Zwerchfellähmung oder einer Zwerchfellhernie zu unterscheiden. Gegenüber der Lähmung gibt oft ausschließlich die Anamnese den Ausschlag. Außerdem fehlt der Relaxation die Tendenz zur Rückbildung. Für Zwerchfellbrüche spricht der Nachweis des Defektes bzw. eine Abwinkelung (Knick) der Kontur am Übergang vom Zwerchfell zur Begrenzung der verlagerten Baucheingeweide. Kommt es nach Anlage eines Pneumoperitoneums zu einem Pneumothorax, dann ist die Diagnose eindeutig. Wird dagegen bei einem echten Bruch, wie in Abb. 286 (vgl. S. 262), der peritoneale Bruchsack ballonartig im Thoraxraum ausgespannt, so ist damit eine Hernie nur dann bewiesen, wenn man außerdem wenigstens Reste eines normal dicken Zwerchfells und die erwähnte Richtungsänderung der Kontur am Rand der Bruchpforte sieht.

Als Sonderform ist noch das Zwerchfell-*Divertikel* zu nennen. Dabei handelt es sich um eine partielle Relaxation (Abb. 278), bei der zwar alle Schichten des Zwerchfells ausgebildet sind, aber eine umschriebene Schwäche der Muskulatur vorliegt. Von einer Hernie sind solche Divertikel intravital oft überhaupt nicht zu unterscheiden.

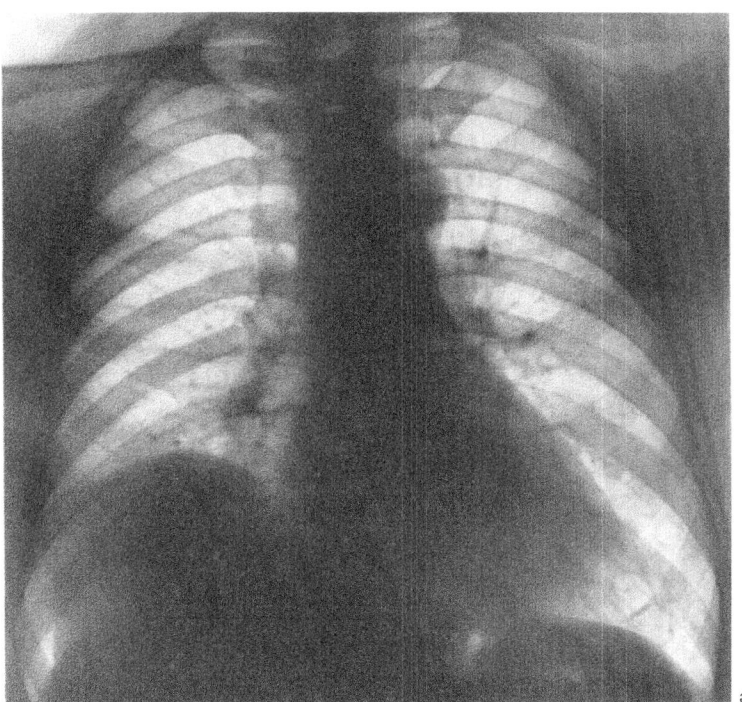

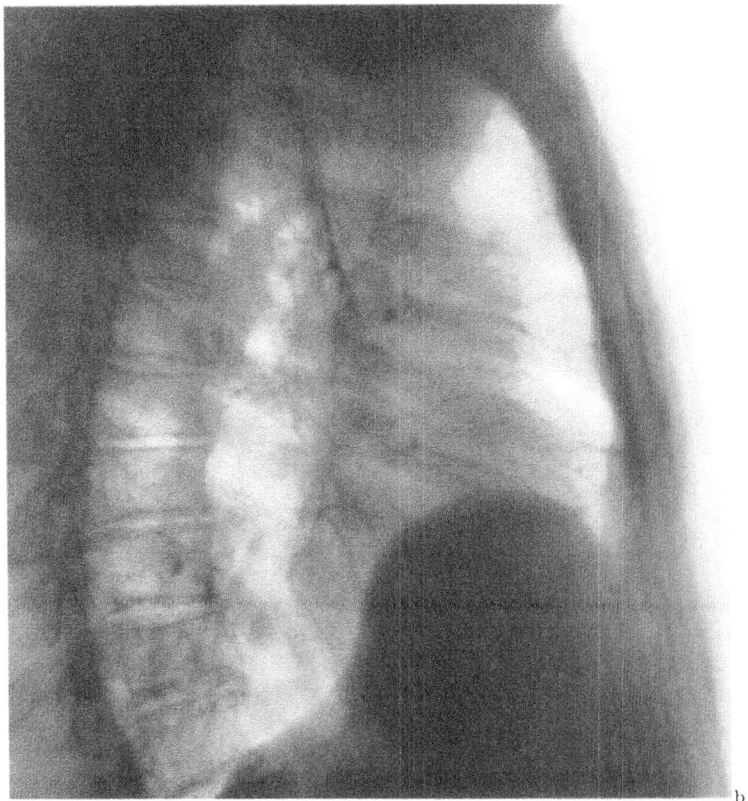

Abb. 278a u. b.   Partielle Relaxatio diaphragmatica. a Sagittalbild: Zwerchfellhochstand rechts. b Seitenbild: Vorbuckelung des Zwerchfells nur vorne medial

IV. Morphologische Veränderungen

1. Entzündungen

a) Primäre Zwerchfellentzündung

Primäre Entzündungen des Zwerchfells selbst sind sehr selten. Es gibt eine akute primäre Entzündung der Zwerchfellmuskulatur, die wahrscheinlich hämatogen entsteht. Röntgenologisch ist sie nur erkennbar, wenn die Pleura mitbeteiligt wird; sie ist dann von einer Pleuritis diaphragmatica nicht zu unterscheiden.

b) Pleuritis diaphragmatica

Viel häufiger wird das Zwerchfell bei Entzündungen von Nachbarorganen beteiligt. Meist handelt es sich dann um eine Pleuritis diaphragmatica mit supradiaphragmalen Ergüssen und späteren Verschwartungen. Darüber ist im Zusammenhang mit den Pleuraerkrankungen das Wesentliche gesagt (vgl. S. 167 ff.).

c) Subphrenischer Absceß

Subphrenische Abscesse können auftreten bei Entzündungen im Bauchraum, z. B. im Verlauf einer Gallenblasen- und Gallengangseiterung, eines Milzabscesses, einer Pankreatitis, Appendicitis, bei Abkapselung eines peritonitischen Prozesses, z. B. durch Perforation eines Leberabscesses bzw. nach Ulcusperforation, oder postoperativ. Putride Infektion führt zur Gasbildung.

Erstes Röntgensymptom der Absceßbildung ist eine Einschränkung der Atmungsverschieblichkeit der betreffenden Zwerchfellhälfte, bis sie schließlich ganz unbeweglich

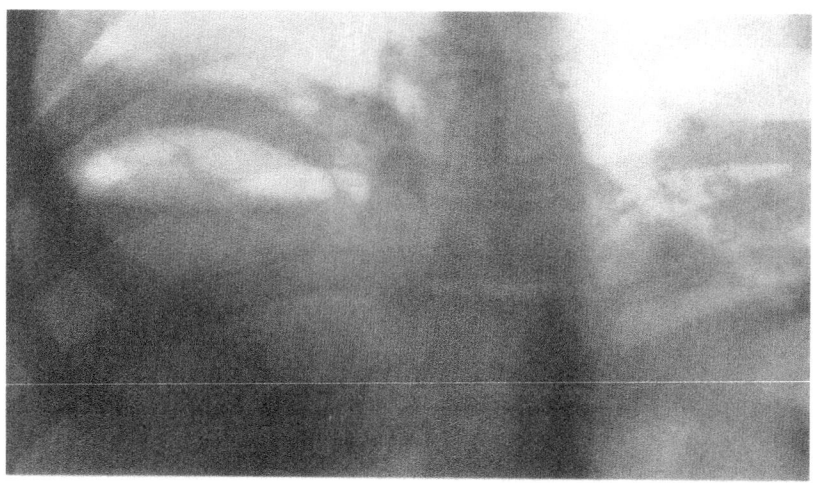

Abb. 279. Gashaltiger subphrenischer Absceß rechts mit Flüssigkeitsspiegel. Zwerchfellhochstand und Durchwanderungspleuritis

ist oder in Ausnahmefällen sogar paradoxe Bewegung zeigt. Gleichzeitig kommt es zu einem zunehmenden Zwerchfellhochstand. Die anfangs noch scharfe Konturierung der thorakalen Zwerchfellgrenze wird unscharf, sobald der Entzündungsprozeß auf die Pleura diaphragmatica übergreift (Durchwanderungspleuritis). Meist bildet sich dann ein supradiaphragmaler Pleuraerguß.

Der Absceß selbst ist, wenn er kein Gas enthält, nur ausnahmsweise zu erkennen. Die durch ihn hervorgerufene weichteildichte Verschattung kann sich linksseitig in die Magenblase projizieren bzw. diese eindellen. Wichtig ist auch die Verbreiterung des Schattenbandes zwischen Pleura diaphragmatica und oberer Begrenzung der Magenblase, des sog. Zwerchfellschattens. Rechtsseitig hebt sich der Absceßschatten zwischen Zwerchfell und Leber nicht von seiner Umgebung ab. Um so häufiger sieht man dort aber eine buckelartige Vorwölbung der thorakalen Zwerchfellkontur. Durch größere Abscesse wird auch die Leber caudalwärts verdrängt. Dann fällt eine Diskrepanz zwischen Hochstand des Zwerchfells und relativem Tiefstand des unteren Leber-randes auf. Auf beiden Seiten können große Abscesse auch die Nieren erheblich ver-drängen.

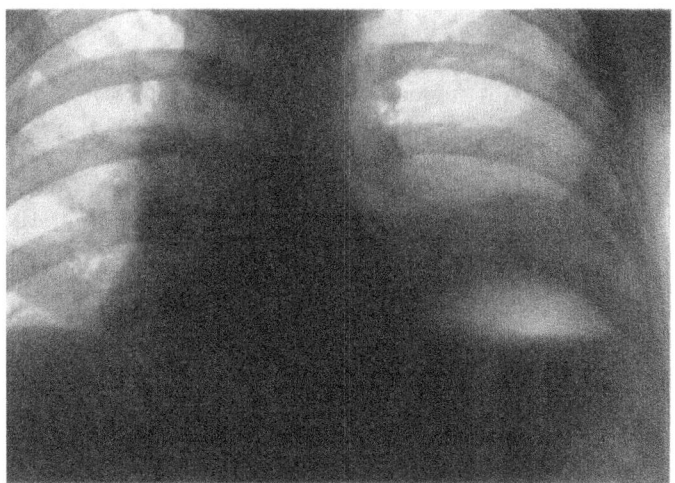

Die Sicherung der Diagnose muß bei gasfreien Abscessen eventuell durch Probepunk-tion erfolgen. Da chirurgisch die subphrenische Punktion schwierig sein kann, erfolgt sie meist transpleural. Wird dabei der Absceß bestätigt, dann kann gleichzeitig zur genauen präoperativen Lokali-sation etwas Luft als Kontrast-mittel injiziert werden. Das widerspricht nicht der Forde-rung, mit der Anlage eines Pneumoperitoneums bei allen akuten Entzündungen im Bauchraum möglichst zurück-haltend zu sein.

Einfacher ist die Erken-nung gashaltiger Abscesse an dem dann bestehenden basalen (beweglichen) Flüssigkeitsspie-gel, der rechts unter der Zwerchfellkuppel im Leber-schatten sichtbar wird (Ab-bildung 279) und sich links oft in die Magenblase proji-ziert. Dort können dann u. U. zwei Flüssigkeitsspiegel über-einander liegen, von denen der im Magen aber genau durch dessen Wände begrenzt wird. Eine Kontrastmitteldarstel-lung des Magens klärt den Be-fund in jedem Falle (Abb. 280).

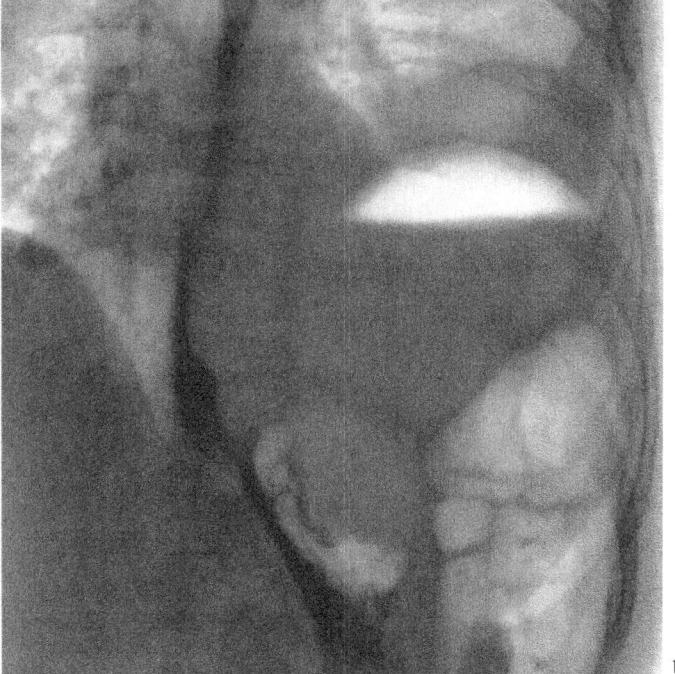

Abb. 280a u. b. Gashaltiger subphrenischer Absceß links. a Nativbild: Breites Schattenband zwischen Absceß und Pleura diaphragmatica. Zwerchfell-hochstand und Durchwanderungspleuritis. b Die Kontrastmitteldarstellung des Magens beweist, daß es sich um einen Absceß handelt

Differentialdiagnostisch sind bei subphrenischen Luftauf-hellungen, namentlich wenn ein Flüssigkeitsspiegel nur angedeutet ist, rechtsseitig die seltene Coloninterposition (CHILAIDITI) und links die Colonflexur als Ursache der Auf-hellung auszuschließen. Die Unterscheidung von sichelförmigen Aufhellungen bei freier Luft im Abdomen ist am sichersten durch eine seitliche Aufnahme bei Rückenlage des Patienten. Die Luft sammelt sich dann zwischen Leberschatten und vorderer Bauch-wand, während der Flüssigkeitsspiegel im Absceß zwischen Leber und Zwerchfell bleibt, wenn er sich auch horizontal einstellt.

2. Blastome

a) Primäre Blastome

Primäre Blastome des Zwerchfells sind sehr selten. Bisher wurden gutartige und bösartige Geschwülste etwa gleich oft beobachtet. Offenbar werden weder eine Seite noch ein Geschlecht bevorzugt.

Als gutartige Geschwülste sind Fibrome, Lipome, Myome und deren Mischformen, cystische Lymphangiome, Neurofibrome und Cysten sowie als Einzelfälle je ein von embryonal versprengtem Gewebe ausgehendes Leberadenom und Nebennierenrinden-adenom beschrieben. Die bösartigen Geschwülste waren fast ausschließlich Sarkome verschiedensten histologischen Aufbaus; nur je einmal handelte es sich um ein Lebercarcinom (versprengtes Gewebe) bzw. ein Hämangio- und ein Fibroangioendotheliom. Wir beobachteten bisher 3 Fälle, und zwar zwei Fibrosarkome und ein Spindelzellsarkom.

Da primäre Blastome des Zwerchfells verhältnismäßig lange Zeit keine oder nur geringe klinische Erscheinungen verursachen, werden sie oft als Zufallsbefunde festgestellt. Manchmal klagen die Patienten über Schmerzen in der Brust, die in Schulter und Arm ausstrahlen, und über Reizhusten. In einem unserer Fälle bestand als Folge einer Pleurabeteiligung ein erheblicher Erguß. Erst nachdem er abpunktiert war, kam der Tumor zum Vorschein (Abb. 281).

Auf Nativaufnahmen sieht man eine meist rundliche oder ovale Verschattung, die vom Zwerchfell nicht zu trennen ist und seine Bewegungen mitmacht. Die Beweglichkeit der betroffenen Zwerchfellhälfte ist meist etwas eingeschränkt; es besteht aber fast nie paradoxe Bewegung, da es nur selten zu einer Schädigung des N. phrenicus kommt.

Eine weitere Klärung der Diagnose ist durch Spezialuntersuchungen, besonders durch einen diagnostischen Pneumothorax (Abb. 282a) oder ein Pneumomediastinum möglich. Der in den Bauchraum reichende Anteil einer linksseitigen Geschwulst führt zu einer Impression der Magenblase, besonders wenn diese durch Trinken von Sprudelwasser (TESCHENDORF) künstlich vergrößert wurde.

Eine Unterscheidung gegenüber geschwulstähnlichen Veränderungen entzündlicher oder parasitärer Art ist kaum möglich. Zwerchfellbrüche geben Anlaß zu Verwechslungen, wenn keine lufthaltigen Organe, sondern nur Netz (vgl. Abb. 288), die Milz (vgl. Abb. 289) oder Teile der Leber (vgl. Abb. 290) den Bruchinhalt bilden. In solchen Fällen kann auch die Kontrastmitteldarstellung des Magen-Darmtraktes im Stiche lassen. Wichtig ist dann die Anlage eines Pneumoperitoneums.

Differentialdiagnostisch in Erwägung zu ziehen sind auch Perikarddivertikel, Dermoidcysten, intrathorakale Lipome, Pleuratumoren, eventuell periphere Bronchialcarcinome und nicht zuletzt intrapulmonale Solitärmetastasen anderer Blastome, während Fernmetastasen im Zwerchfell selbst so gut wie nie vorkommen.

In den meisten Fällen wird es bei einer Vermutungsdiagnose bleiben, deren weitere Klärung dann nur durch eine Probethorakotomie erfolgen kann. Es ist aber schon viel gewonnen, wenn man überhaupt an die Möglichkeit eines primären Zwerchfellblastoms denkt und dringend zur Operation rät. Bei benignen Geschwülsten ist die Prognose sehr gut, bei malignen allerdings ungewiß. Aber auch dann kann mit Heilungen gerechnet werden, da die Neigung zur Metastasierung offenbar nicht groß ist. Der Patient, dessen Bild vor der Operation Abb. 282a zeigt, blieb bisher 7 Jahre rezidivfrei (Abb. 282b).

b) Sekundäre Blastome

Da Zwerchfellmetastasen wegen ihrer großen Seltenheit unberücksichtigt bleiben können, spricht man von sekundären Blastomen, wenn Geschwülste der Nachbarschaft das Zwerchfell infiltrativ durchwuchern. Das ist am häufigsten bei Malignomen des Ovariums, der unteren Oesophagus- und oberen Magenabschnitte, namentlich beim Kardiacarcinom und bei Myxomen der Fall. Es folgen Blastome der Pleura und des retroperitonealen Raumes einschließlich der Nieren. Beschrieben sind aber auch Infiltrationen des Zwerchfells durch Rippengeschwülste usw.

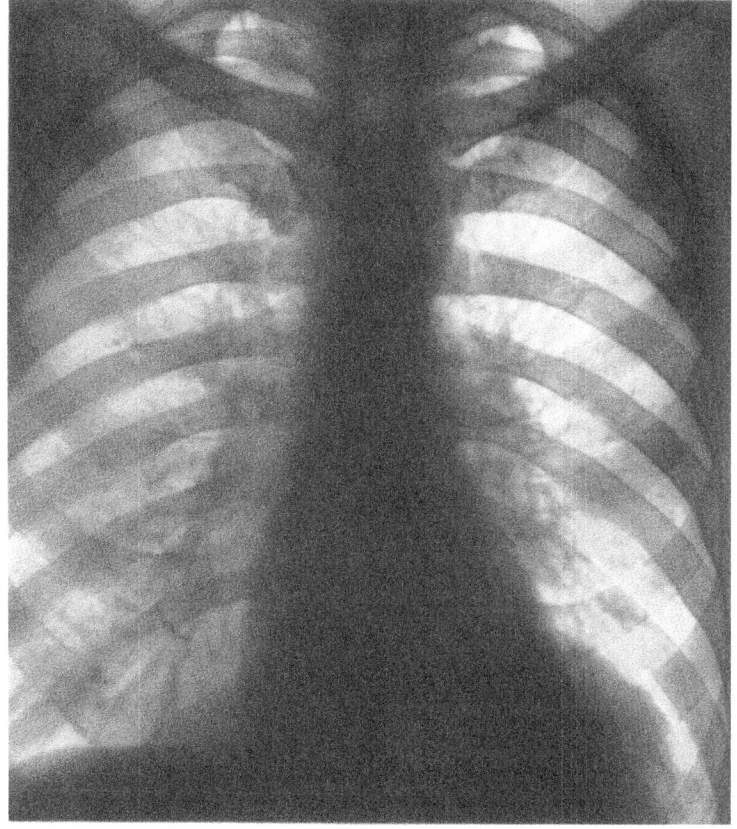

a

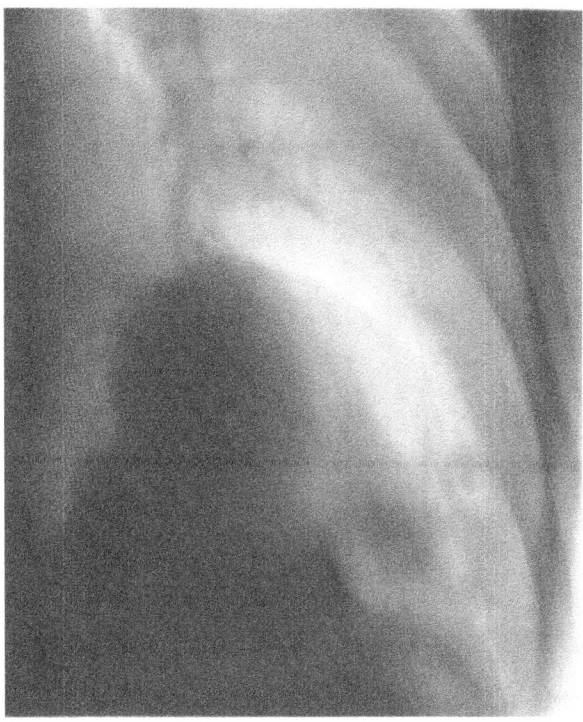

b

Abb. 281 a u. b. Gefäßreiches, vorwiegend großspindelzelliges Sarkom der linken Zwerchfellkuppel. a Sagittale
Thoraxübersicht. b Schichtbild

Wenige Fälle sind bekannt (nach HAUBRICH bisher vier), bei denen ein primäres Lebercarcinom durch das Zwerchfell bis in den rechten Vorhof infiltrativ vorgewachsen ist. Einen weiteren Fall

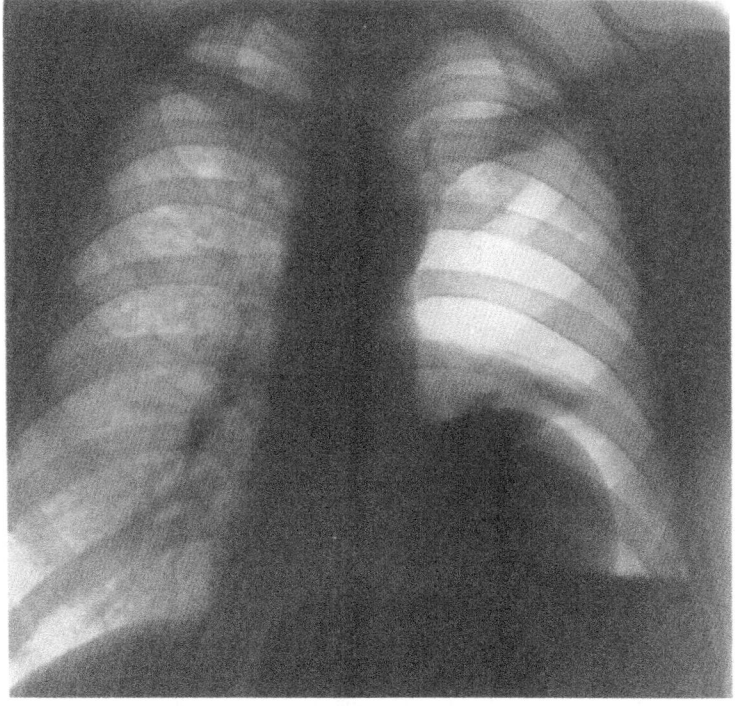

a

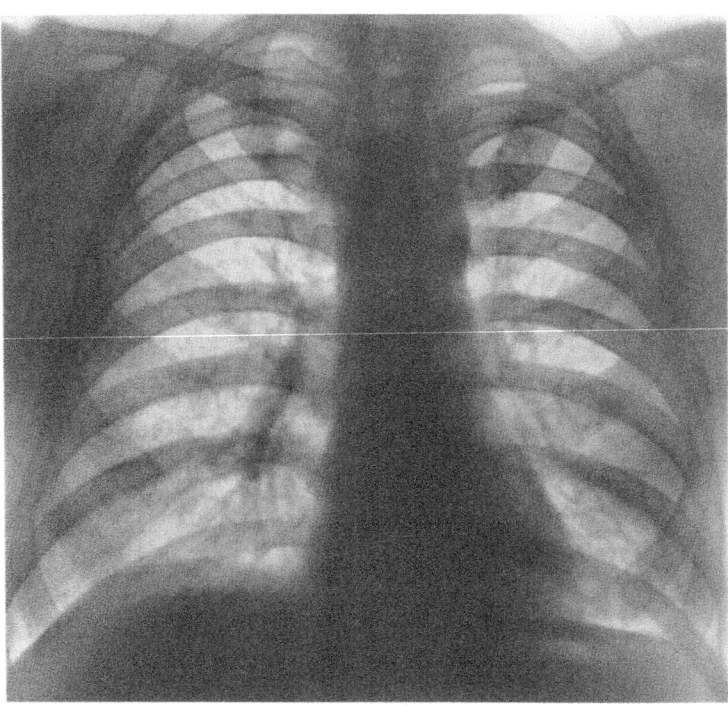

b

Abb. 282a u. b. Fibrosarkom der linken Zwerchfellkuppel. a Der diagnostische Pneumothorax läßt erkennen, daß die Geschwulst dem Zwerchfell angehört. b Kontrolle 5 Jahre nach Operation. Kein Rezidiv

sahen wir bei einem 9jährigen Mädchen (BAYER, LOOGEN, VIETEN, WILLMANN u. WOLTER). Das primäre Lebercarcinom hatte Zwerchfell und Herzwand durchwachsen und füllte das Lumen des

rechten Vorhofs fast völlig aus. Dagegen handelt es sich bei dem häufigeren Einbruch eines Leber-
carcinoms in die V. cava inf. mit Vorwachsen einer Tumorthrombose in den rechten Vorhof nicht
um eine sekundäre Zwerchfellgeschwulst.

Praktisch wichtig ist in erster Linie die infiltrative Durchwucherung des Zwerchfells
beim Kardiacarcinom, weil durch ihren Nachweis die Inoperabilität der Geschwulst
bewiesen ist.

Sekundäre Blastome des Zwerchfells führen zu Veränderungen der Zwerchfelldicke
und der Konturen. Dagegen beeinträchtigen sie die Beweglichkeit der betroffenen
Zwerchfellhälfte verhältnismäßig wenig.

Außer in dem zwischen Lunge und Magenblase liegenden Zwerchfellabschnitt gelingt
der Nachweis einer Infiltration durch ein abdominales oder retroperitoneales Blastom im
allgemeinen nur nach Anlage eines Pneumoperitoneums oder Retropneumoperitoneums,
wenn der Zustand des Patienten das zuläßt.

3. Zwerchfellbrüche

In den letzten 50 Jahren haben Zwerchfellbrüche ganz erheblich zugenommen. Allerdings wird auch mancher symptomlose Zwerchfellbruch zufällig entdeckt, weil bei einem
wesentlich größeren Personenkreis Röntgenuntersuchungen vorgenommen werden. So
kommt es, daß z. B. Hiatusbrüche, die noch vor etwa 30 Jahren als Seltenheiten galten,
heute oft beobachtet werden; sie machen den Hauptanteil aller Zwerchfellbrüche aus.
Aber auch eine absolute Zunahme ist festzustellen, besonders bei den traumatischen
Zwerchfellbrüchen infolge von Verkehrsunfällen und Kriegsverletzungen.

Unter dem Begriff „Zwerchfellbruch" verbirgt sich eine Vielfalt morphologischer und
klinischer Erscheinungen. Zwerchfellbrüche können *entwicklungsgeschichtlich* bedingt oder
traumatisch entstanden sein. Zu den entwicklungsgeschichtlich bedingten Brüchen gehören
sowohl die konnatalen als auch die im späteren Leben ohne erkennbare Ursache entstandenen. Traumatische Brüche können intrauterin und postfetal erworben sein.

Terminologisch unterscheidet man folgende Begriffe: Zwerchfell-*Hernien* sind echte
Brüche; es bestehen also eine Bruchpforte, ein Bruchsack aus Pleura und Peritoneum
(oder wenigstens aus Peritoneum allein) mit Bruchinhalt; dagegen fehlt beim *Prolapsus transdiaphragmaticus* der Bruchsack. Zur Vermeidung von Mißverständnissen
empfiehlt HAUBRICH, von einem Zwerchfell-*Defekt* nur dann zu sprechen, wenn durch
ein Trauma die Kontinuität aller — bis dahin intakter — Schichten unterbrochen wurde.
Bleibt dagegen infolge einer Fehlbildung eine Zwerchfellücke, ein Loch verschiedener
Größe bis zum Fehlen fast einer ganzen Zwerchfellhälfte, dann handelt es sich um eine
Agenesie oder *Aplasie*.

Topographisch können Brüche den *physiologischen Öffnungen* im Zwerchfell oder
Schwachstellen der Muskulatur folgen. Solche Brüche treten oft im mittleren Lebensalter
und noch später auf, wenn die Elastizität der Gewebe nachläßt und der senile Fettschwund
beginnt. Im Gegensatz zu früher stehen heute zahlenmäßig Brüche durch den *Hiatus
oesophageus* an erster Stelle. Ihnen gegenüber sind Brüche an den Durchtrittsstellen der
Vv. cava inf., azygos und hemiazygos sowie der Nn. sympathici und splanchnici seltene Ausnahmen.

Bei den Brüchen durch *Muskellücken* sind solche durch die Larreysche bzw. die
Morgagnische Spalte, die sog. parasternalen Zwerchfellbrüche, offenbar häufiger als die
im Bereich des Trigonum lumbocostale durch das Foramen Bochdaleki.

Traumatische Zwerchfellbrüche gehen nur ausnahmsweise entlang den physiologischen
Öffnungen und Muskellücken, wobei am ehesten der Hiatus oesophageus betroffen ist
(OBERDALHOFF). Im allgemeinen folgen sie keinem vorgebildeten Weg.

Allgemein sind Zwerchfellbrüche bei Männern etwa doppelt so häufig wie bei Frauen.
Bei traumatischen Brüchen ist dieses Verhältnis verständlicherweise wesentlich größer.
Dagegen findet man Hiatusbrüche viel öfter bei Frauen als bei Männern.

Untersuchungen von HAUBRICH haben ergeben, daß Prolapse und Hernien im Verhältnis 7:1 stehen. In der Häufigkeit der Prolapse verhalten sich die linke und die rechte Seite wie 8 bis 9:1. Bei den parasternalen Hernien ist das Verhältnis umgekehrt, etwa rechts: links = 2:1. Daraus ergibt sich, daß allgemein Zwerchfellbrüche links viel häufiger auftreten als rechts.

Dieses allgemeine Überwiegen der linken Seite ist verständlich. Eine unvollständige Ausbildung des Zwerchfells tritt nämlich links leichter ein als rechts, weil rechts die Leberanlage mit den Plicae pleuroperitoneales frühzeitig verwächst (EPPINGER). Gegen eine traumatische Kontinuitätstrennung schützt die große Leber ebenfalls die rechte Zwerchfellhälfte. Dagegen bieten gegen parasternale Brüche offenbar das Herz und der Herzbeutel linksseitig den größeren Schutz.

Bruchinhalt können alle Bauchorgane sein, meistens mehr oder weniger große Abschnitte des Digestionstraktes, vor allem des Magens und Dickdarms, seltener des Dünndarms. Verhältnismäßig oft findet man im Bruchsack die Leber (ganz oder teilweise), die Milz, eventuell sogar das Pankreas oder eine Niere. Auch die ausschließliche transdiaphragmale Verlagerung von Teilen des Netzes (ohne lufthaltige Darmabschnitte) kommt vor. Die Röntgendiagnose solcher Fälle ist nicht leicht.

Auf die mannigfaltige, oft unklare *klinische Symptomatologie* der Zwerchfellbrüche kann hier nur kurz hingewiesen werden. Erwähnt sei, daß überhaupt keine subjektiven Beschwerden zu bestehen brauchen. Andernfalls wird die Symptomatologie durch mechanische, entzündliche und reflektorische Faktoren bestimmt, wobei jede dieser Gruppen das Krankheitsbild beherrschen kann. Beschwerden bestehen in erster Linie von seiten des Magen-Darmkanals und hängen ihrer Art und Schwere nach davon ab, welche Teile in den Thoraxraum verlagert sind. Bei Hiatusbrüchen spielt die fast immer vorhandene Refluxoesophagitis die Hauptrolle. Verdrängung von Thoraxorganen ruft, besonders bei Kleinkindern, Dyspnoe und wechselnde Cyanose hervor. Schmerzen hinter dem Brustbein können Folge einer unzureichenden Durchblutung des Herzen sein, aber auch durch die Refluxoesophagitis ausgelöst werden. Oft findet man, besonders bei Hiatusbrüchen, eine hypochrome Anämie, über deren Ätiologie noch keine Klarheit besteht (Blutungen aus Schleimhauterosionen und Geschwüren im Magen-Darmkanal?). Reizung des N. phrenicus führt zu Schmerzen in der Schulter mit Ausstrahlung in den Arm, Singultus usw. („epiphrenales Syndrom" nach v. BERGMANN).

Die Mannigfaltigkeit der klinischen Symptomatologie und die zahlreichen Möglichkeiten einer Verwechslung, z. B. mit perforierten Magen- und Zwölffingerdarmgeschwüren, Cholecystopathie, Appendicitis, Divertikeln oder Blastomen des Digestionstraktes usw., sind der Grund dafür, daß die Diagnose von Zwerchfellbrüchen eine der Domänen der *Röntgenuntersuchung* ist.

Oft kann man auf *Nativaufnahmen* schon Veränderungen erkennen, die den Verdacht auf einen Zwerchfellbruch erwecken müssen. In erster Linie sind regelwidrige Verschattungen (vgl. Abb. 290) und bei lufthaltigem Magen oder Darm im Thoraxraum entsprechende Aufhellungen (vgl. Abb. 283 und 299) oberhalb des Zwerchfells zu nennen; sie sind von ihm meist nicht zu trennen. Liegen solche Veränderungen im hinteren Mediastinum, dann sprechen sie am ehesten für Hiatusbrüche, liegen sie vorne rechts oder links im Herz-Zwerchfellwinkel, dann können sie parasternalen Brüchen entsprechen. Bei traumatischen Brüchen können sie an jeder Stelle des Thoraxquerschnitts gefunden werden.

Flüssigkeitsspiegel innerhalb einer Luftaufhellung findet man fast regelmäßig, wenn größere Teile des Magens verlagert sind.

Teile des Dickdarms im Thoraxraum verursachen Aufhellungen verschiedener Größe und Zahl, die — wie durch Septen — durch schmale Schattenbänder, der Haustrierung entsprechend, voneinander getrennt sein können (vgl. Abb. 286 und 300) und eventuell sogar an Lungencysten bzw. eine Wabenlunge denken lassen. Flüssigkeitsspiegel, die offenbar verlagerten Darmschlingen angehören, erwecken den Verdacht auf eine Abschnürung der betreffenden Darmteile durch Einklemmung.

Einmal beobachteten wir (KOSS, VIETEN u. WILLMANN) die Perforation des in einem eingeklemmten Zwerchfellbruch liegenden Dickdarms. Der Patient wurde mit einem linksseitigen eingeklemmten Prolaps eingewiese (Abb. 283a). Noch bevor die Operaion durchgeführt werden konnte, kam es zur Perforation des Dickdarms in die Pleurahöhle mit plötzlichem Temperatur- und Leukocytenanstieg. Eine Kontrollaufnahme (Abb. 283b) zeigte nun eine Doppelspiegelbildung im Thorax. Der schattendichtere Spiegel entsprach der bereits vor der Perforation innerhalb des Darmes dargestellten Flüssigkeit, der weniger schattendichte Spiegel der Flüssigkeitsansammlung im Pleuraraum bei ausgedehntem Pneumothorax. Durch sofortige Operation (DERRA) konnte der Patient noch gerettet werden.

Umfangreiche Brüche führen, vor allem bei Säuglingen mit angeborenen Agenesien, oft zur Verdrängung des Mittelschattens.

Schon bei der Untersuchung ohne Kontrastmittel können Begrenzung und Funktion des Zwerchfells in etwa beurteilt werden. Eine Unterbrechung der normalerweise vorhandenen Bogenlinie oberhalb der Luftblase des Magens oder der manchmal geblähten linken Kolonflexur ist immer verdächtig. Dieses gegenüber einer Relaxatio differentialdiagnostisch brauchbare Zeichen ist aber nicht regelmäßig erkennbar, z. B. bei großen Zwerchfellücken, deren Kontinuität dann durch die Wand vorgelagerter Magen- und Darmabschnitte vorgetäuscht werden kann. Rechtsseitig ist der Zwerchfellbogen vom Leberschatten im allgemeinen nicht abzugrenzen. Möglich wird das nur, wenn luftgeblähte Darmschlingen zwischen Leber und Zwerchfell liegen (Darminterposition nach CHILAIDITI) (vgl. Abb. 287).

Ein wichtiges Kriterium für die Beurteilung der Zwerchfellbewegung ist die paradoxe Verschiebung vorgelagerter Abdominalorgane bei der Atmung. Beim Müllerschen Versuch bzw. beim Hitzenberger-

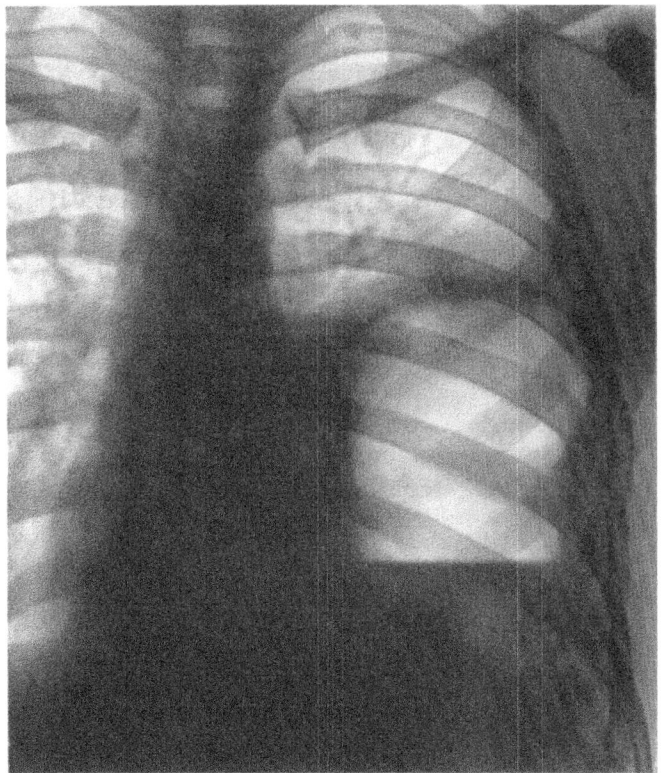

a

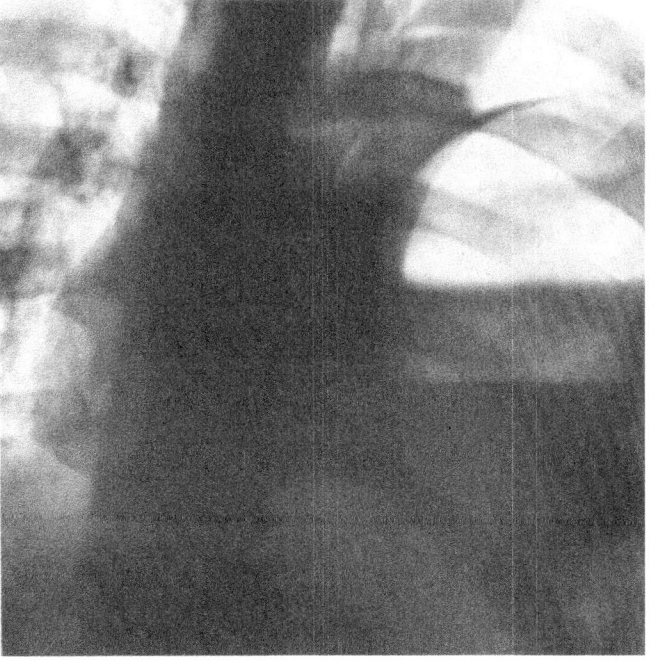

b

Abb. 283a u. b. Incarceration eines Prolapsus transdiaphragmaticus. a Vor Perforation: Flüssigkeit im prolabierten Dickdarm. b Nach Perforation des Dickdarmes in die Pleurahöhle. Doppelspiegelbildung: Pneumothorax

schen Schnupfversuch, oft auch schon bei forcierter Respiration, werden in der Inspirationsphase die Bauchorgane in den Thorax hineingesaugt, während das Zwerchfell tiefer tritt, und umgekehrt in der Exspirationsphase.

17*

Handelt es sich nicht um ganz charakteristische Befunde, dann kann die Diagnose eines Zwerchfellbruches nur durch *Kontrastmitteldarstellung* gesichert werden. Leeraufnahmen müssen aber wenigstens den Verdacht auf einen Zwerchfellbruch erwecken und dadurch weitere Spezialuntersuchungen veranlassen.

Am aufschlußreichsten ist die Kontrastmitteldarstellung des Magen-Darmtraktes, vorausgesetzt, daß kein Ileus bei einem eingeklemmten Zwerchfellbruch besteht. Verlagerungen der Bauchorgane sind damit im allgemeinen zu klären. Man darf sich allerdings

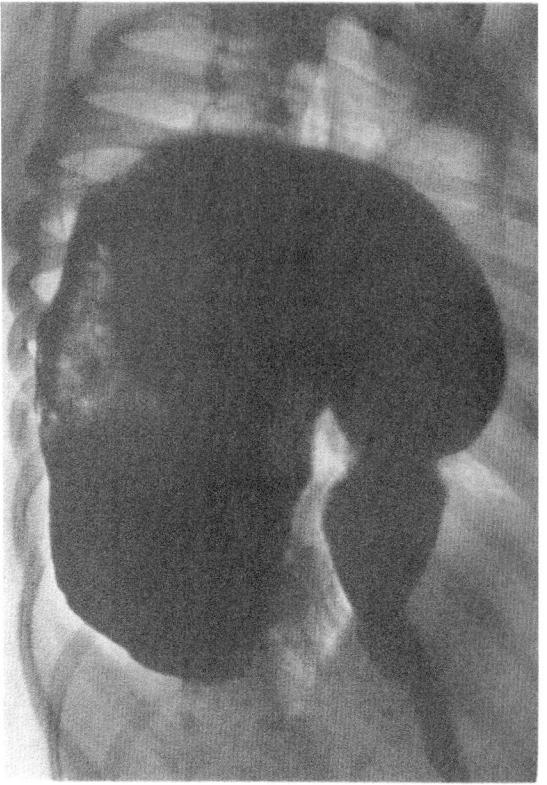 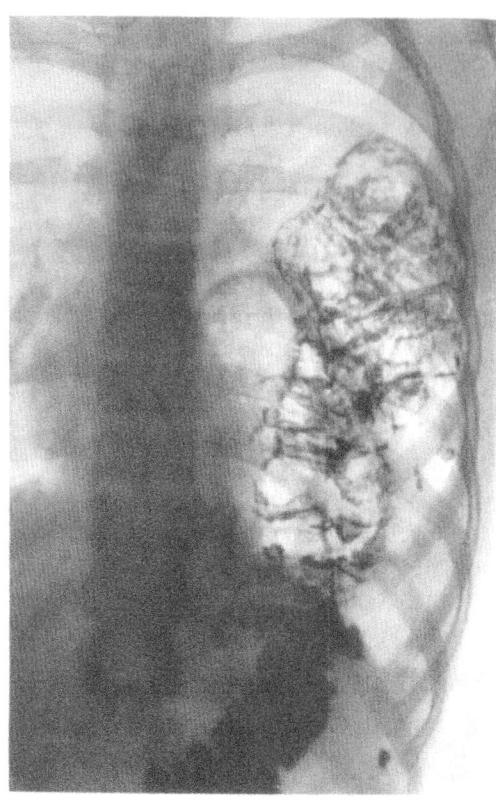

a   b

Abb. 284a u. b. Prolapsus transdiaphragmaticus. a Hufeisenform des Magens. b 24 Std p. c.: Kontrastmittel im prolabierten Dickdarm

unter keinen Umständen mit der Untersuchung des stehenden Patienten begnügen; sie muß in jedem Falle auch in *Kopftieflagerung* erfolgen. Am wichtigsten ist das für den Nachweis oder Ausschluß von Hiatusbrüchen, die in der Mehrzahl der Fälle überhaupt nur so darzustellen sind.

Verlagerungen größerer Abschnitte des Magens oder Darmes geben nach Kontrastmittelfüllung typische Bilder.

Der Magen kann infolge seiner Fixierung an Kardia und Duodenum hufeisenförmig in den Thoraxraum verlagert und dabei außerdem um seine Längsachse gedreht sein (Rotationsbruch), so daß die große Kurvatur cranialwärts liegt (Abb. 284a). Teile des Dickdarms können bis in die Lungenoberfelder reichen (Abb. 284b). Beide Abbildungen stammen vom gleichen Patienten und zeigen deutlich die Bedeutung einer Kontrolle der Dickdarmfüllung 24 Std nach peroraler Breigabe, auch wenn die Diagnose eines Zwerchfellbruches durch die Verlagerung anderer Magen-Darmabschnitte bereits feststeht. Besonders wichtig ist eine durch mehrmalige Kontrollen möglichst kontinuierliche Beobachtung der Passage, wenn nur kleine Darmteile betroffen sind. So war beispielsweise bei dem in Abb. 285 dargestellten Fall nur ein Teil der linken Kolonflexur zipfelförmig in eine Hernie hineingezogen. Stellen sich bei peroraler Kontrastmittelgabe der Dickdarm nicht genügend, vor allem einzelne Schlingen überhaupt nicht dar, dann ist Kontrolle durch einen Kontrastmitteleinlauf erforderlich.

Mitunter muß die Kontrastmitteldarstellung bei negativem Röntgenbefund und Weiterbestehen des klinischen Verdachtes auf einen Zwerchfellbruch nach einiger Zeit wiederholt werden, weil ein Bruch zeitweise reponiert sein kann.

Ob außer Magen und Darm noch andere Bauchorgane zum Inhalt eines Bruches gehören, kann auf Grund der üblichen Röntgenuntersuchung mitunter vermutet, aber ohne Kontrastmitteldarstellung der verdächtigen Organe, z. B. der Nieren durch intravenöse oder transvesicale Pyelographie, nicht entschieden werden.

Da in Übereinstimmung mit der Ansicht von HARRINGTON u. v. a. der Standpunkt vertreten wird, daß jeder diagnostizierte Zwerchfellbruch möglichst bald operiert werden soll, verzichten wir meist auf allzu weit gehende Einzeluntersuchungen, weil sie für die Operationsindikation ohne Bedeutung sind und bei dem Eingriff die morphologischen Verhältnisse ohne weiteres klar werden.

Die Anlage eines *Pneumoperitoneums* (vgl. S. 319 f.) hilft oft bei der sonst schwierigen Unterscheidung zwischen einem Zwerchfellbruch und einer Relaxatio diaphragmatica. Besteht ein Prolaps, dann führt die Luft- oder besser NO_2-Füllung beim Aufrichten des Patienten (Vorsicht! langsam!) zu einem Pneumothorax. Dieses nur im positiven Falle beweisende Zeichen fehlt allerdings (meist), wenn Verwachsungen so ausgedehnt sind, daß

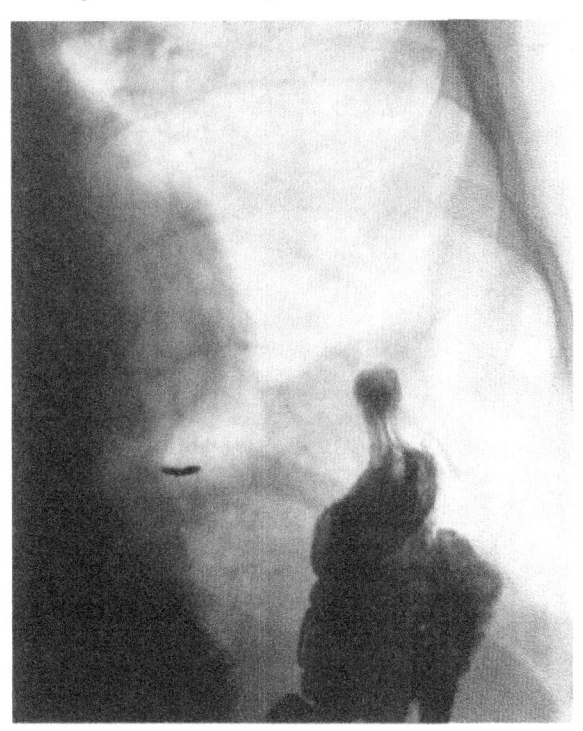

Abb. 285. Zipfelförmige Ausziehung der linken Colonflexur in eine Zwerchfellhernie

das Gas nicht in den Pleuraspalt gelangen kann. Bei einer echten Zwerchfellhernie entsteht kein Pneumothorax. Das Gas kann aber den peritonealen Bruchsack ausspannen. Man sieht ihn dann als bogenförmige Haarlinie (Abb. 286). Auch bei einer hepato-diaphragmalen Dickdarminterposition (CHILAIDITI) kann ein Pneumoperitoneum vor einer Verwechselung mit einem Zwerchfellbruch bewahren (Abb. 287).

Sehr schwierig kann die Diagnose eines Zwerchfellbruches werden, wenn ausschließlich Abdominalorgane verlagert sind, die mit den üblichen Kontrastmittelmethoden nicht darzustellen sind und nur einen homogenen weichteildichten Schatten oberhalb des Zwerchfells ergeben. Das ist z. B. der Fall, wenn nur Teile des Netzes (Abb. 288), die Milz (Abb. 289) oder Teile der Leber, namentlich der linke Leberlappen (Abb. 290), im Bruch liegen. Nur selten und nur bei einem sehr großen Zwerchfelldefekt oder einer ausgedehnten Agenesie prolabiert die ganze Leber einschließlich der Gallenblase.

In solchen Fällen, die oft mit Zwerchfell-, Mediastinal- oder Lungentumoren verwechselt werden, kommt es ausschließlich darauf an, im richtigen Augenblick an die Möglichkeit eines Zwerchfellbruches zu denken. Aber selbst die Kontrastmitteldarstellung des Digestionstraktes kann dann im Stiche lassen, oder es bestehen nur Abweichungen vom normalen Verlauf einzelner Darmschlingen. Ein Pneumoperitoneum ist zur Klärung des Befundes vielfach unumgänglich.

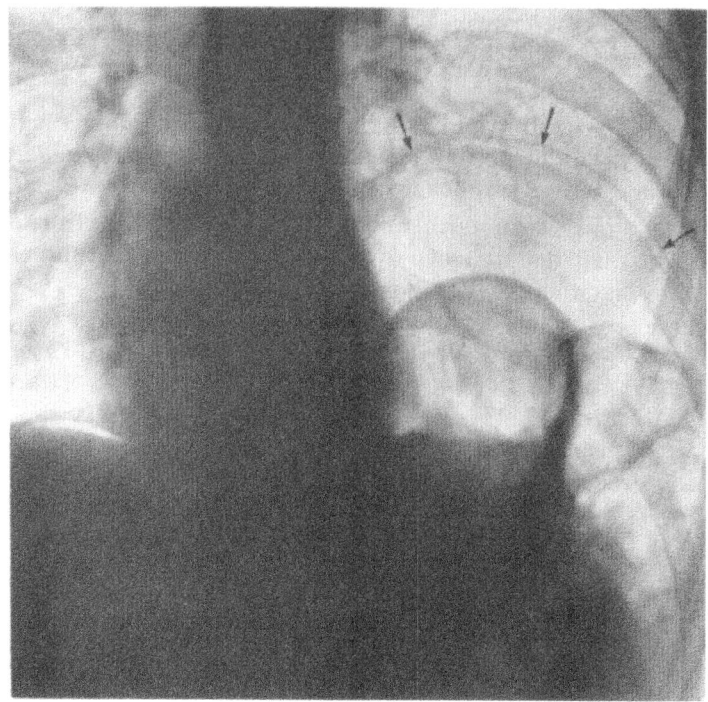

a

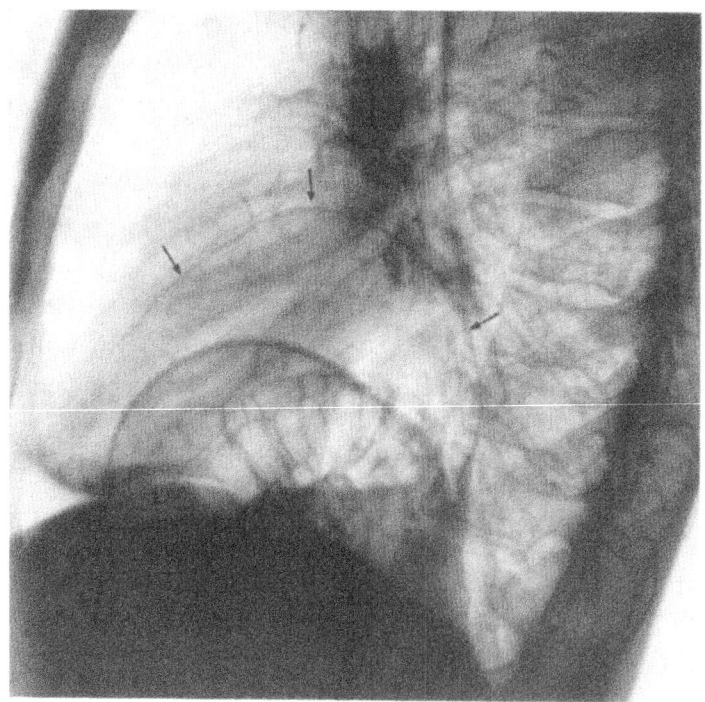

b

Abb. 286a u. b. Pneumoperitoneum bei einer Hernia diaphragmatica. Ausspannung des peritonealen Bruchsackes über den
im Bruchsack gelegenen Bauchorganen. a Sagittalbild. b Seitenbild

a) Hiatusbrüche (Hiatusinsuffizienz)

Eine *Einteilung* der Hiatusbrüche in verschiedene Typen stammt von ÅKERLUND und
seiner Schule. Danach unterscheidet man:

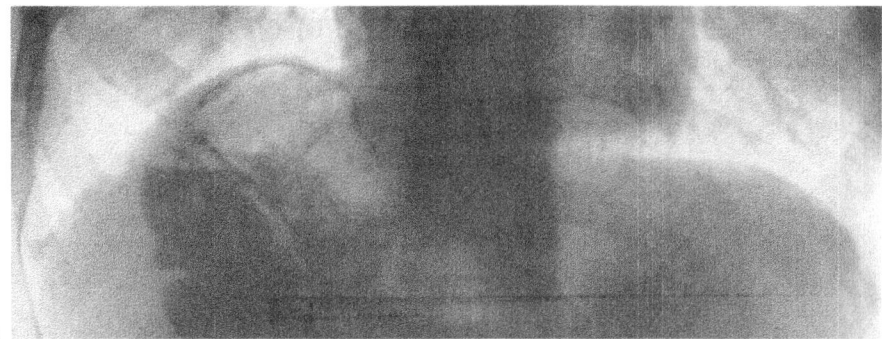

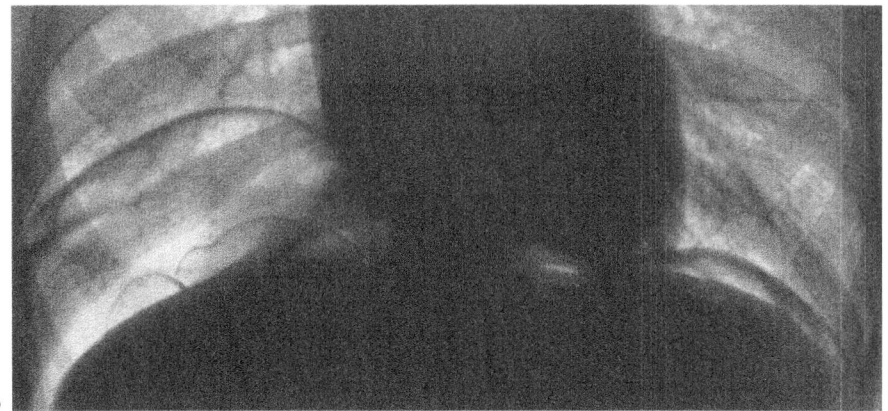

Abb. 287a u. b. Hepato-diaphragmale Dickdarminterposition nach CHILAIDITI. a Kontrastmitteldarstellung des Dickdarms. b Pneumoperitoneum

Typ   I: Hiatusbrüche mit (kongenital) zu kurzem Oesophagus.

Typ II: Paraoesophageale Brüche.

Typ III: Oesophagogastrische Gleitbrüche.

Die Schemata der Abb. 291a—f zeigen die verschiedenen Formen.

α) Beim Typ I, den *Hiatusbrüchen mit zu kurzem Oesophagus*, erscheint eine Erweiterung der Åkerlundschen Einteilung zweckmäßig. Diesem Typ müssen nämlich neben den Fällen mit kongenitalem Brachyoesophagus auch die zugeordnet werden, bei denen durch postnatale Veränderungen eine ursprünglich normal lange Speiseröhre sekundär verkürzt wurde.

Die äußerst seltenen Brüche mit *kongenitalem* Brachyoesophagus entstehen entwicklungsgeschichtlich so frühzeitig, daß der Magen niemals unterhalb des Zwerchfells gelegen hat. Sie können deswegen auch keinen peritonealen Bruchsack besitzen. Es handelt sich also nicht um echte Hernien. Dieses

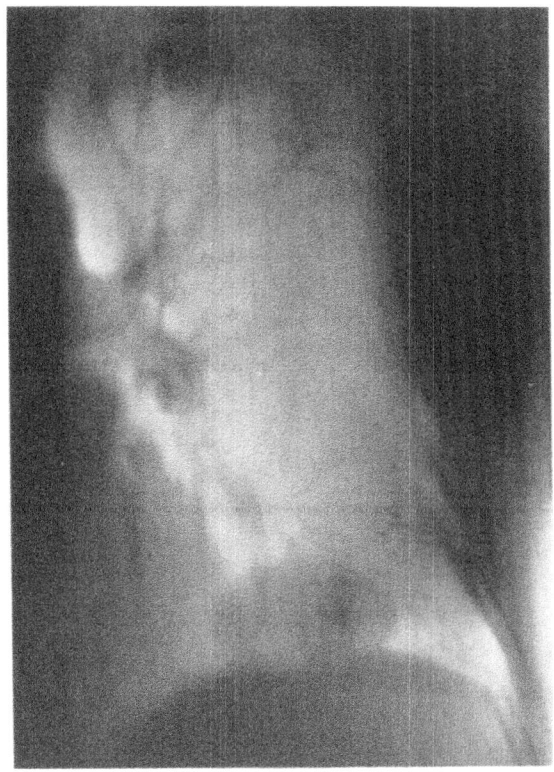

Ab b. 288. Zwerchfellbruch mit Netz als Bruchinhalt. Schichtaufnahme: Eigroße Verschattung von der linken Zwerchfellkuppel nicht zu trennen (operativ bestätigt)

zur Abgrenzung von der erworbenen Form wichtige Kriterium ist allerdings röntgenologisch nicht zu beurteilen.

Am häufigsten sind beim Typ I solche Fälle, bei denen eine Verkürzung des Oesophagus auf Grund organischer Veränderungen *erworben* wurde. Ursache sind meistens Schrumpfungen infolge Vernarbung durch Refluxoesophagitiden und Ulcera (HARRINGTON, NISSEN). Verkürzungen bei Oesophaguscarcinomen kommen vor, spielen aber gegenüber dem Grundleiden kaum eine Rolle. Mitunter findet man einen verkürzten Oesophagus beim Skleroderm.

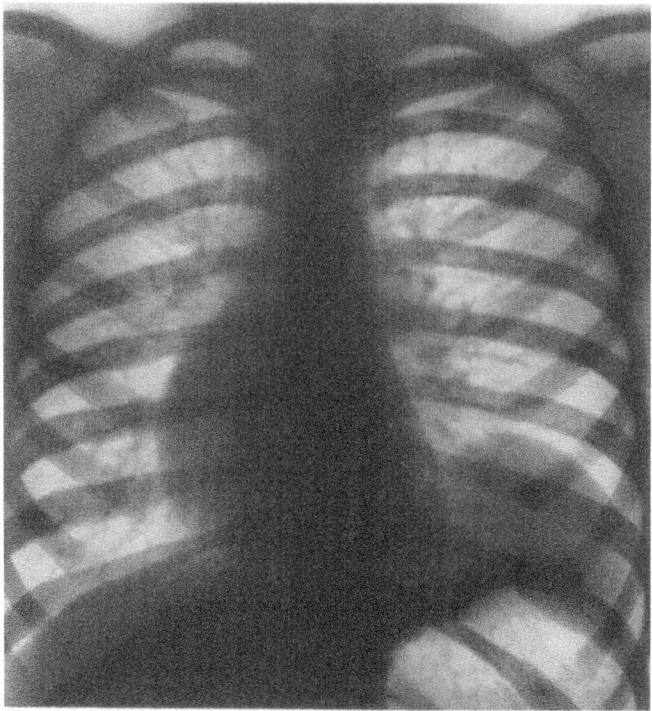

Abb. 289. Zwerchfellbruch mit Milz als Bruchinhalt. Der untere Pol der Verschattung im Bereich der linken Zwerchfellkuppel projiziert sich in die Magenblase

Offenbar kann es auch reflektorisch durch anhaltende mechanische (Druck oder Zerrung) Vagusreizung zur Verkürzung der Oesophagusmuskulatur kommen. Auf die auffallend häufige Kombination von Hiatushernien mit einem Kardiospasmus hat v. BERGMANN hingewiesen; wir haben das bisher nur einmal gesehen. Über einen viscero-visceralen Reflex können wohl auch andere Erkrankungen von Abdominalorganen eine Dauerkontraktion der Längsmuskulatur auslösen.

Hiatusbrüche bei einer erworbenen Verkürzung des Oesophagus sind echte Brüche mit einem peritonealen Bruchsack.

Röntgenologisch sieht man nach Kontrastmittelgabe, daß der Oesophagus im hinteren Mediastinum direkt in den „Thoraxmagen" — je nach Länge des Oesophagus bis ein Drittel des gesamten Magens — einmündet (Abb. 292). Bei Untersuchung in Kopftieflagerung erkennt man regelmäßig einen Reflux von Kontrastmittel aus dem Magen in die Speiseröhre als Zeichen einer Kardiainsuffizienz. Folgen dieses Refluxes

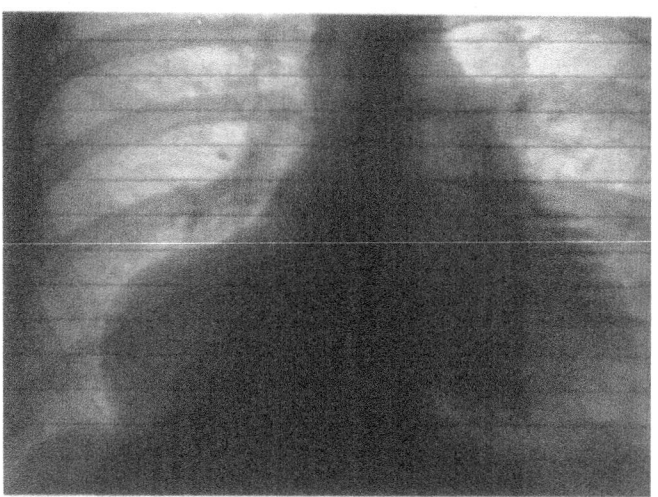

Abb. 290.   Zwerchfellbruch mit Leber als Bruchinhalt. (Kymogramm: keine mitgeteilten Pulsationen)

sind Oesophagitis, Ulcus pepticum und narbige Veränderungen besonders des kardianahen Oesophagusabschnittes.

Die Diagnose bereitet im allgemeinen keine Schwierigkeiten. Es ist aber nicht möglich, röntgenologisch zwischen einer kongenitalen und einer später erworbenen Verkürzung des Oesophagus zu unterscheiden. Deswegen kann auch nicht gesagt werden, ob bei dem Versuch einer operativen Mobilisierung und Verlagerung des Magens ins Abdomen die Speiseröhre noch genügend dehnbar sein wird. Bei Kleinkindern kann das zwar angenommen werden. Daher hält man diese Fälle heute — im Gegensatz zu früher — nicht mehr für inoperabel. Wenn aber infolge jahrelanger Refluxoesophagitis mit Vernarbungen eine genügende Dehnbarkeit der Speiseröhre nicht mehr erwartet werden

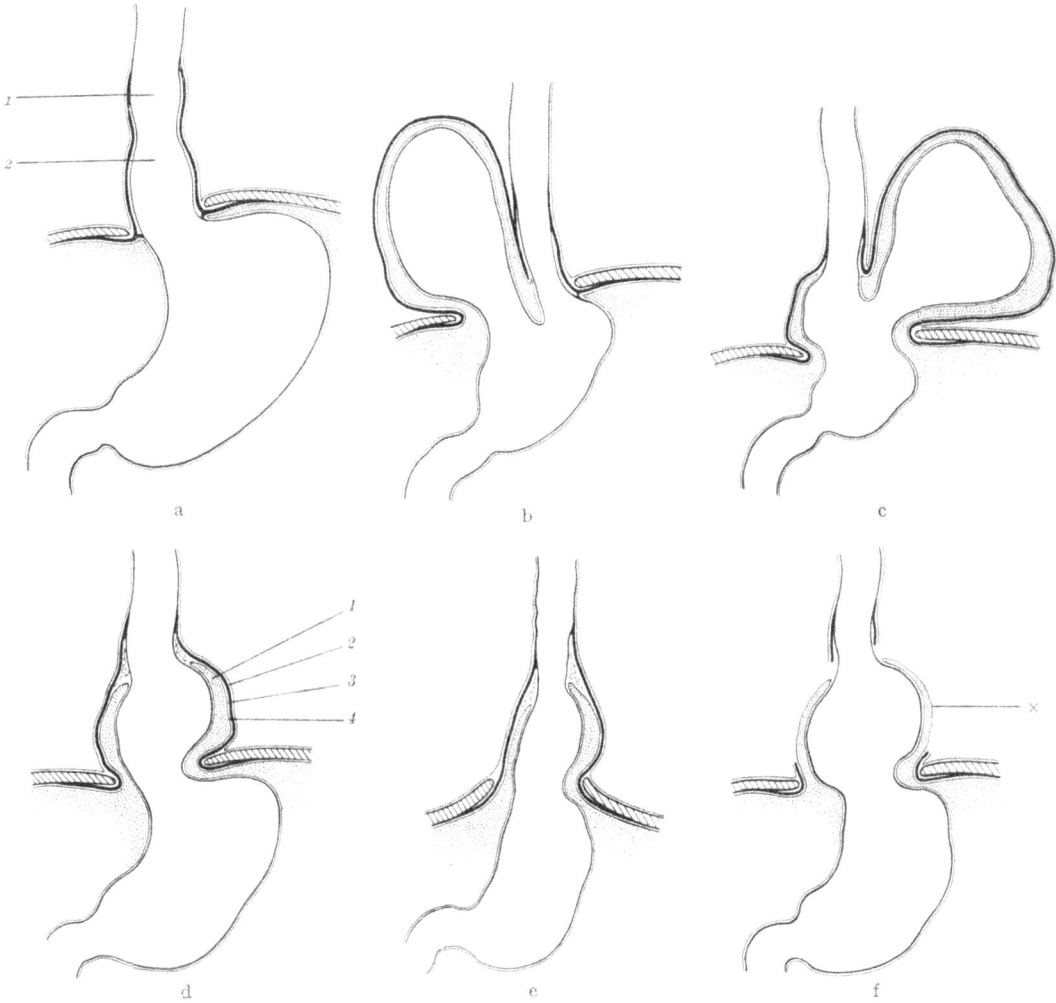

Abb. 291 a—f. Schematische Darstellung der verschiedenen Formen von Hiatusbrüchen (nach Koss, REITTER und WILLMANN). a Hiatusbruch bei kongenital zu kurzem Oesophagus (Åkerlund Typ I). *1* Oesophagus; *2* Kardia. b Paraoesophagealer Hiatusbruch *rechts* (Åkerlund Typ II). c Paraoesophagealer Hiatusbruch *links* (Åkerlund Typ II). d Oesophagogastrischer Gleitbruch (Åkerlund Typ III). *1* Peritonealsack; *2* Pleura mediastinalis; *3* Membrana diaphragmatico-oesophagea; *4* parietales Peritoneum. e Gleitbruch bei sekundärer Oesophagusschrumpfung (erworbener Brachyoesophagus). f Traumatischer Hiatusbruch (selten) × = Bruchsack. Unterbrechung der Kontinuität der diaphragmatico-oesophagealen Membran

kann, muß der Versuch einer chirurgischen Beseitigung des Bruches mißlingen. Bei Erwachsenen kann also mit einer Operabilität nur dann gerechnet werden, wenn eine Verkürzung des Oesophagus erworben wurde und erst kurze Zeit besteht, was aber röntgenologisch nicht beurteilt werden kann.

β) *Paraoesophageale Brüche* (Typ II nach ÅKERLUND) sind dadurch gekennzeichnet, daß der Oesophagus bei normaler Länge unterhalb des Zwerchfells in die Kardia mündet. Die Hernie wölbt sich neben dem Oesophagus in den Thorax vor (Abb. 293). Dabei verhindert ein Muskelbündel zwischen Oesophagus und der eigentlichen Bruchpforte (EPPINGER, STADTMÜLLER, BERNING), daß (wie beim Typ III) auch der Oesophagus selbst zum Bruchinhalt wird. Die eigentliche Bruchpforte liegt also neben dem Hiatus und durch das Muskelbündel von ihm getrennt. Man bezeichnet diese Brüche vom Typ II deswegen auch als „parahiatale" Hernien (SWEET).

Der Bruchsack kann rechts oder links neben dem Oesophagus und vor oder hinter ihm liegen. Angaben, ob paraoesophageale Brüche häufiger rechts (BERNING) oder links (ALLISON; EVANS; KIRKLIN u. HODGSON; HAUBRICH) gefunden werden, sind uneinheitlich. Wir beobachteten bei 8 Brüchen rechts 7 und links 1.

Im Bruchsack liegen im allgemeinen der Magen mit seinen cranialen Abschnitten oder, bei großen Brüchen, ganz, oft auch Netz, seltener Teile des Dick- und Dünndarms und die Milz. HARRINGTON fand sogar einmal das Pankreas im Thorax. Da die Brüche

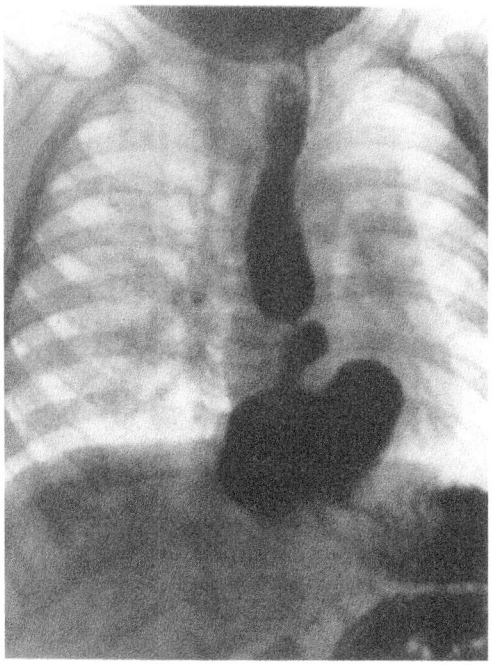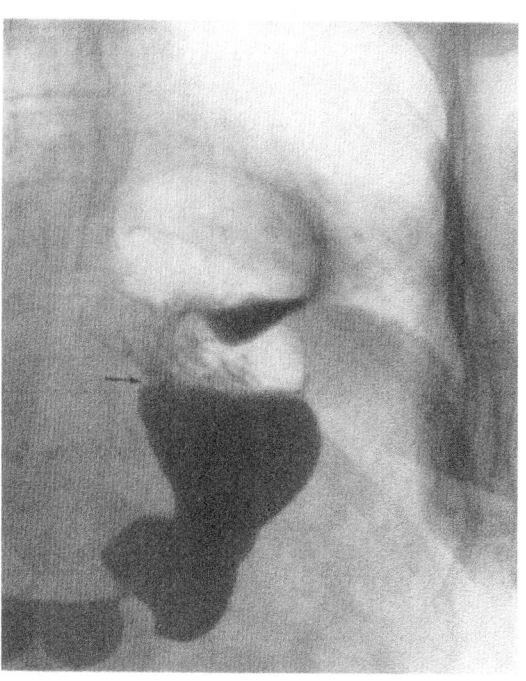

Abb. 292. „Thoraxmagen" bei Hiatusbruch mit zu kurzem Oesophagus (Typ I) bei einem 2jährigen Kind

Abb. 293. Paraoesophagealer Hiatusbruch (Typ II)

verhältnismäßig lange reponierbar bleiben, kann sich der Bruchinhalt ändern, so daß Diskrepanzen zwischen Röntgen- und Operationsbefund verständlich sind.

Auf Nativaufnahmen sieht man bei sagittaler Projektion mehr oder weniger runde Luftaufhellungen im Herzschatten oder rechts bzw. links im Herz-Zwerchfellwinkel. Es bestehen aber nur selten Flüssigkeitsspiegel. Eine Kontrastmitteldarstellung klärt meist den Befund. Das Kontrastmittel passiert dann zunächst Oesophagus und Kardia in normaler Weise. Bringt man dann den Patienten im Kopftieflage, dann stellt sich eine zweite Kontrastmittelstraße neben dem Oesophagus dar, durch die das Kontrastmittel wieder in den Thoraxraum zurückfließt und die verlagerten Magenabschnitte füllt. In einer engen Bruchpforte kann zwischen den thorakalen und abdominalen Magenanteilen eine Einschnürung bestehen, die das Bild eines „Sanduhrmagens" hervorruft. Schwierig wird die Diagnose, wenn ausschließlich Netz im Bruch liegt. Dadurch hervorgerufene Lageveränderungen von Baucheingeweiden, namentlich des Magens, werden sehr leicht verkannt.

Sind paraoesophageale Brüche sehr groß, dann kann die in der angelsächsischen Literatur „up-side-down-stomach" genannte Bruchform entstehen. Infolge der Fixierung an der Kardia schiebt sich der Magen dabei hufeisenförmig mit der großen Kurvatur nach oben in den Thorax, wie dies auch bei anderen Zwerchfellbrüchen möglich ist (vgl. Abb. 284a). Der Pylorus wird bis neben die Kardia hochgezogen. Bei diesem Zustand besteht die Gefahr einer Incarceration, die sonst bei paraoesophagealen Brüchen nicht groß ist.

Die Sonderstellung der paraoesophagealen gegenüber den anderen Hiatusbrüchen wird noch dadurch unterstrichen, daß es infolge funktioneller Intaktheit der Kardia *nie zu einem gastrooesophagealen Reflux* und deswegen auch zu keiner Refluxoesophagitis kommt. Sieht man bei einem Hiatusbruch mit normal langem Oesophagus, der zunächst zum Typ II zu gehören scheint, einen Reflux, dann kann allein daraus geschlossen werden, daß es sich nicht um einen reinen paraoesophagealen Bruch handelt, daß vielmehr eine Übergangsform zum Typ III vorliegt.

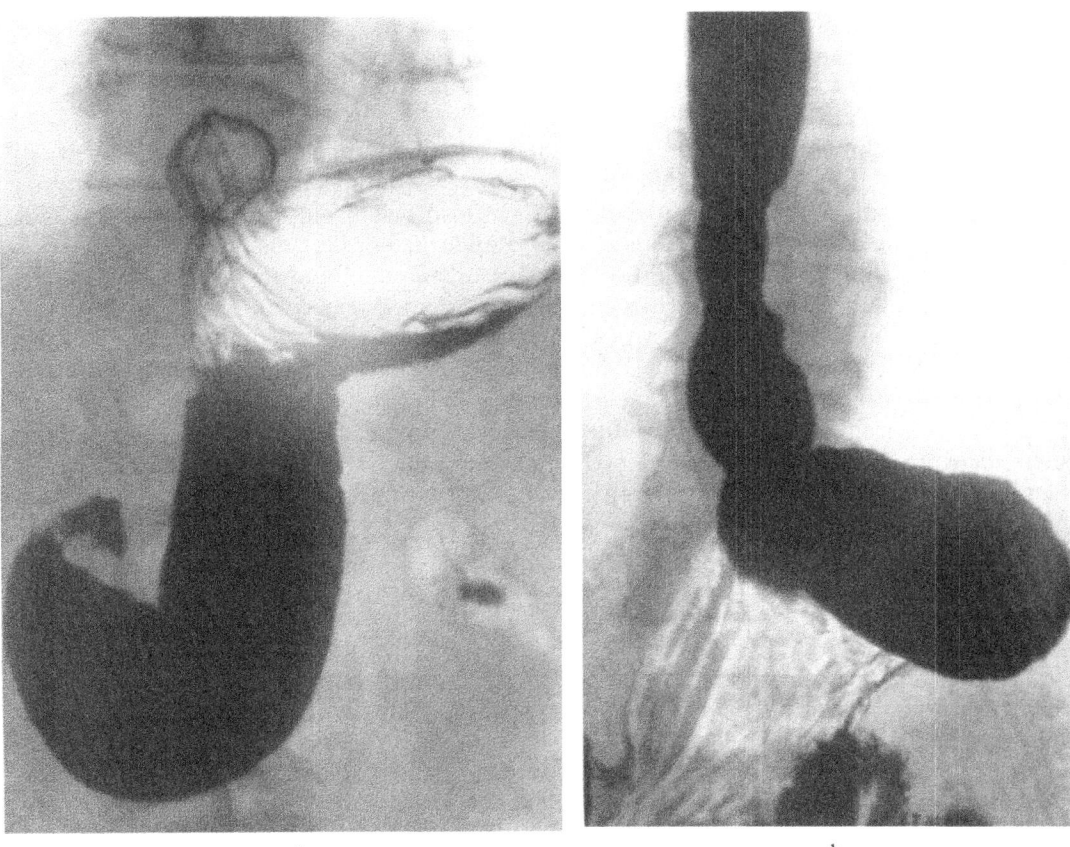

a   b

Abb. 294 a u. b. Hiatusinsuffizienz (bzw. kleiner Gleitbruch). Vorstülpung des Antrum cardiacum. a „Epiphrenale Glocke" bzw. „Bulbus antri cardiaci". b Gastrooesophagealer Reflux in Kopftieflage

Bei paraoesophagealen Brüchen bestehen verhältnismäßig häufig Ulcera im Magenfundus in der Nähe der Kardia.

γ) Bei den *oesophagogastrischen Gleitbrüchen* (Typ III nach ÅKERLUND) gehört das abdominale Ende des an sich — wenigstens primär — normal langen Oesophagus selbst zum Bruchinhalt. Zahlenmäßig übersteigt diese Bruchform alle anderen Zwerchfellbrüche.

Auf diese III. Gruppe der Hiatusbrüche muß etwas näher eingegangen werden; denn sie umfaßt uneinheitliche Bruchformen, die auch nach klinischen Gesichtspunkten kaum als ein Typ in Erscheinung treten. Vor allem muß man zwei Entwicklungsstufen unterscheiden, nämlich den ausgebildeten echten *Bruch* mit einem Thoraxmagen verschiedensten Ausmaßes und sozusagen als Vorstufe dazu den *Prolaps des Antrum cardiacum* (LUSCHKA; ANDERS u. BAHRMANN; NEUMANN; BERNING). Vorweg sei aber schon vermerkt, daß zwischen beiden Formen fließende Übergänge bestehen und deswegen, namentlich röntgenologisch, eine scharfe Trennung unmöglich ist.

Hiatusbrüche vom Typ III entwickeln sich auf Grund einer *Hiatusinsuffizienz,* auf deren mögliche Ursachen hier nicht eingegangen werden kann. Es kommt — zunächst temporär — zu Vorstülpungen des normalerweise subdiaphragmal gelegenen Antrum cardiacum des Oesophagus und später auch kardianaher Magenteile (Abb. 294). Man bezeichnet diese Vorstufe als „Bulbus antri cardiaci" (NEUMANN) oder häufiger als „epiphrenale Glocke" (ANDERS u. BAHRMANN).

Derartige geringgradige Verlagerungen besitzen keinen Bauchfellüberzug, weil das Peritoneum erst in einiger Entfernung von der Kardia mit der Außenwand des Magens verwächst und von dort locker über den Bauchteil der Speiseröhre hinweg zur abdominalen Zwerchfellfläche zieht. In diesem Stadium handelt es sich also nur um einen Prolaps.

Der röntgenologische Nachweis einer Hiatusinsuffizienz ist oft sehr schwer. Hauptgrund dafür ist die Tatsache, daß man selbst anhand einer guten Schleimhautdarstellung nicht sicher sagen kann, wo der Oesophagus aufhört und der Magen beginnt. Die Faltenzeichnung im epiphrenalen und abdominalen Oesophagus sowie im Magenfundus kann fast gleichartig sein. Selbst wenn man die Stelle des Überganges von Oesophagus- in Magenschleimhaut feststellen kann, ist zu bedenken, daß diese Grenze anatomisch nicht der Kardia entsprechen muß.

Bei Untersuchung in Rücken-, Seiten- und vor allem auch in Bauchlage, eventuell bei zusätzlicher künstlicher Erhöhung des intraabdominalen Druckes, z. B. durch Oberbauchkompression, zeigt sich bei einer Hiatusinsuffizienz ein oralwärts abgerundetes Kontrastmitteldepot von etwa Walnuß- bis Mandarinengröße, das bis in den Hiatus reicht und mitunter kurzzeitig die thorakale Zwerchfellkontur überragt. Solche kleine Prolapse füllen sich nur im Liegen, und zwar vom Magen aus. Man läßt deswegen den Patienten zunächst im Stehen etwas Kontrastmittel trinken und wartet, bis der Oesophagus sich ganz entleert hat. Dann erst wird der Patient mit dem Untersuchungsgerät in Horizontal- bzw. Kopftieflage gebracht.

Handelt es sich nur um eine erweiterte Ampulla phrenica bei intaktem Hiatus, dann sieht man die Füllung bereits bei der Untersuchung des stehenden Patienten. Bei der Kopftieflagerung entleert sich das Kontrastmitteldepot und kann auch vom Magen aus nicht mehr gefüllt werden.

Auf die Bedeutung des Hisschen Winkels an der Fornixincisur zwischen linksseitiger Kontur des unteren Oesophagusendes und der Magenfornix haben u. a. LORAT-JAKOB, ROBERT und HOFFMANN hingewiesen. Dieser normalerweise spitze Winkel wird bei einer Hiatusinsuffizienz stumpf, bis schließlich die Fornixincisur ganz verstrichen ist.

Da eine Hiatusinsuffizienz praktisch immer mit einer Kardiainsuffizienz einhergeht (COCCHI), kommt es zu einem gastrooesophagealen *Reflux*, dessen Nachweis für die Diagnose oft entscheidend ist (vgl. Abb. 294b).

Durch das Höhertreten des Antrum cardiacum bis in den Hiatus verläuft der Oesophagus direkt oberhalb des Zwerchfells oft nicht mehr normal gestreckt, sondern geschlängelt oder lateralwärts bogenförmig.

Ist es bei einer Hiatusinsuffizienz erst einmal zu einem kleinen Prolaps des Antrum cardiacum gekommen, dann setzt eine Entwicklung ein, die zwangsläufig im Laufe der Zeit zur Bildung oesophagogastrischer Gleitbrüche führt. Begünstigt wird diese Entwicklung durch zahlreiche Faktoren, wie Abflachung der Zwerchfellkuppel im Alter (und auch beim Lungenemphysem), Involution des Fettgewebes und des linken Leberlappens, Erschlaffung des Bindegewebes; dazu kommen Erhöhung des intraabdominalen Druckes, z. B. auch während einer Schwangerschaft.

Für die Röntgenuntersuchung der Gleitbrüche gilt das gleiche wie für die Hiatusinsuffizienz; nur ist die Diagnose wesentlich leichter. Die Größe des thorakalen Magenanteils schwankt in Abhängigkeit von der Körperlage und auch von dem aktuellen intraabdominalen Druck. Bereits auf Nativaufnahmen kann man, wie auch bei den paraoesophagealen Brüchen, eine Luftaufhellung innerhalb einer mehr oder weniger ovalen Verschattung im hinteren Mediastinum erkennen, weil die Kardia bei größeren Brüchen ziemlich tief in den Magen mündet und so die Luft trotz der Kardiainsuffizienz nicht entweichen kann.

Da Gleitbrüche meist links und vor dem thorakalen Oesophagus liegen, ist für die Kontrastmitteldarstellung die Projektion im I. schrägen Durchmesser am zweckmäßigsten. Trinkt der Patient das Kontrastmittel im Stehen, dann füllt sich nur bei

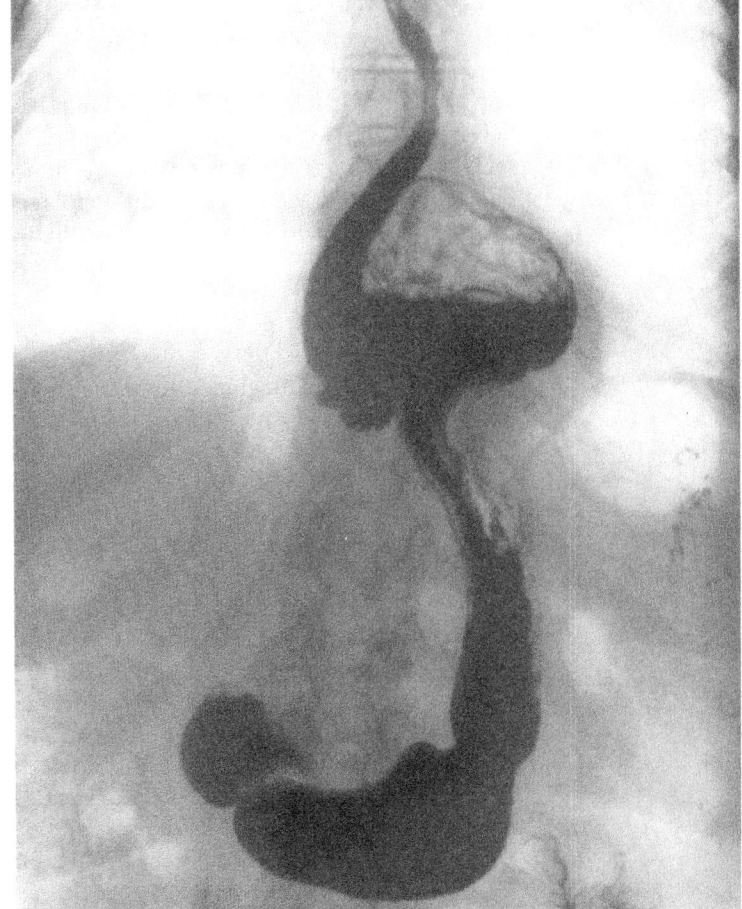

a

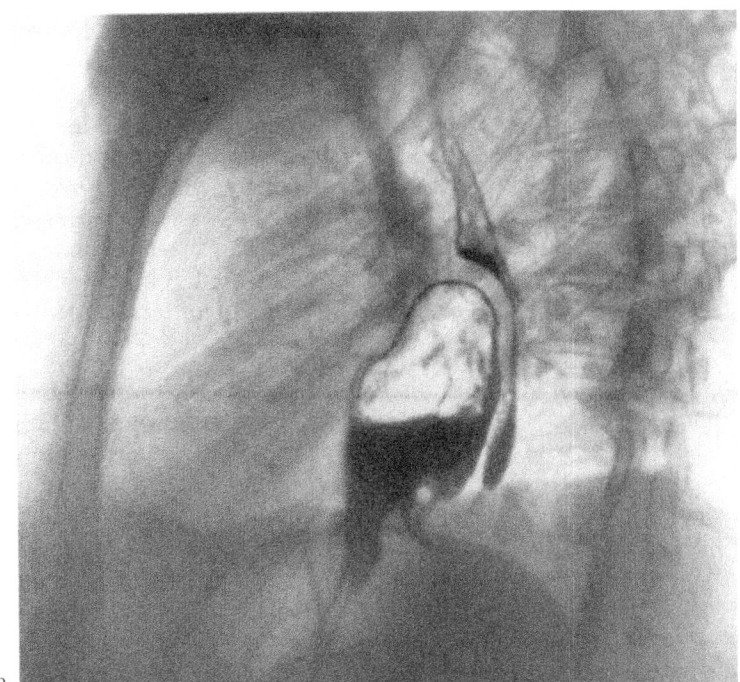

b

Abb. 295 a u. b. Oesophagogastrischer Gleitbruch (Typ III). Verzögerte Entleerung des Oesophagus. Kardia *oberhalb* des Zwerchfells. a Sagittalbild. b Seitenbild

großen Brüchen der thorakale Magenanteil. Oft fällt schon beim ersten Breischluck eine verzögerte Entleerung des unteren Oesophagusendes auf. Wenn die Speiseröhre vollkommen leer ist und sich alles Kontrastmittel im Magen befindet, lagert man den Patienten horizontal bzw. kopftief. Dann füllt sich der Bruch vom Magen aus und zeigt infolge der Einschnürung im Hiatus oft die bereits erwähnte Sanduhrform. Reponible Brüche treten oft überhaupt erst im Liegen, u. U. in Bauchlage oder bei Kompression des Abdomens durch die Bruchpforte in den Thorax. Andererseits darf nicht gefolgert werden, daß Brüche, die bei einmaliger Untersuchung dauernd im Thorax verbleiben, irreponibel

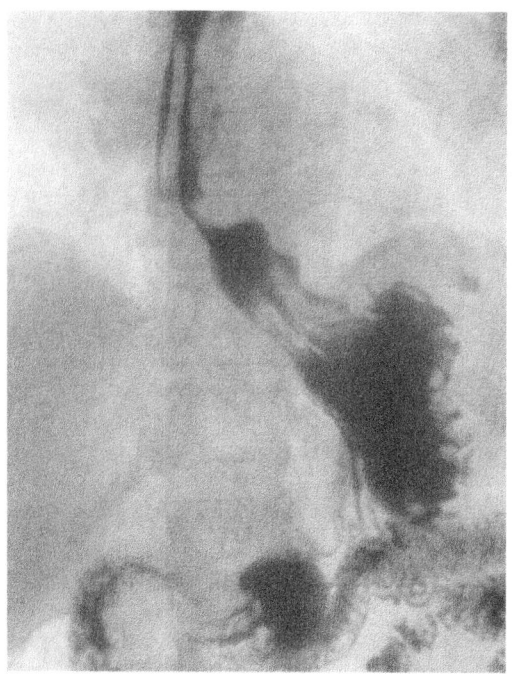

Abb. 296. Sekundär verkürzter Oesophagus bei einem oesophagogastrischen Gleitbruch. Unteres Oesophagusende handbreit oberhalb des Zwerchfells

sind. Das kann nur angenommen werden, wenn der Befund sich bei mehrmaligen Kontrollen als offenbar unveränderlich erweist.

Entscheidend für die Diagnose eines Gleitbruches und für die Abgrenzung gegenüber paraoesophagealen Brüchen ist die Feststellung, daß die *Kardia oberhalb des Zwerchfells* liegt. Das kann aber sehr schwierig sein, weil bei größeren Brüchen die Einmündung des Oesophagus in den Magen oft nicht freiprojiziert werden kann. Manchmal gelingt das leichter beim Wiederaufrichten des Patienten. Das Kontrastmittel fließt dann wieder in den abdominalen Magenteil zurück; im Thorax bleibt lediglich das Faltenrelief dargestellt (Abbildung 295). Auch eine mögliche Invagination des Oesophagus in den Magen kann im Schleimhautbild eher erkannt werden.

Der Nachweis des klinisch wohl wichtigsten Symptoms der Gleitbrüche, des gastro-oesophagealen Refluxes, gelingt nur im Liegen, nachdem vorher alles Kontrastmittel in den Magen abgeflossen war (vgl. Abb. 294 b). Bei noch nicht lange bestehenden Brüchen erfolgt dieser Rückfluß sehr schnell und bis in die oberen Speiseröhrenabschnitte. Durch verstärkte Peristaltik wird der Oesophagus dann wieder „ausgewrungen" (COCCHI). Bestehen große Brüche schon längere Zeit, dann erfolgen Reflux und Wiederentleerung wesentlich langsamer.

Spätere Narbenschrumpfungen als Folge des chronischen Refluxes können sekundär eine reelle *Verkürzung* des Oesophagus bewirken, so daß in diesem Stadium Bruchformen bestehen, die vom Åkerlundschen Typ I kaum zu unterscheiden sind (Abb. 296).

b) Parasternale Brüche

Brüche durch die Muskellücken (Morgagnische Spalte rechts bzw. Larreysche Spalte links) zwischen Pars sternalis und Pars costalis im Trigonum sternocostale sind, wie bereits erwähnt, rechts häufiger als links. Es handelt sich praktisch immer um echte Hernien. Sie treten meist im höheren Alter, vor allem nach größeren Gewichtsverlusten auf. Akute und namentlich chronische Traumen begünstigen ihre Entwicklung. Auch eine schwere Kyphoskoliose, mit der parasternale Brüche manchmal kombiniert sind, kann als chronisches Trauma im Sinne einer dauernden Überdehnung der Zwerchfellmuskulatur aufgefaßt werden. Angeborene parasternale Hernien als Folge einer Mißbildung der Muskulatur sind sehr selten; sie können gemeinsam mit anderen Mißbildungen auftreten.

Entsprechend der Lage der Bruchpforte besteht der Bruchinhalt meist aus Dickdarm mit oder ohne Netz, seltener aus Teilen des Magens und der Leber und nur ausnahmsweise aus Dünndarm oder anderen Organen, wie Pankreas.

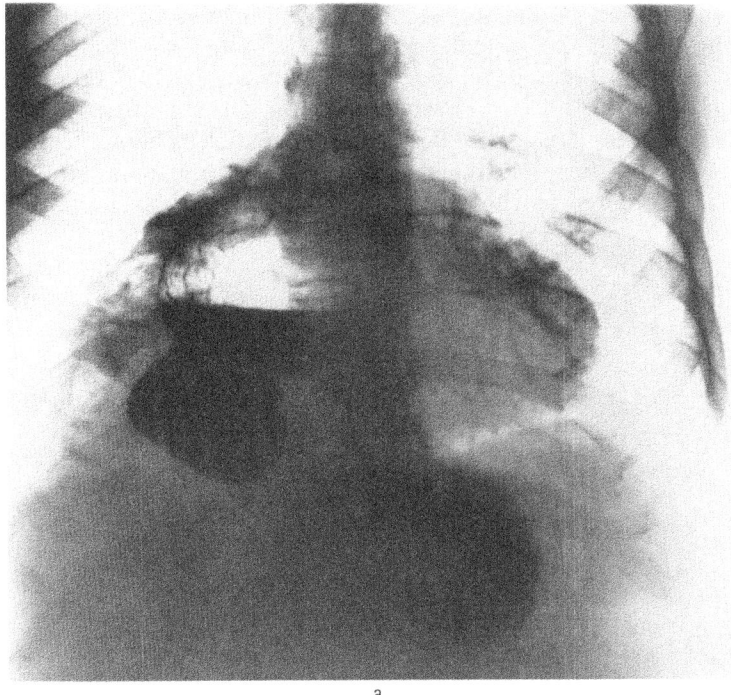

a

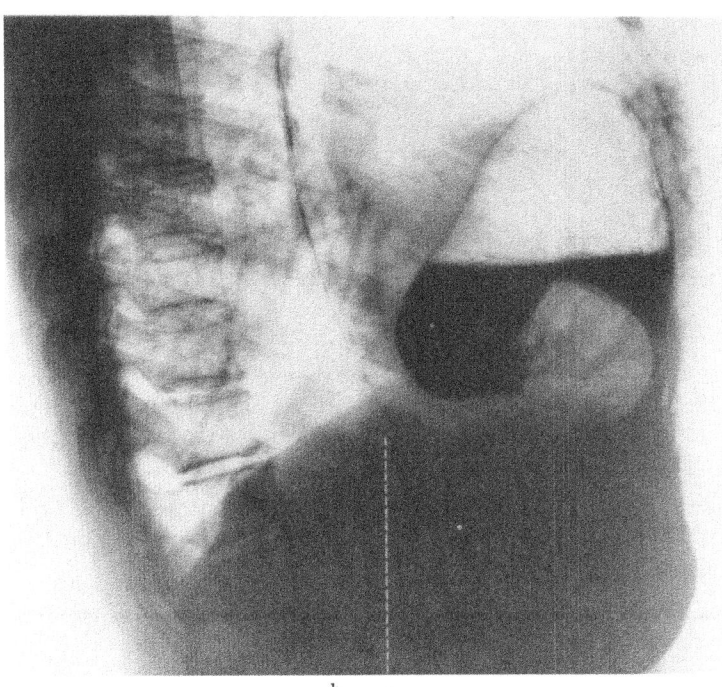

b   ×

Abb. 297 a u. b. Parasternaler Zwerchfellbruch rechts mit Magen und rechter Kolonflexur als Bruchinhalt.
Kontrastmitteldarstellung des Magens. a Sagittalbild. b Seitenbild.   × = Kardia

Klinisch machen parasternale Brüche verhältnismäßig wenig Beschwerden, so daß
zufällig entdeckte Fälle schon längere Zeit bestehen können. Die Gefahr einer Einklemmung ist nicht sehr groß. Trotzdem ist die operative Beseitigung auch dieser prognostisch günstigen Brüche dringend anzuraten.

Röntgennativaufnahmen zeigen die typischen Veränderungen medial vorne in den
Herz-Zwerchfellwinkeln. Bei rechtsseitigen Brüchen ist paradoxe Atemverschiebung

des Bruchinhaltes selten. Aufhellungen durch Luft in den verlagerten Darmschlingen erscheinen, wenn es sich um Dickdarm handelt, infolge der Haustrierung wie durch Septen unterteilt. Eine perorale oder rectale Kontrastmitteldarstellung klärt im allgemeinen den Befund (Abb. 297). Schwieriger ist die Erkennung parasternaler Brüche, wenn nur Leberteile im Bruchsack liegen. Die dadurch hervorgerufene homogene, weichteildichte Verschattung macht eine Verwechslung mit endothorakalen, besonders mit mediastinalen Tumoren möglich. Manchmal weist ein Hochstand der rechten Niere auf eine Leberverlagerung hin. Am schwierigsten ist die Diagnose, wenn der Bruchinhalt nur aus Netz besteht. Differentialdiagnostisch ist dann die Anlage eines Pneumoperitoneums unumgänglich.

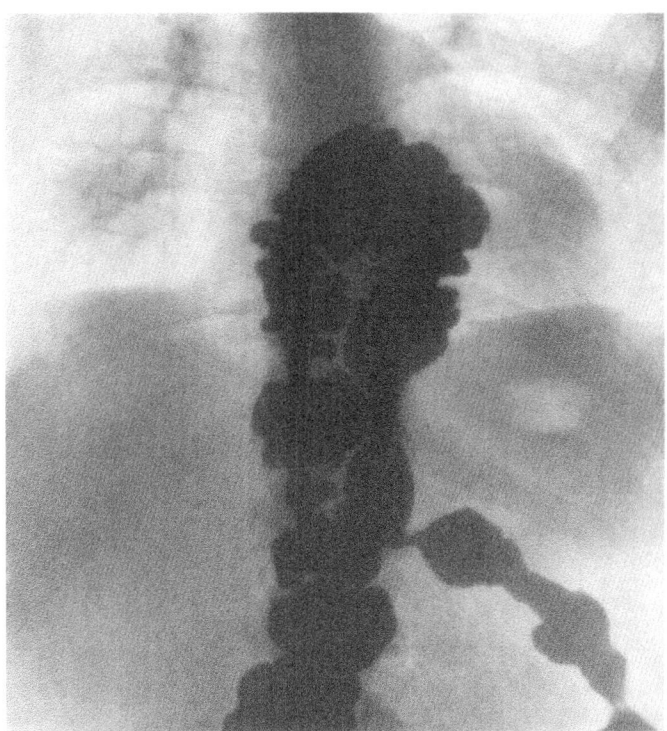

Abb. 298. Substernaler Zwerchfellbruch mit Dickdarm als Bruchinhalt

Doppelseitige parasternale Brüche sind beschrieben, aber äußerst selten (nach LÜSCHER insgesamt 8 Fälle). An anderer Stelle haben wir (KOSS, VIETEN u. WILLMANN) über einen von uns beobachteten Fall berichtet. Selten sind auch die in der Mitte gelegenen *substernalen* Brüche (Abb. 298).

c) Lumbocostale Brüche

Brüche im Bereich des Trigonum lumbocostale sind meist angeboren; sie können aber auch auf Grund dispositioneller Muskelschwäche später erworben werden. Es kann sich um Hernien oder Prolapse handeln. Ob solche Brüche ihren Weg durch die Muskellücke des Foramen BOCHDALEKI genommen haben oder durch eine Zwerchfellücke verschiedener Größe bei einer Zwerchfellagenesie, die ebenfalls das Trigonum lumbocostale bevorzugt, ist im allgemeinen sehr schwer und oft unmöglich zu entscheiden, für die Praxis aber auch nicht ausschlaggebend.

Lumbocostale Brüche treten linksseitig wesentlich häufiger auf als rechts. Bei Säuglingen und Kleinkindern überwiegen sie gegenüber den parasternalen Brüchen, während dieses Verhältnis bei Erwachsenen umgekehrt ist.

Der Bruchinhalt besteht bei Kleinkindern vorwiegend aus Teilen des Magens und Darmes, bei Erwachsenen dagegen häufiger aus Leber oder Milz.

Die praktische Bedeutung der lumbocostalen Zwerchfellbrüche ergibt sich aus der Schwere der klinischen Erscheinungen angeborener Brüche bei Neugeborenen oder Kleinkindern. Durch Verdrängung der Thoraxorgane entstehen schwerste Dyspnoen und Cyanosen. Gastrointestinale Symptome und die Gefahr einer Einklemmung treten demgegenüber in den Hintergrund. Der Schwere des Krankheitsbildes entspricht die hohe Mortalität der nicht operierten Brüche dieser Art. Frühzeitige Erkennung und Operation lumbocostaler Hernien und Prolapse werden dadurch zur dringenden Notwendigkeit.

Die Röntgenbefunde ähneln denen der anderen Bruchformen. Typisch ist aber die Lokalisation hinten paravertebral, links häufiger als rechts (Abb. 299).

d) Brüche bei Zwerchfellagenesie

Zwerchfellagenesien können außer im Bereich des Trigonum lumbocostale in selteneren Fällen auch an jeder anderen Stelle des Zwerchfells bestehen. Sie können verschiedenste Größen haben, von kleinen Lücken bis zum Fehlen großer Teile einer Zwerchfellhälfte. Auch hierbei überwiegt wieder die linke Seite zahlenmäßig sehr. Ob eine Totalaplasie einer Zwerchfellhälfte entwicklungsgeschichtlich überhaupt vorkommen kann, ist fraglich (HAUBRICH). Dann müßten alle Teile der Zwerchfellanlage einschließlich des N. phrenicus

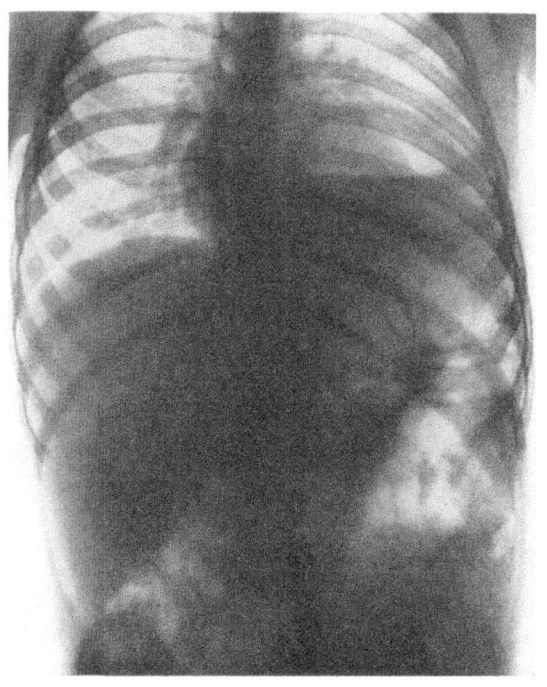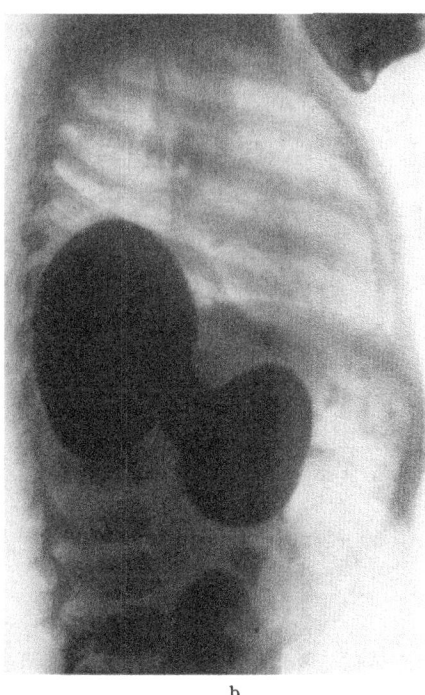

a   b

Abb. 299a u. b. Angeborener lumbocostaler Zwerchfellbruch (2¹/₂jähriger Junge). a Nativbild: Spiegelbildung links hinter dem Magen. b Kontrastmitteldarstellung: Magenfundus im Thoraxraum

vollkommen fehlen (GRUBER). Aber auch wenn nur kleine sichelförmige Randpartien vorhanden sind, besteht praktisch eine vollkommene Kommunikation zwischen Bauch- und Brusthöhle.

Brüche mit Agenesien als Bruchpforte werden in den ersten Lebensmonaten am häufigsten angetroffen; sie werden dann mit zunehmendem Alter ungleich seltener. Meistens handelt es sich um Prolapse. Im Gegensatz zu den Brüchen mit Bruchpforte an der Zwerchfellperipherie (wie die parasternalen und lumbocostalen) ist bei zentraler Lage die Gefahr einer Einklemmung größer.

Bruchinhalt können je nach der betroffenen Seite alle Abdominalorgane sein, bei den viel häufigeren linksseitigen Brüchen in erster Linie Magen, Dickdarm (Abb. 300), Netz und Milz, aber auch — im Gegensatz zu anderen Zwerchfellbrüchen — häufig Dünndarm. Bei rechtsseitigen Agenesien ist oft die Leber prolabiert. Sie kann aber auch unterhalb des Zwerchfells, z. B. nach medial, verlagert sein, so daß nur Dickdarmteile, namentlich die rechte Flexur, im Brustraum liegen (Abb. 301). Das Ausmaß des Bruches richtet sich zwar nicht ausschließlich, aber doch wesentlich nach der Größe der Bruchpforte. Ist sie groß, dann besteht weniger die Gefahr einer Einklemmung als die eines Volvulus.

Die Röntgendiagnose solcher Brüche ist im allgemeinen nicht schwer. Während früher im Hinblick auf die Operabilität die Aufgabe bestand, die Größe der Bruchpforte röntgenologisch genau zu ermitteln, ist dieser Gesichtspunkt heute etwas in den Hintergrund getreten. Eine Operation sollte in jedem Falle durchgeführt werden. Selbst große oder fast vollkommene Agenesien können durch Leberlappen gedeckt und eventuell durch freie Fascientransplantation oder sogar durch alloplastisches Material verschlossen werden.

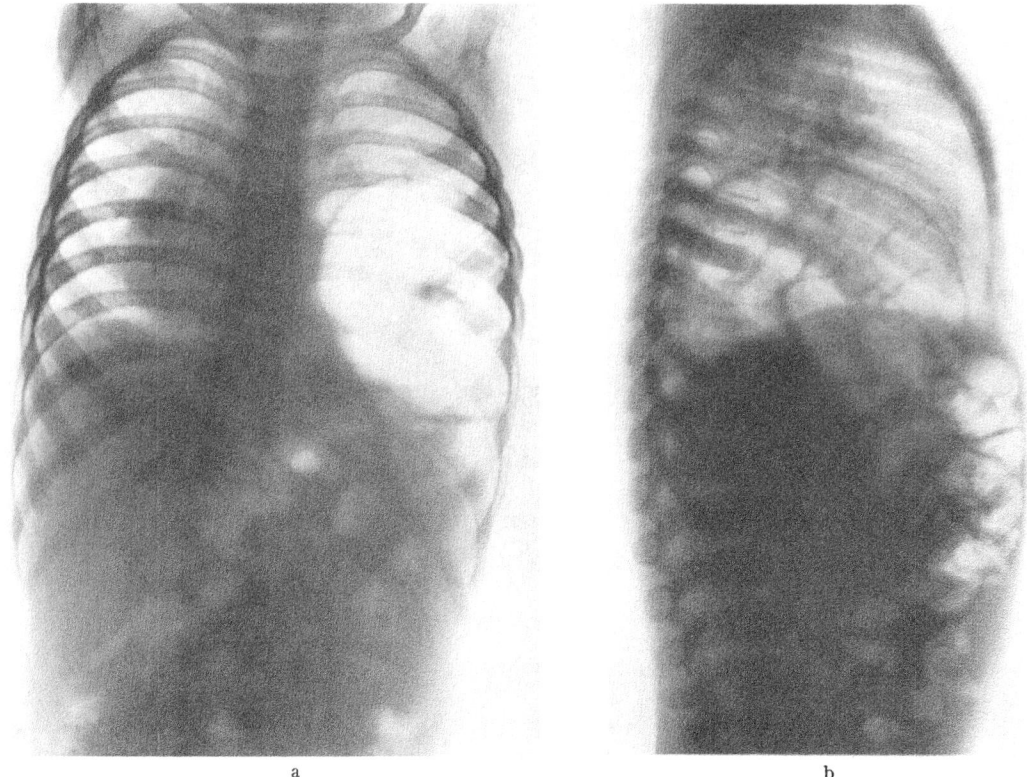

a   b

Abb. 300a u. b. Prolapsus transdiaphragmaticus links durch großen Zwerchfelldefekt vorne und seitlich (1¹/₂jähriges Mädchen). a Sagittalbild: Gasgeblähte Dickdarmschlingen links im Thorax. Verdrängung des Herzens nach rechts b Seitenbild: Dickdarmhaustrierung deutlich. Zwerchfelldefekt liegt zwar vorne, aber nicht parasternal

e) Traumatische Zwerchfellbrüche

Ihrer Entstehung nach muß man bei den traumatischen Zwerchfellbrüchen eine akute und eine chronische Form unterscheiden. In beiden Fällen entsteht in dem bis dahin intakten Zwerchfell als Folge einer Gewalteinwirkung ein *Defekt*, und es kommt zu einem *Prolapsus transdiaphragmaticus.*

Stumpfe Gewalteinwirkungen (Überfahrenwerden, Pufferverletzungen, Stürze aus größerer Höhe) auf das Abdomen können den intraabdominalen Druck plötzlich so stark erhöhen, daß eine Zwerchfellhälfte (wie bereits gesagt, bei weitem am häufigsten die weniger geschützte linke) regelrecht platzt. Der Defekt entsteht dann meistens zentral in der Zwerchfellkuppel. Seltener reißt infolge plötzlicher Entlastung nach einer allseitigen Thoraxkompression das Zwerchfell an seinen Ansätzen an der knöchernen Brustwand ab. Dann liegt der Defekt exzentrisch in Brustwandnähe. Eine direkte, percutane Verletzung (Stich- oder Schußverletzung) kann das Zwerchfell natürlich an jeder Stelle treffen.

Die Größe des Defektes wird nicht nur durch Stärke und Richtung der Gewalteinwirkung, sondern auch durch Körperhaltung, Atemphase und Magen- bzw. Darmfüllung bestimmt.

Chronische traumatische Zwerchfellbrüche entstehen, wenn eine Zwerchfellwunde — zunächst ohne Prolaps von Bauchorganen — bis auf einen kleinen Defekt verheilt, in den sich dann aber ein Netzzipfel vorschieben kann. Er kann später nach einem mehr oder weniger langen symptomlosen Intervall den Bauchorganen als „Leitband" durch

die Bauchpforte dienen (WIE-
TING). Praktische Bedeutung
haben solche chronische Brüche, weil sie leicht verkannt
werden und erhöhte Gefahr
einer Einklemmung besteht.

Da traumatische Zwerch-
fellbrüche in der überwiegenden Mehrzahl der Fälle linksseitig entstehen, prolabieren
am häufigsten Magen und
Dickdarm, vor allem die linke
Kolonflexur. In Einzelfällen
können natürlich auch alle anderen Bauchorgane zum Bruchinhalt gehören.

Umstritten ist die Frage, ob
es durch Traumen auch zu einer
echten Hernie kommen kann.
Möglich ist das zweifellos, wenn
durch traumatische Druck-
erhöhung im Abdomen ein
Zwerchfellbruch entlang den
physiologischen Öffnungen erworben wird. GRUBER hält es
aber für unmöglich, daß bei
einer traumatischen Kontinuitätstrennung des Zwerchfells
nur der pleurale oder peritoneale Überzug intakt bleiben und später zu einem
Bruchsack ausgeweitet werden kann.

Bei dem in Abb. 285 (vgl.
S. 261) dargestellten Fall, bei
dem nach einer Granatsplitter-
verletzung die linke Kolonflexur zipfelförmig durch das
Zwerchfell getreten war, hat
aber die Operation ergeben,
daß es sich einwandfrei um
eine echte Hernie gehandelt
hat. Wenn solche Fälle auch
äußerst selten sind, so besteht
unseres Erachtens auch auf
Grund dieser Beobachtung doch
die Möglichkeit einer traumatischen Entstehung echter
Hernien, am ehesten wohl
nach Schuß- oder Stichver-
letzungen, die das Zwerchfell
tangential treffen.

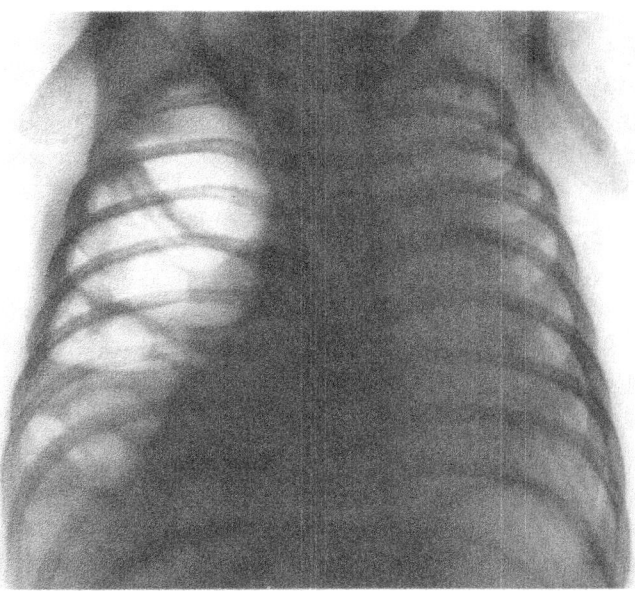

a

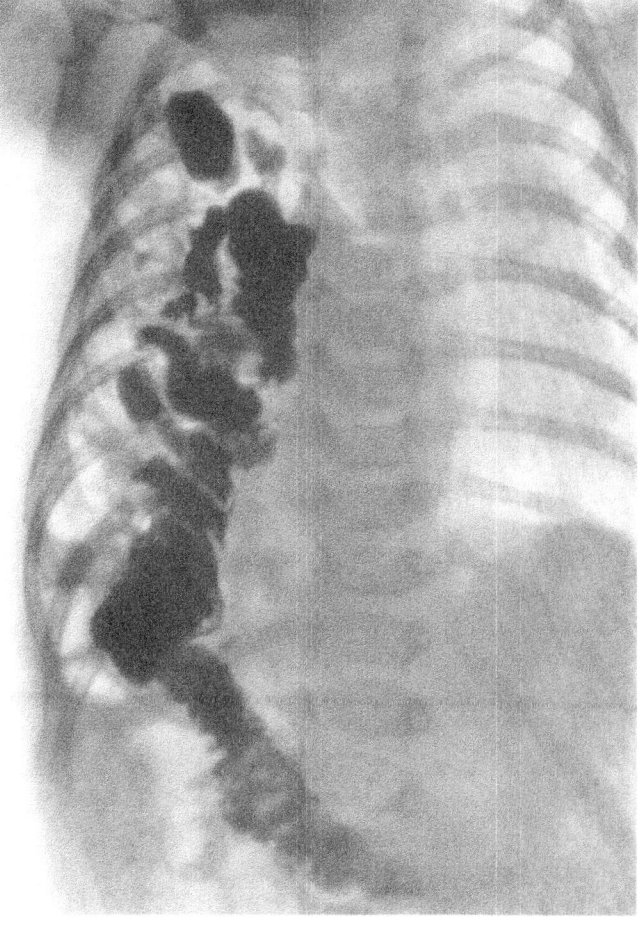

b

Abb. 301a u. b. Angeborene Zwerchfellaplasie bei einem 3¹/₂ Monate alten
Säugling. a Gasgeblähte Dickdarmschlingen füllen den Thoraxraum rechts
aus. Verlagerung des Mediastinums nach links. b Kontrastmitteleinlauf:
Leber liegt medial

18*

4. Verlagerungen

Verlagerungen des Zwerchfells können verschiedenste Ursachen haben. Sie treten bei vielen Erkrankungen der Brust- und Bauchorgane sowie bei primären Erkrankungen des Zwerchfells selbst auf. An entsprechender Stelle sind sie jeweils besprochen. Im Gegensatz zur reinen Funktionsstörung besteht eine Verlagerung dauernd, d. h. sie ist unabhängig von der Atemphase. Im allgemeinen ist sie aber mit einer Veränderung der Zwerchfellbewegung (Einschränkung der Atemexkursionen, eventuell paradoxe Bewegung) kombiniert.

Allgemein führt Erhöhung des intraabdominalen Druckes zu Zwerchfellhochstand, und zwar doppelseitig (Adipositas) oder einseitig (raumfordernde Prozesse, wie Blastome, Lebervergrößerung usw.). Das gleiche bewirkt Erniedrigung des intrathorakalen Druckes (Lungenatelektasen und -schrumpfungen).

Zwerchfelltiefstand tritt meist doppelseitig auf und dann — außer den konstitutionell bedingten Fällen (Astheniker) — ausschließlich als Folge einer Vergrößerung des Lungenvolumens (Blähung und Emphysem). Einseitiger Zwerchfelltiefstand ist möglich bei einseitiger Lungenblähung durch Ventilstenosen (Fremdkörper usw.).

Die genannten Ursachen eines Zwerchfelltiefstandes machen es verständlich, daß dann seine Atemexkursionen besonders deutlich eingeschränkt sind, im allgemeinen stärker als bei einem Hochstand gleichen Ausmaßes.

H. Oesophagus

I. Untersuchungstechnik

Im Röntgennativbild ist die nicht krankhaft veränderte Speiseröhre im allgemeinen nicht zu erkennen, weil sie sich von ihrer Umgebung infolge gleicher Strahlenabsorption nicht abhebt. Nur der Halsteil kann beim Valsalvaschen Versuch als Aufhellungsband erscheinen. Die Röntgendarstellung des Speiseröhrenlumens, die sog. *Oesophagographie*, erfolgt mit einem die Strahlenabsorption erhöhenden Kontrastmittel.

Als *Kontrastmittel* verwendet man heute ausschließlich wäßrige, nicht sedimentierende Aufschwemmungen von Bariumsulfat, u. U. mit Geschmackskorrigentien. Ihre Konsistenz richtet sich weitgehend nach der klinischen Fragestellung. Je dickflüssiger, pastenartig der Kontrastmittelbrei ist, um so langsamer passiert er die Speiseröhre, um so eher kommt es zu einem Stopp vor Stenosen mäßigen Grades. Bei Verdacht auf geringgradige, sonst oft schwer erkennbare Einengungen sind sogar manchmal Gelatinekapseln, die Bariumsulfat enthalten, sehr zu empfehlen (TESCHENDORF). Für den Nachweis von Veränderungen ohne Elastizitätsverlust der Oesophaguswand eignen sich mitunter dünnere, etwa sahneartige Aufschwemmungen. Die Darstellung der Schleimhautfalten ist mit Kontrastmittelaufschwemmungen beider Konsistenzen gut möglich, mit dem dünneren Brei allerdings optimal nur bei Untersuchung am liegenden Patienten.

Für die Darstellung von Veränderungen im Bereich des Hypopharynx kann nach Benetzung mit einem kleinen Kontrastmittelschluck durch anschließenden Valsalvaschen Versuch ein *Doppelkontrast* — „Luftreliefbild" nach PALYGUAY — erzeugt werden.

Enthält der Oesophagus zuviel Schleim, dann führen Atropingaben vor der Untersuchung zu einer Austrocknung und ermöglichen eine bessere Schleimhautdarstellung.

Der Kontrastmittelbrei wird vom Patienten schluckweise getrunken oder ihm eßlöffelweise in den Mund gegeben. Auf dem Leuchtschirm verfolgt man die Passage des Kontrastmittels durch Oesophagus und Kardia. Die Fixierung des Durchleuchtungsbefundes erfolgt durch gezielte Aufnahmen. Dabei wird die Speiseröhre im Retrokardialraum am besten in den beiden schrägen Durchmessern freiprojiziert (Abb. 302). Für die Darstellung des unteren Oesophagusdrittels eignet sich besonders der I. schräge Durchmesser, weil dann namentlich die Pars abdominalis weitgehend parallel zum Leuchtschirm bzw. Film verläuft und in ihrer ganzen Länge projiziert wird. Manchmal können aber auch sagittale und, besonders im Halsteil, seitliche Projektionen unentbehrlich sein, z. B. bei Fremd-körpern und Verlagerungen. Immer sollte man in diesen zuletzt genannten Strahlen-richtungen wenigstens durchleuchten.

Die Untersuchung soll am stehenden *und* auch am liegenden Patienten erfolgen. Kontrastmittelbrei mit pastenartiger Konsistenz passiert auch im Stehen den Oesophagus

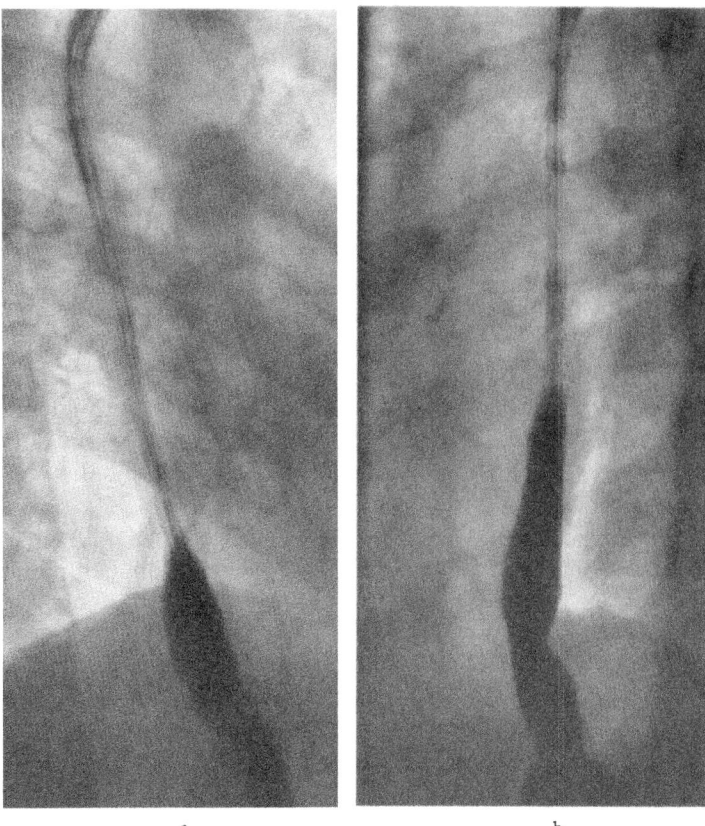

                a   b
Abb. 302a u. b. Kontrastmitteldarstellung des normalen Oesophagus. a) I. schräger Durchmesser.
b) II. schräger Durchmesser

so langsam, daß im allgemeinen genügend Zeit zur Anfertigung gezielter Aufnahmen bleibt. Durch tiefe Inspiration kann zusätzlich die Passage durch den Hiatus oesophageus in der linken Zwerchfellhälfte verlangsamt werden. Die Verwendung dünnerer Kontrast-mittel setzt in jedem Falle eine Untersuchung am liegenden Patienten, u. U. sogar in Kopftieflage, voraus. Dann können alle Abschnitte mit Ruhe abgesucht werden.

Auf Besonderheiten der Untersuchungstechnik bei bestimmten Erkrankungen (Atresien, Varicen, Kardiospasmusdehnung u. ä.) wird an entsprechender Stelle noch eingegangen, ebenso auf die Unter-suchung der übrigen Abschnitte des Digestionstraktes.

Sollen in einem Untersuchungsgang Speiseröhre und auch Magen und Darm dargestellt werden, so erhält der Patient zunächst nur einen kleinen Schluck Kontrastmittelbrei, dessen Passage durch die Speiseröhre orientierend beobachtet wird. Anschließend wird zuerst die Magenschleimhaut unter-sucht mit Anfertigung der notwendigen Aufnahmen. Hierauf folgt erst als zweite Untersuchungs-phase die Oesophagusdarstellung in üblicher Weise, wobei sich der Magen bereits zum Teil mit Kon-trastmittel anfüllt. Nur bei dieser Reihenfolge ist eine einwandfreie Darstellung der Magenschleim-haut mit nur wenig Kontrastmittel möglich.

Natürlich kann die Kontrastmitteldarstellung der Speiseröhre mit verschiedenen Aufnahme-methoden (Kymographie, Schicht- und Serienaufnahmen) kombiniert werden. Auch die gleichzeitige Durchführung anderer Kontrastmittelmethoden, namentlich Luftfüllungen, ist manchmal vorteil-haft. Soweit bei speziellen Fragestellungen ein derartiges Vorgehen diagnostisch weiterhilft, wird an entsprechender Stelle darauf hingewiesen.

II. Das Röntgenbild der normalen Speiseröhre

Die Speiseröhre eines erwachsenen Menschen ist etwa 25—30 cm lang; sie beginnt am Oesophagusmund (Introitus oesophagei) ungefähr in Höhe des VI. Halswirbels hinter dem Ringknorpel und reicht bis zur Kardia des Magens in Höhe des XI.—XII. Brustwirbels. In seinem Verlauf dreht sich der Oesophagus schraubenförmig um seine Längsachse, und zwar insgesamt um etwa 45°.

Im oberen (cervicalen) Anteil liegt der Oesophagus in der Mittellinie zwischen Trachea und Wirbelsäule. Im thorakalen Teil berührt er den Aortenbogen mit seinem rechten vorderen Umfang, verläuft dann etwas ventralwärts und kreuzt den linken Hauptbronchus. Im unteren Thoraxraum liegt er der hinteren Herzwand an, schwingt oft ganz leicht nach rechts aus, biegt dann aber etwas nach links ab und tritt durch den Hiatus oesophageus der linken Zwerchfellhälfte. Die Pars abdominalis verläuft dann nach links vorne zur Kardia. Sie ist bei Tiefstand der Kardia etwa 3 cm lang; die Kardia kann aber auch so nahe am Hiatus liegen, daß ein eigentlicher subdiaphragmaler Teil überhaupt fehlt.

Physiologische Engen bestehen am Oesophagusmund durch den Ringknorpel, an den Kreuzungen mit dem Aortenbogen und dem linken Hauptbronchus (Bifurkation) und im Hiatus des Zwerchfells. Die Impression durch die Aorta liegt normalerweise vorne links am Oesophagus, wird also im I. schrägen Durchmesser randbildend. Das Ausmaß der Zwerchfellenge wechselt u. a. mit der Atmung; in tiefster Inspiration kann dort der Oesophagus vollkommen verschlossen werden. Die Pars abdominalis hat insgesamt eine geringere Lichtungsweite als die übrigen Abschnitte.

Zwischen den physiologischen Engen erweitert sich der Oesophagus spindelförmig. Direkt oberhalb des Zwerchfells findet man mitunter eine geringe ampulläre Erweiterung (Ampulla epiphrenica); eine ähnliche Erweiterung in der Pars abdominalis ist als Antrum cardiacum bekannt.

Die *Schleimhaut* bildet Längsfalten (vgl. Abb. 302), die meist vom Oesophagusmund bis zur Kardia durchlaufen und manchmal unmittelbar in die Schleimhautfalten der Magenstraße übergehen. Nur im untersten präkardialen Abschnitt können Schleimhautfalten auch quer verlaufen.

Der sehr komplexe Vorgang des *Schluckaktes* interessiert hier nur von der Phase an, in der Speisen durch die Hypopharynxmuskulatur in den Oesophagusmund befördert werden. Kontrastmittelaufschwemmungen der üblichen Konsistenz füllen sehr schnell die Recessus piriformes und werden dann unverzüglich in die Speiseröhre befördert. Ihr Weitertransport erfolgt vorwiegend durch peristaltische Bewegungen der Oesophagusmuskulatur. Demgegenüber spielt die Schwerkraft nur eine geringe Rolle, eher schon der „Nachschub" durch weitere Kontraktionen der Schlundmuskulatur.

Oesophagus-Peristaltik ist bei der Durchleuchtung normalerweise nicht zu sehen; kymographisch können aber Bewegungskurven dargestellt werden. In Frühstadien stenosierender Veränderungen können Stenoseperistaltik und manchmal sogar Retroperistaltik schon bei der Durchleuchtung gut beobachtet werden.

Die Kardia öffnet sich reflektorisch, sobald das Kontrastmittel sie erreicht.

III. Störungen der Funktion des Schluckaktes

Funktionsstörungen des Oesophagus spielen in erster Linie in der internistischen Röntgendiagnostik eine Rolle. Trotzdem muß auch hier kurz einiges angeführt werden, weil Funktionsstörungen oft die morphologischen Veränderungen der Speiseröhre begleiten und mitunter als einziges Frühsymptom bei chirurgischen Erkrankungen auftreten.

In der chirurgischen Röntgendiagnostik ist eine *Schlucklähmung* selbst praktisch nie Gegenstand der Untersuchung. Ihre Erkennung ist eine Angelegenheit klinischer Methoden. Ist allerdings bekannt, daß ein Patient an einer Schlucklähmung leidet, dann muß eine Kontrastmitteldarstellung, wenn sie zur Klärung anderer Fragen unumgänglich ist, sehr vorsichtig durchgeführt werden; sonst besteht die Gefahr einer Kontrastmittelaspiration in die Lunge. Es sei allerdings darauf hingewiesen, daß dieses Ereignis bei erhaltener Selbstreinigungsfunktion der Lunge (STUTZ) keine katastrophalen Folgen hat; subjektiv ist es für den Patienten aber äußerst unangenehm.

Tonusstörungen der Oesophagusmuskulatur können als Hypo- bzw. Atonie oder als Spasmen auftreten. Leichte Tonusveränderungen sind meist ohne klinische Bedeutung und röntgendiagnostisch auch kaum faßbar.

Atonie der Speiseröhre mit dysphagischen Beschwerden kann rein nervös bedingt sein oder z. B. bei Infektionskrankheiten (Typhus) auftreten. Hier interessiert mehr die Atonie des Oesophagus oberhalb von organischen Stenosen. Die Passagebehinderung braucht dabei gar nicht sehr groß zu sein, und deshalb kann auch eine Dilatation durch Stauung in den prästenotischen Abschnitten fehlen. So kann beispielsweise eine Oesophagusatonie das einzige Frühsymptom eines langsam wachsenden Tumors sein (vgl. S. 288ff.).

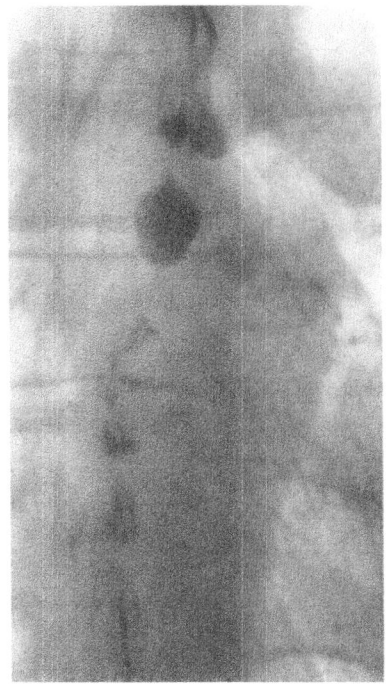

Besteht auf Grund entsprechender Beschwerden der Verdacht auf eine Atonie, dann gibt man dem Patienten zweckmäßigerweise nur einen Teelöffel einer pastenartigen Kontrastmittelaufschwemmung in den Mund. Bei der Durchleuchtung sieht man dann, daß dieser „Bissen" nicht, wie gewöhnlich, als zusammenhängende Spindel den Oesophagus passiert. Das Kontrastmittel fließt vielmehr auseinander und füllt den Oesophagus in seiner ganzen Länge bzw. bis zu der die Atonie verursachenden Stelle, vor allem auch den Halsteil aus. Dünnflüssiges Kontrastmittel ist für den Nachweis einer Antoie ungeeignet.

Spasmen treten im allgemeinen an umschriebenen Stellen des Oesophagus (ringförmig) auf. Totalspasmen der ganzen Speiseröhre sind beschrieben, aber sehr selten; wir haben noch nie einen Totalspasmus mit Sicherheit beobachten können. Man sieht indes nicht selten lokalisierte Spasmen gleichzeitig in mehreren Oesophagusabschnitten.

Abb. 303.
Funktionelle Oesophagusdivertikel

Spastische Einschnürungen bestehen oft nur kurzzeitig und können dann leicht übersehen oder irrtümmlich für eine peristaltische Welle gehalten werden. Sie können aber auch längere Zeit bestehenbleiben. Am häufigsten findet man Spasmen im oberen Oesophagusdrittel.

Damit die Füllung eine genügend lange Beobachtung erlaubt, erfolgt die Untersuchung am besten am liegenden Patienten.

Viele Ursachen können Spasmen der Speiseröhre auslösen. Neben rein nervösen Störungen (Hysterie!) sind Geschwüre im Bereich des Digestionstraktes, organische Stenosen durch Tumoren und Divertikel besonders zu nennen.

Dauerkontraktionen, die auch durch Medikamente (Atropin, Papaverin) nicht gelöst werden, führen sekundär ebenfalls zu organisch fixierten Veränderungen, die dann ihrerseits das Krankheitsbild beherrschen können. Diese sekundären Umformungen, namentlich die Oesophagus-Dilatation beim Kardiospasmus, werden dort besprochen (vgl. S. 299ff.).

Ein besonderes Bild entsteht, wenn der Oesophagus durch mehrere bis zahlreiche ringförmige Spasmen in kugel- bzw. „würstchen"-förmige Segmente unterteilt wird. Es handelt sich dann um sog. *funktionelle Divertikel* (Abb. 303), also um eine vorübergehende, reine Funktionsstörung und nicht um echte divertikelartige Erweiterungen. Man spricht deswegen auch von „falschen" Divertikeln.

IV. Morphologische Veränderungen des Oesophagus

1. Mißbildungen

a) Atresien

Oesophagusatresien sind Hemmungsmißbildungen, die bereits durch eine abnorme Entwicklung in den ersten Embryonalwochen entstehen, von denen man aber nicht sicher weiß, ob der auslösende Faktor erblicher, mechanischer oder entzündlicher Natur ist. Sie haben in den letzten Jahren zunehmende Bedeutung für die chirurgische Röntgendiagnostik erlangt, nachdem jetzt die Möglichkeit besteht, derartige Atresien operativ zu beheben und dadurch Neugeborene zu retten, die früher stets verloren waren.

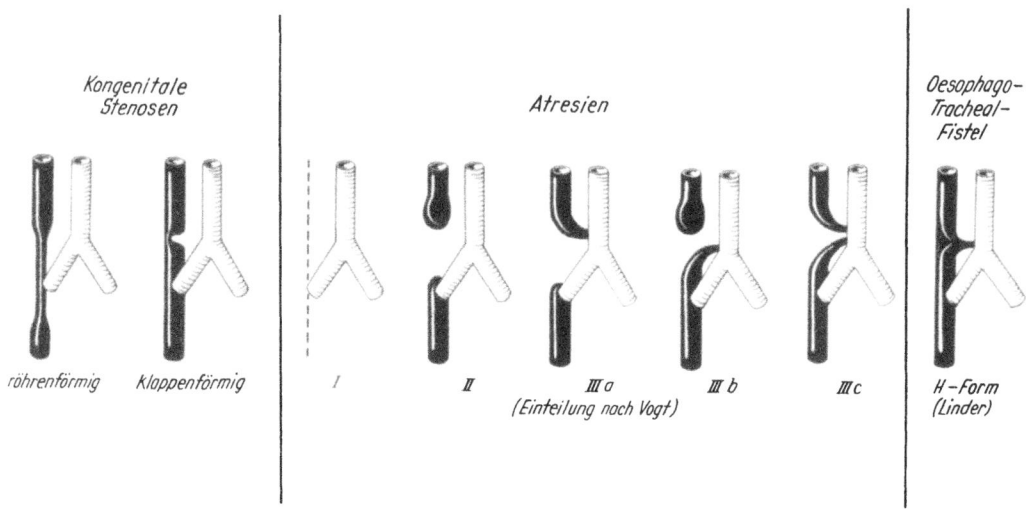

Abb. 304. Einteilung der Atresien und angeborenen Stenosen des Oesophagus

Bedenkt man, daß allein in die Düsseldorfer Chirurgische Klinik in den Jahren 1952—1957 92 Säuglinge mit Oesophagusatresien eingewiesen wurden und daß gerade im Hinblick auf die heutigen Operationsmöglichkeiten die Röntgendiagnostik dieser Mißbildungen in anderen Lehrbüchern zu kurz abgehandelt wird, dann erscheint hier eine etwas ausführlichere Besprechung wohl berechtigt. Von den 92 Säuglingen konnten 69 operiert und davon 25 gesund entlassen werden.

Den zahlreichen Möglichkeiten einer Störung der normalen Entwicklung der Speiseröhre entspricht die Mannigfaltigkeit der Morphologie. Man unterscheidet nach VOGT *fünf Typen* (Abb. 304): Bei den Typen I und II besteht keine Fistelbildung mit den Atemwegen. Der sehr seltene Typ I entspricht praktisch einer vollkommenen Aplasie. Beim Typ II fehlt ein mehr oder weniger langes Segment meist in Höhe der Bifurkation. Die Typen III a—c zeigen außer der Atresie Oesophago-Tracheal- oder Oesophago-Bronchialfisteln, die entweder vom oberen (Typ III a) oder vom unteren Blindsack der Speiseröhre ausgehen (Typ III b); eine obere und eine untere Fistel bestehen beim Typ III c. Dem Typ III b gehören 80—90 % aller Oesophagusatresien an.

Klinisch zeigt sich eine Oesophagusatresie beim ersten Versuch natürlicher Ernährung des Neugeborenen. Schon vorher fällt der ständige Speichelschaum vor dem Mund auf, da der Speichel nicht heruntergeschluckt werden kann. Dieses wichtige Symptom kann dem erfahrenen Geburtshelfer schon den entscheidenden Hinweis geben. Später wird dann die Nahrung regurgitiert und aspiriert. Die Folgen sind Pneumonien, Lungenatelektasen und u. U. als Komplikation ein Spontanpneumothorax. Durch sie werden Möglichkeit und Erfolg einer chirurgischen Behandlung weitgehend bestimmt, d. h. eingeschränkt. Deshalb sind bei dem geringsten Verdacht auf eine Schluckstörung jede weitere Nahrungszufuhr sofort einzustellen sowie die entsprechenden klinischen und röntgenologischen Untersuchungen einzuleiten.

Der möglichst frühzeitigen Röntgenuntersuchung fallen demnach folgende Aufgaben zu:

1. Sicherung der Diagnose.

2. Typenmäßige Einordnung und Bestimmung der Ausdehnung des Defektes als Grundlage für die Klärung der Operabilität.

3. Klärung des Lungenbefundes und

4. Feststellung eventuell sonst noch vorhandener, nur röntgenologisch erfaßbarer Mißbildungen.

Besonderheiten der Untersuchungstechnik:

Bei der Nativuntersuchung ist besonders darauf zu achten, ob der Magen-Darmtrakt Luft enthält oder nicht.

Als Kontrastmittel darf kein Bariumsulfat verwendet werden, da es im Falle einer Aspiration in die Lunge dort nicht resorbiert wird und zu Atelektasen oder Entzündungen führt; das gilt auch für Jodöle. Uns ist nicht bekannt, daß ein einziger Säugling mit aspiriertem Bariumbrei durchgekommen wäre. Zu empfehlen sind nur resorbierbare, wasserlösliche Kontrastmittel in nicht zu hoher Konzentration (30—45%) und in geringer Menge. Ein Überlaufen in die Lunge muß möglichst vermieden werden.

Zur Darstellung des oberen Blindsackes, der infolge seines Luftgehaltes oft schon auf Nativaufnahmen zu erkennen ist (Abb. 305), wird in Kopftieflagerung unter Durchleuchtungskontrolle eine gerade, möglichst strahlenundurchlässige Sonde geringen Kalibers (z. B. ein Métras-Katheter) durch die Nase eingeführt. Vorhandener Schleim wird abgesaugt. Ein Stopp im oberen Oesophagusabschnitt beim Einführen des Katheters klärt meist schon die Diagnose, so daß sich manche Untersucher mit dieser Feststellung begnügen, ohne dann allerdings alle oben genannten Fragen beantworten zu können. Anschließend wird das Durchleuchtungsgerät aufgerichtet; erst dann injiziert man sehr vorsichtig und langsam durch den Katheter 2—3 cm³ Kontrastmittel und saugt es nach Anfertigung der erforderlichen Aufnahmen sofort wieder ab.

Die Diagnose der Oesophagusatresie wird durch die Kontrastmittelfüllung des zu einem Blindsack erweiterten oberen Oesophagussegmentes gesichert. Der caudale Pol projiziert sich meist in Höhe des II.—IV. Brustwirbels. Einen so dargestellten oberen Blindsack einer Atresie vom Typ II zeigt Abb. 306.

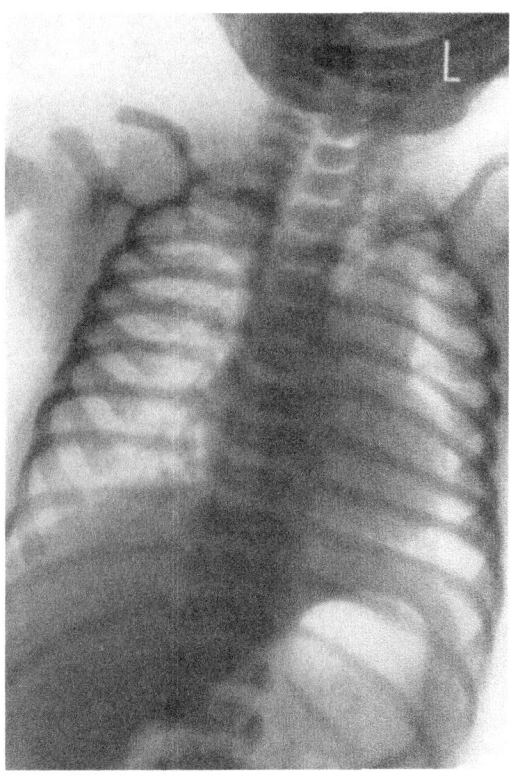

Abb. 305. Luftgefüllter oberer Oesophagusblindsack bei einer Atresie Typ IIIb

Mit dem Nachweis eines oberen Speiseröhrensegmentes ist die Abgrenzung gegen den Typ I bereits erfolgt. Schwieriger ist die Unterscheidung zwischen den Typen II und III a—c. Die direkte Darstellung einer oberen Fistel, wie bei den Typen III a und III c, ist kaum mit Sicherheit möglich, und zur Vermeidung von Lungenkomplikationen auch gar nicht erwünscht. Auch wenn Kontrastmittel versehentlich im Bronchialbaum sichtbar wird, kann oft nicht entschieden werden, ob es durch eine Fistel oder durch (ungewolltes) Überlaufen dorthin gelangt ist. Dagegen gibt es für die Diagnose einer unteren Fistel (Typ III b und III c) ein fast untrügliches indirektes Zeichen. Der Nachweis von Luft im Magen-Darmkanal (Abb. 307) ist für eine Verbindung des unteren Oesophagussegmentes mit den Luftwegen beweisend. Umgekehrt kann allerdings — wenn auch sehr selten — trotz einer unteren Fistel eine Luftfüllung des Digestionstraktes röntgenologisch fehlen.

Sieht man Luft ausschließlich im Magen, so muß an die Möglichkeit einer zusätzlichen Stenose oder Atresie, z. B. des Duodenums, gedacht werden, da Oesophagusatresien gelegentlich mit weiteren Mißbildungen im Magen-Darmtrakt einhergehen.

Für die typenmäßige Einordnung können somit röntgenologisch drei Gruppen mit
großer Sicherheit differenziert werden: 1. Typ I; 2. Typ II und III a; 3. Typ III b und
III c. Wegen der Unsicherheit des Nachweises einer oberen Fistel ist eine zuverlässige
Unterscheidung innerhalb der Gruppen 2 und 3 kaum möglich. Soweit sich die Operationsindikation auf die Morphologie der Mißbildung stützen muß, ist eine weitere Differenzierung aber auch nicht unbedingt erforderlich.

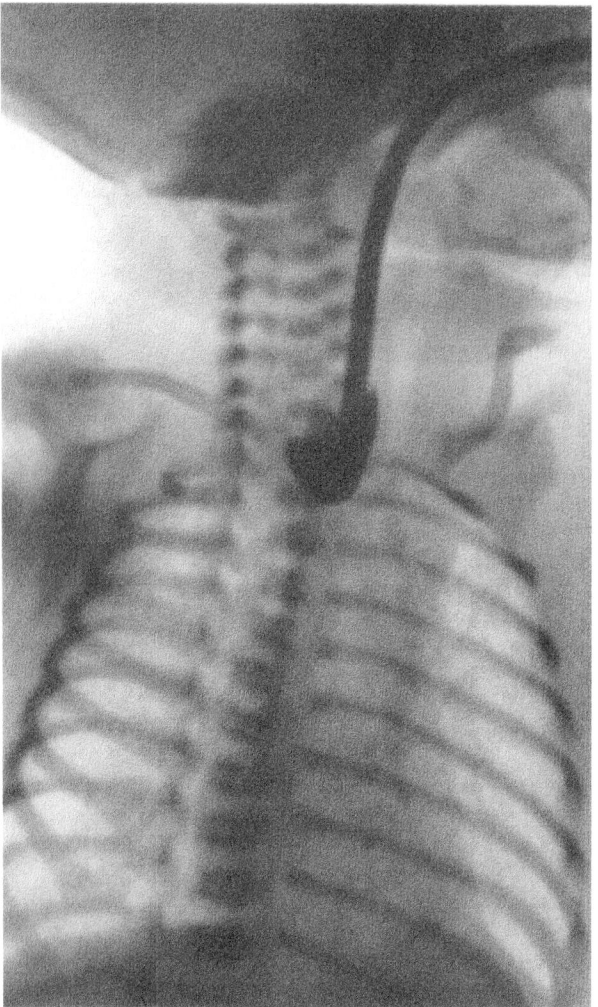

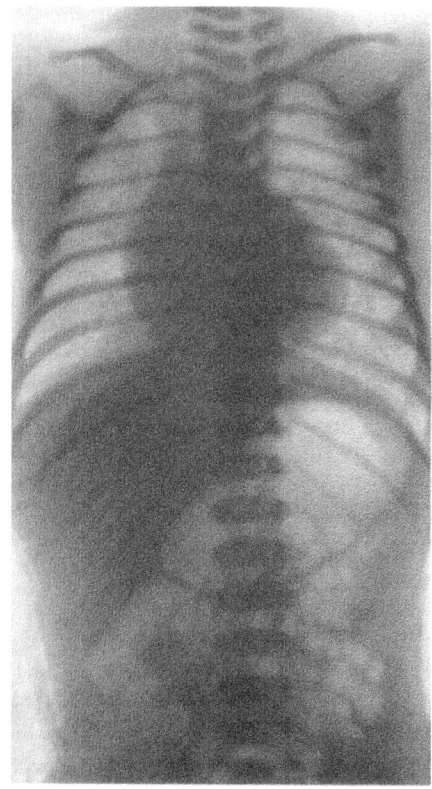

Abb. 306.   Abb. 307.

Abb. 306. Oesophagus-Atresie (Typ II). Kontrastmitteldarstellung (Per-Abrodil M) des oberen Blindsackes

Abb. 307. Luftblähung des Magen-Darmkanals bei unterer Oesophago-Trachealfistel (Typ IIIc). Aspirationspneumonie
rechts oben

Ebenso wichtig für Operation und Prognose ist die Klärung des Lungenbefundes.
Aspirationspneumonien finden sich, wie im Säuglingsalter allgemein, vorwiegend im
rechten Oberlappen. Im weiteren Verlauf kommt es nicht selten zu einem Spontanpneumothorax. Bei Atelektasen ist zu berücksichtigen, daß sich die Lunge von Neugeborenen überhaupt erst im Laufe von 10—14 Tagen vollständig ausdehnt.

Mißbildungen an anderen Organen sind bei Oesophagusatresien häufig. Das Skelet
muß, soweit Mißbildungen nicht bereits äußerlich erkennbar sind, durch entsprechende
Aufnahmen nach Veränderungen abgesucht werden.

Differentialdiagnostisch bereiten Oesophagusatresien praktisch keine Schwierigkeiten.
Lediglich an die seltene Möglichkeit eines angeborenen Oesophagusdivertikels muß man
denken. Durch ein Divertikel kann der Oesophagus komprimiert und verschlossen werden,
so daß die Kontrastmittelfüllung u. U. einen Blindsack vortäuscht.

Postoperativ zeigt eine erneute Kontrastmitteldarstellung — frühestens 8—10 Tage nach der Operation und erst nach vorheriger Nahrungsaufnahme auf natürlichem Wege — die Funktion der End-zu-End-Anastomose. Für diese Kontrolle kann natürlich als Kontrastmittel wieder Bariumsulfat in dünner Aufschwemmung verwendet werden. Die Abb. 308 zeigt den Zustand nach End-zu-End-Anastomose (bei dem in Abb. 305 dargestellten Fall) 25 Tage nach Operation (DERRA) und 4 Monate später nach Bougie-Behandlung.

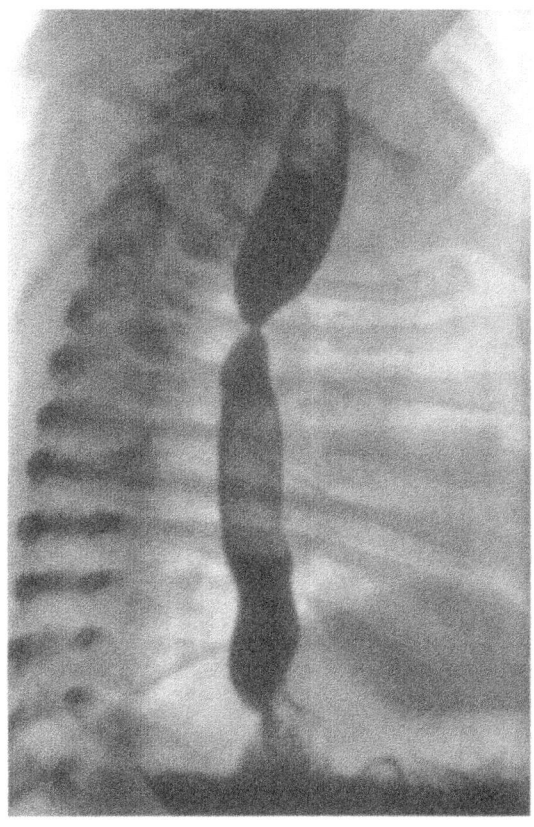 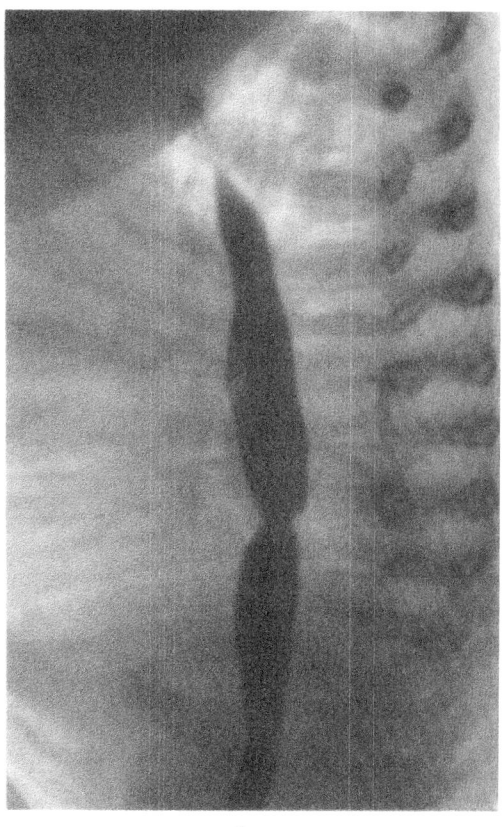

a   b

Abb. 308a u. b. Zustand nach End-zu-End-Anastomose einer Oesophagus-Atresie (Prof. DERRA). Darstellung der Anastomose mit dünner Bariumsulfataufschwemmung. a) 25 Tage nach Operation. b) 4 Monate später nach Bougie-Behandlung

b) Angeborene Stenosen

Ohne daß es zur vollständigen Ausbildung einer Atresie vom Typ II kommt, kann eine nur partielle Einengung der Speiseröhre bestehen. Man unterscheidet zwei Formen (vgl. Abb. 304): Das Lumen kann, meist unterhalb der Bifurkation, röhrenförmig eingeengt sein, es kann aber auch durch eine oft exzentrisch sitzende, querverlaufende Membran, wie durch eine halbmondförmige Klappe teilweise verschlossen sein.

Klinisch können sich angeborene Stenosen des Oesophagus im Säuglingsalter oft beim Übergang von flüssiger zu fester Nahrung, aber auch noch später, mitunter erst im Erwachsenenalter, manifestieren. Die Symptome sind ähnlich wie bei Atresien.

Im Röntgenbild sieht man mehr oder weniger lange röhren- bzw. sanduhrförmige Einengungen. Eine röhrenförmige Stenose bei einem 22jährigen Mann zeigt Abb. 309.

c) Oesophago-Trachealfistel

Außer den bei den Atresien bereits besprochenen Fisteln kann auch ohne Oesophagusatresie eine angeborene Fistelverbindung zwischen Respirations- und Digestionstrakt bestehen oder bestehenbleiben. Das ist z. B. bei der von LINDER in Erweiterung der

Vogtschen Einteilung beschriebenen H-Form der Fall (vgl. Abb. 304). Diese Mißbildung ist äußerst selten und wird, auch bei Verwendung wasserlöslicher Kontrastmittel, meist nur als Zufallsbefund festgestellt. Wir konnten bisher (1957) nur zwei Fälle beobachten; einen davon zeigt Abb. 310.

Auch bei Erwachsenen sind Oesophago-Trachealfisteln als Mißbildungen beschrieben worden. Es ist möglich, daß sie, speziell als Ventilfistel, bis zum Erwachsenenalter symptomlos bleiben. Eine chronische Aspiration von Speisen in die Lunge führt bei

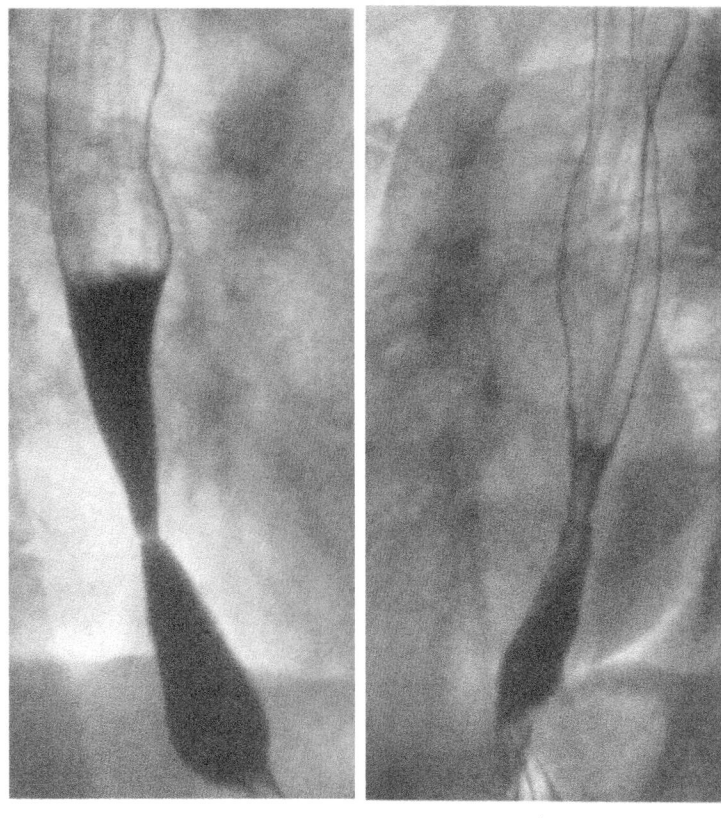

a   b

Abb. 309a u. b. Angeborene Oesophagus-Stenose (22jähriger Mann). a) I. schräger Durchmesser.
b) II. schräger Durchmesser

Erwachsenen keineswegs zwangsläufig zur Aspirationspneumonie, wie früher oft angenommen wurde. Infolge der Selbstreinigung der Lunge (STUTZ) ist eine derartige Fistel viele Jahre mit dem Leben vereinbar und braucht keine klinischen Symptome (Schluckstörung) zu verursachen.

d) Doppelter Oesophagus

Eine Doppelbildung des Oesophagus — Dioesophagie — ist offenbar so selten, daß hier nicht näher darauf eingegangen werden muß. Sie entsteht in der fetalen Entwicklung durch Dreiteilung des Vorderdarmes.

e) Kongenital zu kurzer Oesophagus

Beim sog. Brachyoesophagus sind, da sein unteres Ende nicht bis unter das Zwerchfell hinunterreicht, Kardia und Teile des Magens (Fornix) in den Brustraum verlagert. Im allgemeinen wird dieses Krankheitsbild den Hiatusbrüchen (Typ I nach ÅKERLUND) zugerechnet und ist dort im Zusammenhang mit den Zwerchfellbrüchen besprochen (vgl. S. 263 f.). Die Bedeutung einer genauen Röntgendiagnose für die Chirurgie liegt darin, daß beim Brachyoesophagus eine Operation des Hiatusbruches nur unter bestimmten Voraussetzungen angezeigt ist.

f) Kongenital zu großer Oesophagus

Hierbei ist im allgemeinen die Speiseröhre sowohl zu lang (Dolichooesophagus) als auch zu weit (Megaoesophagus). Bei der Kontrastmitteldarstellung erkennt man deswegen außer einem oft um ein Vielfaches verbreiterten Oesophagus mitunter auch einen geradezu grotesk gewundenen Verlauf. Wesentliche klinische Symptome braucht diese Mißbildung nicht zu verursachen. Sie bedarf dann auch keiner chirurgischen Behandlung. Im übrigen sei auf den Abschnitt über den Kardiospasmus verwiesen (vgl. S. 299ff.).

2. Dysphagia lusoria

Bei der Dysphagia lusoria handelt es sich um ein Krankheitsbild, das nicht auf einer Mißbildung der Speiseröhre selbst beruht, sondern auf einer Veränderung des Oesophagus, die durch angeborene Verlaufsanomalien des Aortenbogens und der von ihm abgehenden großen Arterien hervorgerufen wird. Infolge einer Rückbildungshemmung abnorm verlaufende Gefäße können mitunter zu erheblichen Lumeneinengungen des Oesophagus (eventuell auch der Trachea) mit dysphagischen Beschwerden führen. Chirurgisch bekam die Dysphagia lusoria zunehmende Bedeutung, nachdem es möglich wurde, bei bestimmten Formen durch Eingriffe an den großen Gefäßen die morphologischen Verhältnisse mehr oder weniger zu normalisieren und die klinischen Symptome der Erkrankung zu beseitigen.

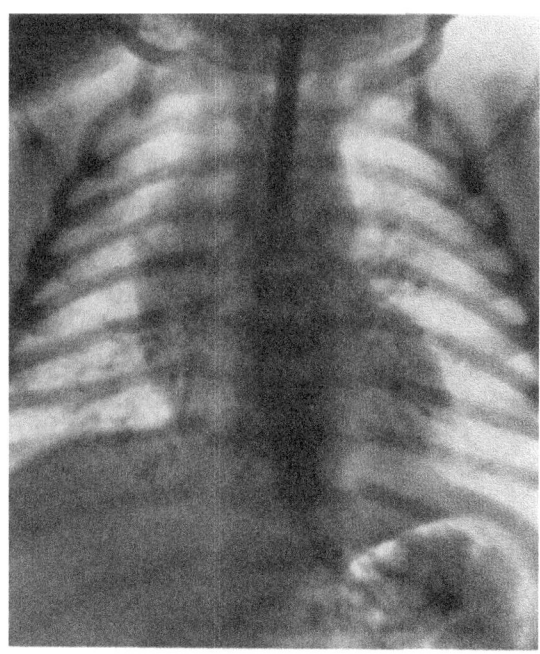

Abb. 310. Oesophago-Trachealfistel ohne Atresie (operativ bestätigt)

Ursprünglich wurde das Krankheitsbild beschrieben bei einer Verlaufsanomalie der rechten A. subclavia, die in solchen Fällen als Rest eines nicht vollkommen obliterierten rechten Aortenbogens links aus der Aorta descendens bzw. aus einer divertikelartigen Vorbuchtung entspringt (A. lusoria). Sie verläuft dann hinter dem Oesophagus her und führt dort zu einer Impression, die entgegen der physiologischen Aortenenge (links vorne) — und meist höher als diese — nunmehr rechts und vor allem hinten liegt. Steigt dabei die A. subclavia dextra steil von links unten nach rechts oben an, dann kann sie eine entsprechend verlaufende bandförmige Impression und das Bild einer „Teilung der Speiseröhre" (RAVELLI) mit zwei nebeneinander liegenden, scheinbar blinden Oesophagusenden hervorrufen.

In Erweiterung dieser ursprünglichen Definition spricht man heute allgemein von einer Dysphagia lusoria, wenn eine Dysphagie durch irgendeine Verlaufsanomalie des Aortenbogens oder seiner Äste bedingt ist. Als wichtigste Formen sind zu nennen der rechtsseitige Aortenbogen, der doppelte Aortenbogen und die verschiedenen Varianten dieser beiden Formen sowie schließlich als Anomalie des linksseitigen Aortenbogens der Arcus aortae sinister circumflexus.

Die genaue Klärung der Gefäßverhältnisse, wie sie vor einem beabsichtigten operativen Eingriff unumgänglich ist, bleibt immer der thorakalen Angiographie (Angiokardio- oder Aortographie) vorbehalten (vgl. S. 208f.). In jedem Falle findet man aber — wenigstens wenn Dysphagie besteht — typische Impressionen am Oesophagus.

Bei der *hohen Rechtslage des Aortenbogens* zeigt meist schon die Nativaufnahme, daß der Aortenknopf links fehlt und dafür rechts mehr oder weniger hervortritt. Außerdem

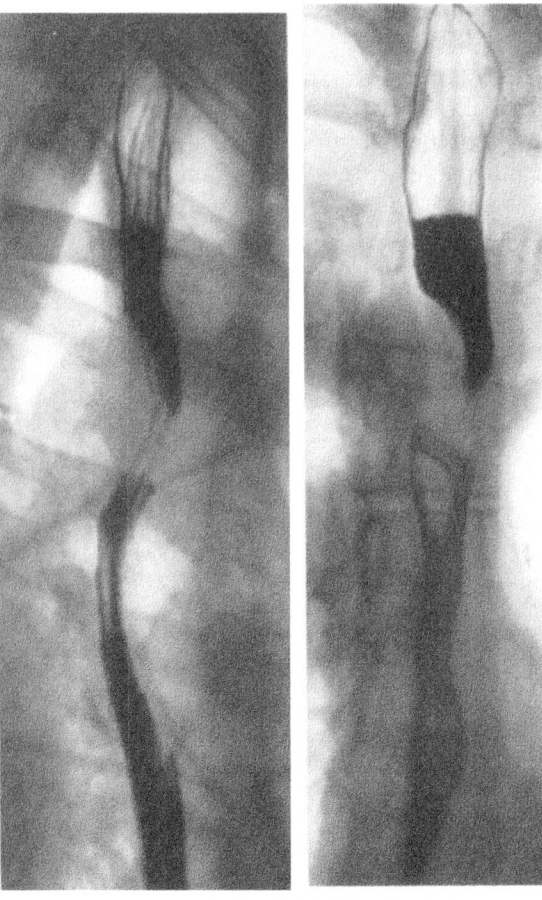

Abb. 311. Dysphagia lusoria bei hoher Rechtslage
des Aortenbogens

verläuft die Aorta descendens rechts von der Wirbelsäule und kreuzt erst kurz oberhalb ihres Zwerchfelldurchtritts nach links hinüber. Der Oesophagus wird nicht durch den Aortenbogen selbst, sondern durch die hinter ihm zur Gegenseite verlaufende A. subclavia sinistra von rechts hinten her eingedellt (Abb. 311).

Dagegen ist beim *Arcus aortae dexter circumflexus* mit links deszendierender Aorta thoracica die Impression durch die Aorta selbst bedingt. Das gleiche gilt für den *Arcus aortae sinister circumflexus* mit rechts deszendierender Aorta thoracica. In diesen letzten, sehr seltenen Fällen kann die Aorta allerdings auch anteoesophageal, zwischen Trachea und Speiseröhre, zur anderen Seite hinüberkreuzen und zu einer Impression des Oesophagus von vorne führen.

Der *doppelte Aortenbogen* kommt durch Persistenz beider Aortenbogenanlagen zustande. Es bildet sich, wie die Abb. 254 (vgl. S. 225) zeigt, zwischen der Gabelung der Aorta ascendens und der Wiedervereinigung zur Aorta descendens ein Ring, der den Oesohpagus oder die Trachea — oder auch beide — umschlingen kann. Das führt oft zu

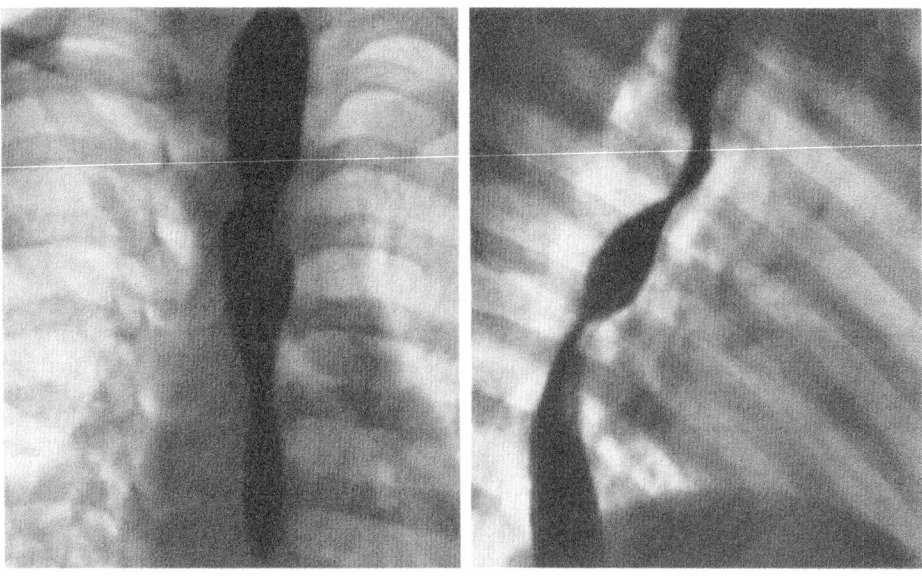

a   b

Abb. 312a u. b. Dysphagia lusoria bei doppeltem Aortenbogen. Gleicher Patient wie Abb. 254. a) Sagittalbild.
b) II. schräger Durchmesser

erheblichen Einengungen mit Schluckbeschwerden und Atemnot, weil eine Verdrängung und damit ein Ausweichen aus der Umklammerung nicht möglich ist. Impressionen findet man dann auf beiden Seiten des Oesophagus (Abb. 312).

Vor einer Operation (Durchtrennung einer der beiden Bögen) muß angiographisch festgestellt werden, welcher Bogen der dünnere ist. Das ist meistens der mehr nach vorne liegende, also der linke Bogen. Im Falle der Abb. 312 bestand allerdings weitgehende Symmetrie (vgl. Abb. 254). Nach operativer Durchtrennung des linken Bogens zwischen den Abgängen der A. carotis communis und der A. subclavia (DERRA) verschwand bei dem 2jährigen Kind schlagartig die vorher bedrohliche Dyspnoe mit Cyanose. Ebenso besserten sich die Schluckstörungen.

3. Entzündungen

a) Unspezifische Oesophagitis

Die unspezifische Oesophagitis hat auch in der chirurgischen Röntgendiagnostik oft erhebliche Bedeutung, z. B. bei Oesophagusdilatation mit chronischer Stauung von Speisen oberhalb organischer oder funktioneller Stenosen sowie als Folge der Regurgitation von Mageninhalt bei Hiatusbrüchen und nach operativen Eingriffen an der Kardia. Postoperativ kann eine Refluxoesophagitis eine Narbenstriktur im Anastomosenbereich hervorrufen.

Röntgenologisch ist eine akute Oesophagitis im allgemeinen überhaupt nicht, höchstens selten durch ödematös verbreiterte Schleimhautfalten, Hyperperistaltik und spastische Kontraktionen zu erkennen.

Bei chronischer Entzündung wird die Faltenzeichnung rarefiziert. Die einzelnen Falten sind atrophisch; es kommt zum Verschwinden ganzer Faltenzüge, so daß auch zahlenmäßig weniger Falten erscheinen. Die Oesophaguswand verliert später durch fibrotische Umwandlung ihre Elastizität; dadurch wird der Oesophagus mehr und mehr zu einem starren Rohr mit meist eingeengter Lichtung. Chronische Entzündung an umschriebener Stelle führt zu Narbenstrikturen.

b) Ulcus pepticum

Entsprechend der wahrscheinlich gleichartigen Ätiologie entspricht auch die Röntgensymptomatologie des sich vorwiegend als Folge eines Refluxes von Magensaft entwickelnden Ulcus pepticum oesophagei sehr der des Magen- und Zwölffingerdarmgeschwürs. Das untere Speiseröhrendrittel wird am häufigsten befallen. Von unregelmäßiger, manchmal sternförmig konvergierender Faltenzeichnung und Konturveränderungen bis zu mehr oder weniger großen Ulcusnischen, die mitunter Divertikeln oder Fistelgängen gleichen können, gibt es verschiedenste Übergangsformen. Funktionell ist die Kontrastmittelpassage meist verlangsamt. Umschriebene Spasmen, vor allem an der dem Ulcus gegenüberliegenden Wand, mit einer mäßigen Erweiterung oberhalb dieser spastischen Einengung des Lumens können das Bild vervollständigen.

Perforation ins Mediastinum ist möglich. Ihre Folgen sind eine diffuse Mediastinitis oder ein lokalisierter Absceß. Soll ein solcher mediastinaler Perforationsabsceß durch extrapleurale Mediastinotomie eröffnet werden, dann muß das Röntgenbild zeigen, von welcher Seite aus der Eingriff am besten erfolgt; man wählt die Seite, in deren Pleurahöhle sich der Weichteilschatten des Abscesses am stärksten vorwölbt.

c) Spezifische Entzündungen

Spezifische Entzündungen des Oesophagus sind selten; sie haben auch chirurgisch nur geringere Bedeutung. Rein röntgenologisch ist ihre Abgrenzung gegen andere Erkrankungen kaum möglich.

Die *Tuberkulose* befällt am ehesten das mittlere Speiseröhrendrittel. Dort kommt es zu einer Vielzahl kleiner Geschwüre mit meist unregelmäßigen Rändern. Da die Schleimhaut unterminiert wird, können die Ulcera im Röntgenbild als pilzförmige Nischen erscheinen.

Die ebenfalls seltene *Lues* tritt im unteren Drittel auf. Durch Infiltration entstehen Wandstarre, Konturunregelmäßigkeiten und Einengungen, meist allerdings nur mäßigen Grades. Durch Zerfall

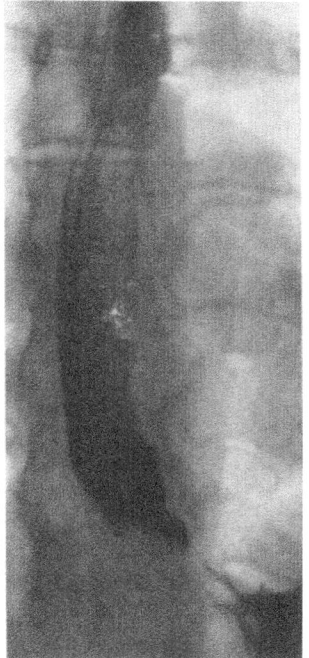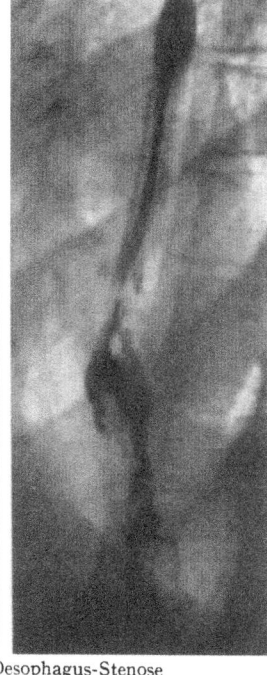

von Gummen in der Oesophaguswand können auch Ulcera mit kleinen Nischen auftreten. Die Ausdehnung der Veränderungen ist unterschiedlich; sie können bis etwa 10 cm lang sein (Abb. 313). Eine Unterscheidung gegenüber Stenosen anderer Genese, namentlich dem Oesophaguscarcinom, ist nur auf Grund anderer klinischer Manifestationen der Lues möglich. Nach antiluetischer Behandlung können die Veränderungen zurückgehen.

Abb. 313. Luetische Oesophagus-Stenose

4. Blastome

a) Gutartige Geschwülste

Zahlenmäßig spielen die gutartigen Speiseröhrengeschwülste gegenüber dem Carcinom eine geringe Rolle. Sie sind selten. Relativ am häufigsten treten sie bei Männern im 6. Lebensjahrzehnt, manchmal aber auch schon wesentlich früher auf. Typisch ist eine lange Anamnese mit viele Jahre bestehenden, im allgemeinen aber nur mäßigen Schluckbeschwerden.

Bei den *mesenchymalen* und *cystischen* Neubildungen stehen die Leiomyome an der Spitze; es folgen Cysten, Fibrome, Lipome, Angiome, Neurome und Osteochondrome. Gutartige *epitheliale* Blastome sind noch seltener als mesenchymale. Zu nennen sind Polypen (Fibrome mit einer Epitheldecke), Adenome (versprengte Schleimhautinseln) und Papillome (auf dem Boden chronischer Oesophagitiden mit der Neigung zu maligner Entartung).

In unserer Klinik wurden in den letzten Jahren 8 gutartige Speiseröhrengeschwülste behandelt, und zwar 1 Fibrom, 1 Lipom, 1 kavernöses Hämangiom, 4 Leiomyome sowie 1 gutartiges Neuroblastom.

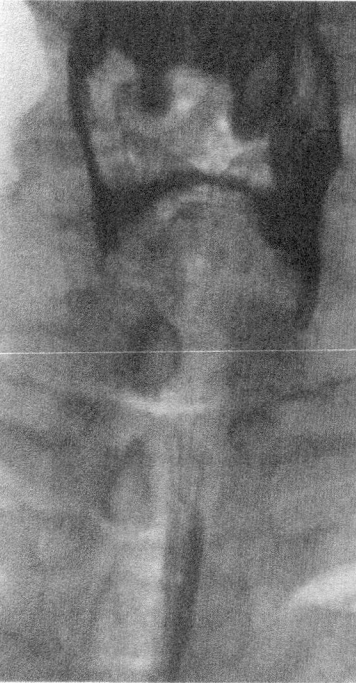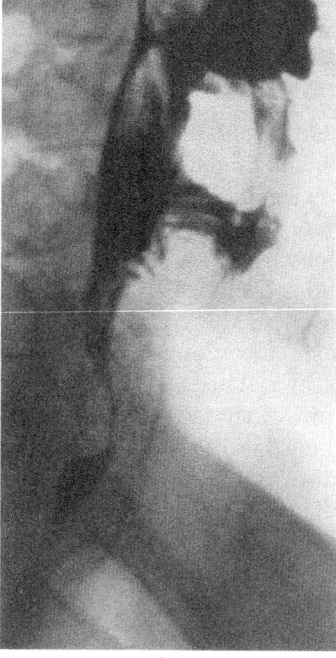

Die Blastome können rein intramural wachsen; sie werden aber im allgemeinen sehr groß und ragen mit ihrer Hauptmasse entweder ins Oesophaguslumen hinein (Cy-

a   b

Abb. 314a u. b. Fibrom im Halsteil des Oesophagus der Vorderwand aufsitzend. Kugelförmiger Tumor im Oesophaguslumen. a) Sagittalbild. b) II. schräger Durchmesser

sten), oder sie wachsen vorwiegend extraoesophageal (Leiomyome). Alle Oesophagusabschnitte können befallen werden. Fibrome bevorzugen allerdings das obere Drittel (Abb. 314);

mit einem mehr oder weniger langen Stiel sitzen sie meist der vorderen Oesophaguswand in Höhe des Ringknorpels auf. Ist der Stiel sehr lang, so kann die eigentliche
Tumormasse wesentlich tiefer nachweisbar sein (angeblich sogar bis zur Kardia).

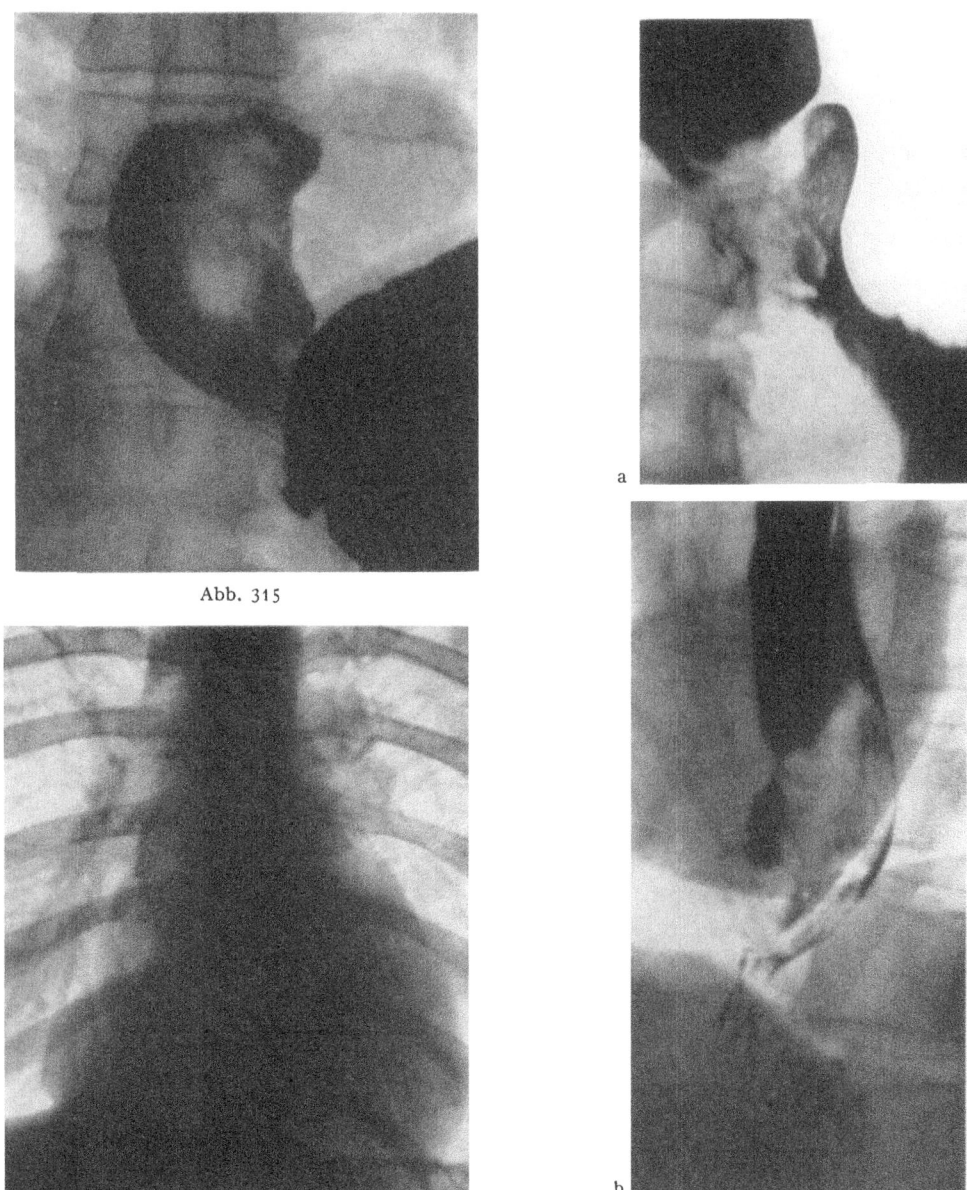

Abb. 315

a

b

Abb. 316   Abb. 317

Abb. 315. Leiomyom im unteren Oesophagusdrittel, vorwiegend paraoesophageal wachsend. Pelotteneffekt

Abb. 316. Leiomyom des unteren Oesophagusdrittels, vorwiegend paraoesophageal wachsend. Tumor als runder
Weichteilschatten im rechten Herz-Zwerchfellwinkel

Abb. 317a u. b. Hämangiom des Oesophagus bei einer 33jährigen Frau. a) Sagittalbild. b) II. schräger
Durchmesser

Andere Geschwülste wie Myome und Cysten bevorzugen offenbar das untere Oesophagusdrittel (Abb. 315 und 316). Dort fanden wir auch das kavernöse Hämangiom (Abb. 317).
Leiomyome können über die Kardia hinaus auf den Magen übergreifen.

Bereits auf Nativaufnahmen sind derartige Geschwülste, wenn sie entsprechende
Größe erreicht haben, paraoesophageal als runde, glatt begrenzte Weichteilschatten zu
erkennen. Gemäß ihrer Lokalisation projizieren sie sich nicht selten in den linken
(Abb. 315), mitunter aber auch in den rechten Herz-Zwerchfellwinkel (Abb. 316 und 318).

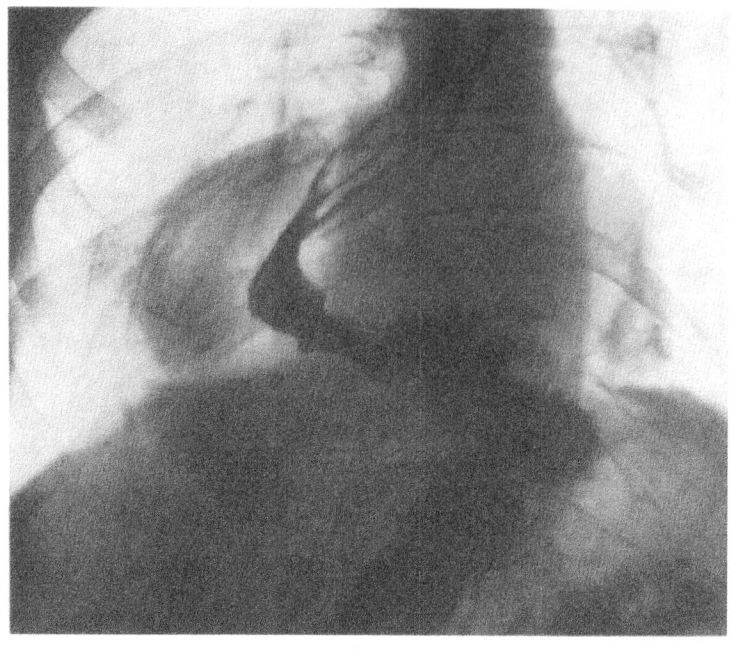

a

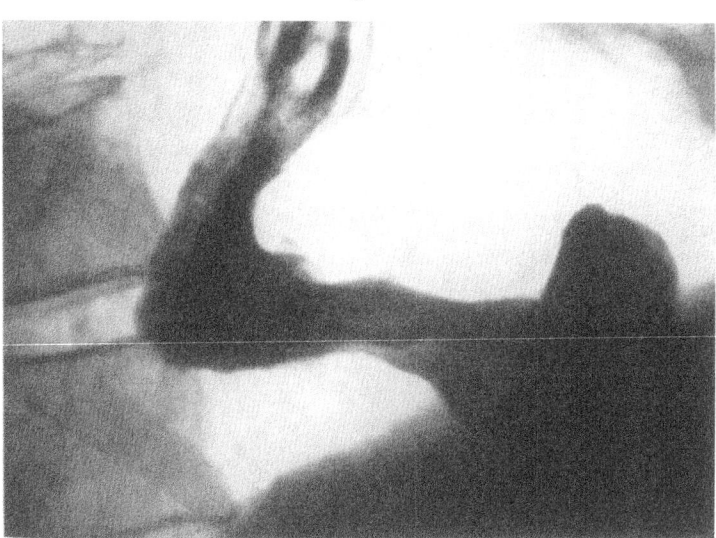

b

Abb. 318a u. b. Gutartiges Neuroblastom des Oesophagus. Gleichzeitig besteht ein Hiatusbruch. a Sagittalbild.
b Seitenbild

Wachsen sie vorwiegend ins Lumen, dann besteht ein halbkugelförmiger Kontrastmitteldefekt. Die Passage ist dadurch oft stark behindert. Bei paraoesophagealem Wachstum
wird die Speiseröhre verdrängt. Die Schleimhaut bleibt unverändert. In beiden Fällen
fließt das Kontrastmittel oft nur noch zwischen dem Tumor und der seiner Haftstelle
gegenüberliegenden Wand „schalenförmig" um den Tumor herum. Solche Bilder sind
weitgehend charakteristisch. Die Darstellung der unteren Tumorkontur gelingt am besten
in Kopftieflagerung. Die Konturen selbst sind im allgemeinen vollkommen glatt.

Ungewöhnlich war der Befund bei dem hier kürzlich beobachteten (operativ und histologisch gesicherten), vom Oesophagus ausgehenden gutartigen Neuroblastom (Abb. 318). Der Tumor war konzentrisch gewachsen, so daß die Haftstelle an der Oesophaguswand im Innern der Geschwulst lag. Dadurch erschien die Speiseröhre in die Geschwulst wie in einen Tumor-„Nabel" hineingezogen. Der Oesophagus war infolgedessen verkürzt; und es bestand auch gleichzeitig eine — offenbar sekundäre — Hiatushernie.

Eine Passagebehinderung kann anfangs zu Spasmen und Hyperperistaltik führen. Besteht aber bereits eine lange Anamnese, dann erweitern sich namentlich bei kardianahem

Sitz des Tumors die Speiseröhrenabschnitte oberhalb mitunter erheblich. Die normale Schleimhautzeichnung ist dann im Bereich der Tumoren infolge Überdehnung, eventuell mit chronischer Oesophagitis, meist aufgehoben; im übrigen Oesophagus bleibt sie normal.

Differentialdiagnostisch kann die Abgrenzung gegen andere raumfordernde Prozesse innerhalb und außerhalb der Speiseröhre sehr schwer sein. So rief z. B. ein abnormer Verlauf der Aorta descendens das in Abb. 319 wiedergegebene Bild hervor. Durch einen Rundschatten im linken Herz-Zwerchfellwinkel wurde auch hier der Oesophagus ähnlich wie in Abb. 315 bogenförmig verdrängt, so daß man zunächst an ein benignes Blastom dachte. Es fehlte aber ein ausgesprochener Pelotteneffekt.

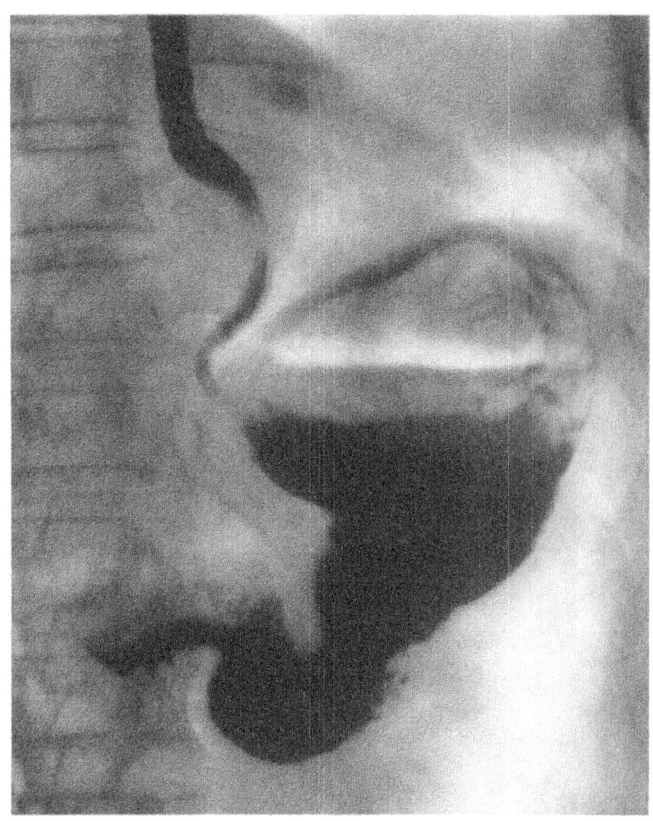

Abb. 319. Rundschatten im linken Herz-Zwerchfellwinkel, Füllungsdefekt und Verdrängung des Oesophagus durch Aorta descendens

Therapeutisch können kleinere Geschwülste ohne große Blutungsneigung, z. B. Polypen, kleine Fibrome oder Lipome, endoskopisch entfernt werden. Cysten werden meist aus der Wand des freigelegten Oesophagus ausgeschält. Bei Leiomyomen muß zur Vermeidung von Rezidiven die Muskulatur der Oesophaguswand in einem größeren Bezirk, als dem Tumor entspricht, mit entfernt werden. Bei unzureichender Deckung des Defektes besteht die Gefahr einer späteren Divertikelbildung.

b) Oesophagus-Carcinom

Im Oesophagus entwickeln sich vorwiegend Plattenepithel-, seltener Adeno- oder andere Carcinome. Sie gehen vom Schleimhautepithel aus und können submukös infiltrierend die Wand durchwachsen oder polypös-tumorbildend ins Lumen vorspringen. Carcinome bevorzugen den Bereich der physiologischen Engen, besonders der Bifurkation und Kardia (nach PALMER im oberen Drittel 21,9%, im mittleren Drittel 34,9% und im unteren Drittel 43,2%). Bekannt ist auch die gleichzeitige Entwicklung von Carcinomen an mehreren Stellen. Erwähnt sei, daß sich in Narben nach chronischen Entzündungen und in Strikturen nach Verätzungen verhältnismäßig häufig Narbencarcinome bilden.

Das Röntgenbild wird weitgehend durch die Art des Wachstums der Geschwulst bestimmt. Bei *infiltrierender* Ausbreitung bleibt das Schleimhautbild verhältnismäßig lange erhalten. Es kommt aber zu einer Wandstarre, so daß über den infiltrierten Bezirk peristaltische Wellen nicht mehr ablaufen. Die betroffenen Wandabschnitte können sich nicht mehr dehnen. Sehr eindrucksvoll geben Serienaufnahmen mit schneller

Bildfolge diesen sonst nur bei der Durchleuchtung zu beobachtenden Befund wieder (Abb. 320). Im weiteren Verlauf können die befallenen Wandabschnitte schrumpfen. Verhältnismäßig spät treten stärkere Veränderungen des Innenreliefs auf.

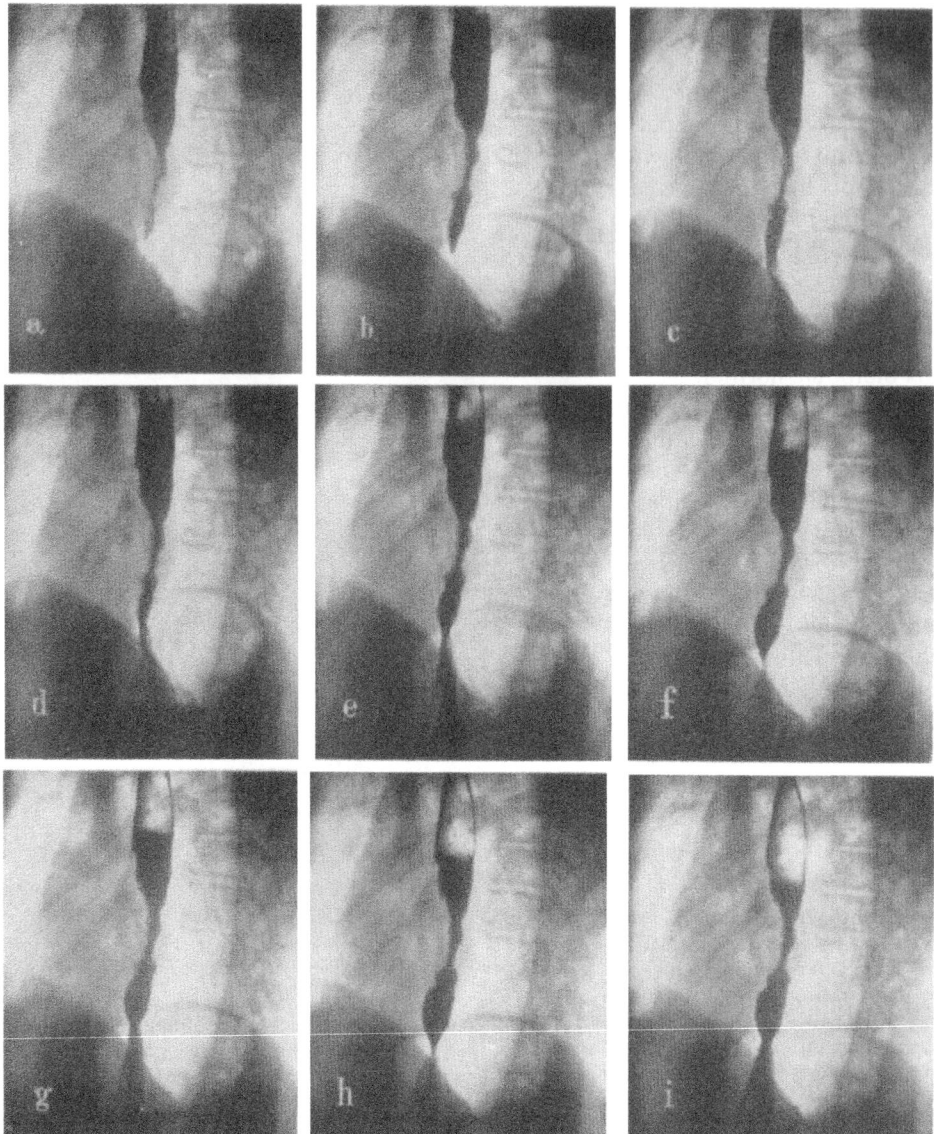

Abb. 320a—i. Infiltrierend wachsendes Oesophaguscarcinom. Neun Füllungsphasen aus einer mit 1 Bild pro Sekunde angefertigten Serie (Odelca)

Demgegenüber führt *polypöses* Wachstum sehr früh zu Veränderungen des Schleimhautbildes. Es kommt zum Abbruch von Schleimhautfalten, zu Füllungsdefekten mit höckerigen, unregelmäßig zerklüfteten Konturen.

Die in das Speiseröhrenlumen vorspringenden Tumormassen führen sehr bald zu *Stenosen*. Diese liegen exzentrisch. Bei zirkulärer Ausbreitung der Geschwulst können aber — meist in Spätstadien — auch konzentrische Einengungen auftreten. Konisch spitz zulaufende Verjüngungen sprechen für infiltratives Wachstum, während plötzliche, stufenförmige Einengungen meist durch polypöse Tumormassen bedingt sind.

Die Konturen innerhalb der Stenose sind ebenfalls unregelmäßig zerklüftet. Das Kontrastmittel kann durch eine enge, mehr oder weniger röhrenförmige Straße den Tumorbereich passieren; oft fließt es aber auch in mehreren sich unregelmäßig verzweigenden Rinnsalen zwischen den einzelnen Tumorknoten hindurch.

Die Abb. 320—326 zeigen die Mannigfaltigkeit der Morphologie im Röntgenbild.

Beginnende Carcinome mit nur geringen Schleimhautveränderungen und Einengungen sind schwer nachzuweisen. Mitunter ist eine Atonie der Speiseröhre das einzige Frühsymptom, das auf eine Geschwulst hindeutet. Geringgradige Stenosen werden am ehesten erkannt, wenn man eine mit Kontrastmittel gefüllte Gelatinekapsel schlucken läßt (Abb. 321a). Sie bleibt auch oberhalb mäßiger Passagehindernisse hängen. Ist man

so auf den Ort der Behinderung aufmerksam gemacht, dann werden auch verhältnismäßig geringe Unregelmäßigkeiten der Schleimhautzeichnung nicht so leicht übersehen (Abb. 321b) oder irrtümlich für Luftblasen gehalten.

Falls nur wenig Kontrastmittel die Stenose passiert, kann die Bestimmung der unteren Tumorgrenze bei Untersuchung am stehenden Patienten schwer sein. In solchen Fällen ist die auch sonst vorteilhaftere Untersuchung im Liegen unerläßlich, weil nur die Kenntnis der genauen Tumorausdehnung eine Entscheidung über die Operationsindikation erlaubt. Bei vollständigen Verschlüssen (Abb. 324) ist ohnehin mit einer Operabilität kaum zu rechnen. Man muß aber daran denken, daß bei einer stärkeren Einengung des Lumens ein vollständiger Verschluß auch erst sekundär durch Speisen (Fleischstücke usw.) hervorgerufen sein kann. Bei gegebenem Verdacht muß dann der Befund oesophagoskopisch kontrolliert werden.

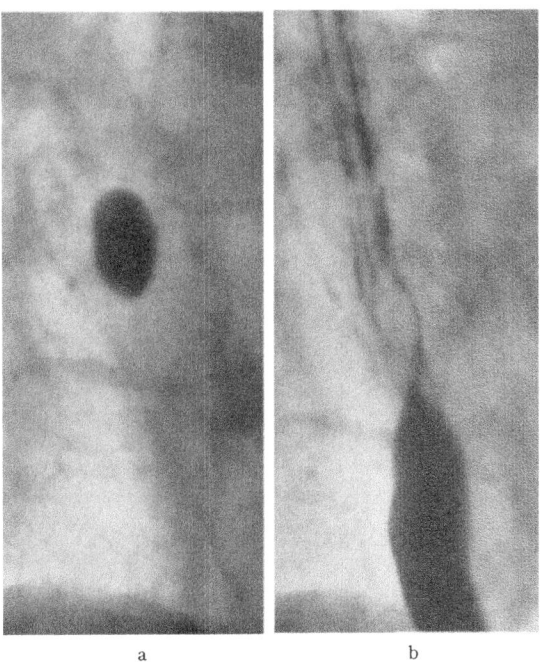

a   b

Abb. 321a u. b. Beginnendes Carcinom im unteren Oesophagusdrittel. a Stopp einer Gelatine-Kontrastmittel-Kapsel vor der noch geringgradigen Stenose. b Schleimhautbild mit Faltenabbruch

Im oberen Speiseröhrendrittel führen höhergradige Stenosen dazu, daß der Patient sich verschluckt und Kontrastmittel in das Tracheobronchialsystem aspiriert; heftiger Hustenreiz ist die Folge. Bei tiefer sitzenden Stenosen tritt oft Retroperistaltik auf.

Je schneller sich eine Stenose entwickelt, um so geringer überdehnen sich die prästenotischen Oesophagusabschnitte. Die Erweiterung ist deshalb bei polypösem Wachstum geringer als bei infiltrierender Ausbreitung; sie erreicht indes nie das Ausmaß wie beim Kardiospasmus. Dieser Unterschied ist differentialdiagnostisch oft entscheidend.

Wie gutartige Geschwülste können auch Oesophaguscarcinome, wenn sie entsprechende Größe erreicht haben, auf Nativaufnahmen als Weichteilschatten sichtbar werden (Abb. 322). Solche Tumorverschattungen erkennt man am besten im Halsteil und bei kardianahen Geschwülsten, wenn sie in die Magenblase projiziert werden. Im ganzen Verlauf des Oesophagus können die Tumor-Weichteilschatten auch durch Anlage eines Pneumomediastinums, vor allem in Verbindung mit Schichtaufnahmen, sichtbar gemacht werden.

Große Geschwülste können Nachbarorgane verdrängen und im oberen Drittel die Trachea durch Kompression der nicht durch Knorpelringe verstärkten dorsalen Wand einengen und zu erheblicher Dyspnoe führen (Seitenbild!).

Ulceröser Tumorzerfall führt zu Kraterbildungen mit wallartigen Rändern, die sich wie Ulcusnischen mit Kontrastmittel füllen (Abb. 322). Perforation in Trachea und große Bronchien ist nicht selten. Es entstehen Oesophago-Tracheal- oder -Bronchialfisteln (Abb. 327).

Auch auf die Lunge, die mediastinale Pleura und alle Mediastinalorgane greifen Oesophaguscarcinome über. Infektion nach Perforation ins Mediastinum führt zu Mediastinalabscessen (Abb. 328) oder zur diffusen Mediastinitis.

Frühzeitige Metastasierung in Lymphknoten, Lunge und Knochen ist ein klinisch entscheidendes Merkmal der Oesophaguscarcinome.

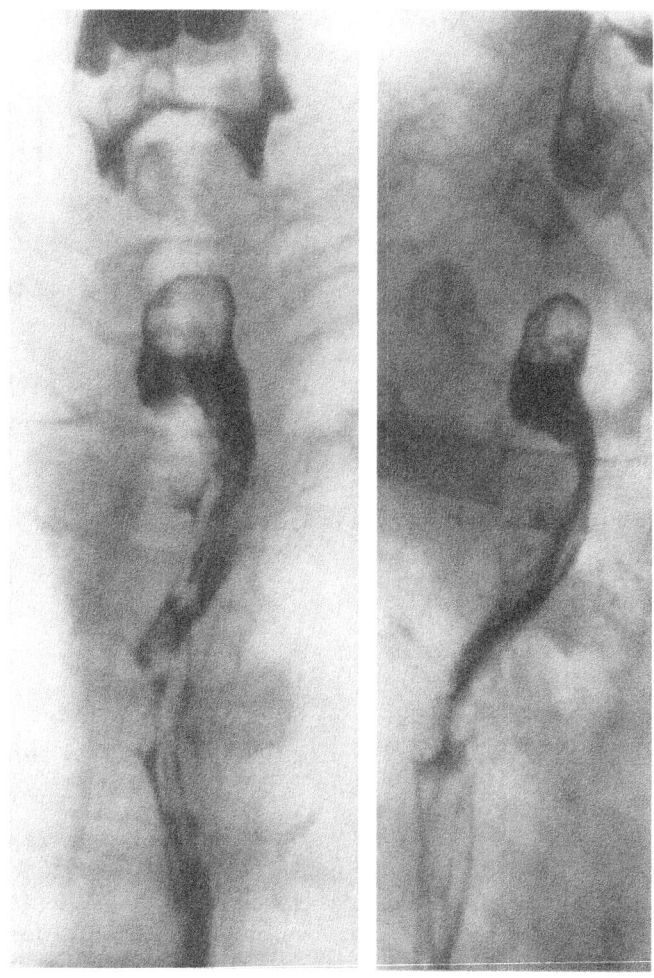

Abb. 322. Carcinom des oberen Oesophagusdrittels. Spindelförmiger Weichteilschatten des Tumors. **Pelotteneffekt.** Kontrastmittelgefüllter Zerfallskrater

Ob es sich bei einem Carcinom der Kardia primär um ein Oesophagus- oder um ein Magencarcinom gehandelt hat, ist röntgenologisch im allgemeinen kaum zu entscheiden. Die Kardiacarcinome werden in einem speziellen Abschnitt besprochen.

Neben der eigentlichen Feststellung eines Oesophaguscarcinoms ist es Aufgabe der Röntgendiagnostik, nach Veränderungen zu suchen, die für *Inoperabilität* sprechen. Es sei ausdrücklich darauf hingewiesen, daß es röntgenologisch niemals möglich ist, die Operabilität eines Tumors vor der Freilegung festzustellen. Es gibt lediglich einige Symptome, die mit Sicherheit eine Operabilität ausschließen.

Einen gewissen Anhalt kann schon die Größe des Weichteilschattens der Geschwulst geben. Sichere Zeichen der Inoperabilität entstehen durch sekundäre Veränderungen. Zu nennen sind unter anderem eine Oesophagotrachealfistel, Pleura- und Perikardergüsse und Metastasen in Lunge und Knochen. Ein Übergreifen auf die Wand des Aortenbogens ist röntgenologisch nicht mit der nötigen Sicherheit feststellbar, es äußert sich aber

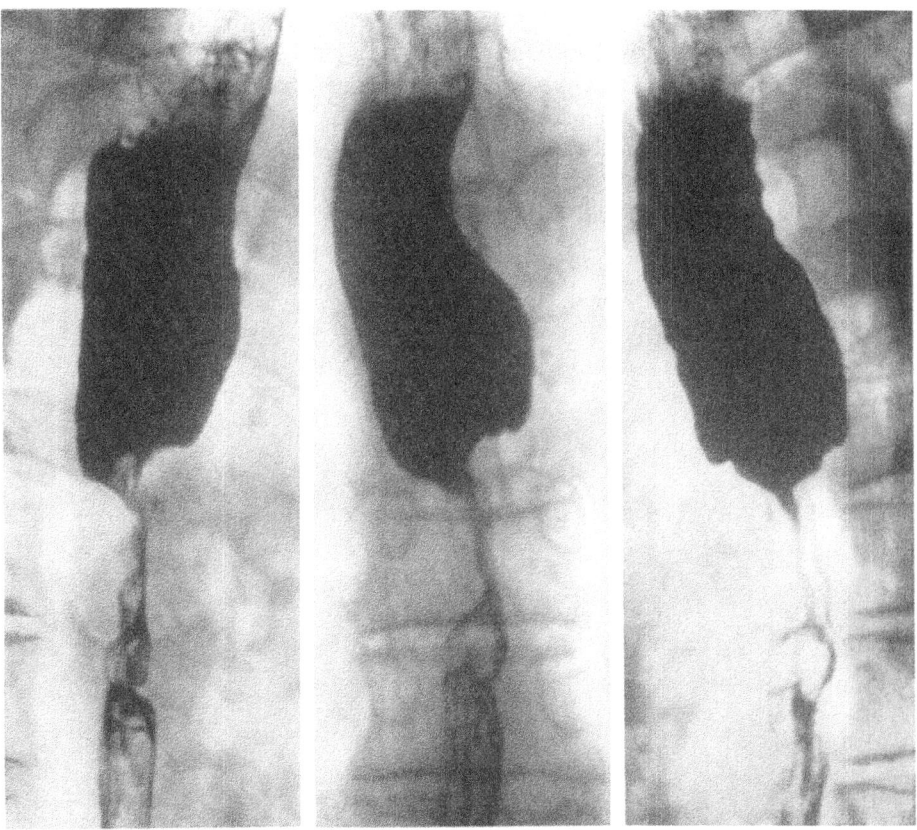

Abb. 323. Carcinom des mittleren Oesophagusdrittels. Zirkuläres Wachstum mit konzentrischer, fast röhrenförmiger Stenose. Mäßige prästenotische Erweiterung

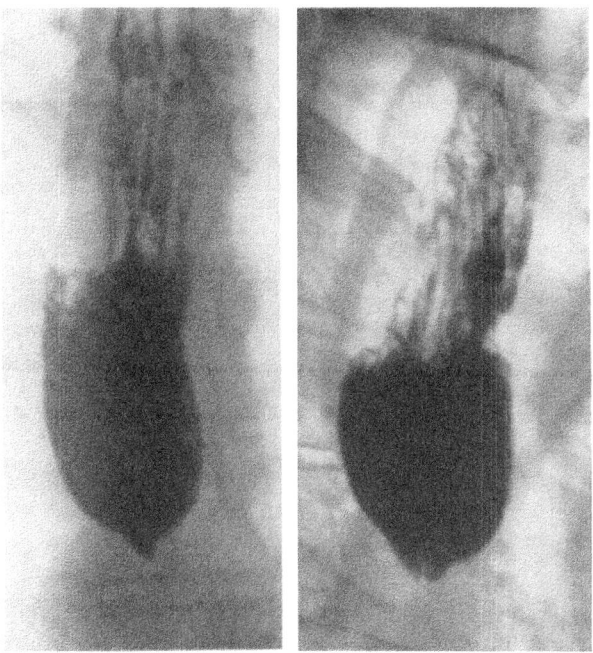

Abb. 324. Vollständiger Verschluß des Oesophagus durch ein zirkulär wachsendes Carcinom. Trotzdem nur verhältnismäßig geringe prästenotische Erweiterung

klinisch durch eine Recurrenslähmung. Ob ein Oesophaguscarcinom radikal resezierbar ist, kann nur in situ festgestellt werden.

Postoperativ sieht man, je nach Ausdehnung der Resektion (hohe, mittlere oder untere Resektion mit Entfernung der 6. oder 9. Rippe), den durch die linke Zwerchfell-kuppel in den Thoraxraum hochgezogenen Magen. Er liegt dann links oder rechts im hinteren Mediastinum. Zu achten ist auf die Durchgängigkeit der Wiedervereinigungs-stelle und auf eventuelle sekundäre Zwerchfellbrüche.

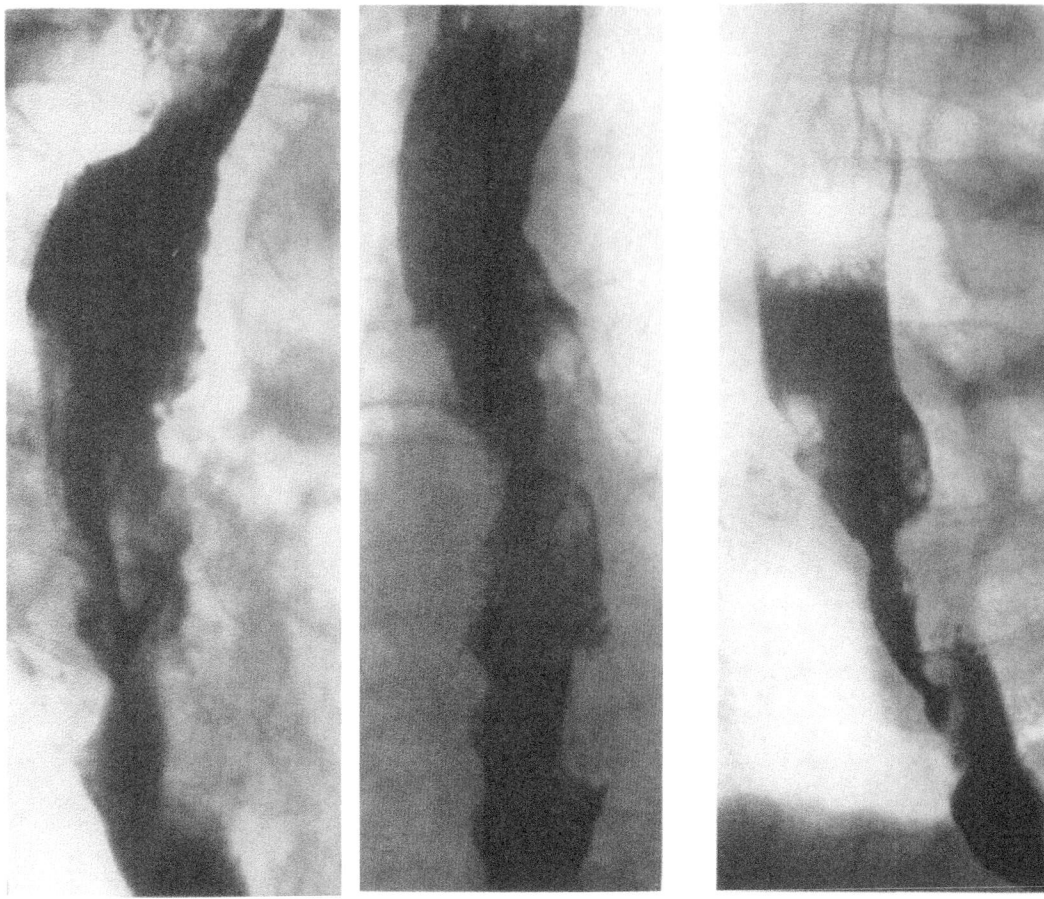

Abb. 325   Abb. 326

Abb. 325 Ausgedehntes polypös wachsendes Carcinom des mittleren und unteren Oesophagusdrittels. Unregelmäßig zerklüftete Konturen und Füllungsdefekte

Abb. 326.   Polypös wachsendes Carcinom des unteren Oesophagusdrittels.   Nur geringe prästenotische Erweiterung

Ist eine Resektion nicht möglich, dann kommt als Palliativmaßnahme meist nur noch eine Witzel-Fistel in Frage oder vereinzelt eine Oesophagogastrostomie, wenn die Geschwulst unterhalb des Aorten-bogens sitzt. Hierbei wird der Magen hochgezogen und mit dem Oesophagus Seit-zu-Seit anastomo-siert. Sehr häufig (bis 50%) sind Rezidive an der Anastomose.

Auf andere Operationsmethoden, wie Einführung alloplastischer Rohre (Souttarsche Draht-spirale, Bermansches Rohr) oder die Bildung einer antethorakalen Speiseröhre usw., kann hier nicht eingegangen werden. Hinsichtlich der postoperativen Lungenkontrollen sei auf S. 154ff. verwiesen.

Eine eigenartige Veränderung sieht man mitunter nach *Röntgenbestrahlung* von Oeso-phaguscarcinomen. Es gelingt manchmal, strahlentherapeutisch selbst ausgedehnte Blastome mit vollständiger Zerstörung des Schleimhautreliefs (Abb. 329a) vorübergehend zur Rückbildung zu bringen, so daß die Passage wieder frei und sogar annähernd normale Schleimhautfalten sichtbar werden (Abb. 329b). Nach Monaten bis zu 1—2 Jah-ren entwickelt sich dann zwar kein dem Anfangsbefund morphologisch gleichendes

Rezidiv; auffallend ist aber, daß der Oesophagus in großer Ausdehnung nach und nach in ein stark eingeengtes, vollkommen starres Rohr verwandelt wird (Abb. 329c). Man muß wohl annehmen, daß dies Folge einer Fibrose der Wand und eines diffus infiltrierenden Wachstums des primär polypösen Blastoms ist. Dauerheilungen eines Oesophaguscarcinoms durch Röntgenbestrahlung sind uns bisher noch nie gelungen. Allerdings waren alle beobachteten Fälle bereits primär inoperabel.

c) Oesophagus-Sarkom

Im Vergleich zu den Carcinomen sind Sarkome des Oesophagus sehr selten. Das gilt besonders für reine Sarkome (Lympho-, Fibro-, Myo-, Neuro-, Retothel-, Myxo- und Melanosarkome). Meistens handelt es sich um carcino-sarkomatöse Mischgeschwülste, bei denen sowohl die eine als auch die andere Gewebeart überwiegen kann.

Solche Blastome wachsen schnell und bilden zum Teil große blumenkohlartige Tumoren. Auch ihre Zerfallsneigung ist groß. Meistens werden größere Abschnitte der Speiseröhre verändert. Ossifikationen in derartigen Geschwülsten sind als Einzelfälle beschrieben. Das ist auch bei den sehr seltenen Teratomen der Speiseröhre der Fall.

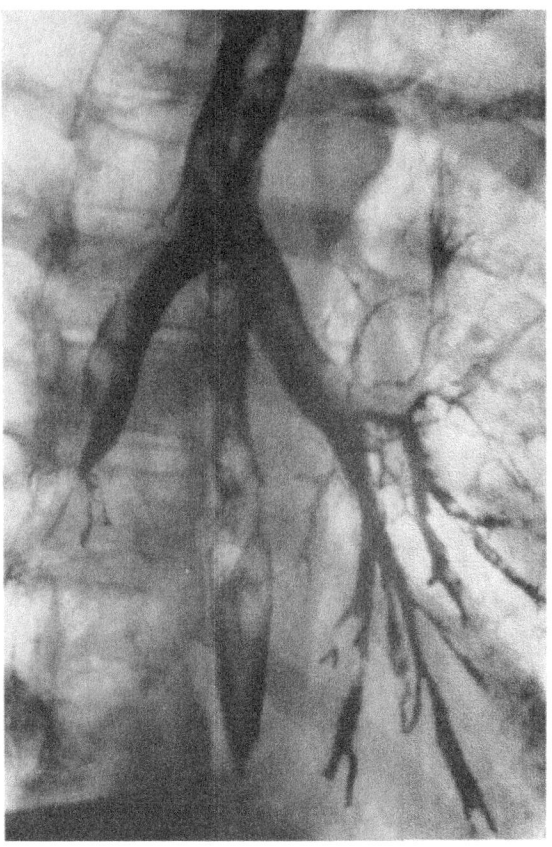

Abb. 327. Oesophago-Trachealfistel bei Oesophaguscarcinom. Chronische Bronchitis und Bronchiektasen

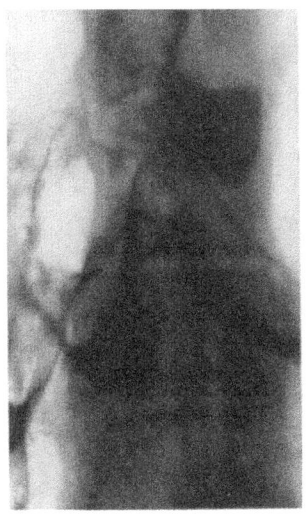 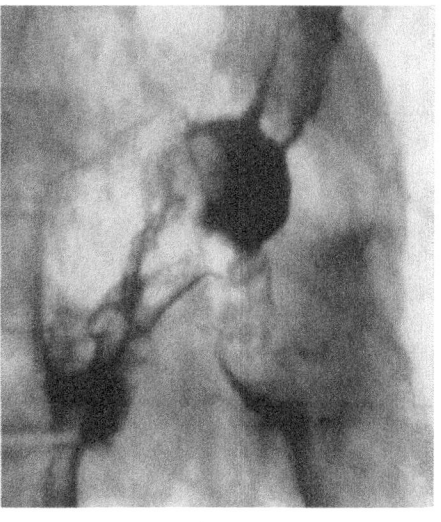

a   b

Abb. 328a u. b. Oesophago-Trachealfistel und Mediastinalabsceß bei Verschluß des Oesophagus durch ein Carcinom in Bifurkationsnähe. a Sagittalbild. b Seitenbild

Sarkome und Mischgeschwülste führen zu ähnlichen Röntgenbildern wie die polypös wachsenden Carcinome und sind deshalb differentialdiagnostisch von diesen nicht zu trennen. Sie können aber auch mit gutartigen Blastomen verwechselt werden, obgleich das unregelmäßig zerklüftete Relief der sarkomatösen Veränderungen bei gutartigen Neubildungen nicht zu beobachten ist.

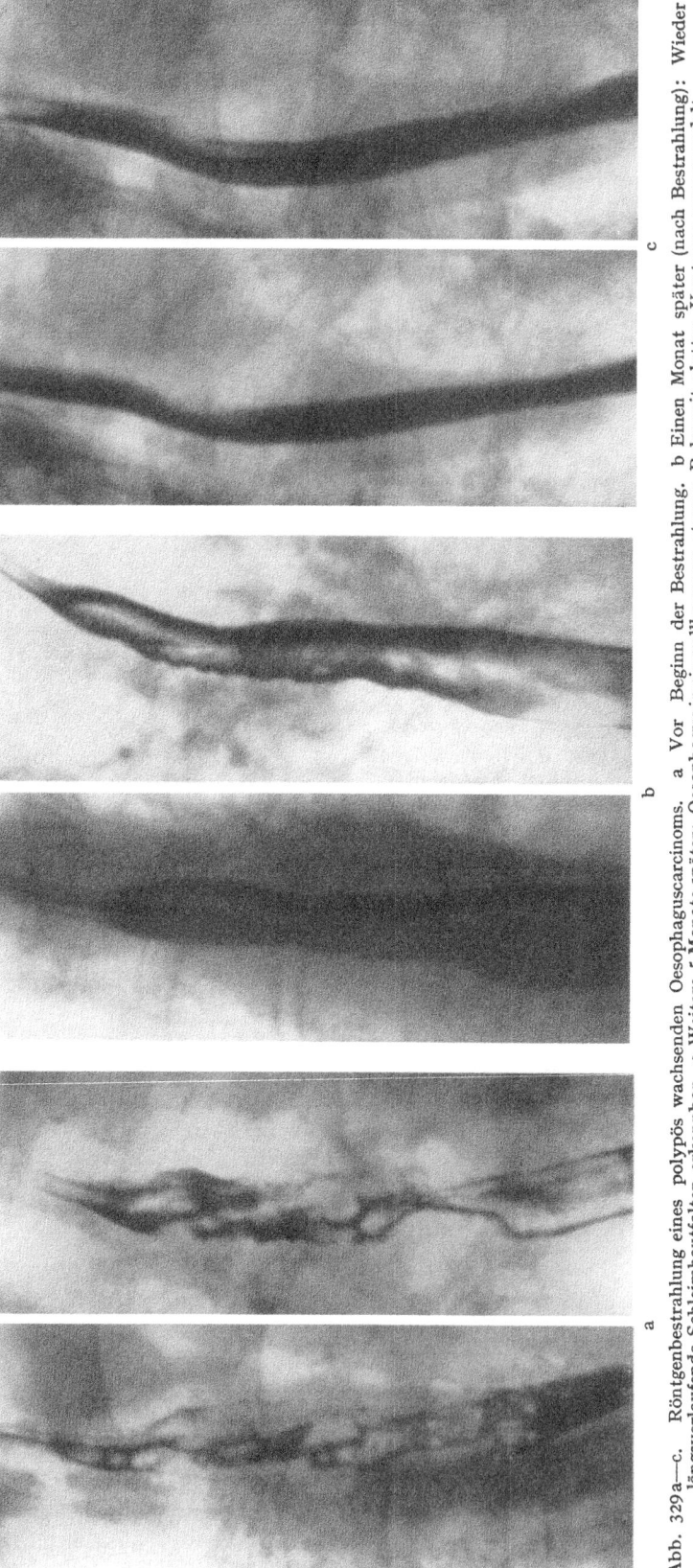

Abb. 329a—c. Röntgenbestrahlung eines polypös wachsenden Oesophaguscarcinoms. a Vor Beginn der Bestrahlung. b Einen Monat später (nach Bestrahlung): Wieder längsverlaufende Schleimhautfalten erkennbar. c Weitere 5 Monate später: Oesophagus in ein vollkommen starres Rohr mit glatten Konturen umgewandelt

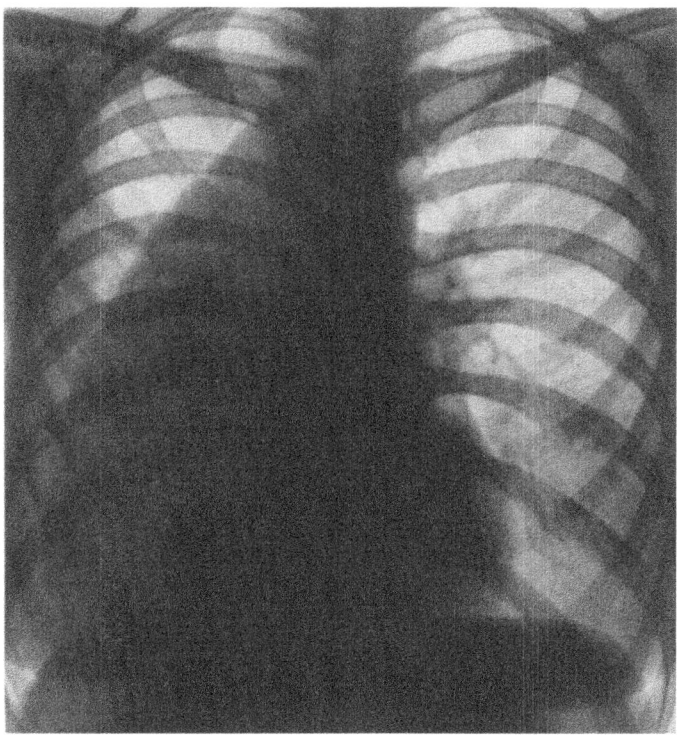

a

Abb. 330a—c. Hochgradige Dilatation des Oesophagus bei
Kardiospasmus. a Thoraxübersichtsaufnahme: Verbreiterung des Mittelschattens nach rechts. b Siphonbildung
des Oesophagus. c Kontrastmittelfüllung im Liegen

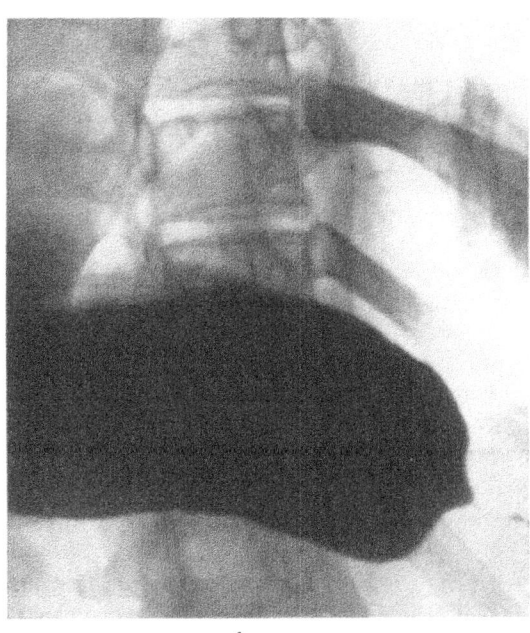

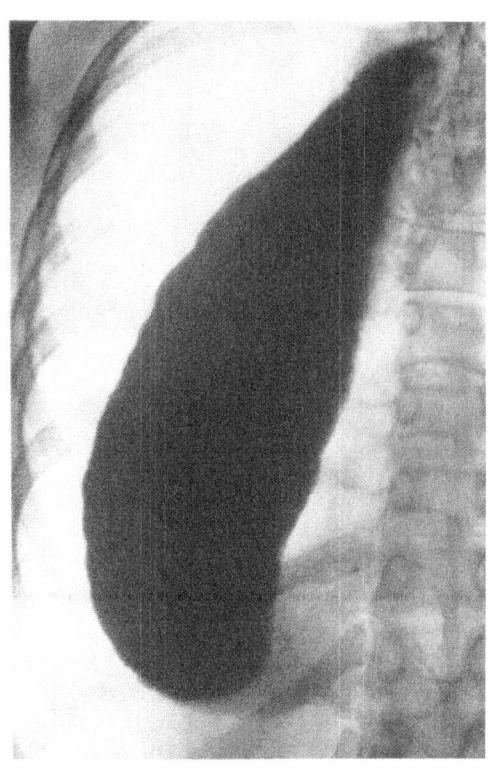

b   c

5. Oesophagus-Dilatation

Über Dilatationen der Speiseröhre oberhalb organischer Stenosen als Folge von
Entzündungen, Blastomen usw. wurde bereits gesprochen. Hier interessiert nur die
Oesophagus-Dilatation als Krankheitsbild sui generis.

Man unterscheidet dabei im allgemeinen zwei Formen: Die *Oesophagus-Dilatation bei Kardio-spasmus* und die sog. *idiopathische Oesophagus-Dilatation*, u. U. kombiniert mit Erweiterungen an anderen Abschnitten des Magen-Darmkanals. Von beiden Erkrankungsformen ist die Genese offenbar noch nicht restlos geklärt. Beiden gemeinsam scheint eine neuro-vegetative Störung der Tonus- und Reflexverhältnisse zu sein. Dabei brauchen die zur chronischen Stauung und Dilatation der Speiseröhre führenden spastischen Zustände nicht unbedingt die Kardia zu betreffen; sie werden manchmal auch in Höhe des Zwerchfells und sogar oberhalb davon beobachtet.

Da die Behandlung beider Krankheitsbilder die gleiche ist und dadurch röntgendiagnostisch keine wesentlichen Unterschiede bestehen, können sie hier gemeinsam behandelt werden.

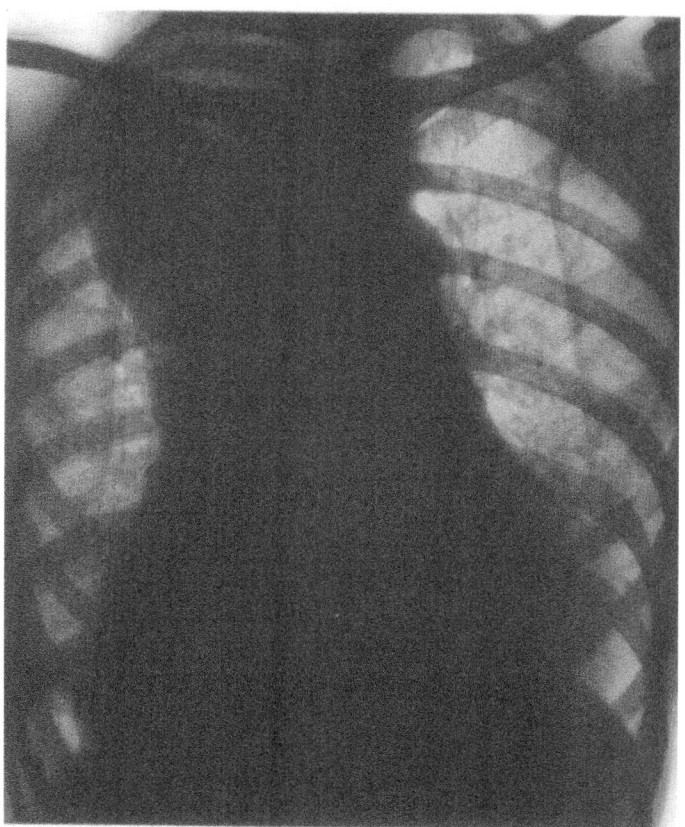

Abb. 331. Hochgradige Dilatation des Oesophagus, einen Mediastinaltumor vortäuschend

Die chronische, viele Jahre bestehende Passagebehinderung und Stauung führt oft zu extremen Erweiterungen der Speiseröhre. Schon auf Thoraxübersichtsaufnahmen ohne Kontrastmittelfüllung erkennt man dann rechtsseitig eine Verbreiterung des Mittel-schattens (Abb. 330a). Enthält der Oesophagus größere Mengen Speisereste, dann stellt sich im Stehen oft ein Flüssigkeitsspiegel mit Luft oberhalb des flüssigen Inhaltes ein. Bei hochgradiger Erweiterung ist die Speiseröhre im allgemeinen auch stark verlängert. Infolge der schon normalerweise vorhandenen schraubenförmigen Drehung um ihre Längs-achse verläuft sie dann geschlängelt und kann über dem Zwerchfell einen großen Siphon bilden, der sich im Sagittalbild meist in den rechten Herz-Zwerchfellwinkel projiziert (Abb. 330).

Solche hochgradige Erweiterungen sind auf Nativaufnahmen oft mit anderen Erkran-kungen verwechselt worden. Daß dies auch heute noch geschieht, beweisen mehrere Fälle, die in den letzten Jahren als Mediastinitis oder Mediastinaltumoren (Abb. 331) in unsere Klinik eingewiesen wurden. Verwechslungsmöglichkeit besteht auch mit Aneurysmen.

Feste und flüssige Speisen werden oft sehr lange im Oesophagus zurückgehalten. Läßt man solche Patienten Kontrastmittel trinken, dann sieht man bei der Durchleuchtung als typischen Befund, wie das Kontrastmittel sich unregelmäßig in der Flüssigkeit verteilt, in „Flocken" nach unten sinkt und sich am unteren Pol der Erweiterung wieder ansammelt (Abb. 330b). Erst bei der Untersuchung des liegenden Patienten erkennt man die Oesophagusdilatation in ihrer ganzen Ausdehnung (Abb. 330c), wobei durch vorhandene Brocken fester Speisen äußerst unregelmäßige Kontrastmittelaussparungen hervorgerufen werden können (Abb. 332). Eine Beurteilung der Wandkonturen und der Schleimhaut ist deshalb nur nach gründlicher Entleerung (eventuell Spülung) der Speiseröhre möglich.

Vor der Stenose verjüngt sich die Speiseröhre mehr oder weniger schnell, manchmal fast stufenförmig, oft aber

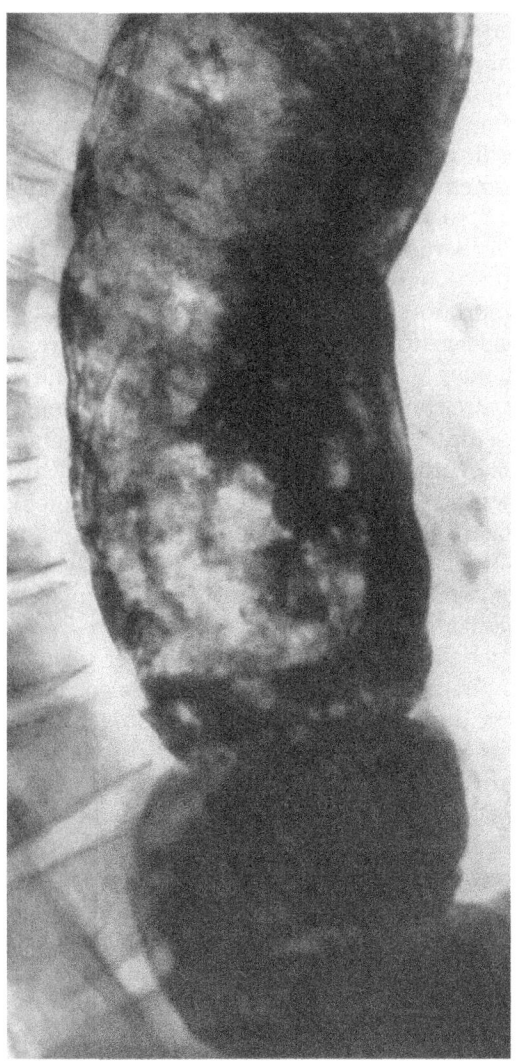

Abb. 332. Oesophagusdilatation bei Kardiospasmus. Kontrastmittelaussparungen mit Füllungsdefekten durch Speisereste

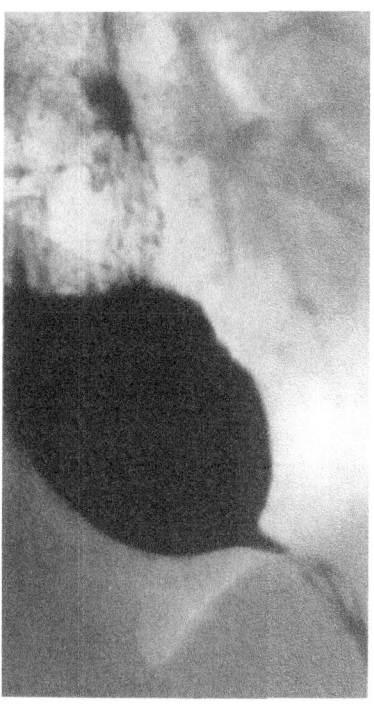

Abb. 333. Oesophagusdilatation bei Kardiospasmus. Das Kontrastmittel passiert die Stenose nur in ganz dünner Straße

auch zu einer lang ausgezogenen Spitze, die bis in die Stenose hinein verläuft (Abb. 333). Die Konturen sind vollkommen glatt oder höchstens leicht gewellt.

Meist dauert es lange, ehe sich etwas Kontrastmittel aus dem Oesophagus in den Magen entleert. Es fließt dann in kleinen Schüben durch eine enge, oft nur stricknadeldünne Straße (Abb. 333), die aber normale längsverlaufende Schleimhautfalten erkennen läßt. Medikamentös, etwa durch Atropin oder Papaverin, läßt sich die Kardiapassage nicht beeinflussen.

Bei hochgradiger Dilatation besteht im allgemeinen eine vollkommene Atonie des Oesophagus oberhalb der Stenose. Nur bei geringgradigen Erweiterungen kann man bisweilen vorübergehend Stenosen- oder noch seltener Retroperistaltik beobachten (Abb. 334).

Im Gegensatz zur normalen Faltenzeichnung innerhalb der Stenose besteht in den stark erweiterten Abschnitten infolge chronischer Stauung immer eine *chronische Oesophagitis*. Schleimhautfalten sind dann überhaupt nicht mehr zu erkennen.

Wie bereits erwähnt, können sich auf dem Boden einer chronischen Oesophagitis Carcinome bilden. Zu Beginn werden dann kleine Geschwülste durch das primäre Krankheitsbild der Dilatation überdeckt und können lange Zeit unerkannt bleiben.

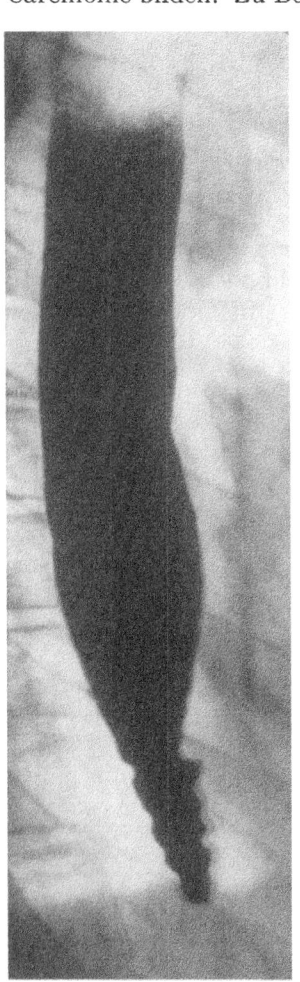

Die Differentialdiagnose der Oesophagus-Dilatation bereitet im allgemeinen keine Schwierigkeiten. In Erwägung zu ziehen ist manchmal allerdings eine carcinomatöse Stenose in Kardianähe. Bei Carcinomen kommt es aber wegen der schnellen Stenosierung nie zu so hochgradigen Erweiterungen wie beim Kardiospasmus. Außerdem haben maligne Stenosen keine vollkommen glatten Konturen; vielmehr bestehen Füllungsdefekte durch Tumorknoten.

Auf eine Besonderheit muß aber noch hingewiesen werden. Gelegentlich sieht man bei einer kardianahen Stenose mit unregelmäßigen Konturen und eventuell auch Füllungsdefekten eine hochgradige Oesophagus-Dilatation, die ihrerseits gar nicht zu einem Carcinom paßt, sondern a priori auf einen Kardiospasmus schließen läßt. Man muß dann mit der Möglichkeit rechnen, daß bei einem Kardiospasmus vor oder in der Stenose ein Fremdkörper (Fleischstück, Wurstpelle!) liegt, der auch durch Spülung der Speiseröhre nicht entfernt werden konnte. Stehen demnach Form der Stenose und Ausmaß der Erweiterung im Widerspruch zueinander, dann muß unter allen Umständen eine oesophagoskopische Kontrolle erfolgen, bevor weitere Maßnahmen durchgeführt werden. In einigen unserer Fälle konnte bei der Oesophagoskopie tatsächlich ein Fleischstück entfernt werden.

Abb. 334. Stenosen- bzw. Retroperistaltik bei Kardiospasmus mit noch mäßiger Oesophagusdilatation

Die *Behandlung* des Kardiospasmus mit Oesophagus-Dilatation erfolgt im allgemeinen durch mechanische Dehnung mit Hilfe eines Dilatators, namentlich mit der *Starckschen Sonde*, und zwar unter Durchleuchtungskontrolle. Einführung der Starckschen Sonde und Dilatation einerseits sowie die Beobachtung auf dem Leuchtschirm andererseits erfolgen durch zwei verschiedene Personen. Aufgabe des Röntgenologen ist es, darauf zu achten, daß die Sonde nicht in die Trachea oder sogar in einen Hauptbronchus gelangt. Dies kann vorkommen, wenn die Anaesthesie des Rachens zu ausgiebig ist, insbesondere wenn auch der Kehlkopf anaesthesiert wurde. Zu kontrollieren sind ferner das Eindringen des flexiblen Sondenansatzes in den Magen und die richtige Lage des Dilatators in der Kardia. Die Lagebestimmung kann dadurch erleichtert werden, daß man den Patienten *vorher* einen kleinen Schluck Kontrastmittel trinken läßt (Vorsicht vor Aspiration nach Rachenanaesthesie!). Nach der Spreizung (Abb. 335) darf der Dilatator erst zurückgezogen werden, wenn er wieder einwandfrei geschlossen ist.

Operative Maßnahmen sind angezeigt, wenn die Kardia als Folge einer chronischen Oesophagitis fibrös umgewandelt ist, oder wenn sie bei einer ausgeprägten Syphonbildung zur rechten Thoraxhälfte hin gar nicht erreicht werden kann. Dazu kommen die Fälle, die durch eine regelrecht durchgeführte Sondenbehandlung nicht gebessert wurden.

Bei der Kardiomyotomie (GOTTSTEIN-HELLER) wird nach transabdominaler oder transthorakaler Freilegung an der Vorderseite die längs und quer verlaufende Muskulatur durch einen möglichst 10 cm langen Längsschnitt gespalten. Dieser Längsschnitt kann zusätzlich quer vernäht werden (HEINEKE-MIKULICZ). Nach Kardiomyotomie kommt es nur selten zu einem Reflux von Mageninhalt in den Oesophagus. Es besteht deshalb auch keine Refluxoesophagitis.

Anders ist die Situation nach einer Oesophagogastrostomie mit Durchtrennung des Kardiasporns (FREY), Verlagerung des Magenfundus in den Thorax und Befestigung

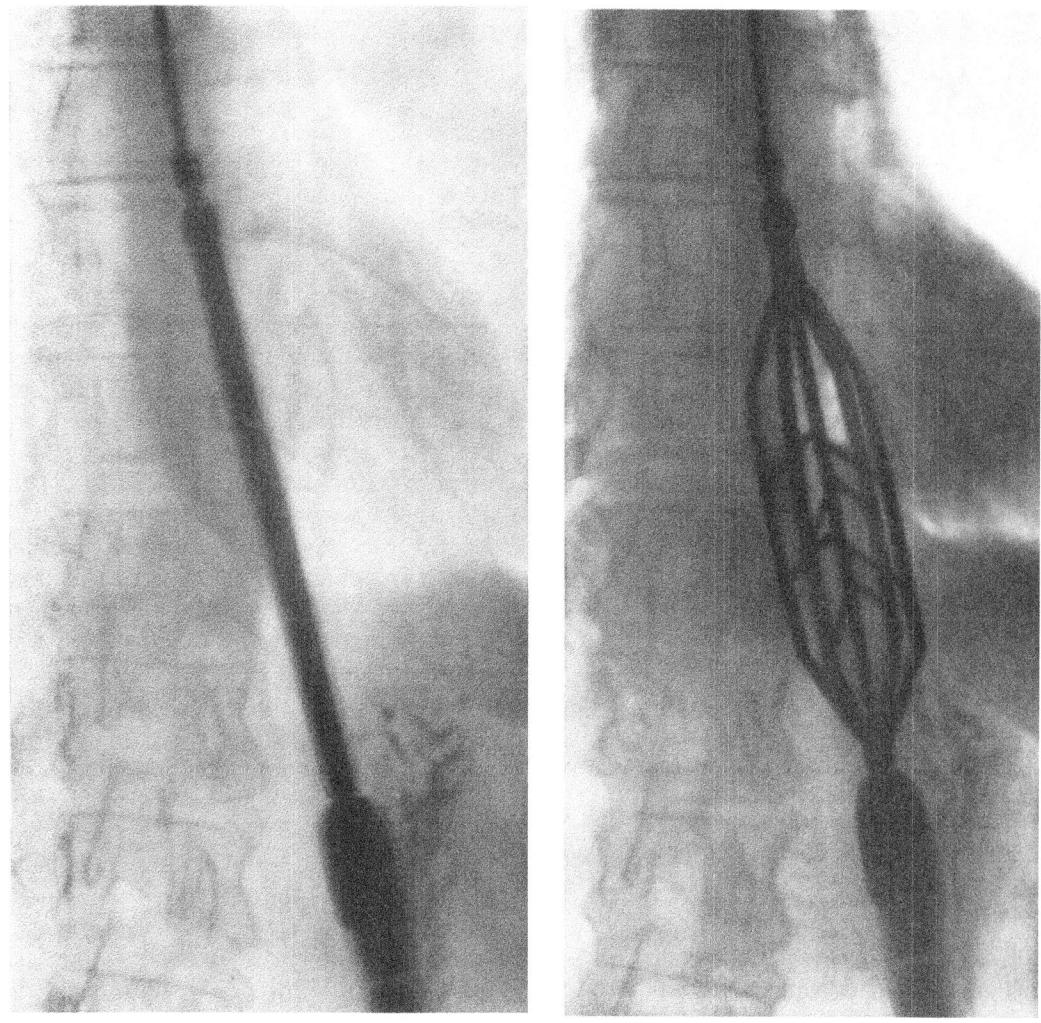

a   b

Abb. 335. Starcksche Sonde. a Dilatator geschlossen. b Dilatator gespreizt

am Hiatus. Eine Refluxoesophagitis ist hier fast die Regel und der große Nachteil dieser Methode. Ein Blindsack zwischen Anastomose und Kardia deutet darauf hin, daß bei der Oesophagogastrostomie die Stenose selbst nicht zusätzlich gespalten wurde (NISSEN).

Postoperativ gehen hochgradige Dilatationen nie mehr ganz zurück. Es bleibt eine Hypo-, seltener eine Atonie bestehen. Ihre klinische Bedeutung ist aber nicht sehr groß. Wesentlich ist nur, daß es nicht zu einer Refluxoesophagitis kommt.

6. Divertikel

Oesophagusdivertikel — umschriebene Ausstülpungen der Speiseröhrenwand — können verschiedene Ursachen haben. An der Entstehung der meisten Divertikel ist eine konstitutionelle Komponente wesentlich mit beteiligt. Wahrscheinlich handelt es sich bei der Divertikel-Krankheit des Digestionstraktes um eine Einheit mit verschiedenen Lokalisationsformen, wobei auch gleichzeitiges Auftreten an mehreren Stellen keineswegs selten ist. Der Nachweis von Divertikel sollte deshalb immer dazu veranlassen, den gesamten Magen-Darmkanal mit Kontrastmittel darzustellen.

Je nach Entstehungsmechanismus und Lokalisation unterscheidet man am Oesophagus
a) Pulsionsdivertikel:
    α) pharyngo-oesophageale Grenzdivertikel (ZENKER),
    β) epibronchiale,
    γ) epiphrenale und
    δ) hypophrenale (epikardiale) Divertikel,
b) Traktionsdivertikel,
c) kombinierte Traktions-Pulsionsdivertikel (sog. Adhäsiv- oder Adhäsionsdivertikel) sowie
d) funktionelle Divertikel.

a) Pulsionsdivertikel

Pulsionsdivertikel haben chirurgisch und damit auch für die chirurgische Röntgendiagnostik von allen Formen die größte Bedeutung. Meist ist bei ihnen nicht die ganze Speiseröhrenwand vorgestülpt, vielmehr handelt es sich um Prolapse von Schleimhaut durch Muskellücken der Wand (sog. falsche Divertikel). Dementsprechend treten sie im allgemeinen erst mit zunehmender Erschlaffung der Muskulatur, also meist nach dem 50. Lebensjahr, auf. In mehr als zwei Drittel der Fälle handelt es sich um Männer. Alle Divertikel können jahrelang klinisch symptomlos bleiben; sie werden oft nur zufällig bei Röntgenuntersuchungen entdeckt.

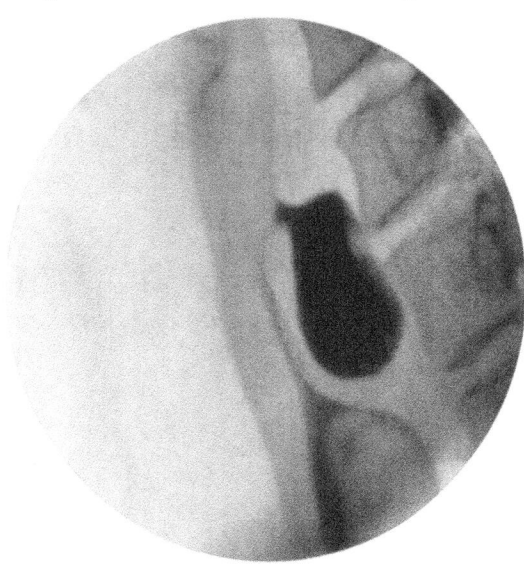

Abb. 336. Kleines Zenkersches Divertikel

α) Am häufigsten entwickeln sich Pulsionsdivertikel an der Grenze zwischen Pharynx und Oesophagus im Bereich des Laimerschen Dreiecks, wo zwischen dem quer verlaufenden M. constrictor pharyngis inf. und dem Oesophaguseingang noch die Längsmuskulatur fehlt. Bei diesen *pharyngo-oesophagealen Grenzdivertikeln*, den sog. Zenkerschen Divertikeln, bildet sich zunächst nur ein kleiner Divertikelsack an der *hinteren* Oesophaguswand (Abb. 336), und zwar durchwegs links. Durch die dauernde Druckerhöhung in Pharynx und Oesophagus beim Schlucken vergrößert sich der Divertikelsack und erreicht nicht selten Apfelgröße und mehr (Abb. 337). Durch Ausbildung eines langen Stieles kann sein unterer Pol bis in die obere Thoraxapertur herunter reichen; er projiziert sich dann im Sagittalbild oft bis in die Höhe des Manubrium sterni, manchmal aber auch noch wesentlich tiefer in den Thoraxraum (Abb. 338). Bei seitlichem oder schrägem Strahlengang (II. schräger Durchmesser) kann der Divertikelstiel bis zu seinem Ursprung meist gut verfolgt werden.

Röntgenologisch bereitet die Diagnose kaum Schwierigkeiten. Der Divertikelsack füllt sich leicht und regelmäßig mit Kontrastmittel, das sich im Stehen am unteren Pol ansammelt und oben mit der übrigen Flüssigkeit, eventuell auch mit Luft einen Spiegel bildet (Abb. 338a). Beim Schlucken tritt dieser Schatten höher. Die ganze Ausdehnung des Sackes als runde, ovale oder tropfenförmige Verschattung (Abb. 338b und c) erkennt man durch Horizontal- oder besser noch Kopftieflagerung des Patienten. Die Konturen sind im allgemeinen glatt und scharf gezeichnet. Durch Speisereste können aber auch Kontrastmittelaussparungen als Halbschatten sichtbar werden (Abb. 338a).

Große Divertikelsäcke können bei Vollfüllung mit Speiseresten oder Kontrastmittel den übrigen Oesophagus verdrängen oder einengen (Abb. 337) — ein Pelotteneffekt, wie er ähnlich bei Strumaknoten bekannt ist. Im Gegensatz dazu wird der Oesophagus durch ein Divertikel aber fast immer von hinten (links) her verdrängt.

Besteht ein großer Divertikelsack schon viele Jahre, dann ist die Divertikelwand oft sehr dick (Abb. 338). Zwischen dem Kontrastmittel innen und dem lufthaltigen Lungengewebe außen hebt sie sich gut ab.

Wichtig ist die Darstellung des Divertikelstieles, weil bei weit in die obere Thorax-apertur eintauchenden Säcken nur so ihr Ursprung mit Sicherheit zu erkennen ist. Für das Vorgehen bei der Operation kann das entscheidend sein. Durchleuchtung und

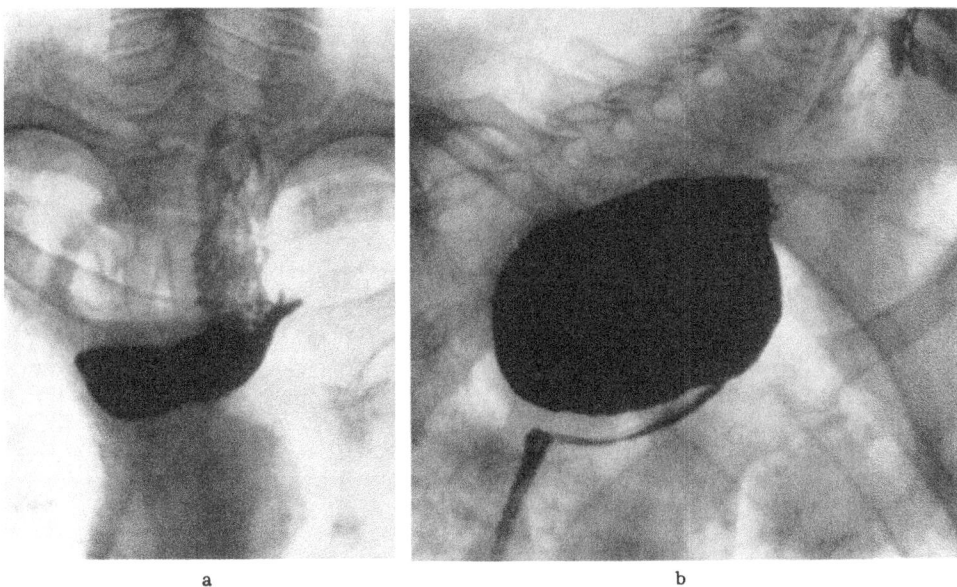

a   b

Abb. 337 a u. b. Pelotteneffekt und Verdrängung des Oesophagus durch einen apfelgroßen Divertikelsack. a Sagittalbild im Stehen. b Schrägaufnahme im Liegen

Aufnahmen erfolgen zu diesem Zweck am besten seitlich oder im II. schrägen Durch-messer. Wenn erforderlich, kann durch Druck auf den Divertikelsack (evtl. Valsalva) Kontrastmittel in den Stiel hochgedrückt werden.

Nach der Darstellung können Kontrastmittelreste lange Zeit, bis Wochen, im Diver-tikelsack nachweisbar bleiben.

Differentialdiagnostische Schwierigkeiten bestehen bei Grenzdivertikeln nicht.

Erwähnt seien noch die seltenen *kongenitalen* Pulsionsdivertikel mit Ursprung an der pharyngo-oesophagealen Grenze. Im Gegensatz zu den Zenkerschen Divertikeln liegen sie aber fast ausschließ-lich *vorne*. Ihre praktische Bedeutung ist gering.

Postoperativ sieht man nach Divertikel-Resektion oft eine kleine zipfelförmige Aus-ziehung. Dagegen sind echte Rezidive selten, weil die Oesophaguswand an der Resektions-stelle durch bindegewebige Vernarbung verstärkt wird.

Postoperative Fisteln zur Haut entwickeln sich in seltenen Fällen, schließen sich dann aber meist wieder spontan.

β) Eine weitere typische, wenn auch wesentlich seltenere Lokalisation von Pulsions-divertikeln ist die Höhe der Bifurkation. Die dort oft zufällig entdeckten *epibronchialen Divertikel* (Abb. 339) bleiben viel kleiner und machen deswegen auch seltener klinische Erscheinungen. Sie liegen meist neben oder vor der Speiseröhre.

Die Röntgensymptome sind praktisch die gleichen wie bei Grenzdivertikeln. Der Diver-tikelstiel ist, wenn überhaupt ausgeprägt, nur kurz; meist besteht eine breite Verbindung mit dem Oesophaguslumen, so daß auch das Kontrastmittel wieder prompt entleert wird. Die Untersuchung erfolgt deshalb zweckmäßigerweise am liegenden Patienten.

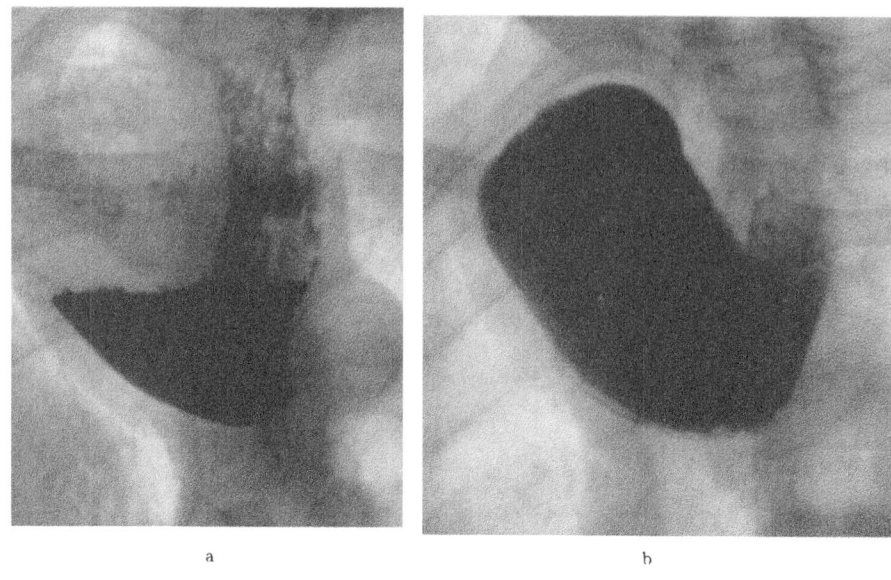

a   b

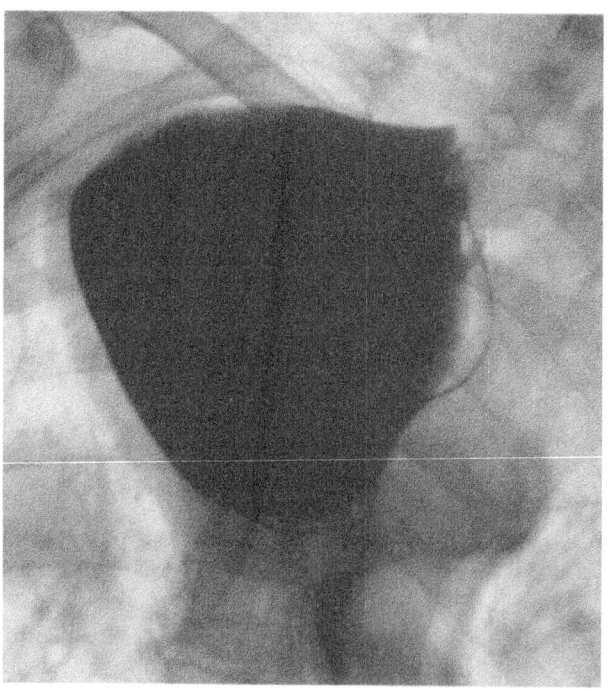

c

Abb. 338a—d. Sehr großes Grenzdivertikel. a) Sagittalbild im Stehen. b) II. schräger Durchmesser (im Liegen). c) I. schräger Durchmesser (im Liegen)

Bei epibronchialen Divertikeln besteht die Gefahr der Bildung einer Oesophago-Trachealfistel, wenn es im Divertikelsack zu Entzündungen kommt.

γ) *Epiphrenale* Divertikel und

δ) die selteneren *hypophrenalen* (epikardialen) Divertikel liegen, wie ihr Name besagt, im ersten Falle oberhalb (Abb. 340), im zweiten Falle unterhalb des Zwerchfells.

Entsprechend dem Verlauf dieser Oesophagusabschnitte erkennt man die Divertikel am besten bei Projektion im I. schrägen Durchmesser. Auch hierbei ist die Untersuchung am liegenden Patienten vorzuziehen.

Liegt der Divertikelsack oberhalb des Zwerchfells neben dem Oesophagus, dann ist Verwechslung mit einem Hiatusbruch möglich. Zur Unterscheidung ist eine gute Schleimhautdarstellung wichtig. Die Art des Faltenverlaufs läßt dann meist erkennen, ob es sich um einen Teil des Magenfundus und damit um einen Hiatusbruch handelt. Außerdem

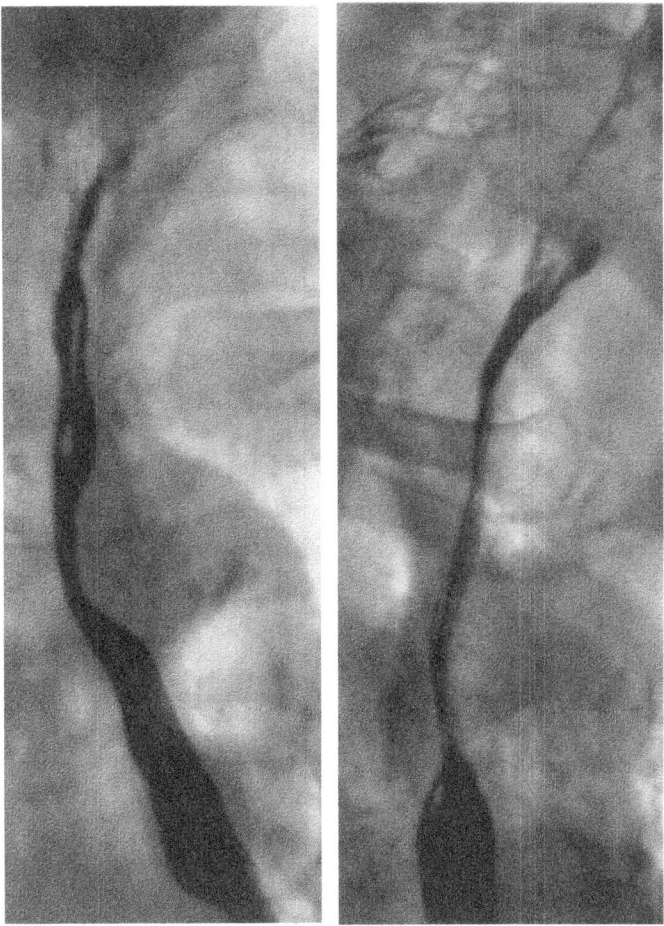

Abb. 338d. Kontrolle nach Operation

gehen epiphrenale Divertikel meist von der Vorderwand des Oesophagus aus und erstrecken sich im allgemeinen nach rechts, während paraoesophageale Hiatusbrüche fast immer links liegen.

Oberhalb von epiphrenalen Divertikeln findet man nicht selten zusätzlich eine Dilatation des Oesophagus (Abb. 340).

Bei der hypophrenalen Lokalisation ist es nicht sicher, ob es sich um echte Divertikelbildungen oder um eine Erweiterung des Antrum cardiacum handelt. Röntgenologisch ist das im Einzelfalle auch nicht zu entscheiden.

b) Traktionsdivertikel

Die chirurgische Bedeutung der Traktionsdivertikel ist viel geringer als die der Pulsionsdivertikel, weil sie im allgemeinen nur klein sind und keine besonderen klinischen Erscheinungen machen. Sie werden oft nur als Zufallsbefunde entdeckt.

20*

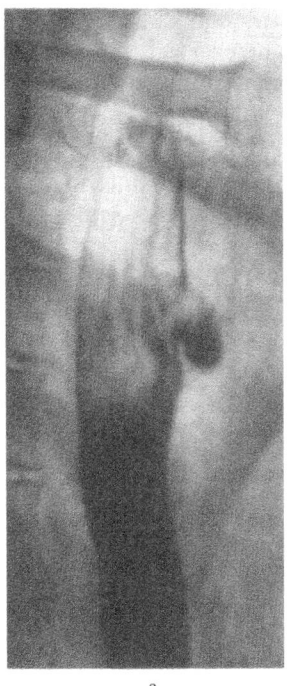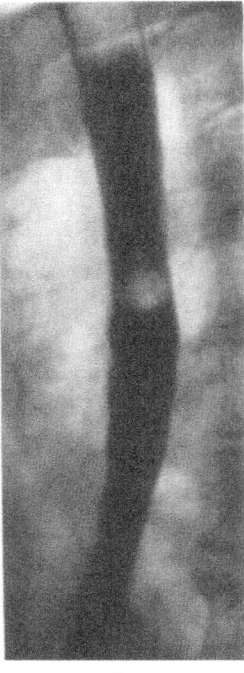

a   b

Abb. 339a u. b. Epibronchiales Oesophagusdivertikel. a Divertikelsack randbildend. b Drehung um 90°: Aufhellung durch luftgefüllten Divertikelstiel

Traktionsdivertikel entstehen durch Verwachsungen der Oesophaguswand mit der Nachbarschaft auf Grund entzündlicher Prozesse und Schrumpfung des Narbengewebes. Häufigste Ursache ist eine Silikose oder Lymphknotentuberkulose mit Einschmelzung und Vernarbung. Traktionsdivertikel findet man deswegen vorwiegend im Bereich der tracheo-bronchialen Lymphknotengruppen; sie können aber auch an allen anderen Oesophagusabschnitten und natürlich auch gleichzeitig an mehreren Stellen auftreten. In ihrer Nachbarschaft erkennt man oft verkalkte Lymphknoten als Ausdruck der abgeheilten spezifischen Entzündung (Abb. 341).

Bei der Kontrastmittelpassage sind diese trichterförmigen, in einer oft caudalwärts gerichteten Spitze endigenden Divertikel (Abb. 341) mitunter schwer zu erkennen, wenigstens solange sie noch klein sind. Untersuchung am liegenden Patienten ist deswegen zweckmäßig und zum sicheren Ausschluß eines Traktionsdivertikels sogar unentbehrlich. Wegen der breiten Verbindung mit dem Speiseröhrenlumen ohne eigentlichen Divertikelstiel bleiben nur selten Kontrastmittelreste längere Zeit zurück.

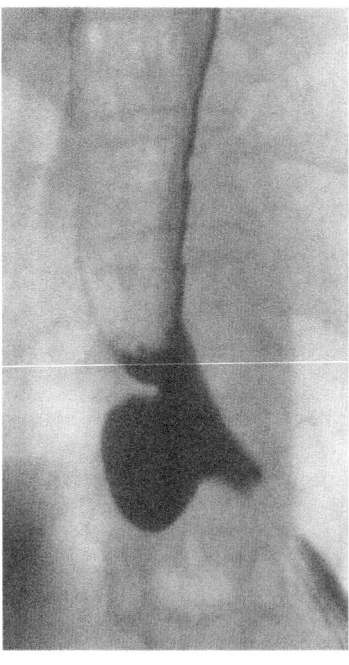

Abb. 340. Epidiaphragmales (epiphrenales) Oesophagusdivertikel. Einengung durch Druck des Divertikelsackes mit prästenotischer Erweiterung der Speiseröhre

Bei Fortbestehen oder Wiederaufflackern des Entzündungsprozesses kann ein Traktionsdivertikel perforieren. So kam es z. B. bei dem in Abb. 342 dargestellten Fall zu einer Fistel zwischen Oesophagus und Pleurahöhle nach Pneumolyse. Genau so kann ein Divertikel auch durch eine Fistel mit einem entleerten Lymphknotenabsceß Verbindung haben (Abb. 343). Dann kann natürlich Kontrastmittel lange Zeit in der Höhle nachweisbar bleiben und sogar später in Unkenntnis der vorausgegangenen Untersuchungen einen metallischen Fremdkörper vortäuschen.

c) Kombinierte Traktions-Pulsionsdivertikel

Traktionsdivertikel können, wie Pulsionsdivertikel regelmäßig, durch die Erhöhung des Innendruckes beim Schluckakt sekundär größer werden. Derartige kombinierte Traktions-Pulsionsdivertikel erreichen aber nie die Ausmaße etwa eines Zenkerschen Divertikels.

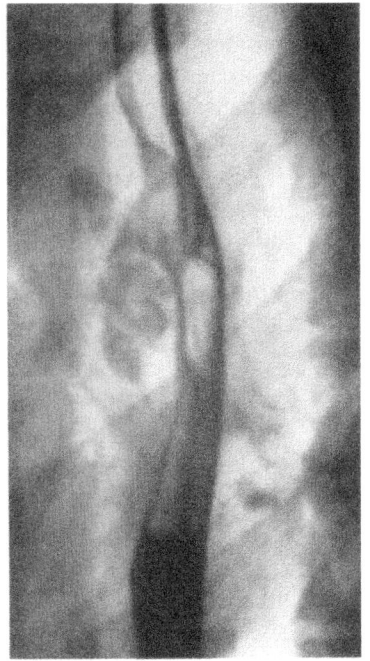

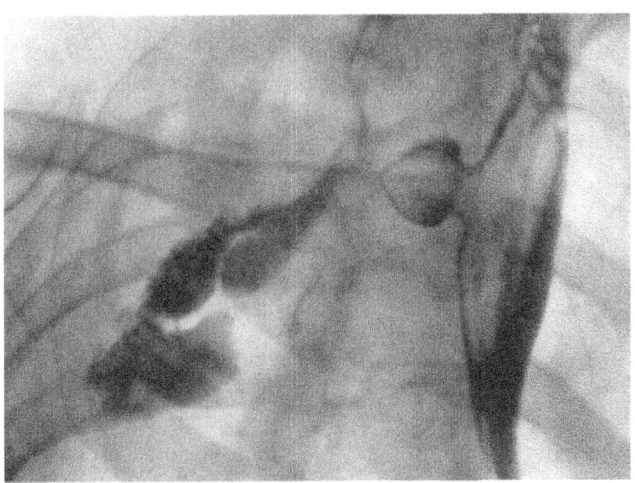

Abb. 341   Abb. 342

Abb. 341. Traktionsdivertikel durch verkalkten Lymphknoten. Caudalwärts gerichtete Divertikelspitze

Abb. 342. Traktionsdivertikel mit Perforation und Fistel zur Pneumolysenhöhle

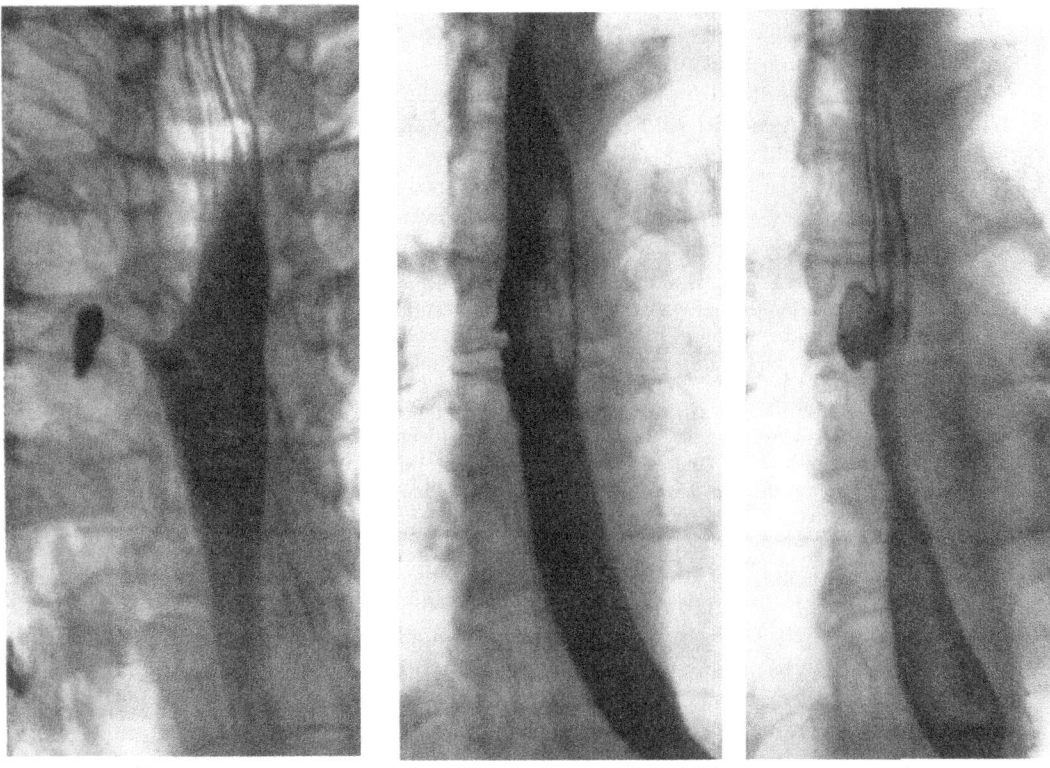

Abb. 343   a   Abb. 344   b

Abb. 343. Traktionsdivertikel mit Fistel zur entleerten Absceßhöhle eines Lymphknotens

Abb. 344a u. b. Adhäsionsdivertikel. a Bei Vollfüllung des Oesophagus kein Divertikelsack ausgebildet. b Divertikel nach Entleerung des Oesophagus

Als sog. *Adhäsiv-* oder *Adhäsionsdivertikel* (Haftdivertikel) ist eine besondere Spielart bekannt, die röntgenologisch leicht übersehen wird, wenn nur Aufnahmen bei Vollfüllung des Speiseröhrenlumens angefertigt werden. Bei dieser Form bestehen nämlich nur Adhäsionen der Oesophaguswand, die bei voller Entfaltung des Lumens kein Divertikel bedingen. Bei Vollfüllung sieht man dann gar nichts oder allenfalls eine Konturunregelmäßigkeit an der Adhäsionsstelle (Abb. 344 a). Da die Wand aber fixiert ist und an dieser Stelle Kontraktionen des Muskelschlauches nicht mitmachen kann, kommt es bei der Entleerung zur Ausbildung eines Divertikelsackes (Abb. 344 b). Für den Nachweis ist also die Schleimhautdarstellung entscheidend.

Unter die kombinierten Divertikel müssen auch solche eingereiht werden, die postoperativ, z. B. nach Strumaresektionen, entstehen können.

d) Funktionelle Divertikel

Wie bereits der Name sagt, handelt es sich dabei um eine reine Funktionsstörung, um vorübergehende spastische Abschnürungen einzelner Oesophagussegmente, also nicht um echte Divertikel mit einem irreversiblen morphologischen Substrat. Sie seien hier nur der Vollständigkeit halber erwähnt. Einzelheiten wurden im Zusammenhang mit den Funktionsstörungen der Speiseröhre besprochen (vgl. S. 279).

7. Oesophagusvaricen

Oesophagusvaricen sind durch chronische Stauung stark erweiterte, oft geschlängelt verlaufende submuköse Oesophagusvenen. Die Venen der oberen Speiseröhrenabschnitte, etwa bis zur Bifurkation, gehören zum venösen Schenkel des großen Kreislaufs (V. cava-System), die unteren fließen in das System der V. portae ab. Im Gegensatz zur Stauung der oberen Venen, z. B. bei Rechtsinsuffizienz des Herzens und allgemein bei einer oberen Einflußstauung, haben Varicen der unteren Speiseröhrenabschnitte infolge chronischer Stauung bei portalem Hochdruck, z. B. durch Lebercirrhose, klinisch und auch chirurgisch größte Bedeutung. Durch Arrosion der varicösen Gefäße kommt es oft zu rezidivierenden und tödlichen Blutungen.

Die stark erweiterten submukösen Venen verändern in typischer Weise das Schleimhautbild des Oesophagus und sind dadurch röntgenologisch bei richtiger Untersuchungstechnik unschwer nachzuweisen. Ihr Nachweis dient nicht etwa der Feststellung einer Lebercirrhose; das ist mit anderen Mitteln besser möglich. Er wurde aber wichtig, seitdem man mit Erfolg versucht hat, durch chirurgische Maßnahmen den Blutungen aus Oesophagusvaricen vorzubeugen.

Besonderheiten der Untersuchungstechnik: Bei der üblichen Kontrastmittelpassage, besonders wenn diese am stehenden Patienten erfolgt, werden Oesophagusvaricen leicht übersehen, weil sie durch den zusammenhängenden pastenartigen Brei bei Vollfüllung des Speiseröhrenlumens ausgedrückt und dann nicht mehr als Kontrastmittelaussparungen sichtbar werden, oder weil sich der Brei infolge zäher Konsistenz nicht genügend in die Täler zwischen den Varixknoten verteilt. Bei Verdacht auf Oesophagusvaricen kommt es ausschließlich auf ein gutes Schleimhautbild an; man erhält das oft besser mit einer etwas dünneren Aufschwemmung. Bei Kopftieflage des Patienten gelingt dann mit einem *kleinen* Breischluck auch die Darstellung feinerer Schleimhautveränderungen. In Kopftieflage wird nämlich — nicht nur bei einem Kardiacarcinom oder bei Hiatusinsuffizienz — oft etwas Kontrastmittel regurgitiert, durch das dann die unteren Speiseröhrenabschnitte plastisch zur Darstellung kommen.

Im Röntgenbild sind bei ausgeprägten Fällen die sonst zarten, parallel verlaufenden Schleimhautfalten oft überhaupt nicht mehr zu erkennen. Das Kontrastmittel sammelt sich in den Tälern zwischen den wulstartig, geschlängelt und schleifenförmig verlaufenden Varixknoten, die selbst als wulstartige Halbschatten hervortreten (Abb. 345). Durch Übereinanderprojektion von Vorder- und Hinterwand können stern- oder kleeblattförmige Figuren entstehen. An den tangential getroffenen Rändern sieht man aneinandergereiht die Querschnittfiguren der Varicen, so daß die normal durchlaufende Konturierung des Oesophaguslumens vollkommen aufgehoben sein kann.

Sind Oesophagusvaricen Folge eines portalen Hochdrucks, dann lassen sich meist ähnliche Veränderungen im Magenfundus nachweisen. Das ist bei Varicen ohne portalen

Hochdruck nicht der Fall; sie reichen dafür im allgemeinen höher, oft bis zum oberen Oesophagusdrittel hinauf.

Differentialdiagnostische Schwierigkeiten bestehen im allgemeinen nicht. Vor einer Verwechslung mit kleinen, beginnenden Carcinomen bewahrt meist die große Ausdehnung der varicösen Veränderungen. Hat ein Tumor erst einmal eine vergleichbare Ausdehnung, dann ergibt er ein ganz anderes Bild. Eher besteht die Möglichkeit, daß in leichteren Fällen vereinzelte Varixknoten übersehen oder entsprechende Veränderungen des Schleimhautbildes für Luftblasen gehalten werden.

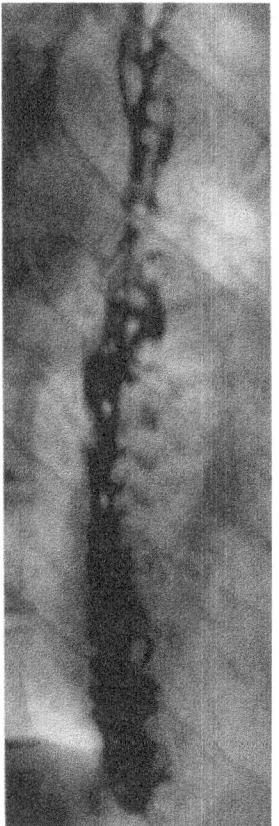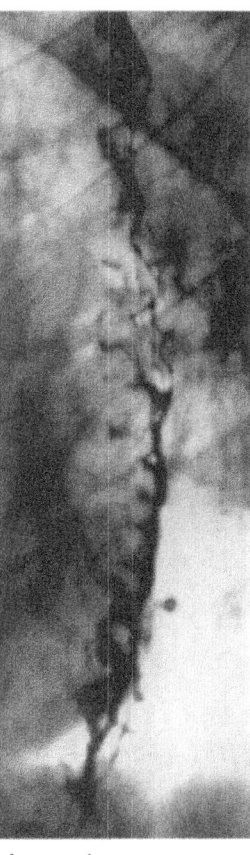

Wir müssen uns hier auf die Besprechung der Veränderungen, die bei der Kontrastmittel-darstellung der Oesophagusschleimhaut sichtbar werden, beschränken. Dabei handelt es sich eigentlich um einen indirekten Nachweis der Varicen. Darüber hinaus besteht auch die Möglichkeit, die erweiterten Venen angiographisch direkt darzustellen. Darauf und auf die damit zusammenhängenden Probleme wird an entsprechender Stelle noch eingegangen.

8. Verätzungen

Verätzungen durch Säuren oder Laugen — u. U. auch Verbrennungen, besonders bei Kindern — betreffen die Speiseröhre meist an einer der physiologischen Engen. Da dort die Passage durch reflektorische Spasmen noch zusätzlich verlangsamt wird, wirkt das betreffende Ätzmittel an diesen Stellen länger auf das Gewebe ein. Verätzungen und ihre Folgen bestehen am häufigsten in Höhe der Bifurkation, dann folgen Hiatus oesophageus und zuletzt die Enge in Höhe des Ringknorpels. In der Speiseröhre rufen im allgemeinen hochkonzentrierte Basen die stärkeren Verätzungen hervor, im Magen

Abb. 345. Oesophagusvaricen

dagegen Säuren. Folge der Entzündung des verätzten Gewebes sind Schleimhautnekrosen und später Narben, die ihrerseits zu ausgedehnten Strikturen des Oesophagus führen.

Strikturen nach Verätzungen können kurz, umschrieben, d.h. ringförmig sein; meist sind sie aber lang, röhrenförmig (tubulär) und finden sich dann im allgemeinen im unteren Drittel, in dem bei einem reflektorischen Kardiaverschluß das Ätzmittel aufgestaut war. Durch die Aufstauung wird auch die Oesophaguswand ringsum verätzt, so daß Strikturen das Lumen gewöhnlich konzentrisch einengen. Der Übergang vom normal weiten zum eingeengten Lumen ist oft stufenförmig (Abb. 346), man sieht aber auch konisch spitz zulaufende Stenosen (Abb. 347). Das Lumen ist innerhalb der Striktur oft nur noch stricknadelweit. Die Konturen sind meist fein gezähnelt, dagegen nicht grob höckerig, wie beim Carcinom. Halbschatten durch Kontrastmittelaussparungen fehlen.

Bei frischen Verätzungen können oberhalb der Striktur Spasmen auftreten; sie sind aber selten. Meist ist der Tonus der Oesophaguswand herabgesetzt. Besteht die Striktur schon sehr lange, dann erweitern sich die prästenotischen Abschnitte.

Handelt es sich gleichzeitig um mehrere, dann allerdings im allgemeinen um kurze, Strikturen, z. B. im Bereich von zwei physiologischen Engen, so kann die Darstellung der aboralen Stenose schwierig sein. Sie gelingt verhältnismäßig am leichtesten beim liegenden Patienten.

Differentialdiagnostische Schwierigkeiten bestehen, namentlich bei Kenntnis der Anamnese, kaum. Von einer carcinomatösen Stenose unterscheidet sich die Striktur vor allem durch ihren konzentrischen Sitz und das Fehlen grob-höckeriger Konturen.

Die chirurgische Behandlung von Strikturen nach Verätzungen besteht meist in einer Bougierung, mit der möglichst früh (vom 2.—3. Tag an) begonnen wird. Vorher stellt man röntgenologisch die genaue Lage der Striktur sowie ihre Länge und das Ausmaß

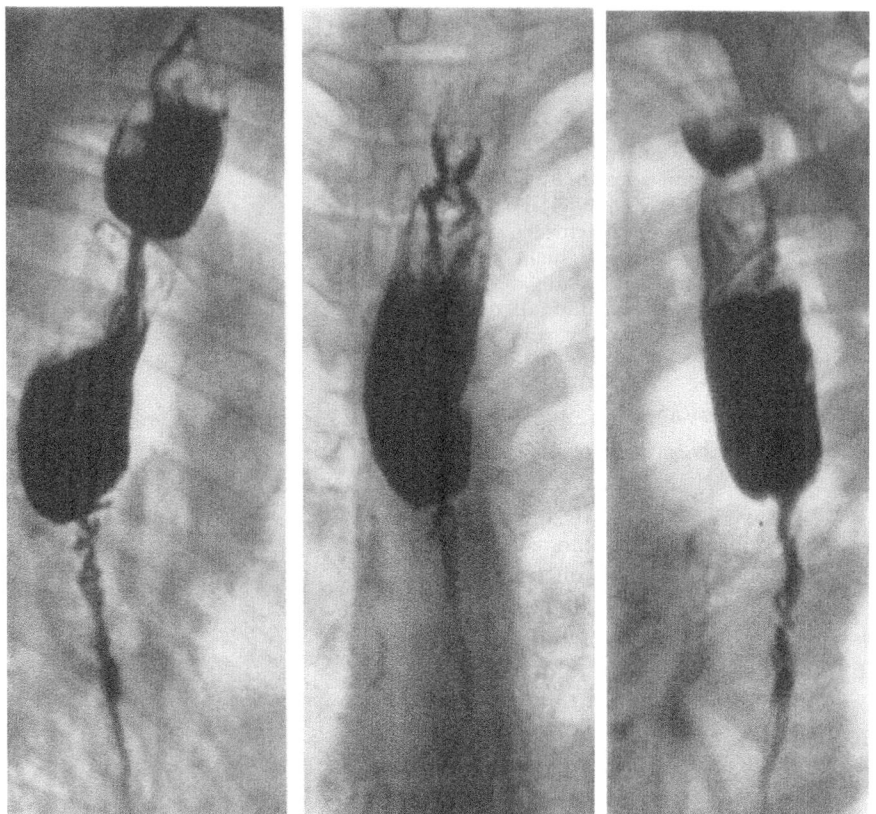

Abb. 346. Oesophagusstrikturen nach Verätzung. Stufenförmige Einengung. Oben kurze, unten lange Striktur

der Lichtungseinengung fest. Die Kontrastmitteldarstellung muß aber in diesem akuten Stadium sehr vorsichtig und mit dünnem Brei erfolgen. Röntgenkontrollen in größeren Abständen sind erforderlich; man sei damit aber zurückhaltend, da bei der oft Jahre dauernden Bougie-Behandlung sonst die Gefahr einer Strahlenschädigung besteht.

Eine Operation ist nur bei Erwachsenen angezeigt, bei denen eine erhebliche Verdickung der Oesophaguswand im Bereich der Striktur einen Erfolg der — in jedem Falle zu versuchenden — Bougie-Behandlung zunichte macht. Solche Wandverdickungen sind im Röntgenbild gut zu erkennen.

9. Fremdkörper

Als strahlendurchlässige bzw. nur wenig schattengebende Fremdkörper sind im Oesophagus Fischgräten, kleine Knochenstückchen (Geflügel!), Fleischstücke u. ä., als strahlenundurchlässige, schattengebende Fremdkörper Münzen, Knöpfe (bei Kindern), Nadeln, größere Knochenstücke oder Zahnprothesen oft Gegenstand einer Röntgenuntersuchung. Da jeder Fremdkörper so schnell wie möglich aus der Speiseröhre entfernt werden muß, kommt der Röntgenuntersuchung besondere Bedeutung zu. Neben dem Nachweis und der genauen Lokalisation gehören dazu auch Feststellung bzw. Ausschluß von sekundären, durch den Fremdkörper selbst verursachten Veränderungen.

Der *Nachweis* größerer schattengebender, namentlich metallischer Fremdkörper ist leicht (Abb. 348). Schwierigkeiten können aber z. B. schon bei kleinen Steck- oder Nähnadeln auftreten. Man ist erstaunt, wie oft gerade von Näherinnen und Schneidern — viele haben die schlechte Angewohnheit, Stecknadeln in den Mund zu nehmen und mit den Lippen zu halten — irrtümlich angenommen wird, eine Stecknadel verschluckt zu haben. In solchen Fällen muß manchmal bewiesen werden, daß in Wirklichkeit überhaupt kein

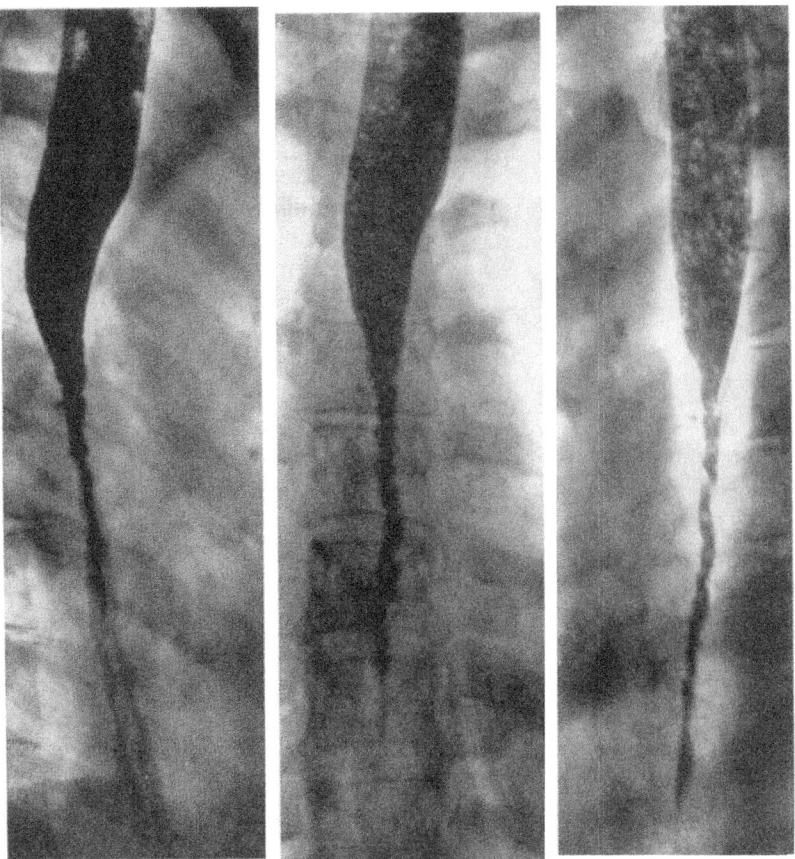

Abb. 347. Oesophagusverätzung. Konisch spitz zulaufende Striktur

Fremdkörper vorhanden ist. Dazu reicht aber eine einfache Durchleuchtung nie aus, weil dabei selbst Stecknadeln allzu leicht übersehen werden. Immer sind gezielte Aufnahmen erforderlich, auf denen der Oesophagus vom Herzschatten freiprojiziert sein muß. Eine sofortige Kontrastmitteldarstellung ist für den Nachweis schattengebender Fremdkörper sinnlos.

Auch wenn man einen nicht oder nur wenig schattengebenden Fremdkörper vermutet, soll man zunächst ohne Kontrastmittel durchleuchten und eine Leeraufnahme anfertigen, allein schon, um eine Vergleichsmöglichkeit mit späteren Füllungsbildern zu bekommen. Bei Vollfüllung des Speiseröhrenlumens können größere Fremdkörper als Kontrastmittelaussparungen sichtbar werden (Abb. 349). Wichtiger ist aber das Schleimhautbild. Kleinere Fremdkörper, die fest an der Wand haften können, sind dann an Unregelmäßigkeiten der Faltenzeichnung (Faltenabbrüche) besser zu erkennen. Mitunter bleibt bei Entleerung ein Restbeschlag von Kontrastmittel namentlich an rauhen Oberflächen, wie Knochen, haften und markiert so den betreffenden Gegenstand.

Wird im Oesophagus kein Fremdkörper gefunden, dann müssen selbstverständlich alle anderen Körperregionen, in die er gelangt sein könnte, also außer den Atemwegen auch der ganze Magen-Darmkanal, abgesucht werden. Man lasse sich auch nicht durch

Angaben des Patienten über Fremdkörpergefühl oder Schmerzen an einer bestimmten Stelle täuschen; bei einer Schleimhautläsion können sie fortbestehen, wenn der Fremd-körper selbst sich schon längs nicht mehr dort befindet.

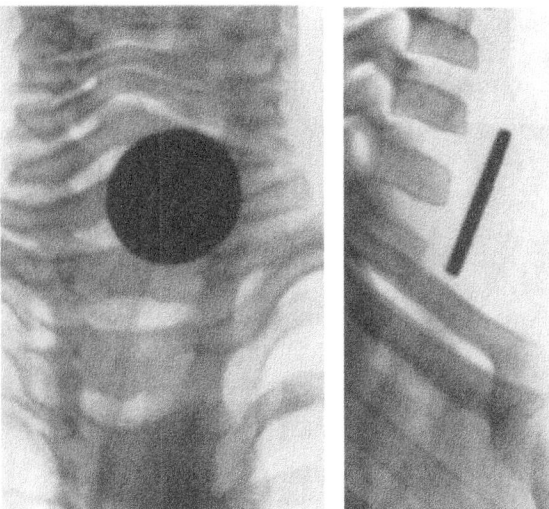

a   b
Abb. 348 a u. b. Verschlucktes Zehnpfennigstück quer im Oeso-phagus. Trachea nach vorne und etwas nach links seitlich ver-drängt a Sagittalbild. b Seitenbild

Die *Lokalisation* ist im allgemeinen bereits durch den Nachweis mit aus-reichender Genauigkeit gegeben. Fremd-körper bleiben meist vor den physio-logischen Engen, am häufigsten im Halsbereich hinter dem Ringknorpel hängen und sind dann am besten im Seitenbild zu sehen (Abb. 350). Ist es unklar, ob ein Fremdkörper in der Trachea oder im Oesophagus liegt, so kann auch bei schattengebenden Fremd-körpern eine Kontrastmitteldarstellung des Oesophagus notwendig werden. Ein Fremdkörper in der Trachea muß dann bei Drehung des Patienten vor dem Leuchtschirm in irgendeiner Strah-lenrichtung frei neben die Kontrast-mittelstraße projiziert werden können. Wegen der besseren Dehnbarkeit der Trachea in sagittaler Richtung stellen sich scheibenförmige Gegenstände (Münzen, Knöpfe) dort so ein, daß sie bei sagittaler Projektion das Bild eines schmalen Diskus

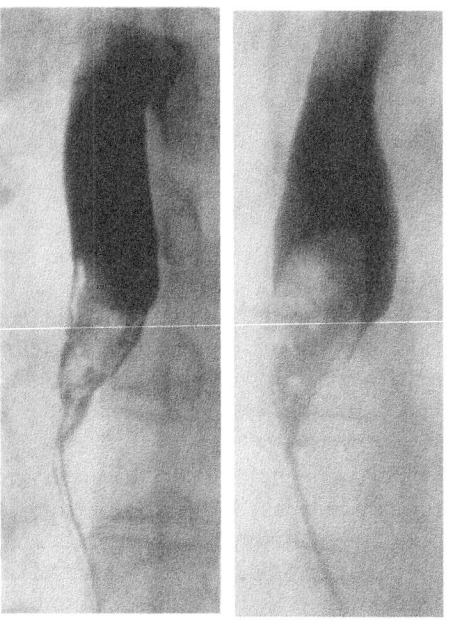

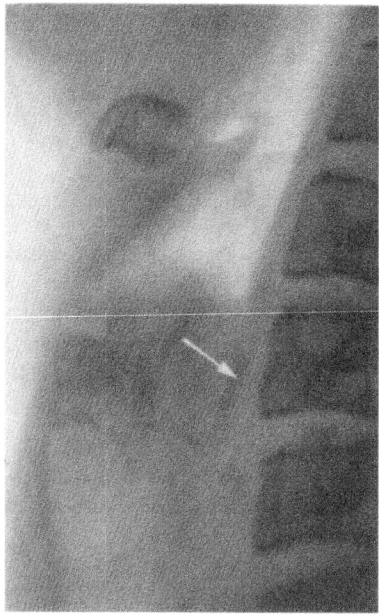

Abb. 349. Kontrastmittelaussparung durch einen Fremd-körper (Apfelsinenstück) im Oesophagus

Abb. 350. Knochensplitter im Oesophagus in Höhe des 5. Halswirbelkörpers

hervorrufen, während sie im Oesophagus mit ihrer Fläche meistens frontal liegen und im Sagittalbild als runde Scheibe erscheinen (vgl. Abb. 348). Auch durch andere Fremdkörper wird das Oesophaguslumen eher in seitlicher als in sagittaler Richtung ausgeweitet.

Kalkeinlagerungen in Strumen, Lymphknoten und Gefäßen, Knochenspangen an Wirbelkörpern oder Verkalkungen im Knorpelgerüst des Kehlkopfes können mit Fremdkörpern verwechselt werden, wenn man nicht sorgfältig in verschiedenen Strahlenrichtungen untersucht.

Als *Komplikation* können auf Grund des Reizes durch den Fremdkörper vorübergehende oder dauernde Spasmen zu einer vollständigen Verlegung des Speiseröhrenlumens führen. Manchmal gelingt es durch Gaben von Atropin oder anderen Spasmolytica, solche Spasmen zu lösen.

Gefährlicher sind Verletzungen der Oesophaguswand (u. U. auch von Nachbarorganen) durch scharfe und spitze Fremdkörper; perioesophageale Entzündungen, Perforation, Mediastinitis und Perforationsabscesse sind die Folgen. Der frühe Röntgennachweis eines Perforationsabscesses kann dann für eine rechtzeitige Mediastinotomie ausschlaggebend und lebensrettend sein. Bei der häufigen Lokalisation im Halsteil zeigt sich die Absceßbildung durch eine zunehmende Vorwölbung der Weichteilkontur an der hinteren Hypopharynx- bzw. Oesophaguswand, wie beim retropharyngealen Absceß gezeigt wurde (vgl. S. 33). Dünne Fistelbildungen können sich vom Oesophagus aus mit Kontrastmittel füllen. Mitunter deuten auch Aufhellungen in den Weichteilen darauf hin, daß Luft durch eine Perforationsöffnung ins Gewebe gepreßt wurde. Entleert sich, was leider nur selten geschieht, ein perioesophagealer Absceß spontan in das Speiseröhrenlumen, dann stellt sich mitunter die Höhle mit Kontrastmittel dar.

Bei Fremdkörperextraktionen kann die Oesophaguswand verletzt werden. Um das zu verhindern, muß die Röntgenuntersuchung Auskunft darüber geben, ob eine besondere Lage oder Form des Fremdkörpers (dornartige Zacken, Haken und Klammern bei Zahnprothesen usw.) bei der Extraktion berücksichtigt werden müssen.

V. Veränderungen des Oesophagus bei Erkrankungen seiner Umgebung

Mitbeteiligung des Oesophagus bei Erkrankungen seiner Nachbarschaft, namentlich des Mediastinums, führen oft zu Lageveränderungen und Einengungen. Außerdem können krankhafte Prozesse der Umgebung auch auf die Oesophaguswand selbst übergreifen.

1. Verlagerungen und Einengungen

Eine veränderte Lage der Speiseröhre besteht immer bei angeborenen oder erworbenen Deformierungen des Thorax, besonders bei *Wirbelsäulenverbiegungen*. Bei einer *Kyphoskoliose* mit Verminderung der Höhe des Brustkorbes erscheint die Speiseröhre relativ verlängert. Sie verläuft deshalb oft in einer oder mehreren S-förmigen Windungen (Abb. 351). Im Gegensatz zu diesem geschlängelten Verlauf folgt die Speiseröhre bei einem *Gibbus* der Wirbelsäule dem kürzesten Weg. Eine (relative) Lageveränderung besteht dann nur insofern, als der Oesophagus im Bereich des Knickes weiter nach ventral vor der Wirbelsäule verläuft.

Durch Erkrankungen von Nachbarorganen kann der Oesophagus verdrängt oder verzogen werden. Dabei interessieren hier zunächst solche Prozesse, die sich vorwiegend im Mediastinum selbst abspielen. Es ist selbstverständlich, daß die Speiseröhre an Verlagerungen des gesamten Mediastinums ebenfalls teilnimmt und daß als Folge davon auch eine Dysphagie bestehen und als Krankheitssymptom in den Vordergrund treten kann. Auf solche Verlagerungen des ganzen Mediastinums, z. B. nach Lungenresektionen, soll aber hier nicht eingegangen werden (vgl. S. 154 ff.).

Verdrängung ist die Folge raumfordernder Prozesse, also im allgemeinen von Blastomen. Daneben kommen unter anderem auch vergrößerte Lymphknoten, Abscesse, Aneurysmen, Erweiterungen von Herzhöhlen ursächlich in Frage.

Im oberen Drittel kann eine *Struma* die Speiseröhre zur Seite verdrängen, und zwar meist nach rechts (Abb. 352). Je weiter die Struma hinter die Trachea reicht, um so größer wird die Wahrscheinlichkeit einer gleichzeitigen Einengung des Oesophagus durch Kompression (Pelotteneffekt). Eine intrathorakale Struma, die den Oesophagus verdrängt, muß im hinteren Mediastinum liegen (selten). Die Operation erfolgt dann transthorakal.

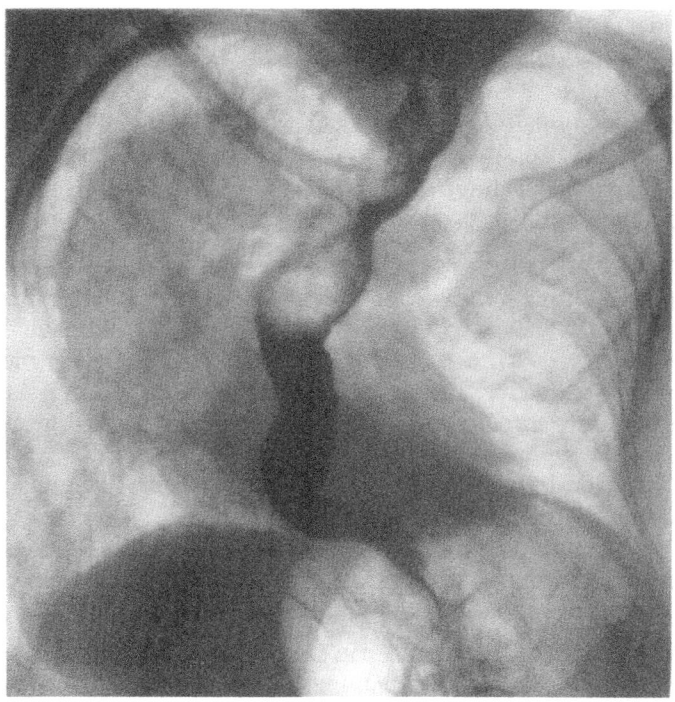

Abb. 351. Verlagerung des Oesophagus bei Kyphoskoliose

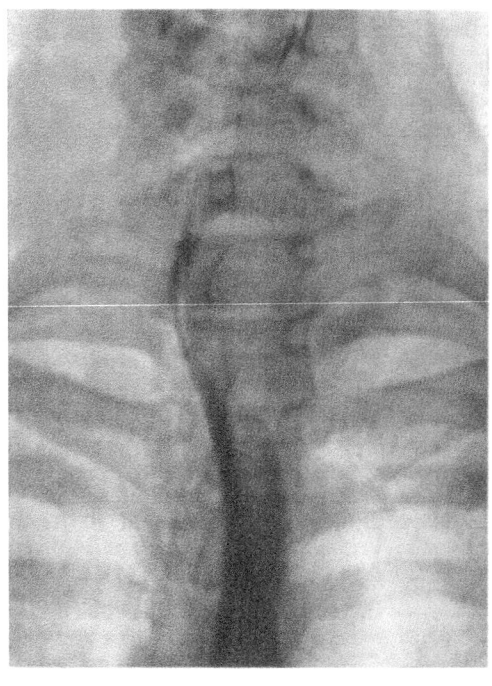 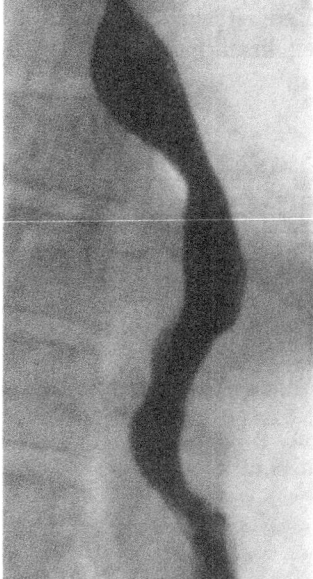

Abb. 352   Abb. 353

Abb. 352. Verdrängung des Oesophagus nach rechts durch eine Struma

Abb. 353. Verdrängung und Einengungen des Oesophagus durch vergrößerte Lymphknoten (operativ bestätigt)

Retropharyngeale Abscesse drängen die Speiseröhre nach ventral von der Wirbelsäule ab.

Im thorakalen Abschnitt werden Verdrängungen größeren Ausmaßes am häufigsten durch *Mediastinaltumoren*verursacht (vgl. S. 189f.). Nicht nur gutartige, sondern auch bösartige Blastome verändern wenigstens eine Zeitlang die Oesophaguswand nicht; sie brauchen auch zu keiner wesentlichen Passagebehinderung zu führen. Andererseits kann eine Geschwulst die Speiseröhre auch umwachsen, auf eine größere Strecke einmauern und erheblich einengen, ohne sie wesentlich zu verdrängen. Mediastinaltumoren drücken die Speiseröhre gewöhnlich zur Seite. *Senkungsabscesse* und von der Wirbelsäule ausgehende Tumoren verlagern sie nach vorne und u. U. auch zur Seite.

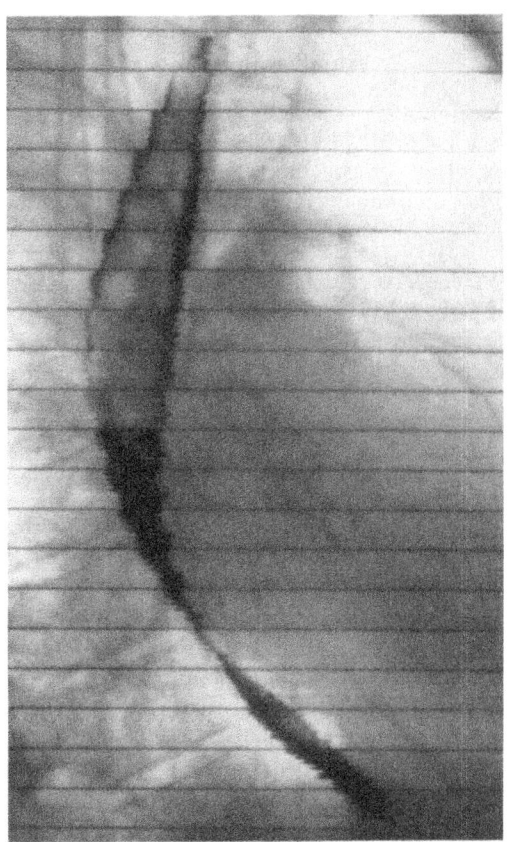

Abb. 354. Verdrängung des Oesophagus durch den vergrößerten linken Vorhof bei Mitralstenose

Bei entzündlich vergrößerten *Lymphknoten* tritt die Verdrängung an Bedeutung zurück. Sie rufen vielmehr bogenförmige Impressionen in Ein- oder Mehrzahl und dann meist auch mäßige Passagebehinderung hervor (Abb. 353).

Da die Speiseröhre im unteren Thoraxraum der hinteren Herzwand anliegt, können *Erweiterungen einzelner Herzhöhlen*, also namentlich des linken Vorhofes bei Mitralstenose, zu einem nach hinten bogen- oder haubenförmigen Verlauf der Speiseröhre führen (Abb. 354). Erhebliche Kompression ist dabei keineswegs selten.

Die Verdrängung direkt oberhalb des Zwerchfells durch einen abnormen Verlauf der Aorta descendens wurde bereits gezeigt (vgl. S. 291, Abb. 319). *Aneurysmen* des Aortenbogens und der Aorta descendens verdrängen die Speiseröhre im allgemeinen nach rechts, Aneurysmen des Bogens außerdem nach hinten.

Das Krankheitsbild der Dysphagia lusoria, das auf Gefäßanomalien beruht, wurde schon besprochen (vgl. S. 285f.).

Soweit eine *Verziehung* nicht das ganze Mediastinum und dann natürlich auch den Oesophagus betrifft, sondern nur innerhalb des Mittelfelles umschriebene Oesophagusabschnitte verzogen werden, wird im allgemeinen auch die Wand in Mitleidenschaft gezogen mit entsprechenden Veränderungen des Lumens. Schrumpfung von Narbengewebe ist meist die Ursache dafür. Es sind ähnliche Vorgänge, die auch zur Bildung von Traktionsdivertikeln führen können.

Extreme Verlagerungen (meist Verziehungen) und bizarre Deformierungen der Speiseröhre sieht man nicht selten nach umfangreichen *Lungenresektionen*. Durch sekundäre
Schrumpfung dicker Pleuraschwarten und besonders eines Fibrothorax nach Pneumonektomie kann das gesamte Mediastinum und mit ihm der Oesophagus bis an die seitliche Brustwand gezogen werden. Trotz der dadurch möglichen Schluckbeschwerden
stehen in solchen Fällen im allgemeinen Krankheitserscheinungen von seiten des
Herzens oder der großen Gefäße im Vordergrund des klinischen Bildes.

2. Wandveränderungen

Veränderungen der Oesophaguswand selbst — mit oder ohne gleichzeitige Verlagerung — können Folge des Übergreifens einer perioesophagealen *Entzündung* sein. Fistelbildung ist dann möglich. Bei fortgeschrittenen Prozessen wird man röntgenologisch
oft nicht mehr unterscheiden können, ob es sich primär um einen entzündlichen Prozeß
des Oesophagus selbst oder seiner Nachbarschaft gehandelt hat.

Wichtiger sind Wandveränderungen bei *Blastomen des Mediastinums*. Infiltrationen
der Oesophaguswand sind neben Verlagerungen und Einengungen bei bösartigen Media-
stinalgeschwülsten nicht selten, namentlich bei Lymphosarkomen, malignen Strumen und
natürlich auch bei metastatischen Drüsentumoren. Einzelheiten darüber wurden im
Zusammenhang mit den Mediastinaltumoren besprochen.

Nach Infiltration der Wand können Blastome auch in das Oesophaguslumen einwuchern und Füllungsdefekte hervorrufen, die weitgehend denen eines primären Oesophaguscarcinoms gleichen.

Besonders erwähnt werden muß die Mitbeteiligung des Oesophagus beim *Bronchialcarcinom*. Oft stehen sogar die Veränderungen am Oesophagus so im Vordergrund, daß
man geradezu von einer „Oesophagusform des Bronchialcarcinoms" sprechen kann
(DIETHELM; SALZER u. Mitarb.). Der Tumor kann dabei unmittelbar auf den Oesophagus
übergreifen. Wegen der engen Lagebeziehungen ist das am ehesten im Bereich der Lungenunterlappen, vor allem links, möglich. Der Lungentumor selbst kann klein sein und zudem
leicht hinter dem Herzschatten verborgen bleiben. Die Dysphagie beherrscht in solchen
Fällen das klinische Bild. Die Kontrastmitteldarstellung zeigt dann meist im unteren
Oesophagusabschnitt Füllungsdefekte und Stenosen, die differentialdiagnostisch von
einem primären Oesophaguscarcinom kaum zu unterscheiden sind, wenn es nicht gelingt,
entsprechende Veränderungen innerhalb der Lunge nachzuweisen. In diesen Fällen sind
Oesophagus- und Lungenveränderungen in gleicher Höhe zu erwarten.

Bei Perforation eines Bronchialcarcinoms in den Oesophagus mit Bildung einer
Tracheo-Oesophagealfistel muß man differentialdiagnostisch daran denken, daß auch
primäre Oesophaguscarcinome in die Luftwege durchbrechen und dort Reaktionen hervorrufen können, die nur schwer von Tumoren zu unterscheiden sind.

Von einer „Oesophagusform des Bronchialcarcinoms" spricht man auch, wenn ein
Bronchialcarcinom nicht unmittelbar, sondern wenn erst seine Lymphknotenmetastasen
im Mediastinum auf die Speiseröhre übergreifen. Dies kann unabhängig von der Lokalisation des Primärtumors in jeder Höhe erfolgen.

Durch Bronchialcarcinome wird die Speiseröhre oft nicht verdrängt; sie kann sogar
durch Schrumpfung des infiltrierten perioesophagealen Gewebes in das Tumorgebiet
hineingezogen werden.

Der Nachweis irgendeiner Mitbeteiligung des Oesophagus ist sehr wichtig, weil er
die Inoperabilität des betreffenden Bronchialcarcinoms beweist. Bei noch geringen Veränderungen ist dafür die Oesophagus-Kymographie nach STRNAD sehr geeignet (vgl.
S. 128).

Abdomen

A. Peritonealhöhle und Retroperitoneum

I. Untersuchungstechnik

1. Durchleuchtung und Übersichtsaufnahmen

Die Röntgennativuntersuchung des Abdomens, die natürlich jeder Kontrastmitteldarstellung vorauszugehen hat, ist bei akuten Baucherkrankungen oft die einzige durch-
führbare Methode. Sie zeigt oft auch in ausreichendem Maße pathologische Verschattungen und Aufhellungen.

Die Durchleuchtung gibt Aufschluß über die Beweglichkeit der Zwerchfellkuppeln.
Bei jedem klinischen Verdacht auf eine abdominale Erkrankung ist vor allem auch
wenigstens eine kurze Durchleuchtungskontrolle der Thoraxorgane durchzuführen.

Übersichtsaufnahmen des Abdomens werden nach Möglichkeit vom stehenden Patienten angefertigt. Sie zeigen dann etwaige diagnostisch äußerst wichtige Flüssigkeitsspiegel oder Luftaufhellungen unter den Zwerchfellkuppeln. Wenn bei schweren akuten
Zuständen der Patient nicht stehen oder sitzen kann, so muß eine Aufnahme in Rücklage
bei horizontalem Strahlenverlauf mit seitlich angestellter Kassette erfolgen. Manchmal
ist diese Aufnahmeeinstellung sogar vorzuziehen. Sie zeigt mitunter schon freie Luft in
der Peritonealhöhle, wenn die Aufnahme im Stehen noch keine Luftsichel unter den
Zwerchfellkuppeln erkennen läßt.

Im allgemeinen ist für Übersichtsaufnahmen die dorso-ventrale Projektion zweckmäßig. Alle wesentlichen intraabdominalen Organe liegen dann filmnah. Kommt es
aber vorwiegend auf die Weichteilschatten des retroperitonealen Raumes, namentlich
der Nieren und des Psoas, an, so ist die ventro-dorsale Projektion wesentlich besser
geeignet. Das gilt natürlich besonders auch für solche Fälle, bei denen klinisch der Verdacht einer primären oder sekundären Erkrankung der Wirbelsäule, u. U. auch der
unteren Rippen, besteht.

Seitenbilder (auch vom stehenden Patienten) sind oft zweckmäßig für die Lokalisation
von Veränderungen, z. B. von Verkalkungen, die bei der Durchleuchtung überhaupt nicht
oder in schräger und seitlicher Projektion nicht mehr zu sehen sind. Wenn nicht besondere
Fragestellungen eine andere Projektion zweckmäßiger erscheinen lassen, wird routinemäßig die rechte Körperseite dem Film angelegt, weil dann die Leber filmnah ist und
weniger vergrößert wird. Auch für die Darstellung von Konkrementen der Gallenwege
ist diese Einstellung günstiger als die umgekehrte Strahlenrichtung.

2. Kontrastmittelmethoden

a) Pneumoperitoneum

Für die Anlage eines Pneumoperitoneums gibt es verschiedene technische Möglichkeiten; sie unterscheiden sich aber nur unwesentlich. Folgendes Vorgehen hat sich bei
uns praktisch bewährt:

Nach Lokalanaesthesie wird in Seiten- und Beckenhochlagerung die möglichst ange-
spannte Bauchdecke mit einer stumpfen Kanüle am linken MacBurneyschen Punkt unter
gleichzeitiger Injektion von physiologischer Kochsalzlösung durchstochen. Mit Hilfe eines
Pneumothoraxapparates werden dann 200—300 cm³ Luft in die freie Bauchhöhle in-
insuffliert. Die Verwendung leichter resorbierbarer Gase, z. B. Stickoxydul, ist zweckmäßiger, jedoch bei den geringen verwendeten Mengen, ebenso wie ein Ablassen der Luft
nach der Untersuchung, nicht unbedingt erforderlich. Durch die nur geringe intraabdominale Drucksteigerung wird das Eindringen des Gases in benachbarte Körperregionen
(Pleurahöhle, Mediastinum, Unterhautgewebe) vermieden.

Irgendwelche Komplikationen haben wir bisher nicht gesehen. Allerdings sind eine
genaue Voruntersuchung (Leber- und Milzgröße) und gute Vorbereitung des Patienten

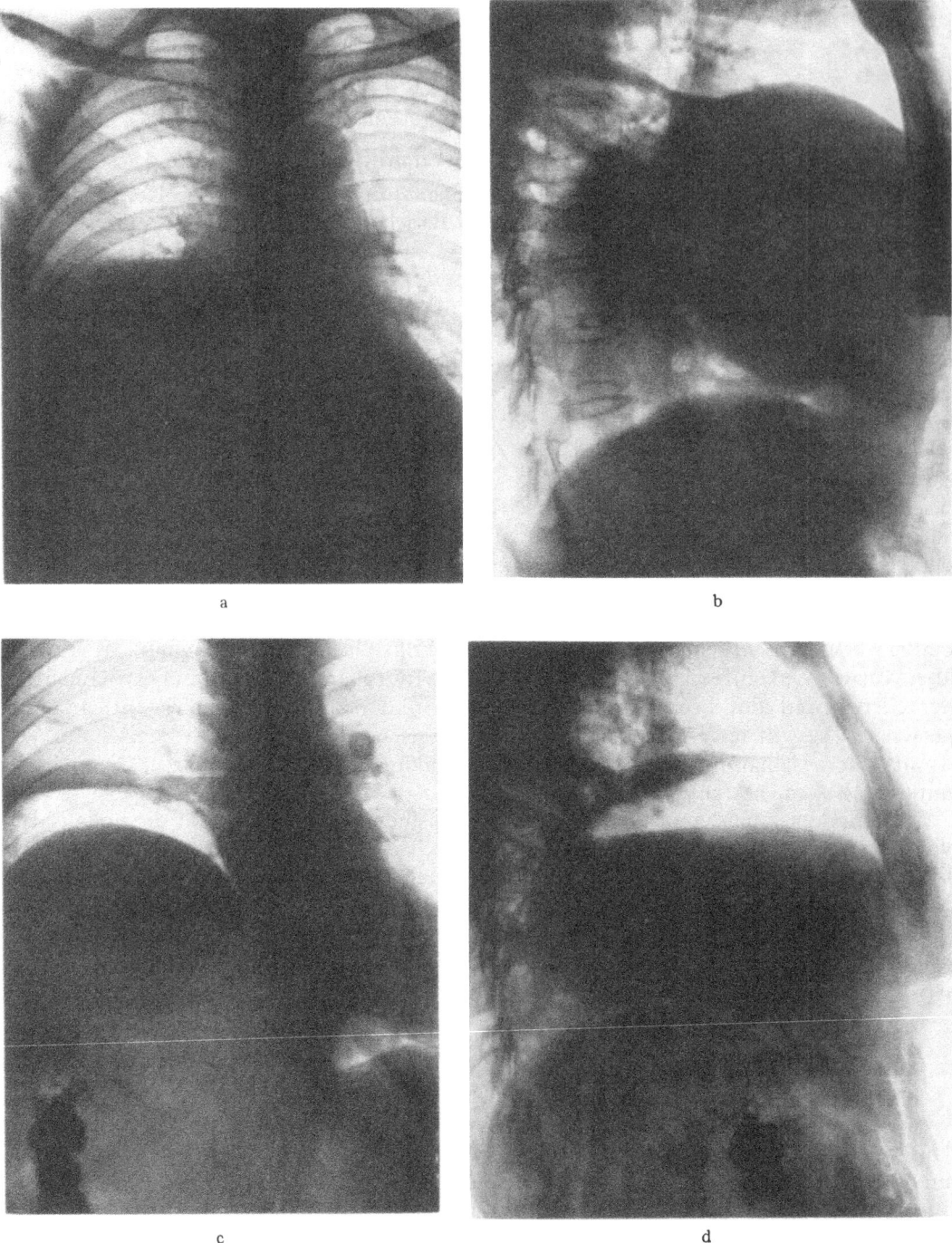

a   b

c   d

Abb. 355a—d. Pneumoperitoneum bei Relaxatio diaphragmatica, die einen Lungentumor vortäuscht. a Sagittalbild
vor Luftfüllung: Verschattung des rechten Lungenunterfeldes. b Seitenbild vor Luftfüllung: Verschattung entspricht
dem Bereich des Mittellappens. c Sagittalbild nach Luftfüllung: Luftaufhellung zwischen Zwerchfell und Leber. Kein
Lungentumor! d Seitenbild zu Abb. 355c

(Blasen- und Darmentleerung) wichtig. Das Anstechen eines Gefäßes, der Blase, Milz
oder einer vergrößerten Niere kann gefährlich werden. Als sonstige möglichen Komplikationen wurden Luftembolien, Mediastinal- und Hautemphysem und der nicht vorher-
gesehene Pneumothorax beschrieben. Bei richtiger und vorsichtiger Anlage eines Pneumoperitoneums besteht aber kein Grund zu Befürchtungen.

Abgesehen von den diagnostischen Möglichkeiten des Pneumoperitoneums bei intraabdominalen Erkrankungen eignet es sich in erster Linie zur Differenzierung unklarer Befunde am Zwerchfell selbst und an zwerchfellnahen Organen im Thorax- und Bauchraum. Vor allem rechtsseitig sind sehr oft Verschattungen durch Infiltrationen im Lungenunterfeld von dem dichten Leberschatten nicht oder nur unsicher zu trennen. Hier kann ein Pneumoperitoneum den Befund mitunter eindeutig klären (Abb. 355). Unerläßlich ist es oft für die Unterscheidung zwischen einer Relaxatio diaphragmatica ohne Kontinuitätstrennung und einem Zwerchfellbruch (vgl. S. 261).

b) Retropneumoperitoneum

Für die Anlage eines Retropneumoperitoneums bevorzugen wir die „präsakrale Methode" (RUIZ RIVAS, SCARINCI u. a.):

Lokalanaesthesie ist nicht nötig. Eine Pneumothoraxnadel wird direkt unter der Steißbeinspitze schräg nach cranial und dorsal möglichst weit eingeführt, wobei die Nadelspitze immer Kontakt mit der Vorderfläche des Kreuzbeins behalten soll. In Portionen von 50 cm³ werden 800—1500 cm³ Gas (ohne Pneumothoraxapparat) injiziert. Sie verteilen sich nach einigen Stunden im retroperitonealen Gewebe bis ins Mediastinum und sind im allgemeinen nach 24—48 Std resorbiert. Wenn man auf diesem Wege eine Darstellung des Mediastinums erzielen will (vgl. S. 185), ist ein schnell zur Resorption kommendes Gas, wie Stickoxydul, nicht geeignet.

Bei der „suprapubischen Methode" sticht man die Nadel 1 cm oberhalb der Symphyse caudalwärts in den Raum zwischen Blasenboden und Schambein ein und injiziert in etwa 20 min 1500—2000 cm³ Gas. Zur Verhinderung einer Ostitis pubis darf bei der Punktion die Symphyse nicht angestochen werden.

Nach der Gasfüllung erfolgt neben den üblichen Übersichts- und gezielten Aufnahmen zweckmäßigerweise auch eine Schichtdarstellung (Abb. 356).

In einer neueren Monographie von COCCHI sind Technik und diagnostische Möglichkeiten des Retropneumoperitoneums ausführlich besprochen.

II. Das Röntgenbild der normalen Abdominalorgane

Nativbilder des Abdomens zeigen normalerweise nur verhältnismäßig wenige Einzelheiten. Wieweit sich einzelne Organe als weichteildichte Schatten von ihrer Umgebung abheben, liegt weitgehend an der allgemeinen Grundtönung des Bildes, die ihrerseits wesentlich von der Dicke des Patienten bestimmt wird. Bei adipösen Patienten sind deswegen allgemein weniger Einzelheiten zu erwarten als bei schlanken Personen.

1. Topographie der Abdominalorgane

In der nach cranial durch die Zwerchfellkuppeln begrenzten Bauchhöhle sieht man unter der rechten Kuppel den dichten homogenen Schatten der Leber, der im allgemeinen über die Mittellinie hinaus bis nach links zu verfolgen ist. Seine mehr oder weniger scharfe caudale Begrenzung verläuft von rechts lateral unten nach links oben medial. Bei sehr dünnen Patienten kann rechts paravertebral der Nativschatten der Gallenblase den unteren Leberrand überragen. Unter der linken Zwerchfellkuppel erscheint die Magenblase als Luftaufhellung verschiedener Größe, oft mit einem basalen Flüssigkeitsspiegel. Bei nicht zu dicken Patienten sieht man außerdem linksseitig den bohnenförmigen Schatten der Milz, die zum Teil in die Magenblase projiziert werden kann und dann dort am deutlichsten zu erkennen ist (Abb. 357).

Vom Dünndarm sieht man bei Erwachsenen im Nativbild meist nichts. Normalerweise enthält er höchstens ein wenig Gas. Bei Kindern sind dagegen nicht nur Magen und Duodenum oft mit Luft gefüllt, auch Dünndarmschlingen erscheinen nicht selten infolge reichlichen Gasgehaltes als wurstförmige Aufhellungen, ohne daß krankhafte Veränderungen vorliegen müssen.

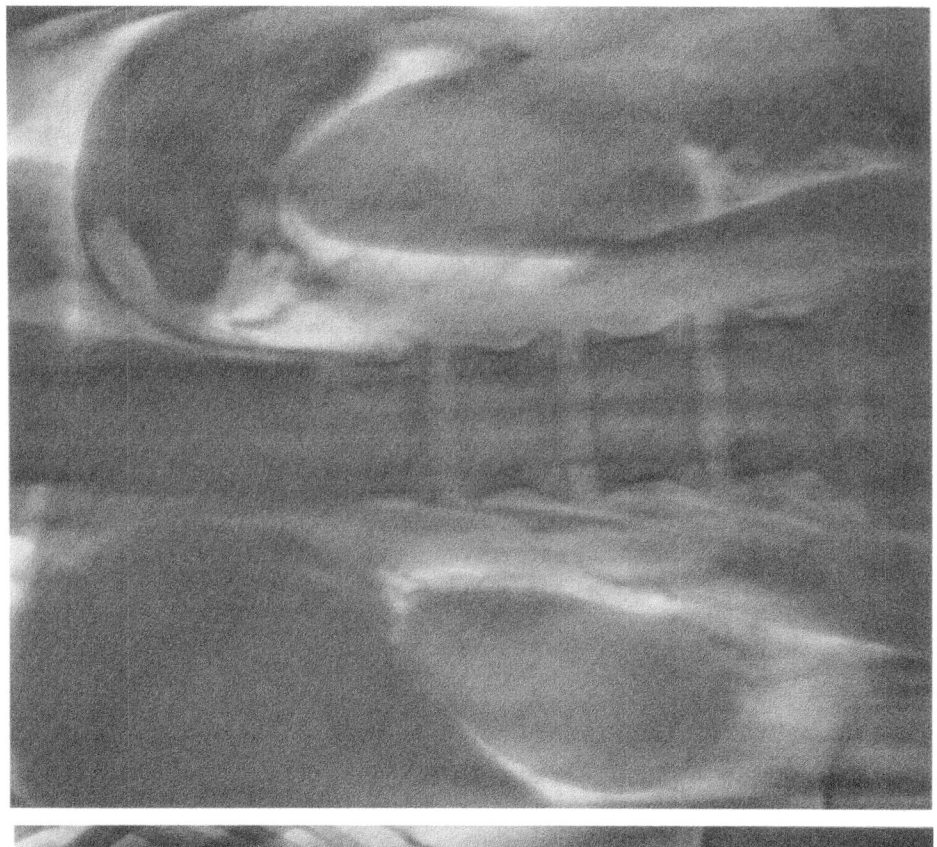

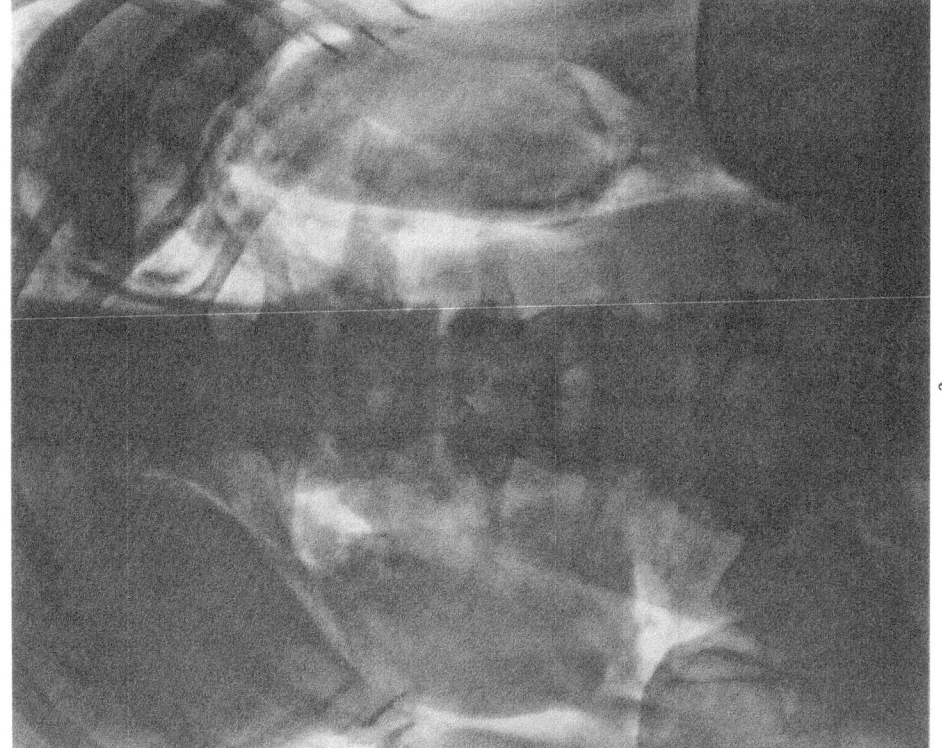

Abb. 356a u. b. Retropneumoperitoneum. Darstellung des normalen Retroperitoneums durch präsacrale Luftfüllung. a Sagittales Übersichtsbild. b Schichtbild in 11 cm Rückenabstand

Dem Verlauf des Dickdarms entsprechend sieht man oft eine inhomogene, fleckige Zeichnung, die durch Skybala verursacht wird und besonders deutlich hervortritt, wenn der Darm außerdem Gas enthält. Bei sehr starker Blähung ist mitunter sogar die Dickdarmhaustrierung auf Nativbildern zu erkennen.

Nativbilder in ventro-dorsaler Projektion zeigen beiderseits der Lendenwirbelsäule die dreieckigen Psoasschatten. Ihre Spitzen liegen etwa in Höhe des 1. Lendenwirbelkörpers; caudalwärts verbreitern sie sich und sind bis an die Beckenknochen zu verfolgen. Ihre laterale Begrenzung verläuft geradlinig und ist scharf konturiert.

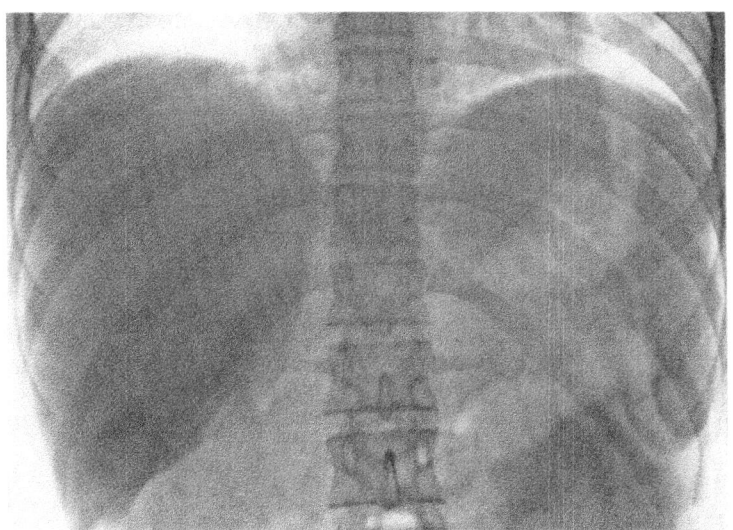

Abb. 357. Weichteilschatten der (etwas vergrößerten) Leber und der Milz im Nativbild

Oberhalb der Psoasschatten sieht man die homogenen Nierenschatten, und zwar rechts etwas tiefer als links. Im allgemeinen projiziert sich die 12. Rippe rechts in das obere, dagegen links in das untere Drittel des Nierenschattens. Die Längsachsen beider Nieren divergieren caudalwärts.

Die Harnblase stellt sich je nach Füllungszustand als weichteildichter Schatten dar, dessen caudaler Pol etwa in Höhe der Symphyse liegt.

2. Lageveränderungen im Pneumoperitoneum

Nach Anlage oder spontaner Bildung eines Pneumoperitoneums sind die Organe innerhalb der Peritonealhöhle von der Bauchwand bzw. dem Zwerchfell und auch voneinander gut abgrenzbar. Dabei spielt allerdings die Körperstellung eine wesentliche Rolle, weil die insufflierte Luft jeweils in den am höchsten gelagerten Teil der Bauchhöhle aufsteigt. Außerdem ist zu berücksichtigen, daß Organe mit einem Mesenterium durch die Luftfüllung frei beweglich werden und sich bei Lagewechsel des Patienten ebenfalls verlagern können.

Bilder des stehenden Patienten zeigen deshalb im Pneumoperitoneum vorwiegend die Oberbauchorgane, d. h. Leber und Milz, sowie die Unterfläche des Zwerchfells (vgl. Abb. 367). Sehr aufschlußreich sind Aufnahmen des liegenden Patienten bei horizontalem Strahlenverlauf mit entsprechend angestellter Filmkassette. In Linksseitenlage sieht man dann vorwiegend die Leber, in Rechtsseitenlage die Milz. Aufnahmen in Rückenlage mit rein seitlicher Projektion zeigen die vordere Bauchwand (vgl. Abb. 368). In Bauch- bzw. Knie-Ellenbogenlage sinken die beweglichen Bauchorgane nach ventral, so daß die hintere Begrenzung der Peritonealhöhle frei projiziert wird. Die dort retroperitoneal liegenden Organe werden dabei als weichteildichte Schatten erkennbar. Am Ansatz des ausgespannten Mesenteriums können mitunter (besonders vergrößerte) Lymphknoten als polycyclisch begrenzte Halbschatten erscheinen.

III. Morphologische Veränderungen

Bei den einzelnen Organen wird noch besprochen, wieweit die jeweiligen Erkrankungen im Nativbild sichtbare Veränderungen hervorrufen. Es erscheint aber zweckmäßig, einige allgemeine Gesichtspunkte schon hier zu besprechen und auch auf solche morphologische Veränderungen hinzuweisen, die nicht unbedingt an ein bestimmtes Organ gebunden sind.

1. Verkalkungen

Kalkdichte Verschattungen verschiedenster Art, Ausdehnung und Lokalisation sind auf Übersichtsbildern des Abdomens außerordentlich häufig. Meistens haben sie keine

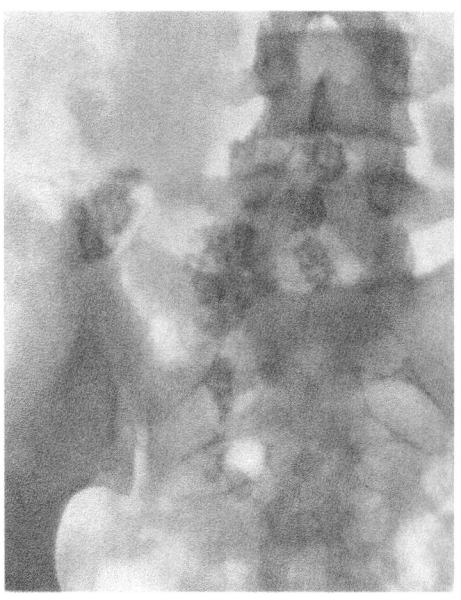
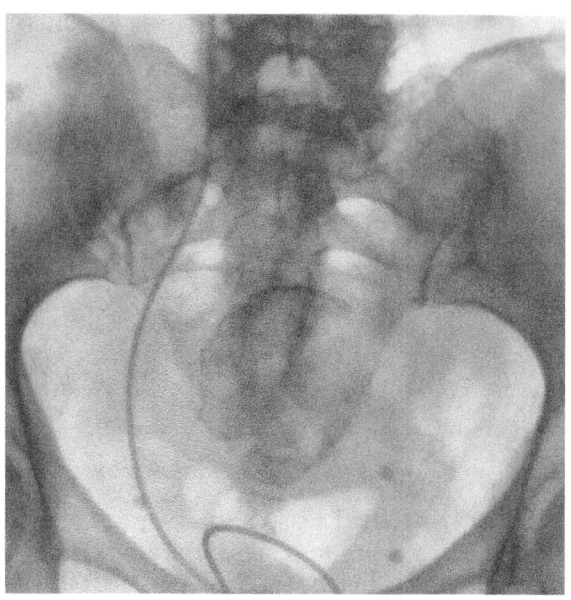

Abb. 358. Verkalkte Mesenteriallymphknoten   Abb. 359. Phlebolithen im kleinen Becken. Verkalktes Uterusmyom

wesentliche Bedeutung, müssen aber trotzdem beachtet und analysiert werden, weil sie auch Ausdruck einer Erkrankung sein können.

In den meisten Fällen handelt es sich um *verkalkte Mesenteriallymphknoten*. Sie können in Ein- oder Mehrzahl vorhanden sein. Die Größe der Kalkschatten beträgt zwischen 2 und 20 mm. Charakteristisch sind ihre unregelmäßige, maulbeerartige Form, die oft unscharfe, zerrissene Konturierung und ihre dichte, aber inhomogene, grobkörnige Struktur (Abb. 358).

Dem Verlauf der Radix mesenterii entsprechend findet man verkalkte Lymphknoten des Mesenteriums in sagittaler Projektion bei weitem am häufigsten rechts paravertebral in Höhe des 4.—5. Lendenwirbelkörpers. Im Seitenbild liegen sie einige Zentimeter vor der Wirbelsäule und unterscheiden sich dadurch von Kalkeinlagerungen in retroperitonealen Lymphknoten, die im Sagittalbild beiderseits neben die Wirbelsäule projiziert werden.

Die wesentliche Bedeutung dieser meist als Zufallsbefunde festgestellten Lymphknotenverkalkungen liegt in ihrer differentialdiagnostischen Abgrenzung gegenüber anderen Kalkschatten in Abdominal- und Retroperitonealorganen.

Phlebolithen der Beckenvenen (meist in Mehrzahl) erscheinen als runde homogene Schatten mit einem Durchmesser von etwa 2—5 mm (Abb. 359). Sie liegen sehr oft in einer Reihe entlang der Linea terminalis oder dem lateralen Teil der oberen Schambeinkontur, manchmal aber auch in kleinen Gruppen. Mit verkalkten Lymphknoten sind

sie kaum zu verwechseln. Schwierig kann aber ihre Unterscheidung von einem juxtavesicalen oder tiefsitzenden Ureterstein sein.

Nieren- und hochsitzende *Uretersteine* sind nicht selten erst durch eine Kontrastmitteldarstellung der Harnorgane von verkalkten Lymphknoten oder ähnlichen intraabdominalen Kalkschatten zu differenzieren. *Gallensteine* sind auf Nativbildern meist schon
an ihrer charakteristischen Form als solche zu erkennen. Infolge ihrer ventralen Lage
(Seitenbild und eventuell Schichtbild!) ist eine Verwechslung mit Konkrementen der
rechten Niere kaum möglich. Die sehr seltenen Pankreassteine gleichen ihrer Form nach
am ehesten verkalkten Lymphknoten; sie sind aber kleiner, meist in Vielzahl vorhanden

und dann an ihrer typi-
schen Anordnung trans-
versal zur Wirbelsäule,
der Lage des Pankreas
folgend, zu erkennen.

Differentialdiagno-
stisch zu berücksichti-
gen sind u. a. auch noch
Verkalkungen in abdo-
minalen Arterien (Aorta,
Aa. iliacae und renales
u. a.), Kotsteine (auch
im Proc. vermiformis),
Verkalkungen von Gal-

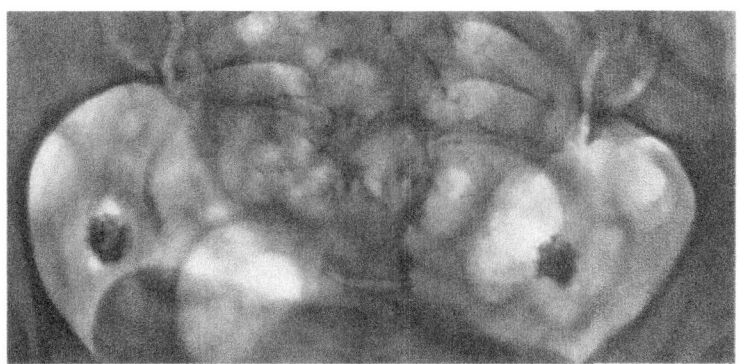

Abb. 360. Verkalkung beider Ovarien

lenblase (vgl. Abb. 483), Samenblase, Ovarien (Abb. 360), Uterusmyomen (Abb. 359),
Extrauteringraviditäten, Dermoidcysten, Echinococcuscysten (vgl. Abb. 489), Abscessen,
Organinfarkten usw. Auch peroral verabreichte Medikamente (z. B. Blaudsche Pillen)
können als kalkdichte Schatten erscheinen, ebenso Kontrastmittelreste, z. B. in Dickdarmdivertikeln (vgl. Abb. 507).

Im übrigen sei auf die jeweiligen Kapitel über die entsprechenden Erkrankungen der
einzelnen Organe verwiesen.

2. Weichteildichte Verschattungen

Von der Norm abweichende weichteildichte Verschattungen können durch Vergrößerung eines auch sonst auf Nativbildern erkennbaren Organs, z. B. der Leber, Milz
oder Nieren, verursacht sein. Sie sind dann im allgemeinen als solche zu erkennen.
Andererseits können auch Organe, die sich gewöhnlich nicht von ihrer Umgebung abheben,
z. B. die Gallenblase, bei besonders schlanken Patienten oder sehr starker Flüssigkeits-
füllung sichtbar werden.

Als *umschriebene* weichteildichte Schatten erscheinen auch Geschwülste, Aneurysmen
(meist mit Kalkschale!) und lokalisierte, abgekapselte Flüssigkeitsansammlungen, z. B.
Abscesse (meist subphrenisch). Bei schlanken Patienten kann auch ein perityphlitischer
Absceß als umschriebene Verschattung im rechten Unterbruch zu sehen sein.

Über das morphologische Substrat solcher Verschattungen kann natürlich auf Grund
einer Nativuntersuchung nur wenig ausgesagt werden. Wesentlich ist aber ihre Lokalisation mittels Durchleuchtung oder Aufnahmen in verschiedenen Projektionsrichtungen.
Größere raumfordernde Prozesse verdrängen die Abdominalorgane oft in typischer Weise
(s. später). Manchmal lassen schon die Nativaufnahmen solche Verdrängungen in ausreichendem Maße erkennen, wenn Organe betroffen sind, die normalerweise als Weichteilschatten zu sehen sind oder Luft enthalten.

Einen oft charakteristischen Befund geben auch *Flüssigkeitsansammlungen* in der
Peritonealhöhle, wobei das Röntgenbild allerdings ebenfalls keine Unterscheidung zuläßt
zwischen dem Transsudat, dem entzündlichen, eitrigen, galligen oder hämorrhagischen
Exsudat einer *diffusen Peritonitis* oder einem Chyluserguß bzw. einer *Blutung*.

Allgemein bewirken Flüssigkeitsansammlungen, z. B. ein *Ascites*, diffuse, homogene, weichteildichte Verschattungen, die aber bei generalisierten, d. h. in der Peritonealhöhle frei beweglichen, Ergüssen nie scharf begrenzt sind. Außerdem ist ihre Verteilung im Abdomen von der Körperstellung abhängig. Wie bereits bei den Pleuraergüssen besprochen (vgl. S. 167), läßt sich aber eine Flüssigkeitsansammlung erst von einer gewissen Mindestmenge an röntgenologisch nachweisen. Wenn die Flüssigkeit sich in der Peritonealhöhle frei verteilen kann, ist diese Mindestmenge sicher wesentlich größer als bei Pleuraergüssen und dürfte um 1000 cm³ betragen.

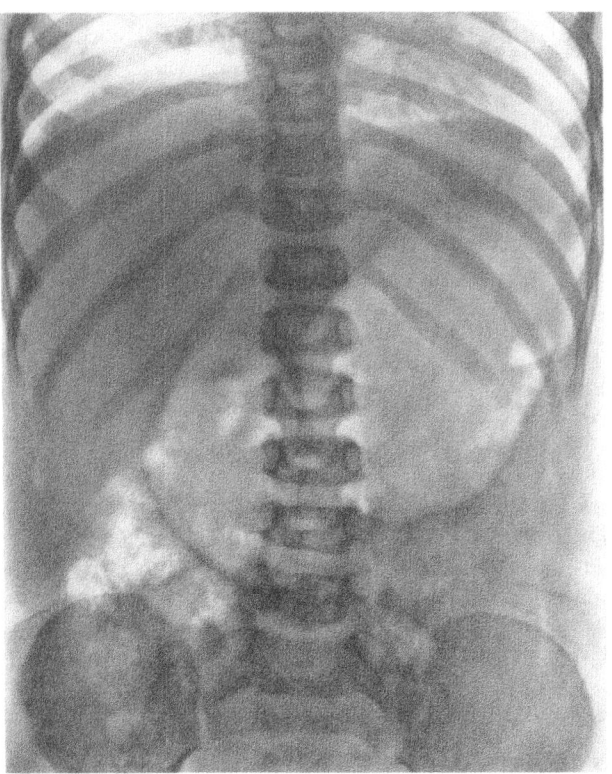

Je mehr Flüssigkeit vorhanden ist, um so größer ist das bei der Aufnahme durchstrahlte Volumen. Außer der Schattendichte nimmt dadurch auch die entstehende Streustrahlenmenge erheblich zu. Solche Aufnahmen erscheinen deswegen oft verhältnismäßig unscharf und kontrastarm, besonders wenn sie unter ungünstigen Voraussetzungen ohne Streustrahlenblende angefertigt werden müssen.

Mit zunehmender Menge eines Ascites nimmt im allgemeinen der Gasgehalt des Dickdarms ab. Dagegen besteht bei Erkrankungen, die zu entzündlichen Ergüssen führen (Peritonitis), aber auch bei schweren Blutungen (Milzruptur) sehr häufig eine hochgradige Gasblähung des Darmes, namentlich auch der Dünndarmschlingen, bzw. bei einer traumatischen Milzruptur eine Blähung des Magens und Duodenums (Abb. 361). In solchen Fällen zeigt schon das Nativbild,

Abb. 361. Hochgradige Gasblähung des Magens und Duodenums bei Milzruptur

daß die Darmschlingen durch die Flüssigkeit im Peritonealraum auseinandergedrängt werden. Die einzelnen Schlingen liegen dann nicht mehr dicht aneinander; der Abstand zwischen den Gasaufhellungen im Darmlumen ist vergrößert und entspricht nicht mehr nur der zweifachen Darmwanddicke. Verbreitert ist auch der Schatten der linken Zwerchfellkuppel, d. h. der Distanz zwischen der thorakalen Zwerchfellkontur und der Magenblase. Auf die differentialdiagnostische Abgrenzung zwischen einer epiphrenischen und subphrenischen Flüssigkeitsansammlung wurde bereits hingewiesen (vgl. S. 171). Natürlich sieht man bei einem Ascites auch ohne Luftblähung des Darmes nach Kontrastmittelapplikation ebenfalls sehr gut die Auseinanderdrängung der Dünndarmschlingen (Abb. 362).

Sind Entzündungen der Bauchorgane die Ursache des Ergusses, dann steht reflektorisch das Zwerchfell ein- oder beidseitig hoch und ist kaum atemverschieblich. Größere Flüssigkeitsmengen drängen das Zwerchfell mechanisch nach cranial mit entsprechender Verlagerung des Herzens.

In der freien Bauchhöhle sammeln sich kleine Flüssigkeitsmengen ihrer Schwere folgend immer an den tiefsten Stellen an, d. h. bei stehenden Patienten im kleinen Becken, in Rückenlage ebenfalls im kleinen Becken sowie in den Flanken und in Seitenlage in der aufliegenden Flanke und der entsprechenden Beckenhälfte. In jedem Falle werden gashaltige Darmschlingen umgekehrt nach oben angehoben und „schwimmen" auf der Flüssigkeit.

Für den Röntgennachweis von Flüssigkeit im *kleinen Becken* muß die Blase (möglichst mit Katheter) entleert werden. Dann stellt sich die Flüssigkeit als weichteildichtes

Schattenband verschiedener Form und Breite im kleinen Becken zwischen lufthaltigen Darmschlingen und dem parietalen Peritoneum dar. Kleine Exsudate bilden zwischen den etwas auseinandergedrängten Darmschlingen schmale, sich verzweigende Schattenstreifen und keilförmige Verdichtungen (Abb. 363a). Bei 100–150 cm³ Flüssigkeit sieht man oberhalb der Symphyse eine Verschattung in Form eines „Neumondes" (FRIMANN-DAHL) (Abb. 363b).

Mit zunehmender Flüssigkeitsmenge werden die Darmschlingen mehr und mehr auseinandergedrängt. So entsteht bei etwa 200 bis 300 cm³ eine „halbmondförmige" Verschattung (Abbildung 363c), die dann

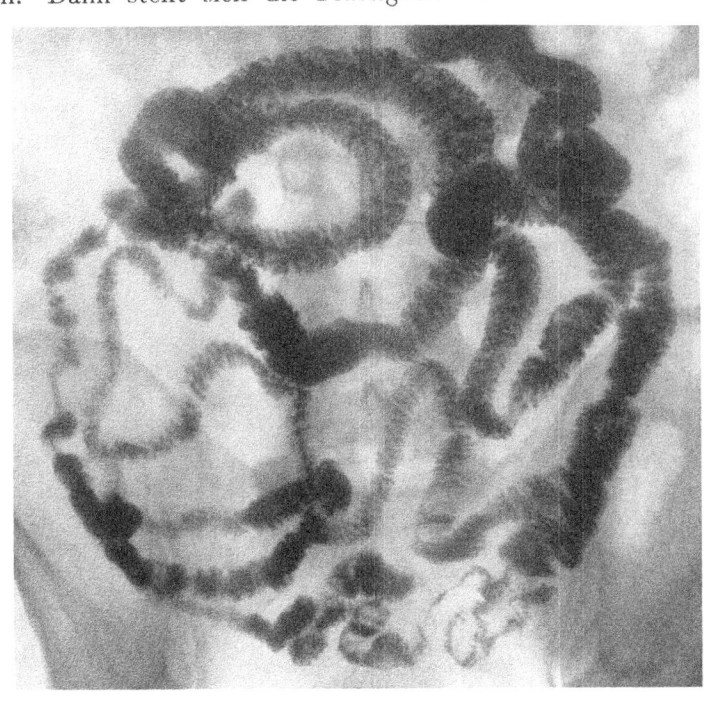

Abb. 362. Auseinanderdrängung der Dünndarmschlingen durch Ascites bei Magencarcinom

schließlich bei weiterer Zunahme über 500 cm³ das ganze kleine Becken ausfüllt (Abb. 364). Gleichzeitig breitet sich die Flüssigkeit an den Flanken nach cranial aus, verschattet diese und macht ihre Konturen unscharf bzw. verwischt sie.

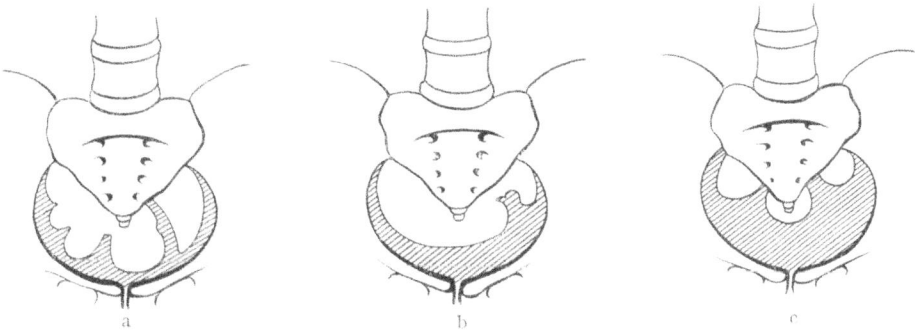

Abb. 363 a—c. Ansammlungen verschieden großer Flüssigkeitsmengen im kleinen Becken (nach FRIMANN-DAHL). a Keilförmige Verschattungen zwischen den Darmschlingen bei nur wenig Flüssigkeit. b Verschattung in Form eines „Neumondes" bei 100—150 cm³ Flüssigkeit. c Halbmondförmige Verschattung bei 200—300 cm³

Flüssigkeitsansammlungen in den *Flanken* — entweder isoliert bei lokalisierter Peritonitis und Traumen oder bei beginnender generalisierter Peritonitis mit gleichzeitigem Exsudat im kleinen Becken — erscheinen zwischen den durch das extraperitoneale Fettgewebe verursachten streifenförmigen Aufhellungen („Flankenstreifen") und gashaltigen Darmschlingen als arkadenförmige Verschattung (Abb. 365). Umgekehrt entsteht bei einem Ileus ohne Exsudat zwischen dem flüssigkeitsgefüllten Darm und dem Schatten des M. transversus abdominis durch das extraperitoneale Fett eine arkadenförmige Aufhellung (FRIMANN-DAHL) (Abb. 366). Je größer die Flüssigkeitsmenge wird, um so mehr werden die Darmschlingen nach medial verdrängt und die Flankenstreifen zunehmend verschattet.

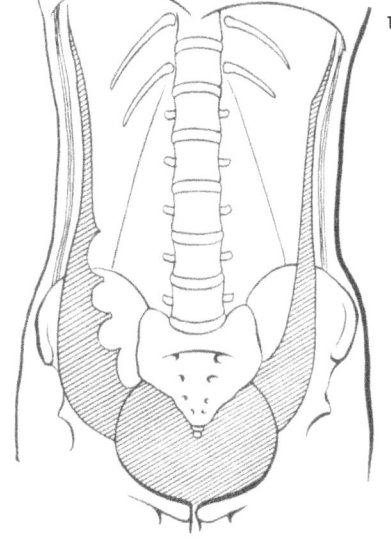

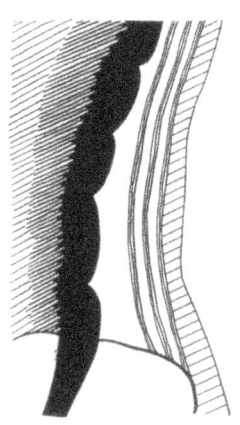

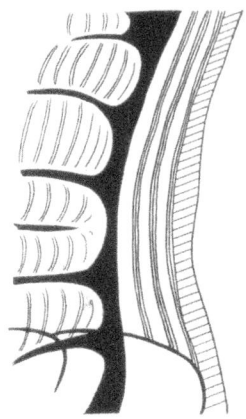

Abb. 364. Totalverschattung des kleinen Beckens und an der seitlichen Bauchwand bei Flüssigkeitsmengen über 500 cm³ (nach FRIMANN-DAHL)

Abb. 365. Arkadenförmige Verschattung einer Flüssigkeitsansammlung in den Flanken (nach FRIMANN-DAHL und LAURELL)

Abb. 366. Arkadenförmige Aufhellung durch extraperitoneales Fettgewebe zwischen flüssigkeitsgefüllten Darmschlingen und dem M. transversus abdom. (nach FRIMANN-DAHL)

Flüssigkeitsansammlungen im *rechten Oberbauch* können nach HELLMER gegenüber der schattendichten Leber und der seitlichen Bauchwand u. U. als Aufhellungen erscheinen.

3. Veränderungen des Psoasschattens

Verbreiterungen und lateralwärts konvexe Vorwölbungen des normalerweise linear begrenzten Psoasschattens deuten auf einen raumfordernden Prozeß im Retroperitonealraum. Dabei kann es sich um eine Geschwulst, einen paranephritischen Absceß oder um einen Senkungsabsceß handeln. Besteht im Retroperitoneum noch ein akuter Entzündungsprozeß, dann ist der Psoasschatten außerdem bzw. auch — ohne gleichzeitige Vorwölbung — unscharf konturiert.

4. Aufhellungen durch Luft- bzw. Gasansammlung

Die normalerweise im Magen-Darmtrakt erkennbaren Aufhellungen durch Luft oder Darmgase sind an anderer Stelle besprochen (vgl. S. 321). Ihr Ausmaß variiert sehr; es bestehen fließende Übergänge zu der bei Erwachsenen als sicher krankhaft anzusprechenden Gasblähung des Dünndarms. Solange keine Flüssigkeitsspiegel nachzuweisen sind (s. später), ist für die Annahme einer pathologischen Veränderung weniger das Röntgenbild als der klinische Befund entscheidend.

Äußerst wichtig ist aber der Nachweis von Luftaufhellungen *außerhalb* des Magen-Darmkanals im Peritonealraum. Ursache eines derartigen „spontanen Pneumoperitoneums" ist praktisch immer eine Perforation des Magens oder Darmes in einem Bereich, der normalerweise Gas enthält, d. h. in erster Linie die Perforation infolge eines Ulcus ventriculi oder duodeni und im Bereich des Dickdarms infolge Geschwulstzerfalls oder Divertikelperforation. Im Gegensatz zu der Häufigkeit bei Bauchschüssen während des Krieges sind traumatische Magen-Darmperforationen heute verhältnismäßig selten.

Nach einer Laparoskopie oder Laparotomie bleiben manchmal ebenfalls einige Tage lang Luftaufhellungen nachweisbar, die in den ersten 2—3 Tagen keinerlei Bedeutung haben. Bestehen sie längere Zeit, so handelt es sich doch wahrscheinlich um eine Resorptionsstörung. Bei postoperativen Kontrollen muß an diese Möglichkeit gedacht werden.

Luft in der freien Peritonealhöhle führt bei Aufnahmen des stehenden Patienten zu *sichelförmigen* Aufhellungen unter dem Zwerchfell, und zwar ein- oder doppelseitig (Abb. 367). Die Breite dieser Aufhellungen kann je nach Luftmenge alle Übergänge von sehr schmalen Sicheln bis zum Totalpneumoperitoneum zeigen. Sehr kleine Luftmengen sind besser, oft sogar nur dann zu erkennen, wenn eine Aufnahme in Rückenlage des

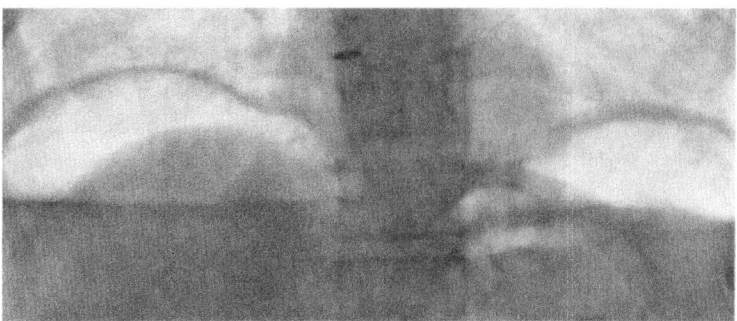

Abb. 367. Spontanes Pneumoperitoneum nach Magenperforation. Darstellung im Stehen: Luftaufhellungen unterhalb beider Zwerchfellkuppeln. Flüssigkeitsspiegel in der Peritonealhöhle

Patienten mit horizontalem Strahlenverlauf und rechtsseitig angestellter Kassette angefertigt wird. Dann besteht eine entsprechende Aufhellung zwischen vorderer Bauchwand

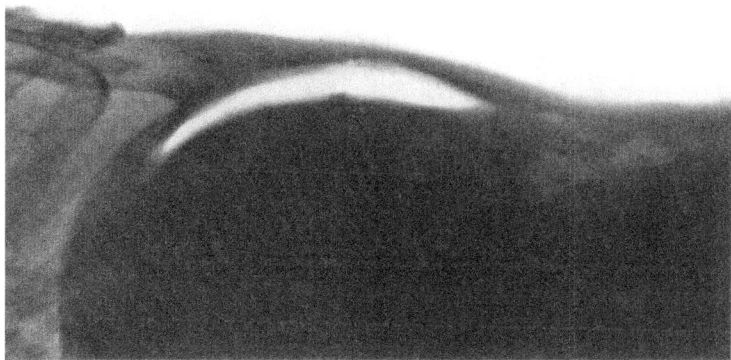

Abb. 368. Spontanes Pneumoperitoneum. Seitenbild in Rückenlage des Patienten: Luftaufhellung zwischen vorderer Bauchwand und Leber

und Leber (Abb. 368). Auch in linker Seitenlage sind bereits kleinere Luftaufhellungen lateral vom Leberschatten und zwischen Leber und Zwerchfell gut zu sehen. Dagegen ist in Rechtsseitenlage eine Abgrenzung gegenüber der Magenblase und einer gashaltigen linken Kolonflexur oft kaum möglich. Aus dem gleichen Grunde kommen auf Bildern des stehenden Patienten schmale Sicheln unter der rechten Zwerchfellkuppel besser zur Darstellung als unter der linken.

Als Unterscheidungsmerkmal zwischen einer Luftsichel unter der linken Zwerchfellkuppel und der Magenblase kann die Änderung der Magenblasenform nach Absaugen des Mageninhalts gelten.

Differentialdiagnostisch muß man bei Luftaufhellungen zwischen Zwerchfell und Leber an eine Koloninterposition denken (vgl. S. 261 und Abb. 287).

Luftansammlungen in der freien Peritonealhöhle sind also gekennzeichnet durch die Lage- und Formabhängigkeit der durch sie bewirkten Aufhellungen von der Körperstellung. Dadurch unterscheiden sie sich von sekundär abgekapselten Luftansammlungen oder Aufhellungen durch Gasbildung in Abscessen (meist subphrenisch), bei denen dann aber im allgemeinen basale Flüssigkeitsspiegel bestehen.

Differentialdiagnostisch ist auch an die Aufhellung der seltenen *Pneumatosis intestini* (cystoides) zu denken. Sie wurde auch mehrfach in Kombination mit einer Koloninterposition zwischen Leber und Zwerchfell beschrieben. Einzelne Cysten können platzen und ein spontanes Pneumoperitoneum verursachen.

5. Flüssigkeitsspiegel

Flüssigkeitsspiegel kommen zustande, wenn ein umgrenzter Raum gleichzeitig Flüssigkeit und Luft enthält. Dann sammelt sich die Flüssigkeit am tiefsten Punkt, und ihr weichteildichter Schatten bleibt in jeder Körperstellung *horizontal*, geradlinig gegen die darüber befindliche Luftaufhellung abgegrenzt (Abb. 369). Unter Durchleuchtungskontrolle sieht man ruckartige Erschütterungen als Wellen- bzw. Plätscherbewegungen der Flüssigkeitsoberfläche.

Die immer horizontalen Flüssigkeitsspiegel sind als solche natürlich nur darstellbar, wenn sie orthograd projiziert werden, d. h. mit horizontalem Strahlenverlauf auf die

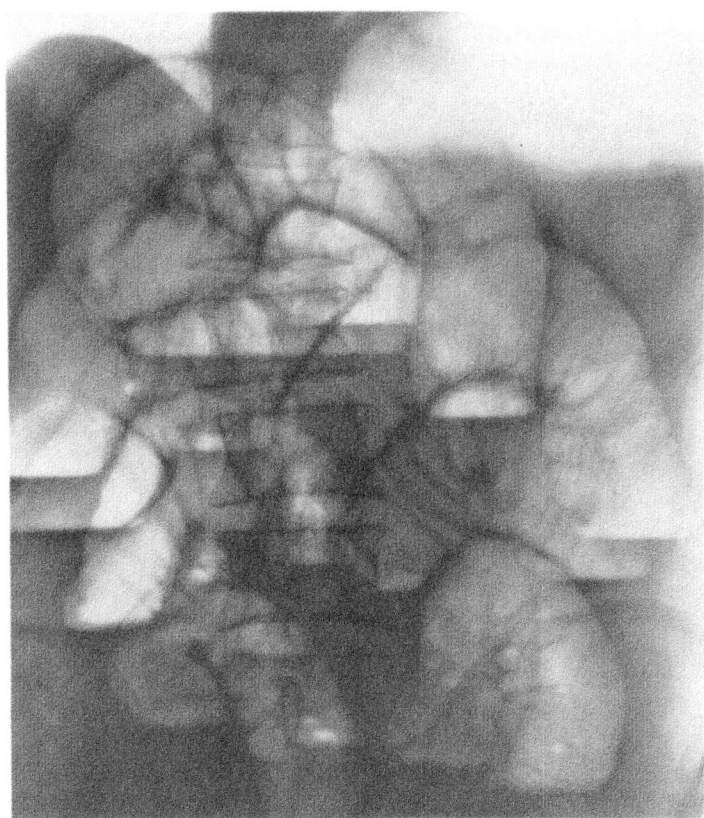

Abb. 369. Flüssigkeitsspiegel innerhalb des Darmlumens

senkrecht stehende Filmfläche. Dementsprechend ist ihre Darstellung am stehenden Patienten ohne weiteres möglich; beim liegenden Patienten muß die Kassette (seitlich) angestellt werden. Die typische Trochoskopieanordnung in Rückenlage des Patienten mit Untertischröhre ist dagegen für den Nachweis von Flüssigkeitsspiegeln nicht geeignet.

Spiegelbildungen im Abdomen sind mit nur einer Ausnahme, nämlich der Sekretschicht unter der Magenblase, immer Ausdruck einer schweren Baucherkrankung. Ihr Röntgennachweis ist deshalb besonders wichtig. Am häufigsten liegen die Spiegel *innerhalb des Darmes*. Der für ihr Auftreten notwendige „umgrenzte Raum" kommt durch eine Störung der Darmpassage zustande. Folglich sind Spiegelbildungen im Darm immer das Zeichen für einen mechanischen oder dynamischen (paralytischen) Ileus (vgl. S. 420).

Für die Spiegelbildung *außerhalb des Darmlumens* gilt das über die Ansammlung von Flüssigkeiten und Luft bzw. Gas in der Peritonealhöhle bereits Gesagte. Die Unterscheidung, ob Spiegel innerhalb oder außerhalb des Darmes liegen, ist oft sehr schwierig. Sie gelingt am ehesten, wenn beides der Fall ist, oder wenn, wie meist bereits wenige Stunden nach Beginn einer Peritonitis, zumindest eine Gasblähung des Dünn- und Dickdarms besteht und dadurch die Darmwände selbst dargestellt sind. Flüssigkeitsspiegel in der (freien) Peritonealhöhle überschneiden sich dann im allgemeinen mit der Darmwand. Bei Aufnahmen in verschiedenen Körperstellungen wechseln außerdem Spiegel außerhalb des Darmes ihre Lage und Anordnung meist in stärkerem Maße als solche im Darmlumen. Innerhalb der noch freien Peritonealhöhle sind die einzelnen Spiegel auch breiter; ihre Anzahl ist geringer.

Seitenbilder in Rückenlage des Patienten bei horizontalem Strahlenverlauf zeigen mitunter, daß gasgeblähte Darmschlingen auf der Flüssigkeit im Peritonealraum schwimmen (Abb. 370).

Abgesackte Ergüsse mit Gasaufhellungen und Spiegeln sind bevorzugt in bestimmten Regionen des Abdomens lokalisiert, und zwar subphrenisch (rechts häufiger als links),

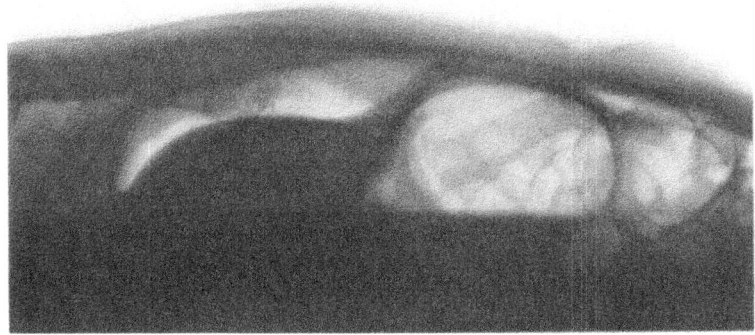

Abb. 370. Flüssigkeitsspiegel in der Peritonealhöhle. Seitenbild in Rückenlage des Patienten: Gasgeblähte Darmschlingen schwimmen auf der Flüssigkeit

in der Bursa omentalis, im Raum zwischen Leber, Mesocolon transversum und rechter Niere und nicht zuletzt im Douglasschen Raum als Becken- bzw. Douglas-Absceß.

IV. Die Röntgenuntersuchung beim „akuten Abdomen"

Beim sog. akuten Abdomen handelt es sich klinisch um ein schweres, aber weder ätiologisch noch symptomatologisch einheitliches Krankheitsbild. Kennzeichnend ist u.a. sein plötzliches Auftreten, oft ohne vorherige wesentliche Krankheitserscheinungen. Häufige Ursachen sind — abgesehen von Bauchtraumen — Appendicitis, Ulcusperforation, akute Darmverschlüsse (Volvulus, Invagination), Darmbrand, akute Gallen-, Nieren- und Pankreaserkrankungen (Steine!), Mesenterialvenenthrombose und Embolien sowie Blutungen, z. B. bei einer Spontanruptur der Milz. Im allgemeinen bestehen starke, dauernde oder kolikartige, Schmerzen. Bauchdeckenspannung, Druckschmerzhaftigkeit und der ängstliche Gesichtsausdruck mit den tiefen Faltenzügen der „Facies hippocratica" deuten auf eine Beteiligung des Peritoneums hin.

Diese im Rahmen der chirurgischen Röntgendiagnostik sehr häufigen Zustände schränken die untersuchungstechnischen Möglichkeiten erheblich ein. Dabei ist besonders zu beachten, was alles *nicht* getan werden darf oder zumindest in diesem akuten Stadium sinnlos ist und deswegen besser unterlassen wird. Der Röntgenologe muß sich praktisch auf eine Nativuntersuchung beschränken. Meist können sogar nur Übersichtsaufnahmen in Rückenlage des Patienten oder versuchsweise im Sitzen angefertigt werden, weil der Zustand nicht selten eine Umlagerung auf ein Durchleuchtungsgerät unmöglich macht. Um so wichtiger sind Aufnahmen sowohl in sagittaler als auch in seitlicher Projektion (mit angestellter Kassette) und, wenn eben möglich, auch in Ein- und Ausatmung. Gerade die Prüfung der Zwerchfellbewegung kann nämlich für die Diagnose entscheidend sein.

Absolut kontraindiziert ist die perorale Applikation irgend eines Kontrastmittels. Dagegen ist bei Verdacht auf einen Ileus ein Kontrastmitteleinlauf erlaubt. Eine intravenöse Pyelographie ist im akuten Nieren- oder Uretersteinanfall sinnlos, weil die betreffende Niere sehr häufig doch nicht ausscheidet.

Wenn nicht spezielle klinische Symptome ohnehin eine unverzügliche Operation erforderlich machen, dann besteht die wesentliche Aufgabe der Röntgenuntersuchung darin zu klären, ob eine sofortige Laparotomie erforderlich ist oder zunächst abgewartet werden darf. Mehr kann man in diesem akuten Stadium von der Röntgenuntersuchung kaum erwarten. Natürlich kann der Röntgenologe diese Entscheidung nicht alleine treffen, weil dabei auch weitgehend die persönliche Einstellung des Chirurgen den Ausschlag gibt. Um so wichtiger ist aber eine möglichst enge Zusammenarbeit.

Kriterien, die für eine sofortige Operation sprechen, sind in erster Linie der Nachweis freier Luft im Abdomen, Zeichen einer Blutung und im allgemeinen auch Flüssigkeitsspiegel.

B. Bauchwand

Erkrankungen der vorderen Bauchwand erfordern nur ausnahmsweise eine Röntgenuntersuchung; wichtiger und nicht selten unumgänglich kann sie aber bei pathologischen Prozessen der hinteren Bauchwand und des retroperitonealen Raumes werden. Da es sich bei Erkrankungen der Bauchwand meistens um Weichteilprozesse handelt, ist mit einer Nativuntersuchung allein die Diagnose oft kaum wesentlich zu fördern. Nativbilder sind lediglich geeignet zur Feststellung von Kalkeinlagerungen usw. und natürlich für die Lagebestimmung schattengebender Fremdkörper. Sie zeigen zwar auch bei geeigneter Projektion umschriebene weichteildichte Verschattungen, die durch Cysten, Hämatome, entzündliche Schwellungen oder echte Blastome verursacht sein können, ohne aber über die Art des Tumors etwas auszusagen.

Zur Feststellung des Inhaltes von Bauchwandbrüchen eignen sich besonders Aufnahmen in seitlicher Projektion. Lufthaltige Darmschlingen sind dann leicht an entsprechenden Aufhellungen, u. U. mit Flüssigkeitsspiegeln, zu erkennen. Manchmal ist aber auch eine perorale Kontrastmitteldarstellung zweckmäßig.

Das Pneumoperitoneum (vgl. S. 319f.) erlaubt darüber hinaus eine Klärung, ob ein Prozeß der Bauchwand angehört oder intraabdominal liegt. Noch wichtiger ist die Darstellung im Retropneumoperitoneum, weil gerade in der Hinterwand der Peritonealhöhle und im retroperitonealen Raum bei der Nativuntersuchung Einzelheiten kaum zu differenzieren sind.

Am ehesten geben *Bauchwandfisteln* Anlaß zur Röntgenuntersuchung. Die Wahl des Kontrastmittels für die *Fisteldarstellung* richtet sich weitgehend danach, in welche Organe die Fistel führt. In äußere Fisteln des Magen-Darmtraktes kann eine sehr dünne wäßrige Aufschwemmung von Bariumsulfat injiziert werden. In allen anderen Fällen muß ein wasserlösliches, zweckmäßigerweise eines der für die Darstellung der Nieren oder Gallenwege gebräuchlichen Mittel gewählt werden. Ölige Kontrastmittel sind weniger geeignet, weil sie infolge ihrer großen Oberflächenspannung nur sehr schlecht in feinere Fistelkanäle einfließen.

Die Injektion kann durch einen in den Fistelkanal eingeführten dünnen Gummischlauch erfolgen; oder man setzt die mit einem konischen Ansatz armierte Spritze direkt auf die Fistelmündung. Starker Injektionsdruck ist in jedem Falle zu vermeiden. Ein zunächst möglichst weit in den Fistelkanal eingeführter Gummischlauch wird während der Injektion langsam zurückgezogen, damit etwaige Seitenkanäle durch ihn nicht verschlossen werden. So gelingt meistens die vollständige Darstellung selbst stark verzweigter Fistelgänge.

Jede Fisteldarstellung bei Verdacht auf Verbindung mit inneren Organen erfolgt zweckmäßig unter Durchleuchtungskontrolle, weil sonst hinterher die Aufnahmen oft die Stelle der Einmündung der Fistel in den Darm oder ein anderes Organ nicht mehr genau erkennen lassen.

C. Magen und Zwölffingerdarm

I. Untersuchungstechnik

Jede Röntgenuntersuchung des Magens und Zwölffingerdarms setzt voraus, daß dem Untersucher wenigstens die wesentlichen anamnestischen Angaben und Beschwerden des Patienten bekannt sind. Falls sie auf der Überweisung nicht vermerkt wurden, muß der Untersucher selbst den Patienten befragen. Außerdem soll eine klare Fragestellung vorliegen, weil gerade bei der Magenuntersuchung Veränderungen der Funktion oft diagnostisch entscheidend sind. Man muß also *vorher* ungefähr wissen, worauf besonders aufmerksam zu achten ist; denn selbst der geübteste Untersucher kann in der aus Strahlenschutzgründen verhältnismäßig kurzen Zeit, die für die Durchleuchtung zur Verfügung steht, nicht alles sehen. Die später zur Auswertung vorliegenden gezielten Aufnahmen geben nur einige Einzelphasen des Füllungsablaufes wieder und können, obgleich morphologische Details auf ihnen besser zu beurteilen sind, die Schirmbeobachtung nie ersetzen.

Der Kontrastmitteldarstellung muß in jedem Falle eine, wenigstens orientierende Durchleuchtung des Thorax und Abdomens vorausgehen. Vom Magen selbst sieht man dabei zwar nur die Luftaufhellung der Magenblase unter der linken Zwerchfellkuppel, jedoch geben ihr Vorhandensein oder Fehlen, ihre Lage, Größe und Form mitunter bereits Hinweise auf Veränderungen, die auch für die weitere Untersuchungstechnik wertvoll sein können. Im Abdomen achtet man auf Verkalkungen, namentlich auf Konkrementschatten, und auf die Weichteilschatten von Leber und Milz. Man prüft außerdem die Atemverschieblichkeit des Zwerchfells. Bestehen Luftaufhellungen über Flüssigkeitsspiegeln, dann ist eine Kontrastmittelapplikation nicht ohne weiteres statthaft, wie bei der Untersuchung der Peritonealhöhle besprochen (vgl. S. 331).

1. Kontrastmitteldarstellung des Magens und Duodenums

Eine brauchbare Kontrastmitteldarstellung ist ohne entsprechende *Vorbereitung* des Patienten unmöglich. In jedem Falle muß der Patient vollkommen nüchtern sein; er darf vor der Untersuchung auch nicht rauchen. Starke Gasblähung des Darmes behindert die Untersuchung. Deswegen sind gärende Speisen 1—2 Tage vor der Untersuchung zu vermeiden. Abführmittel am Abend vorher sind speziell für die Magenuntersuchung nicht erforderlich.

Als *Kontrastmittel* dient, wie für die Untersuchung des Digestionstraktes allgemein, eine wäßrige, nicht sedimentierende Aufschwemmung von Bariumsulfat (eventuell mit Geschmackskorrigentien) von etwa sahneartiger Konsistenz.

Das Trinken des Kontrastmittels erfolgt ausschließlich unter Durchleuchtungskontrolle. Wir lassen den Patienten nie 1—2 Schluck „blind" trinken, um dann erst nach einiger Zeit (etwa 20 min) mit der eigentlichen Röntgendurchleuchtung zu beginnen. Die Passage gerade des ersten Breischluckes ist so aufschlußreich, daß man auf ihre Beobachtung nicht verzichten kann.

Der gesamte Untersuchungsgang umfaßt mehrere Phasen, von denen jede für sich spezifische Informationen über Morphologie und Funktion des Magens und Darmes gibt. Deswegen muß man sich an eine bestimmte Reihenfolge halten.

a) Darstellung des Schleimhautreliefs

Der Patient trinkt von der Kontrastmittelaufschwemmung zunächst nur einen Schluck, besser weniger als zuviel. Man beobachtet die Passage durch Oesophagus und Kardia und wartet ab, bis sich das Kontrastmittel im Magen gut verteilt hat, u. U. unterstützt durch entsprechende Palpation. Dann wird das Untersuchungsgerät bis zur Kopftieflagerung gekippt, damit das Kontrastmittel bis an den oberen Magenpol gelangt. Dabei steigt die Luft der Magenblase in die höher liegenden Magenteile bis zum Pylorus. Man erhält dadurch einen guten *Doppelkontrast* und sehr plastisch wirkende Bilder (vgl. Abb. 390b). Durch langsames Aufrichten des Patienten kann dieser Doppelkontrast in allen Magenabschnitten erzeugt werden, bis im Stehen die Luft wieder ganz in den Fundus steigt, dessen Schleimhaut durch die vorherige Kopftieflagerung nun ebenfalls mit Kontrastmittel benetzt ist. Nutzt man diese Möglichkeit vollständig aus, dann erübrigt sich eine zusätzliche Luftaufblähung des Magens.

Die Durchleuchtung erfolgt natürlich in allen Körperdurchmessern (in „fließender Rotation"). Dabei werden die erforderlichen gezielten Aufnahmen angefertigt. Für die Darstellung des Schleimhautreliefs der unteren Magenabschnitte am stehenden Patienten ist Kompression von außen mittels Tubus oder strahlendurchlässiger Polster (Luffaschwamm, Schaumgummi usw.) zweckmäßig. Sie muß so dosiert werden, daß Kontrastmittel in den Tälern zwischen den Schleimhautfalten und u. U. in flachen Nischen bleibt, daß aber dieses Relief nicht mehr von störenden Kontrastmittelschichten überlagert wird. Sehr wichtig ist auch die Untersuchung in Bauchlage des Patienten zur Darstellung der Magenvorderwand. Am besten legt der Patient sich dabei etwas auf seine rechte Seite (entsprechend dem I. schrägen Durchmesser), weil dann der Bulbus duodeni günstiger projiziert wird.

Aufnahmen des Schleimhautreliefs in Bauchlage erfolgen oft besser auf dem Blendentisch mit dorso-ventralem Strahlenverlauf. Die meisten gebräuchlichen Durchleuchtungsgeräte lassen diese Projektion in (horizontaler) Bauchlage des Patienten nicht zu. Bei dem ohnehin geringen Focus-Schirmabstand solcher Geräte (um 70 cm) ist aber bei ventro-dorsaler Strahlenrichtung der Abstand von der Magenvorderwand zum Film zu groß. Nur wenige neuartige Spitzengeräte (mit zwei Röhren) ermöglichen wahlweise Aufnahmen in entgegengesetzten Strahlenrichtungen, wenn dabei der Patient auf einer bestimmten Körperseite liegen muß.

Eine Verbesserung der Reliefdarstellung wurde rein aufnahmetechnisch in letzter Zeit durch Verwendung von Röhren mit sehr kleinem Brennfleck erreicht. Auch ohne zusätzliche direkte Röntgenvergrößerung (vgl. S. 10f.) verkleinert ein solcher Feinfocus die durch den kleinen Aufnahmeabstand bedingte geometrische Unschärfe. Wegen der geringen Focus-Belastbarkeit setzt das allerdings die Verwendung hoher Röhrenspannungen voraus, weil bei den sonst zu langen Belichtungszeiten durch größere Bewegungsunschärfe der erzielte Gewinn wieder verloren würde. Die Hartstrahltechnik bringt auch noch weitere bildmäßige Vorteile, die im allgemeinen Teil besprochen sind (vgl. S. 10).

Die Darstellung des Schleimhautreliefs ist erst beendet, wenn das Kontrastmittel die Flexura duodenojejunalis erreicht hat. Dann ist meist auch im Verlaufe des ganzen Duodenums die Schleimhaut gut zu beurteilen. Diese Phase wird durch eine Aufnahme objektiviert. Bei der anschließenden Vollfüllung des Magens füllt sich nämlich normalerweise der Zwölffingerdarm nicht in ganzer Länge prall mit Kontrastmittel.

b) Vollfüllung des Magens mit Kontrastmittel

Im Anschluß an die Reliefdarstellung trinkt der Patient im Stehen so viel Kontrastmittel, bis der Magen möglichst bis kurz unterhalb der Kardia gefüllt ist. Während des Trinkens wird die Entfaltung des Magens auf dem Leuchtschirm beobachtet, ebenfalls wieder unter Drehung des Patienten, damit man in vielen Füllungsphasen möglichst alle Magenbezirke zu Gesicht bekommt.

Sobald kurze Zeit nach Vollfüllung kräftige Peristaltik einsetzt, wird eine Übersichtsaufnahme angefertigt, und zwar am besten so weit im I. schrägen Durchmesser, daß der Bulbus duodeni in seiner größten Länge parallel zum Film verläuft (vgl. Abb. 371), falls nicht ein bereits erkennbarer krankhafter Befund andere Projektionen erfordert.

Es ist zweckmäßig, auch nach Vollfüllung des Magens den Patienten noch einmal in Horizontal- bzw. Kopftieflage zu bringen, besonders wenn Veränderungen im Magenfundus, ein Hiatusbruch, ein gastro-oesophagealer Reflux usw. vermutet werden. Durch Rechtsseitenlage werden Magenentleerung und Darstellung des Bulbus duodeni gefördert.

Sobald in regelmäßigen Abschnitten Kontrastmittelportionen durch den Pylorus in das Duodenum entleert werden, fertigt man ausgeblendete (Tubus!) gezielte Aufnahmen des *Bulbus duodeni* an. Dabei sollen nach Möglichkeit je zwei Aufnahmen in zueinander senkrechten (meist den beiden schrägen) Strahlenrichtungen den Bulbus in gefülltem Zustand und in zwischenzeitlicher Entleerung zeigen.

Abschließend wird noch die Passage des Kontrastmittels durch das Duodenum und die Füllung der ersten Jejunumschlingen beobachtet.

Trotz der großen Bedeutung einer guten Reliefdarstellung für die Erkennung feinerer morphologischer Veränderungen, namentlich beginnender Blastome, muß bei jeder Magenuntersuchung mit gleicher Sorgfalt auch eine Vollfüllung erfolgen. Ohne sie sind eine Beurteilung der Füllungs- und Bewegungsvorgänge und die Profildarstellung randbildender Wandveränderungen nicht möglich.

c) Nachuntersuchungen

Nachuntersuchungen bezwecken die Kontrolle der Magenentleerung und der weiteren Passage des Kontrastmittels durch den Darm. Sie gehören zu jeder ordnungsmäßigen Untersuchung. Allerdings genügt meist eine (dann aber nur kurze) Nachdurchleuchtung ohne Anfertigung von Aufnahmen.

Routinemäßig haben sich zwei Nachuntersuchungen, 2—3 Std und 6—8 Std nach der Kontrastmittelapplikation, als zweckmäßig erwiesen. Wenn dann der Magen noch nicht vollkommen frei von Kontrastmittel ist (z. B. bei Ulcus duodeni, Pylorusstenose usw.), muß eine weitere Kontrolle nach 24 Std erfolgen. Ein auch dann noch im Magen sichtbarer größerer Kontrastmittelrest ist das Zeichen einer so hochgradigen Passagebehinderung, daß sich weitere Kontrollen erübrigen, weil ohnehin chirurgische Maßnahmen indiziert sind.

2. Kombination mit anderen Darstellungsmethoden

Häufig soll die Kontrastmitteldarstellung des Magens und Duodenums mit anderen Darstellungsmethoden kombiniert, d. h. simultan oder wenigstens am gleichen Tage sollen Magen und auch noch andere Abschnitte des Digestionstraktes oder andere Organe untersucht werden. Eine derartig „massierte" Röntgendiagnostik ist sicher nicht ideal, oft aber kaum zu umgehen, und es besteht auch keine Veranlassung, sie grundsätzlich abzulehnen. Sie muß aber sinnvoll, bei jeder Kombination in einer zweckmäßigen *Reihenfolge der Einzeldarstellungen* erfolgen.

Schon im Kapitel über den Oesophagus wurde gesagt, daß bei einer Simultanuntersuchung von *Oesophagus und Magen* zuerst das Schleimhautrelief des Magens darzustellen ist. Dann folgt die Oesophagusuntersuchung und zuletzt die Vollfüllung des Magens.

Sollen *Magen- und fraktionierte Dünndarmdarstellung* (vgl. S. 411) kombiniert werden, so beginnt man wieder mit der Reliefdarstellung des Magens und schließt die fraktionierte Dünndarmfüllung an, zuletzt folgt die Vollfüllung des Magens.

Eine häufige Forderung ist die Simultanuntersuchung von *Magen und Gallenblase* (vgl. Cholecystographie, S. 468 f.). Dabei wird nach Anfertigung der Leeraufnahme morgens möglichst früh das Gallen-Kontrastmittel intravenös injiziert. Nach entsprechender Zeit (bis 2 Std) folgen Aufnahmen der gefüllten Gallenwege. Die im allgemeinen danach übliche „Fettmahlzeit" muß allerdings unterbleiben. Es schließt sich vielmehr die Reliefdarstellung der Magenschleimhaut an.

Obgleich die Bariumaufschwemmung kein Fett enthält — man hat auch schon einen Fettzusatz zum Kontrastmittel versucht —, entleert sich die Gallenblase meist schon nach dieser einfachen „Kontrastmittelmahlzeit", so daß man unverzüglich entsprechende Aufnahmen anfertigen und dann die Vollfüllung des Magens anschließen kann.

Andernfalls ist man zu einem Kompromiß gezwungen. Man gibt nach der Reliefdarstellung eine richtige Fettmahlzeit, wartet entsprechend lange, fertigt dann Aufnahmen der kontrahierten Gallenblase an und füllt zum Schluß den Magen mit Kontrastmittel auf. Dabei können aber Reste der Fettmahlzeit stören. Oder man verzichtet auf das Fett überhaupt, führt sofort nach der Reliefdarstellung die Vollfüllung durch und begnügt sich mit der Kontraktion und Entleerung der Gallenblase, die dadurch ausgelöst wird.

Darstellungstechnisch sind beide Möglichkeiten natürlich nicht optimal. Andererseits haben die Erfahrungen in der Notzeit nach dem Kriege gezeigt, daß die durch ein Stück trockenes Brot ersetzte Fettmahlzeit kräftige Gallenblasenkontraktionen auslösen kann.

Es bleibt noch zu überlegen, ob man bei der kombinierten Magen-Gallenblasen-Untersuchung statt der sonst ausgezeichneten, intravenös zu injizierenden Kontrastmittel für die Gallenblasendarstellung besser ein am Abend vor der Untersuchung peroral zu verabreichendes Mittel benutzt. Das hat den Vorteil, daß die Wartezeit zwischen Kontrastmittelinjektion und Füllung der Gallenblase entfällt und man deswegen morgens sofort mit der eigentlichen Röntgenuntersuchung beginnen kann. Während der Wartezeit sammelt sich nämlich manchmal im Magen soviel Nüchternsekret an, daß eine einwandfreie Darstellung des Schleimhautreliefs nur schwer gelingt. Für die Darstellung der Gallenwege hat die perorale Methode allerdings gewisse Nachteile (vgl. S. 468 ff.).

II. Das Röntgenbild des normalen Magens und Zwölffingerdarms

Vom „leeren", d. h. dem nicht mit Kontrastmittel gefüllten Magen und Duodenum sind röntgenologisch weder Verlauf noch Form oder Entfaltungszustand zu sehen. Ist nur wenig Kontrastmittel möglichst gleichmäßig in alle Magenabschnitte verteilt, so erkennt man im Röntgenbild das Schleimhautrelief. Die Vollfüllung mit einer größeren Kontrastmittelmenge ergibt ein Bild des entfalteten Magenlumens und läßt die topographischen Verhältnisse und die Magenform besser erkennen.

In beiden Fällen ist die Magenwand selbst nicht dargestellt. Man sieht nur ihre innere Kontur. Bei krankhaften Wandveränderungen sind an diesen Konturen aber in den meisten Fällen charakteristische Merkmale röntgenologisch erfaßbar.

1. Topographie des Magens

Im Bauchraum liegt der Magen asymmetrisch, und zwar mit seinem weitaus größten Teil links von der Wirbelsäule und nur mit dem Pylorus rechts neben der Mittellinie, die von dem präpylorischen Antrum etwa in Höhe des 12. Brust- bis 1. Lendenwirbelkörpers gekreuzt wird. Die Längsachse des Magens verläuft in einer von links oben nach rechts unten abfallenden Spirallinie (LUSCHKA), die allerdings normalerweise an ihrem Ende meist wieder ansteigt. Der craniale Magenpol liegt am weitesten dorsalwärts, nur durch den oberen Milzpol von der Hinterwand der Peritonealhöhle getrennt. Teile der vorderen Magenwand, namentlich im Bereich der großen Kurvatur, liegen der vorderen Bauchwand direkt an.

Röntgenbilder des mit Kontrastmittel gefüllten Magens in verschiedenen Körperdurchmessern lassen die topographischen Verhältnisse deutlich erkennen.

a) Hakenmagen

In senkrechter Körperstellung hat der gefüllte Magen normalerweise Hakenform (RIEDER) (Abb. 371). Nach morphologischen und funktionellen Gesichtspunkten unterscheidet man mehrere Magenteile, die von einzelnen Autoren (FORSSEL, GROEDEL, HOLZKNECHT) verschieden unterteilt und benannt wurden.

Der *Magenfundus* bzw. die *Fornix* reicht von der Kardia bis zum cranialen Magenpol und enthält (in senkrechter Körperstellung) die lufthaltige Magenblase. Auf Nativbildern erkennt man sie als Luftaufhellung, die caudalwärts durch einen beweglichen Flüssigkeitsspiegel begrenzt wird, wenn der Magen eine größere Flüssigkeitsmenge enthält; andernfalls verjüngt sie sich nach caudal.

Als *Magenkörper* (Corpus ventriculi; Pars media) bezeichnet man den größten Teil des Magens, der linksseitig, weitgehend parallel zur Wirbelsäule, von der Kardia an caudalwärts liegt. Fundus und Corpus bilden zusammen die *Pars descendens*, den sog. Längsmagen, der am *Magenwinkel* (Angulus) in den Quermagen, d. h. in die *Pars ascendens*, mit dem präpylorischen *Antrum* und dem *Pylorus* (Canalis pylori) übergeht.

Der caudale Magenpol reicht beim Hakenmagen bis in Höhe des 3. oder 4. Lendenwirbels; er liegt also tiefer als der Pylorus.

Beim Hakenmagen bildet der Angulus ventriculi einen spitzen bis höchstens rechten Winkel. Die im Magenwinkel an der kleinen Kurvatur zusammenstoßenden Querschnitts-ebenen begrenzen den sog. *Sinus* bzw. das *Vestibulum*.

In sagittaler Projektion wird der Magen nach rechts und oben von der *kleinen*, nach links und unten von der *großen Kurvatur* begrenzt.

Zu seiner eigenen Längsachse ist der Magen nicht oder höchstens im Bereich des sich röhrenförmig verjüngenden präpylorischen Antrums rotationssymmetrisch. In den übrigen Abschnitten reicht die Seite der großen Kurvatur weiter nach lateral als die der kleinen Kurvatur nach medial.

b) Langmagen (Gastroptose)

Als Sonderform des Ha-kenmagens ist der Lang-magen konstitutionell be-dingt; er findet sich vorwie-gend bei großen, schlanken Personen, bei Frauen häufi-ger als bei Männern. Schlaffe Bauchdecken (Geburten!) be-günstigen die Bildung eines Langmagens ebenso wie das breite Becken der Frau.

Beim Langmagen reicht der untere Pol bis in Höhe des 5. Lendenwirbels, manch-mal sogar noch tiefer. Da der Pylorus nicht in gleichem Maße tiefer steht, wird der Magenwinkel sehr spitz; das Antrum steigt steil an (vgl. Abb. 375); der Pylorus kann in der Mittellinie, ausnahms-weise sogar links von ihr liegen.

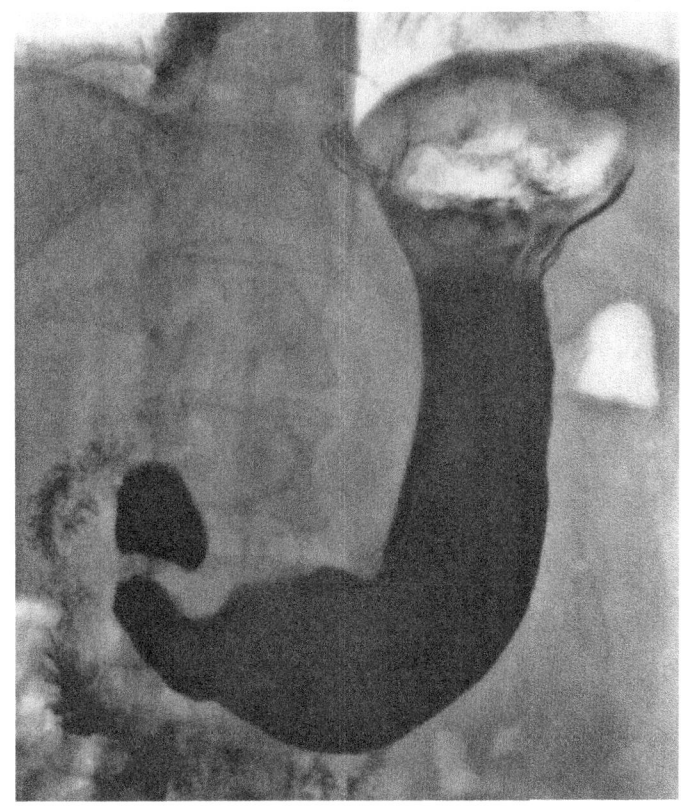

Abb. 371. Kontrastmitteldarstellung eines Hakenmagens. Projektion etwas im I. schrägen Durchmesser

Als extreme Form des Langmagens sei schon an dieser Stelle die *Magenptose* erwähnt, obgleich es sich dabei bereits um einen krankhaften Zustand handelt. Zwischen einem Langmagen und einer echten Ptose sind aber alle Übergangsformen möglich. Mit der Röntgendiagnose einer Ptose sollte man jedenfalls sehr zurückhaltend sein.

Bei der Magenptose handelt es sich um einen Teil einer allgemeinen Enteroptose. Der hypotone, sehr langgestreckte Magen mit taillenförmigem Körper hängt bis ins kleine Becken durch, wobei sich sein unterer Pol in die Symphysengegend projiziert. Der Fundus ist nach medial verlagert und enthält eine oft sehr große Magenblase. Wie beim Langmagen ist der Magenwinkel sehr spitz, das langgestreckte Antrum steigt steil zu dem nicht selten links neben der Mittellinie gelegenen Pylorus an. Gegenüber einem, meist noch normotonen, Langmagen besteht jedoch ein wesentlicher Unterschied. Bei einer echten Ptose wird die Gegend des unteren Magenpols infolge der Hypotonie deutlich ausgeweitet mit konsekutiver Taillenform des Magenkörpers (Abb. 372). Eine solche Ausweitung gehört dagegen nicht zum Bilde eines Langmagens.

Chirurgische Bedeutung hat die seltene sog. *fixierte Gastroptose*, die auch ohne all-gemeine Enteroptose durch sekundäre Schrumpfung von Verwachsungen entstehen und zu verschiedenartigen Formveränderungen (Einrollung der kleinen Kurvatur) führen kann (ASSMANN).

c) Stierhornmagen

Im Gegensatz zum Langmagen liegt der Stierhornmagen (HOLZKNECHT) sehr hoch im Oberbauch und mit seiner großen Kurvatur zur Bauchwand gekippt. Sein caudaler Pol reicht dann oft nur bis in Höhe des 2. Lendenwirbels. Infolge der Kippung ist in sagittaler Projektion ein Magenwinkel oft überhaupt nicht erkennbar, oder er ist sehr stumpf, so daß auch das Antrum noch bis zu dem meist weiter nach rechts liegenden Pylorus hin absteigt (Abb. 373).

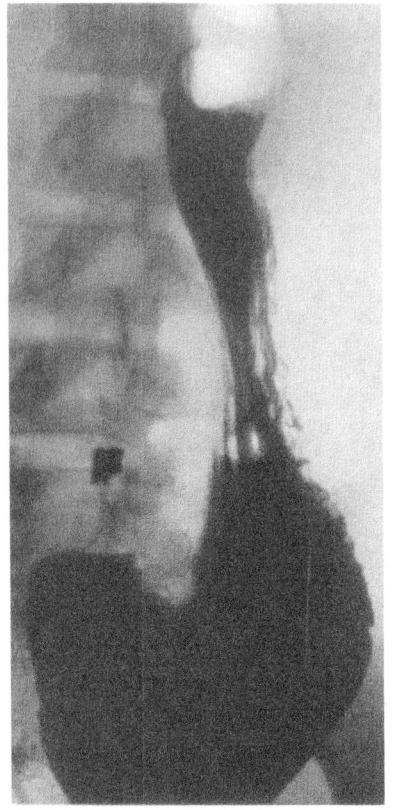

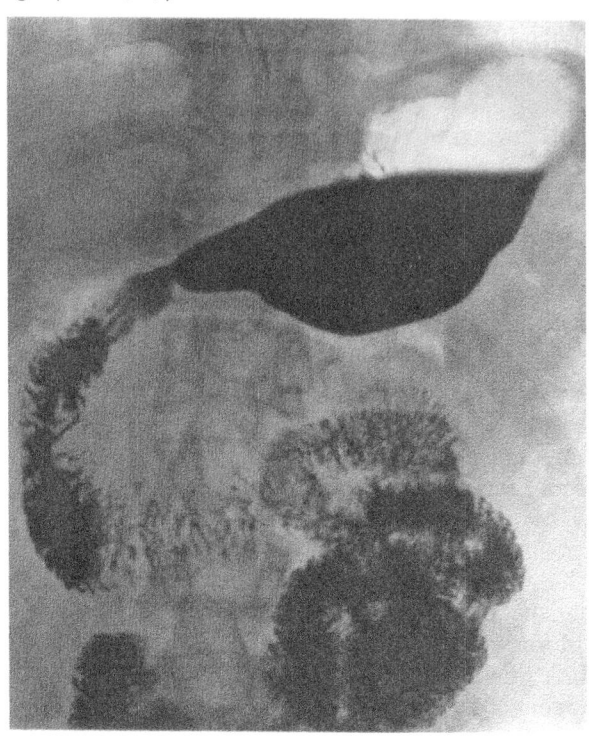

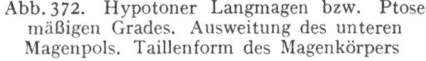

Abb. 372. Hypotoner Langmagen bzw. Ptose mäßigen Grades. Ausweitung des unteren Magenpols. Taillenform des Magenkörpers

Abb. 373. Stierhornmagen

Die Stierhornform ist viel seltener als die Hakenform. Man findet sie am ehesten bei gedrungenem Körperbau. Natürlich bestehen fließende Übergänge zwischen den verschiedenen Magenformen, die im übrigen wesentlich vom Magentonus abhängig sind (vgl. S. 345 f.).

d) Einfluß von Körperstellung und Atmung auf Lage und Form des Magens

Gegenüber der senkrechten Körperstellung liegt in *Horizontallage* des Körpers der Magen allgemein mehr quer im Oberbauch. Der untere Magenpol steht dann im Mittel etwa zwei Wirbelkörper höher. Die Größe dieser Höhendifferenz ist allerdings weitgehend vom Füllungszustand abhängig. Bei Vollfüllung des Magens macht sich die Abhängigkeit seiner Form und Lage von der Körperstellung verständlicherweise stärker bemerkbar.

In *Rücken-* und *Bauchlage* erscheint der Magenkörper (Pars descendens) deutlich kürzer, der Magenwinkel wird entsprechend größer und mitunter auch beim Hakenmagen stumpf. In Rückenlage fließt das Kontrastmittel in die am weitesten dorsal gelegenen Abschnitte, also in den Magenfundus, während die aboralen, weiter ventral liegenden Bezirke, namentlich die Gegend des Magenwinkels und das präpylorische Antrum, nur unvollständig gefüllt und entsprechend weniger entfaltet sind. Umgekehrt sind in Bauchlage gerade diese Partien auch gut dargestellt. Deshalb ist die Bauchlage für die Röntgendarstellung im allgemeinen besser geeignet.

Die *rechte Seiten-* bzw. *Schräglage* ist ebenfalls für die Untersuchung der Pylorus-gegend zu empfehlen. Man erreicht damit außerdem, daß die Magenentleerung und Füllung des Bulbus duodeni besser in Gang kommen. Insgesamt verlagert sich der Magen in Rechtsseitenlage der Schwere folgend etwas nach rechts. Diese Verlagerung betrifft in erster Linie den Magenkörper, so daß der Magenwinkel kleiner wird. Die Magenblase wird wegen ihres Luftgehaltes etwas nach links lateral verschoben.

In *linker Seitenlage* verhalten sich die einzelnen Magenabschnitte umgekehrt.

Infolge der engen topographischen Beziehung des Magenfundus zur linken Zwerchfell-kuppel führen die *Zwerchfellbewegungen* bei der *Atmung* zu rhythmischen Lage- und Form-veränderungen des Magens. Durch inspiratorischen Zwerchfelltiefstand wird der Magen in cranio-caudaler Richtung verkürzt; der untere Magenpol tritt tiefer, so daß die große Kurvatur stärker „durchhängt". Da der Pylorus diese respiratorische Verschie-bung nicht oder in weit geringerem Maße mitmacht, verkleinert sich der Magenwinkel, und die Pars descendens verläuft steiler.

Umgekehrt führt exspiratorischer Zwerchfellhochstand zu einer Streckung des Magens mit Anstieg seines unteren Pols und Vergrößerung des Magenwinkels. Die Streckung gewährleistet auch eine gute Übersicht über die einzelnen Magenabschnitte. Deshalb werden Röntgenaufnahmen im allgemeinen besser in Exspiration angefertigt.

Der Einfluß krankhafter Veränderungen der Nachbarschaft auf Lage und Form des Magens wird später noch besprochen (vgl. S. 407 f.).

2. Topographie des Duodenums

Der Zwölffingerdarm verläuft bei einer Länge von 20—30 cm (Breite von 12 Quer-fingern) normalerweise in Form eines nach links oben offenen „C". Obgleich er größten-teils durch seinen vorderen Peritonealüberzug an der hinteren Bauchwand fixiert ist, also retroperitoneal liegt, wechseln seine Lage und Form in Abhängigkeit von der Magen-form und damit auch vom konstitutionellen Körperbau. In ihrer Lage weitgehend unveränderlich sind die durch das Ligamentum hepatoduodenale und das Treitzsche Band fixierten Punkte (Flexura superior und Flexura duodenojejunalis).

Als Teile des Duodenums können praktisch immer ein oberer, ein absteigender und ein unterer Schenkel unterschieden werden. An der *Flexura superior* geht die Pars superior in die Pars descendens, diese wiederum an der *Flexura inferior* in die Pars inferior und sie an der *Flexura duodenojejunalis* in das Jejunum über (Abb. 374).

Den Anfangsteil der *Pars superior* bildet der *Bulbus duodeni*. Bei Vollfüllung mit Kontrastmittel ähnelt seine Form der einer Zipfelmütze bzw. Zwiebel (vgl. Abb. 371 und 376). In seine meist geradlinig begrenzte Basis mündet, rechtwinklig auftreffend, der Pylorus-kanal. Die Basis bildet mit der kleinen Kurvatur einen medialen (Minor-) und mit der großen Kurvatur einen lateralen (Major-) Recessus. Zur Bulbusspitze hin zeigt die kleine Kurvatur fast immer eine nach medial, die große Kurvatur eine nach lateral konvexe bogige, durch orthograd projizierte Schleimhautfalten meist leicht gekerbte Kontur. Oft sieht man an der großen Kurvatur aber auch eine Konkavität; es handelt sich dann um eine Impression durch die benachbarte Gallenblase (Abb. 375).

Die Längsachse des Bulbus duodeni verläuft bei normaler Hakenform des Magens schräg von vorne unten nach hinten oben. Demnach wird der Bulbus im I. schrägen Durchmesser in seiner größten Längenausdehnung (parallel zum Film) dargestellt. In dieser Projektionsrichtung sieht man seine Vorder- und Hinterwand in Aufsicht. Um-gekehrt eignet sich der II. schräge Durchmesser für die Profildarstellung. Auf dem Leucht-schirm wird dann die Hinterwand rechts (medial hinten), die Vorderwand links (lateral vorne) randbildend.

Der craniale Pol des Bulbus duodeni kann (auch normalerweise) eine Luftblase ent-halten, die sogar durch geeignete Lagerung des Patienten zur Erzeugung eines Doppel-kontrastes ausgenutzt werden kann (Abb. 376).

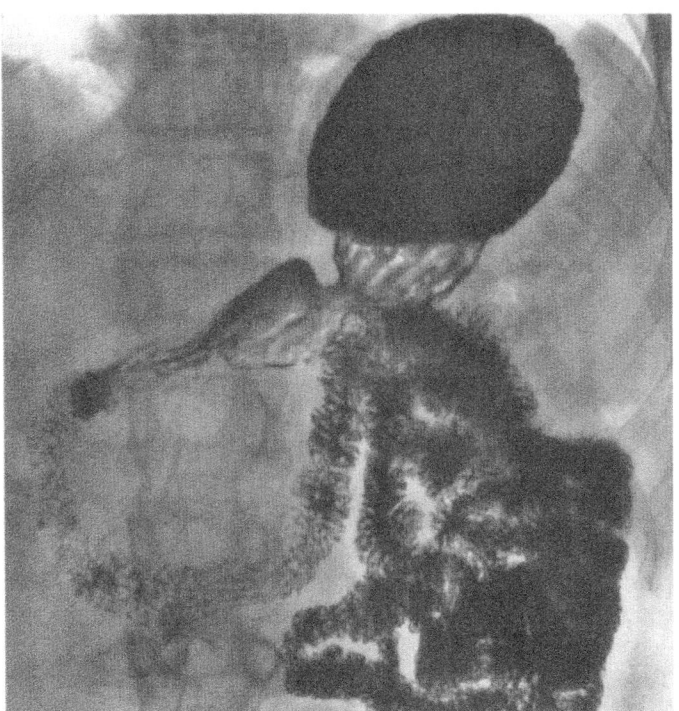

Abb. 374. Kontrastmitteldarstellung des Magens, Duodenums und oberen Jejunums in Rückenlage des Patienten

An seiner Spitze geht der Bulbus duodeni in die eigentliche Pars superior über; sie wird wegen ihres oft horizontalen Verlaufs mitunter auch als *Pars horizontalis superior* bezeichnet. Hier beginnt auch die für das restliche Duodenum charakteristische Fiederung der Schleimhautzeichnung.

An der Flexura superior liegt einer der Fixpunkte des Duodenums. Dadurch beeinflußt die Lage des Pylorus zu diesem Fixpunkt stark den Verlauf gerade der Pars superior. Tiefstand des Pylorus beim Langmagen verursacht deshalb einen steilen Anstieg vorwiegend des Bulbus duodeni; umgekehrt kann beim ausgeprägten Stierhornmagen die Längsachse des Bulbus

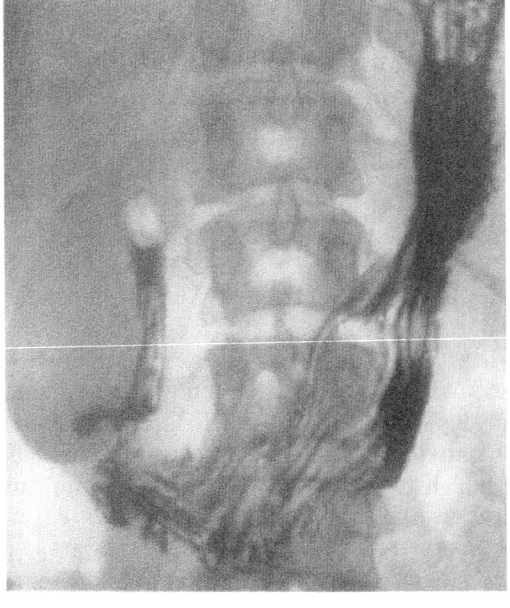

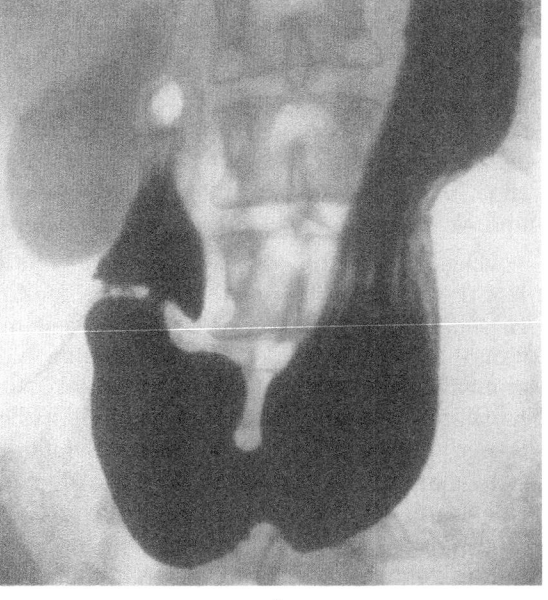

a   b

Abb. 375a u. b. Gleichzeitige Kontrastmitteldarstellung von Magen und Gallenblase. Ausgeprägter Langmagen (47jährige Frau). An der Seite der großen Kurvatur deutliche Impression des Bulbus duodeni durch die Gallenblase. a Schleimhautdarstellung: Pelotteneffekt durch die Wirbelsäule in der Gegend des Magenwinkels. b Vollfüllung: Impression des Magenkörpers durch die gashaltige linke Kolonflexur

und sogar die ganze Pars superior zur Flexura superior hin absteigen. In solchen Fällen ist der Bulbus oft nur im I. schrägen Durchmesser in Aufsicht darstellbar; er wird in der dazu senkrechten Strahlenrichtung von den unteren Magenabschnitten überdeckt.

Die *Pars descendens* verläuft rechts paravertebral mehr oder weniger geradlinig oder in einem nach rechts leicht konvexen Bogen in cranio-caudaler Richtung. Wegen der engen Lagebeziehungen zur rechten Niere und zu dem in der Duodenalschlinge liegenden Pankreaskopf beeinflussen diese Organe häufig den Verlauf des absteigenden Teiles.

Etwa an der Grenze zwischen oberem und mittlerem Drittel der Pars descendens münden gemeinsam die Ductus choledochus und pancreaticus, die sich vom Darm aus normalerweise nicht mit Kontrastmittel füllen. Bei guter Schleimhautdarstellung ist die Papilla Vateri zu erkennen.

Der Verlauf der *Pars inferior* zeigt ebenfalls Unterschiede, die aber weniger groß und seltener als bei den anderen Zwölffingerdarmteilen sind. Meistens können zwei Abschnitte unterschieden werden. Die *Pars horizontalis inferior* beginnt an der Flexura inferior, umfaßt etwa ein Drittel des unteren Schenkels und geht dann, ohne Bildung einer besonderen Flexur, in die *Pars ascendens* über. Sie reicht bis zur Flexura duodeno-jejunalis

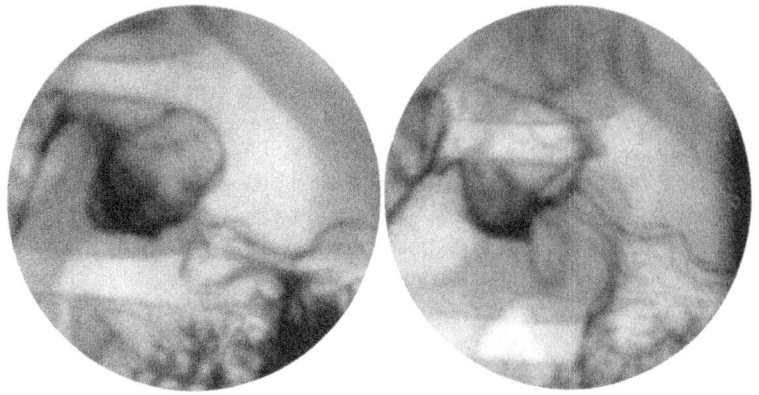

Abb. 376. Doppelkontrast-Darstellung des Bulbus duodeni

(zweiter Fixpunkt des Duodenums), deren Projektion im Sagittalbild (im Stehen) sich beim Hakenmagen oft mit der kleinen Kurvatur überschneidet und dann eine Geschwürsnische vortäuschen kann (vgl. S. 362); beim Langmagen liegt sie meist höher als die kleine Kurvatur, während sie durch einen stierhornförmigen Magen verdeckt oder ausnahmsweise sogar unter ihm sichtbar wird.

Eine überlagerungsfreie Darstellung des gesamten Duodenalverlaufes erreicht man am ehesten in Kopftieflagerung, wobei man — falls erforderlich — außerdem den Bereich der großen Magenkurvatur palpatorisch oder mit Hilfe eines Kompressionskissens cranialwärts verdrängen kann. Für den Nachweis von Veränderungen, z. B. eines Divertikels vgl. Abb. 429, S. 387), ist es unerläßlich, auch den ansteigenden unteren Zwölffinger-(darmteil auf diese oder eine ähnliche Art frei zu projizieren.

3. Schleimhautrelief

Die *Magenschleimhaut* besitzt eine sehr große Anpassungsfähigkeit; sie wurde von Forssell als „plastisches Organ" mit weitgehender Bewegungsautonomie aufgefaßt. Das erklärt auch die Vielgestaltigkeit der als normal aufzufassenden Schleimhautbilder. Trotz großer individueller Unterschiede bleibt aber beim einzelnen Menschen eine für ihn charakteristische Schleimhautzeichnung weitgehend konstant.

Das röntgenologische Schleimhautrelief kommt dadurch zustande, daß die Täler zwischen den einzelnen Schleimhautfalten von Kontrastmittel ausgefüllt und dadurch als Verschattungen sichtbar werden, während bei einer nur geringen Kontrastmittelmenge die Faltenkämme als Kontrastmittelaussparungen und somit als Aufhellungen erscheinen (Abb. 377).

In den einzelnen Magenabschnitten verlaufen die Schleimhautfalten verschieden. Im Magenfundus sind sie geschlängelt oder netzartig ohne erkennbare Systematik angeordnet.

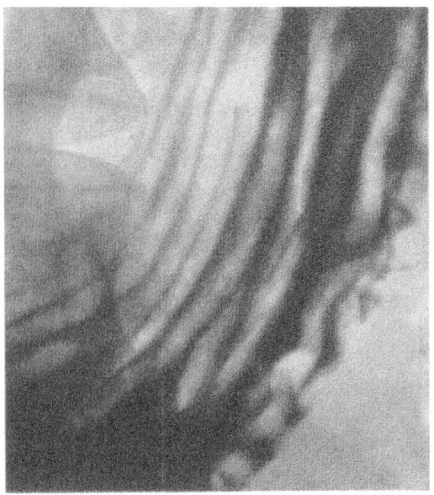

Dagegen sieht man unterhalb der Kardia im absteigenden Magenkörper Längsfalten parallel zur kleinen Kurvatur. Mit zunehmender Lichtungsweite in der Gegend des Magenwinkels divergieren diese Längsfalten etwas, um dann entsprechend der Verjüngung des Lumens im präpylorischen Antrum wieder konvergierend bis in den Pyloruskanal zu verlaufen.

An der Seite der großen Kurvatur herrscht oberhalb des Magenwinkels eine dem Fundus ähnliche netzartige Zeichnung mit geschlängelten Falten vor. An der großen Kurvatur selbst werden daher die Falten, ebenso wie im Fundus, teilweise orthograd projiziert und ergeben dadurch das als normal zu betrachtende Bild einer mehr oder weniger grob gekerbten oder gezähnelten Kontur. Erst in der Gegend des Magenwinkels ziehen Längsfalten bis an die große Kurvatur. Von der

Abb. 377. Normale Schleimhautfalten des Magens

sog. *Grenzfalte* (Abb. 378) ab verlaufen normalerweise bis zum Magenausgang keine Schleimhautfalten mehr quer zur Längsachse des Magens. Im präpylorischen Antrum sind deswegen ausgesprochene Querfalten der Ausdruck eines krankhaften Geschehens.

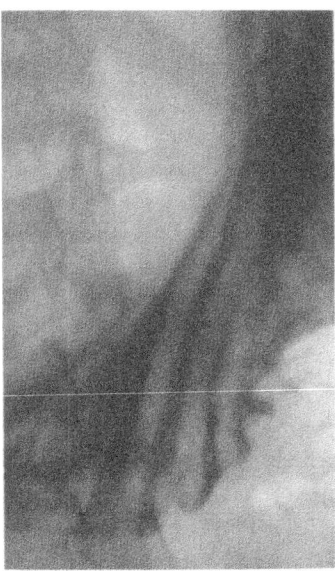

Abb. 378. Die sog. „Grenzfalte" der (etwas vergröberten) Magenschleimhaut

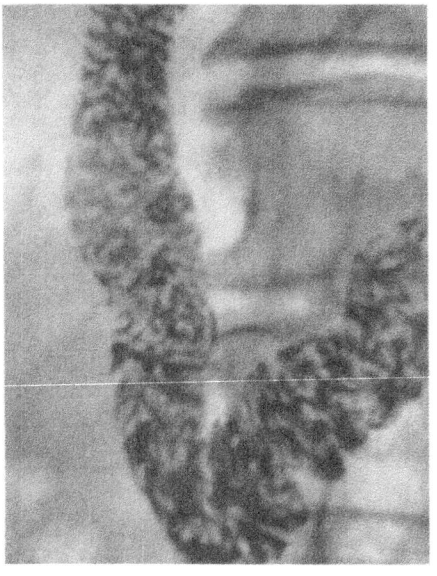

Abb. 379. Fiederung der Schleimhautzeichnung im Duodenum

Die einzelnen Schleimhautfalten sind sehr elastisch und lassen sich palpatorisch gut verstreichen. Ist das nicht der Fall, so besteht eine krankhafte Schleimhautinfiltration entzündlicher oder blastomatöser Art. Ähnliche Ursachen haben auch die sog. Faltenabbrüche, d. h. streckenweise Unterbrechungen der normalerweise immer kontinuierlich durchlaufenden Faltenzüge. Im Profilbild erscheinen solche Faltenabbrüche als stufenförmige Konturunregelmäßigkeiten.

Sind gleichzeitig die Faltentäler der Magenvorder- und -hinterwand mit Kontrastmittel gefüllt, so können bei der Darstellung in Aufsicht verschiedenartige Überschneidungsfiguren mitunter krankhafte Befunde (Faltenstern, Ulcusnische) vortäuschen. Solche Fälle können dann durch Profildarstellung der betreffenden Gegend meist leicht geklärt werden.

Die charakteristische Schleimhautzeichnung des Magens besteht auch noch im *Bulbus duodeni*. Auch dort sieht man je nach Füllungszustand mehr oder weniger erhabene Längs- und Querfalten, die bei Vollfüllung weitgehend verstreichen, so daß dann auch die sonst zu beobachtende Kerbung der Randkonturen aufgehoben ist.

Erst distal der Bulbusspitze beginnt die charakteristische Zeichnung der *Duodenalschleimhaut* in Form einer Fiederung (Abb. 379), deren morphologisches Substrat die Kerckringschen Falten sind. Die Fiederung ist um so feiner und engermaschig, je weniger das Lumen des Duodenums entfaltet ist.

4. Kontrastmittelpassage

An dieser Stelle können nur die als Regelfall beim normalen Magen und Zwölffingerdarm zu beobachtenden Vorgänge kurz skizziert werden. Von dieser Regel gibt es aber viele Ausnahmen, die bei Veränderungen der Magenfunktion alle Übergänge bis zu krankhaften Passagestörungen mit entsprechenden klinischen Symptomen umfassen.

Art, Ausmaß und Geschwindigkeit der Kontrastmittelpassage sind normalerweise von vielen Faktoren, z. B. der Konsistenz der Kontrastmittelaufschwemmung, dem Magentonus, der Acidität des Magensaftes usw., abhängig. Den physiologischen Lebensumständen entspricht — zumindest in der Füllungsphase — die Untersuchung des stehenden Patienten.

a) Kontrastmittelfüllung des Magens

Sobald Kontrastmittel die Kardia erreicht, öffnet sie sich reflektorisch und gibt einzelnen Kontrastmittelportionen den Zufluß zum Magen frei. Bei normotonen Mägen werden die ersten Portionen zunächst in der Kardiagegend von der Magenwand allseitig umschlossen; es bildet sich ein Kontrastmittelkeil mit aboralwärts gerichteter Spitze.

Erfolgt nun, wie zum Zwecke der Schleimhautdarstellung, kein weiterer Zufluß, dann fließt das Kontrastmittel langsam und vorwiegend entlang der kleinen Kurvatur bis zum Magenwinkel und, der sog. Grenzfalte folgend, bis zum unteren Magenpol. Gleichmäßige Verteilung über die Schleimhaut des ganzen Magens muß im allgemeinen passiv durch Palpation und dosierte Kompression erreicht werden.

Bei weiterem Nachschub von Einzelportionen durch die Kardia vergrößert sich der Kontrastmittelkeil; seine Spitze wird lang ausgezogen. Die weitere Füllung erfolgt zunächst ebenfalls wieder diskontinuierlich, indem die Kontrastmittelspitze jeweils abreißt, entsprechend große Einzelportionen entlang der kleinen Kurvatur bzw. der Grenzfalte — man spricht bei typischem Verlauf von der „Magenstraße" — abwärts gleiten und sich am unteren Magenpol zu einem zweiten Depot ansammeln.

Mit zunehmender Entfaltung des Magenlumens verbinden sich beide Kontrastmittelansammlungen zu einer kontinuierlichen Strömung. Eine Taillenform des deszendierenden Magenabschnittes unterhalb der Kardia bleibt aber bis zur Vollfüllung bestehen, wenn sie auch mehr und mehr verstreicht.

Entfaltung und Vollfüllung der Pylorusgegend erfolgen — wenigstens zu Beginn — später als beim Magenkörper. Deshalb dehnt sich der Magen zunächst fast ausschließlich in cranio-caudaler Richtung und erst danach quer bzw. senkrecht zur Körperlängsachse aus. Mit zunehmender Füllung wird demnach der Magenwinkel zuerst spitzer und dann wieder stumpfer.

Bei normalen Säureverhältnissen im Magen tritt während der Vollfüllung, sofern diese nicht absichtlich besonders langsam vorgenommen wird, kein Kontrastmittel in den Pyloruskanal selbst ein. Ist das doch der Fall, dann fehlt der normale Pylorusverschluß, und als Ursache dafür kann bei sonst normalen Verhältnissen mit großer Wahrscheinlichkeit eine Hypo- oder Anacidität angenommen werden.

b) Peristaltik

Gegen Ende der Füllungsphase setzt die Peristaltik des Magens ein. Sie dient der Mischung und Fortbewegung des Mageninhaltes.

Ob und wieweit dabei im präpylorischen Antrum spezielle Misch- und Auspreßbewegungen unterschieden werden können, wie GROEDEL und HOLZKNECHT unter gleichzeitiger Voraussetzung eines auch morphologisch definierten speziellen Spincter antri angenommen haben, kann hier nicht diskutiert werden. Für die Röntgendiagnostik chirurgischer Erkrankungen hat diese Frage kaum praktische Bedeutung.

Peristaltische Wellen beginnen unterhalb der Kardia, deutlich erkennbar meist erst in der Mitte zwischen ihr und dem Magenwinkel. Sie folgen in Intervallen von etwa 20 (15—25) sec aufeinander. Die Zeit ihres Ablaufes bis zum Pylorus schwankt ebenfalls erheblich. Manchmal sieht man gleichzeitig nur eine oder zwei peristaltische Einschnürungen, nicht selten aber auch mehr (bis zu fünf). In diesen Fällen muß die Ablaufzeit jeder Einzelwelle ein Mehrfaches des Intervalls zwischen dem Beginn zweier Wellen betragen.

Im Bereich des Magenkörpers sind die Wellen flach, besonders an der Seite der kleinen Kurvatur; an der großen Kurvatur schneiden sie etwas tiefer ein. Ihre Amplitude nimmt aber jenseits des Magenwinkels erheblich zu, so daß dort Teile des Magens zwischen zwei Wellentälern segmentär abgeschnürt erscheinen können.

Da Wellentäler und -berge an den beiden Kurvaturen stets korrespondieren, muß im Bereich des Magenwinkels die Ablaufgeschwindigkeit an der Seite der kleinen wesentlich geringer als an der großen Kurvatur sein.

Die Röntgendarstellung aller wichtigen Phasen des Peristaltikablaufes erfordert Aufnahmeserien mit einer Bildfrequenz von etwa 1 Bild pro 2 sec und mehr. Aufschlußreich können oft aber auch Polygramme sein; aus ihnen geht zwar nicht die zeitliche Aufeinanderfolge der Einzelphasen hervor; sie zeigen aber um so deutlicher, ob und wo eine Behinderung des Ablaufes peristaltischer Wellen vorliegt (vgl. S. 361). Die Röntgenkymographie eignet sich infolge der gebogenen Magenform immer nur für die Bewegungsanalyse eines dem Verlauf der Rasterschlitze (senkrecht zur Magenkontur) entsprechenden Bezirkes.

c) Entleerung

Die Entleerung des Magens wird durch reflektorische Öffnung des Pylorus periodisch freigegeben. Der Pylorus öffnet sich, wenn eine peristaltische Welle den Magenausgang erreicht, bzw. wenn ein tief einschneidendes Wellental das präpylorische Antrum passiert. Jedoch führt keineswegs jede ankommende Welle zur Entleerung von Kontrastmittel. Man kann oft beobachten, daß zu Beginn ein oder zwei Kontrastmittelportionen den Magenausgang passieren, daß anschließend aber mehrere Peristaltikwellen frustran ablaufen. Erst nach einiger Zeit kommt dann das Pylorusspiel definitiv in Gang. Wie die Füllung des Magens, so erfolgt normalerweise auch seine Entleerung diskontinuierlich in Einzelportionen, deren Größe etwa dem Fassungsvermögen des Bulbus duodeni entspricht.

Die *Entleerungszeit* des Magens ist sehr unterschiedlich und wird durch zahlreiche Faktoren beeinflußt. Am wichtigsten sind dabei neben der Menge des Mageninhaltes und (bei der Röntgenuntersuchung) der Konsistenz des Kontrastmittels Magentonus und -peristaltik sowie die Funktion des Pylorus; geringeren Einfluß haben Magenform und Körperstellung. Ohne auf Einzelheiten der zahlreichen Untersuchungen dieser Frage einzugehen, kann als Norm gelten, daß für 250 cm³ Kontrastmittel sahneartiger Konsistenz die Entleerungszeit zwischen 1—3 Std liegt (PRÉVÔT).

Die Bedeutung der *Aciditätsverhältnisse* für die Magenentleerung wurde bereits angedeutet. Hypo- bzw. Anacidität (Achylie) beschleunigen die Pyluspassage. In ausgeprägten Fällen beobachtet man nicht selten, daß der Pylorus überhaupt offen steht und das Kontrastmittel, ohne in der Pylorusgegend zu verweilen, unverzüglich in einer breiten Straße kontinuierlich in das Duodenum abfließt. Umgekehrt bewirkt Hyperacidität verstärkten Pylorusschluß und verspätetes Einsetzen des Kontrastmittelabflusses; oft ist dann auch die Entleerungszeit insgesamt verlängert.

Hingewiesen sei noch auf den Einfluß einer *psychischen* Komponente. Man kann sie mitunter ausnutzen, wenn die Magenentleerung im Beginn nur langsam oder verzögert einsetzt. Fordert man in solchen Fällen den Patienten mit entsprechend „genießerischen" Worten auf, an irgend eine ihm besonders schmackhafte Speise zu denken, dann ist man oft erstaunt, wie das Pylorusspiel schlagartig beginnt.

d) Zwölffingerdarmpassage

Treibender Motor der Füllung des Bulbus duodeni ist — nach Öffnung des Pylorus — die Magenperistaltik. Im Bulbus verweilt das Kontrastmittel kurze Zeit, und zwar im allgemeinen um so länger, je stärker er entfaltet und gefüllt wird. Das erklärt, warum bei unvollständiger Entfaltung des Bulbus durch eine nur geringe Kontrastmittelmenge nicht nur seine normale Haubenform kaum zur Geltung kommt, sondern die Füllung selbst nur sehr flüchtig erscheint.

Bei den verschiedenartigen Bewegungen im Duodenum selbst handelt es sich um sehr komplexe Vorgänge, die hier nicht ausführlich besprochen werden können, besonders weil sie noch nicht in allen Einzelheiten geklärt sind.

Die wesentlichen bekannten Vorgänge spielen sich im Bulbus duodeni ab. Im Anschluß an die Vollfüllung kommt es dort, wenn der Pylorus sich wieder schließt, zu einer tonischen Totalkontraktion und offenbar außerdem zu einer spitzenwärts fortschreitenden peristaltischen Bewegung. Dadurch wird normalerweise der Bulbus wieder vollständig entleert; allerdings kann auch eine Restfüllung in den Recessus an der Bulbusbasis verbleiben (Rückfluß?), ohne daß dieser Befund krankhafte Bedeutung haben muß.

Die Totalkontraktion des Bulbus erstreckt sich auch noch mehr oder weniger auf den aboralen Teil der Pars superior. Im absteigenden Teil fehlen dagegen Eigenbewegungen. Sie setzen erst wieder jenseits der Flexura inferior ein, nehmen dann in der Pars ascendens zur Flexura duodenojejunalis hin zu und gleichen der charakteristischen Dünndarmbewegung, in die sie kontinuierlich übergehen.

Nur im Bulbus duodeni verweilt das Kontrastmittel regelmäßig einige Zeit. An der Flexura inferior kann eine Passageverlangsamung oder eine kurze Stagnation eintreten. Dagegen kommt es bei normalem Tonus und ohne Einengung des Darmlumens normalerweise nie zu einer Vollfüllung des ganzen Duodenums. Eine gleichzeitige Darstellung aller Duodenalabschnitte gelingt demnach nur im Schleimhautbild, das aber eine gute Schleimhauthaftung des Kontrastmittels voraussetzt.

An der Grenze zum Pathologischen stehen die Fälle, bei denen ausnahmsweise infolge eines Offenstehens des Pylorus (Hypoacidität; Achylie) größere Duodenalabschnitte gleichzeitig eine Vollfüllung mit Kontrastmittel zeigen können.

III. Störungen der Kontrastmittelpassage

1. Veränderungen des Tonus

a) Hypo- und Atonie

Hypo- und Atonie des Magens gehen meist mit einer starken Abschwächung der peristaltischen Bewegungen einher. In Ausnahmefällen kann aber auch trotz vollkommener Erschlaffung des Magens seine Peristaltik normal sein.

Das Röntgenbild eines stark hypo- oder atonischen Magens ist dadurch gekennzeichnet, daß bei der Kontrastmittelfüllung die ersten durch die Kardia einfließenden Portionen dort nicht kurzzeitig verweilen und trichterförmig abwärts gleiten, sondern sofort nach unten fallen und sich zu einem schüsselförmigen Kontrastmitteldepot am caudalen Magenpol ansammeln. Es bildet sich ein Kontrastmittelspiegel (eventuell mit Intermediärschicht durch Nüchternsekret), der sich vorwiegend horizontal bis ins Antrum ausweitet. Dagegen kommt es bei Verwendung der üblichen Kontrastmittelmengen überhaupt nicht zu einer regelrechten Vollfüllung des Magenkörpers. Der schlaff durchhängende und deshalb verlängerte Magen zeigt vielmehr im Korpusbereich meist Taillenform, wie bei jeder Magenptose.

Die Magenentleerung ist im allgemeinen verzögert, jedoch fast nie über 12 Std hinaus. Eine länger bestehende Atonie führt schließlich zu einer allgemeinen Dilatation.

In diesem Stadium kann die Unterscheidung gegenüber einer Dilatation als Folge einer organischen Pylorusstenose Schwierigkeiten bereiten. Das wichtigste differential-diagnostische Merkmal ist bei der Atonie die fehlende oder nur geringe Rechtsverlagerung des Pylorus, während bei einer prästenotischen Ektasie die Magenvergrößerung quer zur Körperlängsachse und damit auch die Verlagerung des Pylorus nach rechts erheblich sind. Außerdem besteht im Gegensatz zur Atonie vor organischen Stenosen längere Zeit deutliche Hyperperistaltik.

Am Duodenum führt die Herabsetzung des Tonus, z. B. als Folge einer Duodenoptose, zu ähnlichen Störungen wie am Magen, namentlich zu einer Abschwächung der an sich schon verhältnismäßig spärlichen Bewegungen. Ausdruck einer Atonie sind in erster Linie der sog. *Megabulbus*, außerdem aber auch Erweiterungen anderer Duodenalabschnitte, wenn es sich nicht um prästenotische Dilatationen handelt.

b) Hypertonie

Während sich bei der Hypo- und Atonie der Einfluß des Tonus auf die Magenform in einer Längenzunahme äußert, verkürzt eine Erhöhung des Tonus den Magen in cranio-caudaler Richtung. Er liegt dann hoch im Oberbauch und bekommt mehr oder weniger ausgeprägte Stierhornform mit der dafür charakteristischen geringen Größe des Magens, Vergrößerung seines Winkels und Rechtsverlagerung des Pylorus.

Da Tonuserhöhungen im allgemeinen mit Hypermotilität und namentlich Hyper-peristaltik einhergehen, erfolgt die Magenentleerung meist deutlich beschleunigt. Mehrfach hingewiesen wurde auch auf eine verstärkte Wulstung des Schleimhautreliefs mit hohen Faltenkämmen und vertiefter Kerbung an der großen Kurvatur.

Im Duodenum erkennt man die Tonussteigerung an einem kleinen Bulbus (Mikro-bulbus) mit deutlicher Schleimhautzeichnung und Peristaltik und an einem geringen Kaliber des gesamten Zwölffingerdarms.

Außer allgemein-nervösen Einflüssen führen vorwiegend entzündliche Erkrankungen der Abdominalorgane (Gallenleiden, Magengeschwüre, eventuell epigastrische Hernien usw.) zur Hypertonie und im Extremfall sogar zum Magenspasmus.

c) Spasmen

In der Röntgendiagnostik chirurgischer Erkrankungen interessieren spastische Zu-stände des Magens in erster Linie als Symptom verschiedener Magen- und sonstiger Erkrankungen der Abdominalorgane (Appendicitis, Gallen- und Dickdarmerkrankungen usw.). Auch rein psychogen kann es, z. B. bei starker Aufregung, zu einem Magenkrampf kommen.

Man unterscheidet lokalisierte (circumscripte), regionale und generalisierte Spasmen.

α) Zu den *lokalisierten, circumscripten Spasmen* gehören der an anderer Stelle be-sprochene Kardiospasmus und der Pylorospasmus. Wichtig ist eine spezielle Form, die am ehesten bei einem Geschwür an der kleinen Kurvatur beobachtet wird und Folge einer Dauerkontraktion zirkulär verlaufender Muskelfasern ist. Es handelt sich dabei um eine Art des sog. (exzentrischen) *spastischen Sanduhrmagens*. Durch solche lokalen Spasmen an der einem Geschwür gegenüberliegenden Wand kommt es dort zu einer auf das Geschwür gerichteten Einziehung („zeigender Finger") mit glatter Begrenzung (vgl. S. 353 f.). Gleichzeitig können noch Fernspasmen bestehen, z. B. des Pylorus mit konsekutiver Entleerungsverzögerung.

β) *Regionale Spasmen* treten am ehesten im aboralen Magenbereich auf und bewirken Formveränderungen, z. B. eine Einengung mit gleichzeitiger Verlängerung des Antrumgebietes oder eine Abflachung des Bogens der großen Kurvatur gegenüber dem Magenwinkel (also im Sinus). Seltener sind regionale Spasmen im deszendierenden Teil des Magens. Im Magenkörper führen sie wieder zum Bilde des spastischen *Sanduhrmagens*, bei dem dann im Gegensatz zur vorher genannten Art die typische Sanduhrform mit allmählicher Verjüngung des Lumens deutlicher zum Ausdruck kommt. Bei sehr hoch lokalisierten Spasmen kommt es zu einem *Kaskadenmagen*.

Bei der Röntgendurchleuchtung sind manchmal rhythmische regionale Spasmen des präpylorischen Antrums, die einen Brechakt einleiten, gut zu beobachten.

γ) *Generalisierte Spasmen* sind seltener ein Symptom chirurgischer Erkrankungen als vielmehr Folge eines Mißbrauches von Nicotin, Morphium usw. oder auch Begleiterscheinung eines Tetanus usw.

Ein spastisch total-kontrahierter Magen ist sehr klein und liegt hoch im Oberbauch. In diesen Fällen steht der Pylorus, im Gegensatz zum häufigen Pyloruskrampf bei lokalisierten Spasmen, meist weit offen, so daß es zu einer Dauerfüllung des ganzen Duodenums kommt, obgleich bei einem echten generalisierten Spasmus jegliche Peristaltik fehlt.

2. Veränderungen der Peristaltik

Veränderungen der Peristaltik können verschiedene Ursachen haben. Störungen ihres Ablaufs als Folge und im Bereich entzündlicher oder blastomatöser Wandveränderungen werden später zusammen mit den betreffenden Krankheiten besprochen. Hier interessieren zunächst solche besonderen Formen der Peristaltik, die in morphologisch nicht krankhaft veränderten Abschnitten der Magenwand auftreten.

a) Hyper- und Hypoperistaltik

Obgleich Magenperistaltik und Tonus der Magenwand grundsätzlich unabhängig voneinander sind und (z. B. bei der Atonie) nicht unbedingt von Funktionsstörungen gleichsinnig und gleich stark betroffen werden, bestehen doch enge Wechselbeziehungen. Sie machen es verständlich, daß im allgemeinen eine Tonussteigerung mit Hypermotilität und *Hyperperistaltik* einhergeht. Dabei schneiden die peristaltischen Wellen tief ins Magenlumen ein, ohne jedoch Veränderungen ihrer Ablaufgeschwindigkeit zu zeigen.

Das gleiche gilt für die nur flachen Wellen einer *Hypoperistaltik* eines hypotonen Magens.

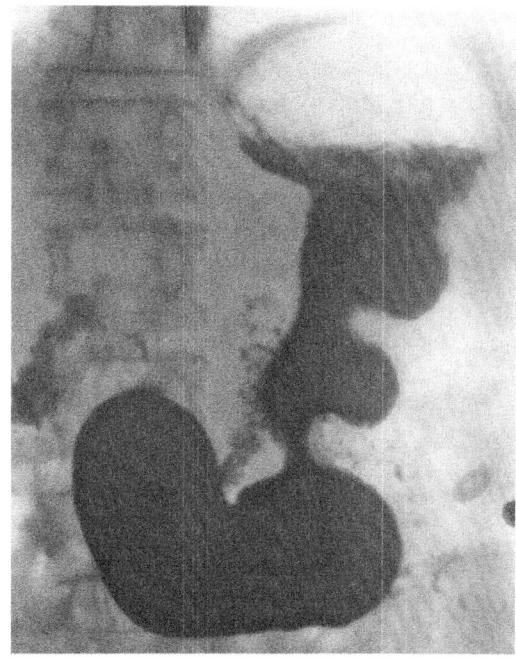

Abb. 380. Stenosenperistaltik bei Pylorusstenose

Solange sich solche Veränderungen auf die Amplitude der peristaltischen Wellen beschränken, haben sie noch keine direkte pathologische Bedeutung. Um so mehr ist das aber dann der Fall, wenn gleichzeitig der Ablauf der Peristaltik, und zwar entweder die Ablaufgeschwindigkeit oder die Ablaufrichtung, verändert sind.

b) Stenosen- und Antiperistaltik

Besteht im Magen oder Zwölffingerdarm, insbesondere im Bereich des Magenausganges, eine Passagebehinderung, z. B. infolge einer blastomatösen oder (viel häufiger) einer entzündlichen Stenose, so kann diese Passagebehinderung einige Zeit ausschließlich durch Hyperperistaltik mit prästenotischer Hypertrophie der Magenwand und Vergrößerung des Druckgradienten im Magen kompensiert werden. Sobald das nicht mehr der Fall ist, kommt es zur eigentlichen Widerstandsperistaltik, bei der außer der Vertiefung der einzelnen peristaltischen Wellen auch deren *Ablaufgeschwindigkeit* erhöht ist. *Stenosenperistaltik* ist demnach eine beschleunigte Hyperperistaltik. Die Beschleunigung zeigt sich im Röntgenbild in erster Linie dadurch , daß in den verschiedenen Magenabschnitten gleichzeitig zahlreiche, tief einschneidende Wellen ablaufen (Abb. 380).

Meist kann eine Passagebehinderung, die schon eine solche Stenosenperistaltik verursacht, dadurch nur noch kurze Zeit kompensiert werden. Als Zeichen der Dekompensation kommt es früher oder später zu einer Entleerungsverzögerung, zunehmender Retention des Mageninhaltes und endlich zur Dilatation.

In solchen Spätstadien erlahmt die Stenosenperistaltik, bis sie schließlich in eine Paralyse umschlägt. Dann sieht man nur noch flache Wellen, die sehr langsam und oft frustran ablaufen.

Bei Pylorusstenosen kann es im prästenotischen Antrum außerdem zur Umkehr der *Ablaufrichtung* und damit zur *Antiperistaltik* kommen. Dieses zwar seltene Ereignis tritt oft erst ein, wenn bereits einige normal gerichtete Wellen ohne Entleerungseffekt geblieben sind. Auch die Antiperistaltik zeigt nur flache und langsam ablaufende Wellen.

IV. Morphologische Veränderungen

1. Mißbildungen

a) Lage- und Verlaufsanomalien

Der komplette *Situs inversus abdominalis* hat keinerlei pathologische Bedeutung. Schon auf Nativbildern sieht man dabei die Magenblase unter der rechten und den Leberschatten unter der linken Zwerchfellkuppel (Abb. 381). Eine Kontrastmitteldarstellung klärt, ob tatsächlich der gesamte Magen-Darmtrakt invertiert ist.

Auch Lage- und Verlaufsanomalien, die ausschließlich den *Magen* betreffen, brauchen keine Krankheitserscheinungen zu machen; sie können aber auch in jedem Lebensalter erhebliche Beschwerden verursachen. Durch abnorme Drehung des Magens während der Embryonalentwicklung können verschiedenste Lageanomalien zustande kommen; so entstehen Torsionen um die Magenlängsachse. Im Extrem kann die Drehung 180° betragen, so daß die große Kurvatur nach rechts zeigt und Pylorus sowie Bulbus duodeni links liegen (partieller Situs inversus abdominalis). An solchen Fällen ist meist auch das Colon transversum beteiligt. Die Flexura duodenojejunalis

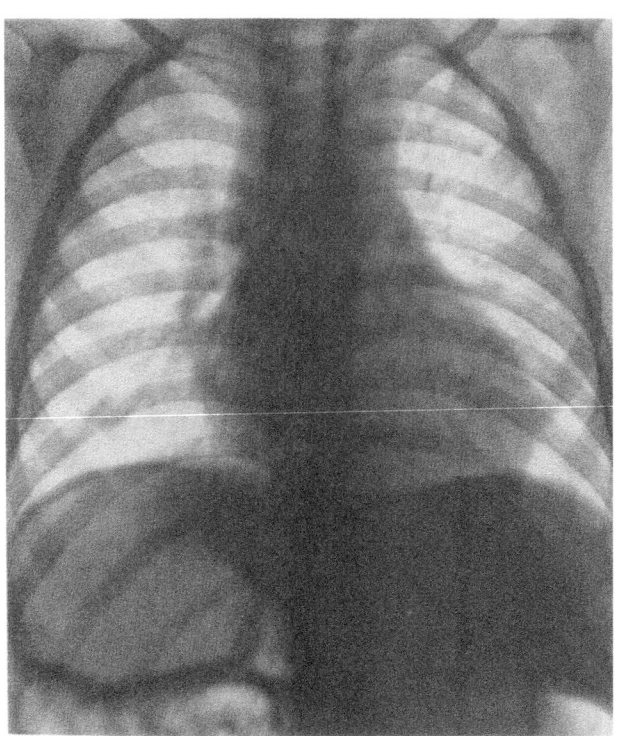

Abb. 381. Situs inversus abdominalis

kann an normaler Stelle liegen. Derartige Drehungen um die Längsachse können zu einem echten *Volvulus* des Magens führen. Der Drehpunkt liegt vorwiegend in Höhe des Magenwinkels. Im Röntgenbild erkennt man dort Überkreuzung oder bei inkompletten Torsionen Konvergenz der Schleimhautfalten.

Drehungen des Magens um seine Querachse können bei gleichzeitigen kongenitalen Mißbildungen des Zwerchfells (Relaxatio oder Agenesie) in Form des sog. *Thoraxmagens* bestehen. Es ergeben sich dann Bilder, wie sie bereits bei den Zwerchfellbrüchen besprochen wurden (vgl. S. 260 und Abb. 284a).

Der hufeisenförmig in den Thoraxraum verlagerte Magen kann außerdem um seine Längsachse gedreht sein. Seine große Kurvatur liegt cranialwärts. Häufig bilden sich bei solchen Verlagerungen Magengeschwüre, auf die deshalb bei der Röntgenuntersuchung besonders zu achten ist.

Verlaufsanomalien des *Duodenums* können ohne Mitbeteiligung des Magens ebenfalls durch fehlerhafte Drehung oder durch übermäßige Länge zustande kommen. Das besondere Kennzeichen einer durch falsche Drehung entstandenen Verlaufsanomalie ist die Schlin-

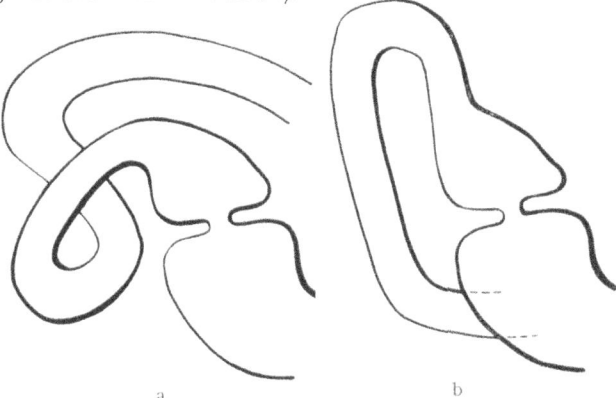

a b

Abb. 382a u. b. Verlaufsanomalien des Duodenums. a Schlingenbildung mit Überkreuzung. b Übermäßige Länge des Duodenums

genbildung mit Überkreuzung zweier Duodenalabschnitte, wie sie Abb. 382a sche-matisch und Abb. 383 an einem Beispiel zeigen (Duodenum inversum). Bei über-

mäßiger Länge kann lediglich die normal verlaufende Duodenal-schlinge sehr weit sein, oder die Pars descendens steigt zunächst an und geht dann erst in den üblichen Verlauf über (Abb. 382b); es kommt dann nicht zu einer Überkreuzung mit der Pars hori-zontalis superior.

b) Anomalien der Lichtungsweite

Die an sich häufige und besonders auch chirurgisch wichtige angeborene Hypertrophie der Pylorusmuskulatur der Säuglinge ist gesondert von den Mißbildungen besprochen (vgl. S. 389), weil sie nur in Kombination mit einer funktionellen Komponente (Pylorospas-mus) und meist erst nach einem, wenn auch kurzen (2—4 Wochen dauernden), freien Intervall Krankheitserscheinun-gen macht. Ähnliches gilt auch für die Divertikel, die angeboren sein können oder infolge kongenitaler Wandschwäche als Pulsionsdivertikel entstehen.

Atresien des Duodenums sind selten und dann manchmal mit einer Oesophagusatresie kombiniert.

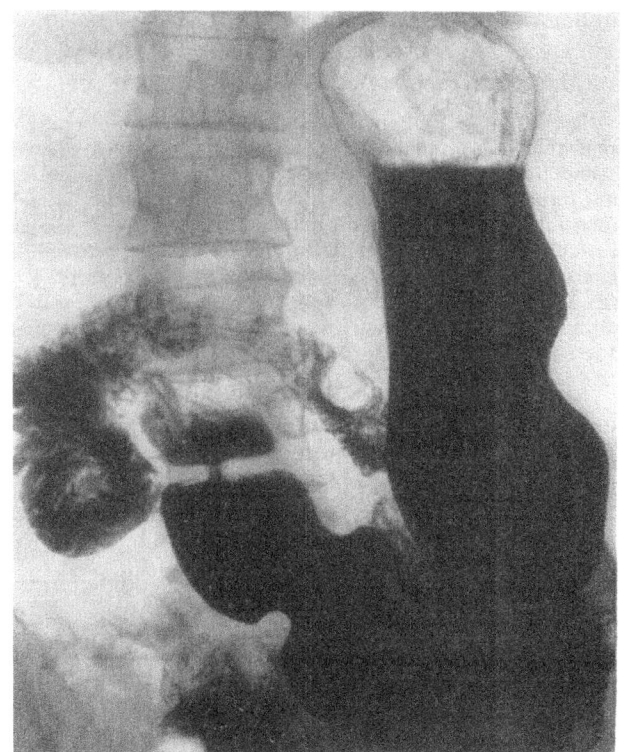

Abb. 383. Duodenum inversum (vgl. Skizze der Abb. 382a)

Das macht in einem Teil der Fälle eine Röntgendiagnose unmöglich. Der Verdacht auf eine Duodenumatresie besteht, wenn Nativaufnahmen eine Luftfüllung des Magens, aber keine Luft im Darm zeigen. Auf eine Kontrastmitteldarstellung kann dann verzichtet werden, auch wenn der Versuch einer chirurgischen Korrektur geplant ist. Durch Kontrastmittelfüllung kann die an sich schon fast hoffnungslose Situation höch-stens verschlechtert werden. Besteht gleichzeitig eine Oesophagusatresie ohne Fistel zwischen unterem Segment und den Luftwegen (Typ II und III a, vgl. S. 280), so ist die Luftblähung des Magens und demnach auch die Verdachtsdiagnose einer Duodenumatresie unmöglich.

Stenosen geringeren Grades im Duodenum, die verschiedene Ursachen haben können, schließen eine Lebensfähigkeit nicht aus. Ihr röntgenologischer Nachweis gelingt nur durch Kontrastmitteldarstellung. Prästenotisch bestehen meist Erweiterungen (Megaduodenum, Megabulbus).

2. Entzündungen

a) Unspezifische Gastritis

Eine unspezifische Gastritis kann auf einzelne Magenabschnitte, vorwiegend auf das präpylorische Antrum, beschränkt sein oder generalisiert im ganzen Magen auftreten und auch auf den Bulbus duodeni übergreifen. Es handelt sich entweder um eine reine Schleimhautentzündung, oder der Prozeß breitet sich auch bis in tiefere Schichten der Magenwand aus. Die Ursachen einer unspezifischen Gastritis sind mannigfaltig; im allgemeinen handelt es sich um exogene Noxen (Alkohol, Nicotin usw.). Offenbar spielen aber auch psychische Faktoren eine wesentliche Rolle. Dagegen entsteht eine unspezifische Gastritis nur ausnahmsweise hämatogen.

Chirurgisch wichtig wird die unspezifische Gastritis als Begleitsymptom bei Geschwüren und Geschwülsten, aber auch wegen der durch entzündliche Veränderungen der Magenschleimhaut bedingten differentialdiagnostischen Schwierigkeiten und schließlich besonders dadurch, daß eine chronische Gastritis offenbar — wenigstens fakultativ — als Präcancerose anzusehen ist. Auf die daraus erwachsende Problematik einer Frühdiagnose des Magencarcinoms wird noch eingegangen (vgl. S. 383).

Die Mannigfaltigkeit der Morphologie entzündlicher Magenveränderungen macht den Formen-reichtum im Röntgenbild der Gastritis verständlich. Dazu kommt, daß die Anfänge des Pathologi-schen im Einzelfalle wegen der großen Variationsbreite der normalen Schleimhautzeichnung kaum auf Grund des Röntgenbildes allein bestimmbar sind. Es ist sicher, worauf auch ASSMANN u. a. mehr-fach hingewiesen haben, daß manche röntgenologische „Gastritis"-Diagnose die gebotene Kritik und Zurückhaltung vermissen läßt und daß für die Beurteilung feinerer Schleimhautveränderungen die Gastroskopie der Röntgendarstellung, selbst bei bester Schleimhauttechnik, überlegen ist. Anderer-seits ist durch eindeutige Vergleichsuntersuchungen mit bioptischen Kontrollen bewiesen, daß be-stimmte Formen der Gastritis auch durch eine entsprechende Röntgensymptomatologie charakteri-siert sind.

α) Eine *akute Gastritis* dürfte im allgemeinen röntgenologisch überhaupt nicht mit ausreichender Sicherheit erkennbar sein. Manchmal, am ehesten bei *subakuten* Fällen, sind die Schleimhautfalten geschwollen und lassen zwischen sich nur Raum für schmale und dann meist geschlängelt verlaufende Kontrastmittelstraßen. Bei der häufigsten Lokalisation im präpylorischen Antrum sind die Falten oft quer gestellt. Palpatorisch zeigen sie eine gewisse Rigidität und lassen sich nur unvollkommen verstreichen. Ver-mehrte Schleimabsonderung bewirkt ungleichmäßige Kontrastmittelverteilung mit Konturunschärfen und führt zum Bilde der sog. Schummerung. Funktionsstörungen, wie spasmenartige Kontraktionen im Bereich des Antrums und u. U. eine Verlangsamung der Magenentleerung, vervollständigen die Symptomatologie.

Allergische Reaktionen, die in Form des angioneurotischen Ödems in einzelnen Bezirken, ebenfalls vorwiegend im Antrum, oder im ganzen Magen auftreten können, rufen ähnliche, meist sogar hoch-gradige Schleimhautschwellungen mit entsprechenden Kontrastmittelaussparungen hervor. Sie können blastomatöse Bildformen vortäuschen.

β) Die *chronische Gastritis* tritt in zwei verschiedenen, einer vorwiegend hypertrophi-schen und einer vorwiegend atrophischen Form auf.

Bei der *hypertrophischen* (plastischen) Gastritis steht die Schwellung der Schleimhaut mit u. U. gleichzeitiger Verdickung der Magenwand im Vordergrund (Abb. 384). Röntgen-logisch zeigen sich im wesentlichen die gleichen Merkmale wie bei der akuten bzw. subakuten Gastritis. Meist besteht deutliche Hypersekretion. Bei Untersuchung des stehenden Patienten sieht man dann eine Dreischichtung von Kontrastmittel, einer breiten intermediären Sekretschicht und darüber die Luftaufhellung der Magenblase. Die große Kurvatur, an der die wulstig geschwollenen Schleimhautfalten quer verlaufen, erscheint in verstärktem Maße grob gekerbt oder gezähnelt. Infolge der meist vorhandenen Hyperacidität erfolgt die Entleerung des Magens oft erheblich verlangsamt.

Im Gegensatz dazu ist die Schleimhautzeichnung bei der *atrophischen* Gastritis auffallend spärlich (Abb. 385). Es können auch weniger Falten vorhanden sein als gewöhnlich. Zwischen den flachen Faltenkämmen sammelt sich nur wenig Kontrastmittel an. Solche Schleimhautbilder erscheinen insgesamt kontrastarm. Im Antrum ist oft überhaupt

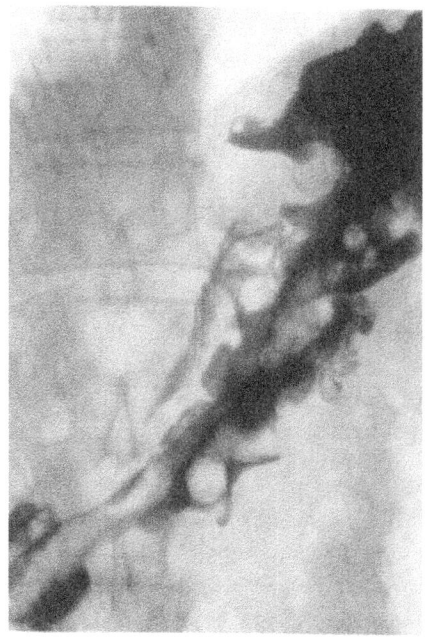
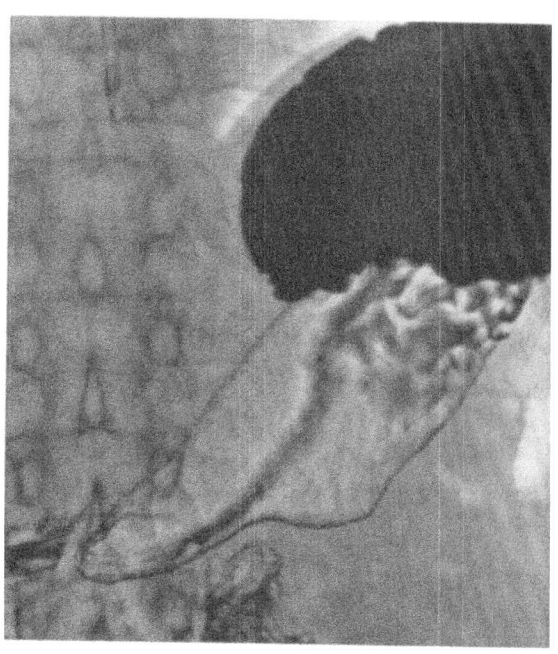

Abb. 384. Hyperplastische Gastritis mit hochgradiger Schleimhautschwellung

Abb. 385. Atrophische Gastritis

keine Faltenzeichnung zu erkennen. Es besteht keine Hypersekretion. Demnach fehlt auch die sonst durch ungleichmäßige Haftung des Kontrastmittels auf der Schleimhaut bedingte „Schummerung". Bei atrophischer Gastritis sind die Säurewerte meist herabgesetzt; die Magenentleerung ist dann beschleunigt.

Atrophie und Hypertrophie können nebeneinander bestehen. Eine primär hypertrophische Gastritis kann außerdem in die atrophische Form übergehen, so daß die verschiedensten Misch- und Übergangsformen der atrophisch-hypertrophischen Gastritis zustande kommen.

Einige besondere Formen der chronischen Gastritis seien noch kurz erwähnt. Eitrige Einschmelzungen entzündlicher Infiltrationen der Schleimhaut oder Magenwand führen zur Gastritis *ulcerosa* mit flachen Geschwürsnischen, zu *Abscessen* bzw. bei ausbleibender Abkapselung zur Gastritis *phlegmonosa*. Solche Formen sind röntgenologisch von Blastomen, namentlich von einem Scirrhus der Magenwand, nicht zu trennen. Gasbildung in der Magenwand äußert sich in multiplen kleinen, cystenähnlichen Aufhellungen, die das seltene Bild der Gastritis *emphysematosa* kennzeichnen. Bemerkenswert ist dabei das Fehlen freier Luft im Abdomen. Solche umschriebenen Luftaufhellungen dürfen aber nicht mit Kontrastmittelaussparungen durch polypöse Gebilde verwechselt werden. Bisher haben wir allerdings noch nie selbst eine emphysematöse Gastritis beobachten können.

Verhältnismäßig häufig sind Veränderungen, die als Gastritis *granularis* oder *verrucosa* bezeichnet werden. Auch sie bevorzugen die Antrumgegend, können aber auch generalisiert im ganzen Magen und auch im Bulbus duodeni auftreten. Es handelt sich um multiple, dicht beieinander liegende runde Kontrastmittelaussparungen von Sagokorn- bis Linsengröße (Abb. 386). Sie entsprechen warzenähnlichen Schleimhautproliferationen. Bei der Röntgendiagnose derartiger Gastritisformen ist zu bedenken, daß ähnliche Bilder durch schaumartige Luftbeimengungen zum Kontrastmittelbrei vorgetäuscht werden können. In nicht ganz typischen Fällen ist deshalb nur die Konstanz der Veränderungen beweisend. Die Übergänge zur echten Polyposis ventriculi sind fließend. Wie bei jeder Polyposis, besteht auch die Gefahr eines Abgleitens in die Malignität.

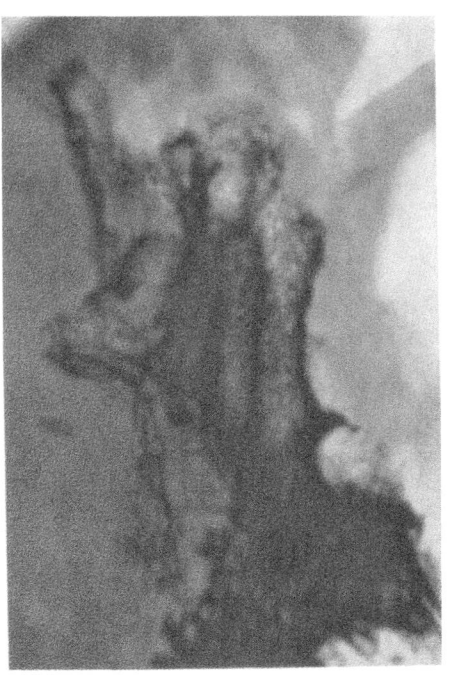

Abb. 386. Gastritis granularis (verrucosa) nach Billroth II

Ähnliche knotige Füllungsunregelmäßigkeiten in Kombination mit einer Atrophie und Rarefizierung des übrigen Schleimhautreliefs kennzeichnen auch das als „état mamelonné" bekannte Bild.

γ) Chronische Entzündungen der Magenwand führen schließlich zu fibröser Vernarbung mit sekundärer Narbenschrumpfung und Sklerosierung. Spielen sich solche Vorgänge im Bereich des ganzen Magens ab, dann entsteht das seltene Röntgenbild der *Linitis plastica*. Zu diesem Syndrom gehören allgemeine Verdickung der Magenwand, konzentrische Schrumpfung, hochgradige Verkleinerung des Magens (Mikrogastrie) mit Trichter- oder Flaschenform, Wandstarre ohne Peristaltik, unregelmäßige Konturen und das Fehlen jeglicher normalen Faltenzeichnung. Im allgemeinen sind die Veränderungen auf den Magen lokalisiert und greifen weder auf Oesophagus noch auf das Duodenum über. Demnach kann der Bulbus normal sein. In schweren Fällen ist die Kardiapassage behindert; die Füllung des Magens erfolgt dann verzögert. Seine Entleerung ist in leichteren Fällen beschleunigt, bei schweren Veränderungen jedoch verlangsamt.

Die Röntgensymptomatologie der Linitis plastica ist aber keineswegs pathognomonisch für Sekundärveränderungen bei chronischen Entzündungen. Sie kann ebenso durch carcinomatöse Wanddurchsetzung bedingt sein (vgl. Abb. 416 und 417). Eine Differentialdiagnose ist röntgenologisch unmöglich; aber auch klinisch und sogar während der Operation bereitet sie noch Schwierigkeiten.

b) Spezifische Entzündungen

α) Die an sich seltene *Tuberkulose* des Magens wird häufiger bei Kindern als bei Erwachsenen beobachtet. Die Infektion erfolgt meist durch verschlucktes Sputum, seltener hämatogen oder durch Übergreifen eines tuberkulösen Prozesses der Nachbarschaft. Bevorzugte Lokalisationen sind das präpylorische Antrum und die Magenhinterwand, eventuell auch die große Kurvatur. Dort bilden sich, meist in Vielzahl, flache Geschwüre mit wulstig verdickten, unterminierten Rändern. Bei der Schleimhautdarstellung sieht man sie am besten in Aufsicht als Kontrastmitteldepots, die ausnahmsweise die Größe eines Pfennigstückes erreichen können (Abb. 387). Von anderen multiplen Ulcerationen, besonders denen bei Lymphogranulomatose, sind tuberkulöse Geschwüre nicht zu unterscheiden.

Hochgradige Veränderungen im Röntgenbild macht die Tuberkulose bei tumorähnlicher Ausbreitung im präpylorischen Antrum mit möglichem Übergreifen auf das Duodenum. Sie führt dann zur Stenosierung des Magenausganges. Ulceröser Zerfall setzt frühzeitig ein. Röntgenologisch ist diese proliferativ-tumoröse Form von echten Blastomen nicht zu trennen (vgl. S. 373ff.).

Die Miliartuberkulose der Magenschleimhaut ist überhaupt nicht darstellbar.

β) Bei der *Lues* erscheinen Gummen im Schleimhautrelief als Kontrastmittelaussparungen, meist mit flachen Ulcusnischen. Die luetische Fibrose der Magenwand mit sekundärer (konzentrischer) Schrumpfung, Stenosierung und Wandstarre, vorwiegend im Antrum, führt zu Bildern im Sinne einer Linitis plastica. Auch hierbei ist die Unterscheidung von einem Magenscirrhus nicht möglich (vgl. S. 376f.).

3. Ulcus pepticum

Die Feststellung und Beurteilung von Geschwüren des Magens und Zwölffingerdarms sowie ihre Differentialdiagnose ist eine der wichtigsten Aufgaben der Röntgendiagnostik der Bauchorgane. Das gilt besonders auch für die Indikationsstellung zu chirurgischen Maßnahmen, die ohne röntgenologische Verlaufskontrollen kaum mit genügender Sicherheit möglich ist.

Auf die verschiedenen Theorien über die Ätiologie des Ulcus pepticum kann hier nicht eingegangen werden. Bekanntlich werden Männer etwa doppelt so häufig betroffen wie Frauen, obgleich auch bei ihnen die Häufigkeit der Geschwüre in den letzten Jahren offenbar zugenommen hat. Das Prädilektionsalter liegt zwischen 30 und 50 Jahren. Wir haben aber gerade in letzter Zeit mehrfach auch bei Kindern und Jugendlichen, die wegen einer chronischen Appendicitis in unsere Klinik eingewiesen wurden, Zwölffingerdarmgeschwüre gefunden. Magengeschwüre sind in diesem Alter selten.

Peptische Geschwüre können solitär und (seltener) multipel auftreten. Das Ulcus duodeni ist wesentlich häufiger als das Ulcus ventriculi. Gleichzeitiges Auftreten im Magen und Zwölffingerdarm ist ebenfalls keine Seltenheit.

Der Formenreichtum ist sehr groß und reicht vom einfachen, akut auf-

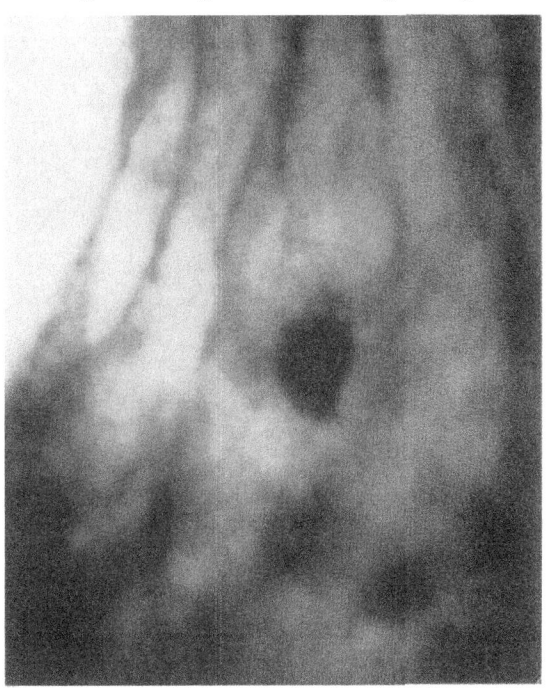

Abb. 387. Mehrere tuberkulöse Geschwüre an der Magenhinterwand

tretenden, oberflächlichen, flachen Geschwür der Schleimhaut über das chronische, mit starker Vernarbung einhergehende Ulcus callosum bis zu dem alle Wandschichten durchsetzenden und über die Serosagrenze hinaus in Nachbarorgane vordringenden Ulcus penetrans. Lebensbedrohende Komplikationen des Ulcus pepticum sind häufig in Form schwerer, massiver Blutungen oder einer freien bzw. gedeckten Perforation.

Die Gefahr einer Malignität besteht am ehesten beim callösen Magengeschwür. Ihre Häufigkeit wird sehr verschieden angegeben und dürfte etwa 10—15 % betragen. Maligne Entartung eines Zwölffingerdarmgeschwürs ist dagegen selten.

a) Akutes Ulcus ventriculi (simplex)

Das akute Ulcus simplex beginnt als oberflächliche Schleimhauterosion und entzieht sich in diesem Stadium im allgemeinen einer direkten Röntgendarstellung überhaupt. Es kann sich aber *indirekt* durch Störungen der Magenfunktion bemerkbar machen, und zwar hauptsächlich durch umschriebene *Spasmen* der Magenwand. Dabei sind lokale Spasmen und Fernspasmen zu unterscheiden. Lokale Spasmen treten in Höhe des Geschwürs an der diesem gegenüberliegenden Wand auf. Dort kommt es dann zu fingerförmigen Einziehungen, die auf das Geschwür gerichtet sind („zeigender Finger"). Diese Form des (exzentrischen) *spastischen Sanduhrmagens* (Abb. 388) ist allerdings nicht sehr häufig zu beobachten; sie ist offenbar in den letzten Jahrzehnten sogar seltener geworden

(HAENISCH), ohne daß dafür eine Ursache bekannt ist. Meist löst sich der Spasmus während der Vollfüllung des Magens mit Kontrastmittel, um mit zunehmender Entleerung wieder aufzutreten. Fernspasmen können an der Kardia oder am Pylorus, eventuell auch präpylorisch beobachtet werden. Isolierte Spasmen der Muscularis mucosae bewirken wulstartiges Hervortreten der Schleimhautfalten, die dann, ähnlich wie entzündlich-hypertrophische Falten, zum Bilde einer Kerbung bzw. Zähnelung der großen Kurvatur führen.

Die *direkte* Kontrastmitteldarstellung eines akuten bzw. subakuten Magengeschwürs gelingt erst, wenn der Schleimhautdefekt tiefer greift oder wenn sich durch Schwellung der Wundränder eine flache Mulde gebildet hat, in der sich bei der Schleimhautdarstellung etwas Kontrastmittel ansammeln kann. Wie bereits bei den ähnlich aussehenden und differentialdiagnostisch auch nicht zu unterscheidenden tuberkulösen Geschwüren erwähnt, erkennt man solche flachen Kontrastmitteldepots wegen ihrer geringen Tiefenausdehnung besser in Aufsicht (en face) als im Profil (vgl. Abb. 389).

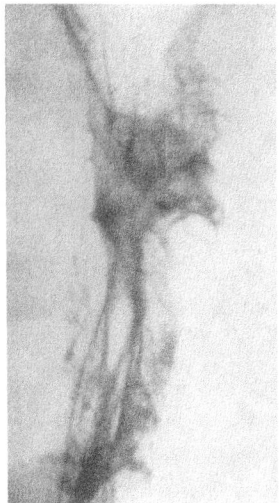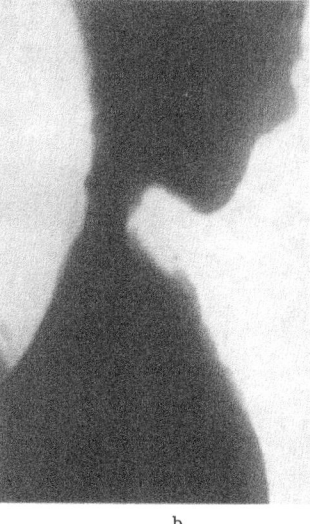

a   b

Abb. 388a u. b. Spastischer Sanduhrmagen („zeigender Finger") bei einem Ulcus der kleinen Kurvatur. a Schleimhautbild: Kleine Ulcusnische mit Faltenkonvergenz. Gastritis granularis. b Vollfüllung des Magens

Die Umgebung eines Ulcus simplex zeigt im allgemeinen nur geringfügige Entzündungserscheinungen. Veränderungen als Folge schrumpfender Narben fehlen, insbesondere also auch eine ulcusradiäre Konvergenz der Schleimhautfalten. Palpatorisch ist meist kein krankhafter Befund hinsichtlich Konsistenz und Verschieblichkeit der Magenwand zu erheben. Druckschmerzhaftigkeit kann in der Ulcusgegend bestehen, aber ebenso fehlen. Auch Tonus und Peristaltikablauf können ungestört sein; oder es besteht ein Hypertonus des Magens, der aber mehr der Konstitution der meisten Ulcuskranken entspricht und weniger durch das Geschwür selbst bedingt ist. Hypersekretion gehört nicht zur Symptomatologie des Ulcus ventriculi, es sei denn, daß gleichzeitig eine hypersekretorische Gastritis vorliegt.

Rein röntgenologisch ist nur die direkte Kontrastmitteldarstellung und bei nicht ganz charakteristischen Fällen sogar nur die Konstanz des Befundes bei Kontrolluntersuchung für ein akutes Geschwür beweisend. Alle indirekten Zeichen sind weder pathognomonisch, noch schließt ihr Fehlen ein Ulcus aus. Maßgebend ist dann der klinische Befund. Wie bei der Gastritis läßt am ehesten die Gastroskopie eine Sicherung der Diagnose zu.

Die geringe Mitbeteiligung der Umgebung beim Ulcus simplex hat zur Folge, daß auch während der Operation durch Inspektion und Palpation ein krankhafter Befund in der Magenwand unerkannt bleiben kann. Mitunter ist dann bei einem präoperativ diagnostizierten flachen Geschwür die Eröffnung des Magens unumgänglich.

Die klinische und speziell auch chirurgische Bedeutung akuter Magengeschwüre liegt in ihrer großen Tendenz zu Blutungen und zur Perforation (s. später). Andererseits können sie bei entsprechender Behandlung schnell abheilen, so daß sich das Röntgenbild zwischen zwei zeitlich nur wenige Wochen auseinander liegenden Kontrollen grundlegend ändern kann.

Verzögerung bzw. Ausbleiben der Heilung eines akuten Geschwürs ermöglicht dessen Vordringen in alle Schichten der Magenwand und führt so zum chronischen Magengeschwür.

Bemerkenswert ist das in letzter Zeit mehrfach beobachtete Auftreten akuter Magen-
und Zwölffingerdarmgeschwüre oder ausgedehnter Schleimhauterosionen als postoperative
Komplikation nach endothorakalen Eingriffen (BERKOWITZ
u. Mitarb.; ROTTHOFF, VIETEN u. Mitarb.), am häufigsten
nach *Operationen am Herzen und den herznahen großen Ge-*
fäßen in künstlicher Hypothermie.

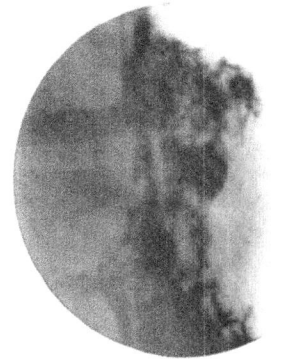

Dem Alter der Patienten mit operablen Herz- und
Gefäßfehlern entsprechend tritt diese Komplikation vorwiegend bei Kindern und Jugendlichen (meist unter 15 Jahren) auf (Abb. 389). Meist kommt es dann bereits in den
ersten Tagen nach der Operation plötzlich zu einem Kollaps
mit Blutungen (Teerstühlen), die in schweren Fällen innerhalb von Stunden zum Tode führen können (4 eigene Fälle
während des letzten Jahres!). Im allgemeinen erholen sich
die Patienten aber bei entsprechender, u. U. chirurgischer,
Behandlung sehr schnell, so daß ein röntgenologisch nach-
gewiesenes Geschwür mitunter bereits eine Woche später
kaum noch zu erkennen ist (Abb. 390a u. b).

Abb. 389.   Akutes Ulcus ventriculi
nach Herzoperation bei einem
4jährigen Kind

Die Ursache dieser postoperativen Komplikation ist noch nicht eindeutig geklärt.
Offenbar spielen dabei aber sowohl die künstliche Hypothermie als auch eine mechanische
Vagusreizung während des Eingriffs eine wesentliche Rolle.

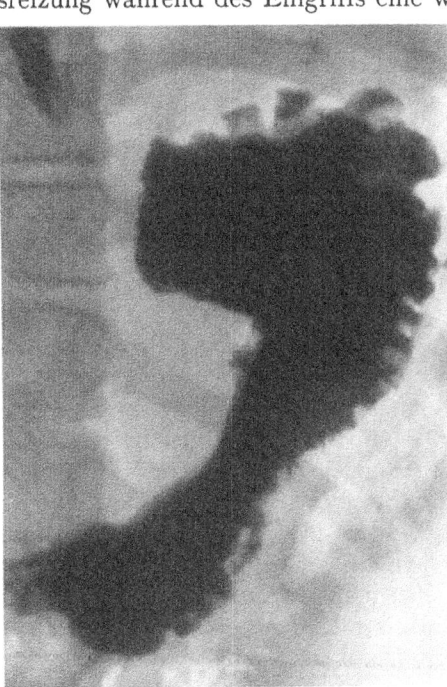
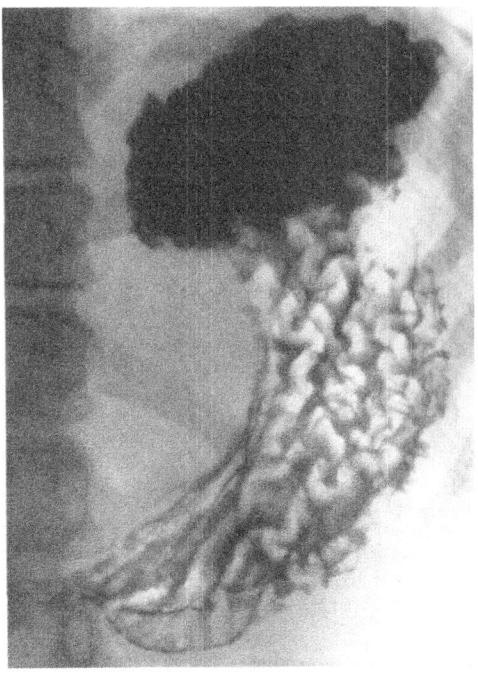

a   b

Abb. 390a u. b. Schnelle Abheilung eines akuten Magengeschwürs nach Herzoperation. a Hochsitzendes Geschwür an
der kleinen Kurvatur 11 Tage nach der Operation. b Kontrolle nach einer Woche: Geschwür fast abgeheilt

b) Chronisches Ulcus ventriculi

Die Röntgendiagnostik ermöglicht besser als andere Untersuchungsmethoden außer
der Feststellung und genauen Lokalisation eines chronischen Magengeschwürs und
eventueller Komplikationen auch eine Beurteilung der einzelnen Phasen des Krankheits-
verlaufs. Unerläßlich ist sie für die Indikationsstellung zur chirurgischen Behandlung,
oft auch für die Wahl der Operationsmethode und schließlich für postoperative Kontrollen
des therapeutischen Ergebnisses.

So eindeutig das Röntgenbild eines chronischen Magengeschwürs sein kann, so schwierig ist manchmal seine Differentialdiagnose. Die größte und praktisch wichtigste Schwierigkeit bereitet die frühzeitige Erkennung der malignen Entartung eines chronischen Geschwürs. Dieses Problem ist auch heute trotz Verfeinerung der Darstellungstechnik noch keineswegs gelöst, mit dem Röntgenverfahren allein aber auch sicher nicht zu lösen.

An dem Zustandekommen der für das chronische Geschwür charakteristischen Röntgensymptomatologie haben — im Gegensatz zum Ulcus simplex — außer der ulcerösen Gewebszerstörung reparative Vorgänge in Form von Narbenbildung mit sekundärer Schrumpfung erheblichen Anteil. Beide Vorgänge bestimmen weitgehend Ulcusform und Krankheitsverlauf.

α) Beim *Ulcus callosum* erstreckt sich die Ulceration auch auf tiefere, meist sogar auf alle Schichten der Magenwand bis zum Serosaüberzug. Die Serosa selbst kann mit beteiligt und stark schwielig verdickt sein. Ihre Kontinuität bleibt aber erhalten. Wenn sie zerstört wird, handelt es sich um ein Ulcus penetrans oder um eine Perforation (s. später). Die Gefahr der Perforation eines Ulcus callosum ist jedoch geringer als beim akuten Geschwür, weil während des chronischen Verlaufs meist genügend Zeit zur Abkapselung durch Schwielenbildung um das Geschwür bleibt.

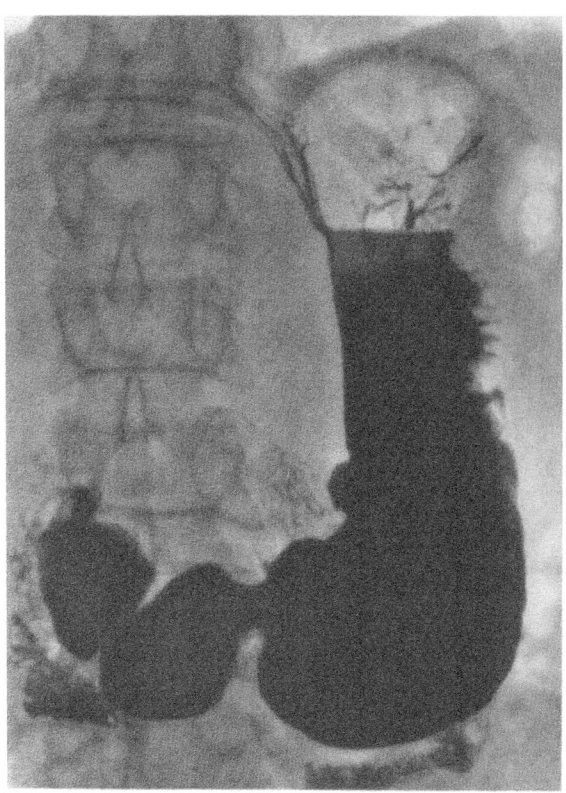

Abb. 391. Ulcusnische an der kleinen Kurvatur.
Profildarstellung bei sagittaler Projektion

Bei der Röntgenuntersuchung füllt sich der dem Geschwür entsprechende Defekt in der Magenwand mit Kontrastmittel. Man sieht dann eine *Ulcusnische* (HAUDEK), d. h. einen Kontrastmittelschatten, der die normale Innenkontur der Magenwand bei tangentialer Projektion überragt, also einen Kontrastmittelvorsprung. Da solche Ulcusnischen am häufigsten an der kleinen Kurvatur liegen, werden sie im allgemeinen bereits in sagittaler Strahlenrichtung randbildend (Abb. 391). Geringe Drehungen des Patienten lassen dann ihre größte Tiefenausdehnung erkennen und ermöglichen entsprechende gezielte Aufnahmen. Die selteneren Geschwüre der Magenhinterwand werden dagegen erst bei stärkerer Drehung in den I. schrägen Durchmesser als Nischenschatten randbildend (Abb. 392). In Aufsicht (en face) sind sie nur bei der Schleimhautdarstellung als meist rundliche Kontrastmittelflecken zu sehen (vgl. Abb. 393); bei Vollfüllung werden sie von dem übrigen Kontrastmittel im Magenlumen verdeckt. Callöse Geschwüre an Magenvorderwand und großer Kurvatur sind Ausnahmen.

Form und Größe der „röntgenologischen" Ulcusnische sind nicht nur durch den effektiven Gewebsdefekt, sondern auch durch reaktive Veränderungen der Umgebung maßgebend mit bestimmt. Am wichtigsten sind dabei einerseits Schleimhautschwellungen und andererseits die das Geschwür allseitig umgebende Verschwielung des Bindegewebes mit Schrumpfungstendenz. Dadurch bekommen Ulcusnischen verschiedenste Formen, von der üblichen Conusform mit abgerundeter Spitze und breiter Basis an der Mageninnenwand bis zu vollkommen unregelmäßiger Konfiguration.

Zum Magenlumen hin entsteht durch Schwellung der Schleimhaut und durch deren Vorwölbung infolge spastischer Raffung an den Geschwürsrändern der sog. *Ulcuswall*. Diese Vorwölbung der Ulcusränder in das Magenlumen kann noch durch Narbenschrumpfung des ganzen das Geschwür umgebenden verschwielten Bezirks der Magenwand und eventuell auch durch zusätzliche Spasmen verstärkt werden.

So entsteht das für ein Ulcus callosum charakteristische Röntgenbild: Außer einem Kontrastmittelvorsprung in Form der gefüllten Ulcusnische besteht eine Kontrastmittelaussparung zu beiden Seiten durch den Ulcuswall (Abb. 392).

Der Ringwall kann bei der Kontrastmittelfüllung eine größere Ulcusnische vortäuschen, als dem eigentlichen Gewebsdefekt in der Magenwand entspricht. Andererseits erscheint bei noch verhältnismäßig frischen und weniger starrwandigen Geschwüren infolge spastischer Muskelkontraktionen die mit Kontrastmittel gefüllte Ulcusnische manchmal kleiner als in Wirklichkeit, z. B. während der Operation. Dabei spielt zweifellos die Veränderung des Tonus durch die Narkose die entscheidende Rolle.

Narbenschrumpfung innerhalb der Geschwürsränder bzw. des Ringwalles bewirkt eine Einschnürung der sonst breiten Basis der Ulcusnische und manchmal sogar die Bildung eines *Nischenhalses* (vgl. Abb. 395). Ulcusnischen nehmen dadurch Formen an (Pilzform!), die an Pulsionsdivertikel erinnern können (vgl. S. 304 ff.).

Besteht ein solcher Nischenhals, dann bleibt häufiger als sonst nach Wiederentleerung des Magens in der Nische eine Restfüllung mit Kontrastmittel. Außerdem wird nicht selten überhaupt eine Vollfüllung der Nische dadurch verhindert, daß Luft und Nüchternsekret während des Kontrastmittelzuflusses nicht gleichzeitig durch den dünnen Hals abfließen können. Man

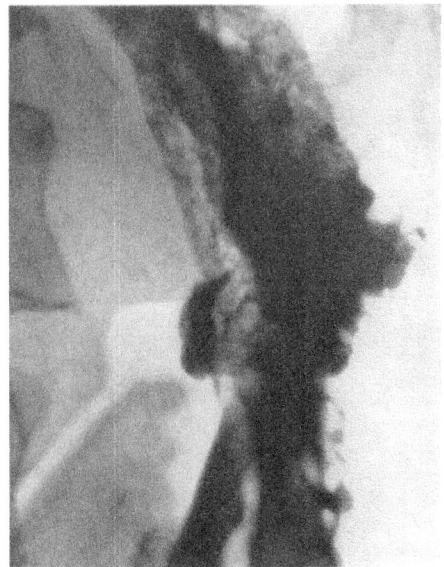

Abb. 392. Ulcus callosum mit Ulcuswall an der Magenhinterwand. Profildarstellung erst bei stärkerer Drehung in den I. schrägen Durchmesser

sieht dann bei der Untersuchung des stehenden Patienten in der Nische die Luftaufhellung über einem Kontrastmittelspiegel (vgl. Abb. 395), manchmal sogar eine Dreischichtung mit einer Intermediärschicht aus Magensekret.

Hochgradige Einengung des Nischeneinganges kann bei der Vollfüllung des Magens, besonders wenn sie ausschließlich im Stehen erfolgt, eine Kontrastmittelfüllung der Ulcusnische ganz verhindern. Sie gelingt dann aber meist trotzdem in Rückenlage und bei Geschwüren der Antrum- und Pylorusgegend am ehesten in Rechtsseitenlage.

Füllungsdefekte *innerhalb* der Ulcusnische können verschiedene Ursachen haben. Meist handelt es sich um Speisereste. Nach Blutungen muß man aber auch an die Möglichkeit einer Kontrastmittelaussparung durch Blutgerinnsel oder einen in die Nische hineinragenden Stumpf eines arrodierten Gefäßes denken. Da frische Blutgerinnsel die Ulcusnische auch vollkommen ausfüllen und eine Kontrastmitteldarstellung unmöglich machen können, soll, wenn nicht aus anderen Gründen erforderlich, eine Röntgenuntersuchung immer erst durchgeführt werden, nachdem die Blutung bereits einige Zeit (8—10 Tage) wieder zum Stillstand gekommen ist. Kurz nach und besonders während einer Blutung ist die Röntgenuntersuchung nicht ganz gefahrlos, unsicher und daher nur in kritischen, vorher nicht geklärten Situationen mit aller Vorsicht vorzunehmen (kein Pelottendruck).

Ebenso wichtig und aufschlußreich wie Profilbilder von Ulcusnischen ist, besonders bei Geschwüren der Magenhinterwand, die Darstellung in Aufsicht, die allerdings nur bei ausschließlicher Schleimhautdarstellung brauchbare Ergebnisse liefert. Außer den

bereits erwähnten meist rundlichen Verschattungen durch Kontrastmittelansammlung
in der Ulcusnische können solche Schleimhautbilder noch andere Veränderungen zeigen,
die auf ein chronisches Geschwür und namentlich ein Ulcus callosum hinweisen. Sie kommen ebenfalls vorwiegend durch Sekundärprozesse, wie Verschwielung und Narbenschrumpfung, zustande und werden wahrscheinlich meist durch zusätzliche Spasmen der
Muskulatur verstärkt. So entsteht in Analogie zum Ulcuswall des Profilbildes bei der
Darstellung in Aufsicht als Folge der Schleimhautraffung der *Faltenstern* mit ulcus-
radiärer Konvergenz der Schleimhautfalten (Abb. 393). Natürlich ist eine ähnliche

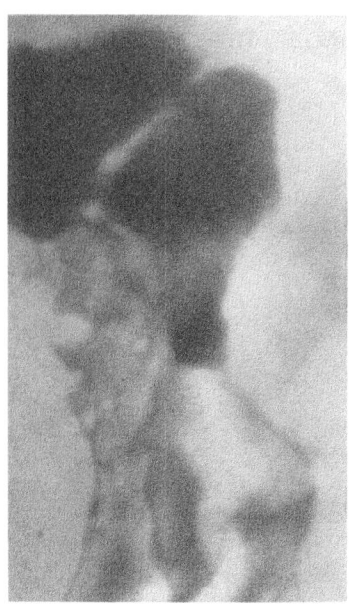

Abb. 393. Ulcus callosum der Magenhinterwand. Darstellung in Aufsicht
(Rückenlage des Patienten): Ulcusnische
mit Faltenstern

Faltenkonvergenz auch bei nicht reiner „en-face"-Pro-
jektion zu erkennen oder wenigstens angedeutet, wenn
sie nur nicht durch eine zu dicke Kontrastmittelschicht
verdeckt wird. Einem ausgeprägten Faltenstern muß fast
die gleiche diagnostische Beweiskraft für das Vorliegen
eines chronischen Magengeschwürs zugesprochen werden
wie der Ulcusnische selbst. Das gilt natürlich in besonderem Maße für die Fälle, bei denen sich die Ulcusnische
aus den genannten Gründen überhaupt nicht mit Kontrastmittel füllt. Allerdings ist dann ohne Berücksichtigung
des gesamten klinischen Befundes eine Beurteilung der
Phase des Krankheitsverlaufes nicht sicher möglich; denn
auch nach Abheilung des Geschwürs bleibt der Faltenstern — soweit er organisch fixiert ist — lange Zeit
bestehen.

Das Schleimhautbild zeigt außerdem, ob und in
welchem Ausmaß entzündliche Schleimhautveränderungen der weiteren Umgebung das Ulcus begleiten.
Die bei einer Begleitgastritis häufige Kerbung oder
Zähnelung der großen Kurvatur, besonders in der Gegend
des Antrums, ist aber auch nach Vollfüllung des Magens
noch gut zu erkennen.

Gegenüber der direkten Ulcusdarstellung treten —
anders als beim akuten Geschwür — die *indirekten
Zeichen* in den Hintergrund. Im übrigen können weitgehend die gleichen Störungen der
Magenfunktion auftreten wie beim Ulcus simplex (s. dort). Eine Ausnahme macht der
Peristaltikablauf, der beim chronischen Geschwür mit Verschwielung der Magenwand
immer gestört ist. Im Bereich des Ulcus und der es umgebenden Schwielen sind
verständlicherweise normale peristaltische Wellen unmöglich; ihr Ablauf ist unterbrochen. Dieses Symptom wurde von FRAENKEL treffend als „*Ulcusriegel*" bezeichnet (vgl. Abb. 396).

Die bildmäßige Fixierung gelingt nur mit Hilfe einer der für die Bewegungsdarstellung geeigneten
Methoden, am einfachsten mit der Polygraphie.

Vor dem Ulcusriegel sind die peristaltischen Wellen oft vertieft im Sinne einer Hyperperistaltik. Eigentliche Stenosen- oder Antiperistaltik tritt aber erst in späteren Stadien
mit Bildung organischer Stenosen und vorwiegend bei bestimmten Lokalisationen eines
chronischen Magengeschwürs auf.

β) Morphologisch ist das *Ulcus penetrans* gegenüber dem Ulcus callosum eindeutig
definiert. Penetration liegt dann vor, wenn der ulceröse Gewebszerfall die Serosa des
Magens überschreitet, andererseits aber bereits vorher gebildete ausgedehnte Verschwielungen der Umgebung eine Perforation ins Abdomen verhindern. Es handelt sich bei
der Penetration also praktisch um einen chronisch verlaufenden Durchbruch in Nachbarorgane ohne direkte Beteiligung des freien Peritoneums. Die bindegewebige Induration
um das Ulcus kann so stark sein, daß man durch die Bauchdecken einen sog. Ulcus-
tumor tastet.

Rein operationstechnisch unterscheiden sich callöse und penetrierende Geschwüre dadurch, daß ein Ulcus callosum wegen des erhaltenen Serosaüberzuges ohne Eröffnung des Magenlumens aus seinen Verwachsungen mit der Umgebung gelöst werden kann, während das beim Ulcus penetrans nicht oder nur unter größeren Gewebsdefekten möglich ist.

Der Häufigkeit der einzelnen Ulcuslokalisationen entsprechend erfolgt Penetration von der kleinen Kurvatur und Magenhinterwand aus meistens in das Pankreas, seltener in die Leber. Die sehr seltenen Geschwüre der Magenvorderwand können in die Bauchdecke, Geschwüre der großen Kurvatur ausnahmsweise in die Milz penetrieren. Penetration bzw. Perforation in das Colon transversum führt zur Bildung von *Magen-Dickdarmfisteln* (vgl. S. 392f.).

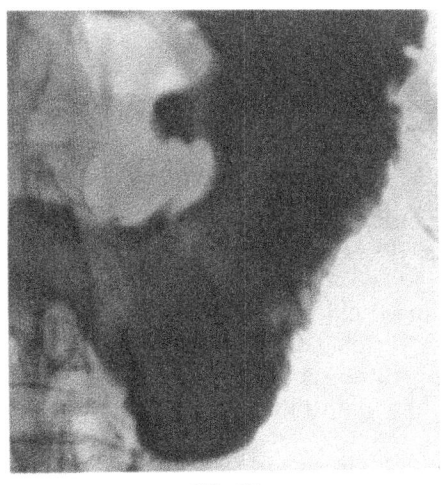

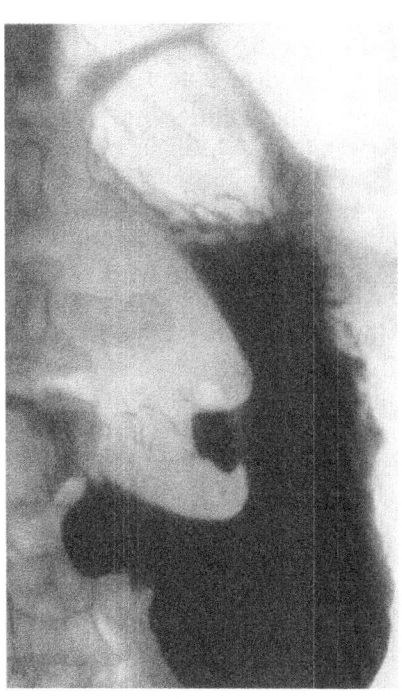

Abb. 394   Abb. 395

Abb. 394. Ulcus penetrans

Abb. 395. Ulcus penetrans mit langem Stiel. Geschwürshöhle außerhalb des Magens. Luftaufhellung am oberen Pol der Nische

Ist einmal die Serosagrenze überschritten, dann entstehen in dem befallenen Nachbarorgan, meist im Pankreas, infolge peptischer Gewebsandauung Ulcushöhlen, die schnell erhebliche Größen erreichen können. Höhlenbildungen über Apfelgröße sind als Ulcus permagnum beschrieben.

Röntgenologisch ist die Unterscheidung eines Ulcus penetrans von einem Ulcus callosum nur unter bestimmten Voraussetzungen möglich, wobei Form und vor allem Größe der Ulcusnische am ehesten differentialdiagnostisch verwertbar sind. Eine Penetration kann mit Sicherheit angenommen werden, wenn die Tiefe der Nische die normale Wanddicke des Magens wesentlich übersteigt (Abb. 394). Flache Ulcusnischen machen dagegen eine Penetration unwahrscheinlich. Bei allen Zwischenformen ist eine Unterscheidung kaum möglich.

Die außerhalb der Magenwand liegende Geschwürshöhle eines Ulcus penetrans ist meist gegenüber dem mit Kontrastmittel gefüllten Magenlumen scharf abgesetzt und mit ihm oft nur durch einen langen Stiel verbunden (Abb. 395). Manchmal ist in diesem Stiel überhaupt kein Kontrastmittel zu erkennen. Wesentlich häufiger als beim callösen sieht man bei penetrierenden Geschwüren eine Luftaufhellung über dem Kontrastmittelspiegel bzw. sogar eine Dreischichtung mit intermediärer Sekretschicht. Kontrastmittelretentionen in der Ulcusnische sind ebenfalls häufiger und halten länger, oft mehrere Tage an.

Verlagerungen und Formveränderungen des Magens sprechen gleichfalls eher für ein Ulcus penetrans, weil die ursächlichen Adhäsionen, Verziehungen und Verschwielungen sich bei ihm in wesentlich stärkerem Ausmaß entwickeln.

γ) Einige *Besonderheiten spezieller Ulcuslokalisationen* müssen bei der Röntgenuntersuchung berücksichtigt werden. Sie betreffen bei dem gar nicht so seltenen, bei Verlagerungen des Magens (Zwerchfellbrüche!) sogar häufigen, *kardianahen Geschwür* in erster Linie die Darstellungstechnik. Die Besonderheit dieser Lokalisation besteht nämlich darin, daß zweifellos dort manche Geschwüre einfach übersehen werden; andererseits werden durch die im Magenfundus quer verlaufenden Schleimhautfalten beträchtlicher Höhe an der kleinen Kurvatur im Kardiabereich leicht Ulcusnischen vorgetäuscht.

Kardianahe callöse Geschwüre liegen an der Magenhinter- oder (seltener) an der Vorderwand, im allgemeinen etwas unterhalb der Kardia. Morphologisch unterscheiden sie sich nicht grundsätzlich von den Geschwüren der übrigen Magenabschnitte. Während das akute Ulcus cardiae verhältnismäßig große Nischen bildet, die sich infolge guter Heilungstendenz ebenso schnell wieder verkleinern können, sind die Nischen chronischer callöser Geschwüre vergleichsweise klein. Man erkennt sie meist nur dann sicher, wenn sie durch Drehung des Patienten in einen der schrägen, vor allem in den I. schrägen Durchmesser bei dem häufigeren Sitz an der Hinterwand randbildend und im Profil dargestellt werden. In Aufsicht sind sie im Schleimhautbild wegen der Vielgestaltigkeit der Schleimhautzeichnung in dieser Gegend oft schwer zu beurteilen. Dazu kommt, daß der linke Rippenbogen eine Kompression unwirksam macht. Bei Stierhornform des Magens und Kaskadenbildung infolge Spasmen oder Narbenschrumpfung ist der Nachweis eines kardianahen Geschwürs sehr erschwert.

Differentialdiagnostisch muß ein Divertikel ausgeschlossen werden, das ebenfalls am ehesten in Kardianähe an der Hinterwand zu erwarten ist. Divertikel lassen sich aber im allgemeinen durch ihre Pilz- oder Säckchenform, die glattere Konturierung und den typischen Divertikelhals mit durchlaufenden Schleimhautfalten von Geschwüren unterscheiden.

Besteht ein ausgeprägter Ulcuswall, u. U. mit ödematöser Schwellung der weiteren Umgebung, so kann die dadurch bedingte Kontrastmittelaussparung ein beginnendes Carcinom vortäuschen, zumindest aber die Differentialdiagnose sehr erschweren.

Präpylorische Geschwüre sind oft im Schleimhautbild unter dosierter Kompression besser zu erkennen als bei der Vollfüllung des Magens. Die Ulcusnischen selbst sind verhältnismäßig klein und meist ziemlich flach (Abb. 396). Demgegenüber bestehen vergleichsweise starke Wandveränderungen und Konturunregelmäßigkeiten durch Induration und Narbenschrumpfung. Charakteristisch ist eine Vergrößerung des Magenwinkels bis zu ausgesprochener Stierhornform mit Verlagerung des Pylorus nach dorsal. Eine Profildarstellung der Ulcusnische gelingt dann nur im ventro-dorsalen I. schrägen Durchmesser oder in seitlicher Projektion.

Die verhältnismäßig schweren Wandveränderungen, meist kombiniert mit Infiltration und ödematöser Schwellung der Schleimhaut, erschweren die Differentialdiagnose gegenüber einem Carcinom.

Spastische Einziehungen sind auch bei präpylorischen Geschwüren nicht selten, wohl aber organische Stenosen.

Je näher ein Geschwür am Pylorus sitzt, um so häufiger und ausgeprägter sind Veränderungen des Pyloruskanals, wie sie natürlich in besonderem Maße vom eigentlichen *Ulcus pylori*, in ähnlicher Weise aber auch von Geschwüren an der Basis des Bulbus duodeni hervorgerufen werden. Man betrachtet deshalb zweckmäßigerweise prä-, intra- und postpylorische Geschwüre als Einheit unter dem Begriff des *Ulcus ad pylorum*; denn auch morphologisch ist eine Trennung oft nicht oder kaum möglich.

Die Nischen von callösen Pylorusgeschwüren sind ebenfalls oft klein und im Profil flach napfförmig; sie können aber auch erhebliche Größe erreichen. Nicht allzu selten

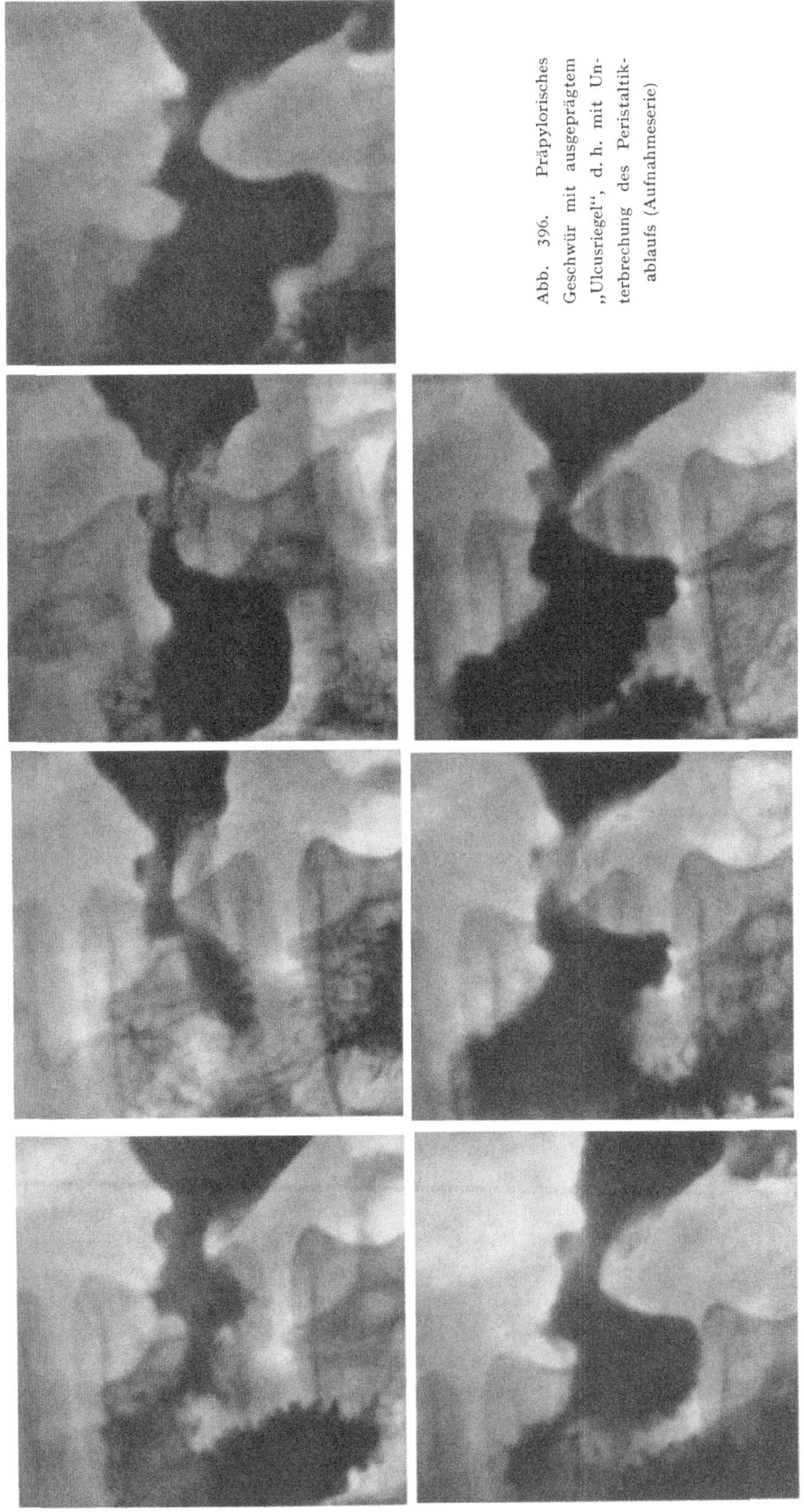

Abb. 396. Präpylorisches Geschwür mit ausgeprägtem „Ulcusriegel", d. h. mit Unterbrechung des Peristaltikablaufs (Aufnahmeserie)

sind Doppelgeschwüre mit zwei Ulcusnischen an gegenüberliegenden Wandabschnitten (Abb. 397) (vgl. Ulcus duodeni).

Die Kontrastmitteldarstellung kann erschwert sein, wenn — was oft der Fall ist — Pylorospasmen eine genügende Füllung des Pyloruskanals und die rechtzeitige Magenentleerung verhindern. Sie wird dann am ehesten bei der Untersuchung in Rechtsseitenlage erzielt. Oft sind auch Aufnahmen in Bauchlage nützlich, obgleich dann kaum wirksame Palpation und gezielte Kompression möglich sind.

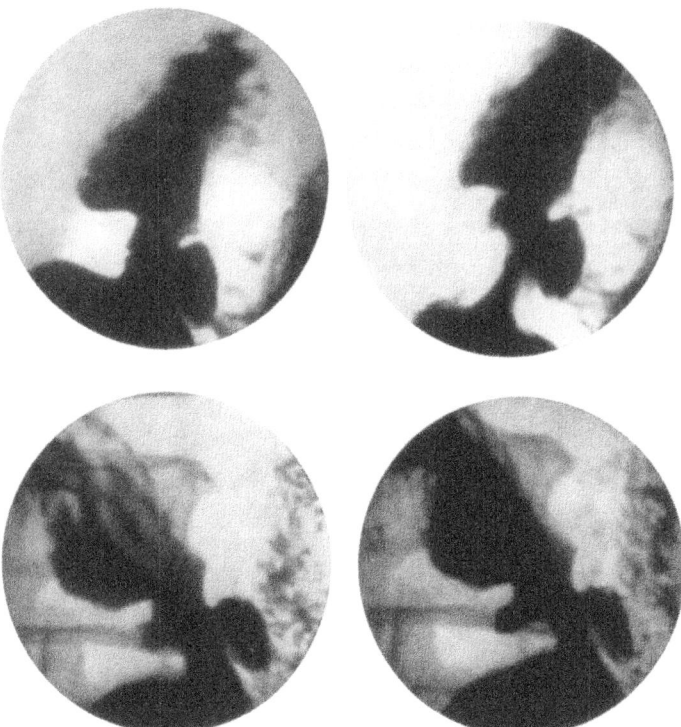

Abb. 397. Doppelulcus ad pylorum

Eine enface-Nische mit Faltenstern kann vorgetäuscht werden, wenn der Pyloruskanal infolge seines häufig dorsalwärts gerichteten Verlaufs in sagittaler Strahlenrichtung orthograd und damit die Basis des Bulbus duodeni mehr oder weniger in Aufsicht projiziert werden. Drehung in den I. schrägen Durchmesser verhindert diese Täuschung.

Das Röntgenbild der Pylorusgeschwüre ist weiterhin gekennzeichnet durch eine Verlängerung des Pyloruskanals als Folge einer Schwellung und Infiltration des Pylorus. Narbenschrumpfungen können schwerste Deformierungen, bajonettförmige Abknickungen, Einengungen usw. verursachen. Von solchen narbigen Verunstaltungen wird dann sehr oft auch der Bulbus duodeni mit betroffen, wie beim Ulcus duodeni.

Größte klinische Bedeutung haben die häufigen organischen *Pylorusstenosen*, auf die noch eingegangen wird.

Bei der Differentialdiagnose von Ulcusnischen an der *kleinen Kurvatur* ist zu berücksichtigen, daß im Magenwinkel durch peristaltische Einschnürungen vorübergehend nischenähnliche Kontrastmittelvorsprünge entstehen können. Eine Täuschungsmöglichkeit besteht dann, wenn nur eine Aufnahme mit einem solchen Befund vorliegt und der Ablauf nicht von der Leuchtschirmbeobachtung her bekannt ist.

Manchmal wird die bereits mit Kontrastmittel gefüllte Flexura duodenojejunalis so an die kleine Kurvatur projiziert, daß dort eine Ulcusnische vorgetäuscht wird. Bei Drehung des Patienten ist ein Irrtum ausgeschlossen.

Ich erinnere mich aber eines Falles von JANKER, bei dem auswärts fälschlich ein Geschwür der kleinen Kurvatur diagnostiziert worden war, weil ein Nierenstein eine Ulcusnische vortäuschte.

c) Ulcus duodeni

Noch häufiger als der Magen ist der Bulbus duodeni (in etwa 70% der Fälle) Sitz eines Ulcus pepticum. Bevorzugt befallen wird die Bulbusbasis, und zwar besonders die Gegend der Einmündung des Pyloruskanals, häufig aber auch einer der Recessus, meist an der Minorseite. Seltener sind Geschwüre in den aboralen Bulbusabschnitten; nur ausnahmsweise findet man ein Ulcus im Duodenum jenseits des Bulbus und dann am ehesten medial hinten im deszendierenden Teil in der Gegend der Papille.

Zwölffingerdarmgeschwüre treten in Ein- oder (seltener) in Mehrzahl und manchmal kombiniert mit Geschwüren des Magens oder anderer Teile des Digestionstraktes auf. Nicht sehr selten sind *Doppelgeschwüre* an gegenüberliegenden Wänden, sog. Abklatschgeschwüre, auch „kissing ulcers" genannt (Abb. 398).

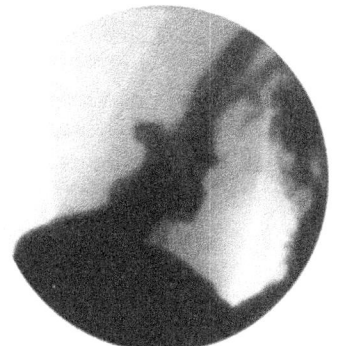

Ätiologisch und morphologisch unterscheiden sich Geschwüre des Zwölffingerdarms nicht grundsätzlich von denen des Magens. Bestehende Unterschiede sind Folge der besonderen Lokalisation.

Auch im Bulbus duodeni sind *akute* oberflächliche Schleimhautgeschwüre oft nur auf Grund

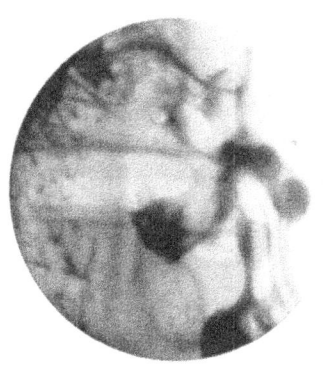

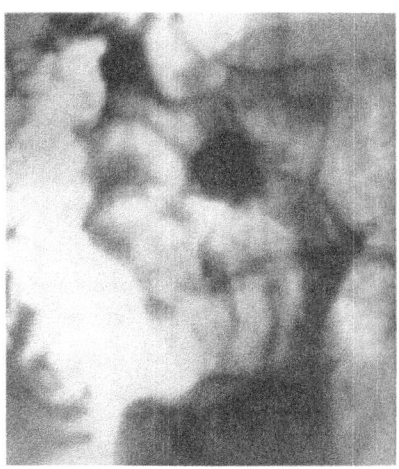

Abb. 398. „Kissing ulcers" des Bulbus duodeni. „Kleeblattform" des Bulbus

Abb. 399. Frisches Ulcus duodeni mit Nische und entzündlichem Ulcuswall (Darstellung in Aufsicht)

indirekter Symptome, namentlich durch *Spasmen* der Bulbuswand, zu erkennen. Bei einem einseitigen Spasmus der dem Ulcus gegenüberliegenden Bulbuswand kann die Einziehung wie ein „zeigender Finger" auf das Geschwür gerichtet sein. Ebenso treten aber mitunter auch bilaterale spastische Einziehungen auf und führen so zur spastischen Sanduhrform des Bulbus. Ausschließlich in einem Recessus der Bulbusbasis lokalisierte Spasmen rufen das Bild einer exzentrischen Einmündung des Pyloruskanals hervor.

Tiefergreifende Ulcerationen, namentlich *chronische* Zwölffingerdarmgeschwüre ermöglichen auch im Bulbus die direkte Kontrastmitteldarstellung einer *Ulcusnische*, und zwar in Aufsicht als rundlichen Kontrastmittelfleck, der bei einem noch frischen Geschwür von einem entzündlichen *Ulcuswall* umgeben ist (Abb. 399). Im Profil sieht man dann randständige, die normale Bulbuskontur überragende, dorn-, kegel- oder pilzförmige Nischen. Im allgemeinen bleiben sie zwar kleiner als die von Magengeschwüren, können aber ausnahmsweise doch Kirsch- bis Pflaumengröße (sog. Riesennischen) erreichen.

Der Topographie des Bulbus duodeni entsprechend ist bei den häufig an seiner Hinterwand, seltener an der Vorderwand lokalisierten Ulcusnischen für die Darstellung „en face" der I. schräge Durchmesser und für die Profildarstellung der II. schräge Durchmesser am besten geeignet; die Hinterwand wird dann vom Betrachter aus gesehen rechts (medial hinten) und die Vorderwand links (lateral vorne) randbildend. Die ebenfalls häufigen Geschwüre an der Seite der kleinen Kurvatur sind auch bei Projektion im I. schrägen Durchmesser randbildend. Ihre Darstellung in Aufsicht ist kaum möglich.

Bei jeder Entleerung des Bulbus bleibt Kontrastmittel als Restfüllung in der Ulcusnische. In dieser Phase angefertigte gezielte Aufnahmen zeigen die Nische, vor allem bei Projektion in Aufsicht, am eindrucksvollsten. Während der Vollfüllung des Bulbus ist praktisch nur eine Profildarstellung möglich, weil die Nische sonst überdeckt wird.

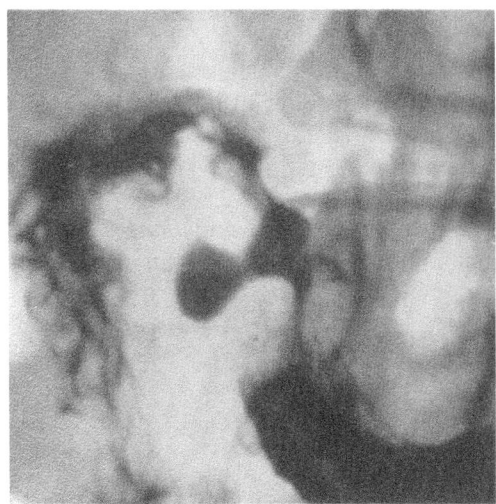

Abb. 400. Narbenbulbus mit divertikelartiger Abschnürung des Major-Recessus

Durch vorsichtige, dosierte Kompression kann man allerdings in jeder Phase das Kontrastmittel im Bulbus soweit verdrängen, daß die noch gefüllte Nische ohne störende Überlagerung sichtbar wird.

Auch Zwölffingerdarmgeschwüre zeigen in großen Nischen mit Nischenhals, namentlich bei Penetration, Luft über einem Kontrastmittelspiegel und manchmal sogar eine Dreischichtung mit einer intermediären Sekretschicht.

Außer den als indirekte Frühsymptome bereits erwähnten spastischen Deformierungen des Bulbus, die auch bei chronischen Geschwüren bestehen und ausgeprägte Kaskaden mit Kontrastmittelspiegeln bewirken können, äußern sich *Störungen der Funktion* oft in verzögerter Füllung oder unvollständiger Entleerung bis zur Dauerfüllung des Bulbus.

Beide Vorgänge können aber auch so schnell und flüchtig ablaufen, daß die Darstellung der einzelnen Phasen durch gezielte Aufnahmen sehr schwer wird.

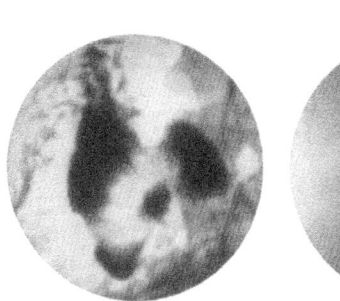

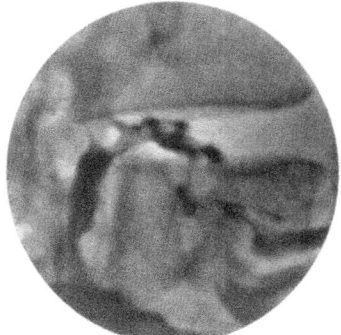

Abb. 401. Kleeblattform des Bulbus bei Ulcus duodeni   Abb. 402. Phthisis bulbi

Die Ursache solcher Veränderungen der Kontrastmittelpassage liegt aber nicht ausschließlich im Bulbus; auch die *Magenfunktion* ist gestört. Häufig besteht bei einem Ulcus duodeni eine hypertrophische Gastritis mit Hypertonie, Hyperperistaltik und vermehrter Sekretion. Der für ein Zwölffingerdarmgeschwür weitgehend charakteristische *6 Std-Rest* der Kontrastmittelfüllung im Magen ist vorwiegend die Folge eines häufigen *Pylorospasmus*, der auch bildmäßig als Einengung und Verlängerung des Pyloruskanals zum Ausdruck kommt. Der sog. *duodenale Entleerungstyp* besteht darin, daß beim Ulcus duodeni oft die Magenentleerung zunächst beschleunigt einsetzt, durch Reizung des Ulcus dann aber ein Pylorospasmus mit konsekutiver Entleerungsverzögerung auftritt. Die Magenmotilität ist trotz der funktionellen Pylorusstenose oft verlangsamt.

Besondere diagnostische und klinische Bedeutung haben beim Ulcus duodeni die *Sekundärveränderungen* infolge Induration der Darmwand, periduodenaler Verwachsungen und späterer Narbenschrumpfung. Sie führen zu charakteristischen Retraktionen bzw. Deformierungen und kennzeichnen den sog. *Narbenbulbus* (Abb. 400). Die Mannigfaltigkeit dieser Veränderungen reicht von der noch geringgradigen ein- oder beiderseitigen

Verformung des Bulbus mit linearer oder konkaver (statt normal leicht konvexer) unregel-mäßiger Kontur über den charakteristischen Befund der *Kleeblattform*, bei der die drei durch Kontrastmittel dargestellten „Blätter" — die beiden Recessus und die Bulbus-spitze — durch feine Kontrastmittelstraßen eines Faltensterns mit der Ulcusnische ver-bunden sind (Abb. 401), bis zu extremen Schrumpfungen und Formveränderungen im Sinne einer *Phthisis bulbi* (Abb. 402). Durch Narbenschrumpfung können auch einzelne Bulbusteile, meistens ein Recessus, divertikelartig abgeschnürt werden (*Ulcusdivertikel*) (vgl. Abb. 400). Diese organischen Veränderungen werden meist durch zusätzliche Spasmen potenziert.

Geschwüre an der Bulbusbasis und in ihrer Nähe rufen sehr bald die gleichen Ver-änderungen des Pylorus hervor, die bereits beim Ulcus ad pylorum beschrieben wurden. Mit diesem Übergreifen des Prozesses auf den Magen kommt es zu den morphologischen Veränderungen, die den weiteren Verlauf aller peptischen Magen- und Zwölffingerdarm-geschwüre kennzeichnen und sie zur chirurgischen Erkrankung machen.

d) Formveränderungen des Magens und organische Stenosen

Abgesehen von dem bereits beim Ulcus penetrans besprochenen Einbruch in Nachbar-organe und von plötzlich eintretenden Komplikationen (vgl. S. 368 f.) beherrschen in den Spätstadien des Krankheitsverlaufes die durch Verwachsungen und Narbenschrumpfung hervorgerufenen Formveränderungen des Magens und organischen Stenosen das klinische Bild.

α) Formveränderungen verschiedenster Art werden oft durch *perigastritische Ver-wachsungen* verursacht, die ihrerseits, besonders bei Penetration, Folge umschriebener peritonitischer Prozesse im engeren oder weiteren Ulcusbereich sind. Hierhin gehören zipfel- oder zackenförmige Ausziehungen, Verziehungen und Verlagerungen größerer Magenabschnitte oder divertikelähnliche Abschnürungen einzelner Bezirke. Derartige Veränderungen, die natürlich meist mit mehr oder weniger ausgeprägten Konturunregel-mäßigkeiten einhergehen, haben in erster Linie differentialdiagnostische Bedeutung. Durch sie kann die Unterscheidung gegenüber blastomatösen Wandveränderungen er-schwert werden.

Ausnahmsweise können ausgedehnte strangförmige Adhäsionen auch beim Ulcus ventriculi einen organisch fixierten *Kaskadenmagen* bedingen. Da Geschwüre aber meist tiefer sitzen, sind anders-artige Formveränderungen eher zu erwarten.

β) Charakteristisch für Geschwüre an der kleinen Kurvatur ist z. B. die *schnecken-förmige Einrollung des Magens*. Sie kommt besonders dann zustande, wenn das Fort-schreiten einer chronischen Ulceration in immer tiefere Wandschichten durch Vernarbung und Schrumpfung derart ausgeglichen wird, daß sich überhaupt keine größere Ulcushöhle bildet. Durch fortschreitende Schrumpfung der Ulcusgegend wird dann das präpylorische Antrum zunehmend an die kleine Kurvatur im Korpusbereich herangezogen und verwächst manchmal ganz mit ihr. Der Pylorus liegt dann schließlich links von der Mittellinie und je nach Sitz des Ulcus verhältnismäßig hoch. Da bei dieser Einrollung der kleinen Kur-vatur die große Kurvatur nicht verkürzt wird, nimmt der Magen schließlich „Tabaks-beutelform" an, wobei der untere Magenteil einen großen, fast kugelförmigen Sack bildet (Abb. 403). Meistens bestehen erhebliche Entleerungsverzögerung und Dilatation, da der Pylorus in fortgeschrittenen Fällen praktisch immer eingeengt wird.

γ) Erfolgen Narbenschrumpfungen weniger in Richtung des Längs- als vielmehr des Transversaldurchmessers, dann wird beim Ulcus der kleinen Kurvatur die Circumferenz des Magens verkürzt und damit schließlich auch die große Kurvatur mehr und mehr an das Geschwür herangezogen. So entsteht der *organische Sanduhrmagen* (Abb. 404), der im Gegensatz zum spastischen Sanduhrmagen morphologisch fixiert ist, sich also weder spontan noch durch Spasmolytica (Atropin) löst.

Gemeinsam ist beiden Formen, die übrigens auch kombiniert sein können und dann hinsichtlich der Beteiligung der einzelnen Faktoren nicht zu unterscheiden sind, die exzentrische Lage der Stenose an der kleinen Kurvatur und die verhältnismäßig glatte Konturierung, die allerdings bei der organischen Form doch manche Unregelmäßigkeiten zeigen kann. Der wesentliche morphologische Unterschied liegt in der Länge und im Ausmaß der Stenosierung. Während Spasmen ausschließlich kurze Einengungen ohne nennenswerte Passagebehinderung hervorrufen, sind die Stenosen beim organischen Sanduhrmagen länger und verbinden, wie ein Kanal, oberen und unteren Magenteil. Innerhalb des fast immer nach rechts konvex vorgewölbten Stenosenkanals füllt sich dann oft an der Seite der kleinen Kurvatur eine Ulcusnische. Nur ausnahmsweise können Einschnürungen durch perigastritische Stränge kurze, spastischen Einziehungen ähnliche Stenosen bewirken.

In einem großen Teil der Fälle wird ein organischer Sanduhrmagen erst bei

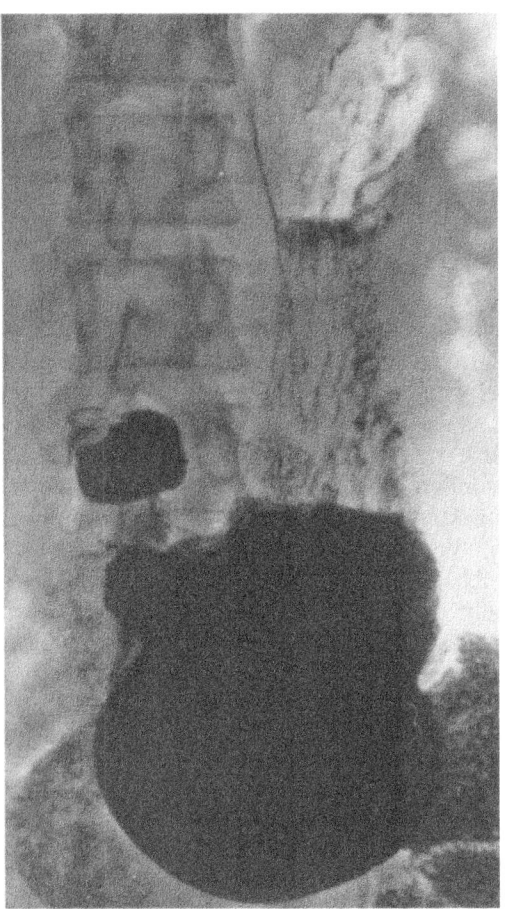

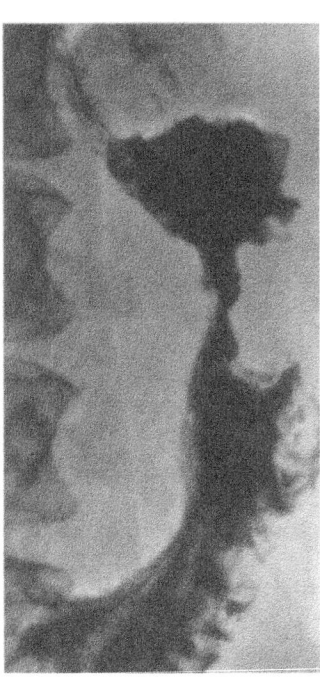

Abb. 403. Schneckenförmige Einrollung der kleinen Kurvatur. Tabaksbeutelform des Magens

Abb. 404. Organischer Sanduhrmagen bei einem Geschwür der kleinen Kurvatur

der Röntgenuntersuchung erkannt. Die Stenose ist nämlich meist nicht so eng, daß sie charakteristische klinische Erscheinungen bedingt. Aber auch in diesem Stadium sieht man röntgenologisch bereits Störungen der Magenfüllung. Während das Kontrastmittel beim spastischen Sanduhrmagen wie beim normalen Füllungsvorgang sehr schnell in die unteren Magenabschnitte gelangt, füllt sich bei einer organischen Stenose zunächst ein oberer, prästenotischer Sack; es dauert meist einige Zeit, bis dann plötzlich Kontrastmittel in mehr oder weniger schmaler Straße die Stenose passiert und auch in den poststenotischen Sack gelangt. Je höhergradig die Stenose ist und je länger sie bereits besteht, um so ausgeprägter kann eine Erweiterung des prästenotischen Teiles sein. Die Füllung des distalen Sackes ist dann stark verzögert. In solchen Fällen muß man bei der Untersuchung lange genug abwarten und gegebenenfalls eine dünnere Kontrastmittelaufschwemmung verwenden. Sonst besteht die Gefahr, daß auf Grund der fehlenden Füllung distal der Stenose irrtümlich eine blastomatöse Einengung der Antrumgegend angenommen wird.

Die Entleerung des Magens kann zeitlich regelrecht erfolgen. Das ist dann der Fall, wenn aus dem prästenotischen Sack jeweils soviel Kontrastmittel nachfließt, wie sich in normalem Rhythmus aus dem distalen Teil durch den Pylorus entleert. Bei hochgradiger Stenosierung kann aber ausnahmsweise noch längere Zeit Kontrastmittel prästenostisch retiniert werden, obgleich es poststenotisch bereits vollkommen abgeflossen ist.

Häufiger sind aber solche Fälle, bei denen infolge eines reflektorischen Pylorospasmus oder einer gleichzeitig vorliegenden organischen Pylorusstenose die Magenentleerung überhaupt gestört ist. Ein Kontrastmittelrest ist dann nach 6 Std und oft noch wesentlich länger nachzuweisen.

Differentialdiagnostisch ist der „ulceröse" Sanduhrmagen (spastisch oder organisch) in typischen Fällen kaum zu verkennen. Manchmal bereitet aber die Unterscheidung von einem „carcinomatösen" Sanduhrmagen doch erhebliche Schwierigkeiten (vgl. S. 379). Beim Ulcus ist der Sanduhrmagen gekennzeichnet durch exzentrische Lage der Stenose an der kleinen Kurvatur, regelmäßige oder wenigstens verhältnismäßig glatte Konturierung, plötzliche Verjüngung des Lumens und als Folge der möglichen hochgradigen Einengung manchmal prästenotische Dilatation sowie entsprechende Störung der Kontrastmittelpassage. Demgegenüber besteht beim carcinomatösen Sanduhrmagen eine mehr konzentrische Einengung mit allmählicher,

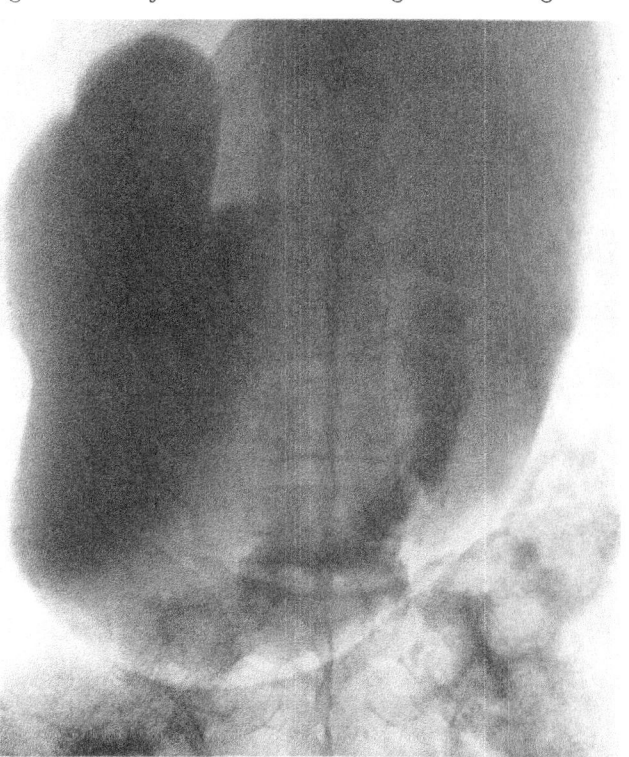

Abb. 405. Hochgradige Magendilatation bei entzündlicher Pylorusstenose (Aufnahme in Rücken- und Beckenhochlagerung)

trichterförmiger Verjüngung. Die Stenose ist im allgemeinen geringergradig und bewirkt kaum prästenotische Dilatation oder Passagestörung. Selbst bei einer stärkeren Einengung bleibt wegen der Schnelligkeit der Entstehung eine Dilatation meist aus. Die Konturen sind unregelmäßig, zerfranst oder höckerig, oft auch unscharf.

δ) Spätfolge eines im Pylorusbereich lokalisierten Geschwürs, also namentlich der unter dem Begriff des Ulcus ad pylorum zusammengefaßten Formen, ist die klinisch und (hinsichtlich der Therapie) besonders chirurgisch wichtige *organische Pylorusstenose*. Soweit dabei der Pyloruskanal überhaupt noch dargestellt werden kann, erkennt man ihn deutlich eingeengt und verlängert (vgl. Abb. 424). Der Abstand zwischen Antrum und Basis des Bulbus duodeni kann in fortgeschrittenen Fällen mehrere Zentimeter betragen. Meist verläuft der Pyloruskanal nicht geradlinig; er wird vielmehr durch Narbenschrumpfung stark deformiert und, oft bajonettförmig, abgeknickt.

Je schlechter bei hochgradigen Stenosen der Pyloruskanal selbst mit Kontrastmittel dargestellt werden kann, um so eindeutiger sieht man röntgenologisch die konsekutiven Veränderungen am Magen. Sie werden ausgelöst durch die Passagebehinderung, die nur bei leichteren Einengungen und nur verhältnismäßig kurze Zeit durch Hypertrophie der Magenwand und verstärkte Motilität kompensiert werden kann.

Diese *Kompensation* äußert sich als sog. *Stenosenperistaltik* durch sehr tief einschneidende, lange, im Gegensatz zur „Hyperperistaltik" langsam und gleichmäßig ablaufende peristaltische Wellen, die bereits sehr hoch, unmittelbar unterhalb der Kardia beginnen. Meist dauert es einige Minuten, bis nach Vollfüllung des Magens diese Stenosenperistaltik einsetzt.

Als erstes Zeichen der *Dekompensation* werden dann die einzelnen Wellen hinsichtlich Länge und Amplitude kleiner. Mit zunehmender Ermüdung tritt oft *Antiperistaltik*, vor allem im präpylorischen Antrum auf. Das ausgeprägte Stadium der Dekompensation ist erreicht, wenn die Entleerung des Magens verzögert ist und zunehmende Mengen retinierten Kontrastmittels noch nach vielen Stunden, schließlich sogar nach Tagen nachzuweisen sind.

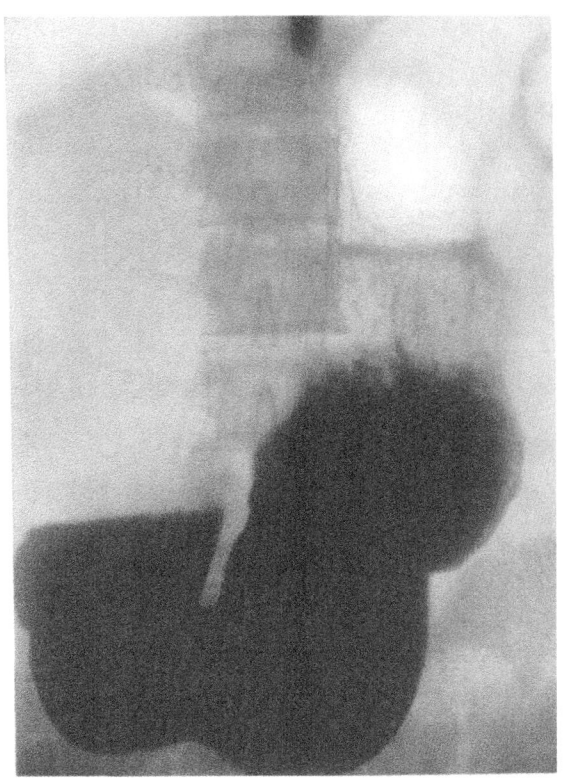

Abb. 406. Rechtsverlagerung des Pylorus bei Magendilatation. Intermediärschicht über dem Kontrastmittel

Folge dieser Retention ist eine allseitige *Dilatation* des Magens, der dann mitunter monströse Formen annimmt (Abb. 405). Bei der Füllung sammelt sich das Kontrastmittel im Stehen am unteren, meist weit caudalwärts reichenden Magenpol schüsselförmig an. Über dem Kontrastmittelspiegel steht eine sehr breite, von Nüchternsekret und Speiseresten gebildete Intermediärschicht, durch die das Kontrastmittel in „Flocken" nach unten sinkt. Das Ausmaß der Magendilatation erkennt man erst bei Untersuchung des liegenden Patienten, wobei die Struktur der Kontrastmittelfüllung infolge von Aussparungen durch feste Speisebrocken äußerst unregelmäßig sein kann.

Besondere Bedeutung hat die Untersuchung in Rechtsseitenlage. Nur dann füllt sich das meist ebenfalls deutlich erweiterte Antrum mit Kontrastmittel und läßt nur so eine Beurteilung der Wandverhältnisse zum Ausschluß eines Carcinoms zu.

Ein charakteristisches Symptom der Magendilatation bei Pylorusstenose ist schließlich noch die *Rechtsverschiebung des Pylorus* (Abb. 406).

Die Differentialdiagnose der ulcerösen Pylorusstenose mit höhergradiger Magendilatation bereitet im allgemeinen keine Schwierigkeiten. Ähnliche Einengungen können zwar auch beispielsweise durch Verätzungen bedingt sein; die Ätiologie geht dann aber aus der Anamnese hervor. Blastomatöse Stenosen verursachen praktisch nie vergleichbare Magenerweiterungen (vgl. S. 381), es sei denn, daß es sich um ein Ulcuscarcinom handelt. Eine Magenektasie als Folge eines Pylorospasmus nichtulceröser Ätiologie ist höchstens per exclusionem von der ulcerösen Form zu trennen.

e) Akute Komplikationen

α) *Blutungen* sind am häufigsten bei Geschwüren der kleinen Kurvatur, der Bulbushinterwand und beim Ulcus pepticum jejuni (s. später).

Kleinere makroskopisch nicht erkennbare Blutungen treten im Krankheitsverlauf eines Ulcus pepticum fast immer auf und können kaum als ernsthafte Komplikation aufgefaßt werden. Sie verbieten auch eine Kontrastmitteldarstellung nicht. Dagegen sollte man bei makroskopisch erkennbaren Sickerblutungen nach Möglichkeit darauf verzichten oder, wenn sie erfolgen muß, nur mit wenig Kontrastmittel dünner Konsistenz eine Schleimhautdarstellung, jedoch keine Vollfüllung des Magens durchführen sowie eine Palpation und namentlich jede Kompression von außen unterlassen.

Schwere (ein- oder mehrmalige) *Blutungen*, im allgemeinen arteriell, sind an sich schon lebensbedrohend. *Während* einer solchen Blutung sind wegen der unnötigen Bewegungen des Kranken jede Röntgenuntersuchung und ganz besonders eine Kontrastmitteldarstellung des Magens kontraindiziert.

Falls vor Eintritt der Blutung bereits ein Ulcus festgestellt war, ist im allgemeinen eine erneute Untersuchung ohnehin überflüssig, weil dann die Indikation zu chirurgischen Maßnahmen gegeben ist. Schwieriger sind die Fälle zu beurteilen, bei denen *eine massive Blutung ohne bereits feststehende Ulcusdiagnose* auftritt. Mit operativen Maßnahmen ist in solchen Fällen Zurückhaltung geboten, weil die Blutung nicht nur aus oberflächlichen, diffusen Erosionen, sondern vor allem auch aus Oesophagusvaricen stammen kann. Der Ausschluß von Oesophagusvaricen wird dann zur wichtigsten diagnostischen Aufgabe, die eigentlich nur röntgenologisch zu lösen ist. Ohne diesen Ausschluß ist auch eine Probelaparotomie mehr oder weniger sinnlos. Eine unbekannte Blutungsquelle ist bei der Laparotomie oft sehr schwer oder gar nicht zu finden.

Zum Ausschluß von Oesophagusvaricen kann man — natürlich nur unter klinischer Kontrolle — in der nächsten blutungsfreien Phase etwas Kontrastmittel (1—2 Schluck) trinken lassen. Komplikationen haben wir danach bisher nie gesehen.

Sind bei einer Massiv-Blutung Oesophagusvaricen ausgeschlossen, und kommt es zu einer blutungsfreien Phase, so kann man einige Tage später eine vorsichtige Kontrastmitteldarstellung des Magens, aber ohne jegliche Kompression (!), versuchen. Nur wenn nach Ausschluß von Oesophagusvaricen die Blutung nicht wenigstens vorübergehend zum Stehen kommt, muß auch ohne weitere Röntgenuntersuchung laparotomiert werden.

β) Zur *offenen Perforation* kommt es am häufigsten bei Geschwüren der Vorderwand des Magens und des Zwölffingerdarms. Sehr oft handelt es sich um ein Ulcus ad pylorum. Hinterwandgeschwüre penetrieren eher in Nachbarorgane, oder es kommt zu einer *gedeckten* Perforation. Bei Perforation in die Bursa omentalis bleibt die konsekutive Peritonitis zunächst dort lokalisiert; sie kann aber sekundär zur diffusen Peritonitis führen.

Am ehesten perforiert ein akutes Ulcus ventriculi simplex, wesentlich seltener ein Ulcus callosum.

Bei der Röntgenuntersuchung einer offenen Ulcusperforation kommt es ausschließlich auf den möglichst schnellen Nachweis *freier Luft im Abdomen* an. Im akuten Stadium ist jede Kontrastmittelanwendung kontraindiziert. Jeder Austritt von Bariumsulfatbrei in die freie Bauchhöhle wird äußerst schlecht vertragen. Eine Nativuntersuchung reicht aber auch vollkommen aus, muß jedoch ebenfalls möglichst schonend durchgeführt werden. Es ist zweckmäßig, den Patienten auf die linke Seite zu lagern, weil dann bei den häufigen Perforationen in der Pylorusgegend das Ausfließen von Mageninhalt in die Peritonealhöhle erschwert ist.

Die durch freie Luft im Bauchraum hervorgerufenen Röntgensymptome wurden schon im Kapitel über die Peritonealhöhle besprochen (vgl. S. 328f.), ebenso die Abgrenzung etwaiger Flüssigkeitsspiegel in der Peritonealhöhle gegen Spiegel im Darmlumen und in Abscessen. Als Folge einer Ulcusperforation bilden sich Abscesse, oft subphrenisch (vgl. S. 252f.), wenn der Patient die akute Peritonitis überlebt und nach einigen Tagen Abkapselung des Prozesses erfolgt.

Über Magen-Darmfisteln nach Ulcusperforation vgl. S. 391 ff.

f) Ulcusheilung und Operationsindikation

Die Ulcuskrankheit verläuft von Fall zu Fall sehr unterschiedlich. Eine Beurteilung einzelner Phasen ist röntgenologisch überhaupt nur dann möglich, wenn Vergleichsuntersuchungen wenigstens einen größeren Zeitraum des Gesamtverlaufes überblicken lassen.

Sehr problematisch ist vor allem die röntgenologische Beurteilung der *Ulcusheilung*. Eine endgültige Heilung ist durch konservative Behandlung eigentlich nur bei noch frischen Geschwüren mit einiger Sicherheit (70—80%) zu erwarten. Im Röntgenbild werden dann die bei akuten Geschwüren verhältnismäßig großen Nischen bald kleiner. Dabei ist aber zu bedenken, daß auch durch Abschwellen der Schleimhaut im Ulcusbereich die Verkleinerung einer Nische vorgetäuscht werden kann. Im Falle einer echten Verkleinerung ändert sich im allgemeinen auch die Nischenform in typischer Weise. Man sieht dann nur noch kleine dornförmige Ausziehungen infolge schrumpfender Adhäsionen oder bei konzentrischer Narbenschrumpfung an der Ulcusbasis die oft als charakteristisch bezeichnete „Kragenknopfform". Schließlich ist eine Nische überhaupt nicht mehr darstellbar. Nach vollständiger Heilung sind — wenn überhaupt — nur noch geringe morphologische Schleimhaut- oder Konturveränderungen infolge Narbenschrumpfung, und dann meist auch nur im Schleimhautbild, zu erkennen. Andererseits beweist der Rückgang der Röntgensymptome keineswegs eine endgültige Heilung. Die Ätiologie des Ulcusleidens macht die Häufigkeit von Rezidiven verständlich.

Je länger ein Geschwür besteht, um so geringer werden die Heilungsaussichten und namentlich die Möglichkeiten einer konservativen Behandlung. Auf Grund einer einmaligen Röntgenuntersuchung ist aber, abgesehen von fortgeschrittenen Fällen, äußerst schwer zu unterscheiden zwischen einem noch frischen (heilungsfähigen) und einem bereits zu alten und damit praktisch schon der chirurgischen Behandlung zuzuführenden Ulcus. Bei solchen Übergangsformen ist die palpatorische Verschieblichkeit des frischen Ulcus, die beim alten Geschwür nicht mehr besteht, noch das brauchbarste Kriterium.

Ist ein Vergleich mit früheren Untersuchungen möglich, dann sprechen Abflachung der Ulcusnische und des Ulcuswalles, Rückgang der entzündlichen Schleimhautschwellung im Ulcusbereich, Nachlassen bzw. Lösung von Spasmen u. ä. für noch bestehende Heilungstendenz, die weitere konservative Behandlung rechtfertigt. Die Heilungsaussichten sind aber gering, am besten noch bei Geschwüren des Magenkörpers einschließlich der Kardia, sehr schlecht dagegen bei den Geschwüren im präpylorischen Antrum, Pyloruskanal und Bulbus duodeni.

Beim ausgeprägten Ulcus callosum und erst recht in allen weiteren Verlaufsphasen kann das Fortschreiten der Veränderungen nur durch chirurgische Behandlung beeinflußt und unterbrochen werden.

Absolute Operationsindikation besteht nach jeder freien Perforation, bei hochgradigen Stenosen, also immer bei einem prästenotischen 24 Std-Rest, außerdem bei großen, unstillbaren bzw. rezidivierenden Blutungen und bei Verdacht auf maligne Entartung, wobei gerade der Röntgenbefund ausschlaggebend ist.

Als *relative* Indikationen gelten Erfolglosigkeit mehrerer internistischer Kuren, rezidivierende Blutungen, gedeckte Perforation (nach Abklingen der akuten Erscheinungen) und spezielle Ulcuslokalisationen, bei denen, wie beim präpylorischen callösen Geschwür, besondere Gefahr einer malignen Entartung besteht, soweit solche Geschwüre nicht innerhalb eines definierten Zeitraums (etwa 1 Jahr) abgeheilt sind. Die häufigste relative Operationsindikation ergibt das rezidivierende Ulcus duodeni.

Die Röntgenbefunde nach Operation werden in einem besonderen Kapitel besprochen (vgl. S. 395 ff.).

4. Blastome

a) Benigne Blastome

Benigne Blastome des Magens und besonders des Duodenums sind selten. Am häufigsten handelt es sich noch um Schleimhautpolypen. Außerdem wurden Neurinome, Myome, Fibrome, Lipome sowie deren Mischformen und Hämangiome gefunden.

Schleimhautpolypen des Magens können durch intermittierende Blutungen zu einer sekundären Anämie führen; meist machen sie keine klinischen Erscheinungen und werden nur als Zufallsbefunde festgestellt. Trotzdem besteht in vielen Fällen auch eine Anacidität.

Im Schleimhautbild des Magens treten Polypen solitär oder multipel als runde, ovale oder pilzförmige Kontrastmittelaussparungen in Erscheinung (Abb. 407). Bei Vollfüllung des Magens können kleinere Polypen überdeckt werden. Das ist sicher einer der Gründe, warum sie mit zunehmender Verfeinerung der Schleimhautdarstellungstechnik häufiger festgestellt wurden als vorher.

Polypen findet man vorwiegend im Magenkörper und präpylorischen Antrum. Die Kontrastmittelaussparungen, die sehr klein sein, aber auch Markstückgröße und mehr

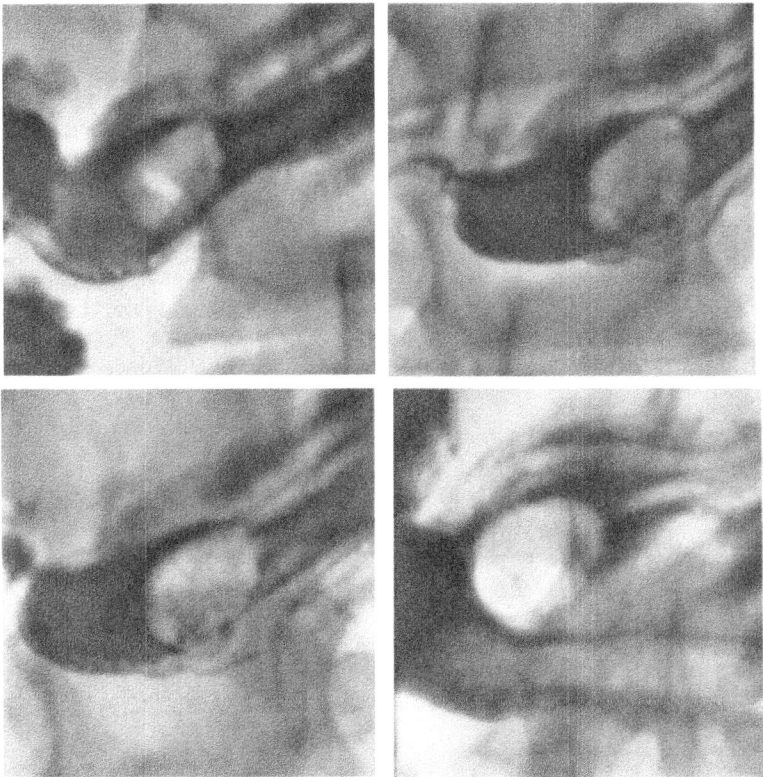

Abb. 407. Solitärer Magenpolyp

erreichen können, sind glatt begrenzt und scharf konturiert. Unregelmäßigkeiten der Polypenoberfläche können aber ebenso als kleine Einkerbungen usw. erscheinen.

Bei einer *Polyposis* mit Befall größerer Magenabschnitte ergeben sich Bilder, die an eine Gastritis granularis erinnern (Abb. 408). Mehrere dicht beieinander stehende Polypen können so neben- und übereinander projiziert werden, daß ein Konglomerattumor mit knolliger Oberfläche vorgetäuscht wird, der dann von einem blumenkohlartig wachsenden Carcinom kaum zu unterscheiden ist. Differentialdiagnostisch ist aber auch sonst die Unterscheidung zwischen solitären Polypen und kleinen andersartigen, namentlich auch malignen Blastomknoten nicht immer mit genügender Sicherheit möglich, so daß bei entsprechendem klinischen Verdacht eine Operation indiziert ist — das um so mehr, als Polypen nicht selten maligne entarten. Röntgenologisch festgestellte Magenpolypen sind infolge ihrer weichen Konsistenz nicht immer durch die Magenwand zu tasten, so daß bei einer deswegen vorgenommenen Laparotomie der Magen auch grundsätzlich eröffnet werden muß, wenn von außen kein Geschwulstknoten zu fühlen ist. Differentialdiagnostisch ist auch daran zu denken, daß polypöse Gebilde durch Speisereste im Magen vorgetäuscht werden können (vgl. Dickdarmpolyposis, S. 441 und Abb. 492).

24*

Die meisten Polypen haben einen mehr oder weniger langen Stiel, der aber nicht oder nur ausnahmsweise darstellbar ist. Am ehesten gelingt das, wenn nach Gabe einer geringen Kontrastmittelmenge durch zusätzliche Luftaufblähung des Magens ein Doppelkontrast erzeugt wird.

Im *Bulbus duodeni* sind Polypen seltener als im Magen. Sie können der Schleimhaut des Bulbus selbst aufsitzen; häufiger handelt es sich aber um gestielte, durch den Pylorus prolabierte Magenpolypen (Abb. 409).

Fibrome, Lipome, Myome, Neurinome usw. sind röntgenologisch von solitären Polypen im allgemeinen nicht zu unterscheiden. Auch sie wachsen vorwiegend ins Magenlumen (endoventrikulär). Praktisch die gleichen Bilder ergeben auch die seltenen *Magencysten* (Retentionscysten oder als Rarität Dermoidcysten). Eine Ausnahme machen *Hämangiome*, die sich sowohl polypös ins Magenlumen als auch diffus intramural ausbreiten können. Sie sind dann von malignen Blastomen nicht zu unterscheiden, es sei denn, daß zahlreiche Kalkeinlagerungen (Phlebolithen) innerhalb des Hämangioms auf seine Natur hindeuten.

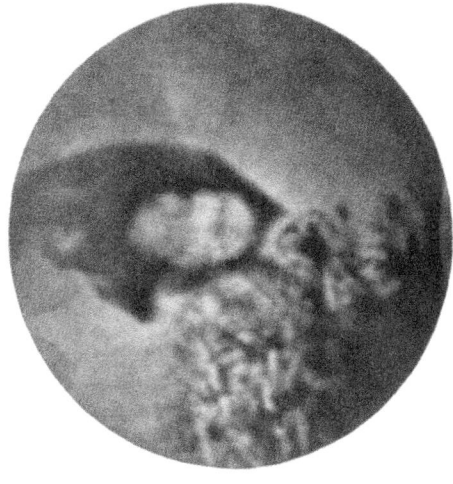

Abb. 408. Polyposis des präpylorischen Antrums

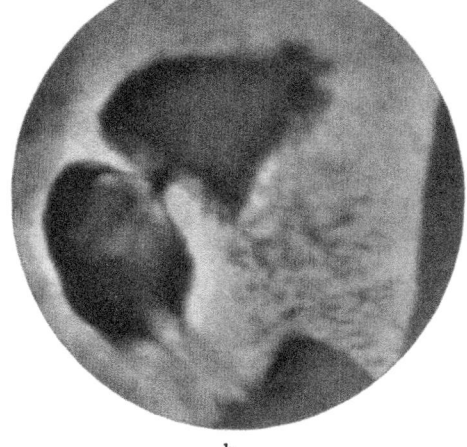

a   b

Abb. 409 a u. b. Pendelnder Polyp der Pylorusgegend des Magens (nach FRIK und OTT). a Kopf des Polypen im Bulbus duodeni. b Polyp ins präpylorische Antrum zurückverlagert

b) Magencarcinom

Magen- und Lungencarcinome haben manche Merkmale gemeinsam. Bei Männern sind sie die weitaus häufigsten Krebsformen. Dabei entfallen auf das Magencarcinom ungefähr ein Viertel aller Krebse überhaupt. Gemeinsam ist beiden auch die erschütternde Tatsache, daß sie in den meisten Fällen bereits inoperabel sind, sobald sie mit den heute allgemein zur Verfügung stehenden Methoden mit einiger Sicherheit erkannt werden können. Das gilt namentlich auch für die Röntgenuntersuchung, auf deren Leistungsgrenzen nach der Besprechung ihrer diagnostischen Möglichkeiten noch eingegangen wird (vgl. S. 383).

Vom Magenkrebs werden Männer wesentlich häufiger betroffen als Frauen (im Verhältnis von 2 bis 4:1), und zwar vorwiegend im Alter zwischen 50 und 70 Jahren. Immerhin ist aber der Magenkrebs auch bei jüngeren Patienten (bis unter 20 Jahre) keine besondere Seltenheit.

Das Leiden bleibt lange klinisch symptomfrei, so daß viele Magencarcinome erst in fortgeschrittenen Stadien erkannt werden. Der Zeitpunkt des Einsetzens von subjektiven Beschwerden hängt allerdings von der Lokalisation ab und wird weitgehend durch das Auftreten von Stenoseerscheinungen mitbestimmt. Carcinome der Pylorusgegend und der Kardia machen sich deswegen früher bemerkbar; aber gerade dort, namentlich am Pylorus, handelt es sich häufig um besonders ungünstige Formen, so daß die frühzeitige Manifestation leider den therapeutischen Möglichkeiten nicht immer zugute kommt.

Bevorzugte Lokalisationen sind der Pylorus und die kleine Kurvatur bis zur Kardia mit insgesamt etwa 80% aller Fälle. Dann folgt die Magenhinterwand (etwa 5%). Andere Lokalisationen sind selten.

Histologisch handelt es sich meist um Cylinderepithelkrebse (Adenocarcinome), solide, oft klein-alveoläre Rundzellencarcinome und um Mischformen. Im Gegensatz zum zellreichen Medullarkrebs ist beim Scirrhus das Stroma besonders stark entwickelt. Nicht selten sind auch Gallertcarcinome.

Ins Magenlumen können Carcinome expansiv, polypös bzw. fungös vorwuchern und dann große knollen- bzw. blumenkohlartige Geschwulstmassen bilden. In der Magenwand wachsen sie flächenhaft infiltrierend bzw. destruierend, vorwiegend in den Lymphbahnen der Submucosa und in der Muscularis sich ausbreitend. Sie neigen stark zu einer zirkulären Umwachsung des Magenlumens. Aus der Magenwand heraus kann auch entfernt vom primären Ausgangspunkt wieder Durchbruch ins Lumen oder nach außen mit Übergreifen auf Nachbarorgane erfolgen.

Alle Lymphknotengruppen in Magennähe werden sehr frühzeitig befallen. Bei der weiteren Metastasierung auf dem Lymphwege ist besonders bemerkenswert die über den Ductus thoracicus erfolgende Beteiligung von Lymphknoten in der linken Supraclaviculargrube (Virchowsche Drüse), durch deren Auftreten nicht selten ein Magencarcinom überhaupt erst erkannt wird.

Beim späteren Einbruch in Magenvenen kommt es zur hämatogenen Ausbreitung nach dem Porta-Typ. Deshalb sind Lebermetastasen fast die Regel (etwa 70%); verhältnismäßig häufig sind aber auch Metastasen im Skelet, besonders in der Wirbelsäule, im Gehirn und auffallenderweise in beiden Ovarien (unter dem Bilde der sog. Krukenbergschen Tumoren).

Sehr groß ist, namentlich bei expansivem Wachstum, die Neigung von Magencarcinomen zu ulcerösem *Zerfall*, der durch Einwirkung des Magensaftes begünstigt wird. Dann bilden sich unregelmäßige kraterförmige Geschwüre mit wulstig verdickten Rändern.

α) Die bei weitem häufigste Krebsform ist der *Fungus*, bei dem das Verhältnis von expansivem Wachstum ins Magenlumen und Infiltration der Magenwand von Fall zu Fall schwankt. Infolge schlechter Blutversorgung der großen Blastommassen neigt die fungöse Form sehr zu Ulcerationen und nekrotischem Zerfall, vorwiegend an den stärksten Vorwölbungen *(Carcinoma exulcerans)*.

Diese Wachstumsmerkmale bestimmen die Röntgensymptomatologie. Dem expansiven Wachstum entsprechen im Röntgenbild Kontrastmittelaussparungen; Wandinfiltration führt zu Kontur- und Formveränderungen; Nekrosen füllen sich mit Kontrastmittel und stellen sich als Carcinomnischen bzw. -krater dar.

Solange solche Blastome verhältnismäßig klein sind, ist für ihre Darstellung das Schleimhautbild der Kontrastmittel-Vollfüllung weitaus überlegen. Geschwülste, die auch bei Prallfüllung des Magens gut zu erkennen sind und dann sogar sehr charakteristische Veränderungen zeigen, sind bereits weit fortgeschritten.

Die ersten *Zeichen des polypös-expansiven Wachstums* sind überhaupt nur bei einwandfreier Schleimhauttechnik zu erkennen, und auch dann beweist wegen der normalerweise bestehenden Variabilität des Schleimhautbildes nur die *Konstanz* der Veränderungen, daß ihnen tatsächlich ein morphologisches Substrat zugrunde liegen muß. Wenn diese Vorbedingung erfüllt ist, dann müssen allerdings schon verhältnismäßig geringe umschriebene Verdickungen der Schleimhaut den Carcinomverdacht erwecken. Wir müssen später auf die Röntgendiagnostik dieses „kleinen Magenkrebses" noch einmal zurückkommen (vgl. S. 383).

Mit zunehmender Blastomgröße zeigen sich knotenförmige Schleimhautverdickungen, durch die normale Falten auseinandergedrängt werden können, und schließlich breitbasig der Magenwand aufsitzende und ins Lumen vorspringende Geschwülste (Abb. 410 und 411).

Charakteristisches Merkmal des Röntgenbildes in diesem Stadium sind *Kontrastmittelaussparungen* durch die Geschwülste. Solche Füllungsdefekte werden bei

Vollfüllung des Magens mit Kontrastmittel am besten erkannt, wenn sie randbildend sind und dann das Profil der Geschwulst zeigen. Für die Projektion von Carcinomen der Kurvaturen ist also der sagittale Durchmesser geeignet; bei Blastomen der Vorder- oder Hinterwand muß der Patient in die entsprechenden schrägen Durchmesser gedreht werden.

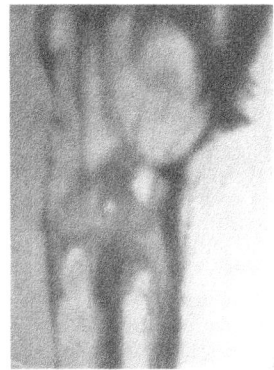

Abb. 410. Polypöses Magencarcinom.
Auseinanderdrängung der Schleimhautfalten

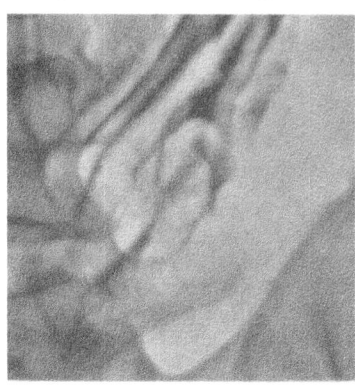

Abb. 411. Kleines polypöses Magencarcinom im Bereich der großen Kurvatur etwas oberhalb des Magenwinkels

In Aufsicht können kleinere Geschwülste bei Vollfüllung des Magens vom Kontrastmittel vollkommen verdeckt werden. Ihre en face-Darstellung gelingt am besten mit der Doppelkontrastmethode (Kontrastmitteldarstellung der Schleimhaut bzw. der Geschwulstoberfläche und zusätzliche Gasblähung des Magens). Große Geschwülste der Vorder- und Hinterwand zeigen auch bei Vollfüllung unter entsprechend dosierter Kompression rundliche oder polycyclische Halbschatten im Sinne des *Pelotteneffektes* (Abb. 412).

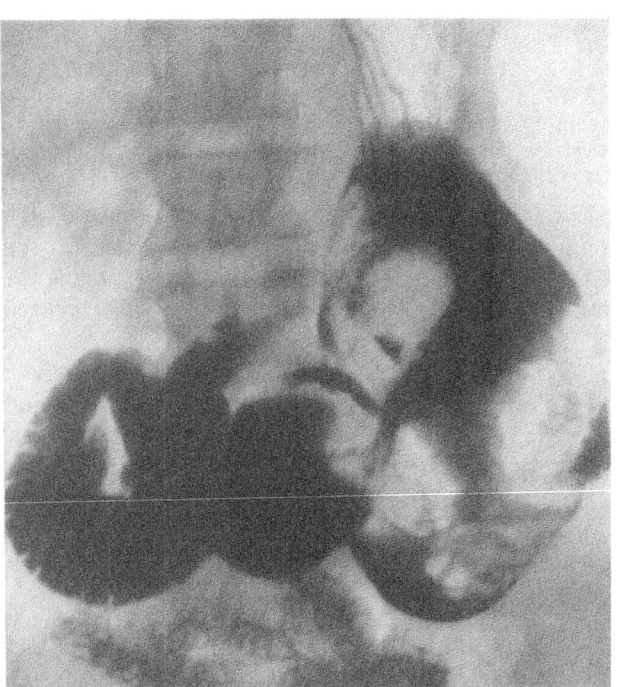

Abb. 412. Kontrastmittelaussparung (Pelotteneffekt) durch ein sehr großes medulläres Magencarcinom

Die durch ein expansiv wachsendes Blastom hervorgerufenen Kontrastmittelaussparungen sind auf Grund ihrer unregelmäßigen, höckerigen oder großknolligen, manchmal auch pilzförmigen Oberfläche im allgemeinen nicht schwer von den glatt konturierten Aussparungen durch Druck von außen (Milz, geblähte Darmschlingen, Pankreascysten usw.) zu unterscheiden. Füllungsdefekte durch Speisereste (bei gleichzeitiger Pylorusstenose) oder Fremdkörper (Bezoare, Ascaridenknäuel) verändern bei der Palpation oder zwischen zwei Untersuchungen ihre Lage. Unmöglich ist allerdings oft die Entscheidung, ob eine Kontrastmittelaussparung durch ein primäres oder ein sekundär in den Magen eingewuchertes Blastom hervorgerufen wird.

Auch die ersten *Zeichen des infiltrativen Wachstums* sind nur im Schleimhautbild zu sehen, und zwar in Form des umschriebenen Schwundes von Schleimhautfalten, umschriebenen Verdickungen der Schleimhaut usw. An den Grenzen der Infiltration kommt es dann zu einem plötzlichen *Faltenabbruch.* An der gegenüberliegenden Infiltratgrenze kann die betreffende Schleimhautfalte ebenso plötzlich wieder auftreten.

Bei weiterem Fortschreiten der Infiltration entwickeln sich breite, flache Wandverdickungen, die ebenfalls Aussparungen in der Kontrastmittelfüllung des Magenlumens bewirken. Darstellung im Profil zeigt sie als *Stufenbildung* der inneren Magenkontur (Abb. 413). Außerdem erstarrt die Magenwand im infiltrierten Bereich zunehmend und behindert den normalen Ablauf peristaltischer Wellen. Solange aber keine Verwachsungen mit der Umgebung bestehen, bleibt der veränderte Magenabschnitt insgesamt palpatorisch verschieblich, auch wenn er in sich nicht mehr verformbar ist. Im Gegensatz dazu kommt es beim Magengeschwür frühzeitig zu ausgedehnten Verwachsungen sowie flächenhaften Verklebungen mit der Umgebung und damit zur Einschränkung der Verschieblichkeit, wenigstens im Ulcusbereich.

Im weiteren Verlauf bestimmen dann beide Wachstumsarten das Röntgenbild des Magencarcinoms. Die Mannigfaltigkeit der Erscheinungen wird durch Besonderheiten verschiedener Geschwulstlokalisationen noch erhöht. Ein weiteres, auch differentialdiagnostisch wichtiges Symptom tritt auf, sobald an der Geschwulstoberfläche, und zwar vorwiegend im Bereich der stärksten Vorwölbungen, Ulcerationen und nekrotischer Zerfall einsetzen. Die dadurch entstehenden Gewebsdefekte *(Carcinomnischen)* füllen sich mit Kontrastmittel und ergeben bei Darstellung im Profil unregelmäßige trichter- oder krater

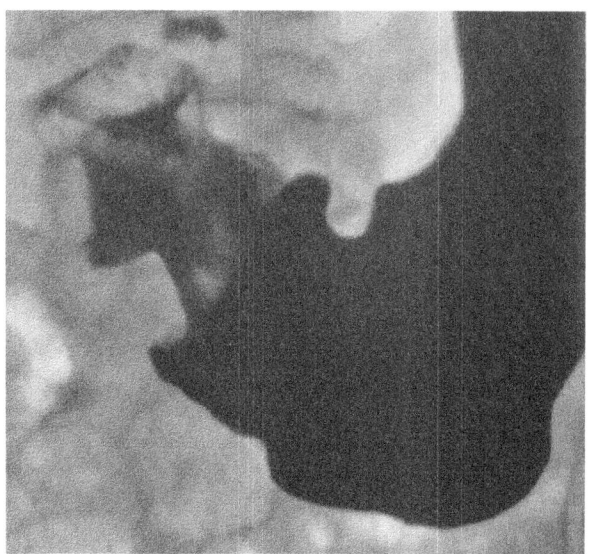

Abb. 413. Stufenbildung in der Magenkontur bei einem Antrumcarcinom

förmige, oft zerklüftete Kontrastmittelvorsprünge mit wulstigen Rändern (Abb. 414). Zerfall einer der Magenwand breit aufsitzenden Geschwulst führt zum Bilde des sog. *schüsselförmigen* Carcinoms, bei dem ein „tellerartiger" Krater von einem breiten, wulstigen Wall *(Tumorringwall)* umgeben ist (Abb. 415).

Auch in Aufsicht sind bei der Schleimhautdarstellung Kontrastmitteldepots in Carcinomnischen — ähnlich wie in Ulcusnischen — als Verschattungen darstellbar. Ein Tumorringwall erscheint dann als Aufhellung.

Der entscheidende *Unterschied zwischen Carcinom- und Ulcusnische* liegt in der Beziehung der Nische zur Magenwand. Beim Ulcus callosum handelt es sich um einen Defekt in der Magenwand selbst. Der Nischenschatten überragt deswegen bei der Profildarstellung immer die normale Innenkontur der Magenwand, auch wenn ein ausgeprägter Ulcuswall besteht. Dagegen entsteht eine Carcinomnische in einem bereits ins Magenlumen vorspringenden Geschwulstknoten und erreicht kaum die eigentliche Magenwand. Wenn das bei großen Geschwulstkratern trotzdem der Fall ist, dann ist die Diagnose ohnehin eindeutig.

Weitere Unterscheidungsmerkmale sind die regelmäßigeren Konturen von Geschwürsnischen, der häufige Nischenhals und die im Vergleich zur Basis große Nischentiefe. Carcinomnischen sind im allgemeinen flacher und unregelmäßiger. Ein Nischenhals besteht bei ihnen nie. Sie finden sich auch wesentlich häufiger als Geschwürsnischen außerhalb der kleinen Kurvatur, obgleich sie dort absolut am häufigsten angetroffen werden. An der großen Kurvatur sind sie immer auf ein Carcinom verdächtig. Dem häufigen Faltenstern um eine Ulcusnische steht beim Carcinom der Faltenbruch vor einem breiten Tumorringwall gegenüber.

β) Der *Scirrhus* des Magens als zweithäufigste Carcinomform breitet sich diffus infiltrierend in der Magenwand aus, mit gleichzeitiger Zerstörung der Schleimhaut. Im

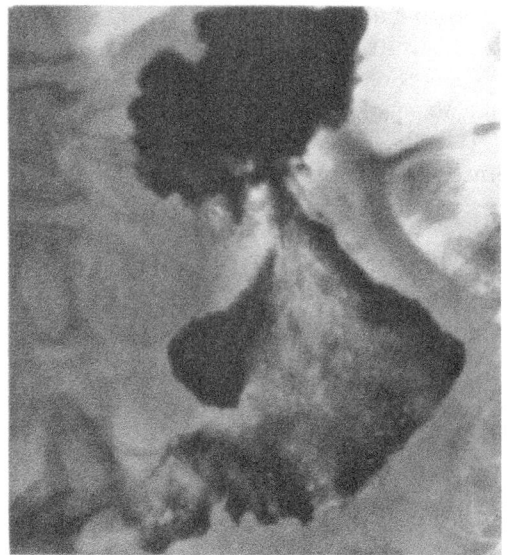

Abb. 414. Carcinomkrater

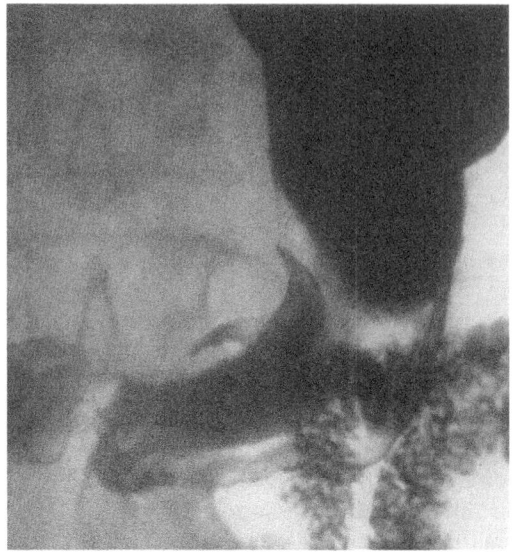

Abb. 415. Schüsselförmiges Carcinom mit Ringwall und flachem Zerfallskrater

befallenen Bereich fehlen dann Schleimhautfalten vollkommen. Solche Schleimhautbilder ähneln denen einer atrophischen Gastritis (Abb. 416).

Die Veränderungen beginnen in der Pylorusgegend, meist an der Seite der kleinen Kurvatur, und breiten sich von dort zirkulär und kardiawärts aus. Folge der krebsigen Durchwachsung sind Verdickung und vollkommene Starre der Magenwand, in der natürlich ein Ablauf peristaltischer Wellen unmöglich ist. Hochgradige Schrumpfungen engen das Lumen zunehmend ein, bis schließlich der größte Teil des Magens in einen *starren Schlauch* umgewandelt und stark verkleinert ist (Abb. 417). Man spricht dann von *Mikrogastrie* bzw. einem Schrumpfmagen, der infolge seiner Fixierung an der Kardia auffallend hoch liegt. Das Antrum hat oft Walzen-

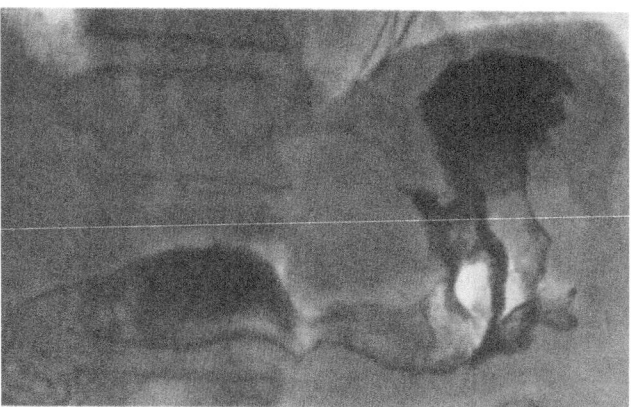

Abb. 416. Magenscirrhus: Fehlen der Schleimhautfalten

form; der Pylorus wird zum starren Rohr. Trotzdem bestehen nur verhältnismäßig geringe Stenoseerscheinungen.

In extremen Fällen beginnen Wandstarre und pyloruswärts zunehmende trichterförmige Einengung schon in Kardianähe. Bei noch normaler Weite im Fornixbereich nimmt der Magen dann „Flaschenform" an („Leatherbottle-Stomach"). Ein gastrooesophagealer Reflux von Kontrastmittel zeigt an, daß die Kardia selbst starr ist und ihre Schlußfähigkeit verloren hat.

Ulcerationen oder Tumorzerfall mit Bildung von Carcinomnischen gehören nicht zum typischen Bilde eines Scirrhus.

Beim „*Carcinoma fibrosum*" (KONJETZNY) als spezieller Form des Scirrhus mit ganz diffuser Wandinfiltration treten die genannten Symptome besonders typisch in Erscheinung. Histologisch handelt es sich dabei meist um ein polymorphzelliges Carcinom, das mit seinen dicht gelagerten Krebszellen ganz diffus infiltrierend in die Bindegewebsspalten vordringt.

Gleiche Bilder zeigt auch die *Linitis plastica* (vgl. S. 352), die demnach als Syndrom weder für scirrhöse Wandinfiltrationen noch für Sekundärveränderungen bei chronischen Entzündungen pathognomisch ist. Differentialdiagnostische Erwägungen müssen auch den als geschwulstähnliche Veränderungen genannten Erkrankungen gelten (vgl. S. 384 f.).

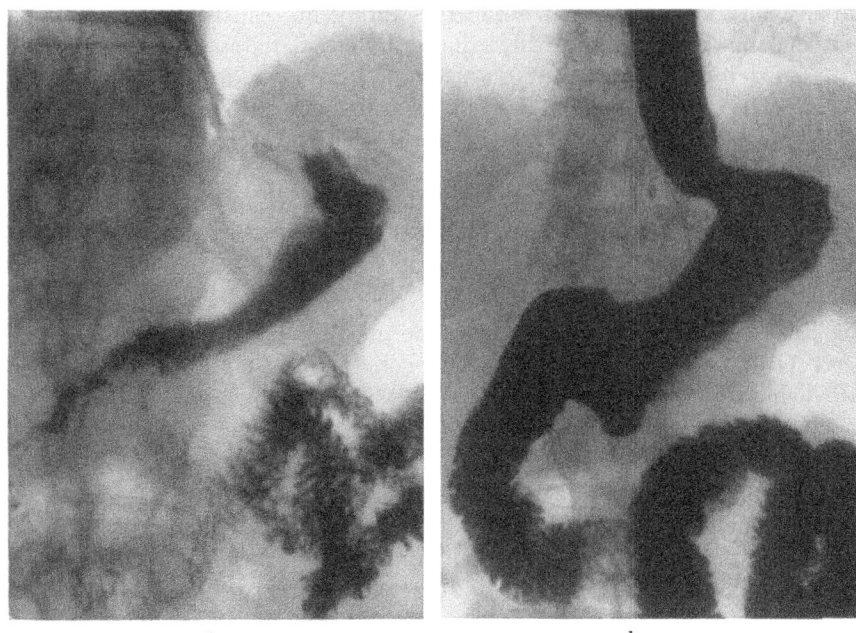

a   b

Abb. 417a u. b. Mikrogastrie bei ausgedehntem Scirrhus. a Schleimhautdarstellung nicht mehr möglich. b Auch bei Vollfüllung praktisch keine Dehnbarkeit des Magens

γ) Kurz zu erwähnen sind noch die seltenen *klein-polypösen (papillomatösen) Carcinome*, der sog. Zottenkrebs. Wahrscheinlich handelt es sich dabei in vielen Fällen um maligne entartete Schleimhautpolypen. Sie bleiben auch verhältnismäßig lange lokalisiert, von der gesunden Umgebung abgegrenzt und metastasieren erst spät.

Im Frühstadium sitzen diese Geschwülste mit schmaler Basis der Magenwand auf und ragen pilzförmig ins Lumen. Später bilden sie größere blumenkohlartige Knoten.

Das Röntgenbild stimmt weitgehend mit dem gutartiger Schleimhautpolypen überein. Eine Unterscheidung ist kaum möglich, es sei denn, daß Kontrolluntersuchungen eine rasche Vergrößerung der Geschwülste erkennen lassen, oder wenn es sich bereits um größere Knoten mit unregelmäßigen Konturen handelt. Konturunschärfe kann Folge oberflächlicher Ulcerationen sein. Zerfallskrater gehören aber nicht zum Bilde dieser Carcinomform. Im weiteren Verlauf erfolgt schließlich auch Ausbreitung in der Magenwand unter Verdickung des Stieles.

Schon bei den gutartigen Blastomen wurde darauf hingewiesen, daß der Röntgennachweis derartiger polypöser Gebilde wegen der Schwierigkeit einer Differentialdiagnose und der Tendenz zu maligner Entartung zumindest eine relative Operationsindikation darstellt.

δ) *Besonderheiten spezieller Carcinomlokalisationen* bedingen erhebliche Unterschiede der Röntgensymptomatologie und des Krankheitsverlaufes, die wenigstens in den wesentlichen Punkten kurz besprochen werden müssen.

Das *Kardia*- bzw. *Fornixcarcinom* bereitet eigentlich nur im Frühstadium diagnostische Schwierigkeiten. Wie bereits bei der Untersuchungstechnik erwähnt, eignet sich für die Darstellung der Kardia am besten die Projektion im I. schrägen Durchmesser. Besonders aufschlußreich ist die Untersuchung des liegenden Patienten, möglichst in Kopftieflagerung. Richtet man dann den Patienten wieder auf, so erhält man meist schon ohne zusätzliche Luftaufblähung des Magens einen guten Doppelkontrast, der die anatomischen Verhältnisse im Fornix gut erkennen läßt.

Bevor morphologische Veränderungen zu sehen sind, bestehen meist schon Störungen der Kardiafunktion, die allerdings oft nicht leicht zu deuten sind. Das gilt vor allem für die anfangs nur flüchtige Kontrastmittelstauung als Ausdruck einer geringgradigen Passagebehinderung. Infiltration der Kardia selbst führt zu deren Erstarrung und Schlußunfähigkeit. Zu der Stenose kommt dadurch verhältnismäßig schnell auch eine Insuffizienz. Bei der Durchleuchtung in Kopftieflagerung erkennt man sie an einem gastrooesophagealen Reflux von Kontrastmittel. Da auch sonst Mageninhalt regurgitiert wird, besteht meist eine Refluxoesophagitis (vgl. S. 287). Je weiter die erstarrte Kardia offensteht, um so mehr und breiter fließt Kontrastmittel in ununterbrochenem Strom in den Magen durch. Als Folge der Schlußunfähigkeit entweicht auch die normalerweise im Magen befindliche Luft; deshalb fehlt nicht selten die Magenblase (vgl. Abb. 418).

Die Kombination von Stenose und Insuffizienz macht es verständlich, daß die prästenotische Erweiterung des Oesophagus im Vergleich zum Kardiospasmus gering bleibt. Ein weiterer Grund dafür sind die schnelle Entwicklung einer carcinomatösen Stenose und die Möglichkeit einer (kontinuierlichen) Rekanalisierung durch Tumorzerfall. Praktisch immer fehlt die für den Kardiospasmus charakteristische Verlängerung der Speiseröhre mit Siphonbildung (vgl. S. 299).

Die ersten morphologischen Veränderungen durch ein Kardiacarcinom bestehen in Konturunregelmäßigkeiten, die sowohl parakardial an der Magenwand als auch im unteren Oesophagusdrittel sichtbar werden können. Voraussetzung für die Erkennung solcher Frühveränderungen ist ein einwandfreies Schleimhautbild. Beim Kardiospasmus sieht man dann, im Gegensatz zum Carcinom, normale, zarte, parallele Längsfalten bis in den Magen durchlaufen. Bestehen blastomatöse Wandveränderungen diesseits und jenseits der Kardia, dann ist röntgenologisch im allgemeinen nicht mehr zu entscheiden, ob es sich primär um ein Oesophagus- oder um ein Magencarcinom gehandelt hat.

Größere Blastome verursachen entsprechend unregelmäßige, höckerige oder großknollige Kontrastmittelaussparungen (Abb. 418—420). Das Kontrastmittel fließt dann in unregelmäßigen Rinnsalen durch die Furchen zwischen den einzelnen Geschwulstknoten. Große Geschwülste können den Magenfundus weitgehend ausfüllen und auch noch bis weit in den Magenkörper reichen. Schon auf Nativbildern sieht man manchmal die Geschwulst als Halbschatten in der Luftaufhellung der Magenblase, die ihrerseits sehr klein, eingedellt oder bizarr deformiert erscheinen kann.

Auch in diagnostisch eindeutigen, fortgeschrittenen Stadien muß die Geschwulstausdehnung, namentlich das Ausmaß der Veränderungen im Oesophagus, möglichst genau bestimmt werden. Danach richtet sich nämlich oft die Entscheidung, ob der Versuch einer Resektion überhaupt noch sinnvoll ist.

Carcinome des Magenkörpers zeigen in verschiedensten Kombinationen alle Symptome, die als charakteristisch für die fungöse Geschwulstform beschrieben wurden.

Am häufigsten entwickeln sich die Geschwülste an der kleinen Kurvatur; seltener gehen sie von der Vorder- oder Hinterwand aus und nur ausnahmsweise von der großen Kurvatur. Dort findet man eher die an sich seltenen Sarkome verschiedensten histologischen Typs.

Erstes Zeichen der Wandinfiltration ist die Störung der Peristaltik, über deren Nachweis bei Durchleuchtung und Aufnahme bereits mehrfach gesprochen wurde. Im Profilbild zeigt sich die Wandverdickung als Stufenbildung in der inneren Kontur (Abb. 421).

Je mehr das infiltrierende Wachstum gegenüber bzw. neben dem polypösen in Erscheinung tritt, um so früher zeigen sich Veränderungen der Magenform. Wandverdickung und Schrumpfvorgänge an der kleinen Kurvatur im Bereich des Magenwinkels führen zu der beim Carcinom häufigen Stierhornform des Magens.

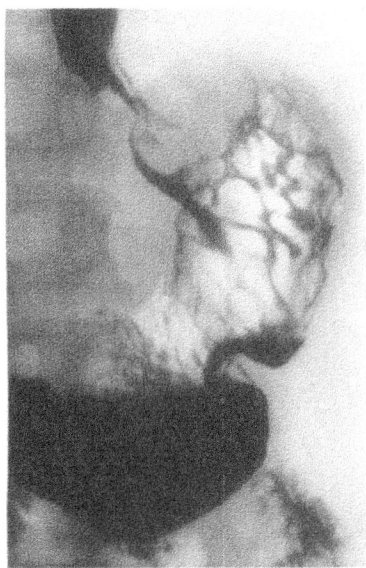

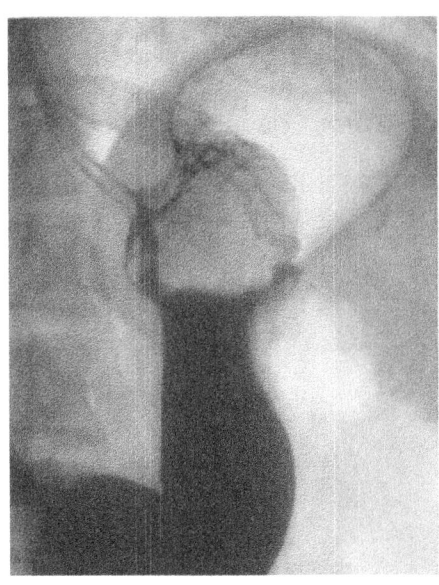

Abb. 418. Kardiacarcinom. Fehlen der Magenblase. Kontrastmittelaussparung durch den Weichteilschatten der Geschwulst. Deformierung des Magenfundus. Oesophagus nicht erweitert

Abb. 419. Kardiacarcinom. Geschwulst als Weichteilschatten in der Luftaufhellung der deformierten Magenblase. Unteres Oesophagusende frei

Über die durch expansives Wachstum ausgelösten Röntgensymptome und deren Nachweis im Schleimhautbild und bei Vollfüllung wurde bereits berichtet. Nischen- und Kraterbildung durch Geschwulstzerfall sind bei Korpuscarcinomen besonders häufig. Das schüsselförmige Carcinom ist der Prototyp dieser Krebslokalisation.

Die große Neigung der Carcinome, sich frühzeitig zirkulär um den ganzen Magen auszubreiten, bewirkt, daß im Profilbild Wandveränderungen und Füllungsdefekte häufig an beiden Kurvaturen bestehen. Die Lichtung wird dadurch mehr und mehr eingeengt. Schließlich entsteht der „hantelförmige" *carcinomatöse Sanduhrmagen* (Abb. 422). Von der spastischen und der organisch fixierten ulcerösen Form (vgl. S. 353 f.) unterscheidet er sich dadurch, daß die Einengung allseitig erfolgt und der noch freie, einem Tunnel durch das Carcinom vergleichbare Kanal nahezu *konzentrisch* liegt und meist wesentlich länger ist. Entsprechend dem oral- und aboralwärts kontinuierlichen Fortschreiten der Wandinfiltration erfolgt der Übergang allmählich. Das Magenlumen wird also prästenotisch trichterförmig enger und erweitert sich poststenotisch auch wieder trichterförmig, wenn die Stenose nicht bis in die Pylorusgegend reicht. Ein weiteres Merkmal des carcinomatösen Sanduhrmagens

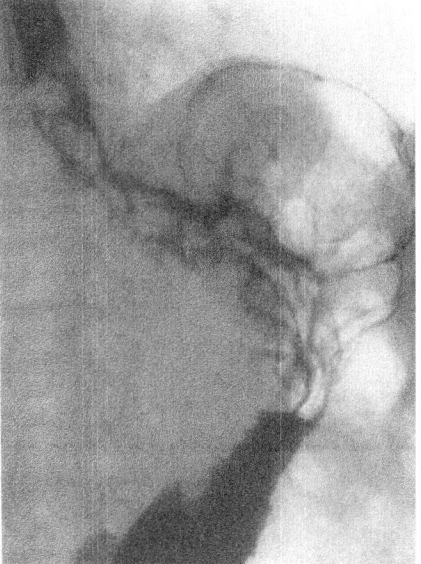

Abb. 420. Ausgedehntes Carcinom der Kardia mit Übergreifen auf den Oesophagus und den Magenkörper

sind Unregelmäßigkeiten der Konturen innerhalb der Stenose. Dilatationen des prästenotischen Magenteiles sind Ausnahmen.

In der *Pylorusgegend* entwickeln sich bei weitem die meisten (70—75%) Magencarcinome, seltener primär am Pylorus selbst als im präpylorischen Antrum, und dort wieder
meist an der kleinen Kurvatur beginnend. Daß für die Kontrastmitteldarstellung der
Pylorusgegend Untersuchung in Rechtsseitenlage zu empfehlen und Schleimhautdarstellung unerläßlich sind, wurde schon mehrfach gesagt.

Vom Orte der primären Carcinomentwicklung aus erfolgt bald zirkuläre und dann
oralwärts fortschreitende Ausbreitung. Solange nur der Pylorus selbst, eventuell sogar

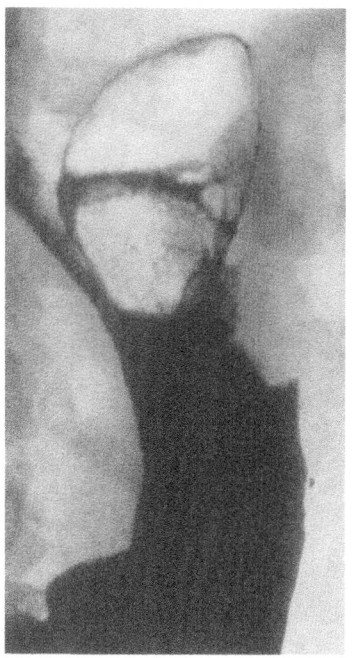

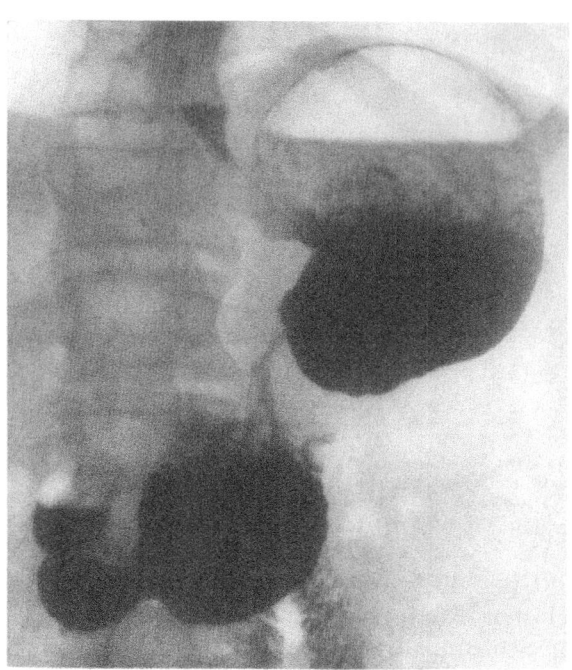

Abb. 421. Carcinom des Magenkörpers und
-fundus. Stufenbildung in der Kontur
der großen Kurvatur

Abb. 422. Carcinomatöser Sanduhrmagen

nur eine Pyloruslippe, verdickt ist, kann die Differentialdiagnose gegenüber einer benignen
Pylorushypertrophie (vgl. S. 389) oder einem Schleimhautprolaps (vgl. S. 388) auch noch
nach ein- oder mehrmaliger Kontrolluntersuchung unmöglich sein. Bei Verdacht auf
ein Carcinom in diesem, meist noch operablen Frühstadium ist es besser, eine Probelaparotomie zuviel als zuwenig durchzuführen. Sie ist eine der wichtigsten Maßnahmen
bei der Bekämpfung des Magenkrebses. Wenn man dem Patienten eine Chance bieten
will, so kommen für eine Operation eigentlich nur diese Frühformen in Frage, die man
erst nach Eröffnung des Abdomens *sicher* diagnostizieren kann.

Mit Übergreifen der Infiltration auf die ganze Circumferenz der Pylorusgegend tritt
als charakteristisches Merkmal die Verlängerung des Pyloruskanals mit unregelmäßiger,
höckeriger oder zerklüfteter Konturierung auf (Abb. 423). Die von der Geschwulst
umgebene noch freie Lichtung (*Carcinomtunnel* bzw. *-kanal*, auch weniger treffend
„Carcinomzapfen" genannt) kann verschieden lang und weit sein. Die Einengung des
Kanals kann so hochgradig werden, daß in ihm überhaupt kein Kontrastmittel oder nur
eine nadeldünne Straße zu sehen ist. Der Abstand zwischen der prästenotischen Kontrastmittelfüllung und der im Bulbus duodeni wird auch als *Tumordistanz* bezeichnet
(Abb. 424). Der enge, vollkommen starrwandige Pyloruskanal sitzt sehr oft dem Magenkörper rechtwinklig auf.

Im allgemeinen bestehen auch im weiteren Verlauf keine röntgenologisch sichtbaren Veränderungen des Bulbus duodeni. Das Carcinom schreitet fast ausschließlich kardiawärts fort, wobei das Antrum starr wird und oft Walzenform bekommt. Später verjüngt

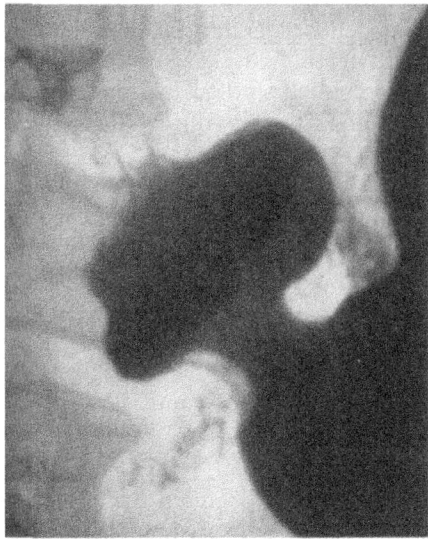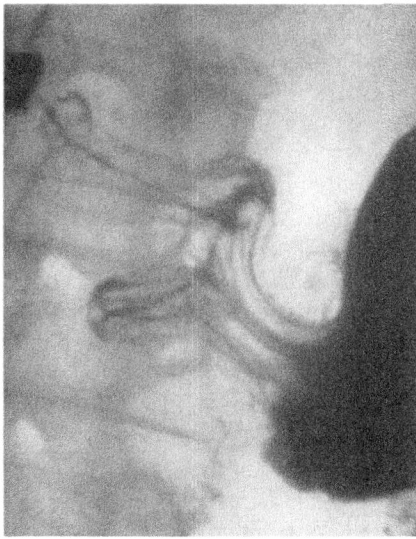

Abb. 423. Pyloruscarcinom. Wandstarre mit unregelmäßigen Konturen

sich der ganze Magen trichterförmig zum Pylorus hin, um bei einem generalisierten Scirrhus die dort beschriebenen Symptome, wie Mikrogastrie, zu zeigen.

Außer derartigen fortschreitenden Wandinfiltrationen können an der kleinen Kurvatur des Antrums aber auch fungusartige Geschwülste mit schüssel- oder kraterförmigen Zerfallshöhlen beobachtet werden.

Die Beeinträchtigung der *Magenentleerung* zeigt gewisse Ähnlichkeit mit der Passagebehinderung durch ein Kardiacarcinom. Am Anfang steht, wie bei jedem Magencarcinom mit Hypo- oder Anacidität, eine Entleerungsbeschleunigung. Daran ändert auch die zunächst nur mäßige Stenosierung des Pylorus durch infiltrative Wanderstarrung nichts, weil es gleichzeitig zur Pylorusinsuffizienz kommt. Durch den starren Carcinomkanal fließt das Kontrastmittel in entsprechend breitem Strom kontinuierlich in den Bulbus, der sich dann überhaupt nicht ordnungsgemäß entleeren kann (Dauerbulbus). Erst wenn in späteren Stadien der Pyloruskanal sehr eng wird, ist die Entleerung des Magens stärker behindert. Dann zeigen sich Funktionsstörungen (Stenoseperistaltik, Antiperistaltik), Nüchternsekret und Speisereste, wie bei

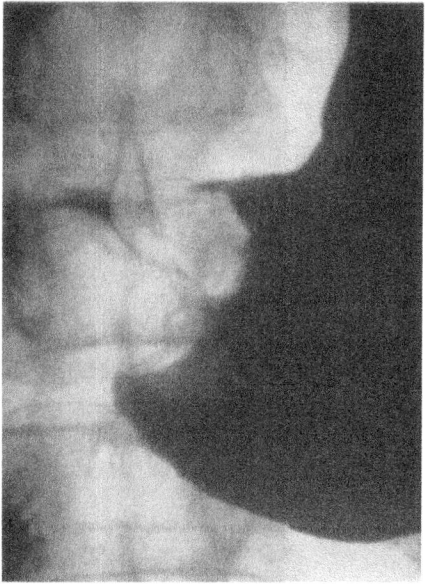

Abb. 424. Pyloruscarcinom mit Carcinomtunnel. „Tumordistanz" etwa 4 cm

einer ulcerös-narbigen Pylorusstenose. Ein ausschlaggebender Unterschied besteht aber darin, daß die prästenotische Dilatation bei weitem geringer ist. Magenektasien, wie bei Ulcusstenosen, sind seltene Ausnahmen und erwecken immer den Verdacht, daß sich auf dem Boden eines Ulcus ad pylorum ein Ulcuscarcinom gebildet hat.

Die differentialdiagnostisch wichtigen Erkrankungen, die eine Unterscheidung oft nicht zulassen, werden noch als geschwulstähnliche Veränderungen besprochen (vgl. S. 384f.).

ε) *Übergreifen auf Nachbarorgane* erfolgt — abgesehen von dem frühzeitigen Lymph-knotenbefall — im allgemeinen erst bei größeren Geschwülsten, namentlich Korpuscarci-nomen, die als solche nicht mehr schwer zu diagnostizieren sind. Am häufigsten brechen Carcinome in Pankreas, Milz sowie in den Dick- und Dünndarm ein.

Röntgenologisch zeigt sich die Mitbeteiligung der Umgebung in einer palpatorischen Unbeweglichkeit des Magens, während sonst infiltrierte Wandbezirke zwar in sich nicht mehr verformbar, aber gegen die Umgebung verschieblich sind. Konglomeratgeschwülste mit dem Darm, namentlich dem Colon transversum, sind gut durch die Bauchwand zu tasten.

Bei hochgradigen Nekrosen in der Geschwulst können sich Zerfallshöhlen bis in das sekundär beteiligte Organ hinein erstrecken. Handelt es sich dabei um Darmschlingen, so entstehen *Magen-Darmfisteln* (vgl. S. 391 ff.). Am häufigsten ist Fistelbildung zwischen Magen und Querdarm. Ihre Darstellung kann durch perorale oder — noch besser — rectale Kontrastmittelapplikation erfolgen. Möglich, aber selten, sind äußere Magen-fisteln infolge Zerfalls eines Carcinoms, das von der Vorderwand des Magens auf die Bauch-wand übergegriffen hat.

ζ) *Ulcuscarcinome* auf dem Boden callöser Magengeschwüre sind sicher nicht selten. Ihre Häufigkeit wird unterschiedlich, bei lange bestehenden Geschwüren bis etwa 20 % angegeben.

Röntgenologisch ist zwischen einem Ulcus callosum und einem Carcinom vergleich-barer Größe an sich schon eine Unterscheidung oft sehr schwer, manchmal sogar kaum möglich, weil beide Erkrankungen bildmäßig sehr ähnliche Erscheinungen machen können. Um so problematischer ist natürlich bei Übergangsformen die Entscheidung, ob eine Carcinomentwicklung bereits begonnen hat. Anamnese und sonstige klinische Erschei-nungen mögen manchmal weiterhelfen. Eine sichere Klärung ist oft nicht einmal makro-skopisch in situ, sondern erst durch die feingewebliche Untersuchung des Operations-präparates möglich. Deshalb besteht bei der relativen Häufigkeit der Ulcuscarcinome schon aus prophylaktischen Gründen zumindest eine relative Indikation zur operativen Behandlung jedes länger bestehenden callösen Geschwürs.

Durch die Entwicklung eines Carcinoms vom Boden einer Ulcusnische aus kann vorübergehend eine Verkleinerung der Nische vorgetäuscht werden. Im weiteren Verlauf unterscheiden sich hinsichtlich der lokalen Ausbreitung und Metastasierung Ulcuscarci-nome nicht von anderen Magenkrebsen. Bei einem Pyloruscarcinom mit hochgradiger Stenosierung und Ektasie des prästenotischen Magenteils muß am ehesten an die maligne Entartung eines Ulcus ad pylorum gedacht werden.

η) In den letzten Jahren mehren sich Berichte über *primäre Stumpfcarcinome nach Magenresektionen*, die ursprünglich nicht wegen eines Carcinoms erfolgten. Während die meisten Autoren einen ursächlichen Zusammenhang zwischen solchen Krebsbildungen am Magenrest und der früheren Resektion grundsätzlich verneinen, konnten HELSINGEN und HILLESTAD wahrscheinlich machen, daß Stumpfcarcinome nach Magenresektionen wegen eines Ulcus ventriculi weit häufiger auftreten als Magenkrebse im allgemeinen und insbesondere auch häufiger als Ulcuscarcinome. Dabei stützen sie sich nur auf solche Fälle, bei denen die Resektion mindestens 5 Jahre zurücklag. Bei einem kürzeren Intervall wäre nämlich schwer zu sagen, ob es sich tatsächlich um ein primäres Stumpfcarcinom handelt oder ob statt eines Geschwürs (bzw. außerdem) schon zur Zeit der Operation ein Carcinom bestand. Die Gesamtzahl der bisher bekanntgewordenen Fälle scheint uns allerdings eine endgültige Entscheidung über den ursächlichen Zusammenhang noch nicht zu erlauben.

Als Ursachen für die Entstehung der Stumpfcarcinome werden u. a. postoperative Anacidität, Rückfluß alkalischer Säfte in den Magenstumpf, mechanische Überbean-spruchung der Anastomosengegend und schließlich chronische Gastritiden vermutet.

In unserer Klinik wurden in den letzten Jahren 13 Stumpfcarcinome nach Magenresektionen beobachtet. Bei allen Patienten waren seit der Operation mehr als 5 Jahre vergangen. Das längste

Intervall betrug 37 Jahre. In diesem Falle handelte es sich um eine Frau (!), bei der wegen einer Salzsäure-Verätzung eine atypische Magenresektion durchgeführt worden war.

Die klinische Symptomatologie der primären Stumpfcarcinome ist, wie die der übrigen Magenkrebse, zunächst uncharakteristisch. Die frühzeitige Röntgendiagnose wird durch die infolge der Magenresektion veränderten topographischen Verhältnisse erschwert, besonders wenn sich die Geschwulst in der Anastomose selbst entwickelt. In diesen Fällen kommt es allerdings recht bald zu Stenoseerscheinungen.

ϑ) *Grenzen der Röntgendiagnostik des Magencarcinoms* bestehen hinsichtlich der Früherkennung kleinster Blastome und der Beurteilung der Operabilität auf Grund des Röntgenbefundes.

Seitdem bekannt ist, daß sich ein Schleimhautkrebs auf dem Boden *jeder* chronischen Gastritis, also sowohl der hypertrophischen, namentlich der polypösen, als auch der atrophischen Form, entwickeln kann, ist man in zunehmendem Maße bestrebt, diese *Präcancerosen*, zu denen noch das chronische Magengeschwür und die Polyposis gehören, frühzeitig zu erkennen und zu beseitigen. Diese Röntgendiagnostik des „*kleinen Magenkrebses*" hat zweifellos in den letzten Jahren wesentliche Fortschritte gemacht, erfordert aber eine subtile Darstellungstechnik (einschließlich Vergrößerungsaufnahmen mit feinstem Röhrenbrennfleck [vgl. S. 10f.]) und vor allem sehr große Erfahrung.

Auf Grund langjähriger Untersuchungen ist PRÉVÔT der Meinung, daß jede atypische Schleimhautinfiltration und jeder atypische Wanddefekt krebsverdächtig ist, wenn nicht unter konservativer Behandlung innerhalb weniger Wochen Rückbildung erfolgt. Im Schleimhautbild sind demnach krebsverdächtig: flache atypische Erhabenheiten oder Vertiefungen, Bezirke mit verändertem Faltenverlauf, jeder Faltenabbruch, flächenhafte warzige, höckerige, besonders beetartige, oft bogig begrenzte Verdickungen, flache unebene Ulcerationen mit unregelmäßiger, zerfranster Begrenzung, stufen- oder terrassenförmige Niveauunterschiede usw. „Das besagt also, daß die röntgenologische Frühdiagnose des kleinen Magenkrebses stets eine Verdachtsdiagnose bleibt, daß es eine typische oder charakteristische Symptomatologie bei der Vielgestaltigkeit der Schleimhautveränderungen nicht geben kann, zumal auch entzündliche Prozesse gelegentlich unter recht atypischen Bildern verlaufen" (PRÉVÔT).

Rückschlüsse auf die *Operabilität* eines Magencarcinoms sind nicht oder höchstens in Ausnahmefällen möglich. Niemals kann präoperativ gesagt werden, ob im Einzelfalle ein Carcinom noch operabel sein wird, weil das Röntgenbild keinerlei Auskunft über das Ausmaß des Lymphknotenbefalls gibt. Aber auch umgekehrt darf höchstens in sehr weit fortgeschrittenen Stadien ein Carcinom als inoperabel angesehen werden. Es ist besser, von röntgenologischer Seite solche Entscheidungen ganz zu unterlassen.

c) Magensarkom

Die seltenen Magensarkome verschiedensten histologischen Typs (Lymphosarkome, Spindelzellen-, Rundzellen-, Fibro-, Myo- und Retothelsarkome) bevorzugen die Gegend der großen Kurvatur. Wenn sie sich hauptsächlich in das Magenlumen expansiv ausbreiten, bestehen oft sehr umfangreiche großknollige Kontrastmittelaussparungen. Mitunter wachsen sie aber auch vorwiegend submukös bzw. intramural und können sich diffus in der Magenwand ausbreiten. Schließlich infiltrieren sie in Nachbarorgane.

Röntgenologisch ist eine Unterscheidung von Magencarcinomen nicht möglich. Sarkome haben verhältnismäßig geringe Schrumpfungs- und Stenosierungstendenz; auch ihre Neigung zum geschwürigen Zerfall ist geringer als bei Magencarcinomen. Als Unterscheidungsmerkmale sind derartige Besonderheiten aber kaum ausreichend. Am besten verzichtet man auf solche spekulativen Artdiagnosen überhaupt, da sie für die Therapie ohnehin bedeutungslos sind.

d) Maligne Blastome des Duodenums

Von den malignen Blastomen des Duodenums hat eigentlich nur das in der Pars descendens, und zwar in der Gegend der Papilla Vateri auftretende *Carcinom* praktische Bedeutung (Abb. 425). Je nach Ausbreitungsart führt es frühzeitig zu Stenosen mit Erweiterung der prästenotischen Teile, namentlich des Bulbus duodeni; oder das Carcinom wächst infiltrierend in das Pankreas ein. Dann zeigt die Röntgenuntersuchung die gleichen Symptome wie beim Pankreaskopfcarcinom (vgl. S. 491), ohne daß eine Unterscheidung sicher möglich ist.

Die Entstehung eines Carcinoms auf dem Boden eines Ulcus duodeni ist offenbar wesentlich seltener als beim Magengeschwür.

Sonstige bösartige Zwölffingerdarmgeschwüre sind Seltenheiten und ohnehin röntgenologisch von Carcinomen so gut wie nie zu unterscheiden.

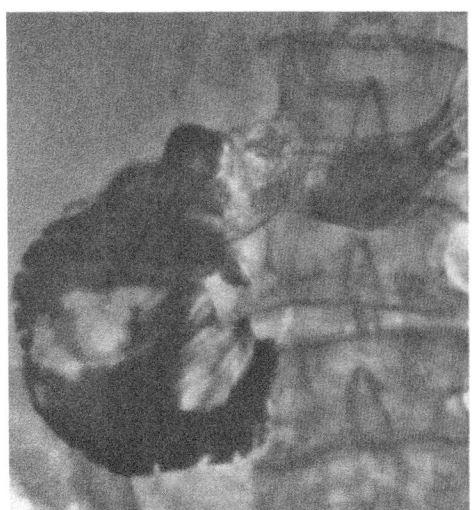

Abb. 425. Carcinom der Pars decendens duodeni (operativ bestätigt)

e) Sekundäre Blastome

Fernmetastasen extraventrikulärer Blastome in der Magenwand, (Bronchialcarcinome!) spielen praktisch keine Rolle, weil sie ohne Kenntnis der Primärgeschwulst röntgenologisch nicht als solche zu erkennen sind. Wichtiger sind Blastome, die von Nachbarorganen sekundär auf den Magen übergreifen. Das ist am ehesten bei Geschwülsten der Leber, des Pankreas und Kolons der Fall, möglich aber auch bei primären Blastomen des Netzes, der Lymphknoten usw.

Solange solche Blastome ausschließlich expansiv wachsen, wird der Magen nur verlagert und eingedellt. Dabei bleiben die Konturen glatt und die Schleimhaut unverändert. Erst durch das Einwachsen in die Magenwand entsteht das sekundäre Magenblastom. Die Differentialdiagnose gegenüber einem primären Magencarcinom ist dann oft sehr schwer oder sogar unmöglich. Trotzdem muß eine Abgrenzung versucht werden, besonders bei nur verhältnismäßig geringgradigen Veränderungen des Magens. Während nämlich manchmal bei solchen Veränderungen, falls sie durch ein primäres Magencarcinom hervorgerufen sind, noch der Versuch einer chirurgischen Behandlung gerechtfertigt ist, schließen gleichartige Veränderungen durch ein sekundäres Blastom eine Operabilität fast immer aus. Höchstens ein in den Magen eingebrochenes Carcinom des Colon transversum kann ausnahmsweise noch operabel sein.

Das brauchbarste Kriterium ist die palpatorische Verschieblichkeit des Magens. Ist sie bei noch geringen Veränderungen bereits aufgehoben, und besteht sogar gleichzeitig noch stärkere Verlagerung, so muß man an die Möglichkeit eines sekundären Blastoms denken. Eine sichere Klärung kann nur durch den Nachweis der primären Geschwulst erfolgen. Am ehesten ist das bei einem Dickdarmblastom durch rectale Kontrastmitteldarstellung möglich.

f) Geschwulstähnliche Veränderungen

Zahlreiche Erkrankungen, die allerdings ausnahmslos nur selten im Magen lokalisiert sind, können im Röntgenbild ähnliche morphologische Veränderungen verursachen wie echte Blastome.

Sehr umfangreiche Kontrastmittelaussparungen mit unregelmäßiger, zerfetzter Konturierung bestehen bei der *Aktinomykose*, die außerdem in der Magenwand fortschreitet und über sie hinaus unter Abscedierung und Fistelbildung die Nachbarorgane (Mesenterium, Colon transversum usw.) und schließlich sogar die Bauchdecken befällt. Blastomähnliche Füllungsdefekte finden sich auch bei den tumorösen Formen der *Tuberkulose* und *Lymphogranulomatose*, die ebenfalls vorwiegend die Gegend des Magenausganges befallen. Bei beiden Erkrankungen bestehen oft multiple flache Geschwüre mit gleichartigen röntgenologischen Erscheinungen (vgl. S. 352).

Wenn diese und auch andere Erkrankungen, z. B. die *Leukämie*, u. U. auch eine *Lues* (vgl. S. 353), mit fakultativ blastomähnlichem Wachstum im Magen nicht auf Grund gleichzeitiger Lokalisation in anderen Körperregionen bzw. Organen als solche diagnostiziert werden können, ist rein röntgenologisch eine Unterscheidung von echten malignen Blastomen, namentlich vom Carcinom, unmöglich. Wie beim Magensarkom, verzichtet man am besten ganz auf spekulative Artdiagnosen. Aber selbst wenn in einem anderen Organ eine der genannten Erkrankungen bekannt ist, so beweist das keineswegs, daß etwaige dazu passende Veränderungen des Magens die gleiche Ätiologie haben. Das gilt besonders auch für die Lues, bei der allerdings auch die Magenveränderungen durch antiluetische Behandlung unter Narbenbildung zurückgehen können. Spätere Schrumpfung täuscht dann wieder das Bild eines Magenscirrhus vor.

Auch bei der *Sklerodermie* können die durch bindegewebige Induration der Magenwand hervorgerufenen Veränderungen ohne Kenntnis anderer klinischer Manifestationen auf Grund des Röntgenbildes nicht von einem echten Scirrhus unterschieden werden.

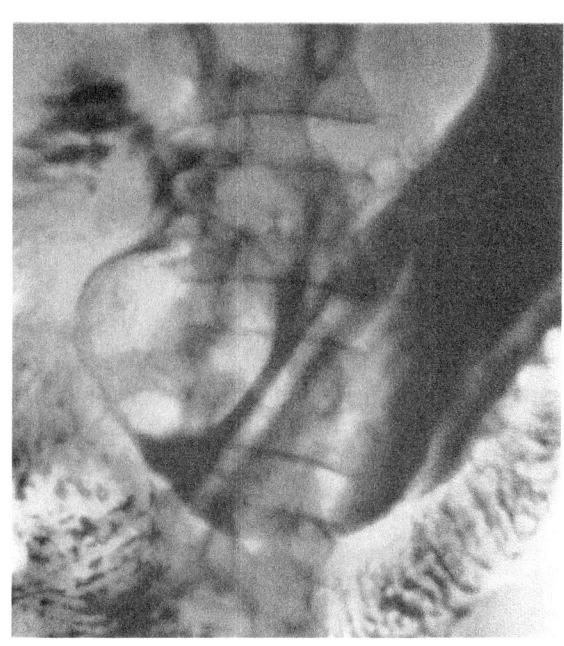

Abb. 426. Entzündliches Magengranulom (nach FRIK und OTT)

Geschwulstähnliche Veränderungen verursachen auch die *Amyloidose* des Magens, die bereits bei den gutartigen Blastomen erwähnten *Retentionscysten* und von den Fremdkörpern die *Bezoare*, bei denen aber oft auch röntgenologisch auf Grund ihrer Form, Beweglichkeit usw. eine Artdiagnose möglich ist. Differentialdiagnostisch zu erwähnen sind schließlich noch das seltene *eosinophile* und das sog. *entzündlich-ödematöse Granulom* des Magens (Abb. 426).

5. Divertikel

Divertikel des Digestionstraktes treten im Magen ausgesprochen selten, im Duodenum dagegen häufig auf.

a) Magendivertikel

Im Magen findet man Divertikel (meist solitär) am ehesten in Kardianähe, und zwar an der Hinterwand, viel seltener an der großen Kurvatur. Sie werden deshalb erst bei Untersuchung im I. schrägen Durchmesser an der medialen und im II. schrägen Durchmesser an der lateralen Magenkontur randbildend. Wegen ihrer Lokalisation an der Magenhinterwand ist auch die Untersuchung in Rückenlage des Patienten wichtig, weil sonst ein Divertikel bei hohem Sitz oder engem Divertikelhals ungefüllt bleiben kann.

Nach Kontrastmittelfüllung sieht man rundliche, sack- oder pilzförmige Gebilde verschiedenster Größe, die außerdem je nach Füllungszustand wechseln kann. Die Konturen sind im allgemeinen vollkommen glatt. Einige Schleimhautfalten laufen konvergierend auf den Divertikelursprung zu, im Divertikelhals verlaufen sie parallel zueinander (vgl. Abb. 429). Die Umgebung ist meist vollkommen unverändert, insbesondere fehlen Entzündungserscheinungen.

Je enger im Vergleich zum eigentlichen Divertikel sein Hals ist, um so eher bleibt bei der Kontrastmittelfüllung auch noch Luft im Divertikelsack. Im Stehen sieht man dann die Luftaufhellung über einem Kontrastmittelspiegel (vgl. Abb. 428) oder bei gleichzeitigem Vorhandensein von Sekret eine Dreischichtung. Besonders deutlich ist dieser Befund, wenn nach Wiederentleerung des Magens eine Restfüllung im Divertikel bleibt. Manchmal wird dann Kontrastmittel mehrere Tage lang im Divertikel zurückgehalten.

Differentialdiagnostisch sind Divertikel namentlich von Ulcusnischen, mitunter aber auch von Zerfallshöhlen in Magenblastomen nur schwer zu unterscheiden. Das wichtigste Merkmal gegenüber einem Geschwür ist das Fehlen von Entzündungserscheinungen in der Umgebung des Divertikels. Außerdem hat es eine elastische Wand und ist — im Gegensatz zum Ulcus — bei der Palpation verformbar. Echte Divertikel zeigen manchmal auch peristaltische Bewegungen.

Als Komplikationen können Entzündungen im Divertikel (Diverticulitis), u. U. mit Verlegung seines Halses durch Schleimhautschwellung, Absceß- oder Gangränbildung und am Divertikelboden echte Ulcera auftreten. Dann besteht Perforationsgefahr.

Traktionsdivertikel haben Trichterform und entstehen durch Verwachsungen der Magenwand mit ihrer Umgebung und sekundärer Schrumpfung des Narbengewebes.

b) Duodenaldivertikel

Die häufigen, oft in Mehrzahl vorhandenen Divertikel des Duodenums (Abb. 427). findet man vorwiegend im absteigenden und unteren Teil bis zur Flexura duodenojejunalis. Kaum befallen werden Bulbus und Pars superior duodeni. Im Bulbus kommt es aber nach Geschwüren durch Narben mit Schrumpfungen oft zur Bildung divertikelartiger Einschnürungen und sekundärer Traktionsdivertikel („Pseudodivertikel").

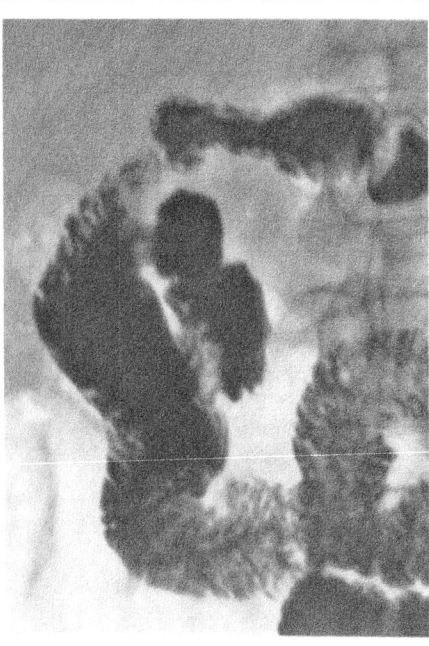

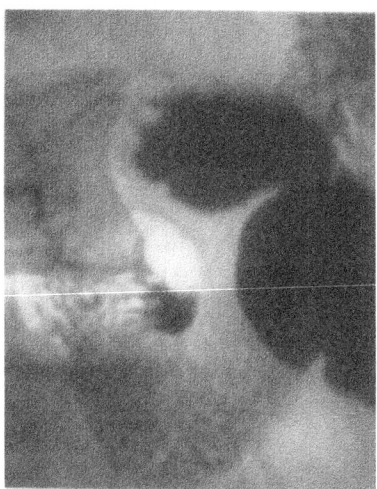

Abb. 427. Zwei große Divertikel an der medialen Wand des absteigenden Duodenums

Abb. 428. Divertikel in der Gegend der Papilla Vateri (mediale Wand). Luftaufhellung im Divertikelsack über basalem Kontrastmittelspiegel

Für die Kontrastmitteldarstellung gelten die gleichen Gesichtspunkte wie für Divertikel des Magens bzw. des ganzen Digestionstraktes. Oft werden sie gerade im Zwölffingerdarm übersehen, weil sie sich bei Untersuchung in nur einer Körperstellung nicht füllen, oder weil sie von dem gleichzeitig mit Kontrastmittel gefüllten Magen verdeckt werden.

In der Pars descendens gehen Divertikel im allgemeinen von der medialen Wand aus; sie bevorzugen die Gegend der Papilla Vateri (Abb. 428). Kleinere Divertikel können auch

Erweiterungen in der Papille selbst entsprechen. Mitunter gelangt dann Kontrastmittel von solchen Erweiterungen aus in den Ductus choledochus oder pancreaticus.

Divertikel im aufsteigenden Teil der Pars inferior bis zur Flexura duodenojejunalis werden leicht infolge Überlagerung durch den mit Kontrastmittel gefüllten Magen übersehen, allerdings eigentlich nur, wenn die Grundregeln jeder ordnungsgemäßen Magen-Darmdurchleuchtung unbeachtet bleiben. Die betreffenden Zwölffingerdarmabschnitte können nämlich immer in einer entsprechenden Strahlenrichtung (eventuell seitlich) freiprojiziert werden. Sehr gut gelingt das meist auch in sagittaler Projektion, wenn in Beckenhochlagerung des Patienten der Magen, falls erforderlich, zusätzlich noch palpatorisch nach oben gedrückt wird (Abb. 429).

Geringere Sicherheit besteht, ob sich ein Divertikel überhaupt mit Kontrastmittel füllt. Man kann eine Füllung auch kaum erzwingen. Selbst wenn alle Möglichkeiten, wie besonders Untersuchung in Bauch-, Rücken- und Seitenlage, erschöpft werden, ist nur der positive Befund beweisend. Besteht bei negativem Ergebnis einer Untersuchung der klinische Verdacht auf ein Divertikel weiter, dann kann eine Wiederholung des Darstellungsversuches nach einiger Zeit erfolgreich sein, wie das auch bei dem in Abb. 429 dargestellten Divertikel der Fall war.

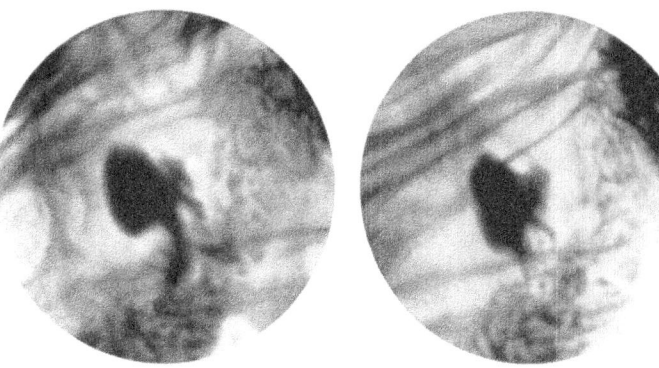

Abb. 429. Divertikel der Pars inferior duodeni. Erst nach Hochdrücken des Magens erkennbar (s. Text)

Mit Kontrastmittel gefüllte Divertikel des Duodenums zeigen im wesentlichen die gleichen röntgenologischen Merkmale wie Divertikel des Magens und anderer Darmabschnitte. Das gilt auch hinsichtlich möglicher Restfüllungen, u. U. mit Dreischichtung von Kontrastmittel, Sekret und Luft. Kontrastmittelretentionen von mehreren Tagen sind nicht selten. Eine im Duodenum manchmal zu beobachtende Sonderform sind dicht nebeneinander mündende Doppeldivertikel bzw. Zwillingsdivertikel, bei denen zwei Ausstülpungen eine gemeinsame Mündung haben.

Chirurgisch wichtig ist die bekannte Tatsache, daß röntgenologisch einwandfrei dargestellte Duodenaldivertikel bei der Operation oft nicht oder nur schwer zu finden sind. In den das Duodenum umgebenden Geweben (eventuell im Pankreas) sind sie nämlich in ungefülltem Zustand kaum zu tasten und noch weniger zu sehen. Auch das Divertikel der Abb. 429 konnte in situ erst nach längerem Suchen gefunden und entfernt werden. Eine eindeutige Röntgendarstellung ist also unerläßlich. Man darf bei ungeklärten Befunden die endgültige Deutung nicht dem Operateur überlassen, was bei anderen Erkrankungen unter bestimmten Voraussetzungen richtig sein kann.

6. Schleimhautprolaps

Ein in den letzten Jahren häufiger diskutiertes Krankheitsbild, das mitunter chirurgische Maßnahmen erforderlich macht, ist der sog. Magenschleimhautprolaps. Da auf die hierdurch verursachten Röntgensymptome heute noch nicht allgemein genügend geachtet wird, da andererseits aber dem Krankheitsbild teilweise recht übertriebene Bedeutung beigemessen wird, soll etwas ausführlicher darauf eingegangen werden.

Die Ätiologie des Magenschleimhautprolapses ist anscheinend noch nicht restlos geklärt. Prévôt gibt in einer neueren zusammenfassenden Bearbeitung eine Hyperplasie der Magenschleimhaut, hypertrophische Gastritis, Hypermotilität des Magens und kongenitale Variationen der Morphologie des Pylorus als mögliche ätiologische Faktoren an. Wahrscheinlich wirken mehrere verschiedenartige

Faktoren gleichzeitig beim Zustandekommen der Erkrankung mit. Bevorzugung eines Geschlechtes ist nicht bekannt. Das Prädilektionsalter liegt zwischen 30 und 40 Jahren. Die Häufigkeit wird unterschiedlich angegeben, im Durchschnitt etwa wie die von Magen- oder Zwölffingerdarmgeschwüren.

Ähnlich, wie bei den gestielten Polypen bereits erwähnt wurde (vgl. S. 371), kann auch hypertrophische Magenschleimhaut in den Pyloruskanal und durch ihn bis in den Bulbus duodeni prolabieren. Dabei kann es sich um einen partiellen, einseitigen oder um einen totalen, symmetrischen (zirkulären) Prolaps handeln. Da solche Veränderungen unterschiedliche, wechselnde, jedenfalls im allgemeinen uncharakteristische klinische Erscheinungen (von vollkommener Beschwerdefreiheit oder leichter Übelkeit bis zu schwersten Oberbauchsymptomen mit erheblichen Blutungen) verursachen, kommt der Röntgenuntersuchung besondere Bedeutung zu.

Das Röntgenbild ist charakterisiert durch *Füllungsdefekte* an der Basis des Bulbus duodeni. Größe und Form der Kontrastmittelaussparungen wechseln nicht nur in großen Zeitabständen, u. U. mit vollkommenen Remissionen, sondern oft bereits während einer Untersuchung. Ein partieller Prolaps, manchmal nur einer einzigen Schleimhautfalte, ruft asymmetrische, nur einen Recessus betreffende Füllungsdefekte hervor. Beim kompletten zirkulären Prolaps in beide Recessus der Bulbusbasis besteht Pilzform (Abb. 430). Gleichzeitig erscheint der Pyloruskanal eingeengt und länger als gewöhnlich. Die Pilzform wird dadurch noch betont. Schleimhautfalten verlaufen vom präpylorischen Antrum ununterbrochen durch den Pyloruskanal bis in den Bulbus.

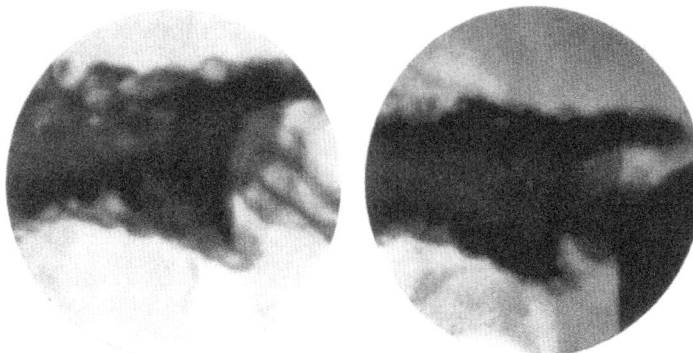

Abb. 430. Kompletter Schleimhautprolaps. Pilzförmiger Füllungsdefekt an der Basis des Bulbus duodeni

Um Fehldeutungen zu vermeiden, muß die Darstellung so erfolgen, daß die Längsachse des Bulbus parallel zum Leuchtschirm bzw. Film verläuft. Sonst werden die Bulbusbasis mehr oder weniger in Aufsicht und damit der eine Recessus frei- und der andere in den Bulbus hineinprojiziert. Dadurch können Füllungsdefekte vorgetäuscht werden. Am besten eignen sich im allgemeinen gezielte Aufnahmen in einem etwas überdrehten I. schrägen Durchmesser (PRÈVÔT). Im übrigen beeinflussen Lage des Patienten und Füllungszustand des Magens die Darstellung kaum.

Indirekte Zeichen werden durch die Einengung des Pylorus hervorgerufen (verstärkte Magenperistaltik, u. U. mäßige Entleerungsverzögerung).

Der übrige Magenbefund kann vollkommen normal sein; insbesondere fehlt eine Magendilatation. Häufig besteht allerdings gleichzeitig eine Gastritis, dagegen keine Irritation des Bulbus. Das Fehlen irgendwelcher Nischenbildungen erleichtert die Abgrenzung gegenüber einem Ulcus. Differentialdiagnostisch auszuschließen sind prolabierte Magenpolypen (vgl. Abb. 409); bei ihnen ist der Füllungsdefekt allerdings meist konstant; es fehlen Einengung und Verlängerung des Pyloruskanals sowie die durch ihn verlaufenden Schleimhautfalten. Leicht verwechselt wird ein Magenschleimhautprolaps mit einer muskulären Pylorushypertrophie (s. später), die ähnliche Röntgensymptome hervorruft. Aber auch bei ihr fehlen die bis in den Bulbus durchlaufenden Schleimhautfalten, obwohl im Pyloruskanal selbst Faltenzeichnung zu erkennen ist. Durch das Fehlen entsprechender Faltenzeichnung lassen sich auch Kontrastmittelaussparungen an der Basis des Bulbus durch Speisereste, kleine Luftblasen u. ä., an die man u. U. denken muß, ausschließen.

Chirurgische Bedeutung bekommt der Magenschleimhautprolaps nur, wenn durch ihn erhebliche Beschwerden verursacht werden, besonders wenn Einklemmungserscheinungen mit Strangulation der Schleimhaut und konsekutiven Blutungen auftreten. Dann ist eine operative Beseitigung der prolabierten Schleimhaut angezeigt. Fällen ohne solche Komplikationen sollte dagegen keine zu große pathologische Bedeutung beigemessen werden.

7. Gutartige Pylorushypertrophie

a) Infantile hypertrophische Pylorusstenose

Dieser bei neugeborenen Knaben wesentlich häufiger (80%) als bei Mädchen auftretenden Erkrankung liegt eine kongenitale Hypertrophie der Pylorusmuskulatur zugrunde. Hinzu kommt als auslösendes Moment ein offenbar neuro-humoral bedingter Pylorospasmus. Art des Erbrechens und Palpationsbefund erlauben im allgemeinen bereits eine eindeutige Diagnose.

Eine darüber hinaus durchgeführte Kontrastmitteldarstellung zeigt dann oft eine (mäßige) Erweiterung des Magens. Vor allem aber sieht man einen infolge der Muskelhypertrophie engen und langgestreckten Pyloruskanal (Abbildung 431). Bei einem vollständigen Pylorusverschluß erkennt man — ähnlich wie bei der angeborenen Duodenalatresie (vgl. S. 349) — bereits auf dem Nativbild, daß trotz erheblicher Luftfüllung des Magens Duodenum und Dünndarm keine Luft enthalten, obgleich das bei Kindern normalerweise der Fall ist.

Die starke Hypertrophie der Pylorusmuskulatur macht es verständlich, daß eine kausale Therapie nur durch operative Durchtrennung des Ringmuskels bis zur Schleimhaut (Weber-Rammstedtsche Operation) möglich ist.

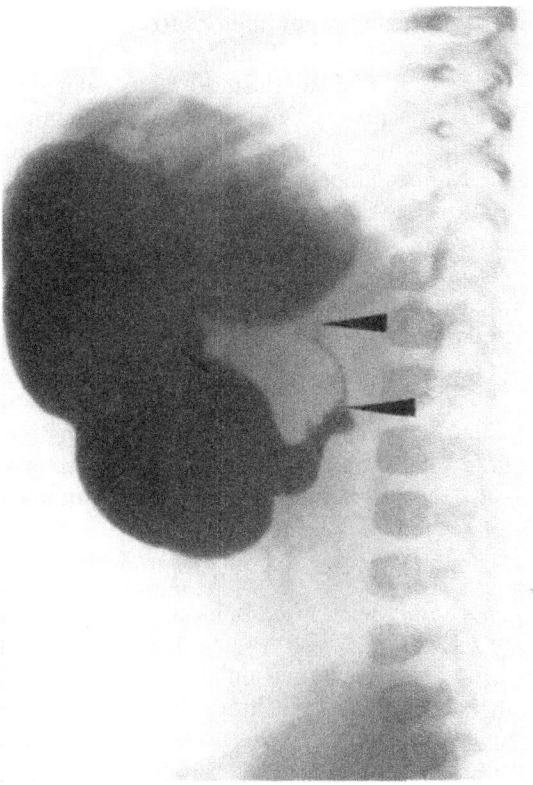

Abb. 431. Infantile hypertrophische Pylorusstenose bei einem 2 Monate alten Säugling. Enger, langgestreckter Pyloruskanal; zipfelförmige Ausziehung des Antrums (nach SCHMID und WEBER)

b) Muskuläre Pylorushypertrophie Erwachsener

In Analogie zur infantilen Form gibt es auch bei Erwachsenen (ebenfalls viel häufiger bei Männern als bei Frauen) eine gutartige Pylorusstenose infolge Hypertrophie vorwiegend der Muscularis propria der Antrum- und Pyloruswand mit gleichzeitiger Sklerosierung der Submucosa. Die Schleimhaut kann dabei normal, hypertrophisch oder auch atrophisch sein.

Das Krankheitsbild wurde unter anderem auch als Hypertrophie de Cruveilhier, Cirrhosis ventriculi hyperplastica, stenosierende Antrumgastritis, Endogastritis obliterans usw. bezeichnet. Bekannt ist namentlich die Bezeichnung „Linitis plastica" für die Form, bei der alle Schichten der Magenwand verdickt sind. PRÉVÔT weist aber nachdrücklich darauf hin, daß diese Benennung verwirrt, weil Veränderungen im Sinne einer Linitis plastica sowohl einer gutartigen als auch einer bösartigen Pylorusstenose entsprechen können, und daß sogar während der Operation makroskopisch eine Unterscheidung unmöglich sein kann.

Wieweit ätiologisch chronische Entzündungen, Funktionsstörungen oder besonders kongenitale Faktoren, wie bei der infantilen Form, eine Rolle spielen, ist noch unklar.

Sicher ist, daß viele Fälle mit unspezifischen oder spezifischen Entzündungen vergesellschaftet sind. Auch die klinischen Erscheinungen gleichen oft denen bei Entzündungen, besonders auch denen von Geschwüren.

Röntgenologisch bestehen Veränderungen, die denen eines Magenschleimhautprolapses sehr ähnlich sind, wenigstens bezüglich des Pyloruskanals mit zirkulärer Einengung, Verlängerung und durchlaufender Faltenzeichnung. In gleicher Weise zeigen sich vertieft einschneidende Peristaltik und geringgradige Entleerungsverzögerung des Magens, der — wenn überhaupt — mäßig erweitert sein kann. Es fehlt aber das wesentliche Merkmal des Schleimhautprolapses, nämlich der Füllungsdefekt in den Recessus bulbi. Allenfalls kann der Pylorus mit seiner hypertrophischen Wand „stempel- oder kolbenartig" in die Bulbusbasis hineingedrückt werden. Eine entsprechende Kontrastmittelaussparung sitzt dann aber zentral. Niemals laufen Schleimhautfalten vom Antrum bis in einen Recessus des Bulbus ununterbrochen durch.

Praktisch wichtiger ist die Unterscheidung von einer malignen Pylorusstenose. Sie ist oft sehr schwierig und unsicher; manchmal kann sie sogar überhaupt unmöglich sein; denn auch eine maligne Stenose kann von normalen Schleimhautfalten (sonst das wichtigste Kennzeichen der Gutartigkeit) durchzogen sein, wenn das Blastom ausschließlich submukös bzw. intramural wächst. Ebenso kann bei einer gutartigen Stenose und gleichzeitiger Entzündung normale Schleimhautzeichnung fehlen.

Wenn in derartig unsicheren Fällen eine in kurzem Zeitabstand durchgeführte Nachkontrolle ebenfalls keine eindeutige Klärung bringt, ist eine Probelaparotomie eher zu verantworten als der Verlust wertvoller Zeit durch zu langes Abwarten.

8. Invagination, Volvulus

Die Möglichkeit einer (seltenen) *Invagination* wurde bereits beim Schleimhautprolaps (vgl. S. 388) und bei gestielten Polypen (vgl. S. 371) erwähnt. In beiden Fällen verursacht das Invaginat Kontrastmittelaussparungen innerhalb des Pyloruskanals oder im Bulbus duodeni.

Sehr selten ist die Invagination von Magenteilen in operativ geschaffene Magenausgänge bzw. durch sie in den Darm. Möglich ist auch die „retrograde" Invagination eines distalen Invaginates in ein proximales Invaginans (z. B. Dünndarm in Magen) (vgl. Abb. 449). Röntgenologisch bestehen auch dann immer Defekte der Kontrastmittelfüllung, die aber nicht leicht zu deuten sind.

Führt eine Invagination zur vollkommenen Verlegung der Magen- bzw. Darmlichtung, dann bestehen klinisch und bei der Nativuntersuchung die jeden Verschluß kennzeichnenden Symptome. Eine Kontrastmitteldarstellung ist in solchen Fällen nicht ohne weiteres statthaft. Nur bei ganz hoch, d. h. noch innerhalb des Magens oder seines Ausganges vermuteten Verschlüssen kann vorsichtig eine ganz geringe Kontrastmittelmenge gegeben werden.

Von einem echten (totalen) *Volvulus* kann erst dann gesprochen werden, wenn eine Drehung von 180° und mehr um die Längs- oder Querachse erfolgt ist. In solchen Fällen handelt es sich fast ausschließlich um angeborene Lage- und Verlaufsanomalien (vgl. S. 348 f.) oder um erworbene (traumatische) Zwerchfellbrüche mit Rotation des prolabierten Magens (vgl. S. 274). Dort wurden auch die Merkmale des Volvulus bei der Röntgendarstellung besprochen.

Intraabdominale Verwachsungen und Verdrängungen führen im allgemeinen nur zu einem partiellen Volvulus mit Torsion von weniger als 180°, der als solcher kaum klinische Erscheinungen macht.

9. Fisteln

An dieser Stelle sollen nur solche Fisteln besprochen werden, die Folge von primär im Magen oder Duodenum lokalisierten Erkrankungen sind, nicht dagegen die in umgekehrter Richtung durch Erkrankungen von Nachbarorganen zum Magen bzw. Duodenum sich bildenden Fisteln, wie z. B. Gallenblasen-Duodenumfisteln nach Gallensteindurchbruch. Sie werden jeweils in den Abschnitten über die betreffenden Organe behandelt. Auch operative Fisteln, soweit sie gewollt, also Zweck des Eingriffs sind, bleiben hier unerwähnt (vgl. postoperative Befunde, S. 395 ff.).

a) Innere Fisteln

Dabei handelt es sich um krankhafte Verbindungen mit anderen inneren Organen bzw. Hohlräumen. Sie entstehen in den meisten Fällen durch Perforation eines Ulcus pepticum, durch Zerfall eines in ein Nachbarorgan eingewachsenen malignen Blastoms, aber auch durch unspezifische oder spezifische Entzündungen. Sehr große Neigung zur Fistelbildung besitzt besonders die Aktinomykose.

Fistelgänge als Folge von Magencarcinomen sind meist unregelmäßig und oft fuchsbauartig verzweigt und zerklüftet

Erfahrungsgemäß empfiehlt es sich, die Darstellung innerer Fisteln immer zunächst durch perorale Kontrastmittelgabe vom Magen bzw. Duodenum, also vom Fistelursprung aus zu versuchen. Die

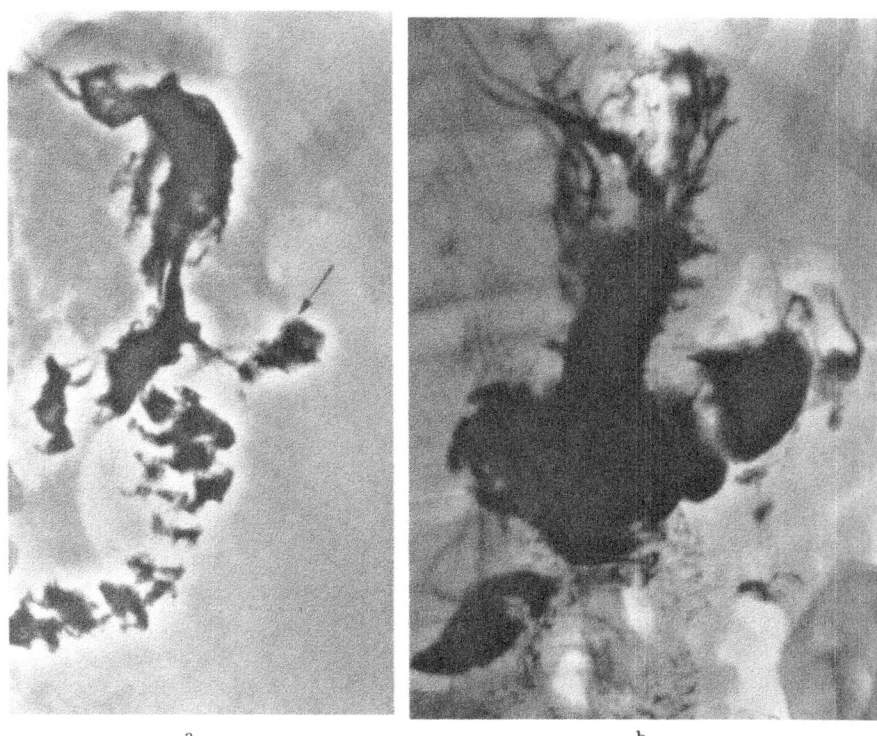

a   b

Abb. 432 a u. b. Magen-Dickdarmfistel zwei Jahre nach Magenresektion (Billroth II) wegen eines Ulcus ventriculi. a Füllung des Fistelkanals (↗) vom Magen aus. b Kontrastmittel im Colon transversum bis zur linken Flexur

Konsistenz des Kontrastmittels soll dabei dünner sein als gewöhnlich, etwa wie sonst für einen Kontrastmitteleinlauf. Endet der Fistelgang in einem Organ, in das ebenfalls Kontrastmittel direkt appliziert werden kann (z. B. Dickdarm), dann gelingt oft auch eine Füllung von dort aus. In bezug auf die Richtung der Fistelentstehung handelt es sich dann um eine „retrograde" Darstellung.

Füllt sich eine vermutete oder bereits bekannte Magen-Darmfistel nicht, so ist eine spätere Kontrolle notwendig, weil vorübergehende Verlegungen oder ventilartige Verschlüsse möglich sind.

α) *Magen-Dünndarmfisteln* können in einer Jejunum- oder einer Ileumschlinge münden. Ihr Nachweis kann insofern schwierig sein, als bei Beteiligung einer hohen Jejunumschlinge manchmal schwer zu entscheiden ist, ob Kontrastmittel durch die Fistel oder auf normalem Wege transpylorisch dorthin gelangt ist. Um das möglichst zu vermeiden, muß man mit sehr wenig Kontrastmittel untersuchen.

Ein eigentlicher Fistelgang ist nur selten zu sehen. Im übrigen gleichen die Bilder weitgehend denen nach operativer Gastroenterostomie. Ausnahmsweise und am ehesten, wenn durch Verwachsungen eine Einengung des Dünndarms distal der Fistelmündung besteht, kann Kontrastmittel, das auf normalem Wege dorthin gelangte, retrograd durch die Fistel in den Magen zurückfließen.

β) Magen-Dickdarmfisteln bedingen meist einen schweren Krankheitszustand mit rapidem Kräftezerfall infolge schwerster Verdauungsstörungen durch Ausschaltung des Dünndarms und Ausscheidung unverdauter Speisen (= Lienterie). Bei breiten Ver-

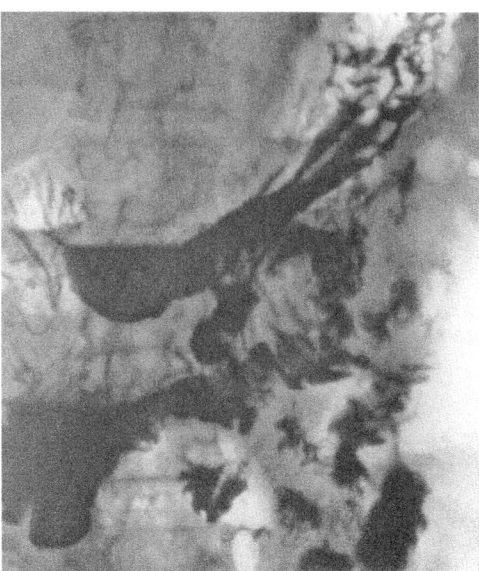

a

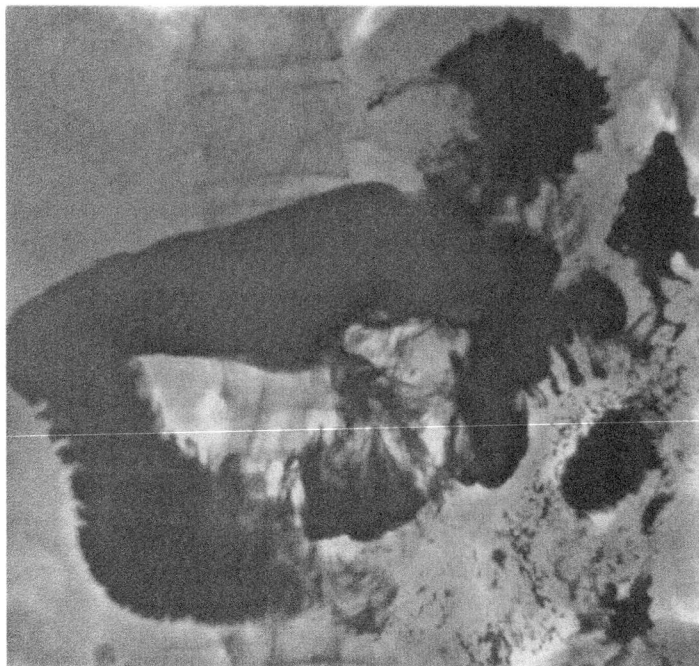

b

Abb. 433 a u. b. Magen-Dünndarm-Dickdarmfistel

bindungen ist die Prognose sehr schlecht, wenn die Fistel nicht unverzüglich operativ beseitigt werden kann. Wenn nicht ein Carcinom, sondern ein chronisches Ulcus pepticum Ursache der Fistel ist, erholen sich nach ihrer Beseitigung die Patienten erstaunlich schnell.

Magen-Dickdarmfisteln münden fast immer im Colon transversum. Ihr Nachweis ist im allgemeinen leicht, weil sie sich meist ohne weiteres vom Magen aus mit Kontrastmittel füllen. Die Untersuchung erfolgt auch hierbei zunächst mit nur wenig Kontrastmittel, um eine Überlagerung durch gefüllte Jejunumschlingen zu vermeiden. Aber selbst wenn das der Fall ist, kann man den mit Kontrastmittel „angefärbten" Dickdarm an seiner charakteristischen Haustrierung erkennen (Abb. 432). Schwierigkeiten bestehen höchstens, wenn das Kolon stärker infiltriert ist. Palpation und Bauchlage des Patienten begünstigen die Fisteldarstellung.

Bei rectaler Kontrastmittelapplikation stellt sich der Fistelkanal oft bereits bei der Vollfüllung des Darmes, manchmal aber auch erst nach Wiederentleerung und anschließender

Luftaufblähung dar. Trotzdem erscheint uns bei solchen Fisteln der Kontrastmitteleinlauf diagnostisch zuverlässiger als die perorale Darstellung.

γ) Magen-Dünndarm-Dickdarmfisteln sind praktisch immer Folge eines Geschwürs, meist eines Ulcus pepticum jejuni. Der mannigfaltigen Morphologie dieser Fisteln entsprechen die verschiedenartigen Röntgenbefunde. Dabei kann vom Magen aus Kontrastmittel gleichzeitig im Dünn- und Dickdarm erscheinen. In einem unserer Fälle füllte sich zuerst das Kolon, in einem anderen zuerst eine Jejunumschlinge und von dort aus erst der Dickdarm (Abb. 433).

Röntgenologisch ist der ganze Fistelverlauf oft kaum zu bestimmen. Ob beide Darmteile direkte Fistelverbindung mit dem Magen haben, ob also gleichzeitig eine Magen-Dünndarm- und eine Magen-Dickdarmfistel vorliegt, oder ob ein Dünndarmstück zwischengeschaltet ist, d. h. eine Magen-Dünndarm- mit einer Dünndarm-Dickdarmfistel kombiniert ist, kann in unklaren Fällen mitunter durch einen Kontrastmitteleinlauf weiter geklärt werden.

δ) Innere *Duodenalfisteln*, die sich vom Zwölffingerdarm aus entwickeln, sind viel seltener als Magenfisteln. Auch hier ist meist eine Ulcusperforation die Ursache. Sie kann in alle Nachbarorgane erfolgen. Eine Rarität ist die Fistel zwischen Bulbus duodeni und dem rechten Nierenbecken nach Perforation eines Hinterwandgeschwürs.

Bei den verhältnismäßig häufigen Verbindungen mit Gallenblase und -gängen erfolgt die Fistelbildung im allgemeinen von dort aus (vgl. S. 484).

ε) *Sonstige innere Fisteln* können verschiedenartige krankhafte Verbindungen herstellen, die kaum in ein bestimmtes Schema einzugruppieren sind. Genannt seien als Beispiel Fistelverbindungen mit *Abscessen* nach Ulcusperforation, namentlich subphrenischen Abscessen.

Ausnahmsweise entstehen Magen-Pleura- oder Magen-Bronchusfisteln, wenn bei einem Zwerchfell-(Hiatus-) bruch ein Geschwür von dem verlagerten Magenteil aus in den Thoraxraum perforiert.

b) Äußere Fisteln

Krankhafte Verbindungen vom Magen oder Duodenum durch die Bauchwand zur Körperoberfläche können ungewollte Operationsfolge sein. Spontan entstehen sie am ehesten bei einer Magen-Aktinomykose mit Übergreifen der Veränderungen auf die Bauchwand. Ausnahmsweise kann auch ein Carcinom der Magenvorderwand nach außen durchbrechen und durch Zerfall eine Fistel bewirken.

Die Darstellung äußerer Fisteln erfolgt durch Injektion eines (wasserlöslichen) Kontrastmittels in die Fistelöffnung an der Bauchwand.

10. Verätzungen

Verätzungen des Magens durch konzentrierte Säuren oder (seltener) durch Laugen treten — meist gleichzeitig mit Verätzungen des Oesophagus (vgl. S. 311f.) — vor allem an den Stellen auf, wo das Ätzmittel längere Zeit verweilt, also präkardial, im präpylorischen Antrum und im Pyloruskanal selbst sowie im Verlaufe der „Magenstraße", d. h. an der kleinen Kurvatur und der Magenhinterwand. Dagegen sind der Magenfundus und die Seite der großen Kurvatur praktisch nie betroffen.

Art, Konzentration und Verweildauer des Ätzmittels bestimmen die Schwere der Veränderungen der einzelnen Magenabschnitte. Dabei bestimmt der jeweilige Füllungszustand des Magens wesentlich Konzentration und auch Verweildauer. Im Gegensatz zur Speiseröhre kann das Ätzmittel im Magen durch vorhandene Flüssigkeit verdünnt werden. Die wenigstens teilweise mögliche Neutralisierung von Laugen durch die Magensäure macht es verständlich, daß — umgekehrt wie im Oesophagus — Säuren im allgemeinen schwerere Verätzungen des Magens hervorrufen als Laugen.

Folgen einer Verätzung sind entzündliche, ödematöse Schleimhautschwellungen, Schleimhautnekrosen mit Geschwürsbildung und u. U. Perforation mit konsekutiver Peritonitis. Auch ohne Perforation kommt es oft zu perigastritischen Prozessen. Spätere Narbenbildung und Schrumpfung führt zu Strikturen und Wandstarre. Spasmen treten vor allem im akuten Stadium und meist oberhalb der Verätzung auf.

Bei frischen Magenverätzungen, deren Diagnose aus der Anamnese eindeutig ist, gelten für die Röntgenuntersuchung die gleichen Richtlinien wie bei jedem „akuten Abdomen" (vgl. S. 331f.). Nativaufnahmen des Abdomens (sagittal oder seitlich mit horizontalem Strahlenverlauf) müssen klären, ob sich als Zeichen einer Magenperforation freie Luft in der Peritonealhöhle befindet und ob unverzüglich eine Laparotomie erforderlich ist. Eine perorale Kontrastmitteldarstellung ist in diesem akuten Stadium wegen der Perforationsgefahr kontraindiziert. Auch in der ersten Zeit nach Abklingen der akuten Erscheinungen darf höchstens eine Schleimhautdarstellung mit nur wenig dünnem Kontrastmittelbrei erfolgen, dagegen keine Vollfüllung des Magens.

Man erkennt dann die stark vergröberte Faltenzeichnung sowie im Verätzungsbereich einzelne wurstförmig geschwollene Schleimhautfalten mit unscharfer Konturierung. Bestehen geschwürige Defekte, dann füllen sich u. U. mehrere flache Ulcusnischen von unregelmäßiger Form mit zerklüfteten, unscharf konturierten Rändern. Oft tritt beim ersten Kontrastmittelschluck oberhalb der Verätzungsstelle ein Spasmus auf, so daß erst nach dessen Lösung das Kontrastmittel bis in die veränderten Bezirke gelangen kann.

Bei späteren Untersuchungen im Stadium der Vernarbung stehen die Röntgensymptome der Narbenstrikturen und Verziehungen im Vordergrund. Stenosen verschiedenster Ausdehnung finden sich dann meist im Pylorus und präpylorischen Antrum. Im Verätzungsbereich ist die Magenwand mehr oder weniger starr, ihre Begrenzung erscheint unregelmäßig, zerklüftet und oft unscharf. Normale Schleimhautfalten können überhaupt fehlen. Deformierungen des Magens können auch auf extraventrikulären Narbenschrumpfungen beruhen. Längere Zeit bestehende Stenosen führen zur Dilatation der prästenotischen Magenabschnitte.

Differentialdiagnostische Schwierigkeiten bestehen bei bekannter Anamnese im allgemeinen nicht. Andernfalls ist eine Unterscheidung gegenüber Ulcusstenosen des Pylorus, Blastomen des Antrums und bei Schrumpfung der kleinen Kurvatur gegenüber einem Scirrhus oft schwierig.

Wichtig ist im Hinblick auf eventuelle chirurgische Maßnahmen zur Beseitigung der Strikturen (Magenresektion) vor allem eine genaue Lokalisation und Abgrenzung der Veränderungen.

11. Fremdkörper

Das Wesentliche über den Nachweis von Fremdkörpern im Digestionstrakt wurde bereits im Kapitel über den Oesophagus gesagt (vgl. S. 312f.). Der Nachweis *metallischer* Fremdkörper macht keinerlei Schwierigkeiten. Allerdings darf, z. B. bei Verdacht auf verschluckte kleine Nadeln u. ä., auf eine Übersichtsaufnahme des Abdomens nicht verzichtet werden, da solche Objekte bei der Durchleuchtung unerkannt bleiben können. Die Nativuntersuchung läßt aber oft nicht entscheiden, in welchem Magen- oder Darmabschnitt ein Fremdkörper liegt. Zur genauen Lokalisation gibt man deshalb etwas Kontrastmittelbrei, aber nur soviel, daß der Fremdkörper nicht verdeckt wird.

Strahlendurchlässige, d. h. nicht oder nur wenig schattengebende, Fremdkörper erscheinen nach Kontrastmitteldarstellung (Schleimhautbild!) als Füllungsdefekte, oder man erkennt sie, wie namentlich Knochenstücke, an einem Restbeschlag von Kontrastmittel, wenn der Magen bereits wieder entleert ist.

Eine besondere Form strahlendurchlässiger Fremdkörper im Magen sind die *Bezoare* (Tricho- oder Phytobezoare). Die häufigeren Trichobezoare (verfilzte Haarknäuel) finden sich als kugel- oder walzenförmige Gebilde in Ein- oder (selten) in Mehrzahl vorwiegend bei jüngeren Frauen. Durch Apposition vergrößern sie sich langsam.

Ihre röntgenologischen Charakteristika sind Kontrastmittelaussparungen sowie bei Palpation Pelottensymptom und Verschieblichkeit im Magenlumen. Kleinere Bezoare schwimmen mitunter auf dem Kontrastmittel. Im Stehen wölben sie sich dann in die Magenblase vor und verformen sie. Bei Beckenhochlagerung liegen sie vor dem Pylorus. Ein fleckiger Restbeschlag von Kontrastmittel nach Entleerung des Magens zeigt, besonders eindrucksvoll bei zusätzlicher Luftblähung, die unregelmäßige Oberfläche der Bezoare. Sekundäre Inkrustierung und Anlagerung schattengebender Substanzen sind möglich.

12. Postoperative Veränderungen

Eine sehr wichtige Aufgabe der chirurgischen Röntgendiagnostik sind Feststellung und Beurteilung postoperativer Veränderungen des Magens. Dabei kann es sich um routinemäßige Abschlußuntersuchungen handeln, bei denen in erster Linie die Funktion operativer Magen-Darmveränderungen zu prüfen ist. Wenn solche Routine-Kontrollen überhaupt erfolgen müssen, dann sind sie jedenfalls für die Feststellung des endgültigen Zustandes nur dann sinnvoll, wenn sie erst längere Zeit nach der Operation durchgeführt werden. In den ersten Wochen können nämlich infolge ödematöser Schleimhautschwellung usw. noch Veränderungen, u. U. auch Passagebehinderungen bestehen, die im Laufe der üblichen konservativen Nachbehandlung oft vollkommen zurückgehen. In den ersten 2—3 Wochen nach der Operation sind Kontrastmitteldarstellungen ohnehin nach Möglichkeit zu unterlassen. Wenn sie trotzdem zur Klärung postoperativer Komplikationen unumgänglich erscheinen, müssen sie mit nur wenig dünnflüssigem Kontrastmittel und sehr vorsichtig in Rückenlage des Patienten, vor allem auch ohne kräftigere Palpation und Kompression erfolgen.

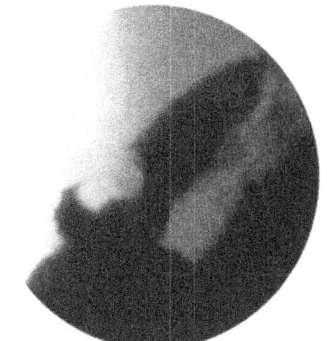

Wichtiger, aber auch schwieriger ist die Röntgendiagnostik bei postoperativen Komplikationen und besonders nach solchen Magenoperationen, die bereits jahrelang zurückliegen und über die nähere Angaben oft nicht mehr zu erhalten sind. Der Röntgenuntersuchung fällt dann auch die Aufgabe zu festzustellen, welcher Art die „angeblich" durchgeführte Operation war. Jeder Radiologe weiß, wie schwer diese Feststellung sein kann. Sie erfordert zumindest die Kenntnis der wesentlichen Merkmale der in Frage kommenden Operationsmethoden.

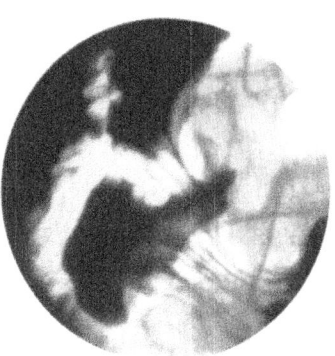

Für die *Untersuchungstechnik* ist zu bedenken, daß bei den meisten Operationen größere Teile des Magens reseziert werden. Die Untersuchung muß deswegen mit entsprechend kleineren Kontrastmittelmengen begonnen werden. Meist genügt schon ein kleiner Breischluck für die Schleimhautdarstellung des Magenrestes und bei Gastroenteroanastomosen für die Darstellung der zu- und abführenden Darmschlinge.

Abb. 434. Zustand nach Übernähung eines Ulcus duodeni. Kontrastmitteldefekt durch eingestülpte Schleimhaut

Bezüglich postoperativer Kontrollen bei Verdacht auf Pneumonien, Lungenatelektasen, subphrenischen Abszeß usw. sei auf die entsprechenden Kapitel über die jeweiligen Organe verwiesen.

a) Ulcusübernähung

Abgesehen von perforierenden Verletzungen durch Stich oder Schuß werden Übernähungen der Magenwand meist nach Ulcusperforationen durchgeführt. Je nach dem Ort der Übernähung sind bei späteren Röntgenkontrollen mitunter keine sicheren Veränderungen zu sehen. Andernfalls erscheinen die eingestülpten Wundränder namentlich bei der Profildarstellung als Kontrastmitteldefekte (Abb. 434). Ähnliche Veränderungen bestehen nach *Gastrotomien*, z. B. probatorisch oder zur Entfernung eines Fremdkörpers. Durch ödematöse Schwellung kurz nach der Operation oder bei der Einstülpung eines callösen Ulcuswalles usw. sind solche Defekte besonders deutlich. Dann kann auch — meist aber nur vorübergehend — eine Passagebehinderung auftreten oder verstärkt werden, besonders wenn eine Ulcusperforation an einem bereits vorher narbig deformierten Bulbus duodeni übernäht wurde.

Nach Übernähung größerer Defekte oder infolge sekundärer Narbenschrumpfung entstehen mitunter taillenförmige Einschnürungen, die einem organischen Sanduhrmagen sehr ähnlich sein können.

b) Gastrostomie

Gastrostomien führt man praktisch ausschließlich zwecks Anlage einer Magenfistel, z. B. nach WITZEL, aus. Eine postoperative Röntgenkontrolle kann erforderlich werden, wenn, z. B. bei Magencarcinomen, die Passage durch den im Fistelkanal liegenden Schlauch gestört ist, oder zur Feststellung, ob der Schlauch im Mageninnern abgeknickt ist. Durchleuchtungskontrolle ist bei Wiedereinführung eines herausgerutschten Schlauches oft zweckmäßig.

Für die Darstellung des Magens wird eine geringe Kontrastmittelmenge durch den Magenschlauch verabreicht.

Die morphologischen und funktionellen Veränderungen des Magens selbst werden vorwiegend durch das Grundleiden bestimmt. Unabhängig davon bestehen infolge der Fixierung des Magens an der vorderen Bauchwand entsprechende Verlagerungen und meist auch eine sanduhrförmige Einengung des Magenlumens.

c) Gastroenterostomie (Gastrojejunostomie)

Gastroenterostomien (G.E.) werden heute fast ausschließlich bei inoperablen Blastomen im Bereich des Magenausganges durchgeführt; allenfalls kommen sie noch in

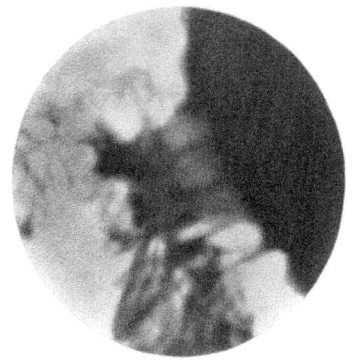

Abb. 435. Vor Jahren angelegte G.E. Durch die Anastomose durchziehende Schleimhautfalten

hohem Alter bei Magen- bzw. Zwölffingerdarmgeschwüren mit Stenoseerscheinungen in Frage. Die Anastomosierung erfolgt zwischen einer hohen Jejunumschlinge und dem caudalen Magenabschnitt, und zwar (seltener) retrokolisch mit der Hinterwand oder (meist) antekolisch mit der Vorderwand des Magens in Nähe seiner großen Kurvatur. Bei der antekolischen G.E. wird von der Mehrzahl der Chirurgen außerdem eine Enteroanastomose nach BRAUN zwischen zu- und abführender Jejunumschlinge angelegt.

Röntgenuntersuchungen haben den Zweck, nach Anlage einer G.E. deren Funktion zu kontrollieren, oder sie erfolgen — oft erst nach Jahren — wegen späterer Komplikationen bzw. erneut aufgetretener Magensymptome. Dabei ergeben sich je nach dem Intervall zwischen Operation und Röntgenkontrolle recht unterschiedliche Bilder:

Kurz nach der Operation sieht man an der Anastomose die fortlaufende Naht bzw. die eingestülpten Magen- und Darmränder bei der Darstellung en face als ringförmigen Wulst und nach Vollfüllung im Profilbild als Kontrastmittelaussparungen. Sie sind um so größer, je breiter Serosa auf Serosa vernäht wurde, und je stärker die postoperative Schwellung der Schleimhaut ist. Das Schleimhautrelief zeigt zu diesem Zeitpunkt, aber auch noch Wochen bis Monate nach der Operation, entzündlich-ödematös geschwollene, wulstige Falten. Nicht selten ist die Passage durch die Anastomose vorübergehend behindert, wird dann aber meist nach Rückgang des Ödems frei.

Erst im Verlaufe längerer Zeit, im allgemeinen erst nach mehr als einem Jahr, paßt sich das Schleimhautrelief den veränderten morphologischen und namentlich auch den funktionellen Verhältnissen mehr und mehr an (Transformation nach HELLMER). Die Falten verlaufen dann mehr oder weniger konvergierend auf die Anastomose und schließlich durch sie hindurch bis in die abführende Jejunumschlinge (Abb. 435). In Aufsicht können sie einen Faltenstern bilden, der nicht zu der Diagnose eines Ulcus pepticum jejuni verleiten darf. Durch rhythmische Kontraktionen kann sogar die Funktion des Pylorus nachgeahmt werden.

Die Gesamtform des Magens wird durch eine G.E. in der Regel nicht verändert.

Da im allgemeinen stärkere Behinderungen der Pyloruspassage die Indikation zu einer G.E. abgeben, erfolgt die Entleerung des Magens meist auch vorwiegend durch die Anastomose. Dann ist ihr Nachweis verhältnismäßig leicht, besonders wenn die Untersuchung mit nur wenig Kontrastmittel begonnen wird. Je mehr Kontrastmittel aber den Magen durch den Pylorus verläßt, um so schwieriger werden Nachweis und Lokalisation einer G.E., vor allem wenn die Passage durch den Pylorus gegenüber der durch die G.E. zeitlich nicht verzögert ist. Verläßt das Kontrastmittel den Magen ausschließlich durch den Pylorus, dann stellt sich die (funktionslose) G.E. überhaupt nicht direkt dar. Die in solchen Fällen manchmal gestellte Frage, ob vor Jahren eine G.E. angelegt wurde, kann dann höchstens per exclusionem beantwortet werden. PRÉVÔT empfiehlt, in Beckenhochlagerung den Magen palpatorisch cranialwärts zu drängen. Wenn dabei zwischen großer Magenkurvatur und der Flexura duodenojejunalis ein Zwischenraum von 3 Querfinger-Breite frei von Kontrastmittel erscheint, dann ist eine G.E. sehr unwahrscheinlich. Dieser Test versagt allerdings meist bei einer antekolischen G.E.

Die bei der Schirmbetrachtung gut beurteilbare Funktion einer G.E. unterscheidet sich normalerweise bei retro- und antekolischer Anastomosierung.

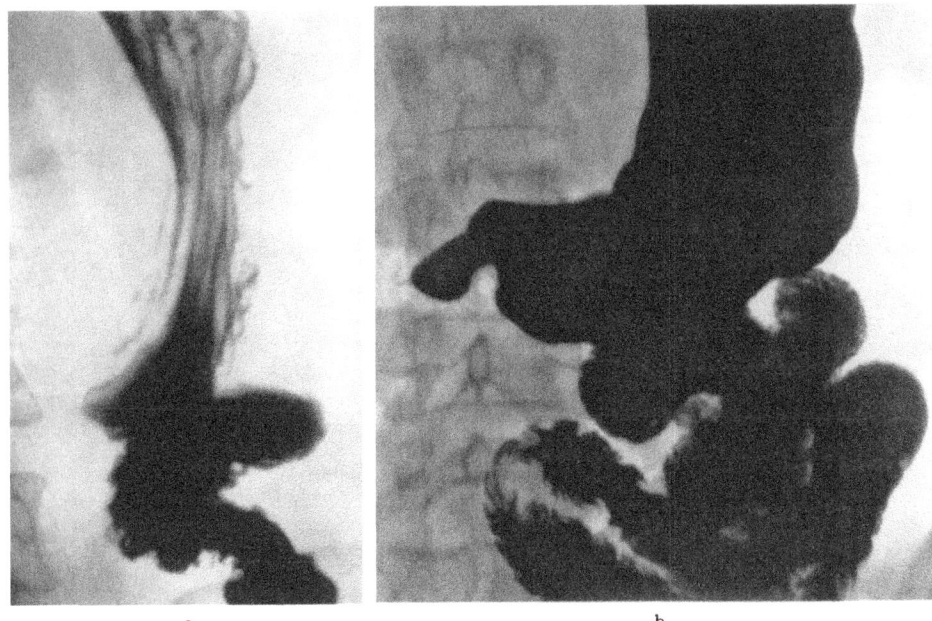

a   b
Abb. 436a u. b. Gute Funktion einer alten hinteren G. E. Zwei Phasen der Kontrastmittelpassage

α) *Bei der Gastroenterostomia retrocolica posterior* wird die Jejunumschlinge hinter dem Colon transversum durch einen Schlitz im Mesocolon hochgezogen und (möglichst) isoperistaltisch mit dem Magen an seiner Hinterwand knapp oberhalb der großen Kurvatur anastomosiert.

Die Darstellung einer hinteren G.E. in Aufsicht gelingt am ehesten in Rückenlage des Patienten mit nur wenig Kontrastmittel. Für die Profildarstellung ist der I. schräge Durchmesser geeignet; manchmal ist aber auch rein seitliche Projektion erforderlich. Die Vollfüllung erfolgt im Stehen. Je nach Abstand der Anastomose von der großen Kurvatur sammelt sich das Kontrastmittel zunächst am unteren Magenpol schüsselförmig an, bevor es in das Jejunum abfließt. Liegt die G.E. zu hoch, dann wird bei stärker behinderter normaler Pyloruspassage der untere Magenabschnitt beutelförmig ausgeweitet, und es bleibt auch ein Kontrastmittelrest im Magen nach 3 oder 6 Std, u. U. sogar noch länger nachweisbar.

Bei guter Funktion einer hinteren G.E. fließt das Kontrastmittel unverzüglich und praktisch ausschließlich in die abführende Jejunumschlinge (Abb. 436). In der zuführenden Schlinge darf höchstens ganz flüchtig etwas Kontrastmittel erscheinen. *Jede länger anhaltende Rückstauung ist pathologisch.* Mögliche Ursachen sind eine zu lange zuführende Schlinge, anisoperistaltische Anastomosierung und besonders auch eine Passagebehinderung in der abführenden Schlinge. Bei der Durchleuchtung ist aber genau zu prüfen

ob eine Kontrastmittelfüllung der zuführenden Schlinge und eventuell sogar retrograd
auch des Duodenums durch Rückstauung von der G.E. aus oder auf normalem Wege

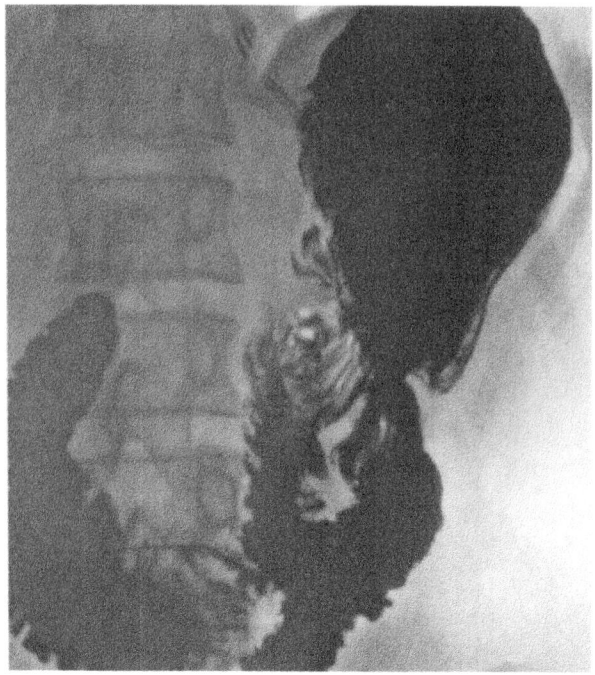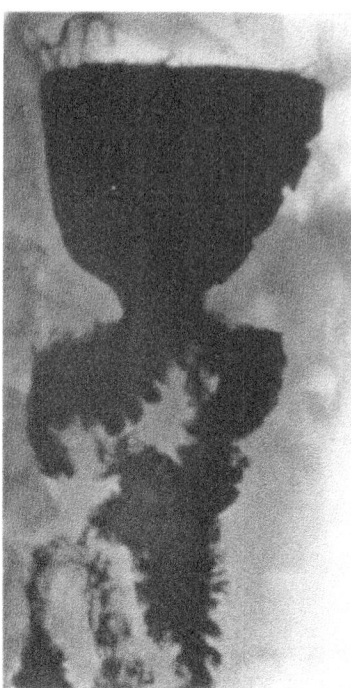

Abb. 437   Abb. 438

Abb. 437. Rückstauung des Kontrastmittels in die zuführende Jejunumschlinge und ins Duodenum bei hinterer G.E.
(Zustand nach Billroth II)

Abb. 438. Vordere G.E. bei Billroth II mit guter Funktion. Das in die zuführende Jejunumschlinge fließende Kontrastmittel wird über die Braunsche Anastomose abgeleitet

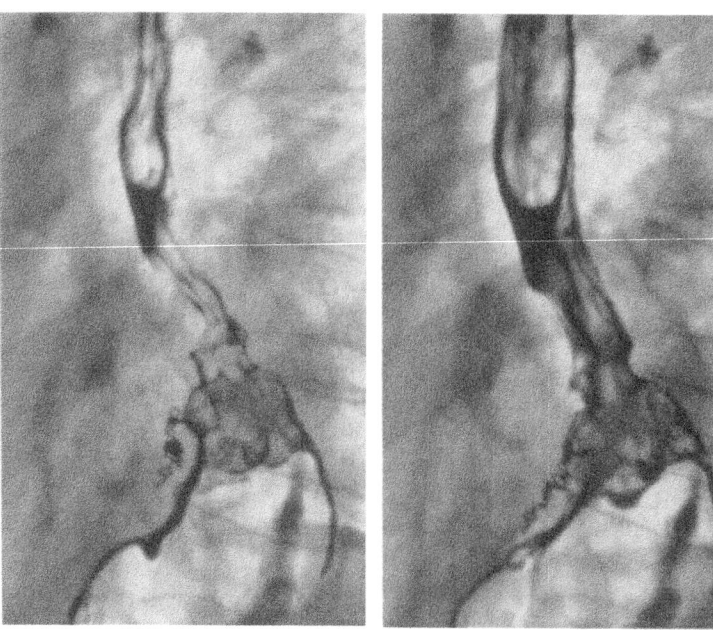

Abb. 439. Zustand nach Kardiaresektion

über den noch durchgängigen Pylorus zustande kommt. Jede Erweiterung der Duodenal-
oder zuführenden Jejunumschlinge spricht für eine Rückstauung (Abb. 437). Ist diese

durch eine Passagebehinderung in der abführenden Jejunumschlinge bedingt, so besteht auch dort prästenotisch eine Erweiterung des Darmlumens.

Abgesehen von Einengungen durch strangförmige Verwachsungen oder entzündliche Veränderungen der Darmschleimhaut mit späterer Narbenschrumpfung kann eine Stenose auch im Bereich des Schlitzes im Mesocolon auftreten, besonders wenn dieser zur Vermeidung einer inneren Hernie (vgl. S. 454) sehr eng vernäht wurde.

β) *Bei der Gastroenterostomia antecolica anterior* wird eine Jejunumschlinge vor dem Colon transversum hochgezogen und etwa 30—40 cm von der Flexura duodenojejunalis entfernt mit dem Magen an dessen Vorderwand anastomosiert. Gleichzeitig wird zwischen zu- und abführender Jejunumschlinge eine Enteroanastomose (Braunsche Anastomose) angelegt.

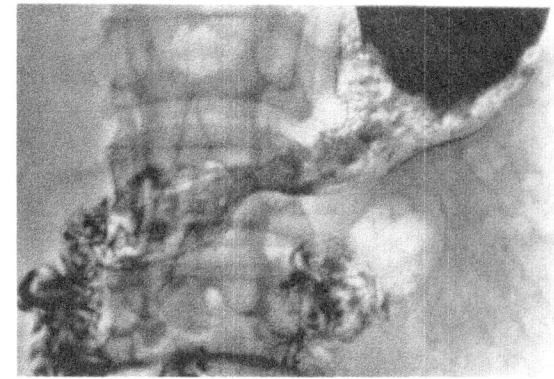
a

Für die Röntgendarstellung gelten die gleichen Gesichtspunkte wie bei der hinteren G.E. Lediglich die Profildarstellung muß bei der vorderen G.E. im II. schrägen Durchmesser, eventuell auch in seitlicher Projektion erfolgen. Mitunter erschwert allerdings die Braunsche Enteroanastomose die Übersicht über die G.E. so sehr, daß eine genaue Beurteilung der einzelnen Anastomosenabschnitte kaum möglich ist.

Bei der Beurteilung der Funktion ist zu berücksichtigen, daß durch eine vordere G.E. Kontrastmittel oft zunächst in die zuführende Jejunumschlinge fließt (Abb. 438). Das ist klinisch belanglos, wenn es durch die zu diesem Zweck angelegte Braunsche Anastomose in die distalen Darmabschnitte gelangt. Kommt es aber retrograd zu einer Kon-

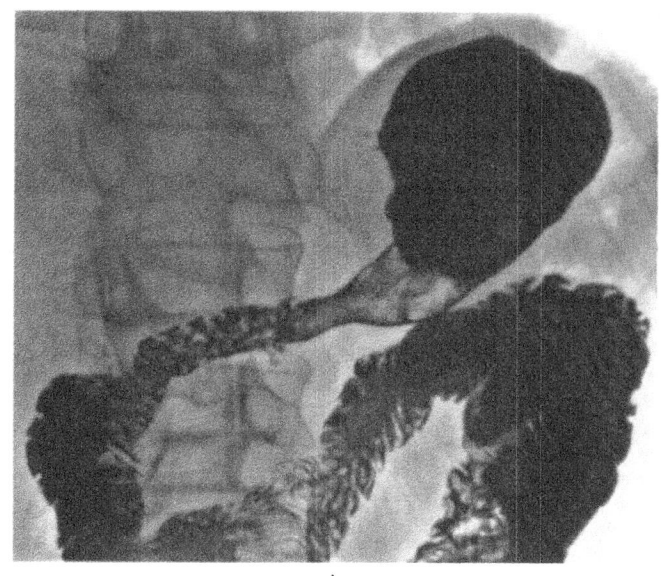
b

Abb. 440a u. b. Zustand nach Billroth I mit guter Funktion. Atrophische Gastritis. a Darstellung in Bauchlage. b Darstellung in Rückenlage

trastmittelfüllung des dann meistens auch erweiterten Darmteiles zwischen Braunscher Anastomose und Flexura duodenojejunalis oder sogar des ganzen Duodenums, dann handelt es sich um eine echte Rückstauung mit entsprechenden klinischen Folgen.

d) Magenresektionen

α) *Kardiaresektion.* Carcinome des unteren Oesophagusabschnittes, die bereits auf Kardia und Magenfundus übergegriffen haben (oder umgekehrt), sind meist infolge ausgedehnter Metastasierung inoperabel. Als Palliativoperation kommt außer der Anlage einer Witzel-Fistel u. U. eine Oesophago-Gastrostomie in Frage (vgl. S. 296).

Bei operationstechnisch noch resezierbaren Geschwülsten kann eine Kardiaresektion durchgeführt werden. Sie umfaßt den unteren Oesophagusanteil und die oberen zwei Drittel des Magens und erfolgt heute wegen der unsicheren Ergebnisse des rein abdominalen Vorgehens meist kombiniert abdomino-thorakal.

Postoperative Röntgenkontrollen zeigen den zum Teil durch das Zwerchfell hochgezogenen Magen und oberhalb des Zwerchfells die Wiedervereinigungsstelle mit dem Oesophagus (Abb. 439). Die Untersuchung erfolgt zweckmäßigerweise im Liegen und — wenigstens zunächst — mit nur wenig Kontrastmittel, weil nur dann eventuelle Geschwulstrezidive erkannt werden.

Auch nach Kardiaresektionen kommt es, wie bei jeder Oesophagogastrostomie, fast regelmäßig zu einem gastrooesophagealen Reflux mit konsekutiver Refluxoesophagitis. Um das zu verhindern, hat FRANKE versucht, an der Magenhinterwand eine Schleimhautlippe zu bilden, die sich ventilartig vor die Anastomosenöffnung legen und dadurch einen

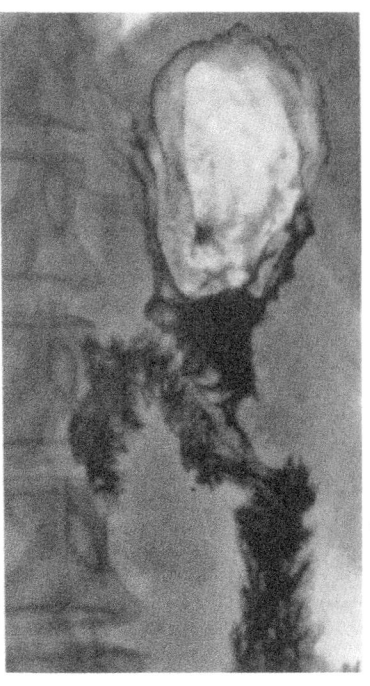 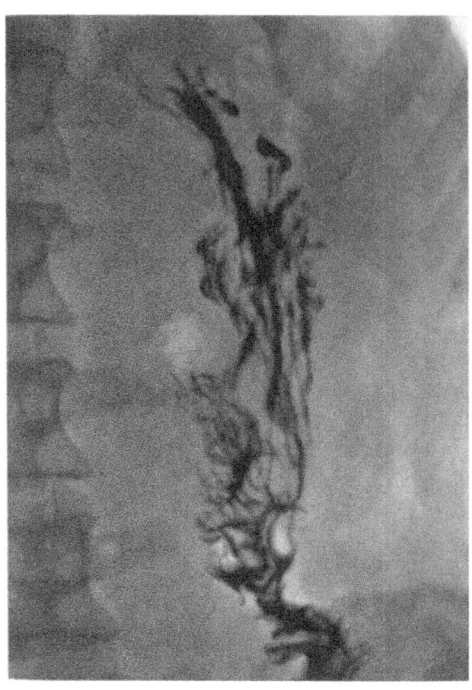

Abb. 441   Abb. 442

Abb. 441. Zustand nach Billroth II mit retrokolischer G.E. Kleiner Magenrest. Gute Funktion. Geringe, funktionell unbedeutende Einengung der abführenden Jejunumschlinge im Mesokolonschlitz

Abb. 442. Zustand nach Billroth II. Schleimhautdarstellung mit nur wenig Kontrastmittel

Rückfluß unmöglich machen soll. Bei Kontrolluntersuchungen ist diese „Lippe" als Kontrastmittelaussparung zu sehen.

Nach transdiaphragmal durchgeführter Operation bildet sich in den ersten Tagen häufig ein Pleuraerguß, der aber im allgemeinen bald wieder zurückgeht und dann klinisch meist belanglos ist.

β) Die *Querresektion* des Magens (segmentäre Resektion) sei nur nebenbei erwähnt, weil sie heute wegen ihrer wenig befriedigenden Ergebnisse höchstens noch ausnahmsweise durchgeführt wird. Postoperative Röntgenkontrollen zeigen in erster Linie die Verkleinerung des Magens. Eventuelle Formveränderungen richten sich nach der Form des resezierten Magenteiles. Durch Narbenschrumpfung, eventuell mit zusätzlichen Spasmen, entsteht später meist ein Sanduhrmagen. Außerdem sind erhebliche Motilitätsstörungen eine häufige Folge der Querresektion.

γ) Bei der als *Billroth I* (B I) bezeichneten Methode werden die aborale Magenhälfte und der Bulbus duodeni reseziert. Die Wiedervereinigung erfolgt End-zu-End, nachdem das Lumen des Magenrestes durch entsprechende Raffung dem des Duodenums angeglichen wurde. Für die Anastomosierung wurden zahlreiche Modifikationen angegeben.

Wie bei der G.E. bereits besprochen, sieht man je nach Zeitpunkt einer postoperativen Röntgenkontrolle zunächst wulstförmige Kontrastmittelaussparungen durch die eingestülpten und außerdem gerafften Magenwandränder sowie entzündlich-ödematös

geschwollene breite, wulstige Schleimhautfalten. Mit Rückgang der Schwellung und langsamer Transformation des Schleimhautreliefs (HELLMER) ähnelt das Bild mehr und mehr
dem eines normalen Magens, so daß bei oberflächlicher Betrachtung ein dem Untersucher
nicht bekannter B I übersehen werden kann, besonders wenn, ähnlich wie bei einer G. E.,
an der Wiedervereinigungsstelle rhythmische Schleimhautkontraktionen eine Pylorus-
funktion andeutungsweise nachahmen. Auffallen muß aber immer die geringe Größe des
Magens, seine dadurch bedingte Stierhornform und das Fehlen des Bulbus duodeni
(Abb. 440).

Nicht selten bewirkt spätere Schrumpfung der zirkulären Naht eine Stenose mit
Passagebehinderung. Dann bestehen Stenosenperistaltik oder, wenn dadurch eine Kom-

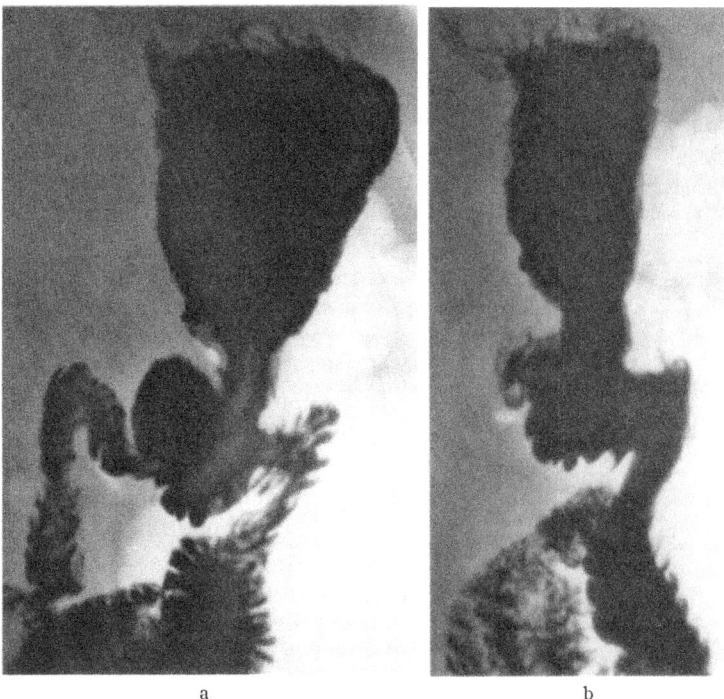

a   b

Abb. 443a u. b. Zustand nach Billroth II. Anastomosierung von nur zwei Drittel des Magenstumpfes mit dem Jejunum.
Bürzelförmiger Füllungsdefekt an der kleinen Kurvatur. Cave: Verwechslung mit Tumorrezidiv! a Sagittalbild.
b Projektion im I. schrägen Durchmesser

pensation nicht mehr möglich ist, später prästenotische Magendilatation mit oft lange
Zeit persistierenden Kontrastmittelresten im Magen. Entleerungsbeschleunigung (Sturzentleerung) wird dagegen bei einem nach B I resezierten Magen praktisch nie beobachtet.

δ) *Größere praktische Bedeutung* hat die Magenresektion nach *Billroth II* (B II). Da bei
ihr die aboralen zwei Drittel des Magens reseziert werden, ist sie auch umfangreicher als
die Methode B I. Es bleibt also nur ein kleiner Magenrest, der End-zu-Seit mit einer
hohen Jejunumschlinge anastomosiert wird. Das Duodenum wird blind verschlossen.
Die Jejunumschlinge kann, wie bei jeder G.E., retro- oder antekolisch hochgezogen werden.
Dabei ist es für eine gute Funktion offenbar weniger ausschlaggebend, ob die Anastomosierung iso- oder anisoperistaltisch erfolgt.

Der postoperative Röntgenbefund ist charakterisiert durch einen kleinen Magenrest
(Abb. 441). Für die Darstellung des Schleimhautreliefs darf deswegen zunächst nur wenig
Kontrastmittel gegeben werden (Abb. 442). Anastomose und Schleimhautfalten zeigen
dann ähnliche Befunde, wie sie bei der G.E. besprochen wurden (vgl. S. 396). Es besteht
auch die gleiche Abhängigkeit der Veränderungen vom Intervall zwischen Operation und
Röntgenkontrolle.

Man sieht allerdings auch röntgenologisch einen Unterschied, je nachdem ob der ganze Magenquerschnitt oder nur zwei Drittel von ihm zur Anastomose verwendet wurden. Im zweiten Falle zeigt das Röntgenbild an der kleinen Kurvatur unmittelbar oberhalb der Anastomose einen bürzelförmigen Füllungsdefekt, der bei Unkenntnis solcher Befunde irrtümlich als Geschwulstrezidiv gedeutet werden kann (Abb. 443).

Die Entleerung des Magenrestes ist bei einer Resektion nach B II im allgemeinen beschleunigt. Ausgesprochene Sturzentleerung ist nicht selten (vgl. S. 405). Dagegen sind Stenosen mit Abflußbehinderung, im Gegensatz zum B I, bei Resektionen nach B II kaum zu erwarten.

ε) Bei den *subtotalen Magenresektionen* müssen zwei verschiedene Möglichkeiten unterschieden werden:

In dem einen Falle handelt es sich um eine *erweiterte Resektion nach Billroth II*. Sie kann bei einem ausgedehnten Carcinom der distalen Magenabschnitte oder bei einem hochsitzenden Geschwür indiziert sein. Das postoperative Röntgenbild unterscheidet sich von dem eines B II nur durch den extrem kleinen Magenrest, der allerdings im Laufe der Zeit etwas ausgeweitet werden kann.

Die zweite Möglichkeit besteht in einer *extremen Erweiterung einer Kardiaresektion*. Die Methode kommt bei hochsitzenden Carcinomen, eventuell auch bei Geschwüren in Frage. Der verbleibende, aus dem präpylorischen Antrum bestehende Magenrest wird durch das Zwerchfell hochgezogen und endothorakal mit dem Oesophagus anastomosiert.

ζ) Von einer *totalen Magenresektion* spricht man, wenn der gesamte Magen, einschließlich Kardia und Pylorus, entfernt wird. Das Duodenum wird, wie beim B II, blind verschlossen. Die Wiedervereinigung erfolgt als Oesophago-Jejunostomie mit einer langen antekolisch hochgezogenen Jejunumschlinge und zusätzlicher Braunscher Anastomose.

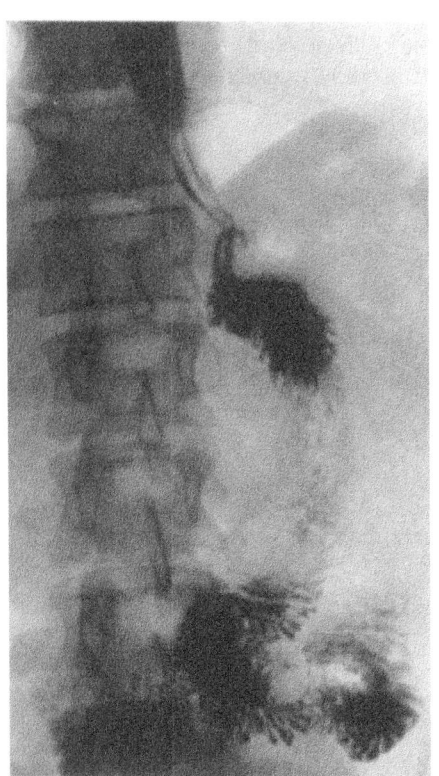

Abb. 444. Zustand nach totaler Magenresektion. Deutlicher Übergang von der Oesophagus- in die Jejunumschleimhaut

Bei der Röntgenkontrolle ist die Anastomosenstelle durch den Übergang der charakteristischen Oesophagus- in die Jejunumschleimhaut sehr deutlich markiert (Abb. 444). Wie bei der antekolischen G.E. fließt das Kontrastmittel vom Oesophagus meist zuerst in die zuführende oder gleichzeitig in die zu- und abführende Jejunumschlinge. Da die Passage sehr schnell erfolgt, wird die Braunsche Anastomose leicht verdeckt, besonders wenn anfangs ein zu großer Kontrastmittelschluck genommen wird.

Mangelhafte Funktion der Braunschen Anastomose bewirkt Rückstauung, eventuell bis weit ins Duodenum mit Erweiterung der betreffenden Darmabschnitte. Dagegen ist eine Erweiterung des Darmlumens zwischen Oesophagojejunostomie und Braunscher Anastomose (Abb. 445) im allgemeinen nicht nur klinisch belanglos, sondern sogar das Zeichen einer gewissen Anpassung mit Bildung eines „magenähnlichen" Reservoirs.

η) Eine interessante Methode wurde vor einigen Jahren von TOMODA angegeben. Wenn dieses Verfahren auch nur wenig ausgeführt wird, so muß es doch erwähnt werden, da entsprechende postoperative Röntgenbilder ohne Kenntnis des Prinzips der Methode überhaupt nicht zu deuten sind. Es handelt sich nämlich um eine *totale Gastrektomie mit Bildung eines Ersatzmagens*, wie das Schema der Abb. 446 zeigt. Der Ersatzmagen wird dabei aus einer antekolisch hochgezogenen Jejunumschlinge gebildet, die mit ihrem

Mesenterium durch doppelseitigen Verschluß aus der Kontinuität des Jejunums ausge-
schaltet und mit Hilfe einer Oesophago- und einer Duodenojejunostomie als „Magen"
isoperistaltisch zwischen Speiseröhre und Zwölffingerdarm eingeschaltet wird. Die Wieder-
herstellung der unterbrochenen Dünndarmpassage erfolgt durch eine Braunsche Anastomose.

In günstig verlaufenden Fällen lassen spätere Röntgenkontrollen erkennen, wie sich
der Ersatzmagen durch Ausweitung seiner neuen Bestimmung anpaßt (Abb. 447). Vorbedingung für eine einwandfreie Funktion ist eine gute Funktion namentlich der Enteroanastomose, da sonst Rückstauung in die „funktionslosen" Jejunumabschnitte erfolgt.

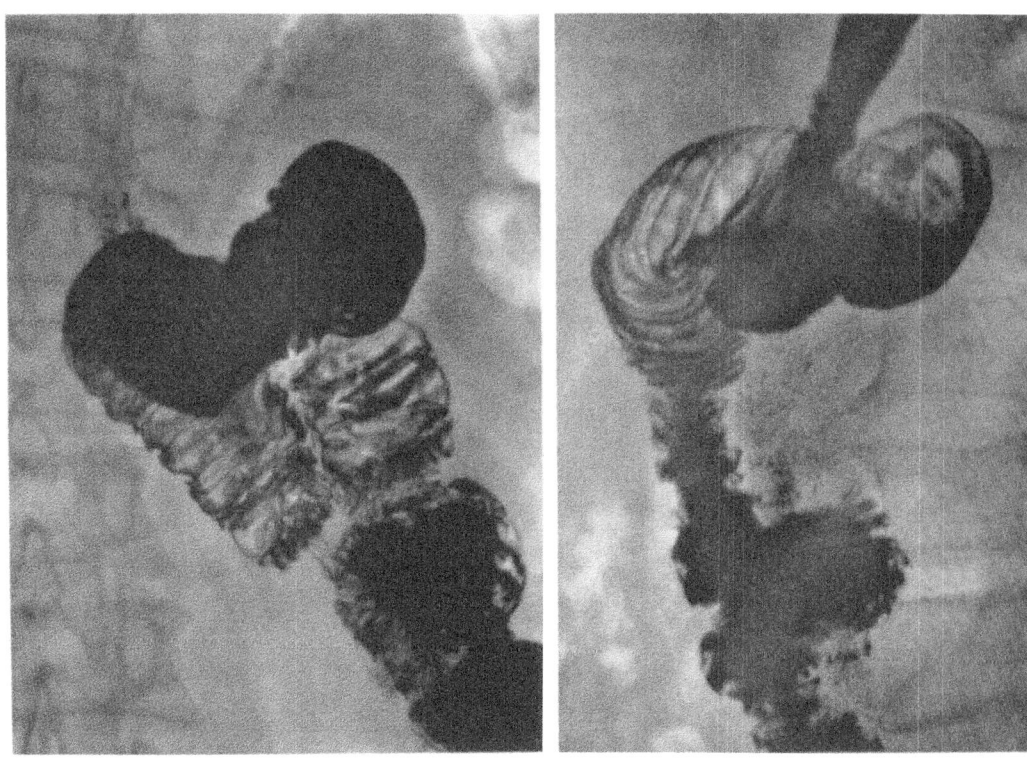

a   b

Abb. 445a u. b. Zustand nach totaler Magenresektion. Erweiterung des Darmlumens zwischen Oesophagojejunostomie
und Braunscher Anastomose. a Sagittalbild. b Projektion im II. schrägen Durchmesser

e) Postoperative Komplikationen

Einige der möglichen Komplikationen nach Magenoperationen wurden bereits angedeutet. Hier sollen die wesentlichen Veränderungen noch einmal zusammengefaßt und
vor allem auch die wichtigste Komplikation, das Ulcus pepticum jejuni, näher besprochen
werden.

α) Praktisch beobachtet man nach jeder Magenoperation zumindest im Bereich der
Naht Veränderungen im Sinne einer schweren *postoperativen Gastritis*, die sich von der
einer gewöhnlichen Gastritis nicht unterscheiden (Abb. 448). Von einer Komplikation
kann aber erst gesprochen werden, wenn diese Veränderungen unter konservativer Behandlung nicht in verhältnismäßig kurzer Zeit wieder abklingen. Leider ist das in vielen
Fällen, offenbar besonders häufig nach Gastroenterostomien und sehr hohen Resektionen
nach B II bzw. entsprechenden subtotalen Resektionen, der Fall.

β) *Stenosen* können im Bereich des Anastomosenringes oder der abführenden Jejunumschlinge auftreten. Auf die konzentrische Einengung im Sinne eines organischen Sanduhrmagens nach Querresektion und häufig auch beim B I wurde schon hingewiesen, ebenso
auf die verschiedenen Möglichkeiten einer Einengung des Lumens der abführenden

Jejunumschlinge nach G.E. In diesem Falle zeigt sich außer der Verzögerung der Magenentleerung auch eine Rückstauung in die prästenotischen Darmteile, also im allgemeinen
in die zuführende Jejunumschlinge und ins Duodenum.

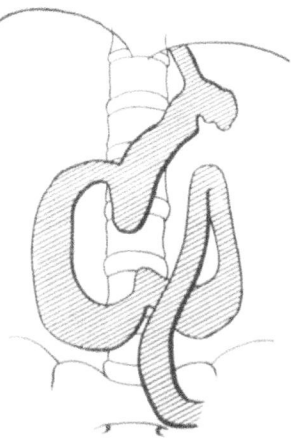

Abb. 446. Prinzip der totalen
Gastrektomie mit Ersatzmagen
nach TOMODA

Hochgradige Stenosierung und namentlich ein vollständiger Verschluß bewirken einen organischen *Magenileus*, dessen
wesentliche Merkmale im Röntgenbild die ausbleibende Magenentleerung und proximale Kontrastmittelspiegel sind.

Treten Ileuserscheinungen plötzlich auf, so muß man an
die Möglichkeit der Einklemmung einer *inneren Hernie* im
Mesocolonschlitz bei retrokolischer G.E. denken. Man sieht
dann außer im Magen auch Flüssigkeitsspiegel oberhalb des
Querdarms bzw. eine „stehende Darmschlinge". Meist genügt
zu ihrem Nachweis bereits die Nativuntersuchung. Die Applikation von Kontrastmittel ist in solchen Fällen nach Möglichkeit zu unterlassen.

Häufiger ist ein plötzlicher Verschluß durch *Invagination*
meist der zuführenden Jejunumschlinge in den Magen, und
zwar am ehesten bei einer antekolischen G.E. Das Invaginat
führt zu einer bürzel- oder pilzförmigen Aussparung der Kontrastmittelfüllung des Magens; es ist bei der Schleimhautdarstellung an ödematös geschwollenen, verbreiterten, zir-
kulär um die Anastomose verlaufenden Schleimhautfalten zu erkennen (Abb. 449).
Spontane Rückbildung wurde häufig beobachtet.

Eine erhebliche Stenosierung der abführenden Jejunumschlinge einer G.E. mit
hochgradiger Rückstauung ins Duodenum kann bei noch durchgängigem Pylorus

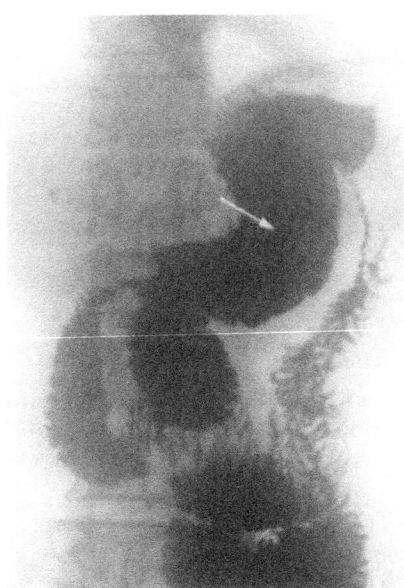

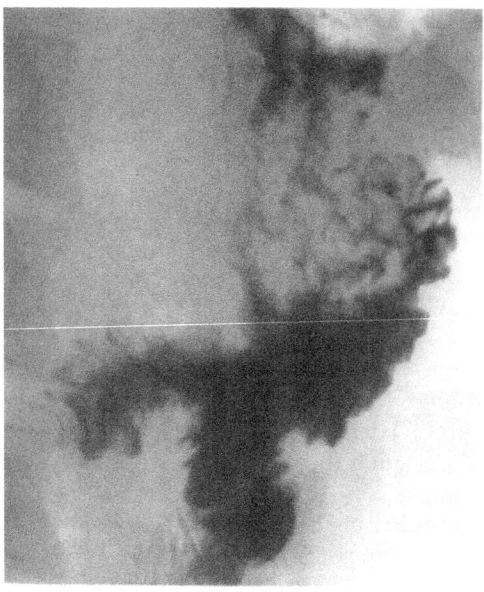

Abb. 447. Zustand nach „Tomoda"   Abb. 448. Schwere postoperative Gastritis nach Billroth II

zu einem Circulus vitiosus führen, indem das Kontrastmittel durch die G.E. über die
zuführende Jejunumschlinge und das Duodenum wieder retrograd durch den Pylorus
(möglicherweise auch in umgekehrter Richtung) in den Magen gelangt. Die den
Circulus vitiosus bildenden Darmteile werden dann sehr bald extrem erweitert.

Stenosen, namentlich im Bereich der Anastomose, können natürlich auch Folge des
Primärleidens sein. Meist handelt es sich dann um nicht resezierbare Magencarcinome,

die von der Pylorusgegend weiterwuchernd eine G.E. verschließen, oder um Rezidive eines resezierten Primärtumors. Geschwulstrezidive im Bereich der Anastomose sind mitunter schwer von Kontrastmittelaussparungen durch Schleimhautschwellungen anderer Genese (z. B. nach Magenwandeinstülpungen) zu unterscheiden.

Bei malignen Pylorusstenosen wird chirurgisch meist die antekolische G.E. bevorzugt, weil bei ihr die Gefahr des Verschlusses durch ein Weiterwuchern des Carcinoms geringer ist als bei einer Anastomose an der Magenhinterwand.

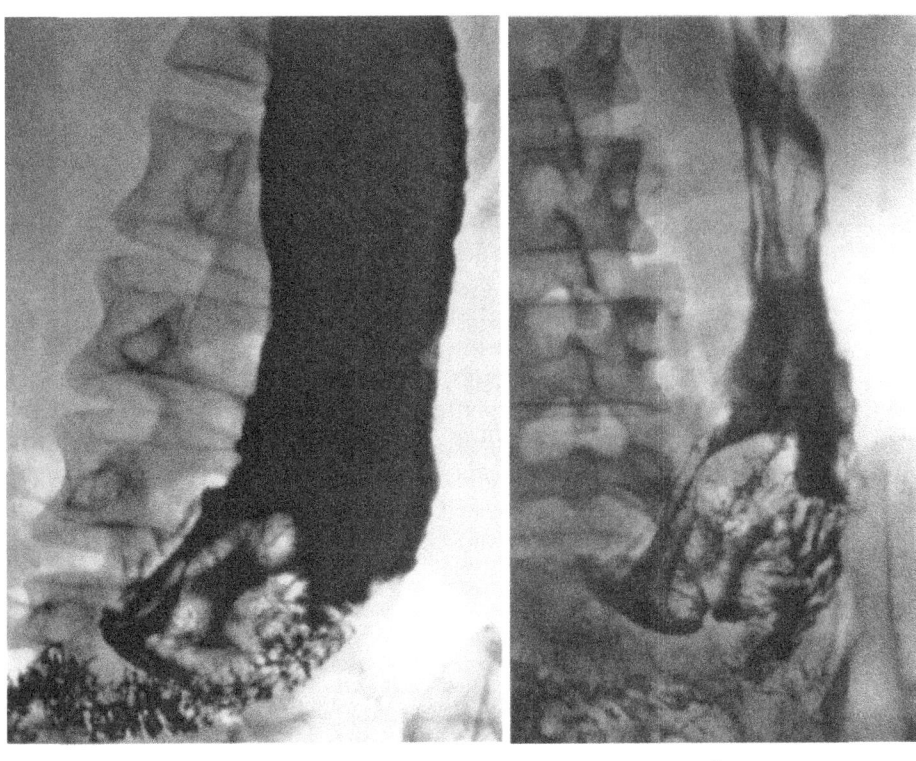

Abb. 449a u. b. Invagination der zuführenden Jejunumschlinge in den Magen nach Billroth II mit antekolischer G. E. a Vollfüllung (II. schräger Durchmesser). b 3 Std p. c.

Gleiche Stenoseerscheinungen machen natürlich auch primäre Carcinome des Magenstumpfes (vgl. S. 382), an deren Möglichkeit man vor allem auch denken soll, wenn die Magenresektion wegen einer nichtmalignen Erkrankung erfolgte.

γ) Als postoperative *Dysfunktionen* sind die Atonie des Magens und die Sturzentleerung zu nennen.

Bei der *Atonie* bestehen die Zeichen eines postoperativen (paralytischen) Magenileus mit Flüssigkeitsspiegel. Der Zustand erlaubt höchstens die Applikation einer ganz geringen Kontrastmittelmenge, die trotz durchgängiger Anastomose nur in ganz kleinen Mengen in das Jejunum befördert wird. Der schlaffe Restmagen zeigt keine Peristaltik.

Klinisch wichtiger ist die *Sturzentleerung*, weil sie außer bei der einfachen G.E. auch bei der heute gebräuchlichsten Resektionsmethode, dem B II, auftritt. Einer der ursächlichen Faktoren ist wohl neben entzündlichen Reizzuständen eine besondere Weite der Anastomose bei einzelnen Modifikationen (z. B. nach KROENLEIN).

Bei der Röntgenuntersuchung fließt das Kontrastmittel, ohne sich im Magen anzusammeln, unverzüglich durch die G. E. ab und füllt in kürzester Zeit alle Dünndarmschlingen. Eine Vollfüllung des Magens bzw. seines Restes mit Kontrastmittel ist dann überhaupt nicht möglich.

Klinisch kann die Sturzentleerung zu schweren Ernährungsstörungen mit hochgradigen Dünn- und Dickdarmentzündungen führen.

δ) Besondere Bedeutung als Komplikation nach Magenoperationen hat das *Ulcus postoperativum*, sei es nach Gastroenterostomien als *Ulcus pepticum jejuni*, sei es als *Ulcus-Rezidiv* im Restmagen und dann auch nach Resektionen ohne G.E., z. B. beim Billroth I.

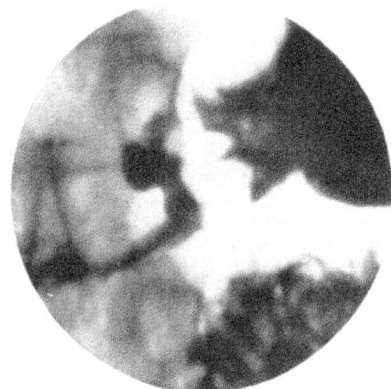

Abb. 450.   Ulcus   postoperativum   nach
Billroth I

Entgegen früherer Auffassung wird das Auftreten eines Ulcus postoperativum nicht so sehr durch die Operationstechnik bestimmt; es ist vielmehr weitgehend nur eine der möglichen Manifestationen der Geschwürskrankheit überhaupt. Deswegen droht diese Komplikation im allgemeinen auch nur nach Operationen, die wegen eines Magen- oder Zwölffingerdarmgeschwürs durchgeführt wurden, und zwar bei weitem am häufigsten nach einem Ulcus duodeni (85—90%). Wegen seiner Unberechenbarkeit ist das Ulcus postoperativum besonders gefürchtet und kann deswegen auch nicht ohne Einfluß auf die Operationsindikation bei Magen- und Zwölffingerdarmgeschwüren sein. Es kann nach jeder Operationsmethode auftreten; man beobachtet es allerdings nach reinen Gastroenterostomien besonders häufig, seltener nach einem B I. Wir haben den Eindruck, daß in letzter Zeit auch nach einem B II postoperative Geschwüre häufiger auftreten als früher.

Zwischen Operation und postoperativem Geschwür liegen meist Intervalle von Monaten bis Jahren. Seltene Ausnahmen sind Geschwüre in unmittelbarem Anschluß an den Eingriff.

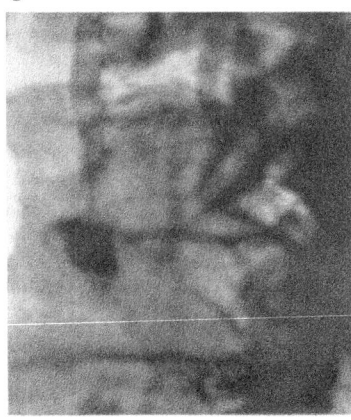

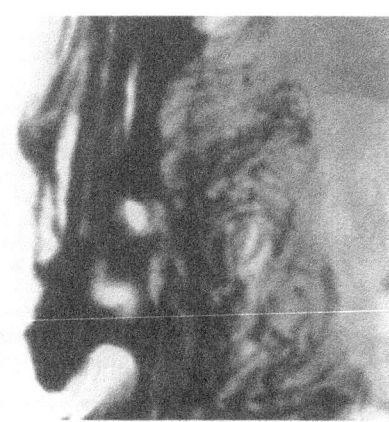

Abb. 451   Abb. 452

Abb. 451. Ulcus postoperativum nach Billroth II

Abb. 452. Zustand nach Billroth II. Nischenbildung durch orthograd projizierten Schleimhautring vorgetäuscht.
Kein Ulcus (operativ bestätigt)

Häufigste Lokalisation eines Ulcus postoperativum ist der Anastomosenring; es folgen die abführende, dann die zuführende Jejunumschlinge und als seltene Lokalisation die Braunsche Anastomose.

Die Röntgensymptomatologie ist im wesentlichen die gleiche wie bei Magen- und Zwölffingerdarmgeschwüren (Abb. 450 und 451). Die Ulcusnischen überschreiten allerdings nur ausnahmsweise Walnußgröße. Als charakteristische Geschwürzeichen sind oft auch ein Ringwall und infolge späterer Schrumpfungsvorgänge ein durch konvergierende Schleimhautfalten gebildeter Faltenstern zu sehen. Ihre Erkennbarkeit setzt aber eine gute Schleimhautdarstellung mit nur wenig Kontrastmittel und dosierter Kompression voraus.

Andernfalls werden diese Schleimhautveränderungen leicht durch eine zu dicke Kontrastmittelschicht und durch gefüllte benachbarte Jejunumschlingen überlagert.

Bei den Operationsmethoden wurde schon darauf hingewiesen, daß einige Zeit nach der Operation die Schleimhautfalten transformiert werden und dann konvergierend auf die Anastomose zulaufen. Dadurch kann bei der Darstellung in Aufsicht ein Faltenstern vorgetäuscht werden.

Fortschreitende Narbenschrumpfung führt zu weiteren Komplikationen, z. B. zu Stenosen, über deren Röntgenbild bereits gesprochen wurde. Schleimhautraffung und Narbenschrumpfung können auch die Ursachen von taschen- oder divertikelförmigen Abschnürungen umschriebener Abschnitte der anliegenden Darmwand sein, ähnlich wie im Bulbus duodeni beim Zwölffingerdarmgeschwür (vgl. S. 362f.). Die Unterscheidung solcher mit Kontrastmittel gefüllten nischenartigen Abschnürungen oder Ausstülpungen von echten Ulcusnischen kann röntgenologisch mitunter Schwierigkeiten bereiten; oft ist dann der klinische Befund ausschlaggebend (Abb. 452).

Die schwerstwiegende Komplikation ist die *Perforation* eines Ulcus pepticum jejuni. Sie erfolgt nur selten frei in die Peritonealhöhle, sondern meist chronisch in benachbarte Abschnitte des Magen-Darmtraktes, am häufigsten in den Querdarm. Dünndarm-Dickdarmfisteln sind oft die Folge. Bei vorderen Anastomosen ist auch Penetration in die Bauchwand möglich. Ihre Kontrastmitteldarstellung gelingt im allgemeinen nur, wenn in einer solchen Situation die Röntgenuntersuchung in Bauch-, zumindest aber in Seitenlagerung erfolgt.

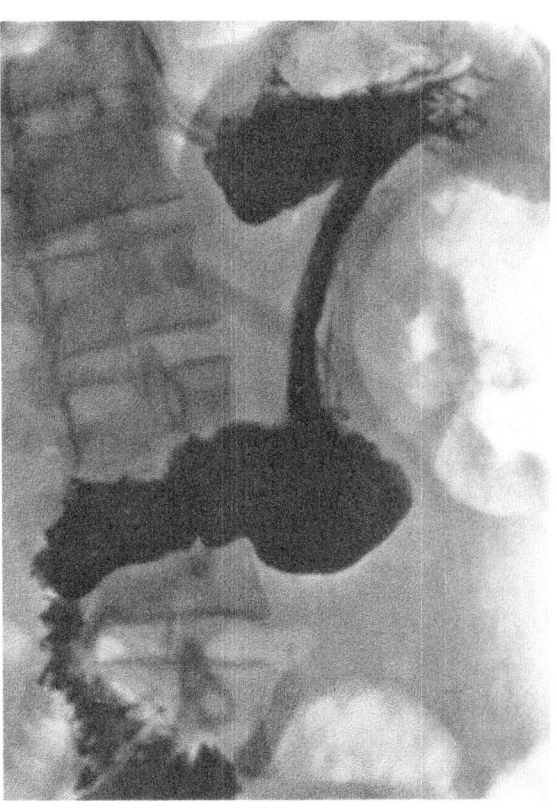

Abb. 453. Hochgradige Verdrängung des Magens mit Kaskadenbildung durch das gasgeblähte Colon transversum

V. Veränderungen des Magens und Duodenums bei Erkrankungen ihrer Umgebung

1. Lage- und Formveränderungen

Der Magen wird auf Grund seiner zentralen Lage im Oberbauch praktisch allseitig von anderen Organen umgeben. Sie beeinflussen schon normalerweise seine Form. So besteht z. B. fast regelmäßig an der großen Kurvatur im Bereich des Magenkörpers eine flach-bogige Impression durch die Milz und linke Kolonflexur, besonders wenn diese durch Darmgase gebläht ist.

Erkrankungen der Nachbarorgane, in erster Linie ihre Vergrößerung durch raumfordernde Prozesse, rufen verschiedenartige *Verlagerungen* des ganzen Magens oder einzelner Abschnitte hervor. Die dabei gleichzeitig auftretenden Formveränderungen werden maßgebend auch dadurch mitbestimmt, daß der Magen nur an zwei Punkten, nämlich oberhalb der Kardia im Hiatus oesophagus des Zwerchfells und jenseits des Pylorus durch das Lig. hepatoduodenale fixiert, sonst aber im Bauchraum beweglich ist. Für die Richtung einer Verlagerung und die Art der Formveränderung sind die jeweiligen topographischen Beziehungen ausschlaggebend. Oft sind Lage und Form des Magens so charakteristisch, daß sie allein bereits Rückschlüsse auf die Erkrankung eines bestimmten Nachbarorgans zulassen.

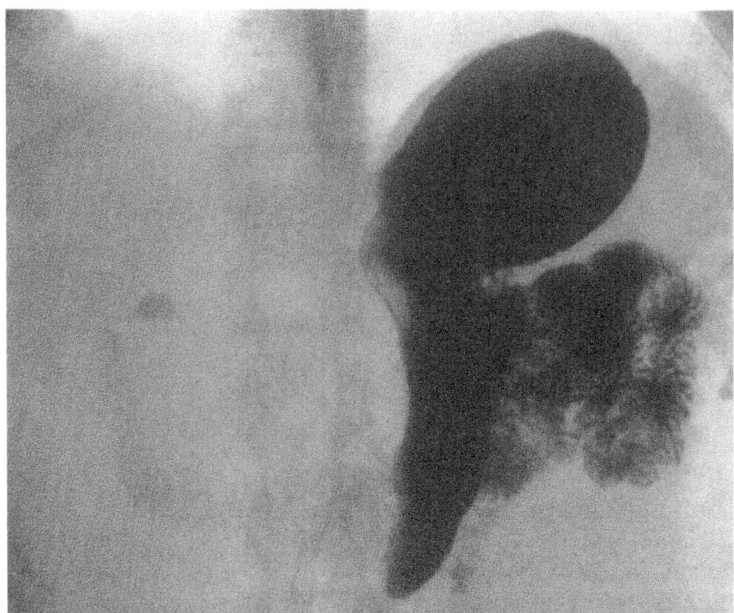

a

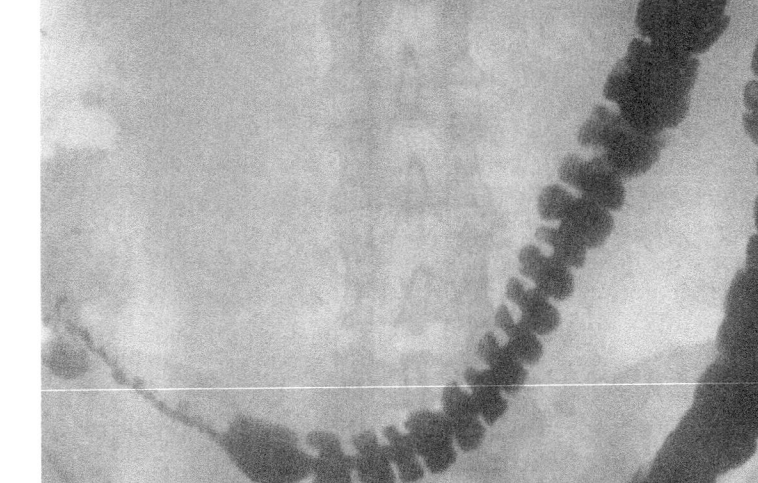

b

Abb. 454a u. b. Verdrängung des Magens und Querdarms durch eine große (sarkomatöse) Cyste des Oment um minus. a Verdrängung des Magens nach links. Kompression des präpylorischen Antrums. b 24 Std p. c. : Verdrängung des Querdarms nach caudal. Kompression des Bereichs der rechten Kolonflexur (operativ keine Veränderung der Darmwand)

Das gilt in besonderem Maße für raumfordernde Prozesse (Geschwülste und namentlich Cysten) des *Pankreas*. Wie dabei, je nachdem ob Kopf, Körper oder Schwanz des Pankreas vergrößert sind, die einzelnen Abschnitte des Magens und Zwölffingerdarms verlagert werden, ist im Zusammenhang mit den Pankreaserkrankungen ausführlich besprochen (vgl. S. 491 ff.). Ebenso wird an entsprechenden Stellen auf die Verdrängungen durch Vergrößerungen der *Milz* und der *Leber* eingegangen (vgl. S. 494 f. bzw. S. 488 f.).

Impressionen durch die *Gallenblase* betreffen die große Kurvatur des Bulbus duodeni und eventuell auch des präpylorischen Antrums. Große *Ovarialcysten* verursachen die gleiche Hochdrängung des Magens wie jede *Schwangerschaft*. Beim *Meteorismus* werden Ausmaß und Art der Verdrängung (meist nach oben, eventuell mit Kaskadenbildung) durch die am stärksten geblähten Darmschlingen bestimmt (Abb. 453).

Seltener als durch die genannten Organe sind Lage- und Formveränderungen durch die im Retroperitonealraum gelegenen Organe (Niere, Nebenniere, Lymphknoten). Geschwülste des Omentum minus oder majus führen oft zu extremer Verdrängung und Einengung des Magens und Darmes (Abb. 454). Blastome der Wirbelsäule sowie vor allem auch Skoliosen und Kypho-skoliosen können erhebliche Form-veränderungen hervorrufen.

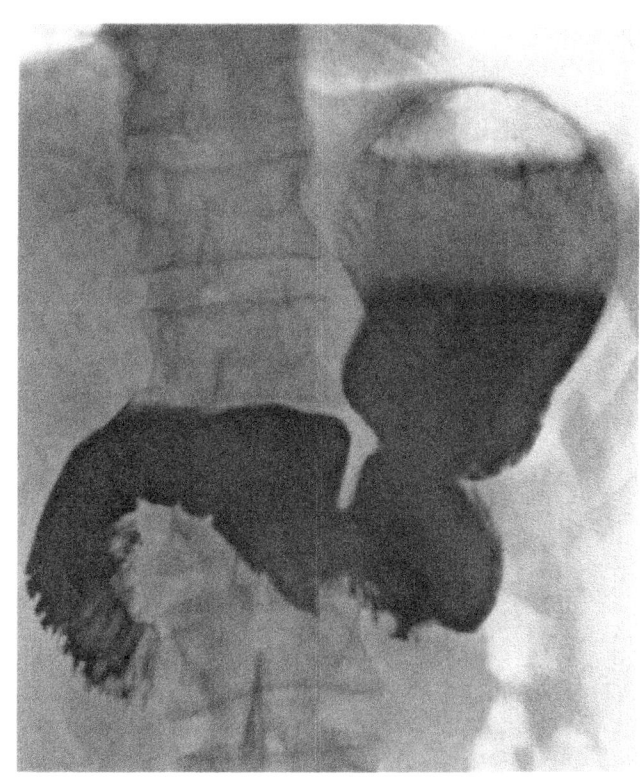

Alle durch Prozesse im Retro-peritonealraum bedingten Verla-gerungen erfordern auch eine Röntgenuntersuchung in Rücken-und Kopftieflagerung sowie die Darstellung des Magens in seit-licher Projektion. Schon nor-malerweise ruft die Lordose der Lendenwirbelsäule im Bereich der vor den Wirbelkörpern liegenden Magenabschnitte bei der Kontrast-mittelfüllung einen Pelotteneffekt hervor. Nicht selten sind raum-fordernde Prozesse im Retroperi-toneum Ursache von Stenosen des Duodenums (Abb. 455).

Während die bisher als wesent-liche Beispiele angeführten Lage-und Formveränderungen durch Verdrängung entstehen, führen *Verwachsungen* der Magenwand mit Nachbarorganen durch sekun-däre Schrumpfung zu *Verziehun-gen*. Sie betreffen meist umschrie-bene Bezirke und sind röntgeno-

Abb. 455. Hochgradige Duodenalstenose durch ein ausgedehntes, abgekapseltes retroperitoneales Hämatom

logisch oft an den weniger gleichmäßigen Konturen mit zipfel-, dorn- oder divertikel-artigen Ausbuchtungen des Magenlumens als solche zu erkennen. Außerdem zeigt die Palpation unter Durchleuchtungskontrolle dann im allgemeinen, daß die betroffenen Bezirke nicht mehr verschieblich und manchmal auch kaum noch verformbar sind.

Eine Sonderform ist die Verlagerung des Magens bei einer Relaxatio diaphragmatica und bei Zwerchfellbrüchen, wobei besonders die sog. Rotationsbrüche charakteristische Bilder zeigen.

2. Wandveränderungen

Bei den meisten Verdrängungen des Magens durch extraventrikuläre Prozesse bleibt die Magenwand selbst unverändert. Die Konturen sind dann glatt, die Schleimhautfalten intakt. Mehr als Übersichts- oder gezielte Aufnahmen besagt im übrigen oft eine aus-giebige Palpation unter Durchleuchtungskontrolle. Sie zeigt, wie bereits erwähnt, ob trotz einer Verlagerung die Magenwand noch in sich verformbar und gegenüber ihrer Umgebung verschieblich ist und ob die einzelnen Schleimhautfalten noch verstrichen werden können.

Wesentlich schwieriger wird die Beurteilung, wenn Prozesse der Nachbarschaft auf den Magen übergegriffen und röntgenologisch sichtbare Wandveränderungen verursacht haben. Das ist bei entzündlichen und blastomatösen Erkrankungen häufig der Fall.

Entzündungen, die von der Umgebung auf den Magen übergreifen, führen immer zu umfangreichen Verwachsungen und sekundär durch Schrumpfungsvorgänge zu unregelmäßigen Verziehungen, die im Röntgenbild meist ohne weiteres von einer Verdrängung zu unterscheiden sind. Trotzdem kann oft lediglich die Tatsache festgestellt werden, daß überhaupt ein extraventrikulärer Prozeß auf den Magen übergegriffen hat, ohne daß über seine Art (entzündlich oder blastomatös) weitere Aussagen möglich sind. Die Röntgendarstellung des Organs, von dem der Prozeß vermutlich primär ausgeht, kann dann manchmal Klarheit schaffen.

Geschwülste der Nachbarschaft greifen um so früher auf die Magen- oder Darmwand über, je größer ihre Neigung zu infiltrativem Wachstum ist. Deshalb finden sich bei ausgedehnten sekundären Wandveränderungen durch Blastome im allgemeinen keine oder nur verhältnismäßig geringe Verlagerungen, wenn nicht sogar Verziehungen in Richtung auf das Wachstumszentrum der Geschwulst.

In weit fortgeschrittenen Fällen ist allerdings röntgenologisch oft nicht einmal mehr zu entscheiden, ob eine Geschwulst primär intra- oder extraventrikulär begonnen hat. Im allgemeinen sprechen aber, auch verhältnismäßig geringgradige, Verlagerungen am ehesten für einen primär extraventrikulären Prozeß.

D. Darm

I. Untersuchungstechnik

Allgemein gelten für die Röntgenuntersuchung des Darmes die gleichen Grundsätze, die für die Magenuntersuchung bereits kurz angeführt wurden. Dazu gehören u. a. die Kenntnis der Vorgeschichte und eine klare Fragestellung.

Eine Nativuntersuchung, zumindest eine orientierende Durchleuchtung, muß der Applikation von Kontrastmittel in jedem Falle vorausgehen. Dabei ist in erster Linie auf abnorme Luftaufhellungen und Flüssigkeitsspiegel zu achten. Besteht auch nur der Verdacht, daß ein Darmverschluß vorliegen könnte, so ist eine perorale Kontrastmittelgabe — von ganz vereinzelten Ausnahmen abgesehen — kontraindiziert.

Zur Untersuchung gehört immer eine entsprechende *Vorbereitung* des Patienten. Für die perorale Darstellung ist sie die gleiche wie vor der Magenuntersuchung. Die rectale Kontrastmitteldarstellung des Dickdarms erfordert eine gründliche Reinigung des Darmes. Man erreicht sie im allgemeinen am einfachsten, wenn der Patient 1—2 Tage lang nur leichte, vor allem nicht gärende Speisen zu sich nimmt; außerdem bekommt er am Tage vor der Untersuchung einen Eßlöffel Ricinus (besser als andere Abführmittel!). Ein hoher Reinigungseinlauf ist zu empfehlen; er soll aber nicht unmittelbar, sondern am Abend vor der Untersuchung erfolgen.

Mitunter wird vom Röntgenologen gefordert, eine Kontrastmitteldarstellung des Dickdarms unmittelbar nach einer Rectoskopie durchzuführen. Der Grund dafür, dem Patienten die Unannehmlichkeit einer zweimaligen Darmreinigung usw. zu ersparen und außerdem Zeit zu gewinnen, ist verständlich. Trotzdem sollte die Kombination dieser beiden Untersuchungsmethoden auf Ausnahmen beschränkt bleiben. Vor der Rectoskopie erhalten die Patienten oft Opiate; zudem wird der Darm durch Luftblähung entfaltet. Beide Maßnahmen erschweren nicht selten die Kontrastmitteldarstellung; vor allem benötigt man, um bis ins Coecum zu gelangen, für den Einlauf eine große, d. h. ein Mehrfaches der normalerweise ausreichenden Kontrastmittelmenge. Noch schwieriger ist dann die Wiederentleerung des durch Opiate ruhiggestellten Darmes.

1. Kontrastmitteldarstellung des Dünndarms

Für die Kontrastmitteldarstellung des Dünndarms gibt es drei, je nach der klinischen Fragestellung brauchbare, Methoden; bei zweien erfolgt die Kontrastmittelapplikation peroral, bei der dritten rectal.

Im Anschluß an eine in üblicher Weise (vgl. S. 333 ff.) durchgeführte Darstellung des Magens gelangt das Kontrastmittel schubweise in den Dünndarm. Dort verteilt es sich aber nicht gleichmäßig. Auf Grund der für den Dünndarm charakteristischen peristaltischen Bewegungen werden segmentär einzelne Darmteile prall gefüllt, andere bleiben leer. Die einzelnen Kontrastmittelportionen werden dann auch in toto weiter befördert. In den so wieder entleerten Darmsegmenten kann ein Restbeschlag auf der Schleimhaut verbleiben. Immer gelangt aber in kurzer Zeit so viel Kontrastmittel in den Dünndarm, und die verschiedenen Schlingen überlagern sich dann so sehr, daß morphologische Feinheiten, namentlich im Ileum, kaum zu erkennen sind.

Diese Art der Dünndarmdarstellung eignet sich aber um so besser für die Feststellung der normalen und krankhaft veränderten Funktion, weil der Füllungsvorgang unter weitgehend physiologischen Verhältnissen erfolgt und deswegen auch die Kontrastmittelpassage im Darm normal ablaufen kann.

Bei der sog. *fraktionierten Dünndarmdarstellung* ist ein annähernd physiologischer Füllungsvorgang aus dem Reservoir des vollgefüllten Magens nicht mehr gewährleistet. Diese von PANSDORF inaugurierte Methode ist deshalb für die Funktionsprüfung weniger, für die Darstellung feinerer morphologischer Veränderungen aber sehr geeignet. Eine Vollfüllung des Magens erfolgt dabei nicht. Der Patient trinkt vielmehr alle 10—15 min nur einen Schluck der Kontrastmittelaufschwemmung ähnlicher Konsistenz wie bei der Magenuntersuchung. Der Brei kann auch etwas dünnflüssiger sein, jedoch keineswegs so dünn wie für die rectale Instillation.

Bei dieser Applikationsart verteilt sich das Kontrastmittel zwar auch nicht gleichmäßig über den gesamten Dünndarm, aber doch wesentlich gleichmäßiger als nach Vollfüllung des Magens. Vor allem vermeidet man so eine extreme gleichzeitige Füllung mehrerer Darmschlingen und damit auch Überlagerungen, die zur „Undurchsichtigkeit" führen.

Da die einzelnen Kontrastmittelportionen im Dünndarm schubweise weitertransportiert werden, muß ihre Passage über einen längeren Zeitraum beobachtet werden, um alle Darmabschnitte sowohl in gefülltem als auch besonders im „leeren" Zustand mit Schleimhautbeschlag zu erfassen. Dabei ist zu bedenken, daß durch die fraktionierte Applikation die Kontrastmittelpassage durch den Dünndarm verlangsamt wird. Der Darmtonus ist höher als bei einmaliger Vollfüllung des Magens.

Zur *retrograden Darstellung des Ileums* oder wenigstens seiner letzten Schlingen kommt es meist, wenn bei einem Kontrastmitteleinlauf das Coecum vollgefüllt wird, und zwar auch normalerweise, d. h. bei erhaltener Schlußfähigkeit der Valvula Bauhini. Durch Palpieren oder Pressenlassen wird der Kontrastmittelübertritt ins Ileum gefördert.

Morphologische Veränderungen im terminalen Ileum sind auf diese Weise gut darstellbar, namentlich wenn bei der Luftfüllung auch in diesen Dünndarmschlingen ein Doppelkontrast entsteht.

2. Kontrastmitteldarstellung des Dickdarms

Die nach jeder peroralen Kontrastmittelapplikation zustande kommende Füllung gibt ebenfalls wieder Auskunft über die Funktion des Dickdarms, speziell über die Passagegeschwindigkeit, und ist oft auch für die Beurteilung der Ileocöcalgegend sehr wertvoll; sie reicht aber im allgemeinen nicht für die Darstellung morphologischer Veränderungen der übrigen, namentlich der distalen Abschnitte aus. Die Methode der Wahl ist dann in jedem Falle die Darstellung durch rectale Kontrastmittelapplikation.

Die für jeden *Kontrastmittel-Einlauf* notwendige Vorbereitung des Patienten wurde oben schon erwähnt. Für den Einlauf selbst genügt normalerweise jedes einfache Darmrohr. Liegt jedoch eine Sphincterschwäche vor, so ist die Verwendung einer Straußschen Sonde (mit aufblähbarem Gummiballon zur Abdichtung) zu empfehlen. Neuerdings haben sich an Stelle eines normalen Irrigators Geräte bewährt, bei denen ein Überdruck über der Kontrastmittelflüssigkeit erzeugt und so die Einlaufgeschwindigkeit gut beeinflußt werden kann.

Als *Kontrastmittel* dient eine dünnflüssige Aufschwemmung von Barium sulfuricum. Geeignete Konsistenz erhält man bei einem Mischungsverhältnis von etwa 1:5 (200—300 gr Barium sulfuricum auf 1—1$^1/_2$ l Wasser).

Jede routinemäßige Dickdarmdarstellung umfaßt drei Untersuchungsphasen: Vollfüllung, Darstellung des Schleimhautreliefs und Erzeugung eines Doppelkontrastes durch Luftblähung. Zunächst soll nur auf diesen üblichen Untersuchungsgang eingegangen werden. Besonderheiten der Untersuchungstechnik bei bestimmten klinischen Fragestellungen sind an entsprechender Stelle besprochen.

Die *Vollfüllung* des Dickdarms mit Kontrastmittel bereitet, wenn keine schlecht passierbaren Stenosen bestehen, im allgemeinen keine Schwierigkeiten. Auch normalerweise kommt es aber am Übergang vom Rectum ins Sigma und von dort ins Descendens häufig zu einem verschieden lange dauernden Stopp. Dadurch wird die Ampulle leicht überdehnt, wenn nicht der Kontrastmittelzufluß solange gedrosselt wird. Das muß geschehen, weil der Patient sonst — wirklich unnötige — Beschwerden hat. Ausgiebiges Palpieren während des Einlaufes fördert nicht nur die Vollfüllung, es dient auch der freien Projektion der einzelnen Darmschlingen. (Nur mit der durch einen Bleigummihandschuh geschützten Hand und nur im „Schatten des Patienten" palpieren! Gegen ungeschwächte Primärstrahlung schützt der Bleigummihandschuh nicht!) Zur Unterstützung der Kontrastmittelpassage fordert man den Patienten außerdem auf, kräftig ein- und auszuatmen. Sobald bei der Durchleuchtungskontrolle krankhafte Veränderungen sichtbar werden, fertigt man von der betreffenden Stelle unverzüglich gezielte Aufnahmen in verschiedenen Projektionsrichtungen an, weil man nie mit Sicherheit voraussehen kann, ob solche Veränderungen bei weiterer Vollfüllung wieder verdeckt werden.

Es ist nicht notwendig, den Zufluß in unverminderter Stärke so lange aufrechtzuerhalten, bis das Kontrastmittel den unteren Coecumpol erreicht hat; man kann ihn abdrosseln, sobald die rechte Flexur passiert ist, weil dann aus den meist etwas überdehnten Darmteilen genügend Kontrastmittel für die Vollfüllung des Ascendens und Coecums nachfließt.

Zur Lagerung des Patienten ist zu sagen, daß ein Kontrastmitteleinlauf im allgemeinen in Rücken- und leichter Beckenhochlagerung erfolgen kann. Nur in besonderen Fällen ist anfänglich Bauchlage zu empfehlen (s. später). Im übrigen soll in möglichst vielen Strahlenrichtungen durchleuchtet werden. Seiten- oder Schräglage ist, abgesehen von ihrer Notwendigkeit für die freie Projektion aller Darmteile, dann zweckmäßig, wenn die Passage verzögert ist. Dabei dreht man den Patienten auf die Seite, in die das „schwere" Kontrastmittel leichter einfließen soll; in die jeweils entgegengesetzte Seite kann später die Luft besser aufsteigen. Dementsprechend ist für die Luftfüllung auch eine Beckentieflagerung meist vorteilhafter.

In der zweiten Untersuchungsphase muß zur *Darstellung des Schleimhautreliefs* der Darm wieder entleert werden. Das bereitet oft erheblich mehr Schwierigkeiten, weil das Kontrastmittel weder genügend durch das Darmrohr abläuft noch vom Patienten in kurzer Zeit aktiv so ausgiebig entleert werden kann, daß nur auf der Schleimhaut ein genügender Beschlag bleibt. Diese Schwierigkeit kann durch Zugabe von 1 g Tannin zu je 100 cm^3 Kontrastmittelflüssigkeit (also insgesamt etwa 10 g Tannin) als peristaltikanregendem Mittel weitgehend umgangen werden.

Als letzte Untersuchungsphase erfolgt dann die *Erzeugung eines Doppelkontrastes* durch dosierte Luftaufblähung unter Durchleuchtungskontrolle (A.W. FISCHER). Wie bei der Vollfüllung gelingt es mit etwas Geduld praktisch immer, die Luft bis ins Coecum zu bringen. Der Dickdarm ist dann wieder entfaltet und läßt auch feine Einzelheiten, besonders Wandveränderungen, erkennen.

II. Das Röntgenbild des normalen Dünn- und Dickdarms

Bei der Röntgen-Nativuntersuchung sind nur solche Darmabschnitte von ihrer Umgebung abgrenzbar, die Gas enthalten, oder in denen größere Skybala eine wenn auch nur weichteildichte, so doch etwas intensivere und dann meist auch inhomogene gekörnte oder knollige Verschattung hervorrufen. Im Dünndarm sind Gasaufhellungen (als Folge von Gärungsvorgängen) im Kindesalter häufiger und umfangreicher als bei Erwachsenen, bei denen sie normalerweise höchstens in sehr geringem Ausmaß bestehen. Dagegen sind mitunter infolge starken Gasgehaltes oft große Teile des Dickdarms schon bei der Nativuntersuchung zu sehen.

1. Topographie des Darmes

a) Dünndarm

Das *Jejunum* beginnt an der Flexura duodenojejunalis und geht ohne scharfe Grenze in das *Ileum* über, das an der Valvula Bauhini endet. Die Länge dieser beiden Dünndarmabschnitte schwankt individuell sehr stark und wechselt auch beim gleichen Menschen in Abhängigkeit von der jeweiligen Tonuslage erheblich. Von der Gesamtlänge (intravital um 3 m) entfallen etwa $^3/_5$ auf das Jejunum und $^2/_5$ auf das Ileum.

Die Lage des Dünndarms im Bauchraum ist recht variabel. Fixpunkte bestehen nur an der Flexura duodenojejunalis und an der ileocöcalen Grenze. Sie bestimmen lediglich den Verlauf der ersten Jejunum- und der letzten Ileumschlinge. Allen anderen Darmschlingen verleiht ein langes Mesenterium große Beweglichkeit. Den Fixpunkten entsprechend verläuft die Radix mesenterii von links oben nach rechts unten. Aus diesem Grunde liegt das Jejunum hauptsächlich links oben, wobei die kurzen, stark gewundenen Schlingen nach CORNING einen vorwiegend horizontalen Verlauf erkennen lassen. Die erste Jejunumschlinge verläuft von der Flexura duodenojejunalis leicht an- oder absteigend, aber — und das ist für die Beurteilung von Lageanomalien sehr wichtig — im allgemeinen nach links. Mit ähnlicher Regelmäßigkeit steigt die terminale Ileumschlinge gerade oder bogenförmig von medial nach rechts an, um dann etwa in Höhe des unteren Endes des rechten Iliosacralgelenkes in das Coecum zu münden. Der Hauptteil des Ileums liegt im Bauchraum rechts unten, wobei die Schlingen, umgekehrt wie beim Jejunum, vorwiegend vertikal verlaufen (CORNING) und je nach Füllungszustand der Beckenorgane teilweise bis ins kleine Becken reichen.

Der Übergang vom Jejunum ins Ileum erfolgt ohne röntgenologisch erkennbare Grenze. Außer durch ihre Lage im Bauchraum unterscheiden sich die beiden Teile des Dünndarms in erster Linie durch ihr verschiedenes Schleimhautrelief (vgl. S. 416f.). Außerdem verjüngt sich das Darmlumen von proximal nach distal; deshalb erscheint das Ileum insgesamt schmäler als das Jejunum.

b) Dickdarm

Am Dickdarm sind drei Abschnitte zu unterscheiden, und zwar Coecum, eigentliches Kolon und Rectum. Zum Kolon gehören das Colon ascendens, transversum, descendens und sigmoides.

Im allgemeinen liegen Colon ascendens und descendens mehr oder weniger retroperitoneal; sie sind an der Hinterwand des Bauchraumes fixiert. Colon transversum und sigmoides sind dagegen infolge von Mesocolon bzw. Mesosigmoideum beweglich. Das Coecum liegt zwar im allgemeinen nicht retroperitoneal, weil es auch an seiner Rückseite vollkommen von Peritoneum überzogen ist, es hat aber auch nur ausnahmsweise ein eigentliches Mesocoecum und kann dann als „Coecum mobile" sehr beweglich sein. Der Processus vermiformis ist meist durch ein Mesenteriolum mit dem Coecum oder auch der terminalen Ileumschlinge verbunden. Das Rectum schließlich liegt überhaupt außerhalb der Bauchhöhle und gehört zu den Beckenorganen.

Für das Röntgenbild des Dickdarms kennzeichnend ist seine *Haustrierung* infolge einer „puffärmelartigen" Raffung durch drei Tänien, die an der Basis der Appendix beginnend sich longitudinal über das gesamte Kolon erstrecken und erst im Rectum zu einem zirkulären Längsmuskelschlauch verstreichen. Infolge der Haustrierung hat die Lichtung des Dickdarms keine einheitliche Weite; Ausbuchtungen (Haustren) wechseln in ziemlich regelmäßigen Abständen mit kürzeren Einschnürungen, die halbmondförmig ins Darmlumen vorspringen. Am ausgeprägtesten ist die Haustrierung im Colon transversum und descendens. Den großen Haustren können noch kleinere Haustreolen aufsitzen.

Die Lichtungsweite des Dickdarms ist regelmäßig größer als die des Dünndarms; außer ihrer Ungleichmäßigkeit durch die Haustrierung nimmt sie auch allgemein vom Coecum distalwärts ab und ist am Übergang vom Sigma ins Rectum am engsten.

Das *Coecum* zeichnet sich durch besonders große Mannigfaltigkeit der Form und Größe aus. Am unteren medialen Pol des Blindsackes entspringt die *Appendix*, deren Länge und Verlauf ebenfalls erheblich schwanken. An ihrer Basis kann das Lumen allmählich,

konisch oder stufenförmig enger werden. Die Appendix verläuft bogenförmig oder
geschlängelt nach medial unten oder oben; ausnahmsweise kann sie hinter der terminalen
Ileumschlinge und auch retrocöcal liegen (Abb. 456).

Die Kontrastmittelfüllung der Appendix ist meist infolge von Aussparungen durch
Darminhalt unregelmäßig. Auch wellige, aber scharfe Konturierung und ungleichmäßige
Breite des Schattenbandes sprechen nicht unbedingt für krankhafte Veränderungen.

Das *Colon ascendens* verläuft vorwiegend in caudo-cranialer Richtung von der Valvula
Bauhini bis zur rechten Flexur und geht dort in das Colon transversum über.

Die rechte Flexur *(Flexura hepatica)* hat enge Lagebeziehungen zum unteren Pol
der rechten Niere, zum absteigenden Ast des Duodenums, zur Gallenblase und indirekt
auch zum Pankreaskopf. Durch Veränderungen dieser Organe kann deswegen dieser
Bereich des Dickdarms in Mitleidenschaft gezogen
werden. Durch eine vergrößerte Leber wird die
Flexur oft caudalwärts verlagert.

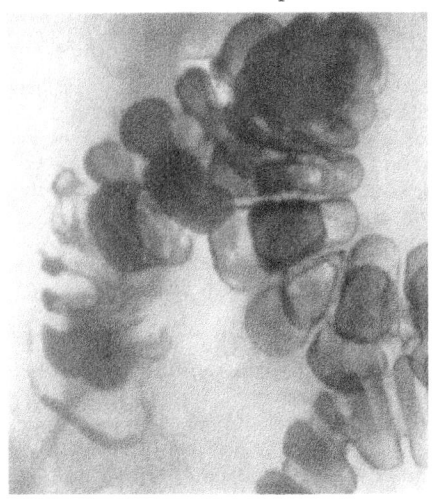

Das *Colon transversum* verläuft nur ausnahmsweise und nur bei der Untersuchung des liegenden
Patienten transversal zur Körperlängsachse. Im
allgemeinen hängt es an seinem langen Mesocolon
girlandenförmig mehr oder weniger nach unten
durch, in Extremfällen bis ins kleine Becken.
Beim Transversum bedingt die Nachbarschaft des
Magens und Pankreas oft eine Mitbeteiligung an
Erkrankungen dieser Organe und umgekehrt.
Caudalwärts liegen Dünndarmschlingen (vorwiegend Jejunum) dem Colon transversum an.

Die linke Flexur *(Flexura lienalis)* liegt vor
der Milz. Veränderungen des Magens und der linken Niere können ebenfalls auf diesen Darmabschnitt übergreifen.

Abb. 456. Retrocöcal gelegene Appendix.
Projektion im II. schrägen Durchmesser

Das *Colon descendens* liegt, wie das Colon ascendens, retroperitoneal, jedoch meist
etwas mehr nach lateral (CORNING) und geht etwa in Höhe der Crista iliaca in das Sigma
über.

Das *Colon sigmoides* (Sigma) ist hinsichtlich seiner Lage und des Verlaufs seiner
Schlingen der variabelste Dickdarmteil. Eigentlich entspricht nur die Ansatzstelle des
oft sehr langen Mesosigmoids an der hinteren Bauchwand einem liegenden Σ, während
einzelne Schlingen praktisch bis in alle Bezirke des Bauchraumes reichen können. Oft
besteht eine erstaunliche Diskrepanz zwischen einem verhältnismäßig kurzen Sigma nach
peroraler Kontrastmitteldarstellung und den dann erst nach einem Kontrastmitteleinlauf
in ihrer ganzen Länge erkennbaren Sigmaschlingen.

Für die Röntgendiagnostik ist vom *Rectum* eigentlich nur der obere Teil, die
Ampulla recti, wichtig. Sie liegt noch innerhalb des Beckens mit ihrer Rückwand der
Vorderfläche des unteren Kreuz- und des Steißbeins an. Ihre enorme Dehnbarkeit
zeigt sich besonders bei rectaler Kontrastmittelapplikation.

Röntgenaufnahmen des Rectums werden bei sagittalem Strahlenverlauf am besten
in Bauchlage des Patienten angefertigt. Sehr wichtig ist aber auch die rein seitliche
Projektion.

c) Anatomische Varianten

Außer den bereits angedeuteten Unterschieden im Verlauf einzelner Darmschlingen
findet man anatomische Varianten, die als solche keine krankhafte Bedeutung haben,
vorwiegend in Form ungewöhnlicher Schlingenbildungen einzelner Dickdarmabschnitte. Sie
bestehen häufig im Bereich beider Flexuren (Abb. 457). So können die oberen Abschnitte

des Colon ascendens bzw. descendens von Schlingen überlagert werden, die bereits dem Transversum angehören. Überlagerungsfreie Projektion ist dann nur im I. (rechte Flexur) oder II. (linke Flexur) schrägen Durchmesser möglich. Die Palpation unter Durchleuchtungskontrolle muß klären, ob solche Doppelungen einer an sich unbedeutenden

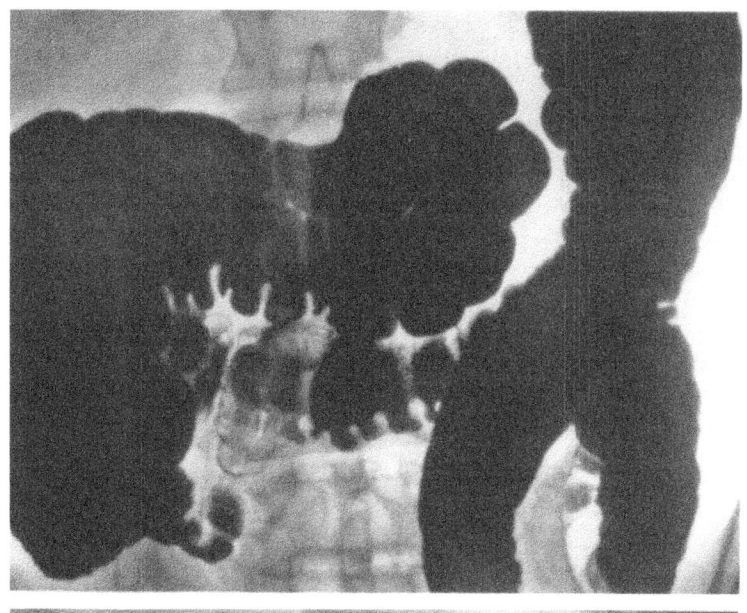

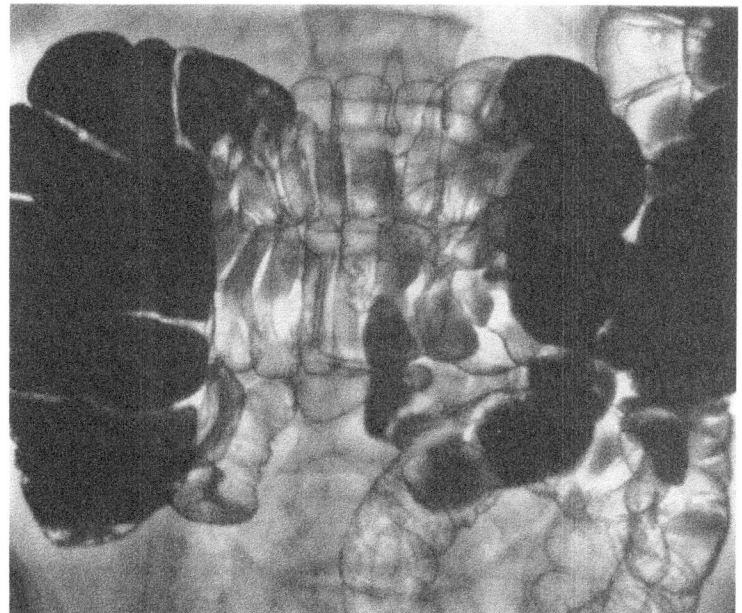

Abb. 457 a u. b. Lange Doppelschlinge des Dickdarmes im Bereich der rechten Flexur und des Colon transversum. a Vollfüllung mit Kontrastmittel. b Nach Luftblähung Doppelkontrast auch im terminalen Ileum

Verlaufsvariante entsprechen oder durch Verwachsungen zustande gekommen sind. Im ersten Falle sind die einzelnen Darmschlingen frei gegeneinander verschieblich; andernfalls sind sie miteinander verbacken („Doppelflinte").

Nicht selten sieht man auch eine zusätzliche Schlinge in Form einer Doppelung des unteren Bereichs des Colon descendens. Auf die sehr große Variabilität der Länge des Sigmas und der Lage seiner Schlingen wurde schon hingewiesen.

2. Schleimhautrelief

Auch im *Jejunum* besteht die bereits für das Duodenum als charakteristisch beschriebene Schleimhautzeichnung in Form einer regelmäßigen feinen *Fiederung*. Ihr morpho-

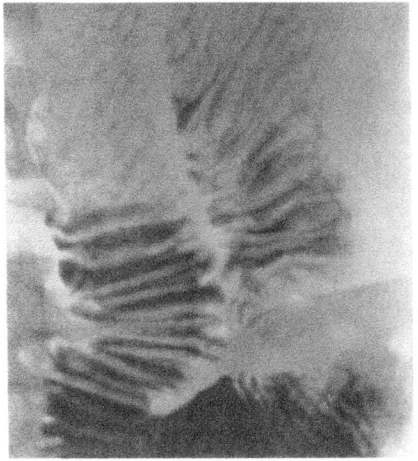

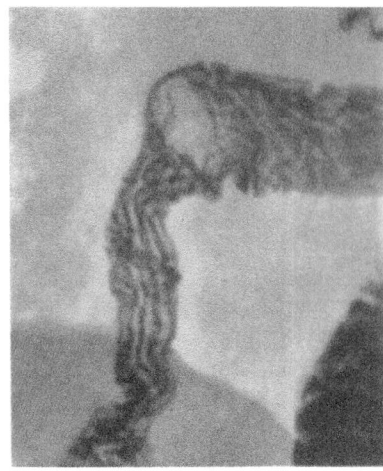

Abb. 458. Querfältelung der Schleimhaut des Jejunums   Abb. 459. Längsfältelung der Schleimhaut im terminalen Ileum

logisches Substrat sind die Kerckringschen Falten, d. h. Schleimhautduplikaturen, die zirkulär verlaufen und mehrere Millimeter in das Darmlumen vorspringen. Das röntgeno-

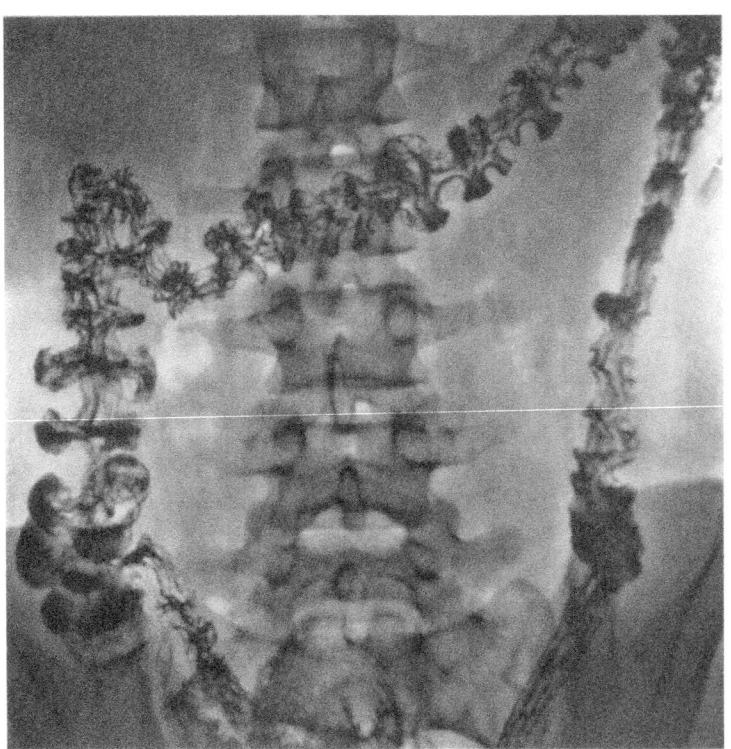

Abb. 460. Bogenförmiger Faltenverlauf im Bereich der Haustren; Längsfältelung der Dickdarmschleimhaut zwischen den einzelnen Haustren. Zunahme des rein longitudinalen Verlaufes der Schleimhautfalten nach distal

logische Schleimhautrelief des Jejunums ist dementsprechend durch ausschließliche *Querfältelung* gekennzeichnet (Abb. 458); Längsfalten fehlen. Je weniger das Darmlumen entfaltet ist, um so feiner gefiedert erscheint das Schleimhautrelief.

Schon in den distalen Schlingen des Jejunums und besonders im *Ileum* verschwindet diese Schleimhautzeichnung mehr und mehr. Das Relief wird immer flacher, und der Abstand der Falten voneinander vergrößert sich. In den distalen Ileumschlingen ist dann mitunter überhaupt keine Schleimhautzeichnung mehr zu erkennen. Nicht selten sieht man aber auch, ebenfalls nach distal zunehmend und namentlich in der terminalen Ileumschlinge, bereits eine *Längsfältelung* (Abb. 459). Sehr deutlich treten longitudinal verlaufende Schleimhautfalten bei Kontraktion der betreffenden Darmschlinge hervor.

Umgekehrt wie die Kerckringschen Falten nehmen im Dünndarm die *lymphatischen Gewebe,* vor allem im Ileum die Peyerschen Plaques, nach distal zu. Sie liegen immer auf der dem Mesenterialansatz entgegengesetzten Seite. Im Kindesalter ist ihr Ausmaß wesentlich größer als bei Erwachsenen. Sie können dann als kleine rundliche Kontrastmittelaussparungen sichtbar werden. Bei Erwachsenen sind entzündliche Schwellungen der Plaques an entsprechenden Füllungsdefekten erkennbar.

Das Schleimhautrelief des *Dickdarms* wird nach peroraler Kontrastmittelgabe im allgemeinen überhaupt nicht beurteilbar dargestellt, sondern nur nach Wiederentleerung des vorher rectal gefüllten Darmes. Dabei zeigt sich, daß die Anordnung der Schleimhautfalten stark vom Füllungszustand des Dickdarms abhängt. Sie ist aber darüber hinaus überhaupt sehr variabel. Allgemein findet man in den proximalen Abschnitten (Coecum und Ascendens) auch Querfalten, die aber nach distal wieder in einen vorwiegend longitudinalen Faltenverlauf übergehen. Im Bereich der Haustren verlaufen die Faltenzüge dann longitudinal bogenförmig; in den kurzen kontrahierten Abschnitten zwischen den Haustren besteht Längsfältelung (Abb. 460).

3. Kontrastmittelpassage

Einige für die Röntgendiagnostik chirurgischer Erkrankungen wichtige Merkmale der Passage des Kontrastmittels durch den Darm, namentlich den Dünndarm, wurden bereits bei der Untersuchungstechnik angedeutet. Während beim Dickdarm durch den Kontrastmitteleinlauf eine weitgehend von der Funktion unabhängige Darstellungsmöglichkeit besteht, ist man beim Dünndarm, und dort besonders im Bereich des Jejunums und der oberen Ileumschlingen, auf die Mitwirkung der Darmbewegungen selbst angewiesen.

Die *Motorik* des Darmes dient der Durchmischung und Fortbewegung des Darminhaltes. Es handelt sich um sehr komplexe Bewegungsvorgänge, deren Lebhaftigkeit vom Tonus des Darmes abhängt. Als Komponenten des Gesamtvorganges werden neben der eigentlichen wellenförmigen Peristaltik auch Roll- und Pendelbewegungen sowie Segmentkontraktionen unterschieden. Das Zusammenwirken dieser — vorwiegend durch röntgenkymographische Untersuchungen analysierten — Einzelbewegungen führt zu dem schon erwähnten *schubweisen Weitertransport* des Darminhaltes bzw. — röntgenologisch kontrollierbar — des Kontrastmittels *in einzelnen Portionen.*

Die *Geschwindigkeit* dieser Passage hängt von sehr vielen Faktoren ab, vor allem auch von der Beschaffenheit, z. B. von der Konsistenz, des Kontrastmittels selbst. Praktisch wichtig ist, daß beispielsweise ein Zusatz von Eiswasser oder von 1 g Magnesiumsulfat auf je 100 cm³ der Kontrastmittelaufschwemmung die Passage durch den Dünndarm erheblich beschleunigt. Bei ungestörter Magenfunktion kann durch diesen Kunstgriff schon in kurzer Zeit, mitunter in 10—15 min, eine Füllung des ganzen Dünndarms erzielt werden.

Diese Abhängigkeit von der Untersuchungstechnik erschwert aber auch Rückschlüsse von den bei der Röntgendarstellung beobachteten Vorgängen auf die natürliche Darmfunktion. Einen Ausgangswert für die Beurteilung, ob die im Einzelfall festgestellte Passagezeit im Bereich des Normalen liegt oder nicht, erhält man nur dann, wenn man grundsätzlich bei allen Untersuchungen immer die gleiche Kontrastmittelaufschwemmung verwendet. Die so empirisch ermittelte „normale" Passagezeit ist dann aber auch nur ein Vergleichswert für Untersuchungen unter gleichen Voraussetzungen.

Für die *Passagezeiten* kann allgemein gelten, daß sich das Jejunum ziemlich schnell auffüllt; manchmal „schießt" das Kontrastmittel geradezu in die Jejunumschlingen. Im Ileum erfolgt die Kontrastmittelpassage bereits viel langsamer, am langsamsten aber im Dickdarm, zu dessen wesentlichen Funktionen die Eindickung des Darminhaltes gehört.

Unter physiologischen Bedingungen sind im Dickdarm peristaltische Wellen nur selten. Nach rectaler Kontrastmittelapplikation sieht man allerdings bei der Wiederentleerung eine deutliche Entleerungsperistaltik, vor allem bei dem erwähnten Tanninzusatz zum Kontrastmittel (vgl. S. 412).

Unter den heute weitverbreiteten untersuchungstechnischen Bedingungen erfolgt die Füllung des Dünndarms etwa innerhalb von 3 Std. Normalerweise ist er nach 10—12 Std wieder leer. Etwa 24 Std nach peroraler Kontrastmittelgabe, oft aber auch schon wesentlich früher, ist der Dickdarm vollständig gefüllt.

III. Störungen der Darmfunktion

Mit Ausnahme des Darmverschlusses sind Störungen der normalen Darmfunktion besonders im Rahmen der internistischen Röntgendiagnostik wichtig. Sie äußern sich in Veränderungen der Kontrastmittelpassage und können verschiedenste Ursachen haben. Die röntgenologisch erkennbaren Merkmale kommen dabei durch Veränderung des Darmtonus und der Peristaltik zustande.

1. Veränderungen des Tonus und der Peristaltik

Hypertonus geht mit verstärkter Darmkontraktion und vermehrter Peristaltik einher. Röntgenologisch zeigt sich dementsprechend das Darmlumen eingeengt; das Faltenrelief tritt dabei besonders deutlich hervor. Die Kontrastmittelpassage wird durch Erhöhung des Tonus und Verstärkung der Peristaltik beschleunigt.

Umgekehrt führt ein *Hypotonus* zur Erweiterung des Darmlumens, zur Peristaltikarmut und damit zur Verlangsamung der Kontrastmittelpassage.

Im allgemeinen wirkt sich ein Hypertonus am deutlichsten am Ileum aus, während man eine Hypotonie besser am Jejunum erkennt. Oft zeigen aber auch verschiedene Darmabschnitte abwechselnd die Merkmale einer Hyper- bzw. Hypotonie. Dadurch können die mannigfaltigsten Röntgenbilder hervorgerufen werden.

Auch die *chronische Obstipation* — in der chirurgischen Röntgendiagnostik neben der Dickdarmirritation die bedeutsamste Funktionsstörung — hat verschiedenartige Ursachen, die sowohl dynamischer oder organischer als auch kombinierter Art sein können. Bei Dystonien, seien es Hypo- oder Atonie, seien es Spasmen, kann man zwei Formen unterscheiden. In dem einen Falle persistiert eine Kontrastmittelfüllung im Coecum und Ascendens (Typhlatonie); häufiger ist aber die sog. Dyschezie, bei der die Kontrastmittelpassage vorwiegend im Sigma sistiert.

Das Bild einer *Irritation* des Dickdarms — meist mit wasserdünnen Durchfällen, besonders auch während der Nacht — entsteht wahrscheinlich infolge eines Vagusreizes, der seinerseits verschiedene Ursachen haben kann (Ulcus ventriculi, Appendicitis, Intoxikationen, Leukämie, Kälte, Laxantien usw.). Bei diesem Reizzustand kommt es zu einer Totalkontraktion vorwiegend der linken Kolonhälfte (Transversum, Descendens und Sigma). Dieser Bereich zeigt dann praktisch keinerlei Haustrierung mehr, während das Schleimhautrelief sehr deutlich hervortritt. Nach vorhergehender Kontrastmittelfüllung des Darmes entleeren sich dann auch nur die genannten Dickdarmabschnitte; dagegen bleibt die rechte Hälfte (Coecum, Ascendens und rechte Flexur) gefüllt. Die Erweiterungsfähigkeit des Darmes ist bei der Irritation ungestört, wie eine anschließende Luftblähung zeigt.

2. Darmverschluß

Ein *akuter mechanischer* Ileus kann durch Kompression, Strangulation (Volvulus), Obturation oder Invagination zustande kommen. Beim *dynamischen* Ileus ist zwischen dem seltenen *spastischen* Darmverschluß und dem viel häufigeren und chirurgisch wichtigen *paralytischen* Ileus zu unterscheiden. Häufigste Ursache der Darmlähmung ist eine Peri-

tonitis, meist nach einer Perforation. Zur Lähmung können aber auch Embolien und Thrombosen der Mesenterialgefäße sowie Erkrankungen anderer Organe (Gehirnverletzungen, Nieren- oder Gallenkolik) führen.

Während beim paralytischen Ileus der Darm immer atonisch ist und deshalb auch keine Darmsteifungen bestehen, bleibt beim mechanischen Verschluß der Tonus des Darmes zunächst noch erhalten, oder er ist sogar heraufgesetzt. Besteht ein mechanischer Ileus aber einige Zeit, so kommt es auch bei ihm zu einer Lähmung und zur Darmatonie.

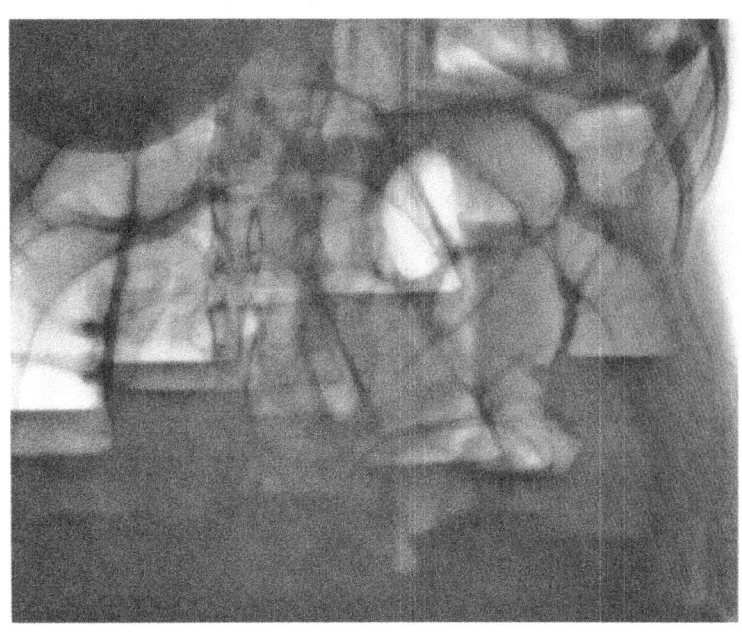

Abb. 461. Darmverschluß (Darstellung im Stehen): Gasblähung des Darmes mit basalen Flüssigkeitsspiegeln

Im Gegensatz zum akuten Darmverschluß handelt es sich beim *chronischen* Ileus nur um einen relativen Verschluß, der aber durch prästenotisch erhöhte Darmtätigkeit einige Zeit wenigstens teilweise kompensiert werden kann. Sobald in solchen Fällen der Darm-

tonus erlahmt, kommt es ebenfalls zum kompletten Verschluß.

Die Röntgenuntersuchung hat beim klinischen Verdacht auf einen Darmverschluß mehrere Aufgaben. Neben der Feststellung der für einen Ileus charakteristischen Merkmale ist zu klären, ob es sich um einen mechanischen oder paralytischen Ileus und vor allem, ob es sich um einen Dünn- oder Dickdarmileus han-

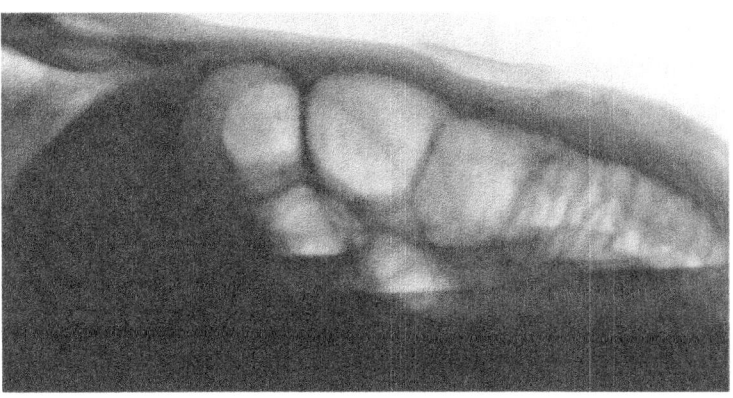

Abb. 462. Darmverschluß. Darstellung in Rückenlagerung mit senkrecht angestellter Filmkassette und horizontalem Strahlenverlauf

delt. Außerdem muß eine Lokalisation des Hindernisses versucht werden. Wichtig ist auch der Nachweis bzw. Ausschluß von freier Luft in der Peritonealhöhle.

Zur *Untersuchungstechnik* ist zu bemerken, daß beim Verdacht auf einen Ileus — wie bei jedem akuten Abdomen (vgl. S. 331 f.) — zunächst eine Nativuntersuchung erfolgen muß. Die Aufnahmen können bei sagittaler Projektion im Stehen oder im Sitzen bzw. bei seitlicher Projektion in Rückenlage angefertigt werden.

Im allgemeinen sind die einen Ileus kennzeichnenden Merkmale bereits auf den Nativbildern zu erkennen. Erst wenn ihre diagnostischen Möglichkeiten erschöpft sind, dürfen andere Untersuchungsmethoden, namentlich eine Kontrastmitteldarstellung, erwogen werden. Allerdings ist bei akutem Darmverschluß eine perorale Kontrastmittelapplikation praktisch immer kontraindiziert. Auch im Stadium eines beginnenden Ileus sollte darauf verzichtet werden, weil sie die Gefahr eines akuten, kompletten Verschlusses erhöht.

Dagegen kann meist ein Kontrastmitteleinlauf ohne Gefahr durchgeführt werden, es sei denn, daß bereits der Verdacht auf eine Perforation besteht. Die rectale Darstellung trägt oft wesentlich zur Klärung der Situation, namentlich zur genauen Lokalisation einer Obstruktion, bei. Auch bei einem Dünndarmileus ist ein Kontrastmitteleinlauf erlaubt; er kann sogar notwendig werden, wenn auf Grund der Nativuntersuchung die Unterscheidung zwischen einem Dünn- und Dickdarmileus nicht möglich ist.

Durch einen Kontrastmitteleinlauf kann sogar eine Invagination im Bereich des Sigmas oder (seltener) ein Volvulus gelöst werden. Dieser therapeutische Effekt hat aber nur bedingten Wert und darf nicht Anlaß sein, die Operation zu unterlassen, weil man nicht wissen kann, wieweit die Darmwand bereits geschädigt ist; außerdem bleibt die Gefahr eines Rezidivs.

Gasblähungen des Darmes und basale Flüssigkeitsspiegel sind die wesentlichsten, bei der Nativuntersuchung erkennbaren Merkmale jedes Darmverschlusses (Abb. 461). Je nach Lagerung des Patienten stellen sich die Flüssigkeitsspiegel in Richtung der Körperlängsachse oder transversal zu ihr ein (Abb. 462).

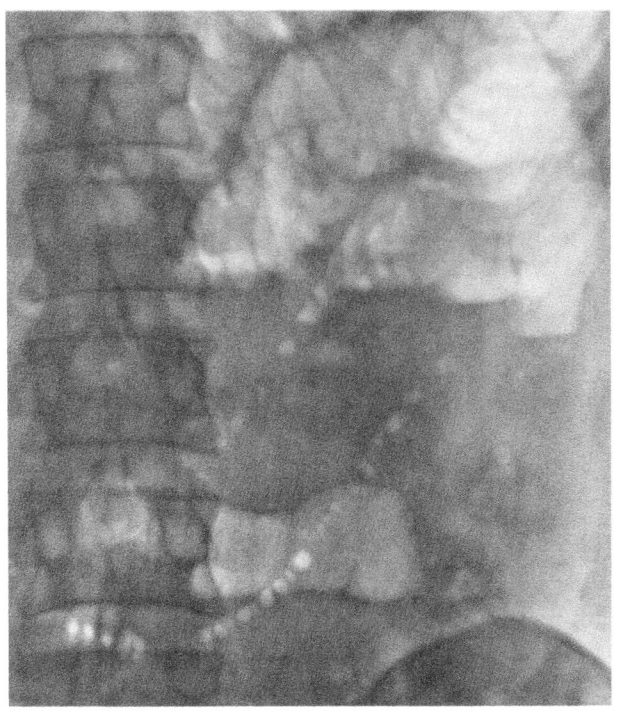

Abb. 463.
Perlschnurartig angeordnete Luftaufhellungen bei Dünndarmileus

Bei Erwachsenen ist jede Luftaufhellung im Dünndarm, die sich nicht sicher als Folge einer Enteritis mit Gärungsdyspepsie erklären läßt, auf ein Passagehindernis verdächtig. Während bei der Gärung die Gasbildung ein normal weites Darmlumen erkennen läßt, sind proximal vor einem Darmverschluß namentlich die Dünndarmschlingen oft extrem, bis auf Armdicke gebläht.

Zu den, auch ohne Flüssigkeitsspiegel, auf einen Dünndarmileus sehr verdächtigen Bildern gehören *perlschnurartige Luftaufhellungen* (Abb. 463) und besonders die sog. *stehende Dünndarmschlinge* (Abb. 464). Dabei handelt es sich um eine einzelne geblähte Schlinge, die ein wichtiges Symptom einer Strangulation (z. B. bei einer Hernie) oder eines Volvulus ist. Eine derartige stehende Darmschlinge kann unter gleichen Voraussetzungen auch im Bereich des Sigmas auftreten.

Die beim Ileus nicht seltenen Flüssigkeitsansammlungen im kleinen Becken sind mitunter daran zu erkennen, daß durch sie die Darmschlingen auseinander gedrängt werden.

Für die Unterscheidung eines mechanischen von einem paralytischen Ileus gilt, daß bei einem mechanischen Verschluß — wenigstens zu Beginn — nur die prästenotischen

Darmschlingen betroffen sind, während bei einer Darmlähmung meist alle Schlingen eine Gasblähung zeigen. Beim mechanischen Ileus sind im allgemeinen die Blähung stärker und die Spiegelbildung ausgeprägter. Im weiteren Verlauf verwischt sich dieser Unterschied mehr und mehr, weil auch der mechanische Verschluß endlich zur Darmparalyse führt.

Die Entscheidung, ob ein Dünndarm- oder Dickdarmileus oder beides vorliegt, kann auf Grund eines Nativbildes sehr schwierig und sogar unmöglich sein. Oft ist ein Dünndarmileus zwar durch die Lokalisation der gasgeblähten Schlingen, durch deren gewundenen Verlauf und bei nicht zu starker Blähung durch ein kleineres Lumen als beim Dickdarm, u. U. auch durch angedeutete Kerckringsche Falten, gekennzeichnet. Ebenso erkennt man den Dickdarmileus an der dem Dickdarmverlauf entsprechenden Anordnung der Luftaufhellungen und Flüssigkeitsspiegel und an der oft noch angedeuteten Haustrierung. Diese Unterscheidungsmerkmale verschwinden aber mit zunehmender Blähung, durch die dann einzelne Darmschlingen außerdem erheblich verlagert sein können. Ebenso wie die Ileussymptome bei einem länger bestehenden Verschluß des Dickdarms auf den Dünndarm übergreifen, kann — wenn auch seltener — ein mechanischer Dünndarmverschluß schließlich auch einen paralytischen Dickdarmileus verursachen.

Die Lokalisation eines mechanischen Darmverschlusses ist röntgenologisch auf Grund des Nativbildes nur ausnahmsweise genau möglich, z. B. nach Perforation eines schattengebenden Gallensteines in den Darm. Solange nicht sämtliche Darmschlingen ergriffen sind und noch eine Unterscheidung zwischen Dünn- und Dickdarm möglich ist,

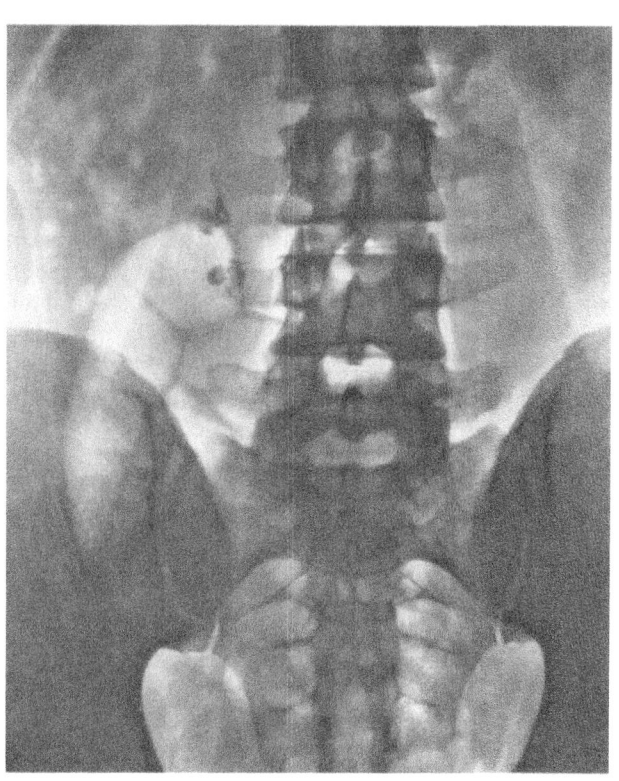

Abb. 464.
„Stehende Dünndarmschlinge" bei beginnendem Dünndarmileus

gibt die Lage der Luftaufhellungen und Flüssigkeitsspiegel einen gewissen Anhalt für den Sitz des Hindernisses, das natürlich distal von den erkennbaren Veränderungen zu suchen ist. Aboral vom Verschluß ist auf Nativbildern der Darm kaum bzw. überhaupt nicht zu sehen.

Die Lokalisation eines Hindernisses im Dickdarm durch einen Kontrastmitteleinlauf bereitet keine Schwierigkeiten. Seine Ausdehnung nach proximal ist oft durch die dortige Luftaufhellung markiert. Wenn beim Einlauf etwas Kontrastmittel eine nicht komplette oder ventilartige Stenose passiert, so bleibt es nach der Wiederentleerung des übrigen Dickdarms als Restfüllung innerhalb der proximalen Luftaufhellung sichtbar. Ebenso sieht man prästenotische Kontrastmittelreste, wenn bei einem chronischen Dünndarmileus ausnahmsweise Kontrastmittel peroral gegeben wurde.

Bei jedem Ileus muß auch nach freier Luft in der Peritonealhöhle gefahndet werden (vgl. S. 328 ff.). Deshalb muß auf Nativbildern vom stehenden Patienten das Zwerchfell mit dargestellt sein. Sichelförmige Luftaufhellungen unter den Zwerchfellkuppeln sind dann stets der Beweis für eine Perforation, sei diese nun primär, etwa die Folge eines Magengeschwürs, oder sekundär Folge der Überdehnung des Darmes.

Wieweit die verschiedenen Erkrankungen des Darmes Ursache eines Ileus sein können, wird im Zusammenhang mit den durch sie hervorgerufenen morphologischen Veränderungen besprochen.

IV. Morphologische Veränderungen

1. Mißbildungen

a) Lage- und Verlaufsanomalien

Auf die zahlreichen anatomischen Varianten der Lage und des Verlaufes einzelner Darmschlingen wurde bereits hingewiesen. Sie haben im allgemeinen kaum klinische Bedeutung, weil sie keine Krankheitserscheinungen verursachen. Auch eine *Ptose*, die bei der Röntgenuntersuchung des stehenden Patienten leicht zu erkennen ist, darf nicht überschätzt werden. Abnorme Länge und Beweglichkeit einzelner Darmschlingen, z. B. beim Sigma elongatum oder Coecum mobile, begünstigen allerdings das Auftreten eines *Volvulus* (vgl. S. 453).

Der komplette *Situs inversus abdominalis* ist klinisch belanglos. Schon die Nativuntersuchung zeigt die Magenblase unter der rechten und den Leberschatten unter der linken Zwerchfellkuppel. Bei der Kontrastmitteldarstellung erkennt man dann den spiegelbildlichen Verlauf des gesamten Darmes.

Beim *Mesenterium ileocolicum commune* handelt es sich um eine Entwicklungsstörung, die darin besteht, daß die normale Drehung der Mittelschleife des embryonalen Darmrohres ausbleibt. Bei der Kontrastmittelpassage ist diese Anomalie leicht zu erkennen. Die Flexura duodenojejunalis fehlt überhaupt. Von einem Fixpunkt an der Papilla Vateri aus verläuft das Duodenum nach rechts. Ebenso liegt der gesamte Dünndarm auf der rechten Körperseite. Coecum und Colon ascendens verlaufen in der Mittellinie cranialwärts, die rechte Kolonflexur fehlt; der übrige Dickdarm liegt links (Abb. 465). Kombination eines Mesenterium commune mit einem Situs inversus ist möglich.

Wegen der abnormen Beweglichkeit der Darmschlingen besteht auch beim Mesenterium commune die Gefahr einer Invagination oder eines Volvulus.

Es gibt zahlreiche Varianten dieser Fehlrotationen des embryonalen Darmrohres; auf sie kann aber hier nicht im einzelnen eingegangen werden. Von GROB wurden sie eingehend dargestellt.

Beim *Coecum mobile* besitzen Coecum und Ascendens ein mehr oder weniger langes Mesocoecum bzw. Mesocolon und dadurch abnorme Beweglichkeit. Häufig ist dann das Coecum nach oben bis unter die Leber und eventuell auch nach medial verlagert.

Die nicht allzu seltene *Interposition der rechten Kolonflexur* zwischen Leber und rechte Zwerchfellkuppel (CHILAIDITI) (vgl. S. 261 und Abb. 287) ist bereits bei der Nativuntersuchung an entsprechenden Gasaufhellungen zu erkennen. Diese Lageanomalie hat vorwiegend differentialdiagnostische Bedeutung.

Genannt sei schließlich noch das *lange, hoch fixierte Sigma* (Sigma in alto fixatum), wobei die Unveränderlichkeit des Befundes bei Palpation und Kontrolluntersuchungen die Fixierung dieses Darmabschnittes im linken Oberbauch kennzeichnet.

b) Anomalien der Lichtungsweite

Atresien und angeborene Stenosen können in allen Darmabschnitten bestehen.

Bei einer *Dünndarmatresie* zeigen Nativbilder eine zunehmende Blähung der Dünndarmschlingen mit Flüssigkeitsspiegeln (Abb. 466a). Durch rectale Applikation einer geringen Kontrastmittelmenge kann erwiesen werden, daß der Dickdarm nicht gebläht ist (Abb. 466b) und das Passagehindernis weiter proximal liegen muß. Neben geblähten Darmschlingen können andere aber auch infolge des in ihnen gestauten Inhaltes als weichteildichte, wurstförmige Gebilde erscheinen (Abb. 467).

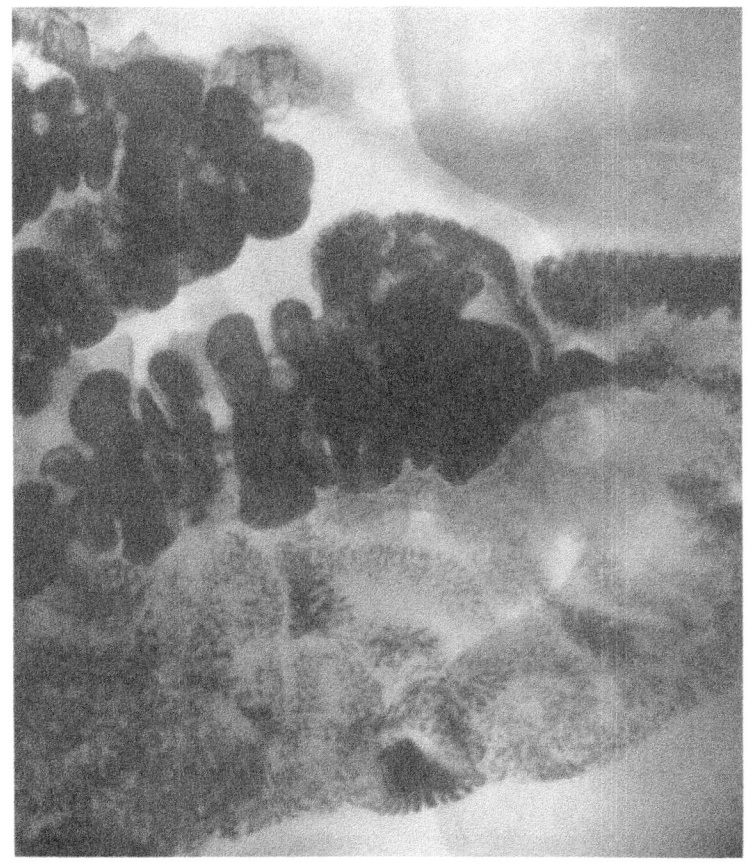

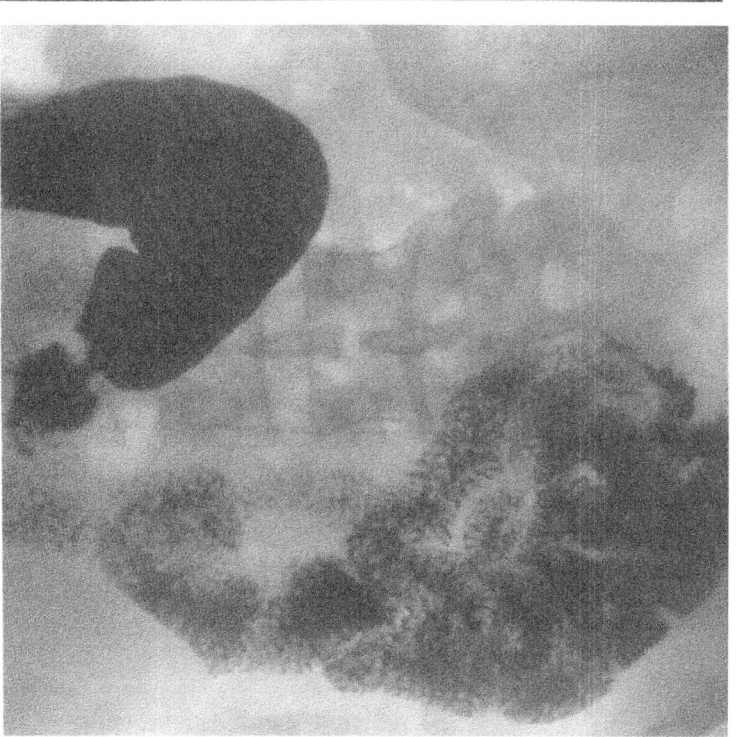

Abb. 465a u. b. Mesenterium commune. a Füllung des rechts liegenden Dünndarms. b Gleichzeitige Dünn- und Dickdarmfüllung

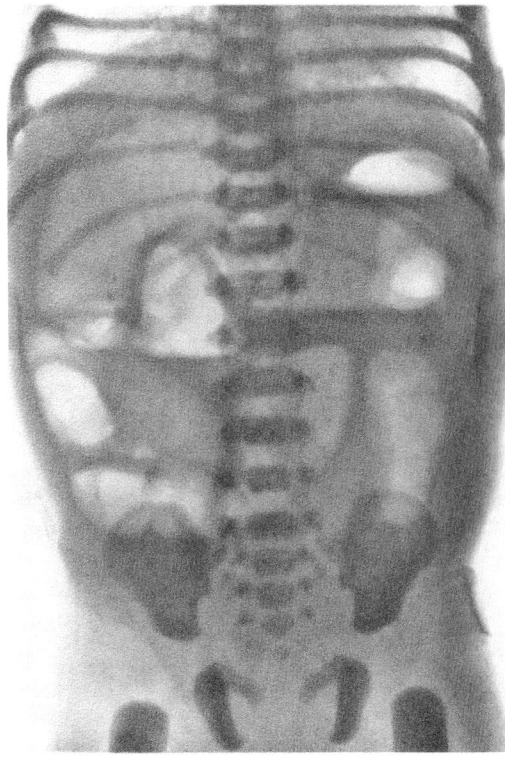 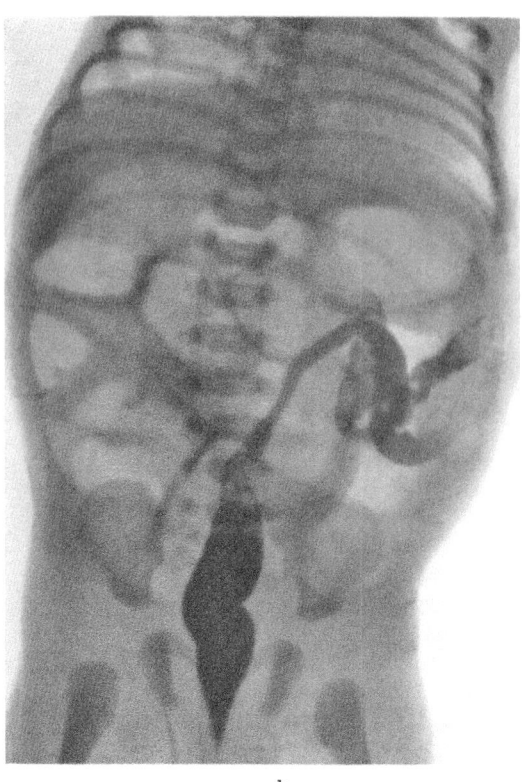

a   b

Abb. 466a u. b. Dünndarmatresie (5 Tage alter Säugling). a Hochgradige Blähung des Dünndarms mit Spiegelbildung.
b Dickdarm nicht gebläht

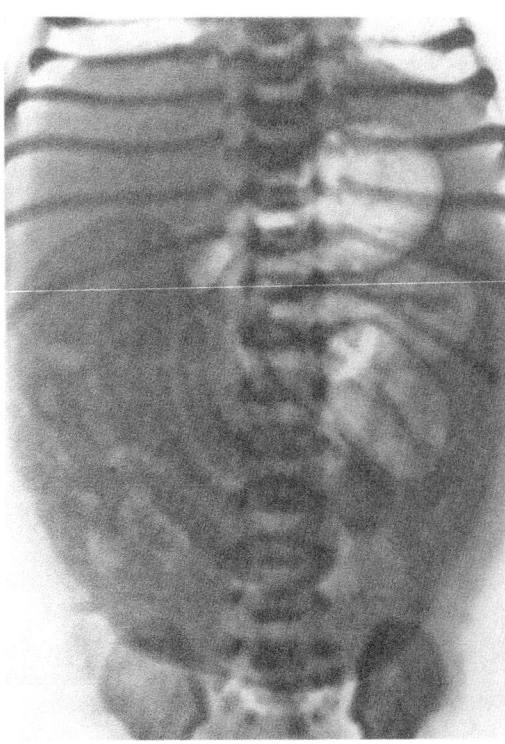

Abb. 467. Atresie des Colon ascendens und transversum
(2 Tage alter Säugling)

Besondere chirurgische Bedeutung hat die *Atresia ani* bzw. *ani et recti*. Sie kommt dadurch zustande, daß endodermale und ektodermale Kloake sich nicht vereinigen. Bei der reinen Analatresie fehlt lediglich die Afteröffnung; das Rectum endet blind unmittelbar unter der Haut des Analgrübchens. Bei Kombination mit einer Atresia recti ist die Distanz zwischen Hautoberfläche und dem blinden Darmende verschieden groß. Sie festzustellen, ist Aufgabe der Röntgenuntersuchung.

Die Darstellung erfolgt in *seitlicher* Projektion. Am besten wird der Säugling von einer Hilfsperson an den Füßen hoch gehalten, so daß sein Kopf nach unten hängt. Die Analgrube kann zusätzlich durch ein kleines Bleikügelchen oder durch die Spitze eines schattengebenden Gegenstandes (z. B. Bleistift) markiert werden. Die Darmgase steigen in den Blindsack des Rectums auf und lassen seine Konturen gut erkennen. Die Distanz bis zur Analgrube kann dann leicht gemessen werden (Abb. 468 und 469).

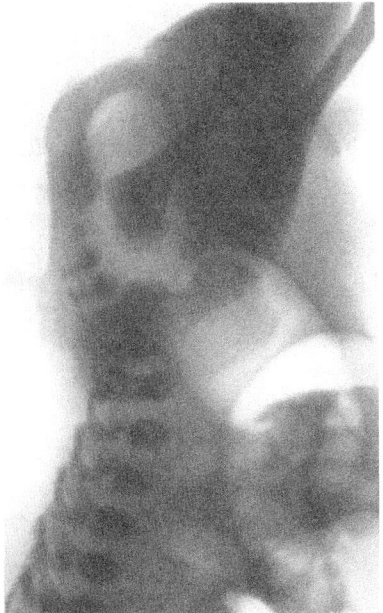 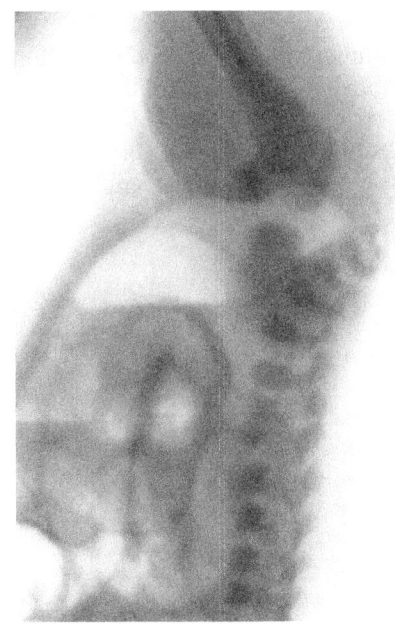

Abb. 468. Atresia ani   Abb. 469. Atresia ani et recti

Nicht selten bestehen beim angeborenen Mastdarmverschluß Fisteln zwischen Rectum und Vagina, Blase, Harnröhre, Scrotum oder Damm. Nur ausnahmsweise ist ihre Darstellung mit Kontrastmitteln erforderlich (Abb. 470).

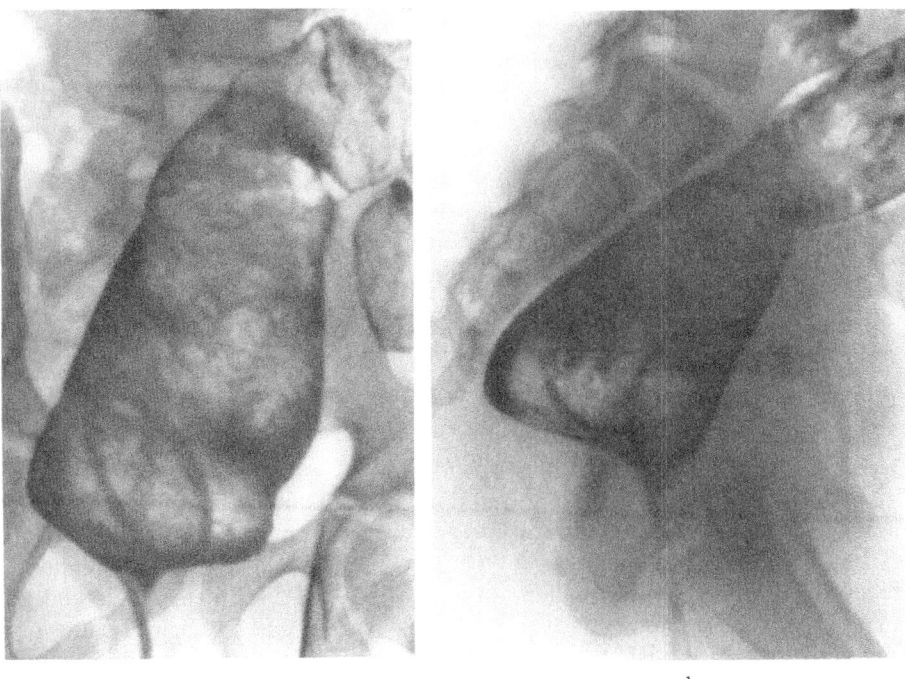

a   b

Abb. 470a u. b. Analatresie mit hoher Rectum-Scheidenfistel (11jähriges Mädchen). a Sagittalbild. b Seitenbild

Erweiterungen des Dickdarms können angeboren oder erworben sein; sie können Folge einer morphologischen Veränderung des Darmes sein oder ohne adäquate morphologische Ursache (idiopathisch) zustande kommen.

Dem als *Hirschsprungsche Krankheit* bezeichneten *angeborenen Megacolon* (im allgemeinen kombiniert mit einem Dolichocolon, d. h. einer Verlängerung des Darmes) liegt
immer eine morphologische Veränderung der distalen Darmabschnitte zugrunde. Aber
auch heute werden noch verschiedenartige Dickdarmerweiterungen als „Hirschsprung"
bezeichnet. Das liegt zum Teil zweifellos auch daran, daß bei den verschiedenen Formen
die Pathogenese noch nicht sicher geklärt ist.

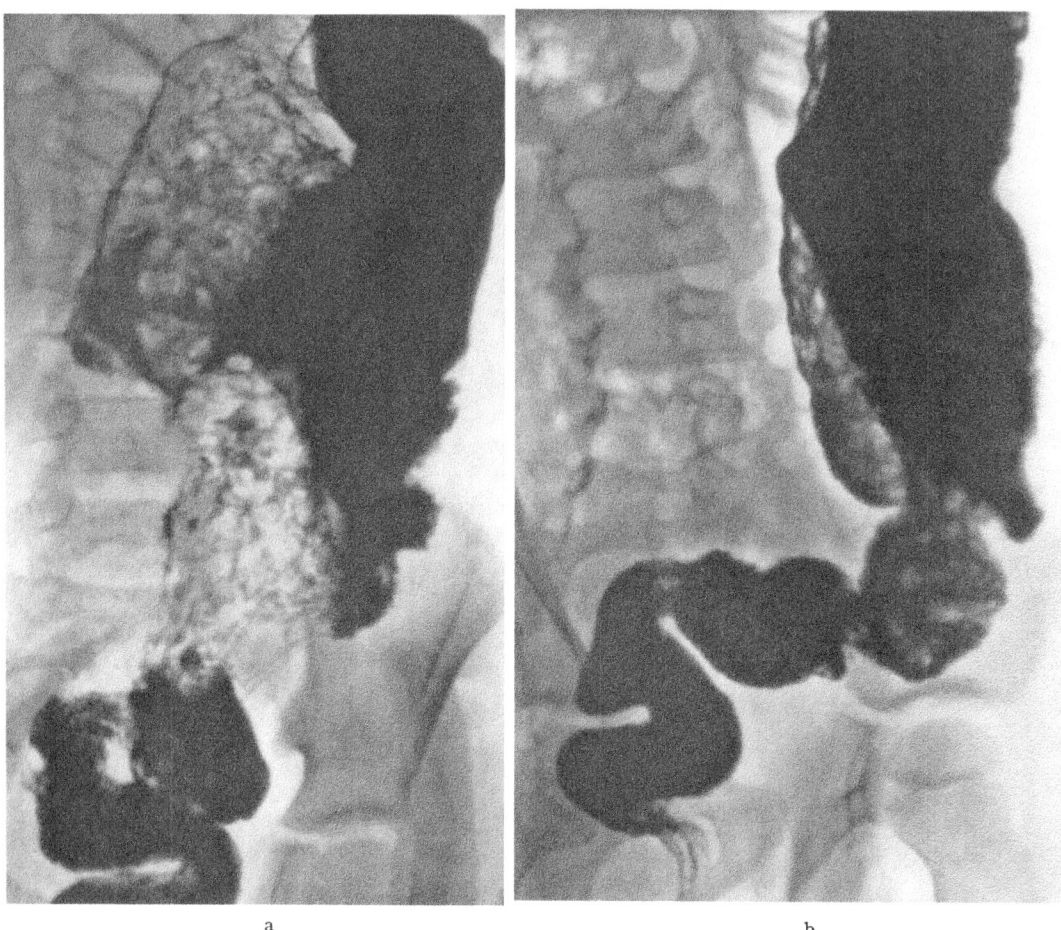

a   b

Abb. 471a u. b. Hirschsprungsche Erkrankung bei einem 5jährigen Jungen. Engstellung von Sigma und Rectum. Starke
Erweiterung der proximalen Dickdarmabschnitte. Vergröberte, sehr unregelmäßige Schleimhautzeichnung. Keine
Haustrierung. a Darstellung der linken Dickdarmhälfte mit nur wenig Kontrastmittel (Sagittalbild). b Projektion stark
im I. schrägen Durchmesser

Als Ursache der Hirschsprungschen Krankheit im engeren Sinne wird das Fehlen
des Auerbachschen Plexus im distalen Dickdarmbereich, meist im Sigma und Rectum,
mitunter aber auch bis in weiter proximale Abschnitte, angesehen — eine Theorie, die
allerdings heute wieder an Bedeutung zu verlieren scheint. Die entsprechenden Darmschlingen sind eng und die proximalen, prästenotischen Abschnitte oft hochgradig erweitert. Diese Form ist demnach dadurch gekennzeichnet, daß die Erweiterung proximal
der Engstellung beschränkt ist, während alle distalen Abschnitte auch bei der rectalen
Kontrastmitteldarstellung eng erscheinen (Abb. 471).

Als „Hirschsprung" werden meist aber auch solche Formen des angeborenen Megacolon bezeichnet, bei denen nur ein Darmsegment enggestellt ist. Der Unterschied
gegenüber der vorher genannten Form besteht darin, daß bei der rectalen Kontrastmitteldarstellung der Dickdarm sowohl proximal als auch distal von dem sog. „narrow segment"
erweitert ist (Abb. 472). Die möglichen Ursachen einer solchen segmentalen Enge sind

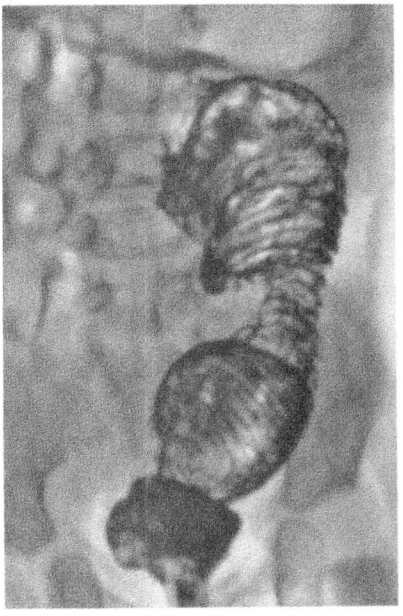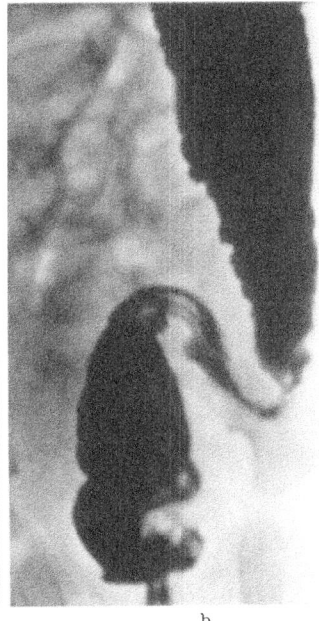

a   b

Abb. 472a u. b. Angeborenes Megacolon (6 Monate alter Säugling). Segmentale Einengung am Übergang vom Sigma
in das Colon descendens. Erweiterung des Dickdarms proximal und distal von diesem „narrow segment"

ebenfalls noch nicht restlos geklärt; offenbar spielen aber neben nervalen Störungen
auch angeborene Klappenbildungen usw.
eine Rolle.

Die Diagnose des angeborenen Megacolon bereitet im allgemeinen bereits auf
Grund der bekannten klinischen Symptomatologie keine Schwierigkeiten. Für die
Röntgendarstellung ist die perorale Kontrastmittelapplikation nicht erwünscht,
weil das Mittel nicht oder nur sehr schwer
entleert wird und durch Eindickung Komplikationen verursachen kann. Ebenso
soll für einen Einlauf nur eine dünne
Kontrastmittelaufschwemmung verwendet
werden. Aber auch dann ist eine ausgiebige Füllung der erweiterten und meist
verlängerten Darmabschnitte keineswegs
erwünscht. Kontrastmittelreste sind dann
mitunter noch nach mehreren Wochen im
Dickdarm nachweisbar.

Im Hinblick auf eine geplante chirurgische Behandlung ist die Röntgendarstellung allgemeiner Symptome jedes Megacolon, wie fehlende Haustrierung und
Schleimhautveränderungen im Sinne einer
Colitis, ohnehin überflüssig. Wichtig ist

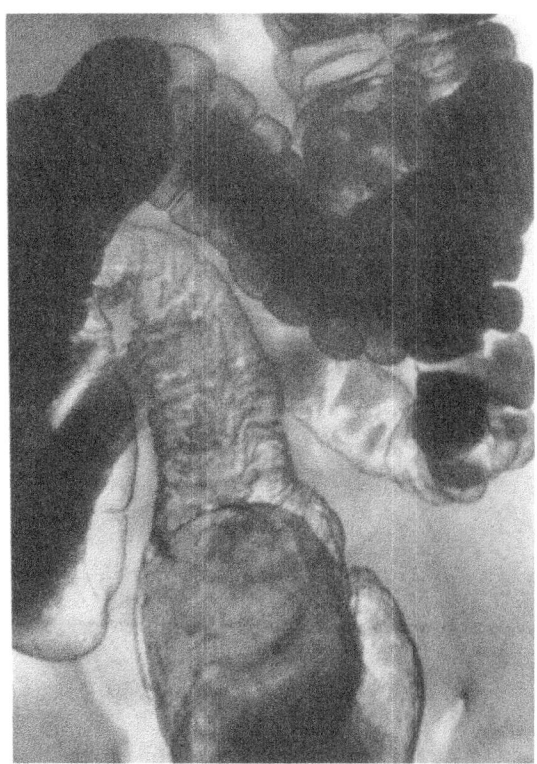

Abb. 473. Megarectum (12jähriger Junge)

dagegen die Darstellung der eingeengten Darmabschnitte, die reseziert werden müssen.
Oft ist es aber sehr schwer, diese Stenosen frei zu projizieren. Das gelingt noch am
sichersten, wenn grundsätzlich auch ein Bild in rein seitlicher oder sehr schräger Projektion angefertigt wird.

Nach Resektion der enggestellten Darmabschnitte bildet sich ein Megacolon nicht plötzlich, sondern erst langsam zurück.

Beim *idiopathischen Megacolon* fehlt im Gegensatz zur Hirschsprungschen Erkrankung eine adäquate morphologische Ursache. Dementsprechend findet man röntgenologisch keine segmentale Engstellung. Die Erweiterung des Dickdarms erstreckt sich auch in solchen Fällen ebenfalls auf den distalen Bereich, namentlich auch auf das Rectum (Abb. 473).

Ein idiopathisches Megacolon kann auch bei Erwachsenen auftreten. Hierhin gehört auch die sog. *Altersektasie* des Dickdarms (Abb. 474).

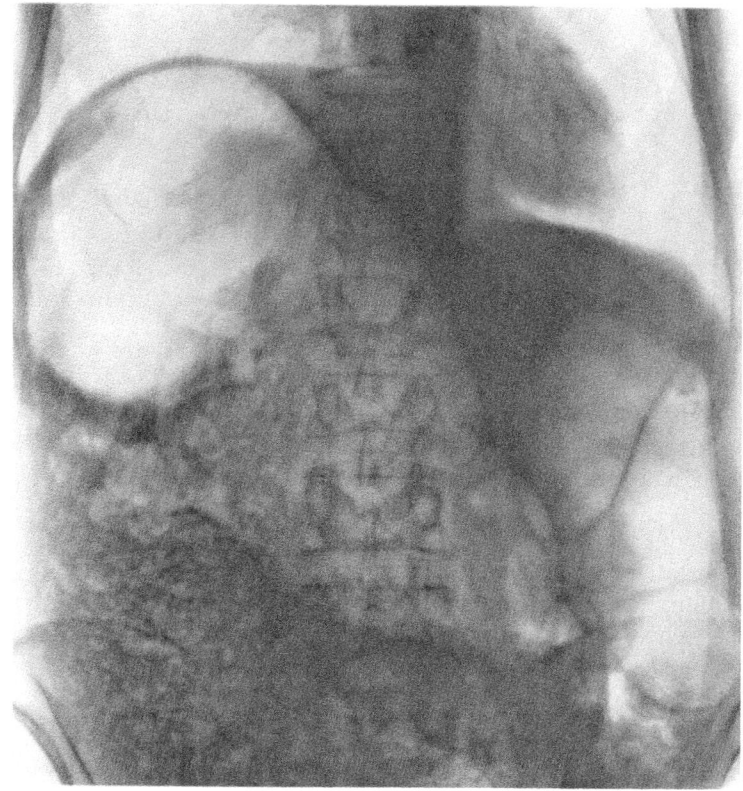

Abb. 474. Riesiges idiopathisches Megacolon mit Interposition zwischen Leber und rechte Zwerchfellkuppel bei einem 80jährigen Mann. Keine Stenose!

Spiegelbildungen bestehen bei den genannten Dickdarmerweiterungen höchstens ausnahmsweise; es sei denn, daß es sich um einen echten Ileus handelt. Allerdings sind beim Megacolon Darmverschlüsse infolge eines Sigma-Volvulus nicht selten. Außerdem können Geschwüre durch Überdehnung der Darmwand perforieren und zu einer Peritonitis führen.

c) Meckelsches Divertikel

Meckelsche Divertikel entstehen als Folge unvollständiger Rückbildung des Dotterganges (Ductus omphaloentericus) im distalen Bereich des Ileums mit unterschiedlichem Abstand von der Valvula Bauhini. Ihr Röntgennachweis ist schwierig. Selbst wenn sich kleinere Divertikel mit Kontrastmittel füllen, werden sie leicht übersehen. Größere Divertikel können als längliche Aussackungen erscheinen.

Bei Entzündung eines Meckelschen Divertikels wurden auf Nativbildern im Stehen isolierte Luftaufhellungen mit einem basalen Flüssigkeitsspiegel rechts im Unterbauch beschrieben. Als Entzündungsfolge können Verwachsungen und eventuell auch eine Perforation auftreten. Auch die Entwicklung echter Blastome in Meckelschen Divertikeln ist bekannt.

2. Entzündungen

a) Unspezifische Enteritis

Unspezifische Entzündungen des Dünndarms können akut auftreten und subakut oder chronisch verlaufen; sie können den ganzen Dünndarm oder als regionale Enteritis nur einzelne Bezirke befallen; bei der Entero-Colitis ist auch der Dickdarm mitbeteiligt. Ursache eines Darmkatarrhs sind vorwiegend bakterielle oder toxische (allergische, avitaminöse, nervös-psychische) Schädigungen.

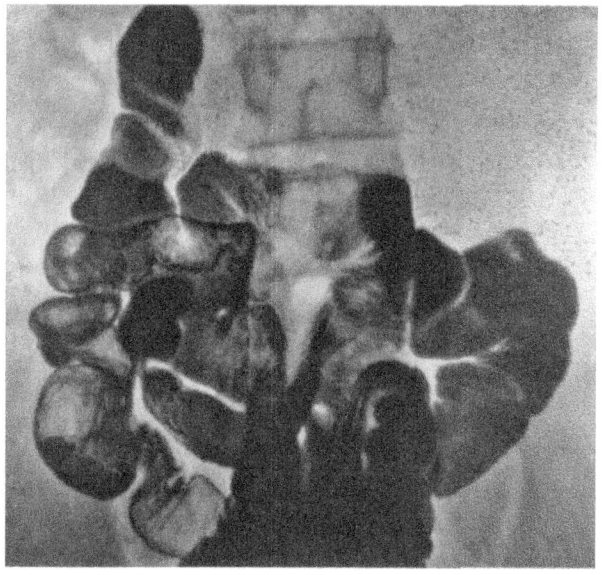

Die entzündlichen Veränderungen bestehen zunächst in einer Schwellung der Schleimhaut und der lymphatischen Gewebe mit Hypersekretion und Hypermotilität. Bei schweren akuten Fällen und chronischem Verlauf greift die Entzündung auf Submucosa und Muscularis über. Flache Ulcerationen sind nicht selten.

Die Feststellung einer Enteritis ist im allgemeinen nicht primär ein Anliegen der chirurgischen Röntgendiagnostik. Bei Kontrastmitteldarstellungen des Digestionstraktes kann sie aber als unerwarteter Befund oder als Begleitsymptom gefunden werden.

Abb. 475. Enteritis mit deutlicher ödematöser Schwellung der Schleimhautfalten

Die *akute* Enteritis macht sehr oft überhaupt keine röntgenologisch sichtbaren morphologischen Veränderungen. Am ehesten findet man dabei Störungen der Funktion, und zwar Hypermotilität, manchmal mit geradezu „jagender" Peristaltik, und Hypersekretion. Hyperperistaltik ist meist im Jejunum am deutlichsten. Vermehrte Sekretion führt zu einer Unschärfe und zur Kontrastarmut der Schleimhautzeichnung und ungleichmäßiger Kontrastmittelverteilung im Sinne einer „Schummerung".

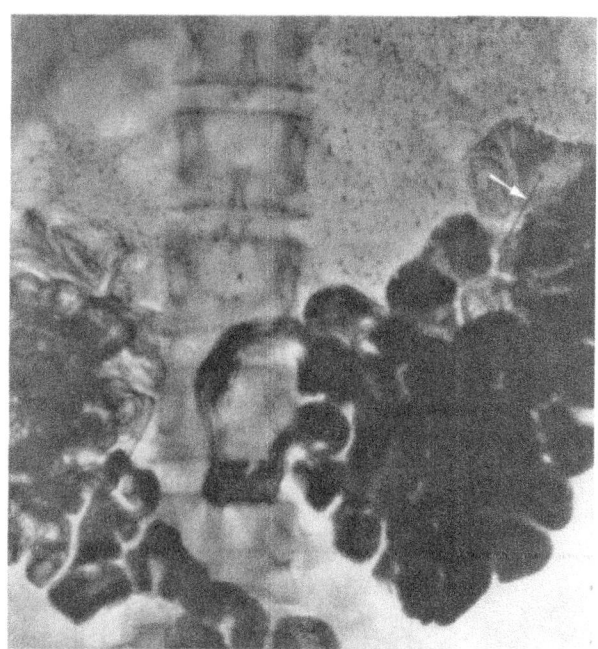

Verläuft die Enteritis *subakut* oder *chronisch*, dann treten außerdem morphologische Veränderungen in Erscheinung. Sie betreffen zunächst ausschließlich die Darmschleimhaut. Durch ödematöse Schwellung der Schleimhautfalten (Abb. 475) wird das Relief, namentlich die sonst feine

Abb. 476. Kleinste, grießartige Kontrastmittelspritzer. Normalbefund; kein Enteritissymptom. ↗ = verschluckte Stecknadel

Fiederung im Bereich des Jejunums, vergröbert. Die Konturen werden unscharf, gezähnelt oder zerfranst. Oft führt die ungleichmäßige Kontrastmittelverteilung zu einer fein- oder grobfleckigen Darstellung, die man auch als „schneeflockenartig" bezeichnet hat. Als normal können höchstens ganz feine, grießartige Kontrastmittelspritzer angesehen werden (Abb. 476). Die Grenze zum Krankhaften ist kaum genau zu bestimmen.

Starke Schleimhautschwellungen engen das Darmlumen oft erheblich ein. Besonders im Ileum erscheinen dann einzelne Schlingen wie schmale, gestreckte Bänder ohne Schleimhautrelief, während dieses bei der normalen Segmentation des Ileums erhalten ist. Allerdings ist auch die Segmentation bei einer Enteritis verstärkt; außerdem können Spasmen bestehen.

Ulcerationen sind bei der unspezifischen Enteritis nicht selten. Die meist flachen Ulcusnischen sind aber, selbst wenn sie sich mit Kontrastmittel füllen, nicht leicht zu erkennen und auch schwer von einer klatschigen Kontrastmittelverteilung ohne Ulceration zu unterscheiden.

Gasblähung einzelner oder mehrerer Dünndarmschlingen deutet auf Gärungsvorgänge hin (Gärungsdyspepsie). Sekundäre Narbenschrumpfungen verursachen Strikturen bzw. Stenosen. Sie sind aber bei der allgemeinen Enteritis verhältnismäßig selten.

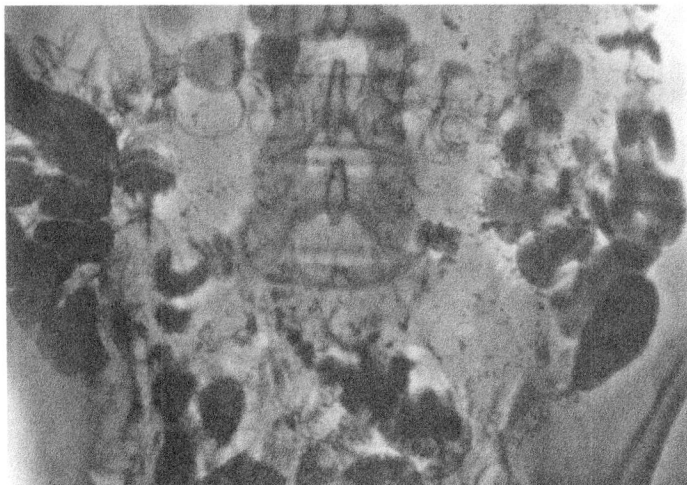

Abb. 477. Schwere Enteritis

Wesentlich mitbestimmt wird das Röntgenbild einer Enteritis durch ungleichmäßige Veränderungen des Darmtonus. Man sieht ein buntes Nebeneinander von weiten hypotonen und engen hypertonen, bzw. sogar spastischen Schlingen, die dann überhaupt kein Kontrastmittel enthalten. Die Vielzahl der Röntgensymptome bewirkt, daß sich in schweren Fällen das gesamte Dünndarmbild ändert und ein regulärer Verlauf der Darmschlingen kaum noch zu erkennen ist (Abb. 477).

Wie nach dem ersten, so trat auch nach dem zweiten Weltkrieg gehäuft ein schweres, zwar bereits von LUBARSCH beschriebenes, aber bis heute noch nicht vollkommen geklärtes Krankheitsbild auf, das von JECKELN als „Darmbrand" bezeichnet wurde. Der Name „*Jejunitis necroticans*" weist bereits auf die bevorzugte Lokalisation hin und besagt, daß pathologisch-anatomisch schwerste Entzündungen bis zur Nekrose der Darmwand die Krankheit kennzeichnen.

Die Prognose des akuten Stadiums ist ernst. Darmperforation mit konsekutiver Peritonitis ist möglich. In den ersten Tagen ist eine Kontrastmitteluntersuchung kontraindiziert. Nativbilder zeigen unspezifische Gas- und Flüssigkeitsansammlungen im Bereich des Jejunums.

Frühestens in der zweiten Krankheitswoche soll der Darm mit Kontrastmittel dargestellt werden (FRICK). Man sieht dann im befallenen Jejunumbereich eine deutliche Wandstarre und entzündliche Schleimhautveränderungen bis zu ausgedehnter Zerstörung der Darmwand.

Die in den ersten Jahren nach dem zweiten Weltkrieg vor allem in Kiel und Lübeck verhältnismäßig häufige Erkrankung hat zur Zeit wieder ihre praktische Bedeutung weitgehend verloren.

b) Ileitis terminalis

Bei der Ileitis terminalis handelt es sich um einen regionalen Entzündungsprozeß, der vorwiegend die letzte Ileumschlinge befällt, aber auch in anderen Darmabschnitten auftreten kann. Entzündliche Granulationen und mitunter tiefgreifende Ulcerationen verursachen fibröse Vernarbung mit sekundärer *Schrumpfung und Sklerosierung* der Darmwand. Die betroffene Darmschlinge wird dadurch in ein starres Rohr umgewandelt. Gleichzeitige starke Einengung des Lumens führt zum chronischen Darmverschluß.

Das Röntgenbild zeigt zu Beginn die gleichen Symptome wie eine allgemeine Enteritis. Ulcerationen bewirken unregelmäßige, unscharfe Konturen. Geschwürsnischen können ebenfalls mit Kontrastmittel gefüllt und als solche erkennbar sein.

Charakteristischer wird das Röntgenbild, wenn im weiteren Verlauf der Darmabschnitt als starres, enges Rohr erscheint. Die terminale Ileumschlinge ist dann oft nach cranial konvex durchgebogen und meistens auch als harter, wurstförmiger Strang zu tasten. Dem Grad der Einengung entsprechend besteht eine Erweiterung der prästenotischen Darmschlingen.

Da infolge der fibrösen Vernarbung und Sklerosierung eine Rückbildung nicht erwartet werden kann, sind bei Stenoseerscheinungen chirurgische Maßnahmen angezeigt.

Außer dieser sklerosierenden Form wurde aber in den letzten Jahren mehrfach auch eine *nichtsklerosierende Ileitis* beschrieben. Sie tritt nur bei Jugendlichen (bis etwa 20 Jahren) und bei Mädchen häufiger als bei Knaben auf. Morphologisch besteht eine Hyperplasie des lymphatischen Apparates („lokaler Status lymphaticus").

Als typische Röntgensymptome gibt PRÉVÔT polypöse Vergrößerung der Follikel und der Peyerschen Plaques, Verdickung und verminderte Kontraktionsfähigkeit der terminalen Ileumschlinge, Schwellung der Ileocöcalklappen sowie Vergrößerung der ileocöcalen Lymphknoten an. Das Schleimhautrelief zeigt polypöse Kontrastmittelaussparungen („Kopfsteinpflaster"). Im gefüllten Coecum rufen die wulstig verdickten Klappen entsprechende Defekte hervor.

Die nichtsklerosierende Form ist rückbildungsfähig und erfordert im allgemeinen keine chirurgischen Maßnahmen.

Differentialdiagnostisch ist zu bemerken, daß jede Ileitis terminalis schon infolge ihrer Lokalisation klinisch am ehesten an eine Appendicitis denken läßt, und daß in vielen Fällen das Abdomen tatsächlich unter dieser Diagnose eröffnet wird. Auch die Röntgensymptome sind nicht pathognomonisch. Besonders wenn der Entzündungsprozeß auf die Valvula

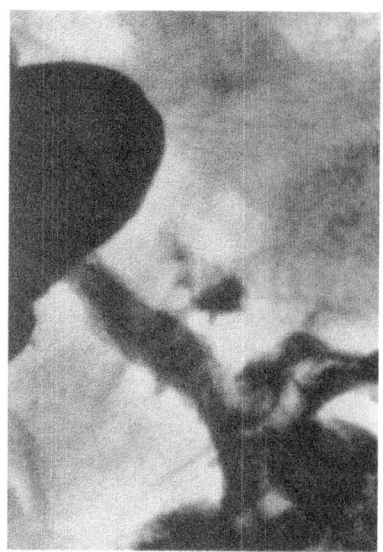

Abb. 478. Einengung und Starre der terminalen Ileumschlinge durch ein primär dort lokalisiertes Carcinom

Bauhini und eventuell auch auf das Coecum übergreift, ist eine Unterscheidung gegenüber spezifischen Entzündungen und einem Carcinom oft kaum möglich (Abb. 478).

c) Appendicitis

Bei einer der wichtigsten chirurgischen Erkrankungen, der Appendicitis, dürfen die röntgendiagnostischen Möglichkeiten nicht überschätzt, und die indirekten Symptome müssen sehr kritisch gewertet werden.

Zweifellos ist die *akute* Appendicitis eine ausschließlich klinische Diagnose, die eine Röntgenuntersuchung überhaupt überflüssig macht. Je *chronischer* eine Appendicitis aber verläuft, um so eher können röntgenologisch sichtbare Veränderungen im Zusammenhang mit den klinischen Befunden diagnostisch weiterhelfen.

Besonderheiten der Untersuchungstechnik sind insofern zu beachten, als die Füllung der Appendix von der Art der Kontrastmittelapplikation beeinflußt wird. In jedem Falle soll das Kontrastmittel peroral gegeben werden. Sind nämlich die klinischen Erscheinungen so uncharakteristisch, daß eine Röntgenuntersuchung erforderlich wird, dann ist differentialdiagnostisch der Ausschluß anderer Veränderungen, z. B. an Magen und Zwölffingerdarm, ebenso wichtig wie die Suche nach Zeichen einer chronischen Appendicitis. Außerdem füllt sich der Wurmfortsatz nach peroraler Kontrastmittelapplikation erfahrungsgemäß mit größerer Wahrscheinlichkeit als bei einem Einlauf.

Im allgemeinen erreicht das Kontrastmittel die Appendix nach etwa 6—8 Std. Leichte massierende Palpation fördert die Füllung des Wurmfortsatzes. Einige Untersucher empfehlen auch die Gabe eines leichten Abführmittels, z. B. Magnesiumsulfat; wir selbst verzichten meist darauf.

Hat sich die Appendix mit Kontrastmittel gefüllt, so werden gezielte Aufnahmen in verschiedenen Projektionsrichtungen angefertigt. Immer sind zur endgültigen Beurteilung der Füllbarkeit und der Wiederentleerung Kontrolluntersuchungen nach 24, 48 und 72 Std (manchmal auch noch später)

erforderlich, es sei denn, daß die eindeutig gefüllte Appendix sich bereits zu einem früheren Zeitpunkt wieder vollkommen entleert hat.

Eine *Kontrastmittelfüllung* der Appendix erfolgt normalerweise in einem sehr großen Prozentsatz der Fälle, aber nicht regelmäßig. Demnach kann auch ihr Ausbleiben höchstens mit der gleichen Wahrscheinlichkeit als krankhaft, insbesondere als Zeichen entzündlicher Veränderungen gewertet werden. Außer einer Vollfüllung der Appendix mit Kot können entzündliche Schleimhautschwellungen oder Strikturen ursächlich das Einfließen des Kontrastmittels verhindern.

Stellt sich in verschiedenen Strahlenrichtungen, also nicht nur projektionsbedingt, nur ein auffallend kurzer Wurmfortsatz dar, dann ist kaum sicher zu sagen, ob die Appendix wirklich so kurz ist oder ob sie sich lediglich nicht in ganzer Länge gefüllt hat.

Röntgenologisch erkennbare *Formveränderungen* können die Beweglichkeit, den Verlauf und die Lichtung der Appendix betreffen. Normalerweise ist der Wurmfortsatz an seinem

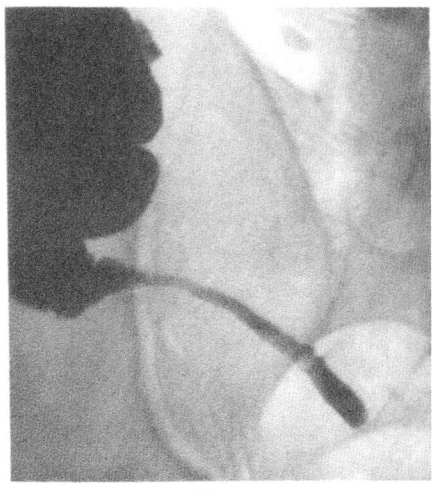
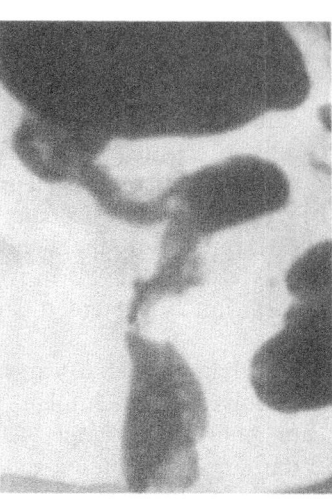

Abb. 479   Abb. 480

Abb. 479. Chronische Appendicitis. Bogenförmige Ausspannung der Appendix durch entzündliche Fixierung ihrer Spitze
Abb. 480. Einschnürungen und hochgradige Erweiterungen einer entzündlich veränderten Appendix

Mesenteriolum gut beweglich; er ändert Lage und Verlauf bei der Palpation und auch oft spontan zwischen zwei Untersuchungen. Entzündliche *Verwachsungen* mit der Umgebung, namentlich mit anderen Darmschlingen, schränken die Beweglichkeit zumindest stark ein. Meist besteht dann überhaupt keine Eigenbeweglichkeit der Appendix mehr; sie läßt sich dann palpatorisch lediglich gleichsinnig mit den Darmschlingen verschieben, an die sie fixiert ist.

Ein flach bogenförmiger oder vollkommen *gestreckter Verlauf* (Abb. 479), besonders cranialwärts oder in Richtung des kleinen Beckens, spricht für eine entzündliche Verwachsung mit Fixierung der Appendixspitze. Stumpf- oder spitzwinkelige Abknickungen werden ebenfalls manchmal beobachtet; sie können aber durch ungünstige Projektion ebenso vorgetäuscht wie verdeckt werden. Mitunter ist die Appendix in ihrer ganzen Länge mit der terminalen Ileumschlinge verwachsen, so daß die entsprechenden Schattenbänder parallel zueinander verlaufen. In solchen Fällen kann die Füllung der Appendix leicht übersehen werden.

Die *Lichtungsweite* des Wurmfortsatzes und ihre Konturierung sind normalerweise sehr unterschiedlich. Einengungen und Erweiterung des Lumens können Entzündungsfolge sein; ob das tatsächlich der Fall ist, kann höchstens dann vermutet werden, wenn noch andere Zeichen in die gleiche Richtung weisen. Unregelmäßige Weite der Appendix mit welliger Konturierung ihres Kontrastmittelausgusses im Sinne einer Segmentierung erlaubt am ehesten die Annahme von Einschnürungen und Erweiterungen (Stauung!) entzündlicher Genese (Abb. 480). Von verschiedenen Seiten wird darauf hingewiesen, daß nicht selten eine kolbenförmig aufgetriebene Appendixspitze (Empyem) am Ende der Kontrastmittelsäule als weichteildichte Verschattung zu sehen ist.

Kontrastmittelaussparungen innerhalb des Appendixlumens sind für die Diagnose einer Appendicitis kaum zu verwerten. Wichtiger ist der Nachwies von Veränderungen des Coecums und der terminalen Ileumschlinge, die durch entzündliche Verwachsungen einen sehr verschiedenartigen Verlauf, manchmal mit Abwinkelungen, zeigen kann. Raumfordernde Prozesse des Wurmfortsatzes, wie appendicitische und perityphlitische *Abscesse*, verursachen von medial her Impressionen des Coecums mit bogiger oder schräg verlaufender linearer Begrenzung. Die zunächst scharfen Konturen werden mit Fortschreiten des Entzündungsprozesses unscharf.

Spasmen können zusätzlich Form und Größe des Coecums verändern.

Die Differentialdiagnose gegenüber anderen Entzündungen der Ileocöcalgegend (Tuberkulose, Aktinomykose) und nicht zuletzt auch gegenüber blastomatösen oder geschwulstähnlichen Veränderungen ist dann nicht möglich.

Gashaltige Abscesse zeigen — wie üblich — bereits bei der Nativuntersuchung Luftaufhellungen mit basalen Flüssigkeitsspiegeln.

Der *Wiederentleerung* des Kontrastmittels aus der Appendix wird von vielen Untersuchern besondere Bedeutung für die Diagnose einer chronischen Appendicitis beigemessen. Danach werden länger als 48 Std dauernde Restfüllungen als Zeichen entzündlicher Veränderungen angesehen. Hingewiesen wird auch auf die Tatsache, daß bei einer Appendicitis das Kontrastmittel in der terminalen Ileumschlinge und im Coecum länger verweilt als im übrigen Darm.

Allein die Vielzahl der angeführten funktionellen und morphologischen Veränderungen spricht dafür, daß es eine sichere Röntgendiagnose der Appendicitis nicht gibt und daß alle röntgenologischen Zeichen nur in Verbindung mit den klinischen Erscheinungen gewertet werden dürfen.

In Übereinstimmung mit vielen Untersuchern sind wir der Meinung, daß der *isolierte Druckschmerz* über dem unteren Coecumpol, der röntgenologisch genau zu lokalisieren ist, am zuverlässigsten für eine Appendicitis spricht. Bei Frauen muß dann aber auch noch an den Follikelsprung und an die Möglichkeit einer Adnexitis gedacht werden.

Aus allem geht hervor, daß nicht nur die akute, sondern auch die subakute und chronische Appendicitis vorwiegend klinisch diagnostiziert werden muß. Die Röntgenuntersuchung kann zwar manchmal dazu beitragen, die Indikation zur Laparotomie zu bestärken.

Die *Mucocele* der Appendix (auch Appendixcyste, Hydrops appendicis und Pseudomyxoma peritonei genannt) ergibt keine speziellen Röntgensymptome und kann deswegen kaum als solche diagnostiziert werden.

d) Colitis

Wie bereits bei der Enteritis gesagt, besteht oft gleichzeitig mit ihr auch eine akute Colitis (Entero-Colitis), die aber röntgendiagnostisch keine wesentliche Bedeutung als selbständiges Krankheitsbild hat. Hier interessiert viel mehr die *chronische* Colitis, die infolge ihrer großen Neigung zu Geschwürsbildungen häufig als *Colitis ulcerosa* auftritt und vorwiegend die distalen Dickdarmabschnitte (Colon descendens und Sigma) sowie das Rectum befällt.

Untersuchungstechnisch müssen bei Verdacht auf eine Colitis gute Schleimhautbilder durch Erzeugung eines Doppelkontrastes angefertigt werden. Dabei darf aber die Luftaufblähung des Darmes wegen einer möglichen Schädigung seiner Wand nur sehr vorsichtig erfolgen.

Röntgenologisch sieht man auch bei der Colitis je nach Schwere der Erkrankung als Ausdruck ödematöser Schleimhautschwellung eine Vergröberung des Reliefs, unregelmäßigen Faltenverlauf, Zähnelung der Konturen und eventuell Aufhebung der Haustrierung (Abb. 481). Hypersekretion bedingt Unschärfe und Schummerung des Schleimhautbildes bis zur klein- oder großklatschigen Kontrastmittelverteilung (Abb. 482). Solche Kontrastmittelklatschen sind mitunter schwer von flachen Geschwürsnischen zu unterscheiden.

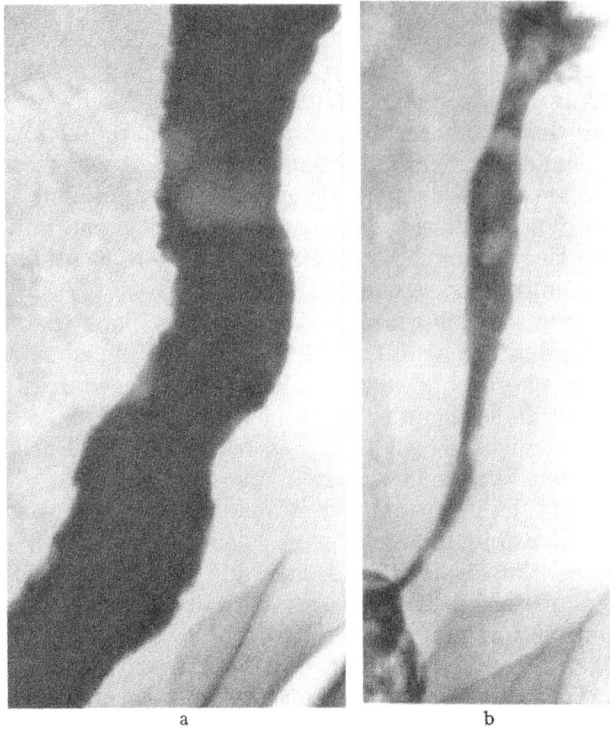

Abb. 481a u. b. Chronische Colitis. a Unregelmäßig gezähnelte Konturen und Fehlen der Haustrierung im Colon descendens. b Nach 6 Wochen: Colon descendens in ein starres, eingeengtes und verkürztes Rohr umgewandelt

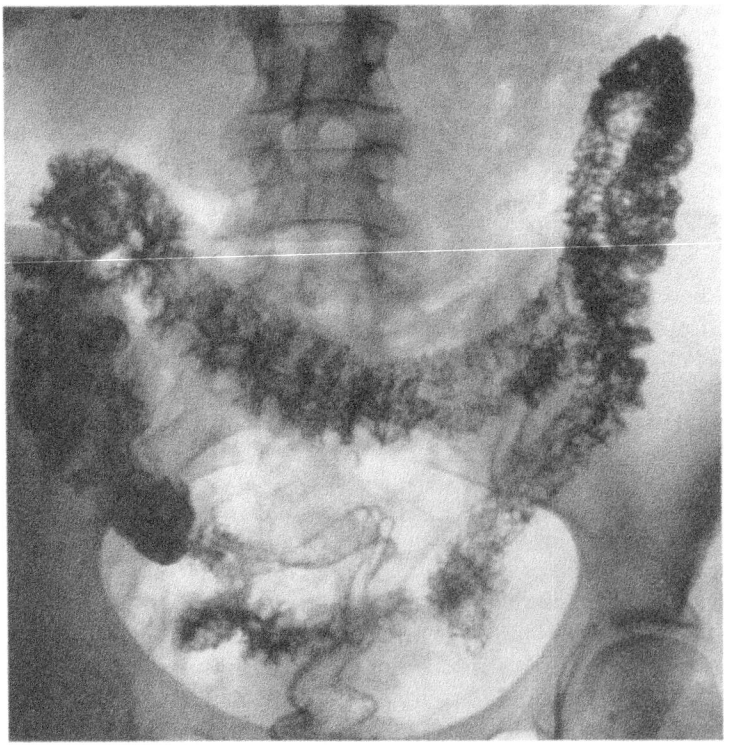

Abb. 482. Colitis

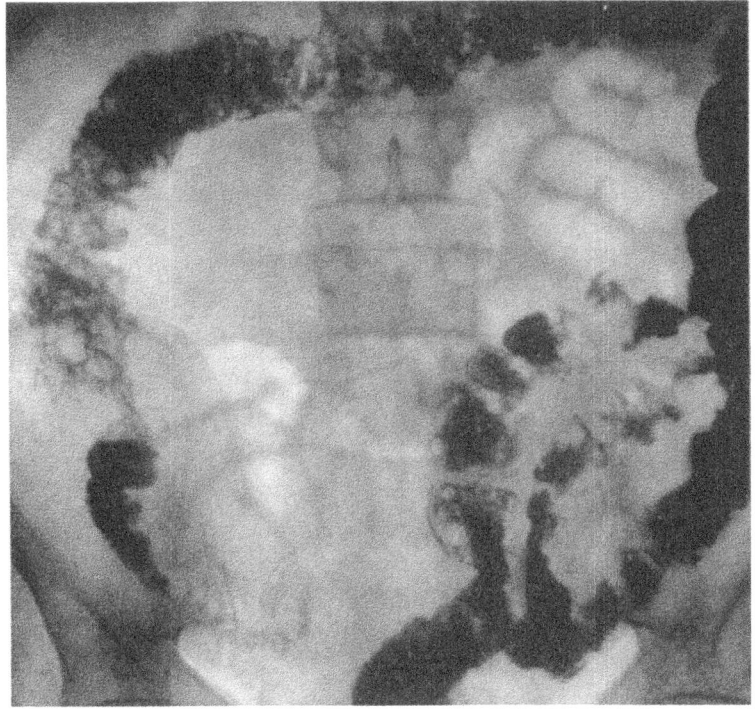

a

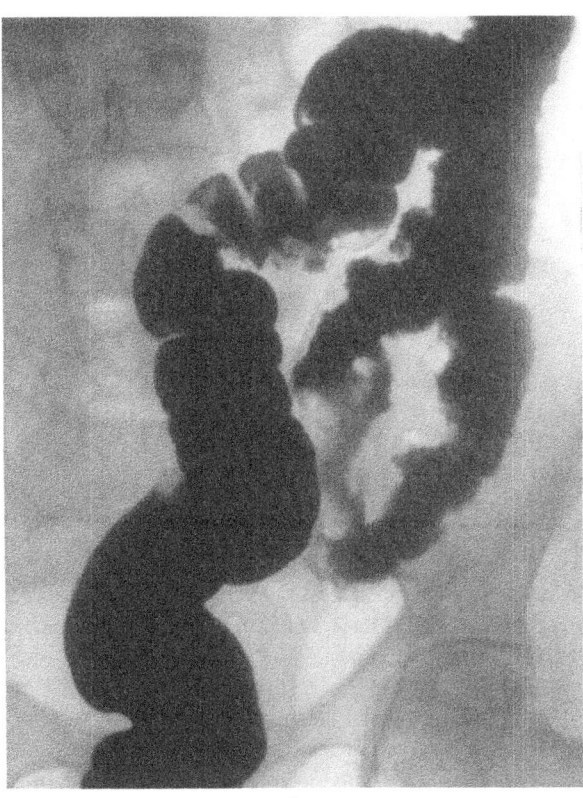

b

Abb. 483a u. b. Colitis ulcerosa. a Entzündliche, teils ulceröse Veränderungen des gesamten Dickdarms.
b Zerstörung der Darmwand besonders im unteren Descendens und oberen Sigma

28*

Je schwerer der Entzündungsprozeß ist und je länger er besteht, um so mehr erscheinen die Konturen des Dickdarms unregelmäßig, ausgefranst und unscharf begrenzt. Mitunter füllen sich mehrere oder sogar zahlreiche Ulcusnischen (Abb. 483). Die Darmwand wird starr; Haustrierung fehlt dann meist vollkommen.

Eine chronische Colitis kann ohne wesentliche röntgenologisch sichtbare Residuen ausheilen. Meist bleiben aber morphologische Veränderungen zurück, die im Röntgenbild den oben genannten sehr ähnlich sind. Eine Aussage über das Stadium einer Colitis ist deswegen kaum möglich. Das betrifft auch die Frage, ob eine Colitis abgeheilt ist oder nicht. Nur manchmal bestehen für das Ausheilungsstadium charakteristische Ver-

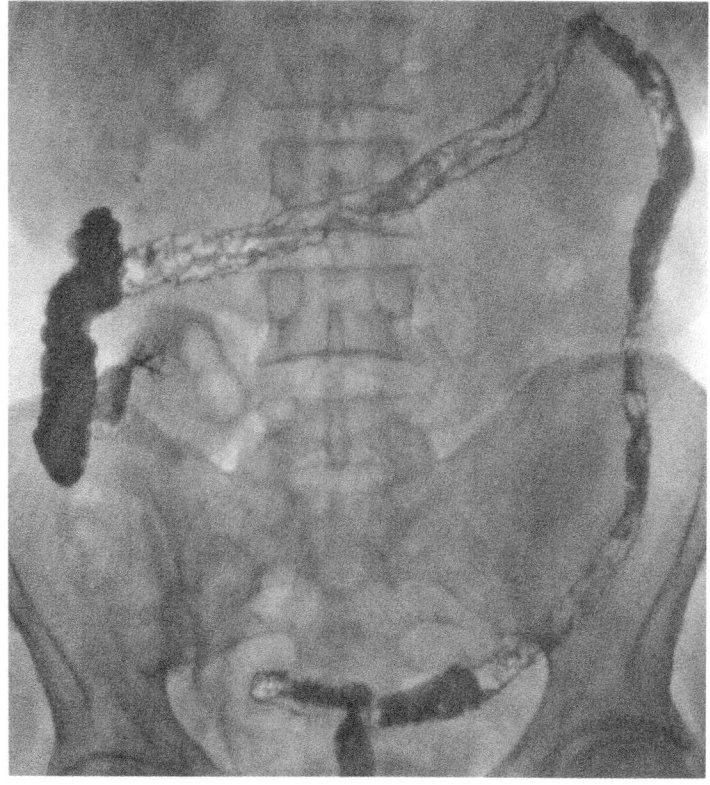

Abb. 484. Schwere chronische Colitis. Wabiges, pseudopolypöses Schleimhautbild. Einengung und Starre des Darmes ohne Haustrierung

änderungen, wobei die Schleimhaut ein wabiges, pseudopolypöses Bild zeigen kann. Häufiger ist infolge von Atrophie überhaupt keine Schleimhautzeichnung mehr zu sehen. Meist sind dann die betreffenden Darmabschnitte in ein enges, verkürztes, starres Rohr ohne jegliche Haustrierung umgewandelt (Abb. 481 b u. 484).

Nur beiläufig sei hier erwähnt, daß nach hochdosierten Röntgenbestrahlungen, namentlich wegen gynäkologischer Geschwülste, *Strahlenindurationen* des Darmes auftreten können. Auch dabei ist die Dehnbarkeit der betroffenen Darmabschnitte erheblich eingeschränkt (Abb. 485).

Da die Colitis ulcerosa heute viel häufiger als früher chirurgisch (durch ausgedehnte Resektionen bis zur Colektomie) behandelt wird, hat bei ihr die Röntgenuntersuchung erhöhte Bedeutung. Der Radiologe soll möglichst genau angeben, ob der gesamte Dickdarm, oder welche seiner Abschnitte ulcerös verändert sind. Damit bestimmt weitgehend der Röntgenbefund das Ausmaß der Resektion.

e) Tuberkulose

Wenn man von der seltenen primären Darmtuberkulose des Kindesalters, die röntgenologisch als solche nicht zu diagnostizieren ist, absieht, so handelt es sich bei der Tuberkulose des Digestionstraktes praktisch immer um eine sekundäre Organtuberkulose. Regelmäßig sind gleichzeitig tuberkulöse Lungenveränderungen nachweisbar, die allerdings schon älter sein können. Deshalb gehört bei Verdacht auf Darmtuberkulose zu jeder ordnungsmäßigen Röntgenuntersuchung auch eine eingehende Lungenkontrolle. Sie kann

sogar differentialdiagnostisch ausschlaggebend sein, weil die am Darm sichtbaren Veränderungen meist nicht so pathognomonisch sind, daß sie allein für die Diagnose einer Tuberkulose ausreichen.

Eine Tuberkulose befällt den Dünn- und Dickdarm häufiger als den Magen und das Duodenum. Prädilektionsstelle ist die Ileocöcalgegend („Ileocöcaltuberkulose").

Die Bedeutung der Darmtuberkulose als chirurgische Erkrankung erhellt aus der Tatsache, daß sie eine der häufigsten Ursachen von Geschwürs- und Stenosenbildungen am Darm ist.

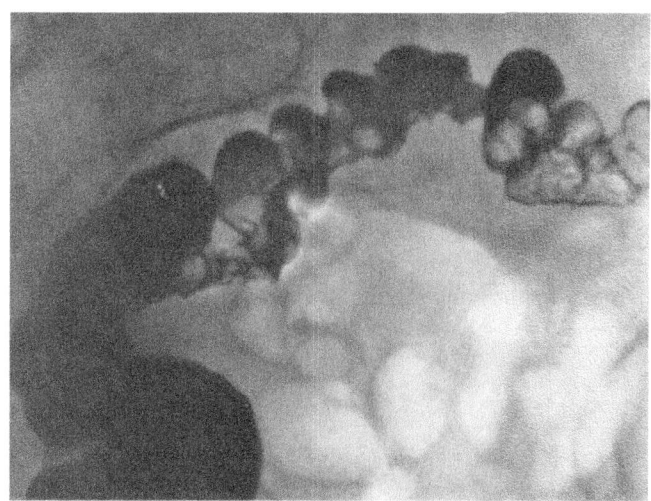

Abb. 485. Strahleninduration des Sigmas

Tuberkel entstehen zunächst in den Darmfollikeln. Bei Verkäsung und Durchbruch ins Darmlumen entwickeln sich Geschwüre, die sich zirkulär ausbreiten. Sekundäre Narbenschrumpfung führt zur Stenosierung. Perforation ist sehr selten. Dagegen greift die Entzündung meist auf die Umgebung über mit Bildung umfangreicher Verwachsungen.

α) *Allgemeine Röntgensymptomatologie:* Die im Frühstadium einer Darmtuberkulose röntgenologisch sichtbaren funktionellen und morphologischen Veränderungen sind von denen einer unspezifischen chronischen Enteritis nicht zu unterscheiden. Im weiteren Verlauf treten verschiedenartige Erscheinungen hinzu, je nachdem ob die hyperplastische, ulceröse oder tumoröse Form der Darmtuberkulose vorherrscht.

Das Charakteristikum der *hyperplastischen Form*

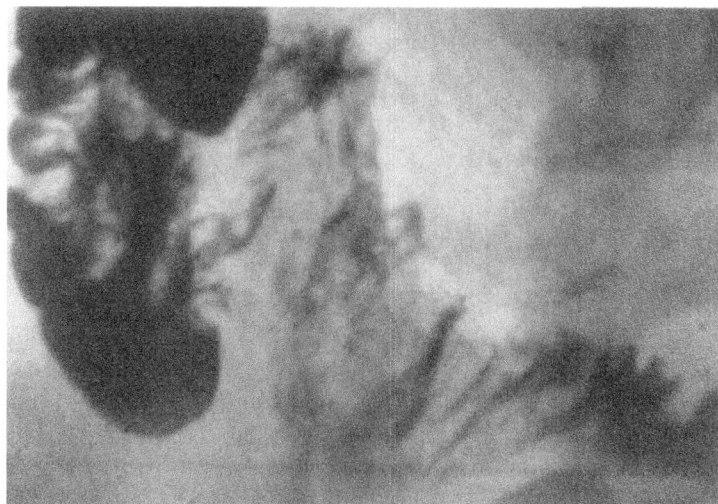

Abb. 486. Darmtuberkulose (hypertrophische Form)

ist eine starke (ödematöse) Schwellung der Schleimhaut mit Verbreiterung der Falten und Verplumpung des Reliefs. Die Fiederung ist grob und kann stellenweise vollkommen aufgehoben sein (Abb. 486). Extreme Schwellung kann zu einem pseudopolypösen Schleimhautrelief und dann auch zu einer Einengung des Darmlumens führen.

Hypermotilität und Beschleunigung der Kontrastmittelpassage sind Folgen einer anfänglichen Steigerung des Darmtonus, der aber später — wenigstens segmentär — herabgesetzt ist. Das Nebeneinander von Hyper- und Hypotonie in verschiedenen

Darmschlingen bedingt eine vollkommen unregelmäßige, „zerrissene", fleckige oder klecksige Kontrastmitteldarstellung. Die „Segmentation" des Füllungsbildes mit teils weiten, teils engen Darmschlingen wird besonders eindrucksvoll, wenn zwischendurch einzelne Bezirke sogar vollkommen frei von Kontrastmittel bleiben. Durch entzündliche Wandinfiltration werden die befallenen Darmschlingen starr und zeigen dann keinerlei Bewegungen mehr. Da der tuberkulöse Prozeß sehr bald auf die Umgebung übergreift, verkleben sehr früh Darmschlingen miteinander zu oft großen Konglomeraten, die dann palpatorisch höchstens noch als Einheit verschieblich sind.

Durch Gasentwicklung (Gärung!), wie bei der unspezifischen Enteritis, und Hypersekretion mit ungleichmäßiger Herabsetzung der Kontrastdichte und Schummerung des Schleimhautbildes wird die Mannigfaltigkeit der Füllungsbilder einer Darmtuberkulose noch vergrößert.

Gleiche Veränderungen sieht man auch bei der *ulcerösen Form*, weil im allgemeinen beide Formen nebeneinander bestehen. Außerdem treten, meist in Mehrzahl, Geschwüre

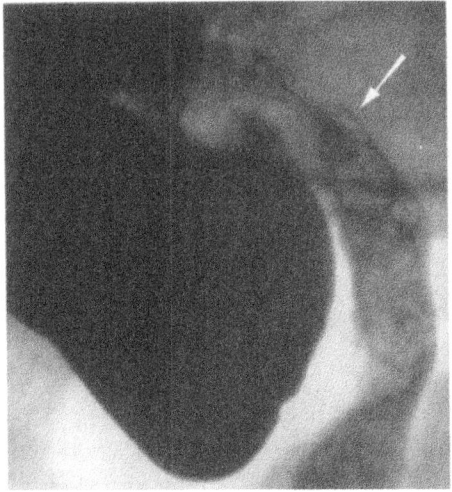
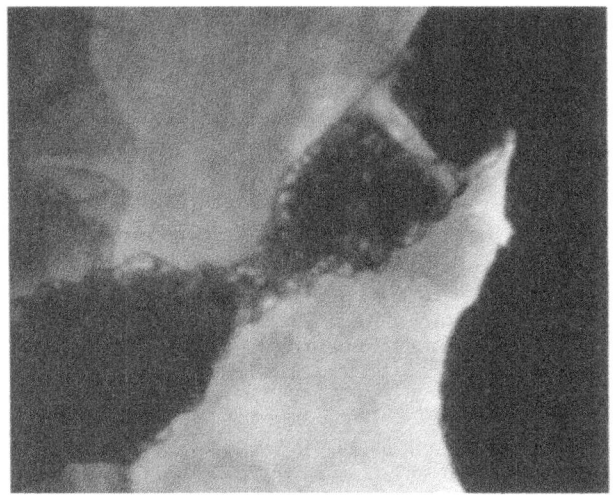

Abb. 487. Ileocöcaltuberkulose. Geschwürsnische (↙) in der terminalen Ileumschlinge   Abb. 488. Tuberkulöse Stenose des Colon transversum (operativ und histologisch bestätigt)

mit wulstig verdickten unterminierten Rändern auf. Da die Geschwürsnischen im allgemeinen verhältnismäßig flach bleiben (Perforation deswegen sehr selten!), sieht man Kontrastmittelansammlungen in ihnen am besten bei Projektion in Aufsicht (Abb. 487). Die Konturierung ist unregelmäßig, zerfranst.

Zirkuläre Ausbreitung der Geschwüre und starke sekundäre Narbenschrumpfung führen so gut wie immer zu hochgradigen Stenosen, wobei das Darmlumen außerdem durch Verziehungen usw. eingeengt werden kann (Abb. 488). Dem jeweiligen Ausmaß der Stenosierung entsprechen die röntgenologisch feststellbaren Erweiterungen der prästenotischen Darmschlingen.

Die *tumoröse Form* der Darmtuberkulose entwickelt sich vorwiegend in der Ileocöcalgegend. Ihr Röntgenbild ist, wie das echter Blastome, gekennzeichnet durch Kontrastmittelaussparungen mit Füllungsdefekten und Halbschatten. Sie können zunächst glatt begrenzt sein; bald führen aber Ulcerationen und Narbenschrumpfungen zu einer unregelmäßigen zerfransten Konturierung.

Ein Ascites, der sich im weiteren Verlauf einer Darmtuberkulose entwickeln kann, drängt die Dünndarmschlingen auseinander, soweit sie nicht untereinander zu einem Konglomerat verbacken sind.

Nach Ausheilung einer Darmtuberkulose bleiben immer Narbenschrumpfungen, Darmstenosen und Verwachsungen mit der Nachbarschaft. Auch dann kann jederzeit ein Ileus auftreten. In den befallenen Darmteilen ist auch nach Ausheilung einer Tuberkulose meist überhaupt kein, zumindest kein normales Schleimhautrelief mehr zu sehen.

β) Besonderheiten der Ileocöcaltuberkulose: Bei dieser häufigsten Form der Darmtuberkulose sind vorwiegend die letzte Ileumschlinge und das Coecum befallen. Immer
beteiligt sind die regionalen Mesenteriallymphknoten. Der tuberkulöse Prozeß kann auf
andere Darmabschnitte fortschreiten, namentlich auf das Colon ascendens.

Röntgenologisch sieht man außer den bereits genannten allgemeinen Symptomen
einige auffallende Veränderungen, die allerdings ebenfalls nicht pathognomonisch für
eine Tuberkulose sind. Diagnostisch wichtig ist die *tumorartige Verdickung der Valvula
Bauhini* sowohl ihrer oberen als auch der unteren Lippe. Das Füllungsbild zeigt dann
eine pilz- oder V-förmige Kontrastmittelaussparung (Abb. 489). Die anfangs glatte
Konturierung wird mit zunehmender Zerstörung der Klappen unscharf, ausgefranst und
zerrissen. Als Folge der Zerstörung fließt bei rectaler Applikation das Kontrastmittel

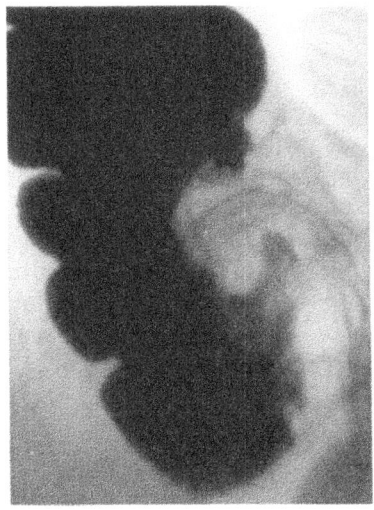 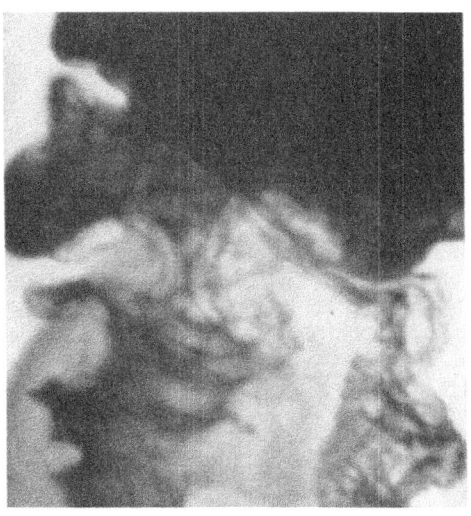

Abb. 489. Ileocöcaltuberkulose. Tumorartige   Abb. 490. Ileocöcaltuberkulose. Engstellung des Coecums
Verdickung der Valvula Bauhini   (Stierlin-Symptom)

unverzüglich und in breiter Straße in den Dünndarm. Dieser Reflux darf aber nur sehr
bedingt als Zeichen der Klappenzerstörung gelten, da er auch normalerweise oft zu
beobachten ist.

Ein häufiges Röntgensymptom ist die „*Leere des Coecums*", das sog. Stierlin-Symptom
(Abb. 490). Eigentlich handelt es sich dabei um eine spastische Kontraktion, durch die
ein Darmabschnitt frei von Kontrastmittel bleibt (oder wird), also um einen Füllungsdefekt
(„Schattenlücke") zwischen gefüllten Darmteilen. Dieses Stierlin-Symptom kann außer
im Coecum ebenso, wenn auch seltener und weniger charakteristisch, in anderen Darmbezirken auftreten und auch Folge anderer (entzündlicher) Erkrankungen sein. Neben
der rein spastischen Komponente sind aber im allgemeinen auch Schrumpfungsvorgänge
an der Engstellung bzw. Leere des Coecums mitbeteiligt. Von KIENBÖCK wurde gerade
die Schrumpfung des Coecums und Colon ascendens als wichtiges Röntgensymptom
herausgestellt (vgl. Abb. 523).

f) Sonstige spezifische Entzündungen

Es wurde schon erwähnt, daß die röntgenologisch darstellbaren Symptome einer
Darmtuberkulose höchstens ausnahmsweise pathognomonisch sind, daß deshalb das
Röntgenbild allein im allgemeinen keine sichere Diagnose zuläßt und daß mitunter der
Nachweis tuberkulöser Veränderungen in der Lunge richtungweisend sein kann.

Bei der Dünndarmtuberkulose ist oft eine Unterscheidung von einer unspezifischen Enteritis, bei Lokalisation im Dickdarm die Abgrenzung von einer Colitis und manchmal auch von echten blastomatösen Veränderungen kaum möglich. Die größten differential-diagnostischen Schwierigkeiten bereitet aber die Ileocoecaltuberkulose. Neben echten Blastomen und eventuell einem perityphlitischen Abszeß muß auch an andere spezifische Entzündungen gedacht werden.

Die *Aktinomykose* führt praktisch zu den gleichen Veränderungen wie die Tuberkulose. Auch von ihr wird fast ausschließlich die Ileocöcalgegend befallen. Eine Abgrenzung von der Tuberkulose ist röntgenologisch überhaupt nicht und von carcinomatösen Veränderungen meist nicht möglich.

Prädilektionsstelle der *Lues* ist das Jejunum. Ulcerationen, Narbenstrikturen und Gummen verursachen im Spätstadium der erworbenen oder angeborenen Syphilis Röntgenbefunde, die eine Differentialdiagnose gegenüber unspezifischen Entzündungen und namentlich der Tuberkulose, aber auch blastomatösen Veränderungen kaum zulassen. Lediglich die Multilokularität gummöser Infiltrate mit Ulcerationen können, wenn sie darstellbar sind, den Verdacht auf eine Lues erwecken.

Typhus und *Paratyphus* führen zu Entzündungserscheinungen, die röntgenologisch nicht von einer unspezifischen Enteritis zu unterscheiden sind.

3. Blastome

Die Feststellung von Blastomen des Darmes ist eine wichtige Aufgabe der chirurgischen Röntgendiagnostik. Das gilt in erster Linie für Geschwülste des Dickdarms, deren Erkennung im allgemeinen keine großen Schwierigkeiten bereitet. Ungleich schwieriger ist die Darstellung und Beurteilung von Dünndarmgeschwülsten. Wenn diese auch nur weniger als 10% aller Tumoren des Digestionstraktes ausmachen, so zeigt die Praxis doch immer wieder, wie wichtig ihre rechtzeitige Erkennung ist. Gerade wegen ihrer Seltenheit werden sie lediglich deswegen leicht übersehen, weil man bei entsprechenden klinischen Erscheinungen einfach nicht an diese Möglichkeit gedacht hat.

a) Benigne Blastome

Gutartige Geschwülste sind im Dünndarm häufiger als bösartige, während sie im Dickdarm gegenüber den Carcinomen zahlenmäßig weit in den Hintergrund treten.

α) Als *Solitärgeschwülste* werden die gleichen Formen wie auch in anderen Abschnitten des Digestionstraktes beobachtet. Am häufigsten sind Adenome; es folgen Fibrome, Lipome, Neuroblastome, Myome sowie deren Mischformen und schließlich Angiome (Hämangiome bzw. Kavernome; Lymphangiome) und andere höchstens als Raritäten auftretende Formen.

Die Geschwülste wachsen meist polypös ins Darmlumen und erreichen bis zu Pflaumen-größe. Der Darmwand sitzen sie breitbasig oder mit einem verschieden langen Stiel auf. Eine Bevorzugung bestimmter Darmabschnitte besteht offenbar nicht.

Klinisch können solche Geschwülste lange Zeit völlig symptomlos bleiben. Manchmal treten intermittierend kleine oder, besonders bei Angiomen, auch plötzlich schwere Blutungen auf. Wenn eine andere Ursache solcher Blutungen nicht sicher festzustellen ist, muß immer an die Möglichkeit einer Dünndarmgeschwulst gedacht werden.

Das Röntgenbild der Geschwülste ist, ebenso wie das benigner Blastome des Magens (vgl. S. 370ff.), charakterisiert durch runde, ovale oder pilzförmige Kontrastmittelaus-sparungen, die bis zu Markstückgröße erreichen können. Die Begrenzung ist glatt, leicht gekerbt, manchmal allerdings auch knollig, jedoch immer scharf konturiert.

Die verschiedenen Geschwulstarten sind röntgenologisch nicht zu unterscheiden und werden deswegen einheitlich als „Polypen" aufgefaßt, ohne damit einen bestimmten histologischen Typ zu bezeichnen. *Hämangiome* können allerdings auch die Darmwand intramural in größerer Ausdehnung verändern. Manchmal bestehen in ihnen Kalk-ablagerungen (Phlebolithen), die auf die Geschwulstart hindeuten. Andernfalls sind solche Geschwülste, die sich diffus intramural ausbreiten, von echten malignen Blastomen im Röntgenbild nicht zu unterscheiden.

Geschwülste, die sich subserös in die Umgebung expansiv ausbreiten, sind bei der Kontrastmitteldarstellung des Darmes u. U. nicht als Füllungsdefekte zu sehen. Größere Tumoren drängen dann lediglich die Darmschlingen auseinander.

Neben den bereits erwähnten Blutungen ist bei Dünndarmpolypen ein *Ileus* die wichtigste Komplikationsmöglichkeit. Der Darmverschluß kommt dann im allgemeinen nicht direkt durch den Tumor selbst zustande. Viel eher führen gestielte Polypen zur *Invagination.*

Benigne Darmgeschwülste, namentlich Adenome, die eigentlichen Polypen, neigen sehr zu maligner Entartung.

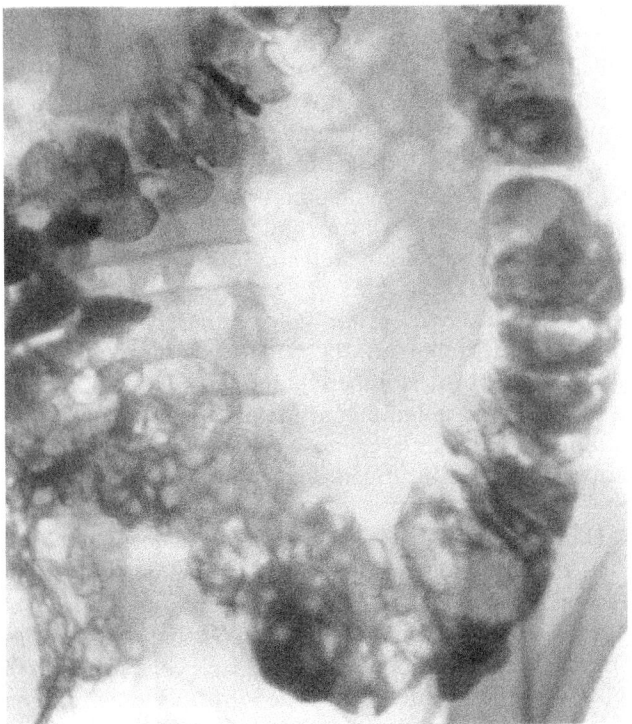 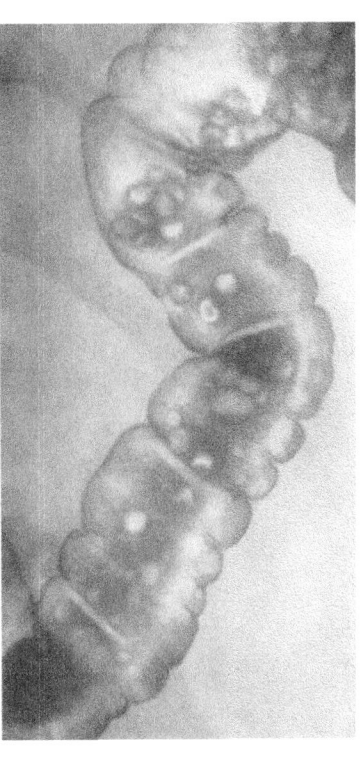

Abb. 491. Ausgedehnte hochgradige Polyposis des Dickdarms   Abb. 492. „Pseudopolyposis" durch
                                                                      unverdaute Erbsen

β) Wichtiger als gutartige Solitärgeschwülste ist die *Polyposis*, von der vorwiegend das Kolon befallen wird, viel seltener der Dünndarm und dann auch höchstens die unteren Ileumschlingen. Wegen der starken Neigung zu maligner Entartung muß jede Polyposis als Präcancerose aufgefaßt und entsprechend chirurgisch behandelt werden.

Die Polyposis befällt mehr oder weniger große Dickdarmabschnitte und in Extremfällen das gesamte Kolon. Die rasenartig die Schleimhaut bedeckenden multiplen Polypen sind flach, warzenartig. Dazwischen bestehen aber meist auch noch einzelne gestielte Adenome, die den übrigen Polypenrasen überragen.

Bei guter Schleimhautdarstellung und Erzeugung eines Doppelkontrastes durch zusätzliche Luftblähung ergeben sich im allgemeinen charakteristische Röntgenbilder (Abb. 491). Äußerst wichtig ist eine gute Reinigung des Darmes vor der Kontrastmitteldarstellung. Sonst können sehr leicht polypenähnliche Kontrastmittelaussparungen durch Speisereste oder Kotballen verursacht werden, beispielsweise durch unverdaute Erbsen (Abb. 492). Eine Kontrolluntersuchung nach einigen Tagen schützt weitgehend vor derartigen Irrtümern. Bei einer echten Polyposis bleibt der Befund konstant. Dabei ist allerdings zu berücksichtigen, daß einzeln stehende Polypen mit langem Stiel auch zwischen zwei Untersuchungen ihre Lage erheblich verändern können.

Differentialdiagnostisch müssen alle Dickdarmerkrankungen in Erwägung gezogen werden, bei denen das Röntgenbild ein sog. *pseudopolypöses Relief* zeigen kann. Eine Colitis ulcerosa leichten bis mittleren Grades oder das Ausheilungsstadium einer Colitis zeigt aber im allgemeinen ziemlich grobe, großwabige, meist auch weniger regelmäßige Kontrastmittelaussparungen, während beim echten polypösen Relief die Aufhellungen gleichmäßig rundlich oder oval sind und kaum die Größe einer Erbse überschreiten.

b) Maligne Dünndarmgeschwülste

Bei den sehr seltenen malignen Dünndarmblastomen handelt es sich überwiegend um sog. Carcinoide, nur äußerst selten um echte *Carcinome*. Hinsichtlich Wachstum ins Darmlumen und Ausbreitung in der Darmwand verhalten sie sich ähnlich wie Magencarcinome. Man sieht dementsprechend größere Kontrastmitteldefekte polypöser Tumoren oder schüsselförmige Carcinome mit deutlichem Randwulst und zentralen Zerfallskratern oder -höhlen. Immer fehlt im Tumorbereich die Schleimhautzeichnung. Die Darmwand ist starr (Abb. 493). Zirkuläre Geschwulstausbreitung führt zu ringförmigen Stenosen.

Kleine Carcinome sind von gutartigen Blastomen nicht zu unterscheiden, besonders wenn es sich um maligne entartete Polypen handelt. Später sprechen die großen, unregelmäßigen, oft unscharf konturierten Füllungsdefekte und Stenosen sowie erhebliche prästenotische Erweiterungen des Dünndarms für ein malignes Blastom.

Häufige Folge ist ein kompletter Darmverschluß mit den röntgenologischen Zeichen jedes Ileus. Ebenso kann es zur Perforation und Fistelbildung kommen.

Sarkome mit (meist) polypösem Wachstum und höckeriger Oberfläche sind röntgenologisch von Carcinomen nicht zu unterscheiden. Ähnliche Veränderungen zeigen auch die sog. Pseudotumoren (vgl. S. 448f.) und sekundäre (metastatische) Dünndarmgeschwülste (vgl. S.448).

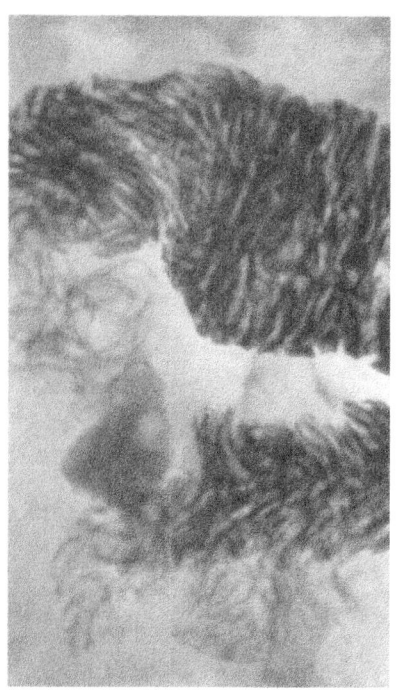

Abb. 493. Operativ bestätigtes Carcinom des Dünndarms

c) Dickdarmcarcinom

Dickdarmcarcinome finden sich häufiger bei Männern als bei Frauen (etwa 2:1). Ein großer Prozentsatz (bis 50%) entwickelt sich auf dem Boden einer Polyposis (vgl. S. 441).

In der Häufigkeit der *Lokalisation* überwiegen mit mehr als der Hälfte aller Koloncarcinome bei weitem Rectum und Sigma; dann folgt das Coecum. Viel seltener sind die Flexuren, das Transversum, Descendens und Ascendens betroffen.

Klinische Symptome können je nach histologischem Carcinomtyp und Lokalisation lange Zeit fehlen oder uncharakteristisch sein, so daß ein Dickdarmkrebs oft erst in fortgeschrittenem Stadium erkannt wird. Selbst alarmierende Zeichen (Blutungen, Stenoseerscheinungen mit abwechselnden Obstipationen und Durchfällen usw.) werden nicht selten verkannt.

Histologisch werden die bereits beim Magenkrebs (vgl. S. 373) genannten Carcinomformen beobachtet. Adenocarcinome bilden vorwiegend polypöse, blumenkohlartige, Medullarkrebse infolge ihrer großen Neigung zu zentralem Zerfall schüsselförmige Geschwülste. Beim Scirrhus überwiegt die zirkuläre Durchwucherung der Darmwand mit nur flachen in das Lumen vorspringenden Geschwulstmassen.

α) Aus der jeweiligen Art des Wachstums ergibt sich die *allgemeine Röntgensymptomatologie*, die in ihren Grundformen der des Magencarcinoms gleicht.

Kleine Geschwülste werden bei Vollfüllung des Darmes vom Kontrastmittel meist überdeckt, wenn sie nicht zufällig im Profil projiziert werden. Ihr Nachweis gelingt aber im Schleimhautbild nach Wiederentleerung des Kontrastmittels und anschließender Luftblähung des Darmes (Doppelkontrast). Die Geschwulst sitzt im allgemeinen innen der Dickdarmwand auf. In ihrem Bereich fehlen normale Schleimhautfalten. Durch Verkürzung der veränderten Darmwand erscheint die gegenüberliegende Wand oft aufgebauscht. Eine wesentliche Passagebehinderung besteht dann noch nicht. Für die Darstellung derartiger geringgradiger Veränderungen sind mehrere *gezielte Aufnahmen* kleinen Formates mit verschiedenen Projektionen der verdächtigen Bezirke wesentlich besser geeignet als nur ein oder wenige Übersichtsbilder.

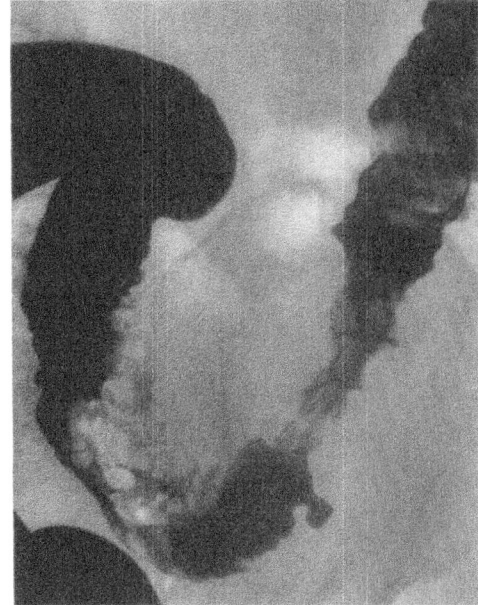

Abb. 494. Carcinom am Übergang vom Sigma ins Descendens. Kontrastmittelaussparung mit unregelmäßiger, ausgefranster Begrenzung

Größere Geschwulstmassen können, wenn der betroffene Bereich durch Darmgase gebläht ist, ausnahmsweise schon auf Nativbildern als weichteildichte Verschattung in Erscheinung treten. Nach rectaler Kontrastmitteldarstellung zeigen sich dann verschiedenstartige Kontrastmittelaussparungen mit unregelmäßiger, ausgefranster Begrenzung (Abb. 494). Schüsselförmige Geschwülste lassen einen dicken Randwall erkennen, der einen Carcinomkrater (Zerfallshöhle) umgibt (Abb. 495). Die von Carcinomgewebe durchwucherte Wand zeigt keinerlei Haustrierung mehr; sie ist starr und auch palpatorisch meist nicht mehr verformbar.

Das wesentliche Merkmal größerer Geschwülste ist die durch sie verursachte *Dickdarmstenose*, deren genaue Lokalisation, Ausmaß und Länge röntgenologisch zu ermitteln sind. Dazu müssen die einzelnen Darmschlingen, namentlich des Sigmas, in den verschiedenen Körperdurchmessern frei von Überlagerungen projiziert werden.

Während des Kontrastmitteleinlaufs weitet sich bei stärkerer Einengung analwärts der Darm mitunter ballonartig aus, ehe das Kontrastmittel die Stenose passiert. Erst dann füllen sich auch die Darmabschnitte oralwärts der Stenose und lassen — ebenfalls je nach der Schwere der Passagebehinderung — eine prästenotische Erweiterung erkennen. Nicht selten kann sogar überhaupt nur die untere Begrenzung der Stenose dargestellt werden,

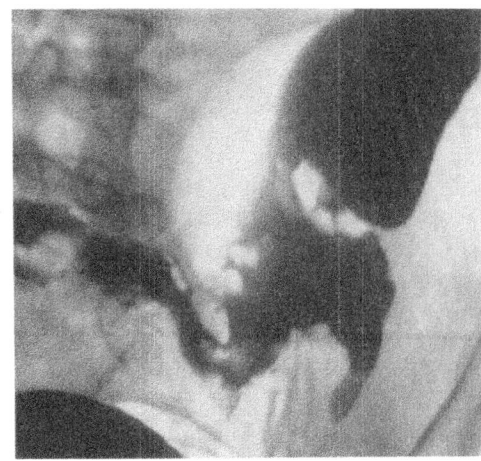

Abb. 495. Dickdarmcarcinom mit Randwulst und Zerfallshöhle

weil nicht genügend Kontrastmittel durch die Einengung in den oralwärts gelegenen Darmbereich gelangt. Dieser Kontrastmittelübertritt soll keineswegs um jeden Preis erzwungen werden. Wenn durch den Einlauf allein die Ausdehnung der Stenose nicht genügend ermittelt werden kann, muß man trotzdem mit einer peroralen Kontrast-

mittelgabe sehr zurückhaltend sein, da bei so starker Einengung und der immer auftretenden Eindickung der Kontrastmittelaufschwemmung *die Gefahr eines Ileus sehr groß
ist*. Weit empfehlenswerter ist bei einer fraglichen Stenose die Wiederholung des Einlaufes
nach einigen Tagen. Wenn dann der Übertritt des Kontrastmittels wieder an *gleicher*
Stelle ausbleibt, so kann die Verdachtsdiagnose einer blastomatösen Stenose als erhärtet
gelten. Derartige Kontrolluntersuchungen sind besonders bei alten Patienten mit
Sphincterinsuffizienz notwendig zur Abgrenzung einer funktionellen Schwäche von einer
organischen Stenose.

Da die meisten Dickdarmcarcinome die Darmwand früher oder später zirkulär verändern, wird das Lumen zwar anfangs einseitig, mit Fortschreiten der Veränderungen

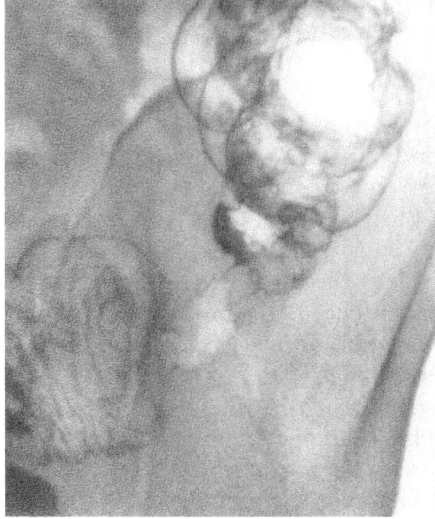

Abb. 497

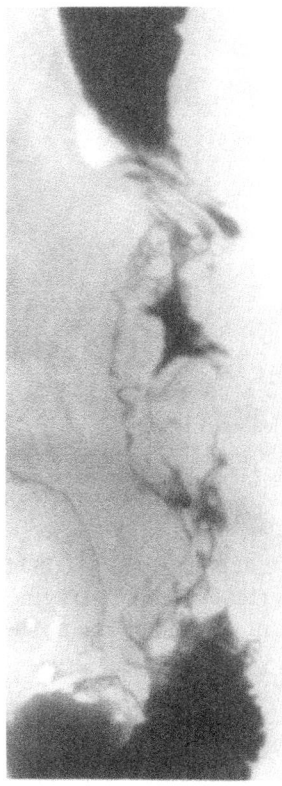

Abb. 496

Abb. 496. Lange, unregelmäßige carcinomatöse Stenose des
Colon descendens

Abb. 497. Kurze, ringförmige Stenose bei einem Carcinom des
Colon descendens (scirrhöse Form)

aber im allgemeinen mehr oder weniger konzentrisch eingeengt. Die Stenosen haben
dann auch bereits beträchtliche Länge (Tumordistanz), verlaufen geschlängelt und zeigen
unregelmäßige, höckerige Konturen (Abb. 496). Eine Ausnahme machen scirrhöse
Formen. Sie führen oft zwar schneller zur Passagebehinderung, engen dabei den Darm
aber nur auf eine kurze Strecke ringförmig ein (Abb. 497).

Die häufigste *Komplikation* eines Dickdarmkrebses ist der vollständige Darmverschluß
mit den für jeden *Ileus* charakteristischen Röntgensymptomen (vgl. S. 419f.). Wegen der
Häufigkeit dieses Ereignisses muß bei jedem Dickdarmileus zunächst an ein Carcinom
gedacht und gegebenenfalls ein Kontrastmitteleinlauf durchgeführt werden.

In fortgeschrittenen Stadien greifen Dickdarmkrebse immer auf Nachbarorgane über,
und zwar je nach Lokalisation auf Magen, Dünndarm, Harnblase und eventuell in Extremfällen auch auf die Bauchdecken. Nicht selten kommt es zu großen Konglomerat-
geschwülsten, in die verschiedene Organe, namentlich Dünndarmschlingen (sekundärer
Dünndarmileus), einbezogen sind (Abb. 498). Geschwulstzerfall führt dann zu inneren
Fisteln zwischen Dickdarm und den beteiligten Abdominalorganen und eventuell auch
(aber selten) zu einer äußeren Fistel durch die Bauchwand.

β) Auch bei der Röntgenuntersuchung sind einige *Besonderheiten spezieller Carcinom-lokalisationen* zu beachten.

Die Feststellung eines Carcinoms im *Rectum* ist eigentlich Aufgabe der Rectoskopie, die gleichzeitig eine Probeexcision ermöglicht. Trotzdem wird vor chirurgischen Eingriffen im allgemeinen auch die Röntgenuntersuchung zu Rate gezogen, und zwar zur Darstellung der Geschwulstausdehnung und ihrer Beziehung zur Nachbarschaft.

Untersuchungstechnisch darf für die Darstellung des Rectums und insbesondere seiner Schleimhaut am besten in *Bauchlage* des Patienten nur so wenig Kontrastmittel einlaufen, daß die Sigmaschlingen ungefüllt bleiben (Abb. 499). Man läßt das Kontrastmittel wieder ablaufen und sieht dann bereits meist ein gutes Schleimhautrelief, das auch feinere

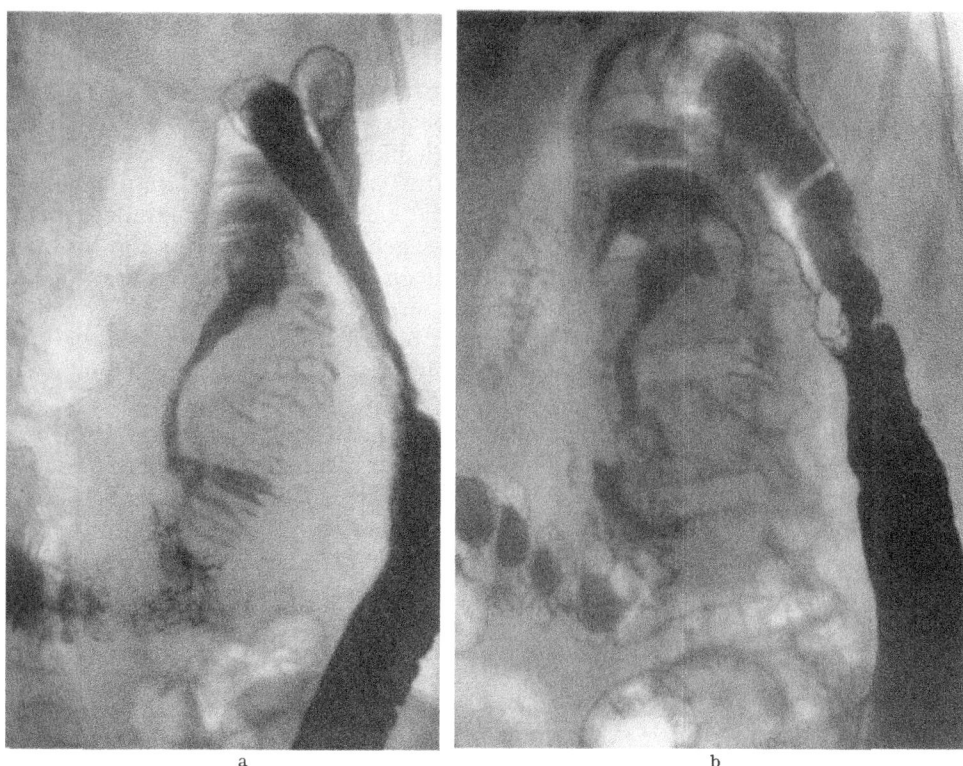

a   b

Abb. 498a u. b. Konglomeratgeschwulst bei primärem Dickdarmcarcinom. Eine Dünndarmschlinge ist in die Geschwulst einbezogen. Carcinomatöse Dickdarm-Dünndarmfisteln (operativ bestätigt). a Sagittalbild. b Projektion fast seitlich

blastomatöse Veränderungen erkennen läßt. Erscheint trotzdem ein Doppelkontrast erforderlich, so darf nur sehr wenig Luft eingeblasen werden, weil eine zu starke Luftblähung den weiteren Untersuchungsgang stört. Dieser Nachteil besteht immer, wenn ein Kontrastmitteleinlauf in unmittelbarem Anschluß an eine Rectoskopie durchgeführt werden soll (vgl. S. 410).

Gezielte Aufnahmen werden in verschiedenen Projektionsrichtungen angefertigt. Sehr vorteilhaft ist die rein seitliche Projektion, namentlich für die Klärung der Lage zum Kreuzbein.

Die durch das Carcinom hervorgerufenen Veränderungen im Darmlumen entsprechen dem allgemein über die Röntgensymptomatologie Gesagten.

Differentialdiagnostisch muß beim Rectumcarcinom an Veränderungen durch eine Proktitis bzw. Periproktitis (evtl. mit Abscessen), durch eine Lues, Gonorrhoe oder ein Lymphogranuloma inguinale gedacht werden.

Für die Darstellung von Carcinomen im *Sigma* gelten untersuchungstechnisch ähnliche Gesichtspunkte wie für das Rectum. Durch gleichzeitige Vollfüllung aller Sigmaschlingen können selbst größere Veränderungen so überdeckt werden, daß sie kaum noch frei-zuprojizieren sind. Das Sigma muß deshalb sehr langsam gefüllt werden. Besteht eine höhergradige Stenose, dann ist eine zu schnelle Vollfüllung des gesamten Sigmas ohnehin nicht möglich, weil durch die Passagebehinderung die distalen Darmteile, namentlich

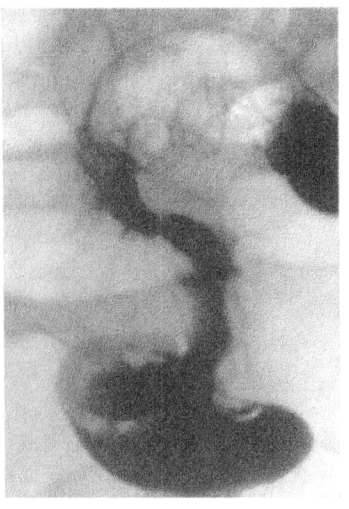

die Ampulle, prall überdehnt werden und plötzlich so starker Stuhldrang einsetzt, daß der Einlauf nicht ge-halten werden kann.

Gezielte Schleimhautaufnahmen in verschiedenen Pro-jektionsrichtungen sind gerade für die Feststellung fei-nerer Veränderungen im Sigma besonders wichtig. Eine überlagerungsfreie Projektion einzelner Abschnitte er-reicht man oft erst durch Umlagerungen des Patienten. Außer in gezielten Darstellungen muß das Sigma aber auch in seiner ganzen Länge röntgenologisch beurteilt werden, weil dies für den Chirurgen operationstechnisch wertvoll ist (Möglichkeit der Resektion!).

In der Literatur wird mehrfach darauf hingewiesen, daß Stenosen, die sich beim Kontrastmitteleinlauf als hochgradiges Passagehindernis erweisen, die Stuhlentlee-rung überhaupt noch nicht zu behindern brauchen. Man nimmt deswegen an, daß im Bereich der Geschwulst ven-tilartige Stenosen bestehen können, die dann bei der rec-talen Kontrastmitteldarstellung auch vollkommen glatt konturiert erscheinen (Abb. 500).

Abb. 499. Rectumcarcinom. Darstellung in Bauchlage des Patienten

Differentialdiagnostisch wichtig ist eine normale Engstellung des Darmes am Übergang vom Sigma in das Colon descendens, oft mit welliger Begrenzung; dadurch kann u. U. eine organische Stenose vorgetäuscht werden. Vor einer Verwechslung bewahrt aber die Beachtung der scharfen Konturen und das Fehlen jeglicher Kontrastmitteldefekte.

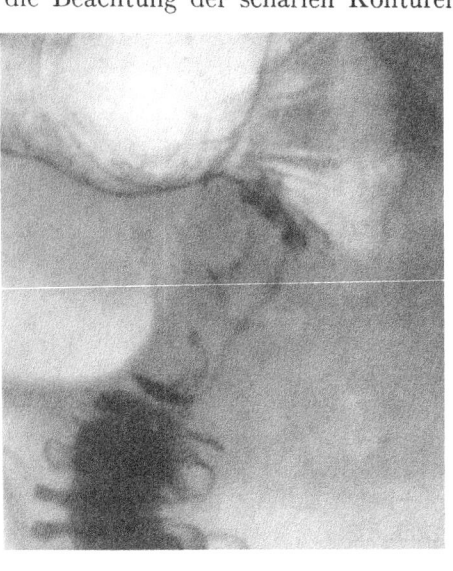

Der Häufigkeit nach folgen nun die Carci-nome im *Coecum*. Ihre Darstellung ist bei rich-tiger Untersuchungstechnik im allgemeinen nicht schwer. Es kommt allerdings auch hier auf eine gute Schleimhautdarstellung an, um kleinere Kontrastmittelaussparungen nicht zu verdecken. Das einmal vollgefüllte Coecum entleert sich meist beim Ablassen des Kontrastmittels nicht ohne weiteres so gut, daß dann noch eine Schleim-hautdarstellung möglich ist. Deshalb muß pri-mär die Vollfüllung zunächst vermieden werden, indem man beim Einlauf das Kontrastmittel nur bis *vor* das Coecum vordringen, die Hauptmenge sofort wieder ablaufen läßt und dann palpatorisch die Kontrastmittelreste bis an den unteren Coe-cumpol verteilt.

Im Coecum beginnen Carcinome oft an der Hin-terwand und zeigen in ihrem weiteren Wachstum die gleichen Formen wie in den übrigen Darm-abschnitten (Abb. 501 und 502). Ihre Ausbreitung

Abb. 500. Carcinomatöse Stenose des Sigmas mit verhältnismäßig glatten Konturen

erfolgt vorwiegend zirkulär in Richtung auf das Colon ascendens, während der untere Coe-cumpol oft lange frei bleibt. In solchen Fällen handelt es sich allerdings eigentlich bereits um Ascendensgeschwülste. Es entstehen lange röhrenförmige Stenosen mit unregelmäßigen Konturen und knollenartiger Begrenzung. Höchstens ausnahmsweise entwickeln sich im Coecum die für einen Scirrhus charakteristischen kurzen ringförmigen Einschnürungen.

Nicht selten greift die Geschwulst auch auf die Valvula Bauhini über und zerstört sie. Wenn dann trotz einer höhergradigen Stenose Kontrastmittel bis in den Dünndarm gelangt, erkennt man dort eine erhebliche prästenotische Erweiterung.

Viel schwieriger als die Darstellung eines Coecumcarcinoms ist seine Differential-diagnose gegenüber geschwulstähnlichen Veränderungen und namentlich der Ileocöcal-tuberkulose (vgl. S. 439). Rein röntgenologisch ist eine Unterscheidung oft überhaupt nicht möglich. Auch eine Invagination (vgl. S. 452) kann geschwulstähnliche Bilder verursachen. Bei ungenügender Darmreinigung entstehen gerade im Coecum häufig Kontrastmittelaussparungen durch Kotballen, die blastomatöse Veränderungen vor-

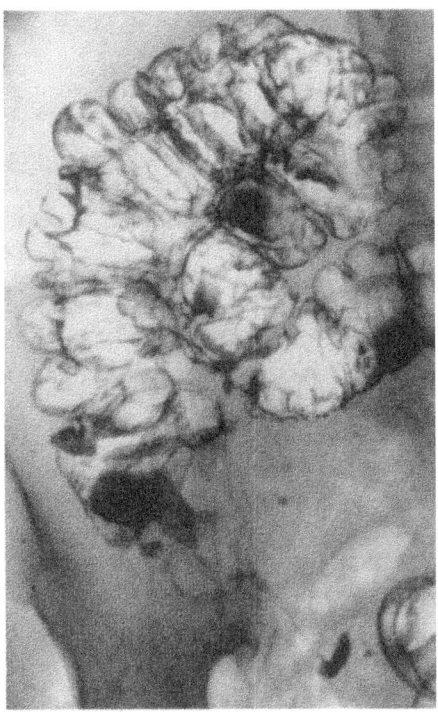

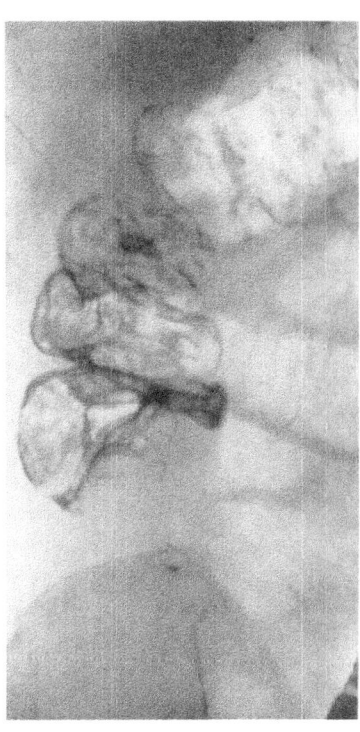

Abb. 501. Coecumcarcinom mit hochgradiger Stenosie-rung. Die teilweise Kontrastmittelfüllung der Appendix zeigt, daß der untere Coecumpol noch frei sein muß

Abb. 502. Zirkulär wachsendes Carcinom, das vom Coecum auf das Colon ascendens übergreift

täuschen können. Wenn keine Ileussymptome bestehen, ist in Zweifelsfällen eine vor-sichtige perorale Darstellung der Ileocöcalgegend mit dünnem Kontrastmittelbrei erlaubt.

Während sich Geschwülste der *Appendix* (Adenocarcinome) klinisch hinsichtlich Malignität und Metastasierung von denen anderer Darmabschnitte nicht unterscheiden, ist das an der Appendixbasis lokalisierte sog. *Carcinoid* im Gegensatz zu seinen sonstigen Lokalisationen offenbar weitgehend gutartig. Im Röntgenbild erscheint es an der Basis des Wurmfortsatzes als breite halbkugelige Kon-trastmittelaussparung, die in den unteren Coecumpol ragt.

Carcinome des *Colon ascendens* (Abb. 503) und *descendens* bieten keine wesentlichen Besonderheiten. Im *Colon transversum* ergibt sich mitunter die Frage, ob es sich um ein primäres oder sekundäres Dickdarmblastom handelt, weil wegen der engen Lagebezie-hungen häufig der Magen mitbeteiligt ist und umgekehrt.

An den *Colonflexuren* muß wieder auf eine freie Projektion der einzelnen Darmschlingen geachtet werden. Bei Veränderungen im Bereich der rechten Flexur sind differential-diagnostisch sekundäre Prozesse, die von der Gallenblase, evtl. auch von der Niere auf den Dickdarm übergegriffen haben, auszuschließen. Entzündliche Verwachsungen können dort so unübersichtliche Verhältnisse schaffen, daß eine sichere Klärung äußerst schwer, wenn nicht sogar unmöglich wird.

d) Dickdarmsarkom

Noch seltener als im Dünndarm sind Sarkome des Dickdarms. Sie können als groß-knollige Geschwülste ins Darmlumen hineinragen (meist Spindelzell-, Fibro- und Myosarkome) oder selten, und dann vorwiegend in der Ileocöcalgegend, die Darmwand infiltrativ durchsetzen (Rundzellen- oder Lymphosarkome). Eine sichere Abgrenzung gegenüber den Carcinomen erlaubt die Röntgenuntersuchung nicht.

e) Sekundäre Blastome

Metastatische Geschwülste sind sehr selten, lediglich im Dünndarm (Jejunum) häufiger als die dort noch selteneren primären malignen Blastome. Metastasen können auf Grund des Röntgenbildes nur dann als solche diagnostiziert werden, wenn bereits vorher ein entsprechender Primärtumor bekannt ist.

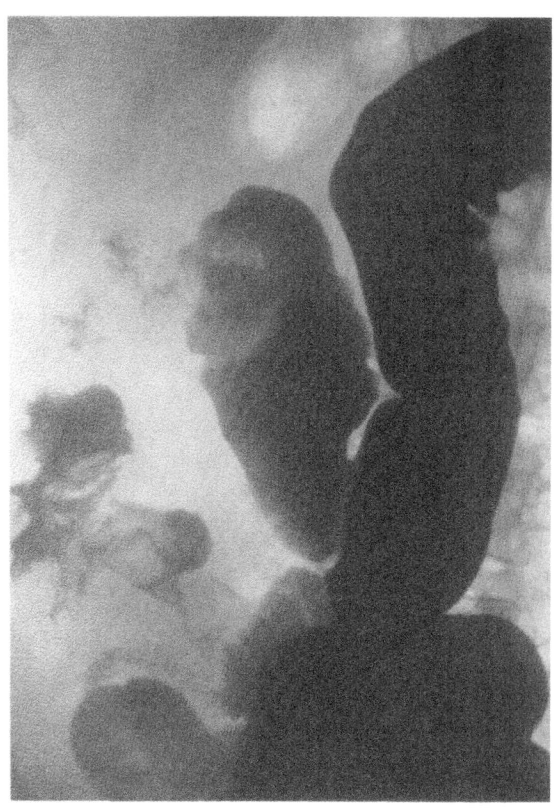

Wichtiger sind Blastome, die von der Nachbarschaft sekundär auf den Darm übergreifen. Vorwiegend expansiv wachsende Geschwülste verursachen zunächst nur Verlagerungen des Darmes, evtl. mit Einengung durch Druck von außen (vgl. Abb. 528). Um eine eigentliche sekundäre Darmgeschwulst handelt es sich erst, wenn das Blastom in die Darmwand selbst eingewachsen ist. In diesem Stadium kann aber die Unterscheidung von einem primären Darmcarcinom, das sekundär die Umgebung ergriffen hat, äußerst schwierig sein. Das gilt vor allem für Carcinome des Colon transversum bzw. des Magens (vgl. S. 382).

Ein Übergreifen auf den Darm ist bei malignen Blastomen praktisch aller Abdominalorgane, aber auch vom retroperitonealen Raum aus möglich. Zwischen den beteiligten Organen bilden sich häufig Fisteln.

Abb. 503. Carcinom des Colon ascendens bzw. der rechten Kolonflexur. Unregelmäßig zerklüftete Stenose. Vorwölbung (Invagination) des Tumors in das Transversum

Es wurde bereits darauf hingewiesen (vgl. S. 444), daß Darmcarcinome oft auf andere primär unbeteiligte Darmschlingen übergreifen, z. B. Dickdarmcarcinome auf den Dünndarm, und dann dort als Sekundärgeschwulst aufzufassen sind (Abb. 504).

f) Geschwulstähnliche Veränderungen

Röntgenbilder, die denen echter Blastome sehr gleichen, können verschiedene Erkrankungen hervorrufen. Von ihnen wurden *Tuberkulose* (vgl. S. 436ff.), *Aktinomykose* und *Lues* (vgl. S. 440) bereits genannt. Zu Verwechslungen können aber auch *Abscesse*, namentlich perityphlitische Abscesse, führen. PRÉVÔT beschrieb einen Kotabsceß, der im Bereich des oberen Dünndarms ein Blastom vortäuschte.

Die seltene *Lymphogranulomatose* des Darmes kann als solche nur im Rahmen einer bereits bekannten allgemeinen Hodgkinschen Erkrankung vermutet werden. Auch eine *Endometriose* verursacht blastomähnliche Kontrastmittelaussparungen (Abb. 505). Menstruations-synchrone periodische Blutungen weisen am ehesten den Weg zur richtigen Diagnose.

Genannt sei schließlich noch die *Mucocele* (Pseudomyxoma peritonei), die aber als solche röntgenologisch nicht zu erkennen ist (vgl. S. 433).

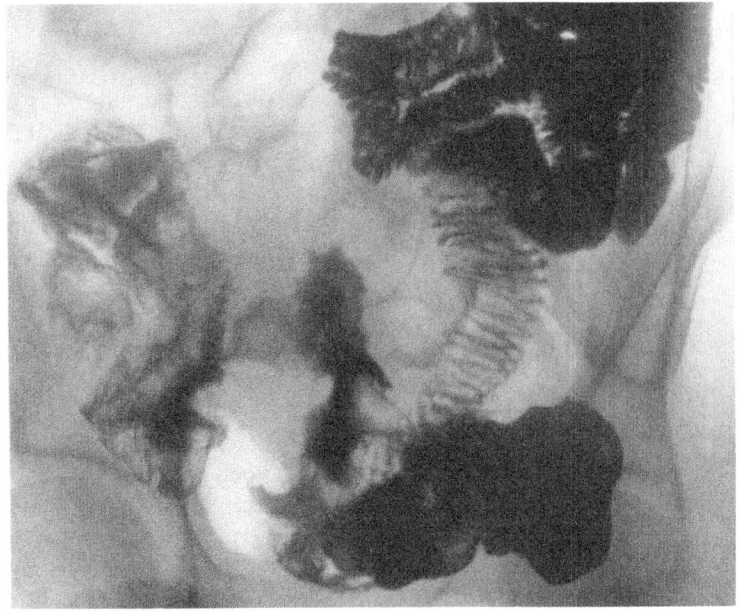

a

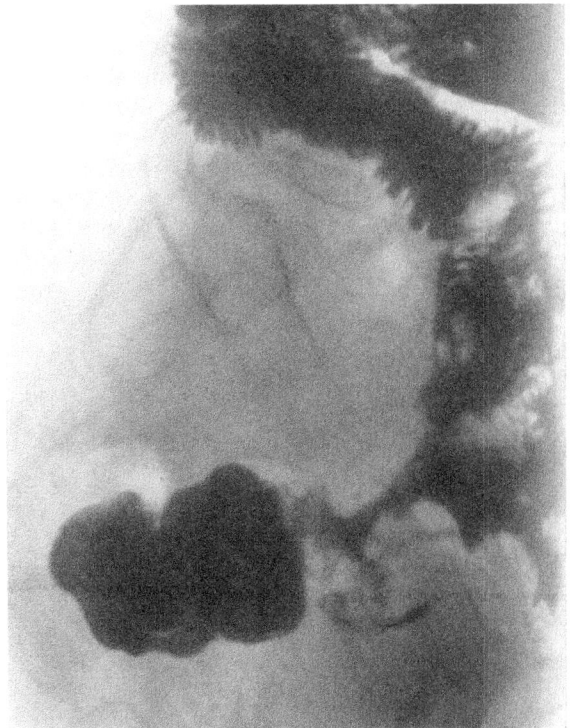

b

Abb. 504a u. b. Dünndarm-Dickdarmfistel bei zerfallendem Retothelsarkom.
a Projektion etwas im I. schrägen Durchmesser. b Seitenbild

4. Divertikel

Divertikel des Darmes können angeboren sein oder sich — anlagebedingt — später entwickeln. Deswegen werden sie vorwiegend bei älteren Patienten gefunden. Echte

Divertikel (mit allen Wandschichten) kommen eigentlich nur im Duodenum und Jejunum vor. In den übrigen Darmabschnitten handelt es sich meistens um falsche Divertikel, d. h. um Ausstülpungen der Schleimhaut durch eine Wandlücke, vorwiegend an der Durchtrittstelle eines Gefäßes (Mesenterialansatz).

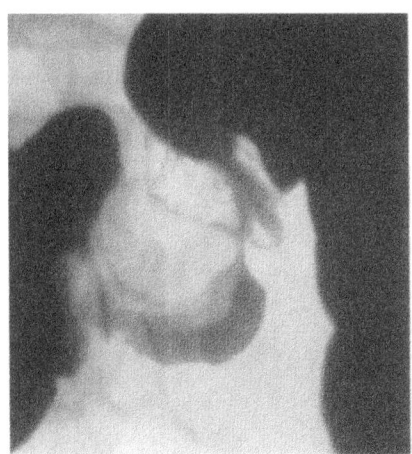

Im *Dünndarm* bestehen Divertikel am ehesten am Jejunum (Abb. 506a), und zwar solitär oder in nur geringer Zahl. Multiple Divertikel (Diverticulosis) sind im Dünndarm Ausnahmen.

Bei der Kontrastmitteldarstellung werden kleinere Divertikel leicht durch andere Darmschlingen verdeckt und deswegen häufig übersehen; oder ihr Stiel ist so eng, daß kein Kontrastmittel in den Divertikelsack gelangt. Aber gerade diese Formen mit engem Stiel sind klinisch wichtig, weil es in ihnen zur Retention von Darminhalt mit konsekutiver Diverticulitis und entsprechenden subjektiven Beschwerden kommt. Wenn Kontrastmittel den Divertikelsack gefüllt hat, dann bleibt oft noch längere Zeit nach der Untersuchung eine Restfüllung, die auf Röntgenbildern nach Wiederentleerung des Darmes kaum zu verkennen ist (Abb. 506b).

Abb. 505. Endometriose des Dickdarms (Sigma) bei einer 39jährigen Frau (operativ bestätigt). Blastomähnliche Kontrastmittelaussparungen

Meckelsche Divertikel als Folge einer unvollständigen Rückbildung des Ductus omphaloentericus gehören zu den Fehlbildungen (vgl. S. 428).

Im *Dickdarm* nehmen Häufigkeit und Zahl der Divertikelbildungen zum Sigma hin erheblich zu. Dort besteht öfter eine *Diverticulosis*. Für die Röntgendarstellung ist die Tatsache wichtig, daß Dickdarmdivertikel infolge der Koteindickung häufiger als die

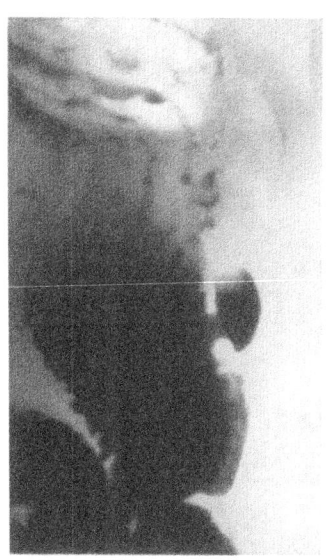
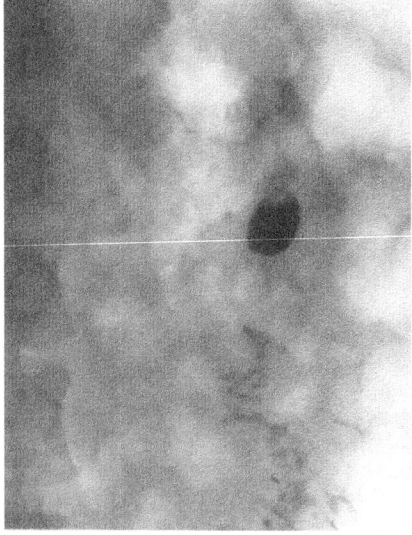

a   b

Abb. 506a u. b. Divertikel an der abführenden Jejunumschlinge nach Billroth II. a Luftblase am oberen Pol des Divertikelsackes. b Restfüllung im Divertikel nach Wiederentleeerung des Darmes

anderer Abschnitte des Digestionstraktes mit Ingesta gefüllt sind, so daß Kontrastmittel höchstens in den Divertikelhals vordringen kann. Man sieht dann an der Kontur des stark haustrierten (spastischen) Darmlumens kleine, spitze Kontrastmittelvorsprünge (vgl. Abb. 508), während der Divertikelsack selbst nicht dargestellt ist. Aus diesem

Grunde kann bei jedem (oft zufälligen) röntgenologischen Nachweis eines Divertikels angenommen werden, daß in Wirklichkeit wesentlich mehr Divertikel bestehen, als das Röntgenbild zeigt.

Da auch das Kontrastmittel im Dickdarm eingedickt wird, sind Restfüllungen häufig und bleiben länger bestehen (Abb. 507).

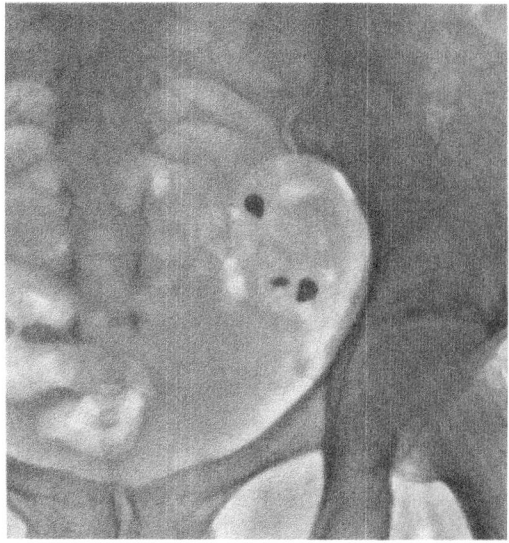

Mit Kontrastmittel gefüllte Divertikel zeigen die übliche Säckchen- oder Pilzform (Abb. 508). Bei einer Diverticulosis erreichen die Säckchen im allgemeinen etwa die Größe einer Erbse oder einer kleinen Kirsche, einzeln auftretende Säckchen können aber auch viel größer werden.

Steinbildung in Divertikeln wird mitunter (aber selten) beobachtet. Die Möglichkeit einer Verwechslung mit Pankreassteinen besteht bei schattengebenden Konkrementen in Divertikeln des Querkolons.

Klinisch bedeutungsvoll ist die *Diverticulitis* als Folge lange dauernder Retention und Zersetzung von Darminhalt. Röntgenologisch ist aber kaum zu klären, ob ein Entzündungsprozeß vorliegt oder nicht. Einen Hinweis gibt manchmal die Lokalisation eines umschriebenen Druckschmerzes bei der Durchleuchtung. Fortschreiten des

Abb. 507. Restfüllung in Dickdarmdivertikeln mehrere Wochen nach Kontrastmitteldarstellung

Entzündungsprozesses führt zu Röntgenbefunden, wie sie bei der regionalen oder allgemeinen Colitis beschrieben wurden (vgl. S. 433 ff.), evtl. mit Bildung von Abscessen oder einer Darmwandphlegmone. Dann kann es zur Perforation, meist gedeckt (Abb. 509),

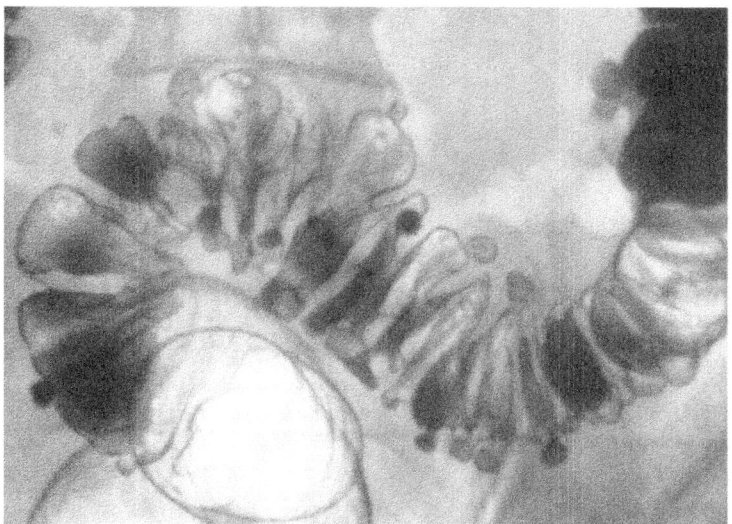

Abb. 508. Mit Kontrastmittel gefüllte Dickdarmdivertikel (Säckchen- bzw. Pilzform). An einigen Stellen nur kleine spitze Kontrastmittelvorsprünge in den Divertikelhals ohne Füllung des Divertikelsackes

möglicherweise aber auch in die freie Bauchhöhle, kommen. Nicht selten ist auch eine Perforation in das Mesenterium mit entzündlicher Verdickung.

Je länger eine Diverticulitis besteht und je chronischer sie verläuft, um so umfangreicher bildet sich entzündliches Narbengewebe *(Diverticulitis fibroplastica)*, in das auch die weitere Umgebung einbezogen werden kann *(Peridiverticulitis)*. Sekundäre Narbenschrumpfung bewirkt eine Einmauerung mehr oder weniger großer Darmabschnitte. Röntgenbilder zeigen dann Veränderungen, die weitgehend denen bei malignen Blastomen gleichen und davon meist nicht zuverlässig zu unterscheiden sind (oft selbst bei der Operation nicht!). Wichtig sind gute Schleimhautbilder. Sie können als Unterscheidungsmerkmal bei der Diverticulitis eine — entzündlich irritierte — Schleimhaut erkennen lassen; beim Carcinom fehlt dieses Bild.

Divertikulosen sind oft mit Carcinomen kombiniert. Diesbezügliche Angaben gehen bis zu 30%. Die Frage, ob deswegen eine Divertikulose als Präcancerose anzusehen ist, können wir nicht beantworten. Die Häufigkeit des Zusammentreffens fordert aber nachdrücklich, bei Trägern von Dickdarmdivertikeln besonders sorgfältig auf carcinomatöse Veränderungen zu achten und Kontrolluntersuchungen in nicht zu großen Zeitabständen durchzuführen.

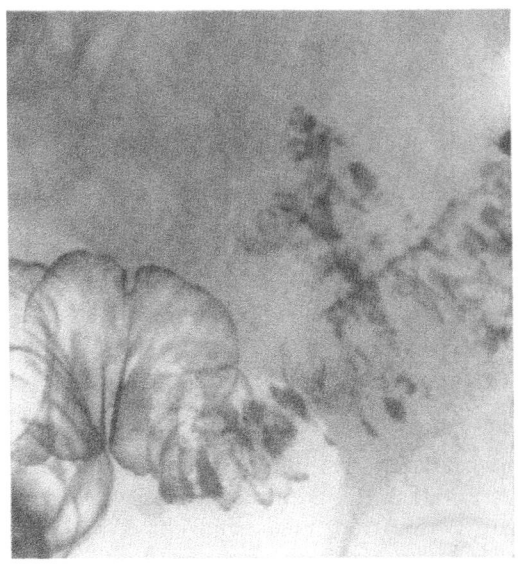

Abb. 509. Zustand nach gedeckter Perforation eines Dickdarmdivertikels

5. Invagination, Volvulus

Die *Invagination* ist vorwiegend eine Erkrankung des Kindesalters. Wenn sie bei Erwachsenen auftritt, sind meist gestielte Geschwülste (Polypen) die Ursache, indem sie bei ihrer Verlagerung durch peristaltische Darmbewegungen die Darmwand hinter sich herziehen.

Häufigste Lokalisation ist die Ileocöcalgegend *(Invaginatio ileocolica)*. Von seltenen Ausnahmen abgesehen stülpt sich eine proximale Darmschlinge (Invaginat) in den distalen Darmteil (Invaginans). Im Bereich der Invagination liegt dann die Darmwand in dreifacher Lage übereinander, lediglich bei der Invaginatio ileocolica manchmal nur in zweifacher Lage, weil wegen der Zunahme der Lichtungsweite an der Valvula Bauhini das Invaginat der Innenwand des Coecums bzw. Ascendens nicht unbedingt anzuliegen braucht.

Meist führt eine Invagination zum *Ileus* mit den üblichen Röntgensymptomen oberhalb des Darmverschlusses. Perorale Kontrastmittelapplikation ist dann kontraindiziert. Bei der Invaginatio ileocolica kann die klinische Wahrscheinlichkeitsdiagnose (tastbarer wurstförmiger Tumor) durch einen Kontrastmitteleinlauf gesichert werden. Man sieht dann eine dem Invaginat entsprechende Kontrastmittelaussparung bzw. einen bogenförmigen, oralwärts konvexen Stopp (Abb. 510). Manchmal dringt Kontrastmittel in dünner Straße auch noch mehr oder weniger weit in die eingeengte Lichtung des invaginierten Darmteiles vor, oder es fließt mantelförmig zwischen Invaginat und Invaginans. Dadurch kann eine zylinderförmige Kontrastmittelaussparung zustande kommen. Die Schleimhaut des Invaginans erscheint im Bereich des Invaginatkopfes ringförmig gerafft bzw. gestaucht.

Durch den Kontrastmitteleinlauf kann eine Invagination wieder gelöst werden. Es ist wichtig, bei der Durchleuchtung diesen Vorgang zu erkennen, weil auch dann häufig eine Operation angezeigt ist. Sonst besteht nicht nur die Gefahr eines Rezidivs; man kennt auch ohne Inspektion meist weder die Ursache der Invagination noch das Ausmaß einer möglichen Schädigung der Darmwand.

Bei Erwachsenen häufiger als im Kindesalter gibt es eine sog. *chronische Invagination* ohne die Symptome des akuten Darmverschlusses oder mit rezidivierenden, oft aber nur kurz dauernden Verschlußzeichen. In solchen Fällen, bei denen die Nativuntersuchung keinen Anhalt für einen Ileus gibt, kann durch perorale Kontrastmittelgabe auch eine Dünndarminvagination direkt dargestellt werden (Abb. 511). Die seltenen Bilder zeigen

außer den beim Kontrastmitteleinlauf genannten Symptomen
meist eine prästenotische Erweiterung des Dünndarms und eine
Verlangsamung der Passage.

Drehung des Darmes um seine
Mesenterialachse führt zum *Volvulus* und bei entsprechendem
Ausmaß ebenfalls zum Darmverschluß. Dieses Ereignis wird durch
eine Erschlaffung des Mesenteriums bzw. Mesocolons, z. B. infolge
starker Abmagerung, begünstigt.
Weitere Ursachen sind neben Fehlbildungen (vgl. S. 422) strangförmige Verwachsungen in Wechselwirkung mit Schrumpfungsvor-
gängen im entzündlich veränderten Mesenterium, dann aber auch
Überblähungen des Darmes.

Am häufigsten ist ein Volvulus
des Sigmas, besonders bei langer
Schleifenbildung. In der Coecum-
gegend, z. B. bei einem Coecum
mobile, ist an der Drehung auch
die letzte Ileumschlinge regelmäßig mitbeteiligt.

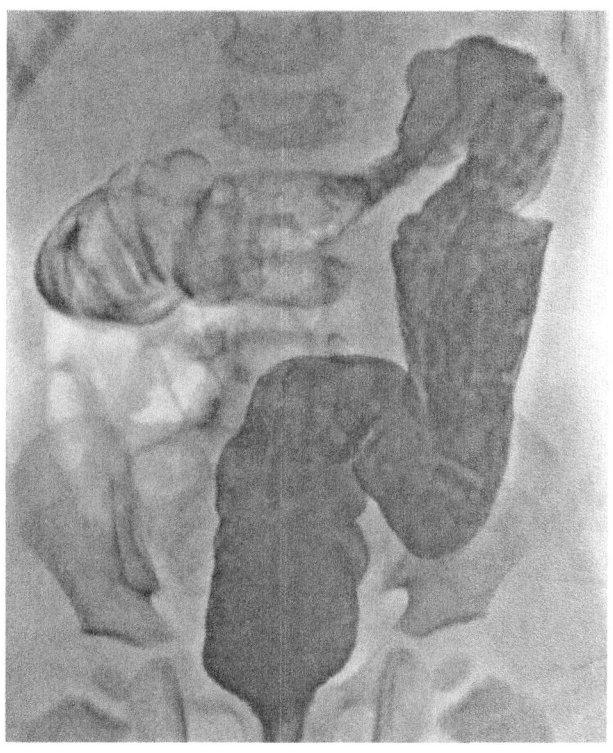

Abb. 510. Akute Invagination des Dickdarms im Bereich des Colon transversum

Anlaß zu einer Röntgenuntersuchung gibt ein Volvulus im allgemeinen erst, wenn die
Drehung so erheblich ist, daß Zeichen des Darmverschlusses bestehen. Dann darf aber

bereits kein Kontrastmittel mehr
peroral gegeben werden. Nativbilder zeigen zuerst eine starke
Gasblähung der gedrehten Schlingen, die sich aber bald auf die
proximalen Darmabschnitte erstreckt (Abb. 512). Durch rectale
Kontrastmittelapplikation kann
ein Volvulus des Sigmas direkt
dargestellt werden. Es kommt
dann an der Drehungsstelle zu
einer Verjüngung des Schattenbandes mit glatten Konturen und
einem der Drehung entsprechenden spiraligen Verlauf.

6. Hernien

a) Innere Hernien

Die Zwerchfellbrüche wurden
bereits an anderer Stelle ausführlich besprochen (vgl. S. 257ff.).

Alle anderen inneren Hernien
sind selten und nicht leicht zu

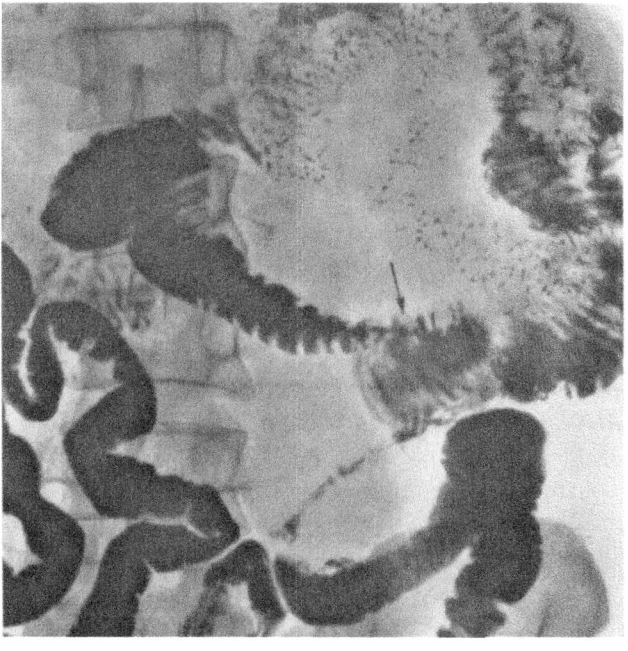

Abb. 511. Chronische Invagination (ohne Ileus). Perorale Kontrastmitteldarstellung einer Dünndarminvagination

diagnostizieren, solange sie nicht incarceriert sind. Meist werden sie erst bei der Laparotomie wegen eines Ileus als dessen Ursache erkannt.

Prädilektionsstellen sind:

1. Die Bursa omentalis mit dem Foramen epiploicum Winslowi als Bruchpforte.

2. Die Recessus duodenojejunales, wobei von den verschiedenen Eintrittspforten am häufigsten der Durchtritt im Bereich des Treitzschen Bandes erfolgt *(Treitzsche Hernie)*.

3. Die Recessus intercoecales.

4. Der Recessus intersigmoideus und

5. der ungenügend eingeengte Mesocolonschlitz nach retrokolischer Gastroenterostomie (Billroth II).

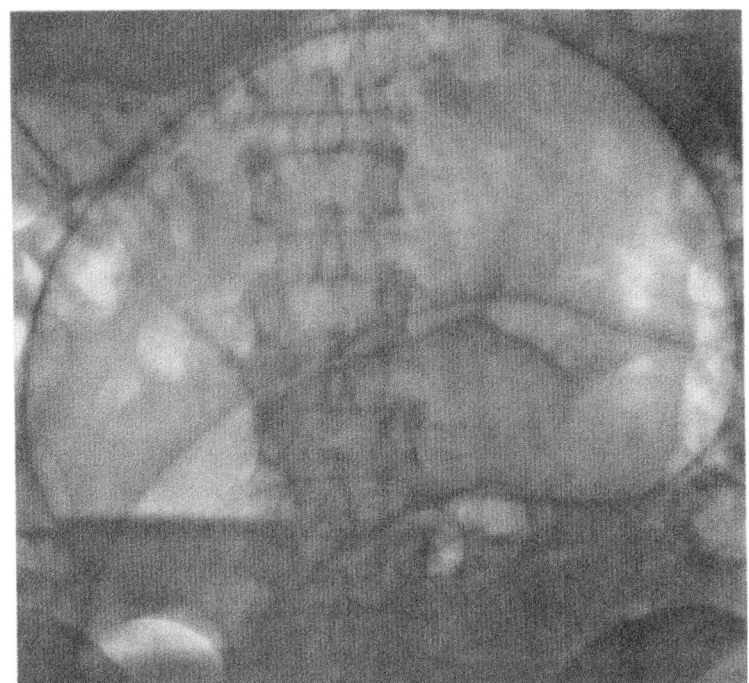

Abb. 512. Volvulus des Sigmas. Gasblähung der gedrehten und der proximalen Darmschlingen

Praktische Bedeutung haben vorwiegend die Hernien der Bursa omentalis und die Treitzsche Hernie. Dünndarmschlingen bilden bei ihnen den Bruchinhalt. Da die Bruchpforten meist sehr eng sind, kommt es oft unmittelbar nach dem Durchschlüpfen von Darmteilen zu einem Ileus, der eine perorale Kontrastmitteldarstellung verbietet.

Nativbilder zeigen die charakteristischen Ileussymptome. Auffallend ist mitunter eine isolierte Blähung des Magens und der oberen abführenden Jejunumschlinge bzw. des Duodenums bei einer Treitzschen Hernie mit Flüssigkeitsspiegel in der Gegend der Flexura duodenojejunalis. Präoperativ gelingt aber eine sichere Diagnose röntgenologisch höchstens ausnahmsweise. Für die Indikation zur chirurgischen Intervention genügt indes auch der Nachweis allgemeiner Ileussymptome.

Bestehen keine wesentlichen Einklemmungserscheinungen, so daß noch eine perorale Kontrastmitteldarstellung erlaubt ist, dann können Verlagerungen und abnormer Verlauf einzelner Darmschlingen den Verdacht auf eine innere Hernie erwecken. Das Wichtigste für eine präoperative Diagnose ist, daß man bei unklaren Fällen überhaupt auch an die Möglichkeit einer inneren Hernie denkt.

b) Äußere Hernien

Äußere Hernien werden im allgemeinen überhaupt nicht Gegenstand einer Röntgenuntersuchung, es sei denn, daß besondere Auskünfte über den Bruchinhalt u. ä. gewünscht werden, was am ehesten bei großen Narbenbrüchen und Riesenhernien besonderer Lokalisation der Fall ist (Abb. 513). Da dies nur durch Kontrastmitteldarstellung möglich ist, kommen dafür höchstens Brüche ohne Einklemmungserscheinungen in Frage.

Incarceration, die eine Kontrastmitteldarstellung verbietet, führt zu den geläufigen Ileussymptomen. Blähung und Spiegelbildung bestehen dann zunächst in den Darmabschnitten unmittelbar oralwärts vom Verschluß; später erscheinen sie überall im Bauchraum.

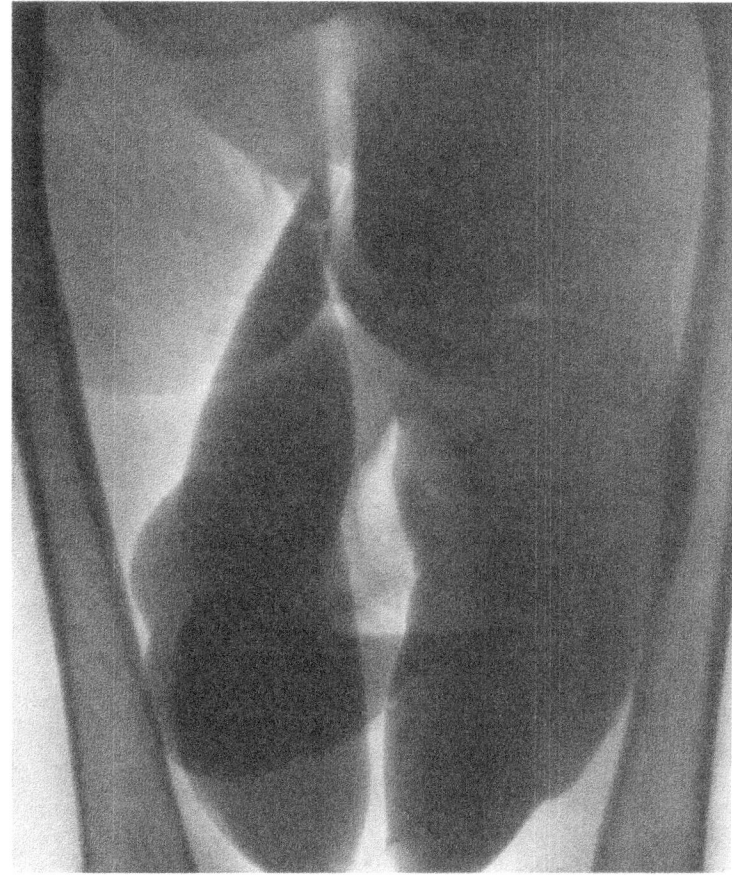

Abb. 513. Hernia labialis permagna

7. Fisteln

a) Innere Fisteln

Fistelverbindungen zwischen dem Darm und anderen inneren Organen, besonders auch zwischen verschiedenen Darmabschnitten, sind im allgemeinen Folge unspezifischer und spezifischer Entzündungen (Abb. 514); oder sie entstehen bei ulcerösem Zerfall von Blastomen.

Über die jeweils zweckmäßige Art der Kontrastmitteldarstellung von Fisteln des Digestionstraktes wurde schon bei den Magenfisteln gesprochen. Bei allen Fistelgängen, die vom Dickdarm ausgehen oder dort münden, ist zuerst oder zusätzlich eine Darstellung durch Kontrastmitteleinlauf zu versuchen.

α) *Magen-Darmfisteln* sind schon an anderer Stelle besprochen (vgl. S. 190ff.).

β) *Dünndarm-Dünndarmfisteln* sind verhältnismäßig selten und treten vorwiegend im Bereich des Ileums auf. Da es sich meist um eine Folge entzündlicher Veränderungen handelt, bestehen auch ausgedehnte Verwachsungen der beteiligten und auch noch anderer Darmschlingen. Das erschwert den Nachweis der oft nur dünnen Fistelverbindung durch die Röntgenuntersuchung. Manchmal werden die Darmschlingen infolge von Narbenschrumpfung sternförmig in den Fistelbereich gezogen (vgl. Abb. 515).

Diese Dünndarmfisteln sind oft klinisch belanglos und erfordern dann keine chirurgische Behandlung.

γ) *Dünndarm-Dickdarmfisteln* sind im allgemeinen nicht schwer zu erkennen (Abb. 515 und 516). Für sie gilt im wesentlichen das über die Magen-Dünndarm-Dickdarmfisteln Gesagte (vgl. S. 392f.). Eine genaue Analyse des Fistelverlaufs erfordert nicht selten außer einer peroralen in einer zweiten Untersuchung auch eine rectale Kontrastmittel-applikation. An die Möglichkeit einer temporären Verlegung oder ventilartiger Verschlüsse sei noch einmal erinnert.

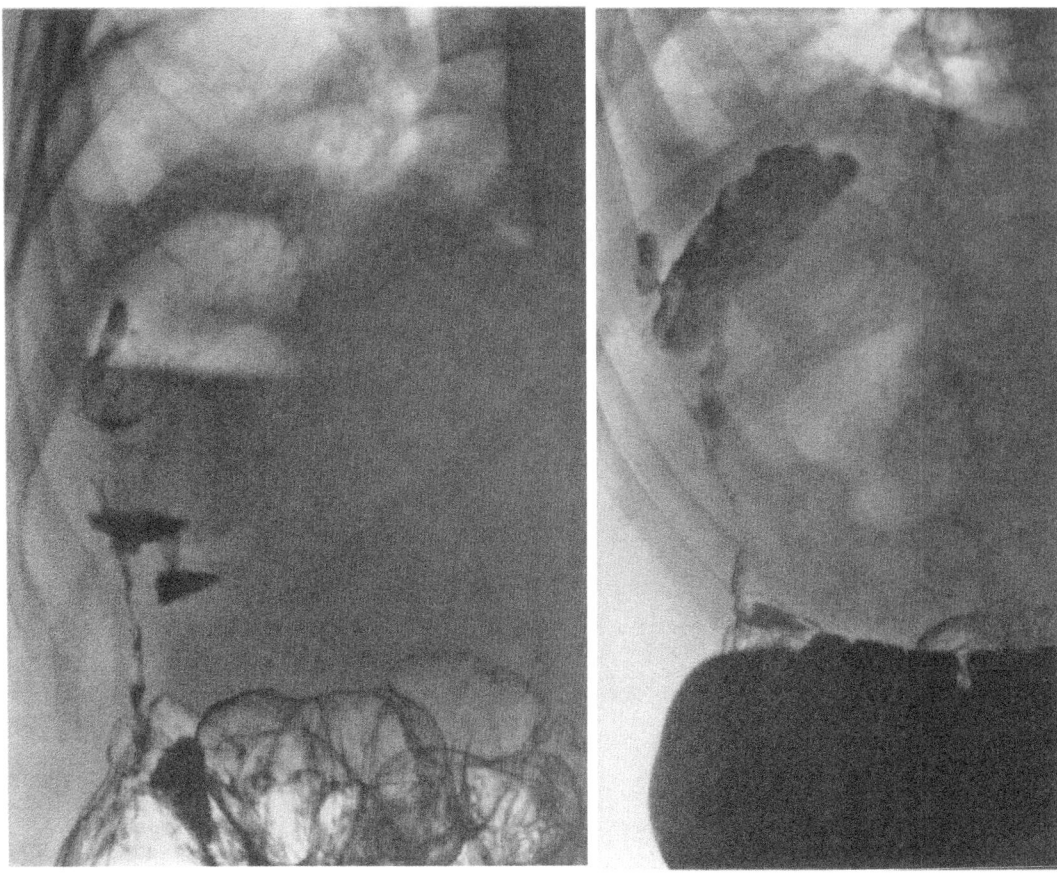

a   b

Abb. 514a u. b. Kontrastmitteldarstellung einer Fistel zwischen der nach caudal verdrängten rechten Kolonflexur und einem hinter der Leber gelegenen Absceß. a Darstellung im Stehen. b Darstellung im Liegen

δ) *Dickdarm-Blasenfisteln* können Perforationsfolge bei einer Divertikulose sein; oder sie entstehen, wie meistens auch

ε) *Mastdarm-Scheidenfisteln*, durch ulcerösen Zerfall von Blastomen. Dann handelt es sich oft um Portiocarcinome, die auf Vagina und Rectum übergegriffen haben. Bei Mastdarm-Scheidenfisteln nach intensiver Strahlenbehandlung gynäkologischer Carci-nome ist oft kaum zu entscheiden, ob ein Geschwulstzerfall oder eine aktinogene Nekrose die Fistel verursacht hat.

Als Mißbildungen können solche Fistelverbindungen auch bei einer Atresia ani et recti vorkommen (vgl. Abb. 470).

ζ) *Gallenblasen-Darmfisteln* gehen im allgemeinen von den Gallenwegen aus (vgl. S. 484).

b) Äußere Fisteln

Fistelverbindungen vom Darm zur Körperoberfläche (Abb. 517) können, wie beim Magen und Zwölffingerdarm, ungewollte Operationsfolge sein. Im Verlaufe entzündlicher

Prozesse, seltener durch Zerfall von Blastomen, können sie spontan entstehen. Besondere Neigung zu Fisteleiterungen haben Tuberkulose und Aktinomykose.

Auch die kompletten und inkompletten *Analfisteln* (Abb. 518 und 519) nach spezifischen oder unspezifischen periproktitischen Abscessen gehören zu den äußeren Darmfisteln.

Für die Röntgenuntersuchung bewährt sich im allgemeinen die Injektion eines dünnflüssigen Kontrastmittels in die äußere Fistelöffnung besser als die Darstellung vom Darm aus, die im übrigen nur bei verhältnismäßig weitlumigen Fistelgängen gelingt. Nach Kontrastmittelfüllung sieht man die oft bizarren, fuchsbauartig verzweigten Fistelgänge und auch eventuelle Höhlenbildungen.

8. Zirkulationsstörungen

Arterielle oder venöse *Verschlüsse* (Embolie oder Thrombose) *von Mesenterialgefäßen* sind verhältnismäßig selten und treten bei Jugendlichen vorwiegend nach Traumen oder Entzündungen, bei Erwachsenen z. B. als Folge von Herzerkrankungen oder Arteriosklerose auf. Am häufigsten sind die A. und V. mesenterica sup. betroffen. Die konsekutive Schädigung des Darmes betrifft deshalb meist das Jejunum. Sie kann so akut auftreten, daß sofortige chirurgische Maßnahmen erforderlich sind. Eine Röntgenuntersuchung des Abdomens erfolgt im allgemeinen zum Ausschluß von Luftsicheln unter den Zwerchfellkuppeln.

Die Diagnose muß sich auf die klinischen Symptome stützen. Röntgenologisch sieht man lediglich bei subakutem Verlauf eine starke Gasblähung der betroffenen Darmschlingen und im weiteren Verlauf die Zeichen eines Ileus.

9. Parasiten

Tänien von Bandwürmern sind röntgenologisch im allgemeinen nicht zu erkennen. Dagegen sind *Ascariden* im Dünndarm (manchmal auch in anderen Abschnitten des Digestionstraktes) verhältnismäßig leicht nachweisbar. Sie verursachen längliche, in Form und Lage veränderliche Kontrastmittelaussparungen (Abb. 520). Da Ascariden das Kontrastmittel aufnehmen, können sie nach Wiederentleerung des Darmes an einer strichförmigen Restfüllung erkennbar bleiben.

Zur „chirurgischen Erkrankung" werden höchstens Wurm-Konvolute, die im Dünndarm einen Ileus verursachen können.

In der Appendix werden oft Oxyuren gefunden; sie sind röntgenologisch aber nicht darstellbar.

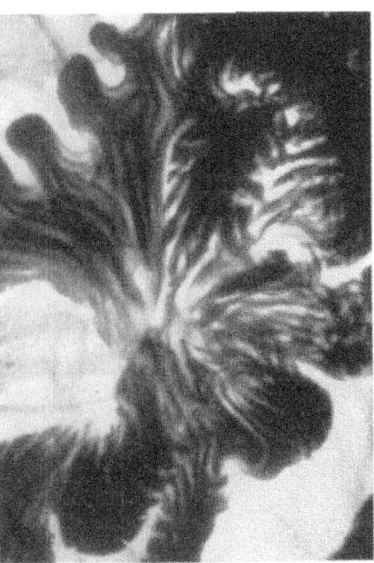

Abb. 515. Dünndarm-Dickdarmfistel nach Bauchoperation mit Verwachsungen

10. Fremdkörper

Fremdkörper können verschluckt werden (meist) und nach Passage von Oesophagus, Magen und Duodenum oder von außen durch Perforation der Darmwand in sein Lumen gelangen; oder sie bilden sich — abgesehen von den Darmparasiten — im Darm selbst. Wenn verschluckte Fremdkörper komplikationslos Speiseröhre und Magen passiert haben, so besteht meist keine wesentliche Gefahr mehr. Nur selten wird dann noch die Darmwand angespießt und perforiert mit konsekutiver Peritonitis.

Der Nachweis schattengebender, namentlich metallischer Fremdkörper ist im allgemeinen bei der Nativuntersuchung nicht schwer, da sie praktisch immer die für ihre Darstellbarkeit im Röntgenbild erforderliche Mindestgröße überschreiten, wenn dem Patienten überhaupt bewußt wurde, sie verschluckt zu haben. Trotzdem sollte die Anwesenheit auch eines metallischen Fremdkörpers auf Grund einer Durchleuchtung allein nicht verneint werden; die Anfertigung von Aufnahmen (mit Streustrahlenblende) ist immer dringend anzuraten (vgl. Abb. 476).

Strahlendurchlässige, nicht schattengebende Fremdkörper sind als Kontrastmittelaussparungen nachweisbar, wenn sie genügende Größe haben. Nach Wiederentleerung des Darmes können sie an einem persistierenden Kontrastmittelbeschlag einige Zeit erkennbar bleiben.

Chirurgisch besagt der Nachweis eines Fremdkörpers im Darm an sich noch nichts. Die Indikation zu einem Eingriff ergibt sich nur, wenn der Verdacht auf eine Anspießung der Darmwand besteht. Als Zeichen dieser Gefahr kann gewertet werden, wenn zwischen

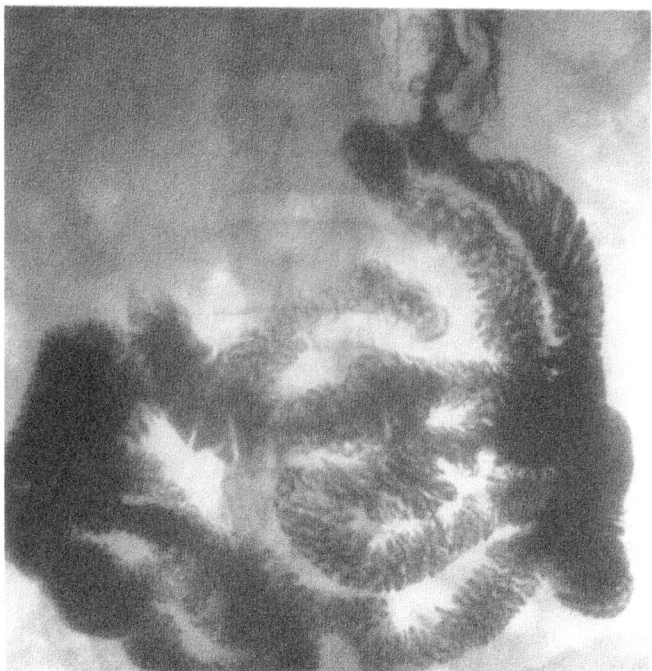

Abb. 516. Dünndarm-Dickdarmfistel bei Zustand nach Billroth II mit antekolischer G. E. Fistel infolge eines kleinen Abscesses innerhalb von Verwachsungen im Bereich der rechten Kolonflexur

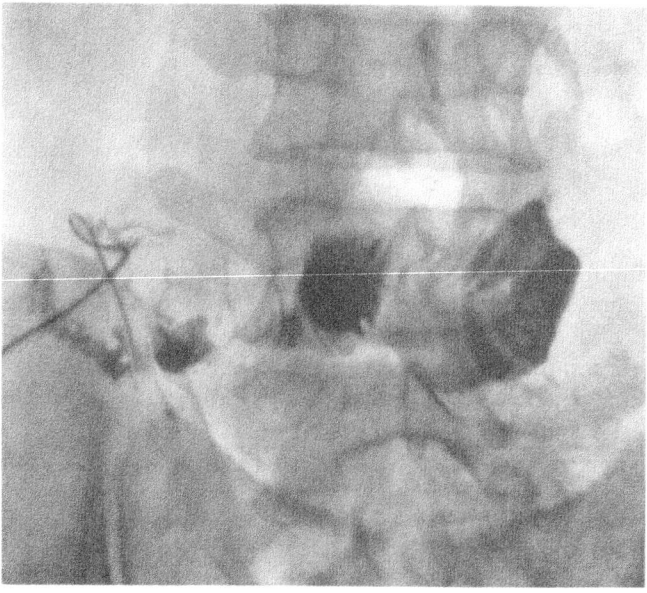

Abb. 517. Darstellung einer äußeren Dünndarmfistel

mehreren zeitlich auseinander liegenden Kontrollen der Fremdkörper nicht weitertransportiert wurde und wenn die betreffende Stelle umschrieben druckschmerzhaft ist. Vor einer eventuellen Laparotomie ist auch bei schattengebenden Fremdkörpern oft eine genaue Lokalisation durch Kontrastmitteldarstellung erforderlich.

Nach Wildgenuß wurden mehrfach Schrotkörner in der Appendix gefunden. Sie werden in der Regel bald weiterbefördert und brauchen keine pathologische Bedeutung zu haben.

Im Körper selbst gebildete Fremdkörper, sog. *Darmsteine* (Enterolithen) oder *Kotsteine* (Koprolithen), werden meist nur bei der Kontrastmitteldarstellung als Füllungsdefekte sichtbar. Sie können sehr groß und zum Passagehindernis werden. Sind sie als kalkdichte Schatten bereits auf Nativbildern zu sehen, so handelt es sich um Enterolithen, die sich meist appositionell um andere Fremdkörper bilden und einen größeren Prozentsatz anorganischer Salze (Magnesia, phosphorsauren Kalk) enthalten.

Darm- oder Kotsteine in der Appendix können belanglos sein. Wenn sie Kalk enthalten, ist eine Verwechslung mit Uretersteinen möglich.

Durch Perforation der Gallenblasen- und Darmwand können auch Gallensteine in sein Lumen gelangen (vgl. S. 482).

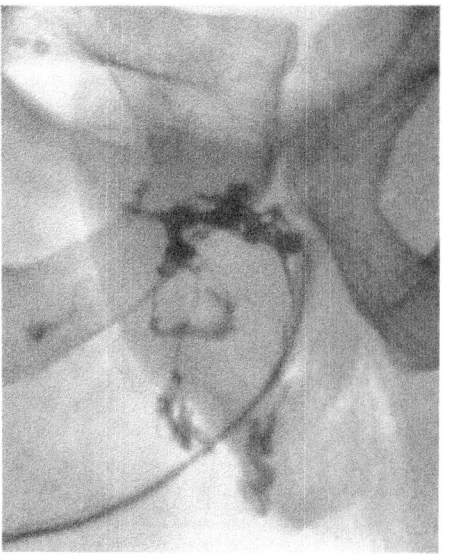

Abb. 518. Kontrastmitteldarstellung einer extrasphincteren Analfistel

11. Postoperative Veränderungen

Notwendigkeit und Aufgaben der Röntgenuntersuchung nach operativen Eingriffen am Digestionstrakt wurden bereits im entsprechenden Kapitel der Magendiagnostik besprochen (vgl. S. 395).

Untersuchungstechnisch ist nach Eingriffen am Darm eine perorale Kontrastmitteldarstellung immer dann zu bevorzugen, wenn der Dünndarm mitbeteiligt war, weil nur dann die Funktion von Enteroanastomosen u. ä. beurteilt werden kann. Nach Eingriffen ausschließlich am Dickdarm kann ein Kontrastmitteleinlauf zweckmäßiger sein.

a) Übernähung der Darmwand

Nach einer *Enterotomie*, z. B. zur Entfernung eines Fremdkörpers oder einer gutartigen Geschwulst, ist später von der Darmnaht röntgenologisch im allgemeinen nichts mehr zu sehen. Ausnahmsweise erscheinen die ins Darmlumen eingestülpten Wundränder der meist quer zur Längsachse des Darmes verlaufenden Naht als Kontrastmittelaussparungen.

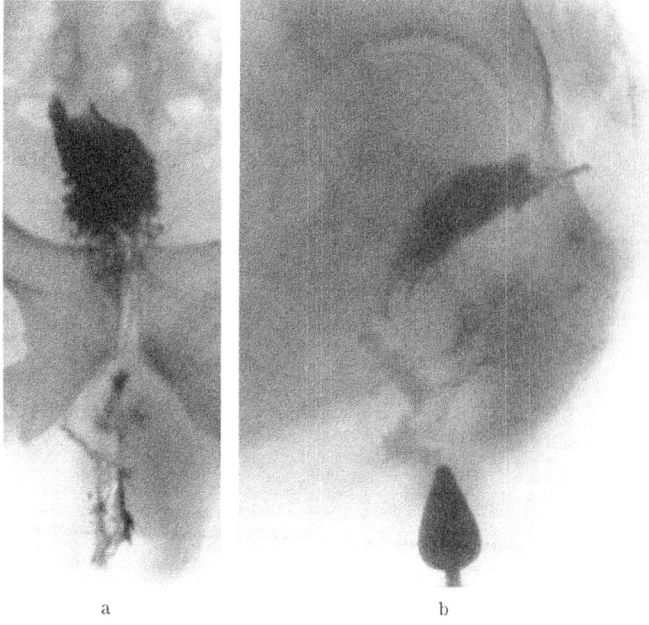

a   b

Abb. 519 a u. b. Darstellung einer kompletten Analfistel. Kontrastmittelübertritt in den Darm. a Sagittalbild. b Seitenbild

b) Enterostomie und Anus praeternaturalis

Enterostomien mit Anlage einer Darmfistel erfordern eine Röntgenuntersuchung höchstens zur Kontrolle des Befundes, der Veranlassung zu diesem Eingriff gab. Das Kontrastmittel wird dann meist zweckmäßigerweise durch die Fistelöffnung verabreicht. Eine Darmfistel wird am häufigsten am unteren Ileum und besonders am Coecum angelegt, seltener im Bereich des Colon transversum.

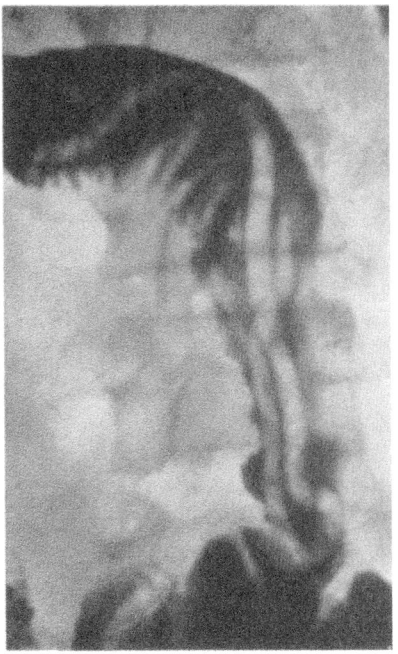

Abb. 520

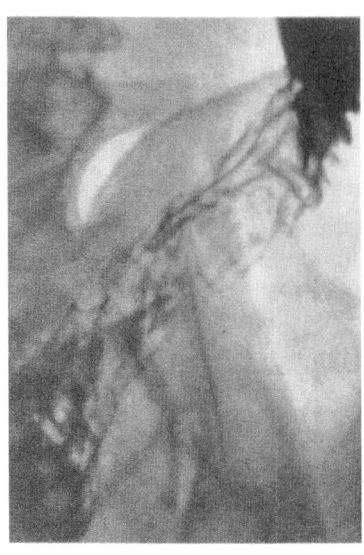

Abb. 521

Abb. 520. Kontrastmittelaussparungen durch Ascariden

Abb. 521. End-zu-End-Anastomose nach Resektion des Sigmas wegen Megacolon

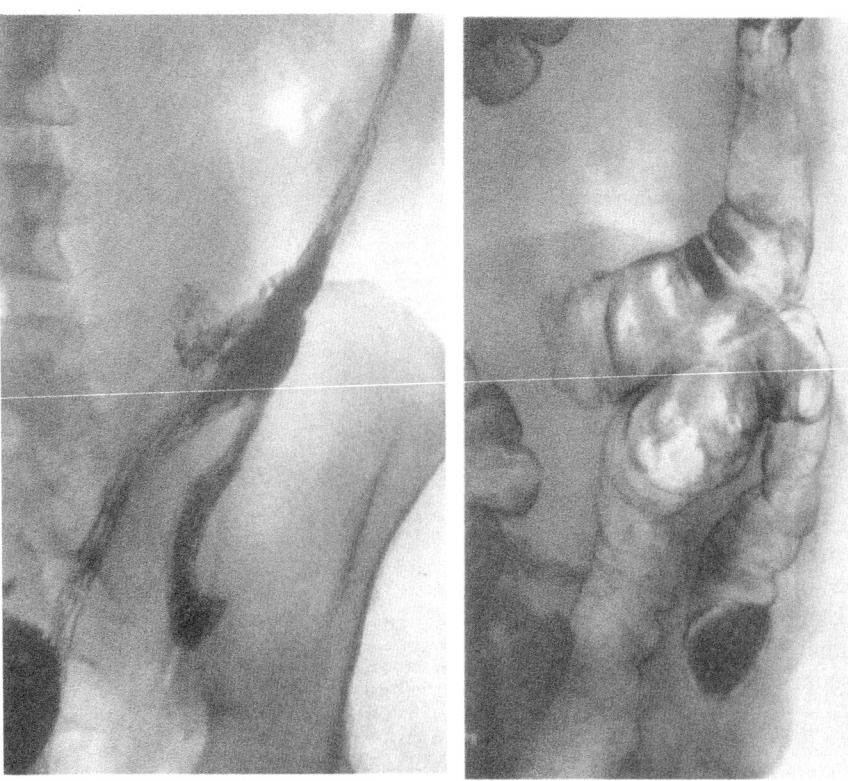

a   b

Abb. 522a u. b. Zustand nach Schußverletzung des Dickdarms, Anlage eines doppelläufigen Anus praeternaturalis und späterer Wiedervereinigung des Darmes Seit-zu-Seit. „Doppelflintenartiger" Verlauf der blind endenden Darmschlingen. Blindsäcke mit entzündlichen Schleimhautveränderungen durch Kotstauung. a Vor Luftblähung, b Doppelkontrast nach Luftblähung des Darmes

Bei einem doppelläufigen *Anus praeternaturalis* sigmoideus kann die Kontrastmittelapplikation zur Darstellung des aboralen Schenkels rectal erfolgen. Meist ist es aber günstiger, ein Darmrohr bzw. eine Straußsche Sonde vom Anus praeternaturalis aus in den abführenden Schenkel einzuführen und von dort aus das Kontrastmittel in entsprechend geringer Menge einlaufen zu lassen.

Zur Darstellung der proximalen Dickdarmabschnitte wird das Darmrohr in gleicher Art in die zuführende Darmschlinge eingeführt.

Bei einem endständigen Anus praeternaturalis ist die Verwendung einer Straußschen Sonde ebenso zu empfehlen wie für die Dickdarmdarstellung von einer Coecumfistel aus.

Nach Wiederbeseitigung eines Anus praeternaturalis ist oft röntgenologisch kein von der Norm abweichender Befund mehr zu erken-

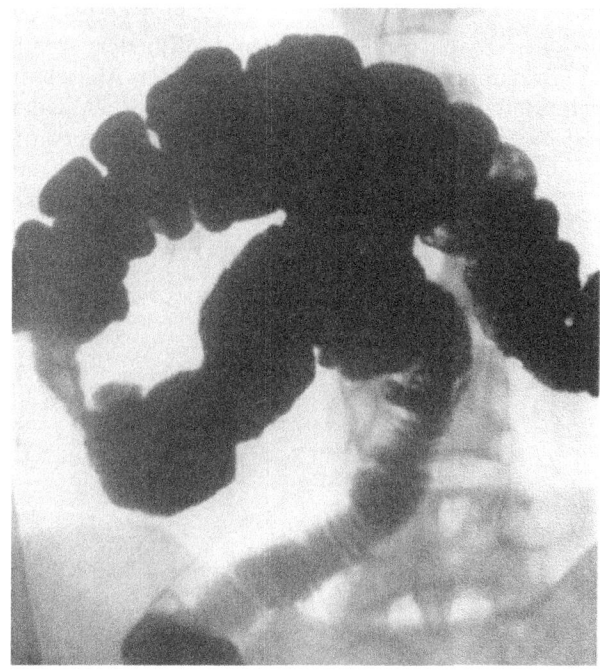

Abb. 523. Ileotransversostomie bei Ileocöcaltuberkulose (Darstellung durch Kontrastmitteleinlauf)

nen. Man sieht nur manchmal später noch kleine zipfelförmige Ausziehungen als Zeichen von strangförmigen Verwachsungen oder an der Stelle des Darmverschlusses die Naht in üblicher Weise als ringförmige Kontrastmittelaussparung.

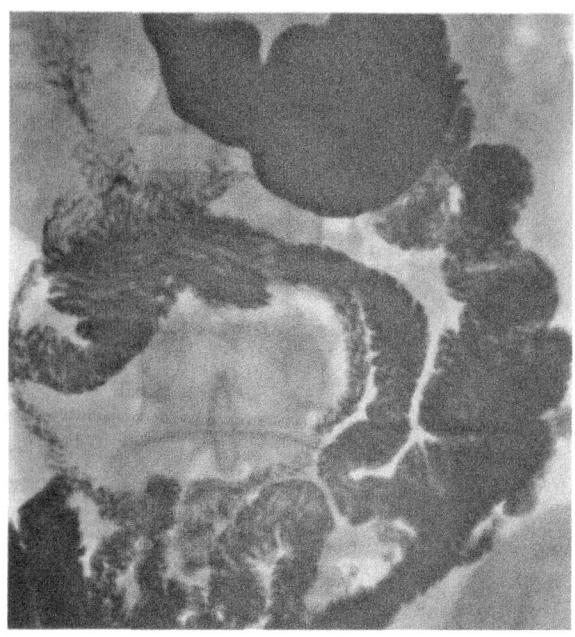

Abb. 524

Abb. 525

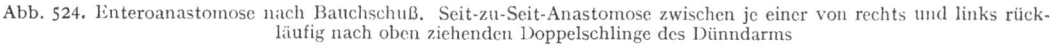

Abb. 524. Enteroanastomose nach Bauchschuß. Seit-zu-Seit-Anastomose zwischen je einer von rechts und links rückläufig nach oben ziehenden Doppelschlinge des Dünndarms

Abb. 525. Zustand nach Resektion des Coecum und Colon ascendens wegen eines Carcinoms (vor 6 Jahren). Dickdarm an der rechten Flexur und terminales Ileum als kontrastmittelgefüllte Blindsäcke

c) Enteroanastomosen

Enteroanastomosen dienen der Wiedervereinigung des Darmes nach Resektionen und Verletzungen (vgl. Abb. 522) oder der Ausschaltung bestimmter Darmabschnitte durch Herstellung einer Umleitung. Erfolgt die Wiedervereinigung des Darmes End-zu-End, so ist die Anastomose bei guter Funktion später im Röntgenbild überhaupt nicht mehr oder

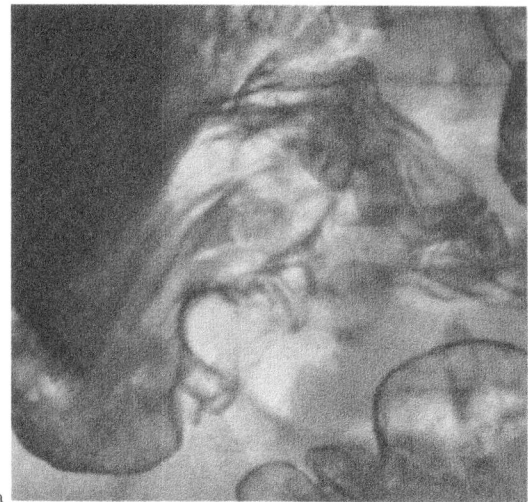

nur in Form einer mäßigen zirkulären Einschnürung zu sehen (Abb. 521). Solange die Passage dadurch nicht behindert wird und deshalb auch keine prästenotische Stauungsdilatation entsteht, werden solche Befunde später kaum erhoben. Auffallender sind sie am Dickdarm und können dort Einengungen des Lumens durch andere stenosierende Prozesse der Darmwand (Entzündungen, Carcinom) vortäuschen.

Nach Enteroanastomosen Seit-zu-Seit mit Resektion der ausgeschalteten Darmteile sieht man bei geeigneter Projektion, daß die beiden blind endenden Darmschlingen eine kurze Strecke „doppelflintenartig" parallel verlaufen (Abb. 522). Die Anastomosenöffnung selbst ist kaum mit Sicherheit zu erkennen, es sei denn, daß man den Durchtritt der ersten Kontrastmittelportion verfolgen kann. Oft ist sie durch ein unregelmäßiges Schleimhautrelief wenigstens angedeutet. Bei der Röntgenuntersuchung ist auch darauf zu achten, ob die Enden der beiden Darmschenkel blindsackartig stark ausgeweitet sind und dann Rückstauungen verursachen können.

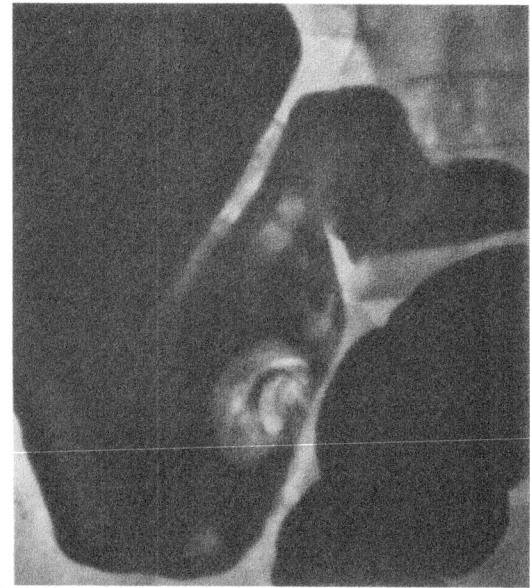

Enteroanastomosen ohne Resektion des ausgeschalteten Darmabschnittes erfolgen naturgemäß ebenfalls Seit-zu-Seit, auch wenn der eine (proximale) Schenkel der ausgeschalteten Darmschlinge durchtrennt und die beiden Enden dann blind verschlossen werden.

Als wichtigste Enteroanastomosen sind die Braunsche Anastomose, die Ileotransversostomie und u. U. noch die Ileosigmoideostomie zu nennen. Selten werden Transversum und Sigma oder die beiden caudalen Pole einer erweiterten und verlängerten Sigmaschlinge miteinander anastomosiert.

Abb. 526a u. b. Zustand nach Appendektomie. Kontrastmittelaussparung durch versenkten Appendixstumpf. a Schleimhautbild. b Vollfüllung

Diese „klassischen" Enteroanastomosen sind im allgemeinen leicht an dem Verlauf der betreffenden Darmschlingen zu erkennen. Meist füllen sich auch die ausgeschalteten und nicht resezierten Darmabschnitte retrograd mit Kontrastmittel, das dann als Restfüllung noch tage- oder wochenlang nachzuweisen ist.

Die *Ileotransversostomie* dient der Ausschaltung der Ileocöcalregion, vorwiegend bei inoperablen entzündlichen (Tuberkulose) oder blastomatösen Veränderungen. Die Kontrastmittelpassage zeigt deutlich, daß die zuführende Ileumschlinge von rechts unten nach oben und meist nach links verläuft und das Kontrastmittel durch sie unmittelbar in das Colon transversum gelangt. Von dort kann es dann über die rechte Flexur in das Ascendens und Coecum zurückfließen. Auch der Nachweis einer *Ileosigmoideostomie* bereitet keine Schwierigkeiten. Natürlich kann in beiden Fällen das Kontrastmittel auch rectal appliziert werden (Abb. 523). Dann füllen sich aber im allgemeinen die nicht resezierten, ausgeschalteten Darmteile wesentlich stärker, ohne daß daraus auf eine Rückstauung bei normaler Passage geschlossen werden kann. Außerdem wird auch die Anastomose selbst leicht verdeckt.

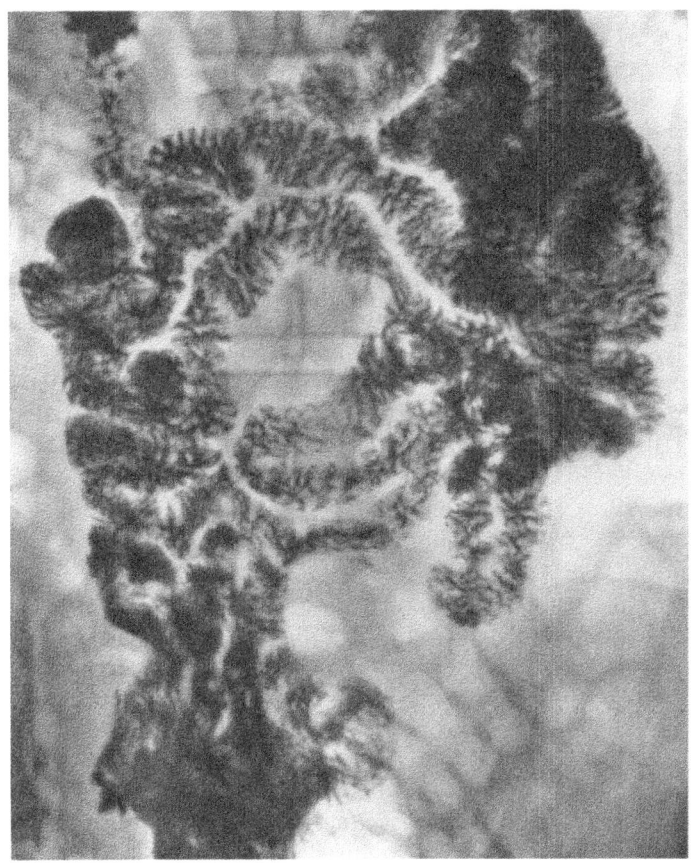

Abb. 527. Verwachsung mehrerer Dünndarmschlingen untereinander und mit ihrer Umgebung
(palpatorische Unverschieblichkeit)

Schwierig sind mitunter Nachweis und Klärung der Funktion von Enteroanastomosen, die nach Kriegsverletzungen (Bauchschüssen) und oft unter unzureichenden Voraussetzungen angelegt wurden (Abb. 522 und 524). Eine Unterscheidung von (nichtoperativen) inneren Darmfisteln ist kaum mit Sicherheit möglich.

d) Darmresektionen

Darmresektionen sind — mit Ausnahme der Appendektomie — röntgenologisch in erster Linie an den zugehörigen Enteroanastomosen, gegebenenfalls auch an blind endenden Darmschlingen zu erkennen (Abb. 525). Das Fehlen der Kontrastmittelfüllung beweist nicht absolut, daß die ausgeschalteten Darmabschnitte auch reseziert wurden, weil auch nach ausschließlicher Anastomosierung eine retrograde Füllung nicht unbedingt erfolgen muß, obgleich das meist der Fall ist.

Für die Erkennbarkeit einer Darmresektion gilt deswegen das gleiche wie für die Enteroanastomosen.

Auch das Ausbleiben einer Darstellung des Wurmfortsatzes beweist noch keineswegs den Zustand nach *Appendektomie*; er füllt sich nämlich normalerweise auch nicht immer mit Kontrastmittel (vgl. S. 431ff.). Man sieht aber oft eine Kontrastmittelaussparung durch den mittels Tabaksbeutelnaht in das Coecum versenkten Appendixstumpf (Abb. 526). Manchmal verbleibt noch einige Zeit an der Basis dieses Stumpfes ein ringförmiger Kontrastmittelrest.

e) Postoperative Komplikationen

Verwachsungen verschiedenster Art sind nach intraabdominalen Eingriffen fast die Regel. Sie machen aber im allgemeinen keine dauernden Beschwerden und können dann nicht als Komplikation aufgefaßt werden. Aber selbst subjektive Beschwerden geben noch keine Indikation zur operativen Lösung von Verwachsungen, weil neue, und dann meist noch stärkere Verwachsungen so gut wie immer auftreten. Sind Adhäsionen aber die Ursache einer erheblichen Passagebehinderung oder sogar eines Darmverschlusses, dann müssen sie gelöst werden.

Bei der Röntgendurchleuchtung erkennt man Verwachsungen indirekt an der palpatorischen Unverschieblichkeit der betreffenden Darmschlinge. Strangförmige Adhäsionen bewirken zipfelförmige Ausziehungen der Darmwand. Flächenhafte Verwachsungen der Darmschlingen untereinander sind anzunehmen, wenn z. B. mehrere Dünndarmschlingen bei der Kontrastmitteldarstellung parallel und geradlinig nebeneinander verlaufen (Abb. 527). Wenn solche Befunde nicht ganz eindeutig sind, sollte man aber mit der Röntgendiagnose intraabdominaler Verwachsungen sehr zurückhaltend sein und vor allem dem Patienten gegenüber ohne triftigen Grund nicht davon sprechen.

In schweren Fällen sind Teile des Darmes verzogen oder einzelne Darmschlingen abgeknickt. Durch *Strangulation* können das Darmlumen stark eingeengt und die prästenotischen Schlingen erweitert sein, bis schließlich die üblichen Zeichen des Darmverschlusses das Bild beherrschen.

Stenosen treten außer durch Strangulation — meist erst längere Zeit nach der Operation — mitunter auch unmittelbar nach dem Eingriff auf; sie sind oft Folge einer Schleimhautschwellung, die aber in der Regel nach kurzer Zeit wieder abklingt. *Spasmen* können das Darmlumen an der Anastomose zusätzlich einengen.

Eine wichtige Aufgabe der postoperativen Röntgenuntersuchung ist die Kontrolle des Ausmaßes einer retrograden Füllung ausgeschalteter, jedoch nicht resezierter Darmteile, auf die bei den Enteroanastomosen bereits hingewiesen wurde. Durch *Rückstauung* kann das Darmlumen dort erheblich erweitert sein. Die Dauer einer Restfüllung gibt einen Anhalt für die Schwere der Rückstauung.

Von den postoperativen Dysfunktionen sei noch die *Atonie* des Darmes mit konsekutivem paralytischem Ileus genannt. Für die Diagnose reicht eine Nativuntersuchung aus. Perorale Kontrastmittelapplikation ist kontraindiziert.

Durchfälle sind namentlich in der ersten Zeit nach großen Darmresektionen häufig, aber kein Anlaß für eine Röntgenuntersuchung.

V. Veränderungen des Darmes bei Erkrankungen seiner Umgebung

Erkrankungen aller Bauchorgane können den Darm in irgendeiner Weise in Mitleidenschaft ziehen, sei es durch Verdrängung oder Verziehung, sei es durch Übergreifen des Krankheitsprozesses auf die Darmwand selbst.

1. Lage- und Formveränderungen

Raumfordernde Prozesse der Nachbarschaft verdrängen den Darm und verändern dabei meist auch seine Form, indem die Darmwand eingedrückt und dadurch das Lumen eingeengt werden. Die Eindellung sieht man bei der Kontrastmitteldarstellung in Aufsicht als „Pelottensymptom" (Abb. 528) oder bei Profildarstellung als Verschmälerung des Schattenbandes.

Verdrängung von Dünndarmschlingen führt zu einem „darmfreien" Raum, der bei der Durchleuchtung als erstes Symptom auffällt. Am Dickdarm sieht man Verlagerungen einzelner Abschnitte oft besonders deutlich. Sie können für den Ursprung des raumfordernden Prozesses so charakteristisch sein, daß man daraus allein auf die primäre Erkrankung schließen kann. Im Oberbauch werden meist gleichzeitig der Magen, evtl. auch das Duodenum, verformt und verlagert. Das wirkliche Ausmaß einer Darmverlagerung erkennt man natürlich nur, wenn unter Drehung des Patienten in den verschiedensten Körperdurchmessern, besonders auch rein seitlich, durchleuchtet wird. Entsprechend der dorsalen Lage der meisten Bauchorgane wird der Darm sehr oft ausschließlich oder zumindest vorwiegend ventralwärts verdrängt. Dies führt auch am ehesten zu einem Pelotteneffekt.

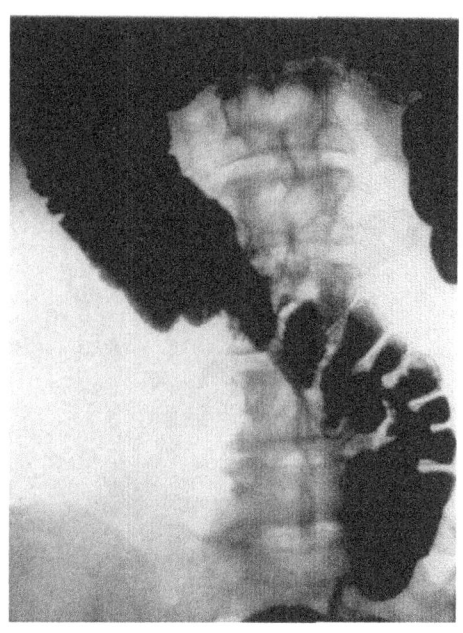

Abb. 528. Verdrängung und pelottenartige Einengung des Colon ascendens durch ein retroperitoneales Lipom

Obgleich bei den betreffenden Organerkrankungen ebenfalls darauf eingegangen wird, sollen auch hier die wichtigsten typischen Darmverlagerungen genannt werden.

Verlagerung der rechten Kolonflexur und des Transversums nach caudal links spricht für Vergrößerung der ganzen *Leber*, während ein auf den linken Leberlappen begrenzter raumfordernder Prozeß die rechte Flexur nicht, sondern nur das Transversum und evtl. sogar die linke Flexur nach caudal verlagert.

Vergrößerungen der verschiedenen Teile des *Pankreas* wirken sich unterschiedlich aus (vgl. S. 491 f.). Vom Pankreaskopf wird im allgemeinen nur die Duodenalschlinge ausgeweitet; der übrige Darm bleibt unbeteiligt. Der Pankreaskörper kann sich vorwiegend in die Bursa omentalis ausbreiten und mit dem Magen u. U. auch das Transversum etwas nach unten drängen. Beim sog. gastrokolischen Typ (Abb. 529) werden das Transversum und die oberen Dünndarmschlingen nach cau-

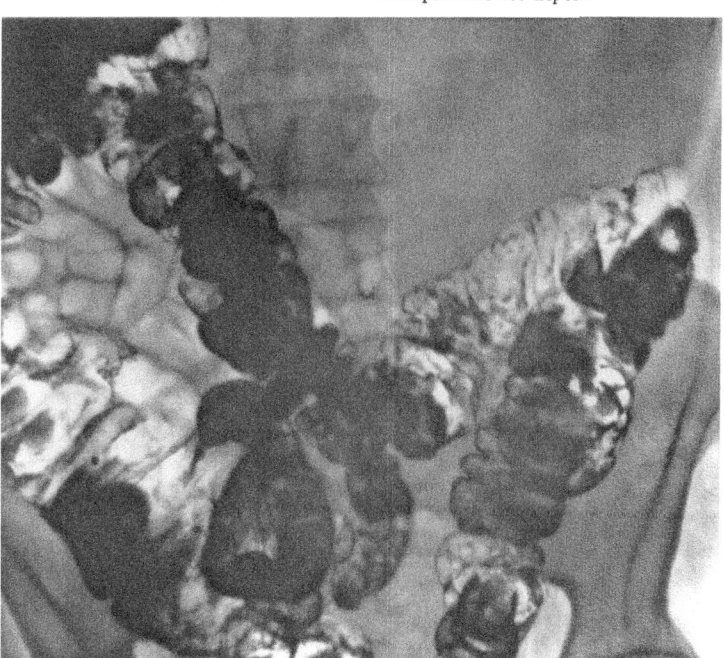

Abb. 529. Verdrängung nach dem gastrokolischen Typ durch einen raumfordernden Prozeß im Oberbauch links

dal (Magen nach cranial), dagegen beim sog. mesokolischen Typ (Abb. 530) gleichsinnig mit dem Magen nach cranial verdrängt. Raumfordernde Prozesse des Pankreasschwanzes verdrängen das Transversum und die linke Flexur nach links unten. In

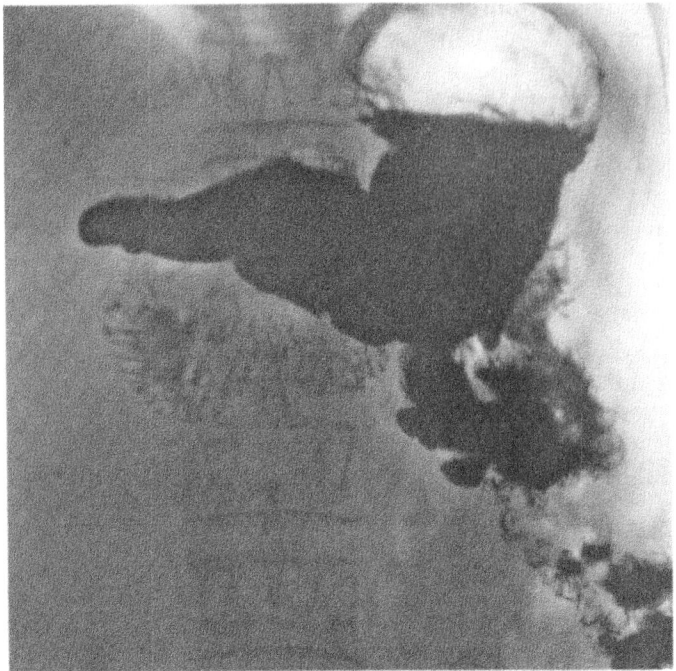

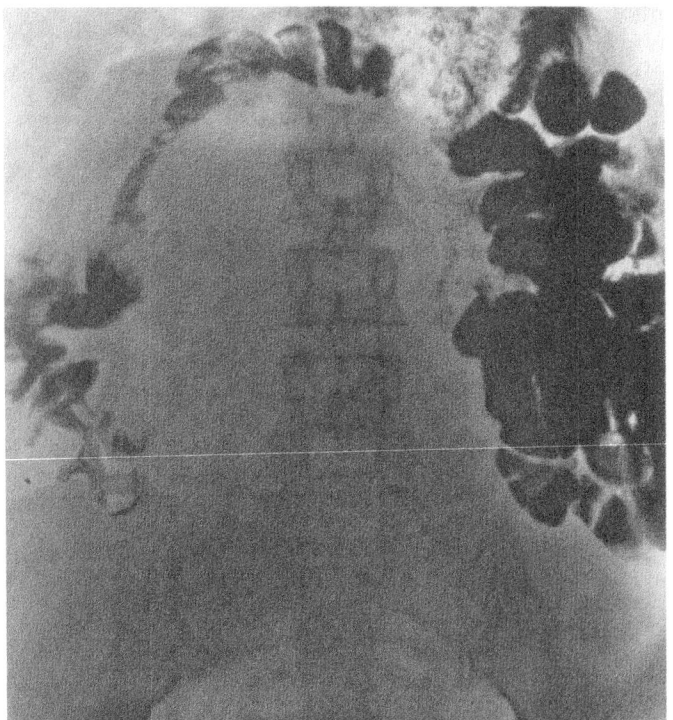

Abb. 530a u. b. Verdrängung nach dem mesokolischen Typ durch einen Bauchtumor. a Verdrängung des Magens nach cranial und der oberen Jejunumschlingen nach cranial und seitlich. b Colon transversum ebenfalls bogenförmig nach cranial verdrängt

ähnlicher Weise wird die linke Flexur durch eine vergrößerte *Milz* nach unten und medial verlagert.

Raumfordernde Prozesse der *linken Niere* wirken sich etwas tiefer am Colon descendens in Form eines Pelotteneffektes aus, u. U. auch mit Verdrängung nach lateral oder (seltener) nach medial. Die verschiedenartige Beeinflussung der linken Kolonflexur durch einen Milz- bzw. Nierentumor kann zur Unterscheidung dieser Tumorlokalisationen dienen. Der Einfluß einer vergrößerten *rechten Niere* auf das Colon ascendens ist weniger ausgeprägt.

Auch ein Hydrops oder Empyem der *Gallenblase* führt nur selten zu einer nennenswerten Verlagerung des Darmes, eher schon zu einem Pelotteneffekt im Bereich der rechten Flexur.

Im Becken kommen in erster Linie *Schwangerschaften*, dann aber auch Blastome oder Pseudotumoren der Ovarien und des Uterus als Ursache einer Verdrängung des Dünn- und Dickdarms (Coecum und Sigma) nach cranial in Frage. Oft werden gleichzeitig das Rectum erheblich komprimiert und das Sigma außerdem cranialwärts geradegestreckt. Bei stärkerer Verlagerung legen sich die Dünndarmschlingen so dem verdrängenden Prozeß an, daß sie seine craniale (konvexe) Begrenzung erkennen lassen. Besonders eindrucksvoll ist das bei Sarkomen oder Cysten des *Mesenteriums*, die im Oberbauch je nach Lage und Größe verschiedenartige Darmverlagerungen verursachen können (vgl. Abb. 454).

2. Wandveränderungen

Solange der Darm bei Erkrankungen seiner Umgebung lediglich verdrängt wird, bleibt das Schleimhautrelief unverändert. Je schneller ein Prozeß, sei es eine Entzündung oder ein Blastom, auf die

Darmwand selbst übergreift, um so geringer ist im allgemeinen eine gleichzeitige Verdrängung der betroffenen Darmabschnitte. Im Ablauf entzündlicher Prozesse mit sekundärer Narbenschrumpfung beherrscht sogar die Verziehung von Darmteilen zum Krankheitsherd das Bild.

Das erste röntgenologische Zeichen einer Beteiligung der Darmwand sind Veränderungen des Schleimhautreliefs. Später ist oft nicht mehr zu entscheiden, ob die Veränderungen primär im Darm begonnen oder sekundär auf ihn übergegriffen haben.

E. Gallenblase und Gallengänge

I. Untersuchungstechnik

1. Durchleuchtung und „Leer"-Aufnahme

Obgleich bei der Röntgenuntersuchung der Gallenwege den Methoden der Kontrastmitteldarstellung die größere Bedeutung zukommt, ist auch die Nativuntersuchung sehr wichtig, und zwar nicht nur im Sinne einer kurzen Orientierung. Zur einleitenden Nativuntersuchung gehören deswegen sowohl Durchleuchtung als auch Aufnahmen nach entsprechender Vorbereitung des Patienten.

Die Durchleuchtung (in verschiedenen Körperdurchmessern unter Drehung des Patienten) dient der Inspektion des gesamten Abdomens, namentlich auch der Gegenden, die mit den für die Gallenwegsdarstellung üblichen Aufnahmen verhältnismäßig kleinen Formates nicht mehr erfaßt werden. Dabei können grob-morphologische Befunde (Luftaufhellungen, Flüssigkeitsspiegel, Lage des unteren Leberrandes usw.) festgestellt werden. Wichtig ist auch die Prüfung des Standes und der respiratorischen Verschieblichkeit des Zwerchfells, besonders der rechten Zwerchfellkuppel. Grundsätzlich soll auch — das gilt für jede Durchleuchtung — die Lunge kontrolliert werden.

Vor der Kontrastmittelfüllung wird eine „Leer"-Aufnahme der Gallenblasengegend in dorso-ventraler Projektion, zweckmäßigerweise mit geringer Drehung in den II. schrägen Durchmesser, angefertigt. Ob der Patient bei der Leeraufnahme steht oder liegt, ist unwesentlich.

Die Leeraufnahme zeigt auch feinere pathologische Befunde, sofern diese überhaupt bei der Nativuntersuchung darstellbar sind. Während normalerweise die Gallenblase nicht oder höchstens bei sehr schlanken Patienten zu erkennen ist, kann sie unter krankhaften Bedingungen als weichteildichter Schatten erscheinen. Besonders wichtig ist die Leeraufnahme für die Feststellung kalkdichter Schatten, die z. B. für eine Cholelithiasis sprechen und bei der Durchleuchtung oft nicht sicher zu erkennen sind.

Wenn solche Kalkschatten schon bei der Durchleuchtung zu sehen sind, so kann man dabei auch durch Drehung des Patienten feststellen, ob sie ventral im Abdomen liegen und der Gallenblase angehören können. Andernfalls ist für die Lagebestimmung ein Seitenbild (sinistro-dextral) erforderlich, es sei denn, daß etwaige Kalkschatten ihrer Form und Struktur nach mit genügender Wahrscheinlichkeit den Gallenwegen angehören müssen.

2. Schichtdarstellung

Die Schichtdarstellung — vor und evtl. auch nach Kontrastmittelgabe — wird nur von verhältnismäßig wenigen Untersuchern durchgeführt und ist im allgemeinen entbehrlich. Mit ihr gelingt aber mitunter auch der Nachweis von Steinen mit nur geringem Kalkgehalt, die besonders bei adipösen Kranken auf Summationsaufnahmen weder vor noch nach Kontrastmittelgabe sichtbar sind. Für die Steinlokalisation können Schichtaufnahmen wertvoll sein, wenn Konkremente mit nur geringer Schattendichte im seitlichen Summationsbild nicht mehr zu sehen sind. Sehr geeignet ist die Methode auch für die Darstellung der mit Kontrastmittel gefüllten Gallengänge.

In Bauchlage des Patienten wird im allgemeinen die Gallenblase durch Schichtbilder in 6—10 cm Abstand von der Lagerungsfläche erfaßt.

30*

3. Kontrastmittelmethoden

Die Gallenwege können durch Injektion einer kontrastgebenden Substanz direkt in die Gallenblase oder Gallengänge dargestellt werden oder indirekt mit einem Kontrastmittel, das nach peroraler bzw. intravenöser Applikation durch die Leber ausgeschieden wird.

Als *Vorbereitung* des Patienten ist am Abend vor jeder Gallenblasenuntersuchung ein Reinigungseinlauf zweckmäßig. Im übrigen sind am Vortage fettige und blähende Speisen zu vermeiden. Es ist eine bekannte Tatsache, daß bei bettlägerigen Patienten im allgemeinen eine wesentlich stärkere Gasblähung des Darmes besteht als bei Kranken, die sich ausgiebig bewegen. Die Prämedikation eines Abführmittels (evtl. Ricinusöl) ist umstritten, bei peroraler Kontrastmittelgabe sicher unzweckmäßig. Eine hartnäckige Gasblähung der rechten Kolonflexur hat allerdings auch diagnostische Bedeutung, da sie auf eine Gallenblasenerkrankung hinweisen kann.

Bei den *Kontrastmitteln* handelt es sich um organische Verbindungen, in denen Jod als kontrastgebende Substanz an gallenpflichtige Stoffe gebunden ist. Nachdem das früher gebräuchliche Tetrajodphenolphthalein (Jodtetragnost) verlassen ist, stehen heute mehrere Mittel, wie Baygnostil, Biligrafin (forte), Biliselektan, Telepaque, Teridax, Triodan u. a., zur Verfügung.

Wesentliche *Zwischenfälle* sind bei den genannten Kontrastmitteln kaum zu befürchten. Es ist allerdings zu empfehlen, mit den beiliegenden Testampullen vor einer intravenösen Injektion die individuelle Verträglichkeit zu prüfen und im übrigen die erprobten Gebrauchsanweisungen genau zu beachten. Bei schweren Leber- und Nierenerkrankungen, Morbus Basedow und Hyperthyreosen ist die Kontrastmitteldarstellung der Gallenwege kontraindiziert oder zumindest nur mit größter Vorsicht in dringenden Ausnahmefällen gestattet.

a) Indirekte, intravenöse bzw. perorale Cholangiocystographie

Für die *perorale* Applikation sind die neueren Kontrastmittel, wie Baygnostil oder Teridax, besser geeignet als Biliselektan, das zwar heute auch noch verwendet wird, aber im allgemeinen einen weniger dichten Gallenblasenschatten gibt. Die Mittel werden, den beiliegenden Gebrauchsanweisungen entsprechend, am Abend vor der Untersuchung eingenommen. Nach Resorption im Dünndarm gelangen sie über die Pfortader in die Leber und werden dort ausgeschieden. Mit einer Verzögerung von 14—16 Std kann das Kontrastmittel dann in der Gallenblase und evtl. auch in den Gallengängen nachgewiesen werden.

Gegenüber dieser peroralen Methode hat die *intravenöse* Kontrastmittelinjektion manche Vorteile. Sie macht den Arzt unabhängig von der genauen Befolgung der Gebrauchsanweisung durch den Patienten, ermöglicht die Anfertigung von Leer- und Füllungsbildern in einem Untersuchungsgang und bringt vor allem die Gallengänge besser zur Darstellung, eignet sich also besonders für die Cholangiographie. Sie ist vor allem immer dann indiziert, wenn sich nach peroraler Kontrastmittelgabe die Gallenwege nicht befriedigend dargestellt haben.

Die Injektion von angewärmtem 20%igem Biligrafin (je nach Körpergewicht 20 bis 40 cm³) muß langsam und grundsätzlich am liegenden Patienten erfolgen. Bei dicken Patienten und bei Wiederholungsuntersuchungen ist die Verwendung von 40%igem Biligrafin forte (bis zu 20 cm³) zweckmäßig.

Nach intravenöser Injektion sind die Gallengänge im allgemeinen schon nach 20 bis 30 min gefüllt (1. Aufnahme). Mit weiteren Aufnahmen (1—2 Std nach der Injektion) erfaßt man dann meist die Gallenblase in maximaler Füllung. Man erkennt sehr oft eine ausgesprochene Schichtung des Gallenblaseninhaltes, wobei das spezifisch schwerere Kontrastmittel anfangs nur den unteren Blasenanteil füllt (Abb. 531).

Die weitere Untersuchung dient der Prüfung der Gallenblasenfunktion, d. h. ihrer Kontraktions- und Entleerungsfähigkeit. Sie erfolgt nach peroraler oder intravenöser

Kontrastmittelapplikation in gleicher Weise. Nach Anfertigung der Füllungsbilder bekommt der Patient eine „Reizmahlzeit" (Eigelb). Etwa 30 min später werden dann die letzten Aufnahmen angefertigt.

Die Ansichten über die zweckmäßigste *Aufnahmetechnik* sind nicht ganz einheitlich. Wichtig erscheint, daß Aufnahmen sowohl vom liegenden als auch besonders vom stehenden Patienten (schwebende Gallensteine!) und daß außer Übersichtsbildern der rechten Oberbauchregion auch gezielte, ausgeblendete Aufnahmen in verschiedenen Strahlenrichtungen angefertigt werden, sofern die Kontrastmittelfüllung der Gallenwege bei der Durchleuchtung zu erkennen ist.

Die zweckmäßigen Zeitpunkte der einzelnen Aufnahmen und deren Gesamtzahl schwanken und ergeben sich oft erst während der Untersuchung, die deshalb laufend durch einen Arzt überwacht werden muß. Man muß auch berücksichtigen, daß nach Gallenblasenoperationen die Ausscheidung des Kontrastmittels stark beschleunigt sein kann und Aufnahmen zur Darstellung der Gallengänge schon früher, etwa 10—15 min nach der Injektion erfolgen müssen. Andererseits kann durch eine Stauung die Füllung verzögert sein, danach aber lange persistieren.

Über die kombinierte Untersuchung der Gallenwege und des Magens wurde dort bereits berichtet (vgl. S. 335 f.).

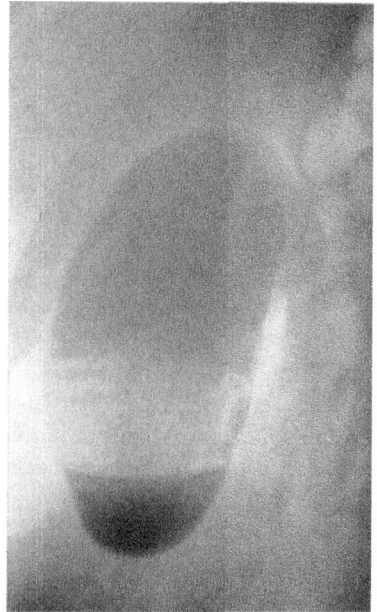

Abb. 531. Schichtung des Gallenblaseninhalts nach intravenöser Cholangiocystographie

b) Direkte (intraoperative) Cholangiographie

Abgesehen von früheren Versuchen einer percutanen und der heute manchmal durchgeführten laparoskopischen Blasenpunktion kann eine direkte Kontrastmitteldarstellung der Gallengänge durch ein nach Cholecystektomie in den eröffneten Ductus choledochus eingelegtes T-Drain erfolgen (vgl. z. B. Abb. 544). Sie dient der postoperativen Kontrolle, ob eine Abflußbehinderung in das Duodenum (Stenose oder Stein) besteht. Man führt sie deshalb vor Entfernung der Drainage durch. Zur Vermeidung von Luftblasen wird zweckmäßigerweise vor dem Kontrastmittel physiologische Kochsalzlösung injiziert.

Noch wichtiger ist die *intraoperative* Cholangiographie, eine Methode, die natürlich ausschließlich der chirurgischen Röntgendiagnostik vorbehalten ist.

Wegen des Reizes durch stark hypertone Lösungen soll bei Injektion direkt in die Gallenwege die Kontrastmittelkonzentration 20% nicht übersteigen.

Nach der von MIRIZZI, CAROLI sowie MALLET-GUYS entwickelten Technik, über die HESS kürzlich ausführlich berichtet hat, wird die intraoperative Cholangiographie mit der Gallenwegsmanometrie kombiniert, wobei das Kontrastmittel selbst als Manometerflüssigkeit dienen kann. Seine Viscosität muß deshalb der von Wasser gleichen.

Die Verbindung mit den Gallenwegen wird hergestellt durch Punktion des Gallenblasenfundus mittels einer durch eine Tabaksbeutelnaht fixierten geraden Spezialkanüle (vesicale Cholangiographie), durch Intubation des Ductus cysticus mittels gebogener Spezialkanülen, deren Spitzen bis in den Ductus choledochus geführt werden, oder (weniger gut) durch direkte Punktion des Ductus choledochus. Für die Kontrastmittelinjektion kann auch ein T-Drain in den eröffneten Ductus choledochus eingelegt werden.

Zu Beginn der Darstellung wird der Injektionsdruck so lange erhöht, bis das Kontrastmittel kontinuierlich in das Duodenum abfließt (Passagedruck: normal 10—15 cm). Wird dann der weitere Zufluß gedrosselt, so sinkt der Druck ab, bis sich der Sphinkter Oddi wieder schließt und ein Gleichgewicht besteht (Residualdruck: normal 3—5 cm tiefer als der Passagedruck).

Mit Hilfe neuerer Operations-Röntgengeräte mit Bildverstärkerröhren (vgl. S. 7) kann die Kontrastmittelpassage auf dem Leuchtschirm beobachtet werden. Außerdem werden Röntgenaufnahmen möglichst in mehreren Phasen angefertigt. Sie zeigen dann das morphologische Substrat einer etwaigen Passagebehinderung, während die manometrischen Werte gleichzeitig Aufschluß über die Größe der Funktionsstörung geben und diese sogar nachweisbar machen, wenn morphologisch keine Veränderungen zu sehen sind.

Man kann durch eine abschließende Steigerung des Druckes auf 40—50 cm das Kostrastmittel soweit aufstauen, daß auch die *intrahepatischen* Gallengänge dargestellt werden.

Bei der intraoperativen Cholangiographie erfolgt wesentlich häufiger als nach intravenöser Injektion auch eine rückläufige Kontrastmittelfüllung des Ductus pancreaticus (vgl. Abb. 554).

II. Das Röntgenbild der normalen Gallenwege

1. Topographie der Gallenwege

Die intrahepatischen Gallengänge vereinigen sich zu zwei oder drei großen Hepaticusästen, die dann den *Ductus hepaticus* (communis) bilden. Dieser setzt sich nach Einmündung des Ductus cysticus als Ductus choledochus fort. Er mündet mit dem Ductus pancreaticus an der Papilla Vateri in das Duodenum.

Der *Ductus choledochus* verläuft mit seiner Pars supraduodenalis zunächst von cranial lateral nach caudal medial, kreuzt dann mit seiner Pars retroduodenalis dorsal den oberen Zwölffingerdarmschenkel. In der Pars pancreatica, die oft vollständig in das Pankreasgewebe eingeschlossen ist, biegt der Ductus choledochus wieder nach lateral um. Seine Pars intramuralis mündet medial hinten in den deszendierenden Teil des Duodenums.

Die Mündung des Ductus choledochus kann je nach Funktionszustand konisch, spitz, abgeschrägt oder stumpf sein. Seine Lichtungsweite ist im intramuralen Teil am geringsten; aber auch in der Pars pancreatica ist der Gang enger als in seinem oberen Anteil. Eine Breite des Schattenbandes von mehr als 7 mm spricht immer für eine krankhafte Erweiterung (HORNYKIEWYTSCH).

Der *Ductus cysticus* verbindet die Hauptgallengänge mit der Gallenblase. Sein Verlauf und seine Mündung variieren stark. Meist mündet er schräg in einem spitzen Winkel zum Ductus hepaticus, oder er verläuft parallel dazu, kann sich aber auch spiralig zum Teil um den Ductus hepaticus schlingen. Am Übergang des Ductus cysticus in die Gallenblase befindet sich die Valv. spiralis Heisteri, die bei guter Kontraktion der Gallenblase nach Reizmahlzeit mitunter zu erkennen ist.

Die *Gallenblase* liegt vorne in der rechten Leberfurche zwischen deren Lobus quadratus und Lobus dexter. Anatomisch sind an ihr Collum, Infundibulum, Corpus und Fundus zu unterscheiden.

Auf rein sagittal eingestellten Bildern wird die Gallenblase sehr oft teilweise in den Wirbelsäulenschatten projiziert. Wegen ihrer Lage ventral im Abdomen vermeidet am besten die Projektion im II. schrägen Durchmesser eine solche Überlagerung.

Topographisch hat die Gallenblase vor allem Beziehung zum Duodenum, dann aber auch zum Magen und Colon transversum. Häufig verursacht sie eine Impression an der rechtsseitigen Kontur (Curvatura major) des Bulbus duodeni (vgl. Abb. 375). Bei Tiefstand projiziert sie sich in das absteigende Duodenum oder kreuzt dieses sogar. Durch Gasblähung der rechten Kolonflexur wird die Gallenblase nach oben verlagert; sie kann dann auf dem geblähten Darmteil reiten.

2. Größe und Form der Gallenblase

Größe und Form der Gallenblase wechseln individuell erheblich, werden aber auch beim gleichen Patienten von mehreren Faktoren bestimmt, besonders vom jeweiligen

Füllungszustand und vom Muskeltonus der Gallenblasenwand. Im allgemeinen hat die Gallenblase Birnen- oder Sackform (Abb. 532a); sie kann aber auch normalerweise gekrümmt oder hakenförmig sein. Die (hypertone) ziemlich hoch und mehr quer liegende Gallenblase des Pyknikers ist verhältnismäßig rund oder hakenförmig, die hypotone des Asthenikers ist schlaff, lang und schmal; oft reicht sie mit ihrem Fundus weit caudalwärts.

Im Stehen ist die Gallenblase meist lang gestreckt, im Liegen dagegen wesentlich breiter; sie verläuft dann auch mehr schräg zur Körperlängsachse.

Für die Größe des Gallenblasenschattens ist natürlich ihr Füllungszustand ausschlaggebend. Das zeigt sich besonders durch eine erstaunliche Verkleinerung nach der Reizmahlzeit (Abb. 532b).

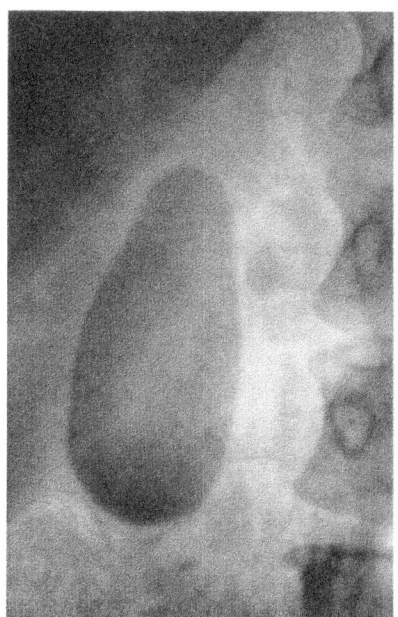 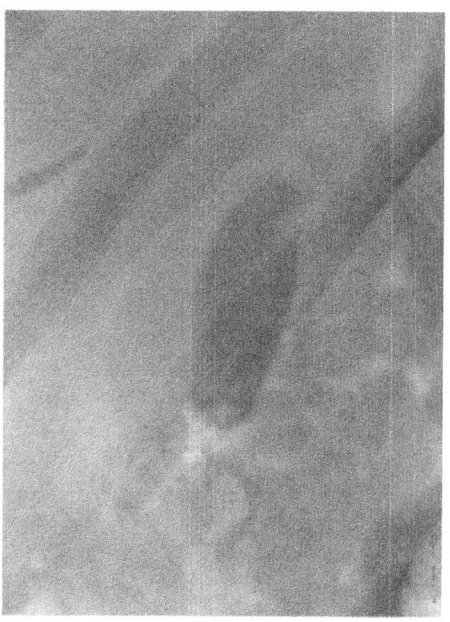

a   b

Abb. 532a u. b. Mit Kontrastmittel gefüllte normale Gallenblase. a Vor Reizmahlzeit. b Verkleinerung und Verdichtung das Gallenblasenschattens nach Reizmahlzeit

3. Füllungsablauf

Obgleich der zeitliche Ablauf des Füllungsvorganges individuell erheblich schwankt und mannigfaltigen Einflüssen unterliegt, besteht doch eine gewisse Regelmäßigkeit. Nach intravenöser Injektion von Biligrafin wird das Kontrastmittel zuerst in den Ästen und im Stamm des Ductus hepaticus sichtbar, es füllt anschließend den Ductus choledochus und erst allmählich den Ductus cysticus und die Gallenblase. Mit zunehmender Füllung der Gallenblase nimmt der Kontrastmittelschatten im Ductus choledochus wieder ab. In der Gallenblase wird das Kontrastmittel eingedickt, so daß in ihr nach der Füllung innerhalb von 1—2 Std die Schattendichte noch zunimmt.

Nach Reizmahlzeit kontrahiert sich die Gallenblase und verkleinert sich innerhalb von etwa $^1/_2$ Std auf die Hälfte ihres Volumens. Gleichzeitig setzen peristaltische Kontraktionen der Gallengänge ein. Zu diesem Zeitpunkt wird das Kontrastmittel wieder in den Ductus cysticus und choledochus sichtbar und tritt dann ins Duodenum über. Im Laufe einer weiteren Stunde verkleinert sich die Gallenblase mehr und mehr und verliert dabei schließlich ihren Kontrast.

III. Störungen der Kontrastmitteldarstellung

1. Ausscheidungsstörung

Jede Verminderung oder Aufhebung der Ausscheidungsfunktion der Leber infolge degenerativer oder entzündlicher Prozesse bewirkt ein nur wenig kontrastreiches Cholan-

giocystogramm oder macht sogar eine indirekte Kontrastmitteldarstellung unmöglich
(Leberblock). In solchen Fällen wird Biligrafin nach intravenöser Injektion meist
durch die Nieren ausgeschieden, wie an der Darstellung der Nierenbecken leicht zu
erkennen ist. Umgekehrt beweist aber keineswegs jede Ausscheidung durch die Nieren
unbedingt eine Funktionsstörung der Leber.

2. Dystonie (Dyskinesen)

Dystonien treten sehr häufig bei morphologischen Veränderungen der Gallenwege
selbst oder bei Erkrankungen von Nachbarorganen, z. B. der Nieren, auf; sie können aber
auch psychisch bedingt sein.

Eine *Hypertonie* kann Ausdruck einer allgemeinen Vagotonie sein. Der Druck in
den Gallenwegen ist dabei erhöht, ohne daß deshalb der Kontrastmittelübertritt ins
Duodenum rechtzeitig erfolgt. Das Lumen der Gallengänge, namentlich des Ductus
choledochus, kann normal oder enger als gewöhnlich sein. Mitunter ist die Gallenblase
auffallend klein. Die Gallenwege erscheinen bei einer Hypertonie sehr kontrastreich.

Für eine allgemeine Vagotonie spricht die häufige Kombination einer Hypertonie
der Gallenwege mit einem Ulcus duodeni.

Spasmen treten vorwiegend im Bereich der Papilla Vateri auf. Der Ductus choledochus
läuft bei spastisch-hypertonen Zuständen meist in einer langen Spitze aus. Durch Gabe
von Spasmolytica (Atropin-Amylnitrit-Test [AAT] nach HORNYKIEWYTSCH) kann die
funktionelle Natur der Entleerungsstörung bewiesen werden, wenn es danach zu einem
massiven Kontrastmittelübertritt ins Duodenum kommt.

Bei der *Hypotonie* ist die Gallenblase groß und schlaff mit erniedrigtem Innendruck.
Die Gallengänge, besonders der Ductus choledochus, sind breit, aber nicht erweitert.
Infolge gleichzeitiger Hypotonie des Sphincter Oddi fließt das Kontrastmittel übermäßig
schnell ins Duodenum ab, so daß die Gallenwege nur kontrastarm erscheinen. Morphium
erhöht den Tonus und führt so zur Kontraststeigerung. Der hypotone Ductus choledochus
endet auffallend stumpf.

Auch bei *Störungen der Entleerungsfunktion* der Gallenblase kann die Tonuslage ausschlaggebend sein. Meist sind aber morphologische Veränderungen die auslösende Ursache.
Eine sichere Diagnose ist praktisch nur durch die Radiomanometrie möglich.

HESS hat kürzlich auf die Notwendigkeit hingewiesen, bei den Entleerungsstörungen
aus therapeutischen Gründen zwischen einer hyper- und einer hypotonischen Form zu
unterscheiden.

Bei der peroralen Kontrastmittelapplikation werden die Gallengänge normalerweise
erst nach der Reizmahlzeit sichtbar. Aber auch dann füllt sich der Ductus hepaticus
überhaupt nicht oder nur zu einem kleinen Teil. Andernfalls muß mit einer Behinderung
der Choledochuspassage gerechnet werden. Für die intravenöse Kontrastmittelinjektion
gilt diese Regel aber nicht.

3. Das „negative Cholecystogramm"

Verschiedenartige Ursachen können zur Folge haben, daß sich bei sonst einwandfreier
Untersuchungstechnik die Gallenblase nicht mit Kontrastmittel füllt. Krankhafte Veränderungen der Gallenwege müssen vor allem dann als Ursache angenommen werden,
wenn sich die Gallengänge dargestellt haben, die Gallenblase aber nicht. Andernfalls
sollte der Befund erst durch eine zweite Untersuchung und dann immer durch intravenöse
Kontrastmittelapplikation kontrolliert werden, ehe man einem negativen Cholecystogramm
diagnostische Bedeutung beimißt.

Häufigste Ursachen eines negativen Cholecystogramms sind: Erkrankungen der Leber
(seltener anderer Organe); Gallengangssteine, besonders im Ductus cysticus; Verödung
des Ductus cysticus; Gallenblasensteine, die das Lumen ausfüllen oder zu einer Schrumpfung geführt haben; Verwachsungen in der Gallenblasengegend, eventuell mit Abknickung

des Ductus cysticus. Wenn das Cholecystogramm nur nach peroraler Kontrastmittelgabe negativ bleibt, ohne daß eine Kontrolle durch intravenöse Injektion erfolgte, muß aber auch an eine Resorptionsstörung im Darm gedacht werden.

IV. Morphologische Veränderungen

1. Mißbildungen

Aplasien der Gallenblase sind äußerst selten und werden auch kaum röntgenologisch diagnostiziert, vor allem weil das Ausbleiben einer Kontrastmittelfüllung der Gallenblase so vieldeutig ist, daß man bei der Seltenheit dieser Mißbildung gar nicht an sie denkt. Gleichzeitige Aplasien der Gallengänge schließen natürlich eine Lebensfähigkeit überhaupt aus.

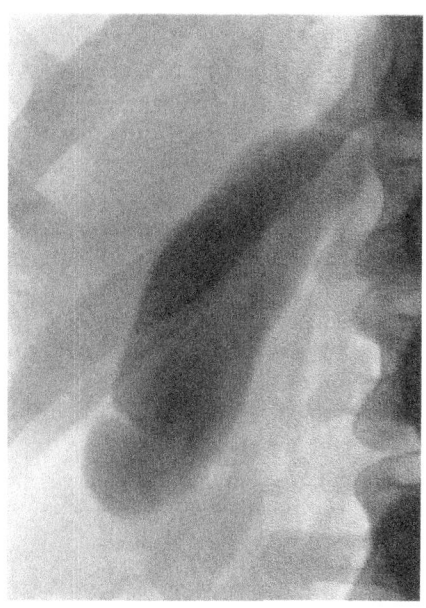

Abb. 533. Gallenblasenseptum

Doppelbildungen der Gallenblase sowie *akzessorische Gallengänge* sind in verschiedensten Formen beschrieben. Ihre praktische Bedeutung ist gering. Die Diagnose akzessorischer Gänge gelingt am ehesten bei der direkten Cholangiographie.

Die Feststellung von *Lageanomalien*, namentlich beim Situs inversus totalis oder partialis, ist wichtig vor operativen Eingriffen und bereitet im allgemeinen keine Schwierigkeiten. Allerdings kann eine *isolierte Linkslage* der Gallenblase leicht übersehen werden, weil durch die bei einer Cholecystographie üblicherweise angefertigten Aufnahmen die linke Oberbauchregion nicht erfaßt wird.

Nicht sehr selten sind *Septumbildungen* der Gallenblase, und zwar meist zirkulär im Fundus (Abb. 533). Sie gehen oft mit einer Einschnürung oder sackförmigen Abschnürung einher, so daß ein Solitärstein vorgetäuscht werden kann. Stärkere Einschnürungen können Sanduhr-, Posthorn- oder Mützenform der Gallenblase bewirken.

Angeborene echte *Divertikel* am Gallenblasenfundus sind im allgemeinen kaum von einem Pseudodivertikel durch eine Septumeinschnürung zu unterscheiden. Eine Rarität ist die Divertikulose mit multiplen kleinen Aussackungen der gesamten Gallenblasenwand. In Gallenblasendivertikeln bilden sich offenbar besonders häufig Konkremente.

Sehr selten sind auch Divertikel und idiopathische *Cysten* des Ductus choledochus. Cystische Erweiterungen, mitunter erheblichen Ausmaßes, behindern den Abfluß der Galle und verursachen schwere Stauungserscheinungen meist bereits im Kindesalter.

2. Entzündungen

Entzündungen der Gallenblase und Gallengänge sind meist Folge einer pyogenen Infektion vom Darm aus, viel seltener entstehen sie hämatogen. Auch bei Stauungen kann der Reiz durch die eingedickte Galle einen Entzündungsprozeß verursachen.

Sehr häufig sind Cholecystitis und Cholelithiasis miteinander kombiniert (s. später).

a) Cholecystitis

Die *akute* Cholecystitis mit ödematöser Schleimhautschwellung ist röntgenologisch kaum als solche zu diagnostizieren. Die Leeraufnahme zeigt keine Veränderungen. Nach Kontrastmittelgabe füllt sich aber sehr oft die Gallenblase nicht (negatives Cholecystogramm), und zwar vorwiegend als Folge einer gleichzeitigen entzündlichen Schleimhautschwellung im Ductus cysticus, der wegen seines schneckenartigen Verlaufs (Valv. spiralis Heisteri) sehr bald partiell oder total verschlossen ist.

Bei pyogener Infektion kommt es dann zum *Gallenblasenempyem*. Bereits auf Nativbildern kann beim Empyem die stark erweiterte und mit Eiter angefüllte Gallenblase als weichteildichter Schatten erkennbar sein. Wegen der Schwere der Erkrankung darf mit weiteren Röntgendarstellungen, z. B. einer Kontrastmittelfüllung des Magen-Darmkanals, keine Zeit verloren werden; sie sind ohnehin nur wenig aufschlußreich. Auch ein großes Gallenblasenempyem verdrängt den Darm nur unwesentlich; es macht höchstens Impressionen im Bereich des Duodenums bzw. der rechten Kolonflexur.

Bei *subakutem* Verlauf und besonders bei der *chronischen* Cholecystitis kommt es zur fibrösen Verdickung der Gallenblasenwand mit sekundärer narbiger *Schrumpfung*. Dann können ausnahmsweise die orthograd projizierten Abschnitte der stark verdickten Gallenblasenwand bereits im Nativbild dargestellt sein. Wenn kein Verschluß des Ductus cysticus besteht, ist eine Kontrastmitteldarstellung noch möglich. Die Füllung der stark verkleinerten Gallenblase erfolgt aber verzögert und weniger kontrastreich infolge einer Störung der Konzentrationsfähigkeit. Die ohnehin nur kleine Gallenblase kontrahiert sich auch nach einer Reizmahlzeit kaum noch.

Frühzeitiger narbiger Verschluß des Ductus cysticus bedingt einen *Hydrops* bzw. eine Mucocele. Dann ist natürlich eine Kontrastmitteldarstellung nicht mehr möglich.

Die Diagnose einer Cholecystitis ist auf Grund der Röntgenuntersuchung allein im allgemeinen unsicher, wenigstens wenn nicht gleichzeitig Gallensteine nachzuweisen sind oder sekundäre Veränderungen der Umgebung eine entzündliche Genese vermuten lassen. Am ehesten spricht noch ein auffallend kleiner und flauer Kontrastmittelschatten, besonders wenn er bei einer Kontrolluntersuchung in gleicher Form und Größe erscheint, für eine chronisch-entzündliche Gallenblasenschrumpfung. Aber auch dieser Befund darf wegen der normal-anatomischen Größenunterschiede nur mit einer gewissen Zurückhaltung gewertet werden.

Infektion mit Fäulniserregern führt zur *emphysematösen* Cholecystitis und röntgenologisch zu entsprechenden Gasaufhellungen in der Gallenblasenwand und eventuell auch im Lumen der Gallenwege.

b) Cholangitis

Entzündungen der Gallengänge haben gleiche Ursachen wie die Cholecystitis, mit der sie oft gleichzeitig bestehen. Die entzündlichen Veränderungen bevorzugen die Gegend der Papilla Vateri und die distalen Abschnitte des Ductus choledochus. Bei chronischem Verlauf kommt es dort ebenfalls zur Fibrose und Sklerose der Wand und bei sekundärer Narbenschrumpfung zu Stenosen.

Die intravenöse Cholangiographie führt bei einer akuten Cholangitis meist nicht zu verwertbaren Ergebnissen; bei chronischem Verlauf können die Gallengänge eine beurteilbare Kontrastmittelfüllung zeigen. Für eine Stenose sprechen dann prästenotische Erweiterung, evtl. mit einer spitzen Verjüngung des Lumens im Stenosenbereich, und vor allem Dyskinesien mit persistierender Füllung und verzögertem Übertritt des Kontrastmittels ins Duodenum.

Besondere chirurgische Bedeutung hat die *stenosierende Papillitis*, die keineswegs immer Folge eines Steinleidens ist (sekundäre Papillitis), sondern auch *primär* und auf die Papille beschränkt vorkommt. Das klinische Bild mit Koliken und Ikterus läßt dabei leicht an einen Choledochusstein denken. Auch die Sondierbarkeit der verhältnismäßig elastischen Einengung schließt eine Papillenstenose nicht aus. Hinzu kommt, daß eine Papillenstenose sehr oft auch die Ursache einer chronischen Pankreatitis ist, da nicht nur die Mündung des Ductus choledochus, sondern auch der Ductus pancreaticus eingeengt sein können.

In solchen Fällen ist die sichere Diagnose einer Papillenstenose praktisch nur durch eine direkte Cholangiographie möglich. Die Kontrastmittelfüllung zeigt dann die konisch spitz zulaufende Verjüngung des prästenotisch erweiterten Ductus choledochus (Abb. 534), u. U. mit fadenförmiger Einengung im Papillenbereich, und je nach Sitz der Stenose eine Rückstauung in den Ductus pancreaticus. Wichtig ist aber auch die manometrische

Feststellung des Injektionsdruckes, der für die Passage des Kontrastmittels ins Duodenum aufgewandt werden muß. Dabei können nach HESS bereits Werte über 20 cm (Wasser) als pathologisch angesehen werden. Druckwerte über 30 cm sind erforderlich bei einer Passagebehinderung, die einen Ikterus verursachen kann.

c) Pericholecystitis

Fast jede Entzündung der Gallenwege greift früher oder später auf die Umgebung über, führt so zur Pericholecystitis und zu *Verwachsungen* mit den Nachbarorganen. Diese Verwachsungen bilden dann auch das morphologische Substrat für den Röntgennachweis einer Pericholecystitis.

Den topographischen Verhältnissen entsprechend sind am häufigsten Verwachsungen zwischen Gallenblase und Duodenum, in die der Bulbus duodeni, der Pylorus, mitunter auch das präpylorische Antrum des Magens mit einbezogen sein können. Nicht viel seltener sind Adhäsionen zwischen Gallenblase und rechter Kolonflexur, aber nur in Ausnahmefällen mit Schlingen des Dünndarms.

Als Zeichen solcher pericholecystitischer Verwachsungen sieht man oft schon bei der Nativuntersuchung im Duodenum und an der rechten Kolonflexur kleine Flüssigkeitsspiegel und eine Verlagerung der durch diese Luftaufhellungen markierten Darmabschnitte. Das ganze Ausmaß der adhäsiven Verziehungen ergibt aber erst die Kontrastmitteldarstellung des Magen-Darmkanals. Sie läßt auch eine herabgesetzte oder ganz aufgehobene Verschieblichkeit der fixierten Magen- oder Darmteile erkennen. Außerdem sieht man entsprechende Unregelmäßigkeiten der Darmwand. Eine gleichzeitige Kontrastmitteldarstellung der Gallenblase zeigt, daß im Bereich der Verwachsungen der Darm nicht mehr gegenüber der Gallenblase verschoben werden kann.

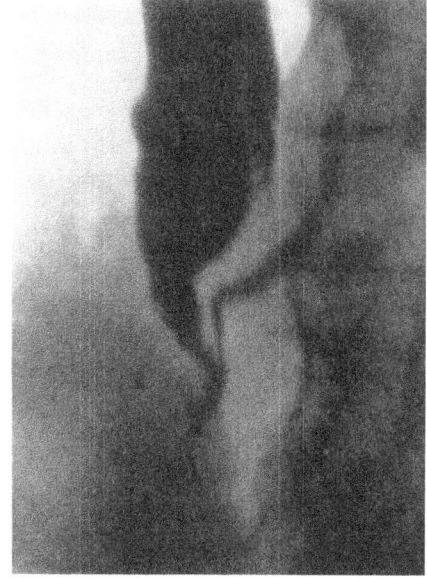

Abb. 534. Stenosierende Papillitis: Konisch spitze Verjüngung des prästenotisch erweiterten Ductus choledochus. Rückstauung des Kontrastmittels in den Ductus pancreaticus

Durch Schrumpfung von Verwachsungssträngen wird auch die Form der Gallenblase selbst verändert (Posthornform, phrygische Mütze usw.). Gallenblase und Gallengänge können regelrecht abgeknickt werden. Breitflächige Verwachsungen mit der Leberunterfläche verlagern die Gallenblase quer.

Natürlich können gleichartige Verwachsungen auch bei Entzündungen, die von anderen Organen, namentlich vom Darm ausgehen, entstehen. Der Ursprung ist röntgenologisch oft nicht zu klären.

d) Gallenblasenperforation

Die Perforation einer entzündeten Gallenblase (Empyem) bewirkt ein so akutes, schweres Krankheitsbild, daß meist überhaupt keine Röntgenuntersuchung durchgeführt wird. Auch die allenfalls angefertigten Nativaufnahmen zeigen im allgemeinen keine charakteristischen Veränderungen oder schon die Zeichen einer allgemeinen Peritonitis (vgl. S. 325 ff.).

Frühzeitige Abkapselung führt oft zu einem *subphrenischen Absceß* mit den entsprechenden Merkmalen im Röntgenbild (vgl. S. 252 f.). Innere Gallenfisteln entstehen durch Perforation in den Darm, vorwiegend in das Duodenum (vgl. S. 484).

3. Gallensteine

Das Gallensteinleiden tritt am häufigsten zwischen dem 30. und 50. Lebensjahr auf und befällt Frauen wesentlich (3—5mal) häufiger als Männer. Steine können sowohl in der Gallenblase selbst als auch in den extra- und intrahepatischen Gallengängen angetroffen werden. Anzahl und Größe der Konkremente schwanken erheblich, vom kleinsten sog. Gallengrieß über multiple und dann meist facettierte kleine oder wenige größere kugelförmige Konkremente bis zu den Solitärsteinen, die ausnahmsweise sogar Hühnereigröße erreichen und die ganze Gallenblase ausfüllen können. Allgemein stehen Anzahl und Größe der Gallensteine in einem umgekehrten Verhältnis zueinander.

Kleinere Steine können durch den Ductus cysticus und choledochus ins Duodenum ausgeschieden, auf diesem Wege aber auch, vorwiegend im Ductus cysticus und distalen Teil des Ductus choledochus, eingeklemmt werden. Entzündliche Schleimhautschwellung begünstigt die Einklemmung und vervollständigt den Gallengangsverschluß.

Chronisch-entzündliche Veränderungen begleiten fast regelmäßig das Gallensteinleiden. Sie sind zweifellos neben anderen Faktoren (qualitativ-chemische Veränderungen der Galle, Gallenstauung usw.) an der Steinbildung ausschlaggebend mitbeteiligt. Letzte Klarheit über die Entstehung von Gallensteinen herrscht jedoch noch nicht.

Bei den verschiedenen *Arten von Gallensteinen* unterscheidet man hinsichtlich ihres Aufbaus

1. homogene, d. h. chemisch aus nur einer Substanz bestehende, und
2. heterogene Steine. Ihr Aufbau erfolgt
   a) gleichzeitig durch mehrere Stoffe in gleichmäßiger Verteilung (*Mischsteine* ohne Schichtung) oder
   b) zeitlich nacheinander durch verschiedene Substanzen, die dann in Schichten übereinanderliegen *(Kombinationssteine)*.

Für die Röntgendiagnostik wichtiger sind die steinbildenden Substanzen selbst. Dabei handelt es sich hauptsächlich um Cholesterin, Bilirubinate (Pigment) und Kalksalze. Der jeweiligen chemischen Zusammensetzung entsprechen auch bestimmte *Steinformen*, von denen hier nur die wichtigsten genannt seien.

1. *Cholesterinsteine* haben annähernd Kugelform und sind als Solitärsteine in der Gallenblase recht häufig.

2. *Cholesterin-Kalksteine* entstehen durch schichtweise Anlagerung von Kalksalzen um einen vorhandenen Cholesterinkern. Sie können besonders groß werden und mitunter die Gallenblase ganz ausfüllen.

3. Am häufigsten sind die *Cholesterin-Pigment (= Bilirubinat)-Kalksteine*. Sie haben unterschiedliche Größen und werden sehr oft in großer Zahl gefunden. Meist handelt es sich um sog. Facettensteine, deren unregelmäßige Form durch gegenseitiges Abschleifen zustandekommt. Hinsichtlich Aufbau und Zusammensetzung gleichen ihnen aber auch die sog. Tonnensteine.

4. *Pigment-Kalksteine* haben Maulbeerform. Sie werden am ehesten bei einer beginnenden Cholelithiasis beobachtet.

5. Die sog. *erdigen Pigmentsteine* sind Mischsteine mit unterschiedlichem Kalkgehalt. Es handelt sich oft um Choledochussteine.

Als Sonderformen zu nennen sind vielleicht noch die sog. Gasspaltsteine, die in radiären Spaltbildungen Gas enthalten, und die durch gegenseitige Verklebung entstehenden Konglomeratsteine.

a) Der röntgenologische Steinnachweis

Ob Gallensteine bereits bei der Röntgen-Nativuntersuchung oder erst nach Kontrastmitteldarstellung der Gallenblase bzw. -gänge nachzuweisen sind, hängt in erster Linie von ihrem *Kalkgehalt* ab. Mit ihm steigt die Strahlenabsorption, und damit vergrößert sich der Kontrast zur Umgebung. Im Gegensatz zu solchen schattengebenden Steinen sind Konkremente ohne oder mit nur geringem Kalkgehalt auf Nativbildern im allgemeinen nicht direkt als Verschattungen zu erkennen. Sie verursachen aber Kontrastmittelaussparungen und können so als Aufhellungen innerhalb des Schattens einer mit Kontrastmittel dargestellten Gallenblase erscheinen.

Bei Verdacht auf eine Cholelithiasis muß die Röntgenuntersuchung in jedem Falle mit der Anfertigung eines Nativbildes, d. h. mit einer „*Leeraufnahme*", begonnen werden.

Oft gelingt bereits damit der Steinnachweis, weil gerade die am häufigsten vorkommenden Cholesterin-Pigment-Kalksteine verhältnismäßig dichte Schatten geben (Abb. 535). Auf Bildern des stehenden Patienten sieht man solche facettierten Steine meist in Vielzahl am unteren Gallenblasenpol; manchmal ist die Gallenblase aber auch fast ganz mit ihnen angefüllt. Es sei aber ausdrücklich darauf hingewiesen, daß die im Röntgenbild feststellbare Anzahl der Steine keineswegs der wirklichen Menge entspricht, sondern im allgemeinen mehr oder weniger weit dahinter zurückbleibt.

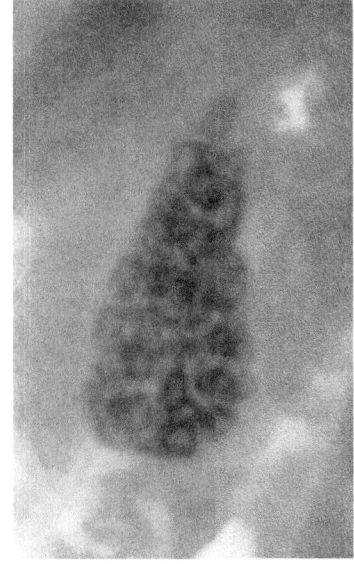

Die oft solitären Cholesterin-Kalksteine erscheinen als Ringschatten (Abb. 536), die der Kalkschale um den nicht schattengebenden Cholesterinkern entsprechen. Gut erkennbar sind infolge ihres Kalkgehaltes auch die maulbeerförmigen Pigment-Kalksteine (Abb. 537).

Bei den sog. Gasspaltsteinen können auch röntgenologisch die Spaltbildungen als Gasaufhellungen in dem sonst homogenen Steinschatten zu sehen sein.

Alle vorwiegend oder ausschließlich Cholesterin und Bilirubinate enthaltenden Konkremente geben auf Nativbildern keinen oder höchstens einen schwachen, kaum

Abb. 535. Schattengebende, facettierte (Cholesterin-Pigment-Kalk-) Steine in der gesamten Gallenblase

verwertbaren Schatten. In jedem Falle muß deswegen der „Leeraufnahme" eine Kontrastmitteldarstellung der Gallenblase folgen, und zwar zweckmäßigerweise durch intravenöse Kontrastmittel- (Biligrafin-) Injektion. Sie dient dann in erster Linie dem Nach-

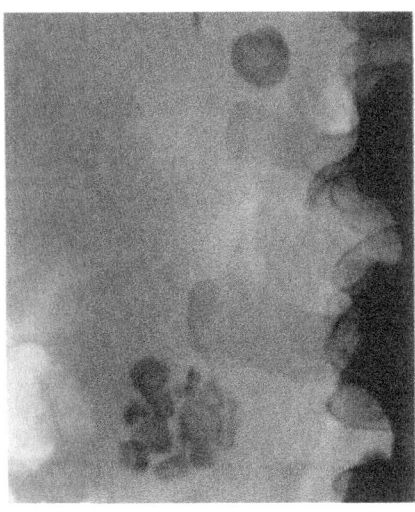

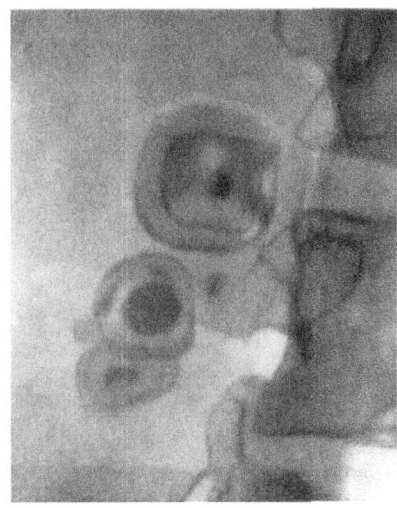

Abb. 536   Abb. 537

Abb. 536. Verschlußstein im Ductus cysticus als Ringschatten (Cholesterinkern mit Kalkmantel). Facettierte Steine am unteren Gallenblasenpol. Keine Kontrastmittelfüllung der Gallenblase infolge des Cysticusverschlusses. Ductus choledochus dargestellt

Abb. 537. Geschichtete Gallensteine mit maulbeerförmigem Kern (Pigment-Kalk), Cholesterinschicht und Kalkmantel

weis etwaiger nichtschattengebender Konkremente, darüber hinaus aber auch der Feststellung eines Cysticusverschlusses oder sonstiger Veränderungen an der Gallenblase bzw. den Gallengängen (vgl. Abb. 536).

Wenn sich bei sonst einwandfreier Untersuchungstechnik nach der Kontrastmittelinjektion die Gallenblase nicht darstellt, so muß neben den bereits besprochenen Gründen (vgl. S. 472) vor allem auch an einen Verschluß des Ductus cysticus gedacht werden. Füllt sich aber die Gallenblase mit Kontrastmittel, dann können die auf Leeraufnahmen erkennbaren Steinschatten im Gallenblasenschatten vollkommen verschwinden; manchmal sind sie aber auch noch angedeutet zu erkennen. Andererseits werden die nicht-

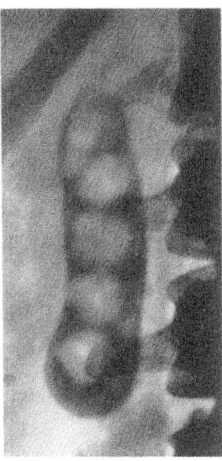

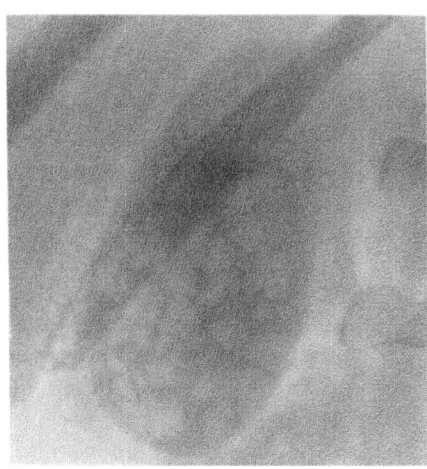

Abb. 538. Kontrastmittelaussparungen durch nichtschattengebende Gallensteine („negative" Steinschatten)

Abb. 539. Kontrastmittelaussparungen durch multiple
kleine Gallensteine

schattengebenden Konkremente als Kontrastmittelaussparungen („negative Steinschatten"), d. h. als Aufhellungen sichtbar (Abb. 538 und 539). Kleinere Steine können bei guter Füllung und Kontrastmittelkonzentration, allerdings überdeckt werden. Die durch sie hervorgerufenen Aussparungen sind dann mitunter nur bei dosierter Kompression

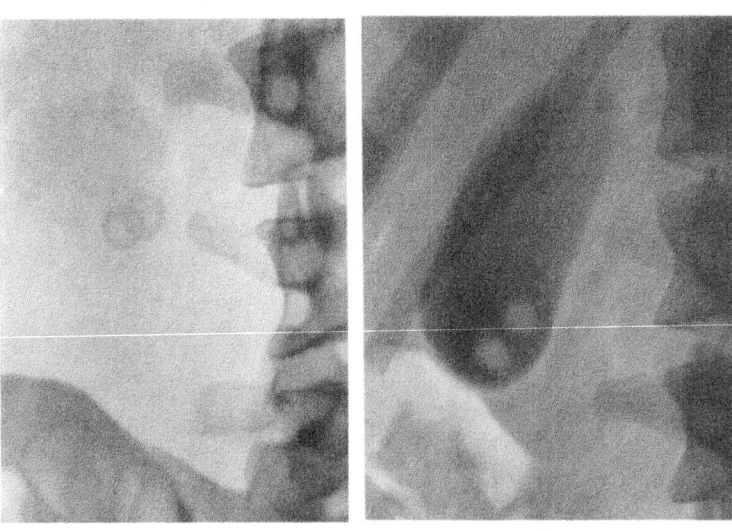

a   b

Abb. 540a u. b. Gallensteine mit nur dünner Kalkschale. a Leeraufnahme: Feine Ringschatten. b Nach Kontrastmittelfüllung: Aufhellungen der Größe des Cholesterinkerns entsprechend

oder nach teilweiser Entleerung des Kontrastmittels durch eine Reizmahlzeit als Aufhellungen darstellbar.

Steine mit einem dünnen Kalkmantel erscheinen auf der Leeraufnahme als feine Ringschatten. Nach Füllung kann man dann trotzdem den Cholesterinkern als entsprechend kleinere Kontrastmittelaussparung sehen (Abb. 540).

Äußerst wichtig sind außer Aufnahmen in Bauchlage auch Aufnahmen vom stehenden Patienten, und zwar möglichst gezielt in verschiedenen Körperdurchmessern. Im Stehen wird nämlich erst die durch unterschiedliche spezifische Gewichte verursachte Schichtung des Gallenblaseninhalts erkennbar. Mitunter werden dadurch kleinere Konkremente als „schwebende" Gallensteine in der Fundus- oder Korpusgegend sichtbar (Abb. 541).

Differentialdiagnostisch muß beim röntgenologischen Gallensteinnachweis an zahlreiche Möglichkeiten gedacht werden. Im allgemeinen ergibt sich allerdings eine einwandfreie Diagnose ohne nennenswerte Schwierigkeiten. Trotzdem können auf Nativbildern alle durch Verkalkungen hervorgerufenen Verschattungen, die in die Gallenblasengegend projiziert werden, zu Verwechslungen führen. Zu nennen sind u. a. Verkalkungen von Rippenknorpeln, Mesenterialdrüsen, Niereninfarkten, Lebercysten oder -abscessen, evtl. auch posttuberkulöse Verkalkungen in den Nebennieren. Während sich solche Kalkeinlagerungen meist bereits durch ihre Struktur und Form von Gallensteinen wesentlich unterscheiden, kommt es bei Nierensteinen (rechts), u. U. auch bei Koprolithen, in erster Linie auf eine genaue Lokalisation der Verschattungen an. Durch Aufnahmen in schräger (II. schräger Durchmesser) oder besser noch in seitlicher Projektion kann die Situation im allgemeinen geklärt werden. Wenn bei erheblicher Adipositas die Steinschatten im Seitenbild nicht mehr sicher zu sehen sind, kann eine Schichtdarstellung zum Nachweis der ventralen Lage von Gallensteinen vorteilhaft sein. In besonderen Fällen müssen Kontrastmitteldarstellungen der Nieren und des Digestionstraktes zur Klärung mit herangezogen werden.

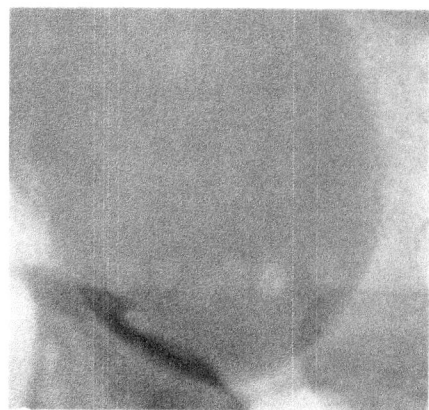

Abb. 541. Schwebende Gallensteine

Bei den „negativen Steinschatten" nach Kontrastmitteldarstellung der Gallenblase können Überlagerungen durch gashaltige Darmschlingen (rechte Kolonflexur!) differentialdiagnostische Schwierigkeiten bereiten. Dann müssen gezielte Aufnahmen in verschiedenen Projektionsrichtungen klären, ob die betreffende Aufhellung wirklich innerhalb des Gallenblasenschattens liegt. Wenn auf diese Art eine Klärung ausnahmsweise nicht gelingt, bleibt nur die Möglichkeit der Schichtdarstellung oder einer Kontrolluntersuchung nach einigen Tagen.

b) Schrumpfung und Hydrops der Steingallenblase

Abgesehen von den praktisch regelmäßigen chronisch-entzündlichen Schleimhautveränderungen beim Gallensteinleiden können besondere Veränderungen als Folge einer Schrumpfung der Gallenblasenwand oder eines Cysticusverschlusses auftreten.

Zur *Schrumpfung* der Steingallenblase kommt es, wenn chronisch-entzündliche Schleimhautprozesse auf die tieferen Wandschichten übergreifen. Sekundäre Narbenschrumpfung verkleinert dann die Gallenblase oft hochgradig.

Röntgenologisch ist eine geschrumpfte Steingallenblase im allgemeinen nur zu erkennen, wenn sie schattengebende Konkremente enthält. Dann zeigt allerdings bereits eine Leeraufnahme, daß die Steine sich nicht am tiefsten Blasenpol sammeln und dort mehr oder weniger nebeneinander liegen. Sie sind vielmehr in der zu einem Rohr geschrumpften Gallenblase „rosenkranzartig" aufgereiht und behalten diese Anordnung auch in verschiedenen Körperstellungen.

Eine Kontrastmitteldarstellung der Gallenblase ist meist nicht möglich, da gleichzeitig die Passage im Infundibulum oder im Ductus cysticus behindert ist.

Ein *Hydrops* der Steingallenblase entsteht — ähnlich wie bei der chronischen Cholecystitis —, wenn vor einer eventuellen Schrumpfung der Ductus cysticus durch ein Konkrement verschlossen wird. Die konsekutive Erweiterung ist besonders stark, wenn durch eine Ventilstenose nur die Entleerung gestört ist.

Die Röntgenuntersuchung ist beim Hydrops auf Nativbilder beschränkt, weil selbst bei einer Ventilstenose eine Kontrastmitteldarstellung der Gallenblase kaum gelingt. Wie bereits beim Empyem erwähnt, kann die stark vergrößerte Gallenblase auf dem Nativbild als weichteildichter Schatten erscheinen. Enthält sie mehrere kontrastgebende Konkremente, dann verteilen sich diese in Horizontallage des Patienten und haben auffallend große Abstände voneinander. Im Stehen ordnen sie sich in dem weiten Fundus flach, schüsselförmig an und liegen vorwiegend nebeneinander. Mitunter erkennt man dann auch den Verschlußstein im Infundibulum oder Ductus cysticus daran, daß er in größerem Abstand von den anderen höher und weiter nach medial liegt.

c) Gallengangssteine

Gallengangssteine sind sicher häufiger, als man früher angenommen hat. Selbst verhältnismäßig große Konkremente in den größe-

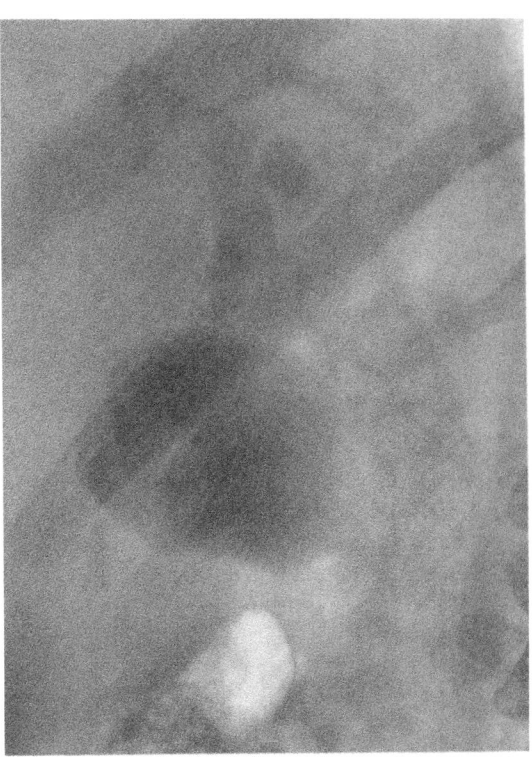

Abb. 542. Gallengänge mit multiplen mittelgroßen Steinen prall gefüllt. Gallenblase *leer*, nicht geschrumpft (sehr selten!). (53jährige Frau; seit 34 Jahren Gallenkoliken, dann erstmalig leichte Gelbsucht.) Befund operativ bestätigt

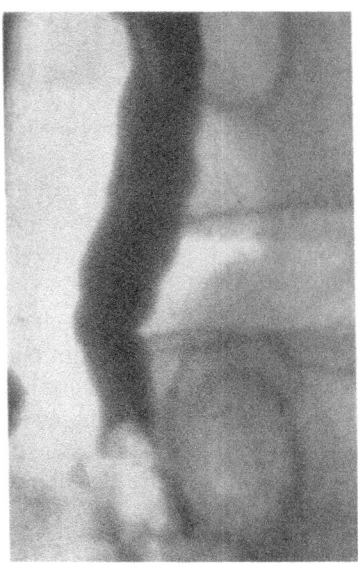

Abb. 543. Choledochusstein, nur teilweise von Kontrastmittel umflossen. Daher „krebsscherenartige" Kontrastmittelvorsprünge

ren intra- und extrahepatischen Gängen können klinisch symptomlos bleiben. Solange sie die Passage nicht wesentlich behindern, besteht keine Erweiterung der Gänge, und es kommt auch nicht zur Aufstauung des Kontrastmittels. Deshalb blieben solche Steine früher oft unerkannt, wenigstens wenn sie nicht bereits auf Nativbildern entsprechende Schatten gaben.

Heute gelingt mit der intravenösen Cholangiographie der Röntgennachweis der (meist nichtschattengebenden) Gallengangsteine wesentlich zuverlässiger. Sie erscheinen als Aussparungen in der Kontrastmittelfüllung, d. h. als rundliche Aufhellungen (Abb. 542). Je mehr sie das Lumen ausfüllen und die Passage behindern, um so stärker sind prästenotisch die Gallengänge erweitert. Wenn das Kontrastmittel einen Stein nur teilweise umfließen kann, entsteht ein „krebsscheren"-artiges Bild (Abb. 543). Nicht selten finden sich mehrere Steine, die dann dem Verlauf des betreffenden Ganges entsprechend perlschnurartig nebeneinander liegen. Es bedarf wohl kaum einer Erklärung der Tatsache, daß Konkremente am häufigsten im Ductus choledochus, und zwar vorwiegend vor der Papilla Vateri angetroffen werden.

Außer dem Stein selbst sind cholangiographisch oft auch Veränderungen der Funktion zu erkennen. Hypotone Erschlaffung der Gallengänge mit schnellem Abfluß des Kontrast-

mittels ins Duodenum bedingt einen nur geringen Kontrast, während die Gallengänge bei
einer Irritation mit hypertonischer Einstellung des
Sphincter Oddi oft sehr kontrastreich erscheinen.

Besondere chirurgische Bedeutung hat die
röntgenologische Exploration der Gallengänge
bei Gallensteinoperationen mit Hilfe der intraoperativen Cholangiographie. Es ist bekannt,
daß bei der Operation häufig Konkremente in
den Gallengängen unerkannt bleiben, selbst wenn
der Ductus choledochus eröffnet wird. Freie
Durchgängigkeit für Sonden und andere Instru-
mente (Zangen, Steinlöffel usw.) schließt einen
Gallengangsstein nicht mit genügender Sicherheit
aus. Tatsächlich bleiben bei Gallensteinoperationen nach einschlägigen Statistiken (HESS) in
10—20% der Fälle Konkremente in den Gallengängen zurück (Abb. 544).

Die intraoperative Cholangiographie, deren
Technik bereits beschrieben wurde (vgl. S. 469),
kann diesen Prozentsatz wesentlich verringern
und wird deswegen immer mehr durchgeführt,
vor allem wenn nicht ohnehin eine breite Choledochoduodenostomie angelegt und dadurch eine
freie Passage evtl. zurückgelassener Konkremente in den Darm gewährleistet werden.

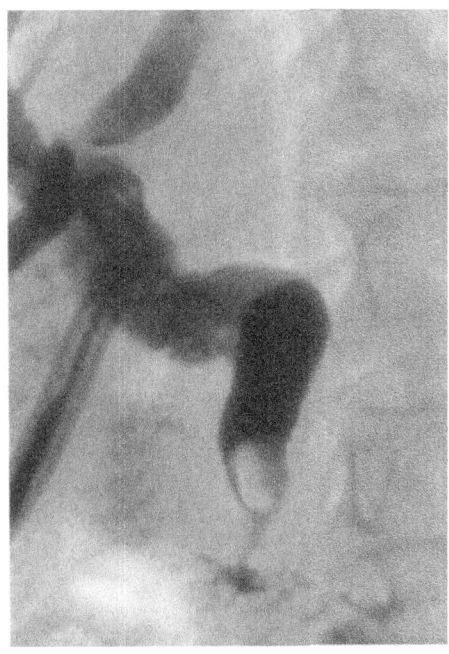

Abb. 544. Choledochusstein nach Cholecystektomie.
Fast vollständiger Verschluß. Prästenotische Er-
weiterung der Gallengänge mit Rückstauung des
Kontrastmittels in die Leber.
(Direkte Cholangiographie durch T-Drain)

Wichtig ist auch die intraoperative Kontrastmitteldarstellung der intrahepatischen
Gallengänge. Bei einer Choledocholithiasis fanden nämlich NORMAN in 23,6%, bzw.

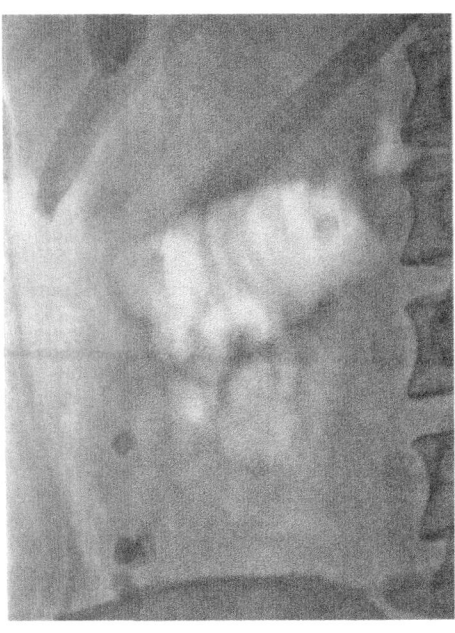
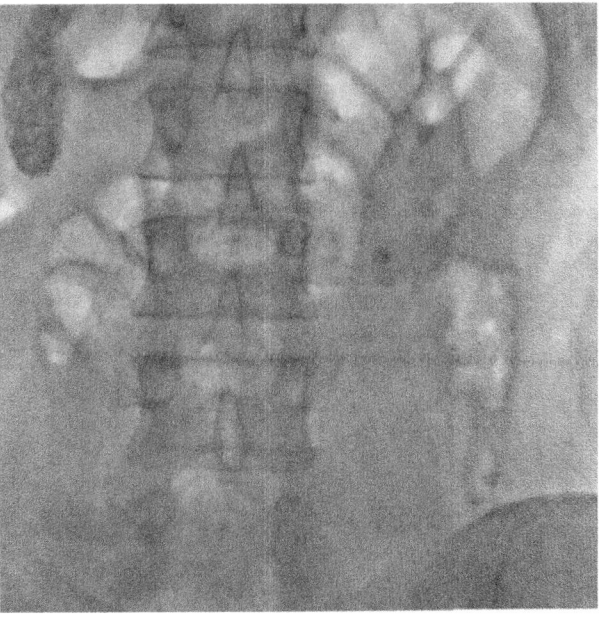

a   b

Abb. 545a u. b. Spontaner Abgang mehrerer facettierter Gallensteine. a Stein in der Gegend des Coecums. b Einen Tag
später: Steine links im Bauchraum (Colon descendens)

HESS in 15,7% der Fälle *intrahepatische* Steine, die ebenfalls als Aufhellungen innerhalb der Kontrastmittelfüllung der Gänge erscheinen. Wenn das Kontrastmittel noch
zwischen Stein und Gallengangswand vorbeifließen kann, füllen sich auch die oft stark
erweiterten prästenotischen Abschnitte. Bei einem vollständigen Verschluß kann man
mitunter indirekt auf Grund des Ausfalles eines Hepaticusastes auf das Vorliegen eines
Steines schließen.

Sobald intrahepatische Konkremente cholangiographisch nachgewiesen, operativ aber
nicht zu entfernen sind, dann erscheint sicherheitshalber immer eine Choledochoduodenostomie indiziert.

d) Gallensteinperforation

Sowohl Steine der Gallenblase als auch (seltener!) der Gallengänge können nach
vorheriger entzündlicher Verklebung in den Darm perforieren, ohne daß bei genügender
Abkapselung eine allgemeine Peritonitis
auftritt. Manchmal sind die Steine dann
auch röntgenologisch im Darm, und zwar
vorwiegend vor der Valv. Bauhini und im
Sigma nachzuweisen (Abb. 545).

Es kann sogar zu einem *Gallensteinileus*
kommen, der dann aber sicher nicht aus-

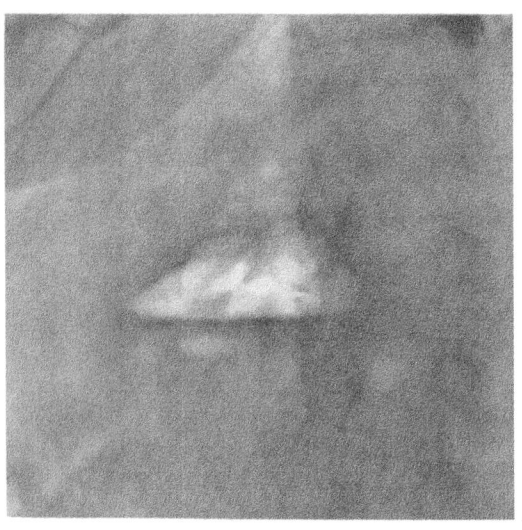
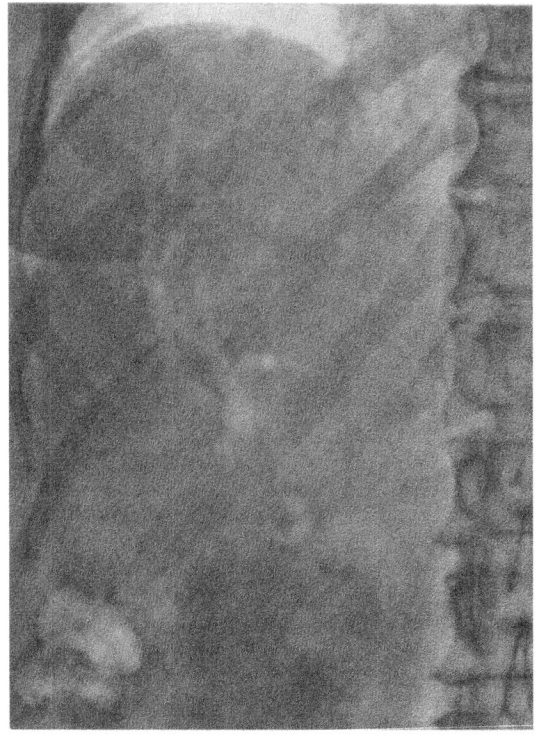

Abb. 546   Abb. 547

Abb. 546. Spontane Luftfüllung der Gallengänge bei Gallensteinileus Flüssigkeitsspiegel an der rechten Kolonflexur.
Die Operation ergab zwei perforierte große Steine im oberen Ileum

Abb. 547. Spontane Luftfüllung der Gallengänge nach vorausgegangener Steinperforation in den Darm. Kein Ileus mehr

schließlich Folge einer Passagebehinderung durch den Stein ist, sondern durch zusätzliche
Spasmen ausgelöst wird. Ein wichtiges Röntgensymptom des Gallensteinileus ist die
spontane Luftfüllung der Gallengänge. Bei jedem Ileus sollte man daran denken! Dann
ist dieses Zeichen gar nicht so selten, wie die beiden Beispiele der Abb. 546 und 547 zeigen.

e) Sonderformen der Gallensteinerkrankung

α) Bei der sog. *Kalkmilchgalle* bewirkt ausgefälltes Calciumcarbonat eine bereits auf
Nativbildern erkennbare Verschattung. Sie ist am deutlichsten auf Bildern vom stehenden
Patienten, weil das verhältnismäßig schnell sedimentierende Calciumcarbonat dann am
Boden der Gallenblase einen intensiven Kontrast gibt, während die Verschattung in
Horizontal- oder Kopftieflagerung unregelmäßig wird und zerfließt. Gerade diese Lage-
abhängigkeit sichert die Diagnose einer Kalkmilchgalle.

Meist liegt im Infundibulum bzw. im Hals der Gallenblase auch noch ein nur wenig schattengebender isolierter Stein, der die Entleerung der Kalkmilchgalle verhindert. In der diffusen Verschattung des suspendierten Calciumcarbonates sieht man mitunter auch noch einige krümelige, grießartige Konkremente.

Eine Kontrastmitteldarstellung erübrigt sich im allgemeinen, zumal sich die Gallenblase selbst meist nicht füllt und das Kontrastmittel nur die Ductus hepaticus und choledochus sichtbar macht.

β) Die *Porzellangallenblase* verursacht durch kalkige Inkrustierung der Gallenblasenwand ebenfalls eine auf Nativbildern erkennbare, meist inhomogen-schollenartige Verschattung mit besonders dichten Randkonturen, an denen die Wand orthograd durchstrahlt wird (Abb. 548). Die Gallenblase kann dabei normal groß sein. Ihr Inhalt ist eingedickt und enthält meist auch Steine, die aber oft durch den intensiven Kalkschatten der verdickten Wand überdeckt werden.

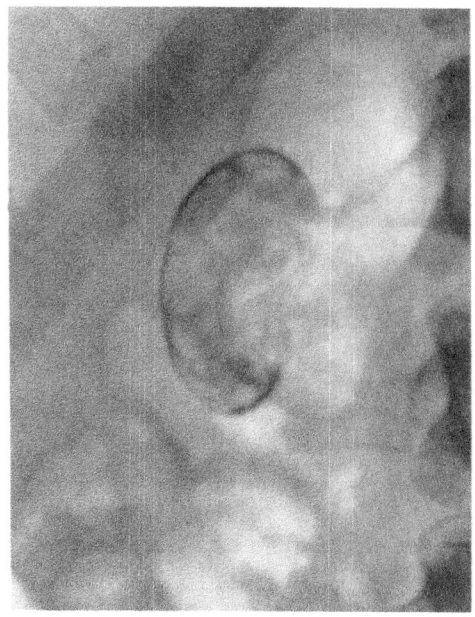

Die Diagnose ist im allgemeinen leicht, ebenso die Unterscheidung von dem Bilde einer Kalkmilchgalle. Eine Kontrastmitteldarstellung gibt höchstens zusätzlich Auskunft über Leberfunktion und Beschaffenheit der Gallengänge.

γ) Die *,,Stippchen"-Gallenblase*, auch Cholesteatose der Gallenblasenschleimhaut, Cholesterosis, Lipoid- oder Erdbeergallenblase genannt, entsteht durch Ablagerung von Cholesterinestern in der Schleimhaut mit Bildung hellgelber Stippchen. Diese sind aber so klein, daß sie röntgenologisch nicht direkt dargestellt werden können. Die dystonische Erkrankung macht sich höchstens durch ungenügende Kontraktionsfähigkeit der mit Kontrastmittel gefüllten Gallenblase bemerkbar. Eine eindeutige Röntgendiagnose ist deshalb nicht möglich.

4. Blastome

Blastome der Gallenwege sind verhältnismäßig selten und röntgenologisch nicht leicht zu diagnostizieren. Meist kann bei ihnen überhaupt nur die Tatsache einer Erkrankung der

Abb. 548. Porzellangallenblase

Gallenblase oder Gallengänge so weit erhärtet werden, daß unter Berücksichtigung des klinischen Befundes die Indikation zu einer Laparotomie gegeben ist.

a) Benigne Blastome

Als sehr seltene gutartige Geschwülste, sind Papillome, Fibrome, Lipome, Myome und Mischformen beschrieben. Wandständige Kontrastmittelaussparungen mit glatter, bogiger Kontur, die in allen Untersuchungsphasen, Körperstellungen und auch bei Kontrolluntersuchungen ihre Lage nicht verändern, legen am ehesten den Verdacht auf eine gutartige Neubildung nahe. Schichtaufnahmen können mitunter die breitbasige Wandhaftung oder einen Geschwulststiel zeigen und dadurch die Differentialdiagnose gegenüber Kontrastmitteldefekten durch Gallenblasensteine erleichtern.

b) Maligne Blastome

Die häufigste Geschwulst ist das *Gallenblasencarcinom*. Es ist fast immer mit einem Steinleiden kombiniert, breitet sich schnell in der Gallenblasenwand aus und infiltriert in die Umgebung.

Röntgenologisch sind beginnende carcinomatöse Veränderungen praktisch kaum festzustellen. Fortgeschrittene Carcinome zeigen unregelmäßige Kontrastmitteldefekte mit zerklüfteter Konturierung und daneben meist auch glatt begrenzte runde Aufhellungen durch Gallensteine, wodurch die carcinomatösen Veränderungen vollkommen verdeckt werden können. In diesem Stadium der röntgenologischen Darstellbarkeit ist meist kaum noch zu entscheiden, ob es sich um ein primäres oder sekundäres Gallenblasencarcinom handelt. Die Feststellung wird weiterhin dadurch erschwert, daß sich die Gallenblase sehr oft überhaupt nicht mehr mit Kontrastmittel füllt.

Carcinome der Gallengänge entstehen am ehesten in der Gegend der Papilla Vateri. Sie führen frühzeitig zur Verlegung des Ductus choledochus mit Gallenstauung und oft auch zu Stenosen des Duodenums (vgl. S. 384). Jeder länger als drei Wochen bestehende Ikterus muß im carcinomgefährdeten Alter (jenseits des 40. Lebensjahres) den Verdacht auf ein Gallengangscarcinom erwecken.

Die intraoperative Cholangiographie ermöglicht manchmal zu unterscheiden, ob es sich bei einer blastomatösen Stenose des Ductus choledochus um einen Verschluß durch ein Papillen- oder ein Pankreaskopfcarcinom handelt. PRÉVÔT hat darauf hingewiesen, daß im Gegensatz zu dem quer verlaufenden glatten Verschluß durch ein Pankreaskopfcarcinom die Einengung des Ductus choledochus beim Papillencarcinom trichterförmig und oft auch mehr oder weniger zerklüftet ist.

Die chirurgische Bedeutung dieser cholangiographischen Unterscheidungsmöglichkeit besteht darin, daß nur bei einem wahrscheinlich primären Papillencarcinom eine Radikaloperation Erfolgsaussichten hat, während die Prognose eines Pankreaskopfcarcinoms, wenn es bereits einen Choledochusverschluß verursacht hat, infaust ist. Eine genaue Lokalisation carcinomatöser Veränderungen im Ductus choledochus muß zeigen, ob der Ductus cysticus noch frei ist, weil auch eine Cholecysto-Duodenostomie als Palliativmaßnahme nur dann sinnvoll ist.

Bei einem carcinomatösen Verschluß des Ductus hepaticus gelangt bei der intraoperativen Cholangiographie trotz hohen Injektionsdruckes kein Kontrastmittel in die intrahepatischen Gallengänge. Wenn sich diese nach intravenöser Kontrastmittelinjektion überhaupt darstellen, erscheinen sie extrem erweitert.

Im übrigen führen blastomatöse Verschlüsse der Gallenwege allgemein zu höhergradigen prästenotischen Erweiterungen als Verschlüsse durch Gallensteine oder entzündliche Stenosen.

Sarkome und sonstige maligne Geschwülste sind zahlenmäßig bedeutungslos und röntgenologisch von Carcinomen nicht zu unterscheiden.

5. Fisteln

Abgesehen von den (gewollten) operativen Fisteln (s. später) sind Gallenfisteln meist die Folge einer Gallenblasen- bzw. Gallenwegsperforation entweder im Verlaufe einer akuten Entzündung oder infolge einer Wandnekrose durch einen Stein. Dagegen sind Geschwulstdurchbrüche der Gallenwege in den Darm sehr selten.

In der überwiegenden Mehrzahl der Fälle handelt es sich um Fistelverbindungen zwischen der Gallenblase und dem Duodenum, viel seltener münden sie im Colon transversum medial der rechten Flexur. Fisteln zwischen Gallenwegen und Magen (einschließlich Bulbus duodeni) gehen im allgemeinen von dort aus und sind dann meist Folge der Perforation eines Ulcus duodeni, selten eines pylorusnahen Ulcus ventriculi.

Gallenfisteln zeigen verschiedenartige Röntgenbilder, die dadurch zustande kommen, daß Darminhalt in die Gallenwege gelangt. So kann mitunter schon bei der Nativuntersuchung eine Luftfüllung der Gallengänge und -blase auffallen, z. B. beim Gallensteinileus. Am eindeutigsten ist das Röntgenbild aber, wenn bei der Darstellung des Digestionstraktes Kontrastmittel retrograd in die Gallenwege übertritt (Abb. 549). Dann ist meist auch eine genaue Lokalisation der Fistel möglich. In umgekehrter Richtung ist durch eine Cholangio-Cholecystographie die Fisteldarstellung kaum möglich, weil sich die Gallenwege infolge der Funktionsstörung oft überhaupt nicht oder nur schlecht mit Kontrastmittel füllen.

6. Postoperative Veränderungen

Postoperative Röntgenkontrollen haben im allgemeinen die Aufgabe zu klären, ob der Abfluß des Kontrastmittels — und damit auch der Galle — in das Duodenum behindert ist; gegebenenfalls muß die Ursache der Passagebehinderung festgestellt werden. In einem gewissen Prozentsatz der Fälle bleiben nach Cholecystektomien Beschwerden verschiedensterArt und Stärke zurück. Ihre Ursachen sind teils organischer, teils funktioneller Natur (Steine, entzündliche Stenosen, Abknickung eines Gallenganges, Dyskinesen, Spasmen des Sphincter Oddi); am häufigsten handelt es sich dabei um Veränderungen, die bereits präoperativ bestanden, aber übersehen wurden. Demgegenüber dürfte eine

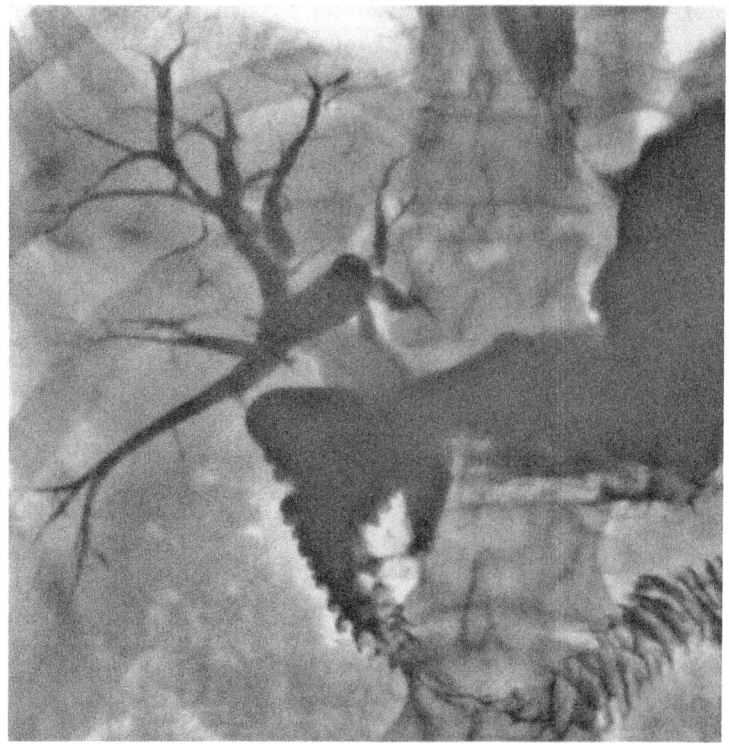

Abb. 549. Zustand nach Choledochoduodenostomie. Übertritt von Kontrastmittel in die Gallenwege bei der Magen-Darmdarstellung

Neubildung von Konkrementen in den Gallengängen seltener sein. Zweifellos wird die routinemäßige Durchführung der intraoperativen Cholangiographie einen wesentlichen Teil solcher Mißerfolge verhindern können (vgl. S. 469). Nicht selten rufen postoperativ aber auch Erkrankungen anderer Organe (z. B. ein Ulcus duodeni oder eine Pankreasaffektion) Beschwerden hervor.

Die postoperative Röntgenkontrolle der Gallengänge erfolgt immer durch intravenöse Kontrastmittelinjektion, es sei denn, daß bei der Cholecystektomie ein T-Drain in den eröffneten Ductus choledochus eingelegt wurde und durch ihn das Kontrastmittel direkt in die Gallengänge injiziert werden kann. Die perorale Darstellungsmethode ist wenig geeignet.

Nach der Operation sind die Gallengänge im allgemeinen weiter als vorher, wahrscheinlich als Folge des Ausfalls der regulierenden Funktion der Gallenblase. *Aus der Weitstellung der Gallengänge allein darf deswegen noch nicht auf eine Passagebehinderung geschlossen werden.* Funktionsstörungen des Sphincter Oddi können zwar auch zu einer Erweiterung der Gallengänge führen; sie sind aber nach heutiger Meinung nicht sehr häufig die Ursache postoperativer Beschwerden, oder sie haben bereits vor der Operation, dann meist als organische Papillenstenosen, bestanden.

Der Stumpf des Ductus cysticus stellt sich nach intravenöser Kontrastmittelinjektion oft gut dar. Sein blindes Ende kann sackartig erweitert sein. Solche *„Gallenblasenreste"* erreichen aber nur ausnahmsweise Kirschgröße. Nach operativer Anastomosierung der Gallenwege mit dem Duodenum gelangt nicht sehr selten Kontrastmittel von dort in

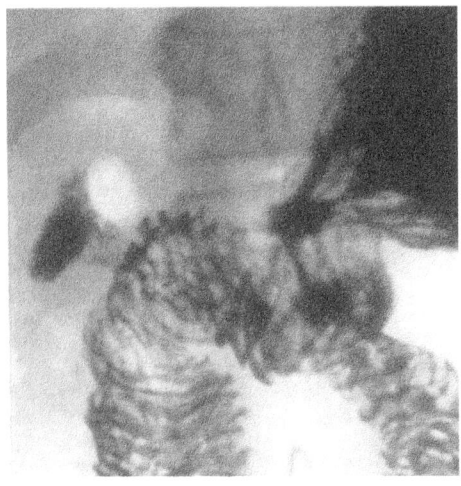

den Bulbus duodeni, der dann leicht ein Regenerat der Gallenblase vortäuschen kann. In einem echten Regenerat können unter Umständen Gallensteine nachgewiesen werden.

Breit angelegte operative *Anastomosen* der Gallenwege mit dem Duodenum (ausnahmsweise mit dem Magen) stellen sich nach intravenöser Kontrastmittelinjektion gut dar. Eine genaue Analyse der anatomischen Verhältnisse ist oft aber kaum möglich. Nicht selten füllen sich die Gallenwege, wie bei den Gallenfisteln (vgl. S. 484), vom Magen oder Darm aus mit Luft oder auch mit Kontrastmittel (Abb. 550). Die Beobachtung dieses Füllungsvorganges bei der Durchleuchtung erleichtert dann die Analyse.

Abb. 550. Zustand nach Billroth II und Cholecystojejunostomie. Übertritt des Kontrastmittels aus dem abführenden Jejunum in die Gallenwege

Bei einer als Notoperation durchgeführten Cholecystoduodeno- oder -gastrostomie füllt sich die noch vorhandene Gallenblase. Nach einer *Choledochoduodenostomia* externa, der bei weitem am häufigsten ausgeführten Anastomose, kann man manchmal die Stelle des Übertritts von Kontrastmittel im Bereich des supraduodenalen Choledochusteiles sehen. Dagegen ist eine Choledochoduodenostomia interna, die nur selten durchgeführt wird und praktisch einer ausgedehnteren Papillotomie entspricht, als solche im Röntgenbild kaum zu erkennen.

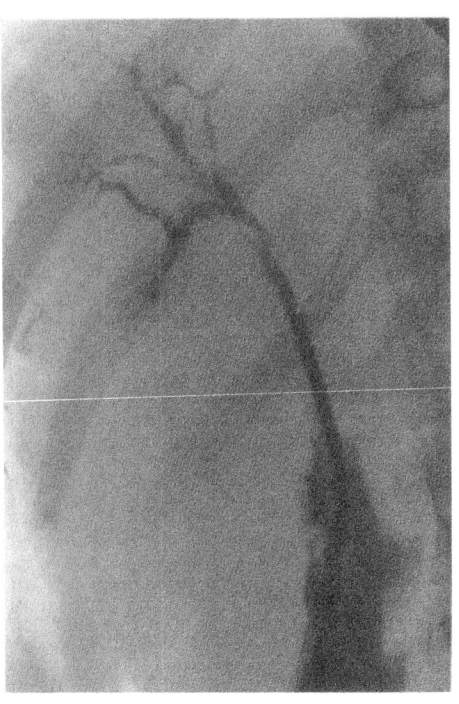

Bei einer *Hepaticoduodenostomie* (nach operativer Verletzung oder Obliteration des Hauptgallenganges) erfolgt eine Röntgendarstellung zweckmäßigerweise, solange das noch liegende Drain eine direkte Kontrastmittelinjektion ermöglicht (Abb. 551). Erst wenn sich dabei zeigt, daß die Passage ins Duodenum frei ist und keine Rückstauung in die Leber erfolgt, darf das Drain entfernt werden.

Äußere Gallenfisteln können von ihrer Mündung an der Haut aus direkt dargestellt werden. Sehr wichtig ist dabei die Feststellung, ob es sich um eine inkomplette oder komplette Fistel handelt.

Bei einer *inkompletten* cholecysto-cutanen Fistel nach Cholecystostomie fließt nur ein Teil

Abb. 551. Zustand nach Hepaticoduodenostomie. (Direkte Cholangiographie durch T-Drain)

der Galle durch die Fistel ab. Die Kontrastmittelfüllung zeigt dann, daß die Passage durch Ductus cysticus und choledochus ins Duodenum frei ist. Die klinisch wegen des Verlustes der gesamten Galle wichtigere *komplette* Gallenfistel setzt einen Verschluß des Ductus choledochus voraus. Meist handelt es sich um eine choledocho-cutane, seltener (und nur bei freiem Ductus cysticus) um eine cholecysto-cutane Fistel.

V. Veränderungen der Gallenblase bei Erkrankungen ihrer Umgebung

Bei der Besprechung der Pericholecystitis wurde schon gesagt, daß Verwachsungen der Gallenwege untereinander oder mit ihrer Umgebung durch eine Erkrankung sowohl der Gallenwege als auch der benachbarten Organe verursacht sein können. Röntgenologisch ist der Ursprung solcher pericholecystitischer Prozesse oft kaum zu klären.

Schleimhautentzündungen des Duodenums greifen sehr bald auf die Papilla Vateri und den intramuralen Choledochusteil über und können eine Papillenstenose bedingen. Ebenso wird die Pars pancreatica des Ductus choledochus bei Erkrankungen des Pankreas mitbeteiligt. Entzündungen und Carcinome engen den Gallengang ein oder verschließen ihn vollkommen. Solange dann noch kein Stauungsikterus besteht, zeigt das Cholangiogramm eine hochgradige prästenotische Erweiterung des Ganges. Die Stenose selbst kann im allgemeinen nur durch eine direkte intraoperative Cholangiographie dargestellt werden (vgl. S. 469).

Verlagerungen der Gallenwege, namentlich der Gallenblase, können natürlich durch alle raumfordernden Prozesse der Umgebung verursacht sein, wobei die Verlagerungsrichtung gewisse Rückschlüsse auf den Ursprung der Verdrängung zuläßt (Leber, Pankreas, rechte Kolonflexur). Verziehungen entstehen durch Schrumpfung pericholecystitischer Verwachsungen (vgl. S. 475).

F. Leber

I. Untersuchungstechnik

Nativaufnahmen (möglichst in Bauchlage) zeigen die Leber als homogenen weichteildichten Schatten im Oberbauch unter der rechten Zwerchfellkuppel (vgl. Abb. 357). Vom Zwerchfell ist der Leberschatten normalerweise nicht zu trennen. Dagegen sieht man meist die scharf konturierte caudale Grenze, die etwa in Höhe der 10. Rippe geradlinig oder leicht bogenförmig von lateral unten nach medial oben verläuft. Durch Luftaufblähung des Magens und Kolons können die Lebergrenzen deutlicher sichtbar gemacht werden. Man erkennt dann auch besser den linken (kleineren) Leberlappen, der sich vom Lig. falciforme der diaphragmalen Leberoberfläche über die Mittellinie nach links etwa bis in die Mamillarlinie erstrecken kann.

Die beste Darstellung der Leber ergibt sich nach Anlage eines diagnostischen *Pneumoperitoneums.* Dann läßt die Luft zwischen Zwerchfell und Leber auch eine

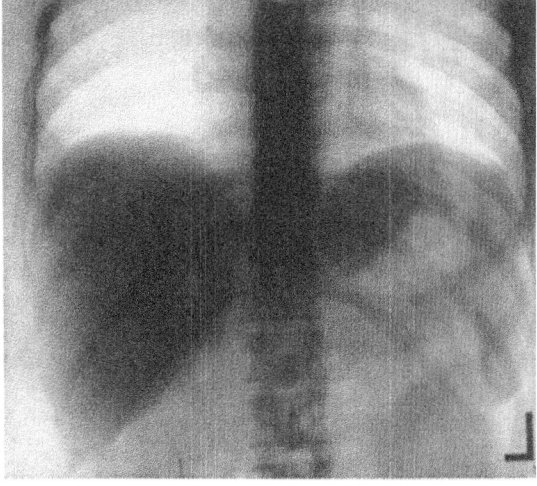

Abb. 552. Hepatolienographie

Abgrenzung und Beurteilung der diaphragmalen Leberoberfläche zu. Das von der Leber zum Zwerchfell ziehende Lig. falciforme wird in der sichelförmigen Luftaufhellung an der Grenze zwischen rechtem und linkem Leberlappen sichtbar.

Ähnliche Bilder ergeben natürlich auch pathologische Luftansammlungen zwischen Leber und Zwerchfell, z. B. nach Perforation eines Magengeschwürs oder bei einer Interposition der rechten Kolonflexur (CHILAIDITI) (vgl. S. 261 u. Abb. 287).

Auf Schichtbildern (longitudinal und transversal) in Verbindung mit einem Pneumoperitoneum können Einzelheiten der Leberoberfläche besonders gut dargestellt werden.

Versuche einer *Hepatographie* [Hepatolienographie (Abb. 552)] durch intravenöse Injektion von Thorotrast (kolloidales Thoriumdioxyd) oder Jodsol haben zwar gute Darstellungen des Leberparenchyms ergeben, die auch krankhafte Veränderungen gut erkennen ließen, z. B. Kontrastmittelaussparungen durch intrahepatische Blastommetastasen. Wegen der Nebenwirkungen und Gefahren (Radioaktivität des Thoriums und seiner Zerfallsprodukte) haben sich die Methoden aber nicht durchsetzen können und müssen abgelehnt werden.

Die angiographische Darstellung der V. portae wird an anderer Stelle besprochen (vgl. S. 497 f.).

II. Morphologische Veränderungen

1. Mißbildungen

Als Mißbildung ist eigentlich nur die angeborene *Cystenleber* zu nennen, die allerdings röntgenologisch kaum als solche zu erkennen ist. Multiple Cysten führen zwar bei peripherer Lokalisation zu zahlreichen knolligen Vorwölbungen der Leberoberfläche, die dann auch im Pneumoperitoneum darstellbar sind. Gleiche Bilder zeigen aber auch andere raumfordernde Prozesse, namentlich Blastommetastasen. Bei Verdacht auf eine Cystenleber ist eine eingehende Nierenuntersuchung aufschlußreich, da häufig gleichzeitig eine Cystenniere besteht.

Akzessorische Leberlappen können differentialdiagnostische Schwierigkeiten bereiten, vor allem der Riedelsche Leberlappen, der wegen seiner Lage dorsal an der Leberunterfläche die rechte Niere verdrängen und den oberen Kelch sowie das Nierenbecken eindellen und dadurch eine Nierendystopie oder einen Tumor vortäuschen kann. Im Pneumoperitoneum ist der Riedelsche Lappen als rundlicher Schatten am unteren Leberrand gut abzugrenzen.

Weiterhin kann an der diaphragmalen Leberoberfläche dorsal und medial ein akzessorischer Lappen bestehen und das Zwerchfell halbkugelförmig vorwölben. Er wird dann in das Lungenunterfeld projiziert, und zwar im Sagittalbild in den rechten Herz-Zwerchfellwinkel bzw. im Seitenbild retrokardial vor die Wirbelsäule. Dadurch kann ein endothorakaler Prozeß vorgetäuscht werden. Eine sichere Diagnose ist auch dann nur durch ein Pneumoperitoneum möglich.

2. Raumfordernde Prozesse

Allgemeine Lebervergrößerungen durch unspezifische oder spezifische Entzündungen, durch venöse Stauung (V. cava inf.) oder bei Lebercirrhose haben für die chirurgische Röntgendiagnostik keine wesentliche Bedeutung. Wichtiger sind umschriebene Vergrößerungen; sie können in Ein- oder Vielzahl die Leberoberfläche mehr oder weniger rundlich bis halbkugelförmig bzw. polycyclisch vorwölben. Voraussetzung ist allerdings, daß der raumfordernde Prozeß in Oberflächennähe sitzt oder bei mehr zentraler Lokalisation entsprechende Größe hat.

Ursächlich kommen für solche Vergrößerungen in erster Linie Blastome, vor allem Metastasen, parasitäre Cysten (Echinococcus), Gummen, Lymphogranulomknoten usw. und schließlich auch Leberabscesse in Frage.

Röntgenologisch führt jede Lebervergrößerung je nach Ausmaß zur Verdrängung der Nachbarorgane. Dabei kann die rechte Zwerchfellhälfte cranialwärts gedrängt und in ihrer Atembeweglichkeit eingeschränkt sein. Eine Verdrängung von Duodenum, Magen und rechter Kolonflexur erfolgt nach caudal und links.

Auf Nativbildern erkennt man mitunter bei soliden Tumoren oder einer metastatischen Durchsetzung der ganzen Leber eine größere Schattendichte als gewöhnlich. Eine diagnostisch verwertbare Beurteilung der Leberoberfläche ist aber nur nach Anlage eines Pneumoperitoneums möglich.

Die oft multiplen Vorwölbungen von *Metastasen* geben der Leber ein knollenartiges Aussehen. Über die Art des raumfordernden Prozesses ist allerdings auf Grund eines solchen Röntgenbefundes nur ausnahmsweise eine Aussage möglich. Das mindert aber nicht die Bedeutung des Nachweises derartig knolliger Veränderungen der Leberoberfläche.

Auch *Echinococcuscysten* ermöglichen eine Artdiagnose mit einiger Sicherheit nur dann, wenn außer der Lebervergrößerung auch extrahepatische oder intrahepatisch sekundäre Veränderungen das Bild vervollständigen. Beim *Echinococcus cysticus* bestehen z. B. häufig gleichzeitig Echinococcusblasen in anderen Organen, namentlich in der Lunge; außerdem kommt es nicht selten zu Verkalkungen in der Cystenwand (Abb. 553). Der seltene *Echinococcus alveolaris* mit multiplen kleinen Blasen verursacht meist keine wesentliche Lebervergrößerung. Röntgenologisch wird er erst erkannt, wenn im Granulationsgewebe um die einzelnen Blasen sekundär Verkalkungen mehr diffuser, krümeliger Art auftreten.

3. Leberabsceß

Abscesse, die in allen Leberlappen (also auch linksseitig) solitär oder multipel auftreten können, sind röntgenologisch oft überhaupt nicht zu erkennen. Bei erheblicher Größe und peripherem Sitz machen sie die bereits genannten Erscheinungen aller vergleichbaren raumfordernden Prozesse. Liegt der Verdacht auf einen Leberabsceß vor, dann sollte allerdings von der Anlage eines Pneumoperitoneums abgesehen werden, da durch die veränderten Druckverhältnisse Perforationsgefahr besteht.

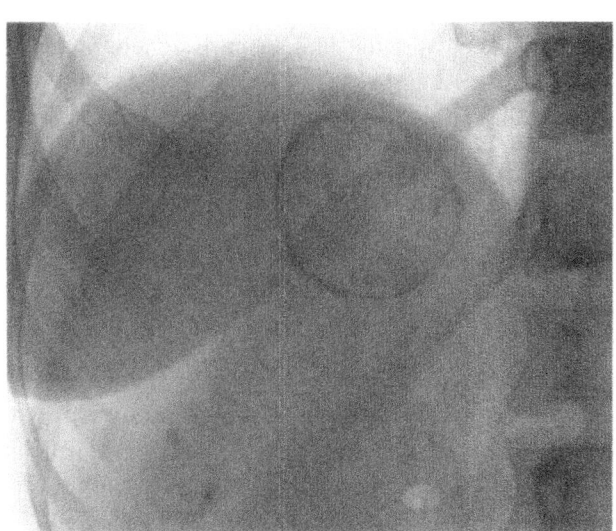

Abb. 553. Verkalkter Leberechinococcus. Eine zweite Cyste wurde vor zwei Jahren operativ entfernt (Diagnose gesichert)

Leberabscesse sind oft gashaltig und lassen dann innerhalb des Leberschattens umschriebene Aufhellungen mit beweglichen basalen Flüssigkeitsspiegeln erkennen.

Übergreifen des Entzündungsprozesses auf die Umgebung verursacht Einschränkung der Zwerchfellbeweglichkeit. Oft entsteht dann auch ein diaphragmaler Pleuraerguß als Folge einer Durchwanderungspleuritis. Horizontal verlaufende plattenförmige Lungenatelektasen sind ebenfalls nicht selten.

Perforation eines Leberabscesses führt zur diffusen Peritonitis oder zu einem (für die Röntgendiagnostik wichtigeren) subphrenischen Absceß (vgl. S. 252ff.). Perforiert ein Absceß transdiaphragmal in den Thoraxraum, dann kommt es zum Pleuraempyem, das seinerseits in das Bronchialsystem einbrechen kann mit Bildung einer hepatobronchialen Fistel.

4. Verkalkungen

Intrahepatische Verkalkungen sind verhältnismäßig selten. Außer den bereits erwähnten Kalkeinlagerungen in der Wand von Echinococcuscysten sind Verkalkungen beispielsweise in Hämangiomen und sekundär in entzündlichen, vor allem tuberkulösen Prozessen bekannt. Diagnostisch viel wichtiger sind intrahepatische Gallensteine (vgl. S. 480f.).

5. Thorotrastspeicherung

Nach Hepatolienographien, vor allem aber auch nach paravasaler Injektion wird das früher häufig gerade für die Angiographie verwandte Kontrastmittel „Thorotrast" nicht aus dem Körper eliminiert, sondern im Laufe der Zeit im reticulären Gewebe von Leber, Milz und Lymphknoten gespeichert. Gefahr besteht dann infolge der Radioaktivität des Mittels, besonders einiger seiner Zerfallsprodukte (α-Strahler!). Obgleich deswegen Thorotrast schon seit Jahren nicht mehr für die Kontrastmitteldarstellung am Menschen benutzt wird, sieht man auch heute manchmal noch solche alte Thorotrastspeicherungen.

Ihre Kenntnis ist differentialdiagnostisch wichtig, die Erkennung allerdings auch verhältnismäßig leicht an der „krümeligen" Struktur des insgesamt verdichteten Leberschattens und dem gleichzeitigen Befall von Leber und Milz.

Es sei davor gewarnt, bei Patienten mit einer Thorotrastspeicherung unnötige Röntgenuntersuchungen „scientiae causa" durchzuführen, da jede zusätzliche Strahlenbelastung vermieden werden muß.

6. Verletzungen

Frische Leberverletzungen, die überhaupt röntgenologisch nachweisbar wären, kommen wegen der Schwere der klinischen Erscheinungen praktisch nie zur Röntgenuntersuchung. Bei der *Leberruptur* erfordert schon die schwere Blutung unverzüglich eine chirurgische Intervention. Im übrigen zeigen solche Blutungen, wie auch andere vergleichbare Flüssigkeitsansammlungen, eine diffuse Verschattung im Oberbauch und eine Unschärfe der Konturen sonst abgrenzbarer Organe (Nieren, Psoasschatten usw.). Die Lokalisation von *Fremdkörpern* (Steckgeschossen) in der Leber erfolgt nach den allgemeinen Regeln und macht keine Schwierigkeiten.

Über die Mitbeteiligung der Leber bei *Zwerchfellbrüchen* ist dort berichtet (vgl. S. 261 u. Abb. 290).

G. Pankreas

I. Untersuchungstechnik

Das Pankreas liegt retroperitoneal an der Rückwand des Abdomens, und zwar mit seinem Kopfteil rechts in der hufeisenförmigen Schlinge des Duodenums und reicht mit seinem Schwanzteil links bis zur Milz. Bei der Nativuntersuchung ist das Pankreas überhaupt nicht zu sehen. Nach Anlage eines Pneumo- oder Retropneumoperitoneums kann es mitunter auf Schichtbildern, vor allem auf Transversalschichten, dargestellt werden.

Zweck einer Röntgenuntersuchung ist in erster Linie die Feststellung einer Vergrößerung des Pankreas, bzw. der dadurch bedingten Verdrängungs- und Kompressionserscheinungen an anderen Abdominalorganen, namentlich an Magen und Darm. Deshalb ist bei Verdacht auf eine Pankreaserkrankung immer eine Kontrastmitteldarstellung des Digestionstraktes, evtl. auch der Gallenblase und der Nieren, erforderlich und aufschlußreicher als ein Pneumoperitoneum. Wichtig sind auch Seitenbilder, weil nur sie Verdrängungen der Bauchorgane nach ventral in vollem Umfange und geringgradige Impressionen der Magenhinterwand überhaupt erst erkennen lassen.

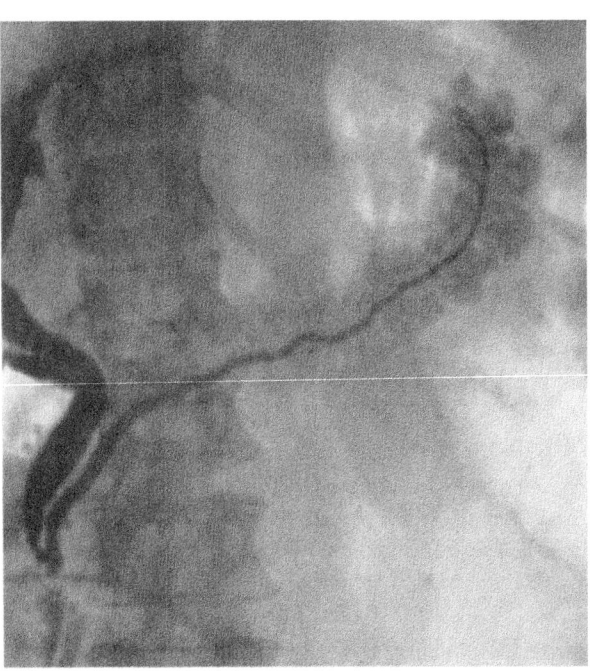

Abb. 554. Kontrastmittelfüllung des Ductus pancreaticus und seiner Äste bei intravenöser Cholangiographie infolge einer Papillenstenose

Als Zufallsbefund sieht man manchmal eine Kontrastmittelfüllung des Ductus pancreaticus. Sie kommt am ehesten zustande, wenn bei einer direkten Cholangiographie (intraoperativ oder durch eine Gallenfistel) der Kontrastmittelabfluß jenseits der Mündung des Ductus pancreaticus behindert ist (Abb. 554).

II. Morphologische Veränderungen

1. Raumfordernde Prozesse

Zur Vergrößerung des ganzen Pankreas kommt es bei unspezifischen oder spezifischen Entzündungen, wobei allerdings im allgemeinen nur die seltenere chronische Pankreatitis mit Sekretstauung zu einer solchen Organvergrößerung führt, daß sie durch Verdrängung der Nachbarorgane röntgenologisch nachweisbar wird. Chirurgisch wichtiger sind Schwellungen einzelner Pankreasabschnitte durch raumfordernde Prozesse, wie maligne *Blastome* (meist Carcinome), *Cysten* (Retentionscysten oder ausnahmsweise Echinococcuscysten) und *Abscesse*.

Je nachdem welcher Pankreasabschnitt vergrößert ist, werden die Nachbarorgane oft in typischer Weise verdrängt bzw. komprimiert und in ihrer normalen Funktion behindert.

Raumfordernde Prozesse des *Pankreaskopfes* weiten die Duodenalschlinge zu einem offenen „C" aus. Dabei werden der Bulbus duodeni nach links oben, die Pars descendens nach rechts, die Pars inferior sowie die Flexura duodenojejunalis nach unten und oft ventralwärts verdrängt (Abb. 555). Bei erheblicher Größe des Prozesses wird außerdem der Antrumteil des Magens nach vorne oben links verlagert und an der Seite der großen Kurvatur eingedellt.

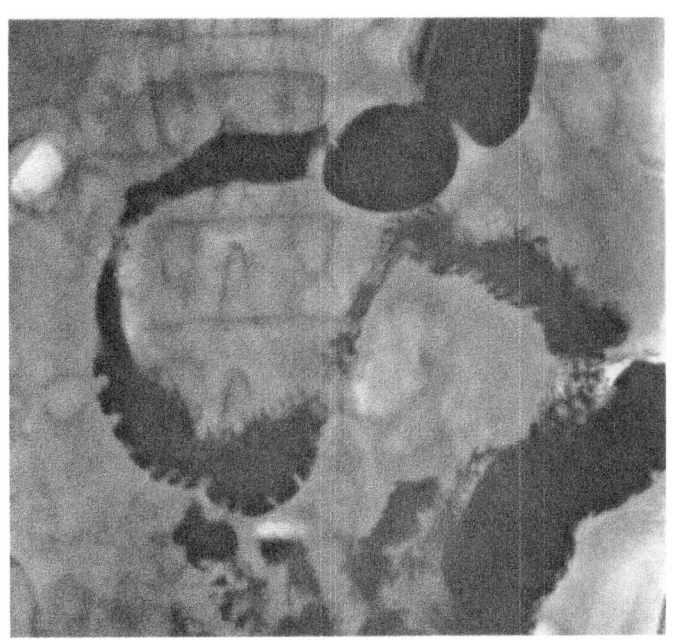

Abb. 555.   Raumfordernder Prozeß (Carcinom) im Pankreaskopf. Ausweitung und Rundung der Duodenalschlinge

Folge der Kompression sind Passagebehinderungen, vor allem im Duodenum, während die Magenperistaltik meist ungestört abläuft. Das Duodenum ist dann oft in seiner ganzen Länge gleichzeitig mit Kontrastmittel gefüllt, weil schon eine verhältnismäßig geringe Kompression an der Flexura duodenojejunalis die Passage erheblich verzögert, auch wenn dadurch klinisch noch keine Stenoserscheinungen ausgelöst werden.

Vergrößerungen im Bereich des *Pankreaskörpers* machen verschiedenartige Verdrängungserscheinungen. Breitet sich ein Prozeß vorwiegend in die Bursa omentalis aus, dann wird der Magen nach vorne und oft auch nach unten gedrückt. Durch die Kompression von hinten entsteht ein Pelotteneffekt, d. h. ein Füllungsdefekt bei erhaltener Schleimhautzeichnung (Abb. 556a). Erfolgt die Kompression mehr von oben, dann wird die kleine Kurvatur muldenförmig eingedellt. Raumfordernde Prozesse vom sog. gastrokolischen Typ, die sich mehr caudalwärts zwischen Magen und Querkolon ausbreiten, verdrängen den Magen nach vorne oben (Abb. 556b). Die muldenförmige Eindellung liegt an der Seite der großen Kurvatur. Das Colon transversum und ebenso die oberen Dünndarmschlingen sind dann meist caudalwärts verlagert. Seltener werden außer dem Magen auch der Querdarm und Dünndarmschlingen nach oben verdrängt. Das geschieht durch große raumfordernde Prozesse vom sog. mesokolischen Typ, die sich vorwiegend caudalwärts entwickeln.

Vergrößerungen des *Pankreasschwanzes* führen zu einer muldenförmigen Impression der großen Magenkurvatur von links hinten her und verdrängen den Magen nach rechts oben vorne sowie das Colon transversum, evtl. auch descendens, nach unten links

(Abb. 557). Kleine Vergrößerungen des Pankreasschwanzes sind oft nur im Seitenbild an einer Impression der Magenhinterwand, manchmal stufenförmig, zu erkennen.

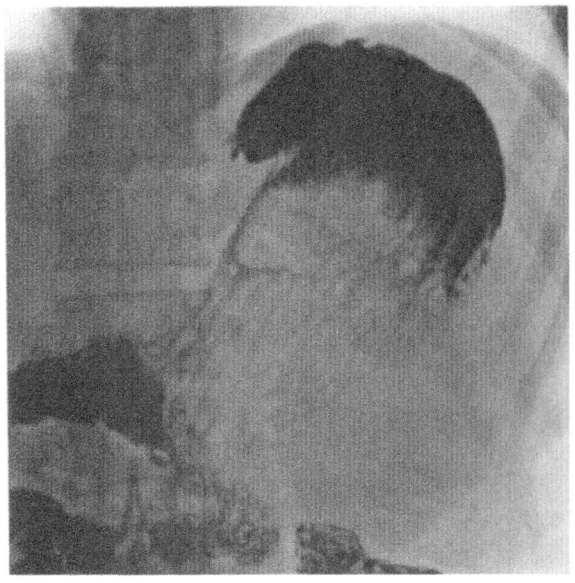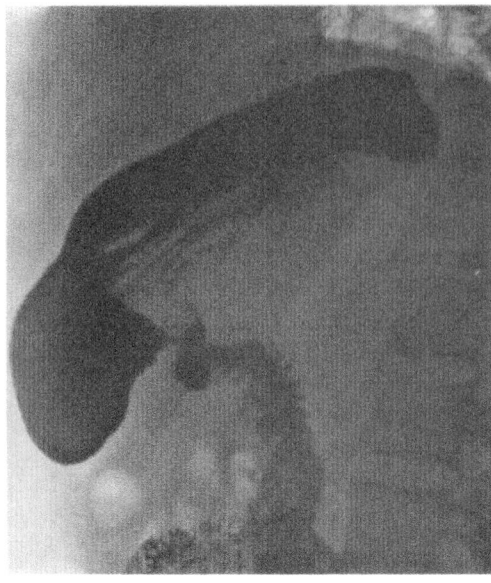

a   b

Abb. 556a u. b. Raumfordernder Prozeß im Pankreaskörper. a Pelotteneffekt. b Verdrängung des Magens nach vorne oben

Natürlich gibt es alle Übergänge zwischen diesen typischen Formen. So können Vergrößerungen des Pankreaskörpers je nach Lokalisation ähnliche Erscheinungen wie Prozesse des Pankreaskopfes oder -schwanzes verursachen.

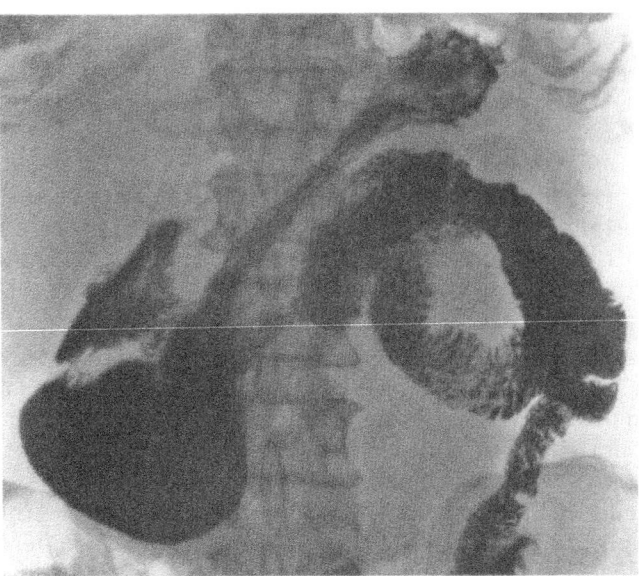

Abb. 557. Raumfordernder Prozeß im Pankreasschwanz

Außer Magen und Darm können auch Gallenblase, Milz und Nieren (besonders die linke) verlagert sein. Durch Kontrastmitteldarstellung des betreffenden Organs kann das im Einzelfalle geklärt werden. Kompression der Papilla Vateri oder des Ductus choledochus durch Pankreaskopfblastome kann zur Gallenstauung führen (Ikterus!). Große Cysten drücken manchmal das Zwerchfell, namentlich die linke Zwerchfellkuppel, nach oben und schränken ihre Atembeweglichkeit ein.

Die Konturen der verdrängten Organe sind meist scharf gezeichnet. Konturunschärfe spricht für das Übergreifen eines Entzündungsprozesses bzw. (wahrscheinlicher) für infiltratives Wachstum eines malignen Pankreasblastoms. Am Magen besteht dann auch Wandstarre ohne peristaltische Bewegungen.

So eindeutig der Röntgenbefund bei einer Pankreascyste sein kann, so schwierig ist es mitunter aber auch, die Ursache einer Pankreasvergrößerung festzustellen. Differentialdiagnostisch ist außerdem zu berücksichtigen, daß Geschwülste des Retroperitoneums, des Netzes oder linken Leberlappens ähnliche Verdrängungen machen können. Auf Grund des Röntgenbildes allein kann eine Unterscheidung unmöglich sein. In fortgeschrittenen Fällen gilt das auch für die Abgrenzung eines primären Magencarcinoms von einem sekundär in den Magen infiltrierten Pankreasblastom und umgekehrt. Meist sind allerdings bei einem vom Pankreas ausgehenden Blastom die Schleimhautzeichnung des Magens verhältnismäßig besser erhalten und die Konturierung im allgemeinen schärfer.

Hat eine Cyste Verbindung mit dem Mageninnern (spontan oder artifiziell), dann füllt sie sich manchmal mit Kontrastmittel, das dann längere Zeit in der Cyste retiniert werden kann (Abb. 558).

Inselzelladenome des Pankreas werden nicht so groß, daß durch sie verursachte Verdrängungen im Röntgenbild nachzuweisen wären.

2. Pankreasabsceß

Abscesse sind fast ausschließlich im Pankreaskopf lokalisiert und machen die bereits beschriebenen Verdrängungserscheinungen. Sie sind häufig gashaltig und zeigen dann Luftaufhellungen mit beweglichen Flüssigkeitsspiegeln, die im Sagittalbild in die Gegend des Bulbus duodeni projiziert werden. Nur bei seitlicher oder schräger Projektion ist mit Sicherheit ihre Lage außerhalb des Magen-Darmtraktes zu erkennen. Pankreasabscesse können in die Bursa omentalis perforieren. Charakteristisch sind dann große Flüssigkeitsspiegel bis an die Magenhinterwand und Luftaufhellungen, die aber nie das Zwerchfell direkt erreichen.

3. Verkalkungen, Pankreassteine

Diffuse oder (meist) multiple umschriebene Verkalkungen und Pankreassteine werden im allgemeinen nur zufällig als Nebenbefunde festgestellt. Sie

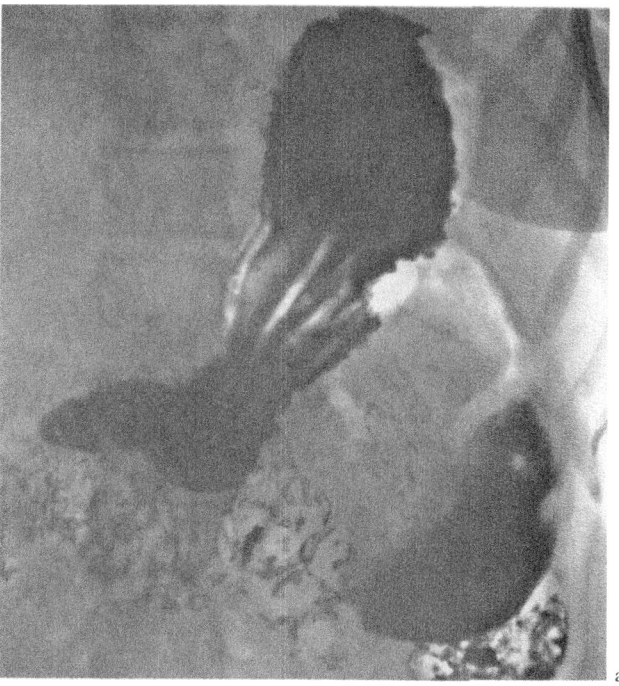

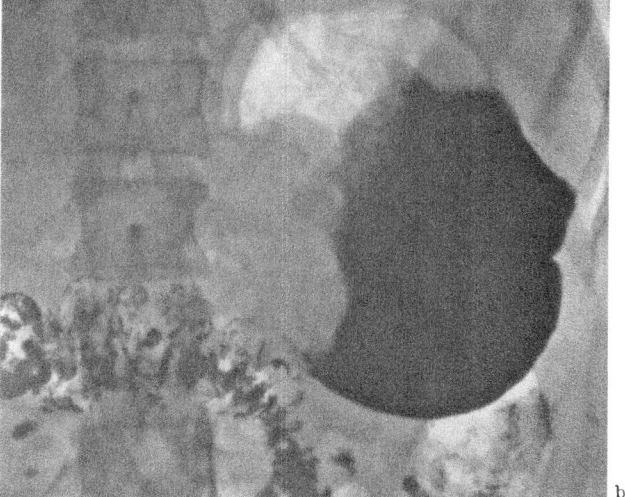

Abb. 558a u. b. Kontrastmittelfüllung einer Pankreascyste nach Operation. a Füllung der Cyste während der Magendarstellung. b Restfüllung 8 Std p. c.

entstehen meist als Folge chronischer Entzündungen. Pankreassteine erreichen Erbsen- bis Haselnußgröße. Mit ihrer unregelmäßigen, stacheligen Form können sie verkalkten Lymphknoten ähneln. Chirurgische Bedeutung haben sie im allgemeinen nicht. Die seltenen kleinen Konkremente im Ductus pancreaticus sind röntgenologisch kaum darstellbar.

H. Milz

I. Untersuchungstechnik

Der weichteildichte, glatt konturierte Schatten der Milz ist bei Kindern immer, bei Erwachsenen oft schon bei der Nativuntersuchung im linken Oberbauch subdiaphragmal erkennbar. Am ehesten läßt er sich abgrenzen bei Untersuchung in Rückenlage des

Patienten mit leichter Drehung in den II. schrägen Durchmesser. Der längliche bzw. bohnenförmige Milzschatten verläuft im Sagittalbild schräg von medial oben nach lateral

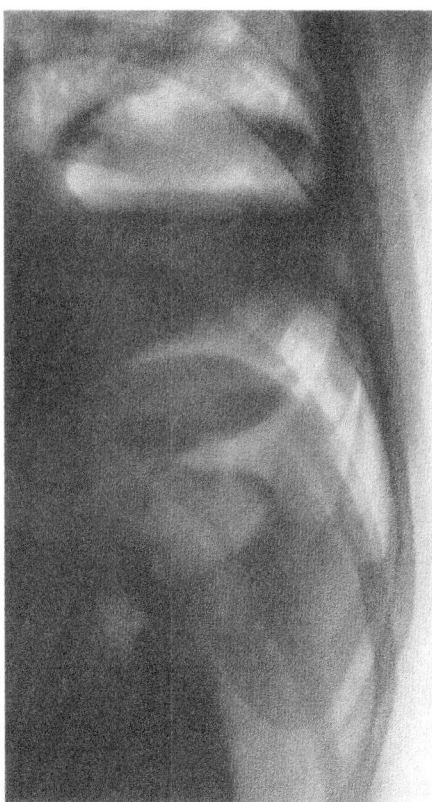

unten, etwa parallel zu den dorsalen Rippenanteilen. In dieser Projektion überschneidet er sich teilweise mit dem oberen Pol der linken Niere, liegt im ganzen aber oberhalb und lateral davon und im (dextro-sinistralen) Seitenbild natürlich weiter nach ventral vor der Wirbelsäule, etwa in der Mitte des sagittalen Körperdurchmessers.

Bei der Durchleuchtung erkennt man, daß die Milz die respiratorischen Bewegungen der linken Zwerchfellhälfte infolge gegenseitiger Verbindung durch das Lig. phrenicolienale weitgehend mitmacht.

Schon auf Nativbildern zeichnen sich die Konturen der Milz am kontrastreichsten dort ab, wo sie an die lufthaltige Magenblase oder die linke Kolonflexur grenzt (vgl. Abb. 357). Durch Anlage eines diagnostischen *Pneumoperitoneums* (vgl. S. 319f.) kann man eine kontrastreiche Darstellung des ganzen Organs erreichen. Die Aufnahmen werden dann zweckmäßigerweise in rechter Seitenlage des Patienten mit angestellter Filmkassette und horizontalem Verlauf des Zentralstrahls angefertigt. Sehr gut stellt sich die Milz aber auch auf Sagittalbildern des stehenden oder sitzenden Patienten dar (Abb. 559).

Abb. 559. Darstellung der Milz im Pneumoperitoneum bei Relaxatio diaphragmatica

Im Vergleich zum Pneumoperitoneum ist die intravenöse *Hepatolienographie* mit Thorotrast oder Jodsol, wie auch bei der Leberdarstellung (vgl. S. 488), wegen ihrer großen Gefahren seit langem wieder vollkommen aufgegeben worden. Neuere Möglichkeiten der angiographischen Darstellung der Milzvenen *(Splenoportographie)* sind an anderer Stelle besprochen (vgl. S. 497f.).

II. Morphologische Veränderungen

1. Raumfordernde Prozesse

Eine allgemeine, gleichmäßige Vergrößerung der Milz (Splenomegalie) ist meist Folge von Infektions- oder Blutkrankheiten bzw. einer venösen Stauung im System der V. portae. Dagegen führen parasitäre (Echinococcus) oder nichtparasitäre Cysten sowie Abscesse zu umschriebenen, meist kugelförmigen Vorwölbungen einzelner Milzabschnitte.

Röntgenologisch erkennt man solche Vergrößerungen verhältnismäßig leicht an einer entsprechenden Größe und Form des Milzschattens, besonders deutlich natürlich nach Anlage eines Pneumoperitoneums. Außerdem macht sich eine Milzvergrößerung durch Verdrängung der Nachbarorgane bemerkbar. Sehr häufig sind dann

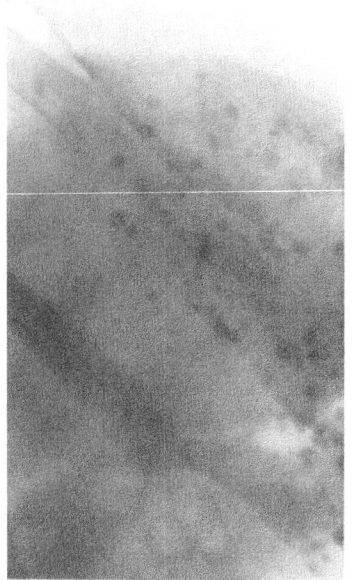

Abb. 560. Milzphlebolithen

Impressionen an der großen Magenkurvatur und linken Kolonflexur. Der ganze Magen und die linke Flexur können außerdem nach medial und caudalwärts verdrängt werden. Differentialdiagnostisch ist allerdings zu berücksichtigen, daß raumfordernde Prozesse des Pankreasschwanzes ähnliche Erscheinungen machen können, aber wesentlich seltener sind. Eine extrem vergrößerte Milz (z. B. bei Morbus Banti) kann sich weit ins Abdomen hinein erstrecken und alle Darmschlingen nach medial und evtl. caudal verdrängen.

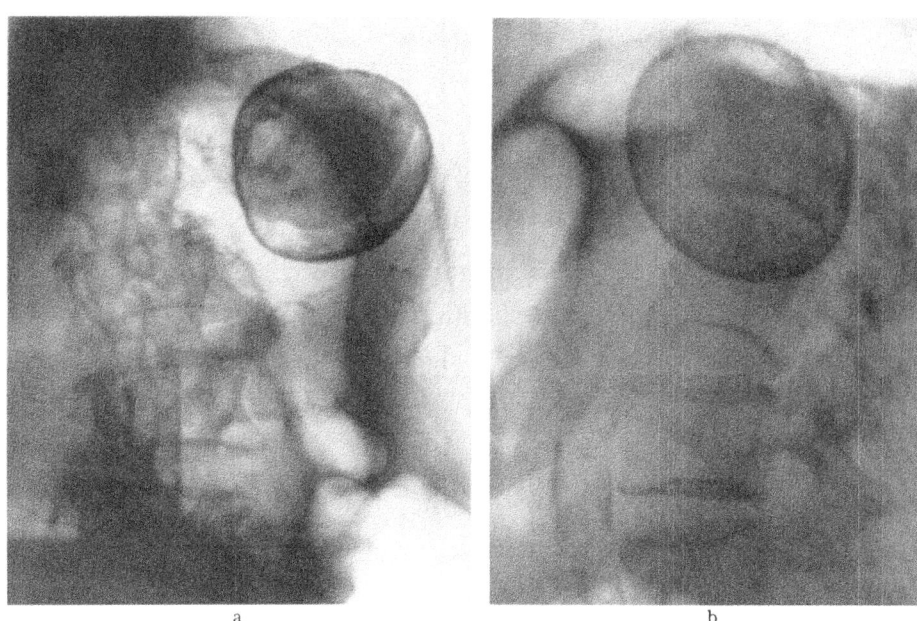

a   b
Abb. 561 a u. b. Verkalkte Milzcyste. a Sagittalbild. b Seitenbild

Eine Kompression der oberen Kelche der linken Niere ist ebenfalls möglich. Durch Kontrastmitteldarstellung des Nierenbecken-Kelchsystems sind solche Befunde zu klären. Die linke Zwerchfellkuppel kann cranialwärts gedrängt und in ihrer Beweglichkeit eingeschränkt sein.

Die Milzkonturen sind bei allgemeiner, gleichmäßiger Vergrößerung glatt. Umschriebene raumfordernde Prozesse machen ebenfalls glatte, kugelförmige oder höckerige Vorwölbungen, meist aber ebenfalls mit scharfer Konturierung. Bei entzündlichen Veränderungen, z. B. bei einem Milzabsceß, können durch Mitbeteiligung der Umgebung (Peritoneum) die Konturen unscharf werden.

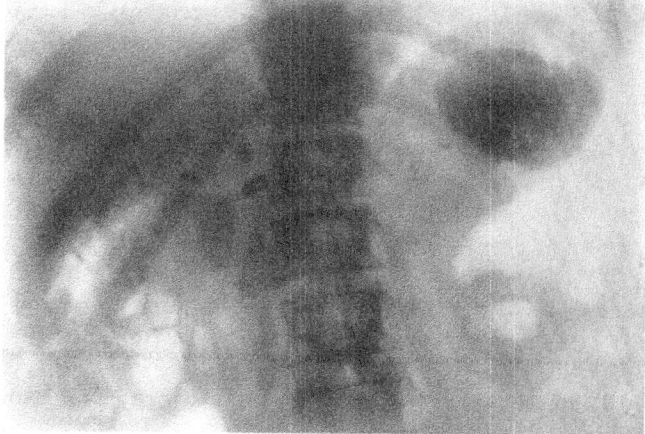

Abb. 562. Speicherung von Thorotrast in der Milz

2. Verkalkungen

Verkalkungen in der Milz sind nicht besonders selten und können verschiedene Ursachen haben. *Posttuberkulöse* Kalkeinlagerungen sind meist über größere Bezirke „spritzerartig" verteilt. Die einzelnen kalkdichten Fleckchen überschreiten kaum die Größe eines Hirsekorns. Etwas größer, meist rundlich, evtl. schalenförmig, sind *Phlebolithen*, die wahrscheinlich auf dem Boden thrombophlebitischer Prozesse entstehen (Abb. 560). Beschrieben sind auch Kalkeinlagerungen in den Milzarterien und *verkalkte Infarkte* (Keilform).

Ausgedehnte, mehr oder weniger unregelmäßige Verschattungen zeigen *verkalkte Cystenwände*, wobei die orthograde Projektion der Wand in den Randpartien einen stark kontrastierenden Ringschatten hervorruft (Abb. 561).

Über *Thorotrastspeicherung* in Leber, Milz (Abb. 562) und Lymphknoten vgl. S. 489f.

3. Verletzungen

Milzrupturen sind nur selten Gegenstand einer Röntgenuntersuchung. Wie bei den Leberverletzungen bestehen dann die Zeichen der schweren Blutung (vgl. S. 326).

Nicht selten ist die Milz bei traumatischen *Zwerchfellbrüchen* in den Thoraxraum prolabiert oder Inhalt echter Hernien (vgl. S. 261 u. Abb. 289).

J. Abdominale Gefäße

I. Untersuchungstechnik

Die großen intraabdominalen Arterien können bereits auf Nativbildern zu sehen sein, wenn in ihrer Wand Kalk eingelagert ist. Am häufigsten sieht man dann auf Seitenbildern mehr oder weniger große Abschnitte der Bauchaorta. Bei hochgradigen Verkalkungen können auch auf Sagittalbildern die Bifurkation der Aorta und die beiden Aa. iliacae dargestellt sein. Eine eigentliche Gefäßdiagnostik wird aber erst durch Kontrastmitteldarstellung der Gefäßlumina ermöglicht. Die dafür geeigneten Methoden haben gerade in den letzten Jahren größere Bedeutung erlangt.

1. Kontrastmitteldarstellung der Arterien

Für die Darstellung der Arterien des Abdomens wird das Kontrastmittel in die abdominale Aorta injiziert. Abgesehen von der Möglichkeit, in Ausnahmefällen bei der thorakalen Aortographie (vgl. S. 209) einen Katheter bis in Zwerchfellhöhe und evtl. noch weiter caudalwärts vorzuschieben, erfolgt die abdominale Aortographie entweder direkt durch percutane Punktion oder retrograd von einer A. femoralis aus.

a) Direkte (percutane) abdominale Aortographie

Die percutane (translumbale) Punktion der Aorta (DOS SANTOS) erfolgt in Bauchlage des Patienten nach Lokalanaesthesie ($^1/_4$%ige Novocainlösung) oder in Narkose mit einer an ihrer Spitze kurzgeschliffenen und mit einem Mandrin armierten Punktionsnadel von 15—20 cm Länge und einer Lichtung, deren Durchmesser möglichst größer als 1 mm (1,2—1,3 mm) sein soll. Die Nadel wird *links* etwa handbreit neben den Wirbeldornfortsätzen eingestochen, und zwar für die hohe Aortenpunktion in Höhe des 12 BWK *(subdiaphragmal)* unmittelbar unter der 12. Rippe schräg, in einem spitzen Winkel zur Körperlängsachse, nach cranial, medial und ventral. Mit der Nadelspitze tastet man sich an der Seitenwand des 12. BWK entlang, bis man den weichen, elastischen Widerstand der Aortenwand fühlt. Für die *tiefe* Aortenpunktion liegt die Einstichstelle links in Höhe des Darmbeinkammes. Von dort wird die Nadel transversal, rechtwinklig zur Körperlängsachse, nach medial und ventral vorgeschoben.

Nach Durchstechen der Aortenwand und Herausziehen des Mandrins wird durch vorsichtiges Bewegen der Kanüle geprüft, ob ihre Spitze einwandfrei im Aortenlumen liegt. Anschließend werden bei Erwachsenen 30—50 cm³ Kontrastmittel, z. B. Urografin, so schnell wie möglich injiziert. Die Verwendung eines besonderen Druckgerätes ist im allgemeinen nicht erforderlich.

Die erste Röntgenaufnahme wird noch während der Injektion angefertigt; weitere (mindestens 3—6) folgen in Abständen von jeweils höchstens einer Sekunde, zweckmäßigerweise mit einem der bekannten, teilweise speziell für diesen Zweck entwickelten Seriengeräte.

Auf zahlreiche untersuchungstechnische Varianten dieser percutanen Methode kann hier nicht näher eingegangen werden (vgl. WELLAUER u. a.).

Diese translumbale Aortographie ist keineswegs ungefährlich. Ihre Mortalität beträgt nach WELLAUER 6⁰/₀₀. Dabei sind Zwischenfälle vorwiegend bei der Punktion in Höhe des 12. BWK aufgetreten. Besondere Gefahr besteht, wenn irrtümlich nicht die Aorta selbst, sondern ein größerer Ast (A. mesenterica sup. bzw. inf. oder eine A. renalis) punktiert und in ihn die gesamte Kontrastmittelmenge injiziert werden. Zahlreiche weitere Komplikationsmöglichkeiten und Gegenindikationen sind mehrfach ausführlich beschrieben worden (LINDBOM, PÄSSLER, VÖLPEL, WELLAUER u. v. a.).

b) Retrograde abdominale Aortographie

Die retrograde Kontrastmitteldarstellung erfolgt durch einen Katheter, der von einer A. femoralis aus bis in die abdominale Aorta vorgeschoben wird. Für diese von FARIÑAS inaugurierte Methode wurde nach zahlreichen Verbesserungen durch andere Untersucher in neuerer Zeit (1953) von·SELDINGER ein besonderes Instrumentarium entwickelt. Es besteht aus einer dreiteiligen Punktionskanüle, einem flexiblen Führungsdraht und einem Polyäthylenkatheter mit Spritzenansatz und Verschlußhahn.

Die Punktion erfolgt in Rückenlage des Patienten, ebenfalls ohne Narkose nach Vorbereitung mit Barbituraten oder geringen Dosen von Alkaloiden. Nach Einstich in die A. femoralis unterhalb des Leistenbandes mit cranialwärts gerichteter Kanülenspitze wird (nach Entfernung des Mandrins) durch den Mantel der Punktionskanüle der flexible Führungsdraht mit seiner weichen Spitze in das Gefäßlumen eingeführt. Anschließend wird die Kanüle zurückgezogen und an ihrer Stelle der Polyäthylenkatheter über den Führungsdraht geschoben. Katheter und Führungsdraht lassen sich dann ohne Schwierigkeit retrograd bis in die Aorta vorschieben. Wenn dann der Draht herausgezogen ist, wird die Katheterspitze in die gewünschte Position gebracht.

Im allgemeinen erreicht die Spitze des Katheters nach 20 cm die Teilungsstelle der Aorta abdominalis und liegt nach etwa 30 cm so, daß sich bei der Kontrastmittelinjektion die Nierenarterien darstellen. Durch Injektion einer geringen Kontrastmittelmenge (10 cm³) kann man den Katheter auch nach Entfernung des Drahtes sichtbar machen und seine Lage mit einer Durchleuchtung oder besser einer Probeaufnahme kontrollieren.

Die eigentliche Kontrastmittelinjektion mit Druckgerät und die Anfertigung der Aufnahmen erfolgen in üblicher Weise. Durch Kompression der Punktionsstelle einige Minuten lang nach Herausziehen des Katheters können Nachblutungen praktisch vermieden oder auf ein unwesentliches Maß herabgesetzt werden.

Neuerdings wurden auch Spezialkatheter entwickelt, deren Spitze von der Aorta aus gezielt in deren größere Äste eingeführt werden können.

Wegen ihrer eindeutigen untersuchungs- und aufnahmetechnischen Vorteile (Rückenlage! Wenn erforderlich, kann der Katheter stundenlang liegenbleiben!) ziehen wir diese retrograde Methode der percutanen vor. Das gilt auch für die Arteriographie der unteren Extremitäten (vgl. S. 505).

2. Kontrastmitteldarstellung der Vena portae

Da genügend große Venen des Wurzelgebietes der V. portae nicht, und auch bei einer krankhaften Erweiterung kaum mit Sicherheit percutan punktiert werden können, muß für die Darstellung der V. portae und ihrer intrahepatischen Verzweigungen die Injektion entweder percutan oder unter laparoskopischer Sicht in das Milzparenchym oder intraoperativ direkt in eine freipräparierte Vene erfolgen.

a) Splenoportographie

Nach Vorbereitung des Patienten mit Barbituraten oder Alkaloiden und lokaler Anaesthesie der Einstichstelle wird die Milz in Rückenlage des Patienten von der vorderen

Axillarlinie in Höhe des 8.—10. Intercostalraumes aus punktiert. Man fühlt einen elastischen Widerstand, wenn die Nadelspitze über die Milzkapsel schabt. In möglichst tiefer Inspiration wird die Kapsel durchstochen. Wenn dann Blut aus der Nadel quillt oder (bei portalem Hochdruck) stärker fließt, prüft man durch eine Kontrollaufnahme nach Probeinjektion von etwa 5 cm³ Kontrastmittel, ob dieses nach allen Seiten ins Milzparenchym übertritt und somit die Nadelspitze richtig liegt. Dann werden bis 30 cm³ Kontrastmittel schnell, in höchstens 3 sec injiziert.

Während der Injektion werden in üblicher Weise 3—6 Aufnahmen angefertigt. Weitere Einzelaufnahmen nach 15 min und evtl. auch noch später dienen der Kontrolle, ob das Kontrastmittel restlos abgeflossen ist.

Als Komplikationen bei der Splenoportographie sind Kontrastmittelrefluxe entlang der Punktionskanüle in den Raum zwischen Milz und Zwerchfell, subcapsuläre Kontrastmitteldepots, die nur sehr langsam abfließen, irrtümliche Injektion in die freie Bauchhöhle oder in den Dickdarm bzw. Magen (Erbrechen!) und als schwere Zwischenfälle Milzblutungen beschrieben worden. Die Methode bedarf deshalb einer sehr strengen Indikationsstellung. Von vielen Chirurgen wird sie als „unchirurgisch" abgelehnt.

b) Direkte (intraoperative) Portographie

Während der Operation kann je nach klinischer Fragestellung und eventuellen sicht- oder tastbaren Veränderungen das Kontrastmittel direkt in eine beliebige Vene des Wurzelgebietes der V. portae injiziert werden. Dann genügen meist Mengen von 10 bis höchstens 20 cm³. Wichtig ist natürlich, daß bei Verdacht auf organische Gefäßstenosen die Injektion in den Bereich des Abflußgebietes der betreffenden Vene erfolgt. Man wird auch die intraoperative Portographie immer mit einer Messung des portalen Druckes kombinieren.

II. Das Röntgenbild der normalen Gefäße des Abdomens

1. Aorta abdominalis und ihre großen Äste

Die Aorta abdominalis reicht von ihrem Durchtritt durch das Zwerchfell in Höhe des 12. Brustwirbels bis zum 4. Lendenwirbel; sie liegt etwas links von der Mittellinie. Nach Abgabe der beiden Aa. iliacae communes wird der ursprüngliche Verlauf durch die sehr englumige Aorta caudalis fortgesetzt, die allerdings auf Angiogrammen meist nicht zu sehen ist.

Da die Kontrastmittelinjektion im allgemeinen mehr caudalwärts erfolgt, wird der oberste große Aortenast, die A. coeliaca mit dem Tripus Halleri (Aa. gastrica sin., hepatica comm. und lienalis), höchstens ausnahmsweise gefüllt. Etwa in Höhe des 1. Lendenwirbels entspringt an der Vorderwand die A. mesenterica sup., die in einem nach links flach konvexen Bogen caudalwärts verläuft. Unmittelbar darunter gehen die beiden Aa. renales rechtwinklig lateralwärts ab, und zwar die rechte Nierenarterie im allgemeinen etwas tiefer als die linke. Vor dem 3.—4. Lendenwirbelkörper entspringt aus dem linken Teil der Aortenvorderwand die A. mesenterica inf. Anastomosen zwischen ihr und der A. mesenterica sup. sind häufig.

Die beiden weitlumigen Aa. iliacae communes divergieren nach lateral, unten und vorne in einem Winkel von rund 70⁰ und teilen sich 4—6 cm caudal von ihrem Ursprung in die A. iliaca interna (dorsal) und die A. iliaca externa, die sich unter dem Leistenband her in die A. femoralis fortsetzt.

Die Abb. 563a und b zeigen eine postmortale Darstellung der Aorta abdominalis mit ihren zahlreichen Ästen. Intravital-angiographisch sind aber im wesentlichen nur die genannten großen Äste mit einiger Sicherheit zu beurteilen.

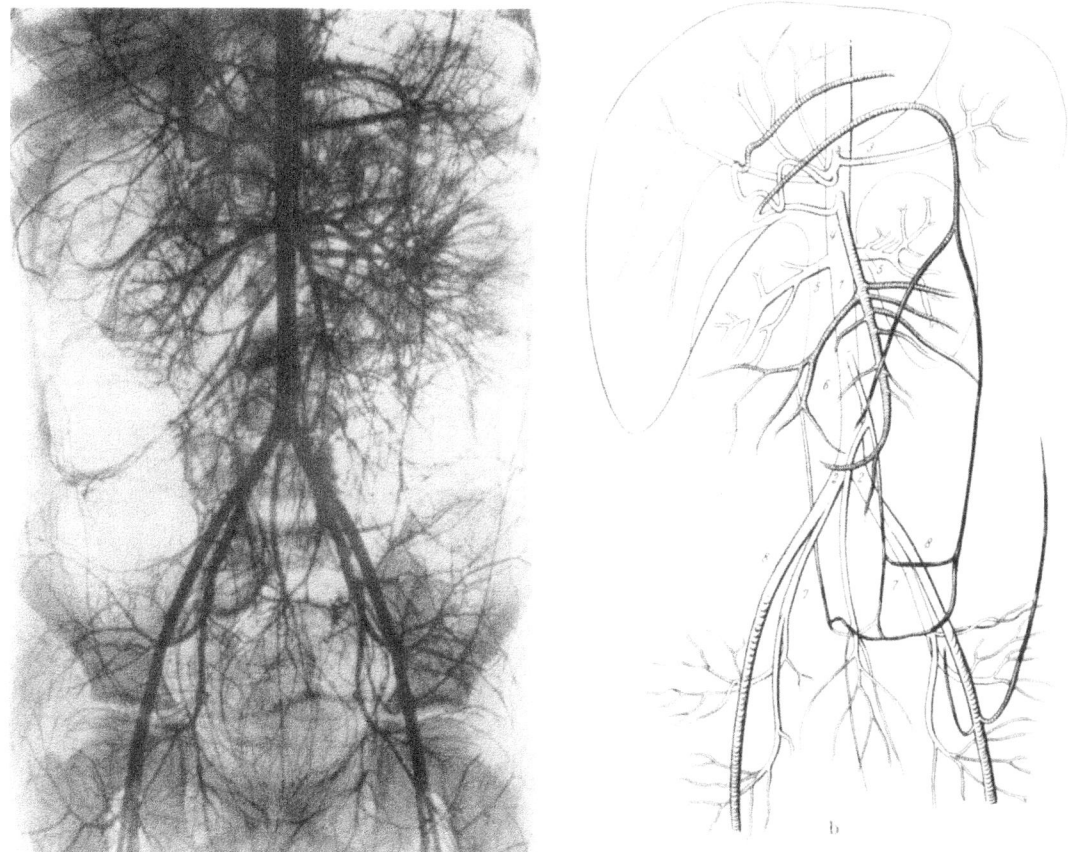

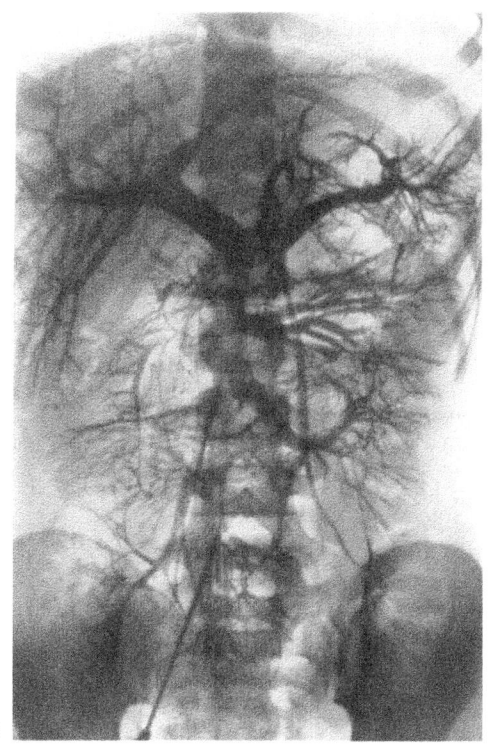

Abb. 563a u. b. Postmortale Darstellung der Aorta abdominalis und ihrer Äste (nach SCHOENMACKERS u. VIETEN). a Angiogramm. b Skizze mit den wichtigsten Gefäßen. *1* Aorta abdominalis; *2* Aa. iliacae communes; *3* A. coeliaca; *4* A. mesent. sup.; *5* Aa. renales; *6* A. mesent. inf.; *7* Aa. iliacae internae; *8* Aa. iliacae externae

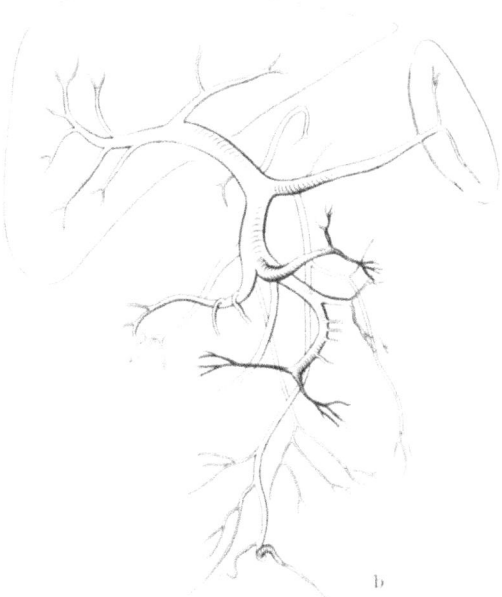

Abb. 564a u. b. Postmortale Darstellung der V. portae, ihres Wurzelgebietes und ihrer Äste (nach SCHOENMACKERS u. VIETEN). a Angiogramm. b Skizze mit den wichtigsten Gefäßen

32*

2. Vena portae

Die Gefäße des Wurzelgebietes der V. portae zeigen normalanatomisch zahlreiche Varianten. Sie sammeln sich in der V. mesenterica inf., die in die V. lienalis mündet, und in der V. mesenterica sup. Aus dem Zusammenfluß der Vv. lienalis und mesenterica sup. in Höhe des 1. Lendenwirbels geht die V. portae hervor, wie das postmortale Angiogramm der Abb. 564a und das dazu gehörende Schema (Abb. 564b) zeigen.

Der 5—8 cm lange Stamm der V. portae steigt schräg nach lateral zum Leberhilus an und teilt sich dort in zwei große Äste (Ramus dexter und sinister). Sie divergieren in einem stumpfen Winkel und geben zahlreiche kleinere Zweige ab.

III. Morphologische Veränderungen

An dieser Stelle sollen ausschließlich die angiographisch feststellbaren, primär an den abdominalen Arterien sich abspielenden Prozesse und die Venenveränderungen beim Pfortaderhochdruck besprochen werden.

1. Arterienstenosen

Einengungen der Aorta und ihrer großen Äste können verschiedene Ursachen haben. Der plötzliche Verschluß der Aorta oder einer A. iliaca durch eine *Embolie* ist seltener als in den tiefer gelegenen Gefäßabschnitten. Dagegen sind Arteriosklerose und Endangitis obliterans häufigere Ursachen einer Verlegung des Gefäßlumens.

Bei der *Endangitis obliterans* des Jugendalters sind die Gefäße eng, haben aber regelmäßige Lichtungsweite und glatte Konturen (Abb. 565). Bei Gefäßverschlüssen zeigen auch die Kollateralen eine auffallende Engstellung. Durch den Nachweis gleichartiger Veränderungen in anderen Gefäßbezirken (Augenhintergrund! Coronargefäße!) kann die Diagnose erhärtet werden.

Die *Arteriosklerose* ist angiographisch gekennzeichnet durch unregelmäßige, oft geradezu wie zerrissen erscheinende Gefäßkonturen. Ebenso unregelmäßig ist die Lichtungsweite (vgl. Abb. 573 und 574). Einengungen durch polsterartige Erhabenheiten der Gefäßwand wechseln ab mit mehr oder weniger ausgeprägten Erweiterungen. Die fortschreitenden Veränderungen führen schließlich zum kompletten Gefäßverschluß. Regelmäßig sind große Gefäßabschnitte befallen. Die Blutversorgung der Peripherie erfolgt über zahlreiche, relativ weitlumige, geschlängelte Kollateralen.

Kalkeinlagerungen in der Arterienwand kennzeichnen die Sklerose; sie sind am besten auf Nativbildern zu sehen (Abb. 566).

Verschlüsse der Aa. iliacae führen nur in etwa der Hälfte der Fälle zu Durchblutungsstörungen der Beine. Selbst bei einem segmentalen Verschluß des distalen Aortenbereichs kann über die Aa. lumbales, evtl. auch über die A. mesenterica, die Blutversorgung der Aa. iliacae und damit der Beine gewährleistet sein.

Für jeden Versuch einer gefäßchirurgischen Intervention ist natürlich die genaue aortographische Darstellung der morphologischen Veränderungen, namentlich ihrer Ausdehnung, eine Conditio sine qua non. Nun sind aber keineswegs selten gleichzeitig beide Aa. iliacae so hochgradig stenosiert, daß ein Katheter für die retrograde Aortographie überhaupt nicht hochgeschoben werden kann. In solchen Fällen muß die Kontrastmitteldarstellung allerdings durch translumbale Aortenpunktion erfolgen (Abb. 567).

2. Aneurysmen

Aneurysmen der abdominalen Aorta sind bei Männern viel häufiger als bei Frauen. Meist handelt es sich um solitäre spindel- oder sackförmige Ausweitungen, und zwar fast ausschließlich in dem Abschnitt unterhalb des Abganges der Aa. renales. In bis zu 20 % der Fälle treten Aneurysmen aber auch in Mehrzahl auf (WELLAUER).

Ätiologisch spielt bei Aneurysmen der abdominalen Aorta — im Gegensatz zur thorakalen Aorta — die Lues nur eine untergeordnete Rolle. Die Ursache liegt meist in degenerativen Veränderungen der Gefäßwand, die im allgemeinen nicht auf einen umschriebenen Gefäßabschnitt beschränkt sind, sondern auch in anderen Gefäßbezirken bestehen (vgl. Sklerose).

Die Aneurysmen erreichen verschiedene Größe. Je größer sie sind, um so wahrscheinlicher ist eine baldige Ruptur.

Da in der geschädigten Gefäßwand meist Kalk eingelagert ist, kann schon das Röntgen-Nativbild einen Anhalt für ein Aneurysma geben (Abb. 568). Charakteristisch sind sichel- bzw. bogenförmige Kalkspangen, besonders wenn sie eine verhältnismäßig intensive weichteildichte Verschattung umgreifen.

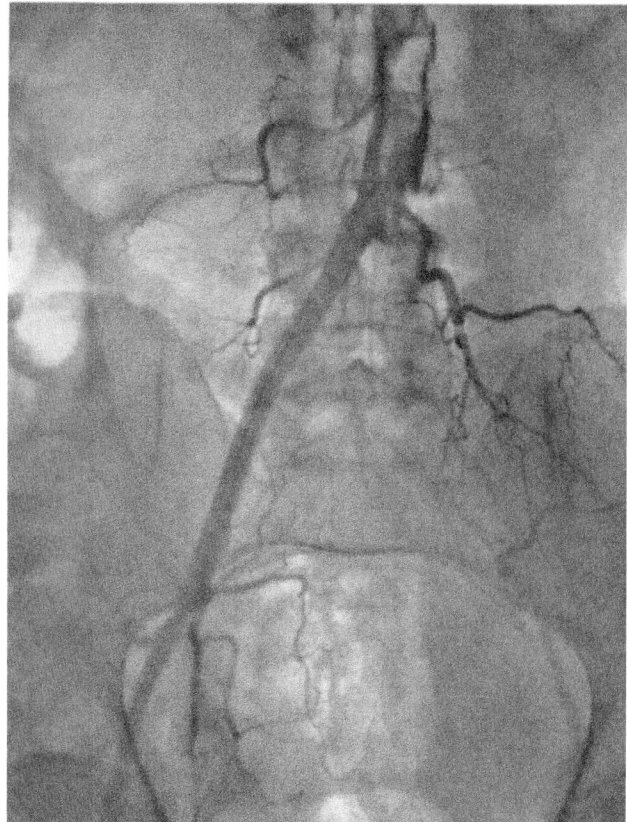

a

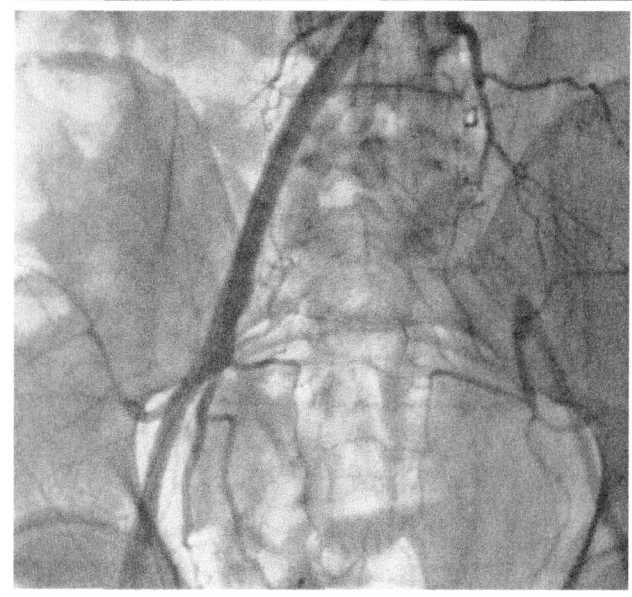

b

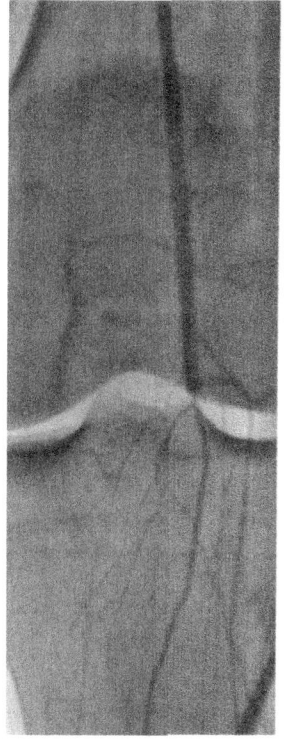

c

Abb. 565a—c. Endangitis obliterans (45jähriger Mann). a Verschluß der A. iliaca communis. Enggestellte Kollateralen Gestreckter Verlauf der großen Arterien. b Periphere Gefäßabschnitte über Kollateralen dargestellt. c Außerdem Verschluß der A. poplitea. Nur spärliche sehr enge Kollateralen

Größere Aneurysmen können andere Organe verdrängen, z. B. je nach Lokalisation die Nieren oder Ureteren, bei deren Kompression es zur Harnstauung mit allen

Folgen kommen kann. Wichtig ist auch der Nachweis etwaiger Knochenarrosionen, wie sie Abb. 569 an der Beckenschaufel durch ein Aneurysma racemosum zeigt.

Schichtbilder nach Anlage eines Pneumo- oder Retropneumoperitoneums zeigen mitunter deutlich die Größe eines Aneurysmas. Vor chirurgischen Ein-

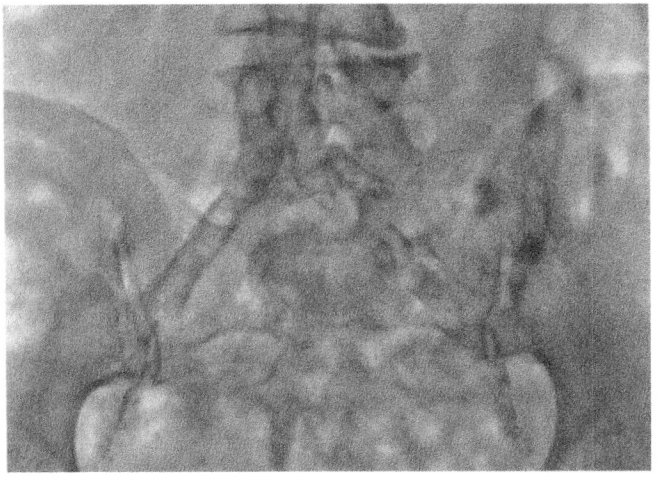

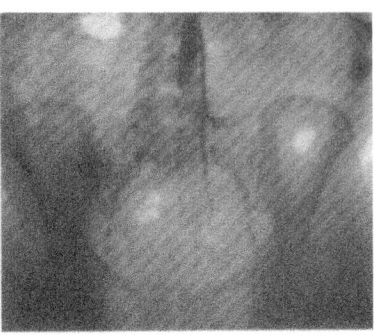

Abb. 566   Abb. 567

Abb. 566. Kalkeinlagerungen in der Wand der Aorta abdominalis und der Aa. iliacae (Nativbild)

Abb. 567. Verschluß der lumbalen Aorta in Höhe des 4. Lendenwirbelkörpers bei Arteriosklerose. Aa. iliacae zum Teil retrograd über Kollateralgefäße dargestellt. (Translumbale Aortographie; Serienaufnahme im Mittelformat)

griffen ist aber immer eine Kontrastmitteldarstellung des Aneurysmas selbst zur Klärung seiner Größe und genauen Lokalisation und seiner Beziehungen zu den großen Aortenästen unerläßlich. Bei großen, hoch sitzenden Aneurysmen halten wir die retrograde Darstellung durch Katheterismus von einer A. femoralis aus nicht für ungefährlich und ziehen eine thorakale Aortogra-

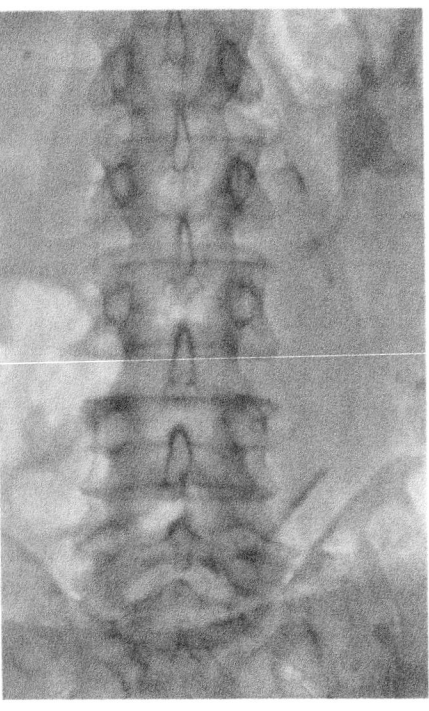

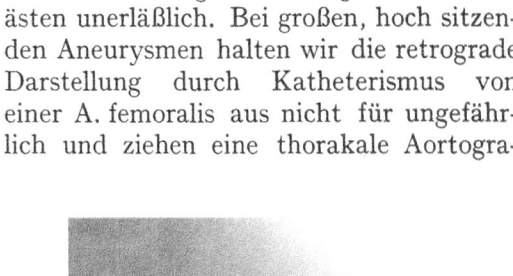

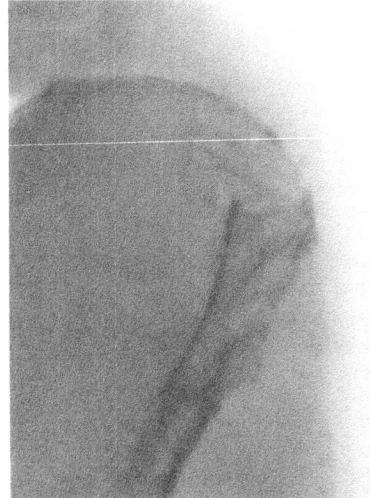

Abb. 568. Weichteildichter Schatten eines großen spindelförmigen Aneurysmas der Bauchaorta. Kalksicheln in der Aneurysmenwand

Abb. 569. Knochenarrosionen an der Beckenschaufel durch ein Aneurysma racemosum

phie vor, bei der dann der Katheter über das Zwerchfell hinaus bis vor den cranialen Pol des Aneurysmas vorgeschoben werden kann.

3. Portaler Hochdruck

Behinderung des Blutabflusses aus der Strombahn des V. portae-Systems führt zum Pfortaderhochdruck. Je nach Sitz des Abflußhindernisses spricht man von einem prä-, intra- oder posthepatischen Block. Infolge der Drucksteigerung kommt es zu prästenotischen Venenerweiterungen, von denen die Oesophagusvaricen klinisch am wichtigsten sind (vgl. S. 310f.). Die Milz ist meist erheblich vergrößert. Die schon normalerweise zwischen dem V. portae- und V. cava-System vorhandenen Anastomosen erweitern sich. Außerdem bilden sich auch neue, mitunter sehr weite porto-kavale bzw. porto-pulmonale Anastomosen.

Der Mechanismus des Pfortaderhochdruckes scheint bis heute noch nicht restlos geklärt zu sein, besonders die Frage, warum trotz umfangreicher spontaner Anastomosierung zwischen Pfortader und V. cava-System ein Hochdruck besteht. Ungeklärt ist auch die Tatsache, daß in Fällen mit operativen porto-kavalen Fisteln, deren weitlumige Durchgängigkeit bei Nachuntersuchungen sichergestellt wurde, der Druck zwar etwas abgesunken ist, aber trotzdem noch weit über den Normalwerten bleibt. Eine zur Erklärung von einigen Autoren angenommene „genuine Hypertonie" des Portakreislaufes ist bisher nicht gesichert.

Im Hinblick auf diese Diskrepanz wurde schon früher der Gedanke geäußert, ob nicht die Stellung der Leber im Pfortadersystem mit der Stellung der Niere im großen Kreislauf vergleichbar ist, und daß es sich bei dem portalen Hochdruck möglicherweise um einen Drosselungshochdruck handelt. Dann nämlich wäre, wie auch bei einem Erfordernishochdruck, der Druck im Pfortadergebiet in erster Linie von den Durchblutungsverhältnissen der Leber abhängig. Da aber weder Anastomosen noch operative porto-kavale Fisteln die Leberdurchblutung verändern, würde das Ausbleiben einer Drucksenkung durch sie verständlich sein (Schoenmackers und Vieten). Eine Klärung dieser Frage scheint für die chirurgische Behandlung der portalen Hypertension beim intra- und posthepatischen Block von grundsätzlicher Bedeutung.

Es ist Aufgabe der Splenoportographie, Ursache, d. h. das morphologische Substrat der Abflußbehinderung, Ausmaß und Folgen des Pfortaderhochdrucks zu klären. Schon bei der Milzpunktion fließt infolge der Druckerhöhung das Blut verstärkt aus der Kanüle. Die Injektion des Kontrastmittels muß unter höherem Druck erfolgen. Dabei steigt der intrasplenische Druck, während normalerweise das Kontrastmittel so schnell abfließt, daß vor und nach seiner Injektion der Druck in der Milz gleich hoch ist. Serienaufnahmen bzw. eine Durchleuchtungskontrolle zeigen den verlangsamten Abfluß.

Die durch Stauung erweiterten Venen lassen meist eine deutliche Schlängelung erkennen. Die V. portae selbst verläuft um so steiler, je mehr der Leberhilus nach medial verlagert ist. Es kommt zu einer Rückstauung des Kontrastmittels in das Wurzelgebiet der V. portae, und zwar vorwiegend in die Magen- und Oesophagusvenen, dann aber auch in die Vv. mesentericae sup. und inf. Von dort aus fließt das Kontrastmittel schließlich über porto-kavale Anastomosen ab.

Bei den *Oesophagusvaricen* handelt es sich um durch Stauung erweiterte Venen; sie besitzen aber, wenn überhaupt, so nur eine untergeordnete Bedeutung als porto-kavale Anastomosen (Schoenmackers und Vieten). Wegen des fehlenden Abflusses zum V. cava-System hin füllen sich angiographisch Oesophagusvaricen nur verhältnismäßig selten und unvollständig.

Häufig bestehen aber *neben* der Speiseröhre, besonders medial von ihr, und vor der Wirbelsäule weitlumige porto-kavale Anastomosen, die sich ausgiebig mit Kontrastmittel darstellen und in der Projektion leicht gefüllte Oesophagusvaricen vortäuschen können.

a) Prähepatischer Block

Ursachen und Lokalisationen einer prähepatischen Strombahneinengung sind mannigfaltig. Die V. lienalis wird am ehesten durch eine *Milzvenenthrombose*, mitunter auch durch ein inoperables Magencarcinom verschlossen. Viel seltener sind Kompression von außen und Abknickungen, die auch nur ausnahmsweise das Gefäß vollkommen verschließen. Je nach Sitz und Ausdehnung der Stenose erfolgt Rückstauung entweder nur in die milznah einmündenden Vv. gastricae breves und gastroepiploicae, ohne daß sich die V. lienalis selbst mit Kontrastmittel füllt, oder das Wurzelgebiet der V. mesenterica inf. erscheint ebenfalls gestaut.

Außer der angeborenen Enge (Cruveilhier-Baumgartensche Krankheit) kann eine Stenose des *Pfortaderstammes* durch Thrombose, Entzündungen mit sekundärer Narbenschrumpfung, Blastome oder Blastommetastasen verursacht sein. Bei der Splenoportographie stellen sich solche Stenosen im allgemeinen gut dar. Ob dabei Rückstauung in das Wurzelgebiet der V. mesenterica sup. erfolgt, hängt davon ab, inwieweit ihre Mündung noch frei ist.

Segmentale Verschlüsse der V. lienalis und auch des Pfortaderstammes führen keineswegs unbedingt zum klinischen Bild eines prähepatischen Blockes. Durch zahlreiche *Kollateralen* kann der Blutabfluß in ausreichendem Maße gewährleistet sein. Solche Stenosen sind dann praktisch nur angiographisch zu erkennen.

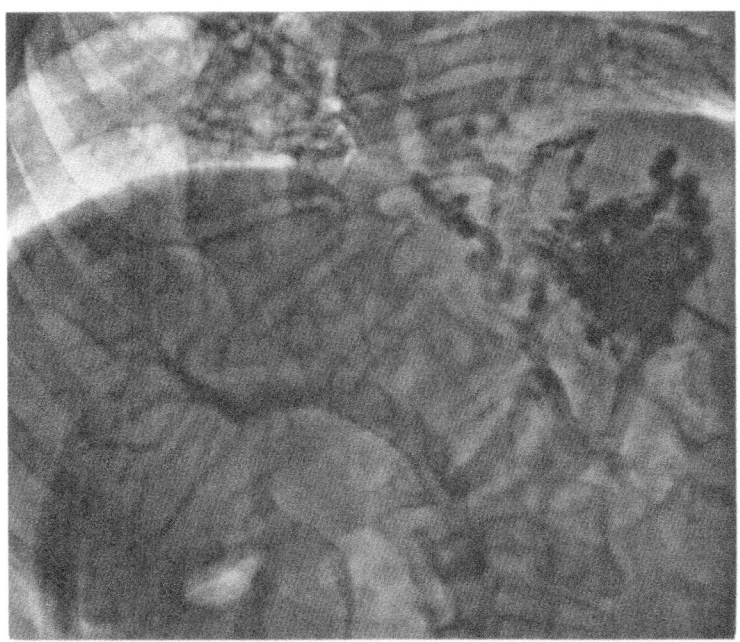

Abb. 570. Splenoportographie bei Lebercirrhose (autoptisch bestätigt). Erweiterung der Gefäße des Wurzelgebietes der V. portae. Rarefizierung und Kontrastarmut der intrahepatischen Gefäße

b) Intrahepatischer Block

Strombahneinengungen innerhalb der Leber sind fast immer Folge einer *Lebercirrhose*, und zwar ihrer atrophischen Form (LAENNEC), während bei der hypertrophischen Lebercirrhose die intrahepatischen Gefäße weitgehend unverändert bleiben können.

Das Splenoportogramm zeigt außer der Erweiterung der Venen des Wurzelgebietes innerhalb der Leber eine Rarefizierung und Kontrastarmut der Gefäßzeichnung (Abb 570). Man sieht zahlreiche Gefäßabbrüche. Die sehr dünnen Venenzweige verlaufen oft geschlängelt. Oft wechseln auch Einengungen mit kolbigen Erweiterungen ab. Sehr schwere Formen lassen nur noch wenige große Pfortaderäste erkennen.

c) Posthepatischer Block

Klappenfehler der rechten Herzhälfte und der Mitralis sowie Panzerherzen führen zur Blutstauung mit Vergrößerung der Leber und Erweiterung der Venen des Pfortadersystems („Pseudocirrhose cardiaque"). Die intrahepatische Gefäßzeichnung ist auffallend dicht. Bei längerem Bestehen mit konsekutiver Stauungscirrhose bleiben die Pfortaderäste weit; in der Leber verlaufen sie dann infolge der Organschrumpfung geschlängelt.

Periphere Gefäße

A. Arterien

I. Untersuchungstechnik

Wie bereits bei der Röntgendiagnostik der abdominalen Gefäße erwähnt, sind auch für die Erkennung von Veränderungen der peripheren Gefäße *Röntgen-Nativaufnahmen* oft sehr wertvoll. Sie lassen alle mit Kalkeinlagerungen in der Gefäßwand einhergehenden Prozesse erkennen. Besonders häufig findet man Verkalkungen von Arterien der unteren Extremitäten (Abb. 571). Ihre Darstellung gelingt am besten auf Weichteilaufnahmen in seitlicher Projektion.

Eine erschöpfende Röntgendiagnostik der Extremitätenarterien setzt jedoch deren *Kontrastmitteldarstellung* voraus. Die Methode der Arteriographie der Extremitäten, namentlich der Beine, ist in den letzten Jahren mehrfach ausführlich beschrieben worden.

Die früher für die *Injektion des Kontrastmittels* im allgemeinen übliche operative Freilegung der betreffenden Arterie sollte routinemäßig heute überhaupt nicht mehr erfolgen. Sie ist höchstens in besonderen Ausnahmefällen noch gerechtfertigt. Ihr gegenüber setzt die *percutane Arterienpunktion* die Gefahr von Zwischenfällen auf ein Minimum herab und ermöglicht außerdem — bei entsprechenden Vorsichtsmaßnahmen — auch eine ambulante Untersuchung.

Die wichtigsten *Punktionsstellen* sind (vgl. auch WELLAUER):

1. Obere Extremitäten:

a) A. subclavia (in der Supraclaviculargrube) zur Darstellung des ganzen Armes einschließlich der Achselhöhle,

b) A. axillaris (in der Axilla bei extrem abduziertem Oberarm) zur Darstellung des ganzen Armes,

c) A. brachialis zur Darstellung des Unterarmes und der Hand, und zwar entweder in Oberarmmitte (im Sulcus bicipitalis) oder unmittelbar proximal ihrer Aufteilung in die Aa. radialis und ulnaris (oberhalb der Ellenbeuge).

2. Untere Extremitäten:

a) A. femoralis möglichst oberhalb des Leistenbandes; bei Punktion unterhalb besteht die Gefahr einer ausschließlichen Injektion in die A. profunda femoris bzw. einer Verlegung ihres Abganges durch die Punktionskanüle.

b) Die Punktion der A. poplitea hat für die Praxis heute keine wesentliche Bedeutung mehr.

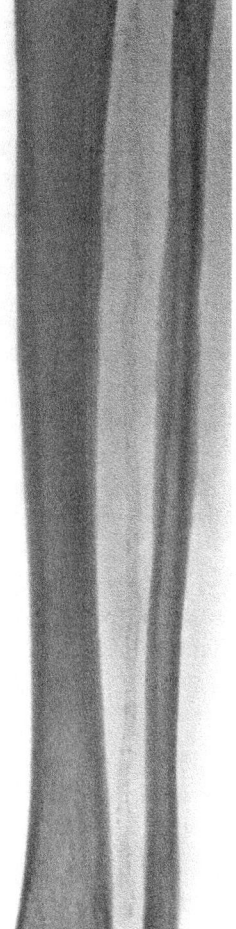

Abb. 571. Ausgedehnte Kalkeinlagerungen in den Aa. tibiales anterior und posterior

Die *Richtung* der Punktion und dementsprechend auch der Kontrastmittelinjektion ist bei einzelnen Untersuchern verschieden. Die Injektion kann in Richtung der Blutströmung oder retrograd erfolgen.

Neben diesen Möglichkeiten der direkten (ortho- oder retrograden) Kontrastmittelinjektion hat für die Darstellung der Beinarterien deren Kontrastmittelfüllung im Anschluß an eine *abdominale Aortographie* besondere Bedeutung erlangt. Sie erlaubt vor allem den in jedem Falle wünschenswerten Seitenvergleich. Diese Untersuchungstechnik ist bereits an anderer Stelle besprochen (vgl. S. 497).

Jede Arteriographie erfordert die Anfertigung mehrerer Röntgenaufnahmen in zweckmäßigen Intervallen. Nur dann ist die bildmäßige Erfassung aller wichtigen Phasen der Kontrastmittelströmung gewährleistet. Solche Aufnahmeserien können bei der Extremitätenangiographie auf entsprechend lange Filme (z. B. 20×96 cm) mit Kassettenwechselgeräten angefertigt werden. Man kann aber auch bei kleineren Filmformaten den Patienten mit der Lagerungsplatte zwischen den einzelnen Aufnahmen intermittierend verschieben und so in beliebigen Abständen die Extremität „abtasten" und den Kontrastmittelfluß durch sie verfolgen. Es ist weitgehend eine Frage der Gewöhnung, welcher Methode man den Vorzug gibt.

II. Störungen der Durchblutungsfunktion

Störungen der normalen Durchblutung können rein funktionell bedingt sein. Dabei kann die Funktionsstörung das einzige Krankheitszeichen sein, oder sie tritt zusätzlich bei morphologischen Gefäßveränderungen auf und wird dann im allgemeinen auch durch diese ausgelöst. Ihrem Wesen nach besteht eine reine Funktionsstörung immer nur temporär (intermittierend), andernfalls verursacht sie ihrerseits morphologische Gefäßveränderungen und wird damit organisch fixiert.

1. Raynaudsche Krankheit

Bei der Raynaudschen Krankheit handelt es sich, wenigstens zunächst, um eine *reine Funktionsstörung*. Sie ist gekennzeichnet durch eine sehr große Neigung zur Vasoconstriction mit vorübergehenden spastischen Verschlüssen vorwiegend kleiner und kleinster Arterien.

Das Arteriogramm zeigt eine Engstellung der Arterien, eine auffallende Armut an kleinen Gefäßen und in ihrem Bereich evtl. einen Abbruch der Kontrastmittelsäule, der dann aber allmählich erfolgt.

In diesem Stadium sind die Gefäßkonturen noch vollkommen glatt. Verschlüsse größerer Arterien fehlen. Sie treten erst auf, wenn es nach längerer Zeit zu Veränderungen der Gefäßwand gekommen ist, die dann die anfängliche Funktionsstörung zur organischen Durchblutungsstörung machen.

2. Sekundäre Funktionsstörungen

Häufiger und wichtiger sind Funktionsstörungen als *Folge primärer morphologischer Gefäßveränderungen*. Ihr Anteil am gesamten Krankheitsbild ist im allgemeinen um so größer, je akuter die morphologische Veränderung auftritt. Dementsprechend sieht man besonders bei akuten embolischen Arterienverschlüssen und nach Traumen Spasmen mit Engstellung der Arterien. Bei *Embolien* betrifft diese Vasoconstriction vor allem auch die zur Überbrückung des Verschlusses erforderlichen Kollateralgefäße und trägt so wesentlich zur akuten Durchblutungsstörung bei.

Nach schweren, aber auch bereits nach geringfügigen, die Extremitäten treffenden *Traumen* kann manchmal die konsekutive Vasoconstriction erst nach einem freien Intervall auftreten (LERICHE). Normalerweise wird sie dann nach einigen Stunden durch eine zunächst aktive, später passive Vasodilatation abgelöst. Bleibt dagegen die Vasoconstriction bestehen, dann sind Durchblutungsstörungen ihre Folge.

Chirurgisch interessant sind auch die Durchblutungsverhältnisse nach *Frakturen* von Extremitäten und während der *Knochenbruchheilung*. In unserer Klinik durchgeführte arteriographische Untersuchungen bei geschlossenen und offenen Unterschenkelbrüchen haben gezeigt, daß nach Abklingen des Bruchhämatoms die Strömungsgeschwindigkeit bis zur Gipsabnahme im Vergleich zur Gegenseite erhöht bleibt. Meist sind die Gefäße erweitert und die Gefäßdichte vermehrt. Allerdings sollen nach anderen Untersuchern im zirkulären Gipsverband die oberflächennahen Gefäße eingeengt und ihre Durchströmung vermindert sein.

Diese offenbar physiologischen Veränderungen, die mit zunehmender Konsolidierung des Bruches zurückgehen, scheinen bei geschlossenen Unterschenkelbrüchen häufiger zu sein als bei offenen. Durch eine Extensionsbehandlung mit geringen Gewichten wird — entgegen anderen Ansichten — die Durchblutung der betreffenden Extremität nicht verschlechtert.

Bei Kenntnis der physiologischen Verhältnisse während der Knochenbruchheilung kann die Extremitätenarteriographie zweifellos dazu beitragen, im Falle einer Verzögerung des Heilungsablaufs zu klären, ob dafür ursächlich eine Arterienveränderung verantwortlich ist, und welches morphologische Substrat (Thrombose, Verschluß usw.) ihr zugrunde liegt.

3. Arterio-venöse Anastomosen

Im Zusammenhang mit den Veränderungen der Funktion muß noch kurz auf die arterio-venösen Anastomosen hingewiesen werden, die SUNDER-PLASMANN erstmals intra-vital-angiographisch dargestellt hat. Diese physiologischen Anastomosen dienen offenbar der Durchblutungsregulierung und können den Capillarkreislauf mehr oder weniger kurzschließen. Normalerweise sind sie im Arteriogramm nicht direkt zu erkennen. Ihre Funktion kann sich dann höchstens indirekt durch einen vorzeitigen venösen Abfluß des Kontrastmittels bemerkbar machen (vgl. Abb. 572a).

Je stärker jedoch der Capillarkreislauf behindert ist, um so mehr öffnen sich die arterio-venösen Anastomosen. Dann werden sie angiographisch manchmal auch direkt als Venennetze um kleine Arterien darstellbar. Man sieht sie am ehesten im Bereich des Oberschenkels und des oberen Unterschenkeldrittels.

Die Folge dieser arterio-venösen Anastomosen ist naturgemäß eine Durchblutungsstörung im kurzgeschlossenen Capillarbereich. Trotzdem kann wegen der Kurzschlußverbindung die angiographisch meßbare Strömungsgeschwindigkeit unverändert sein.

III. Morphologische Veränderungen

1. Embolie

Bei einem akuten Arterienverschluß durch eine Embolie kann vor einer Embolektomie eine sofortige Arteriographie zur genauen Lokalisation erforderlich sein. Sie bereitet im allgemeinen keine Schwierigkeiten. Man sieht den plötzlichen Abbruch der Kontrastmittelsäule mit meist konkaver, manchmal aber auch konvexer Begrenzung. Die Kollateralgefäße sind zwar deutlich dargestellt; infolge spastischer Engstellung erscheinen sie aber oft sehr schmal.

Auf eine Schwierigkeit muß allerdings noch hingewiesen werden. Durch den Nachweis eines embolischen Verschlusses in einem großen proximalen Arterienstamm ist noch keineswegs ein möglicher zusätzlicher Verschluß in der Peripherie ausgeschlossen. Solche zusätzlichen distalen Embolien werden leicht übersehen, besonders wenn sich die Peripherie über die spastisch eingeengten Kollateralen nur ungenügend mit Kontrastmittel füllt.

2. Endangitis obliterans und Arteriosklerose

Endangitis obliterans und Arteriosklerose sind die häufigsten Ursachen von Stenosen und Verschlüssen der Extremitätenarterien, wobei die unteren Extremitäten besonders von der Sklerose bevorzugt befallen werden. Auch bei diesen Erkrankungen hat, namentlich vor gefäßchirurgischen Eingriffen, die Arteriographie neben der differentialdiagnostischen Klärung die Aufgabe, die Veränderungen genau zu lokalisieren. Sie kann außerdem prognostische Hinweise und Anhaltspunkte über die Aussichten chirurgischer Maßnahmen geben.

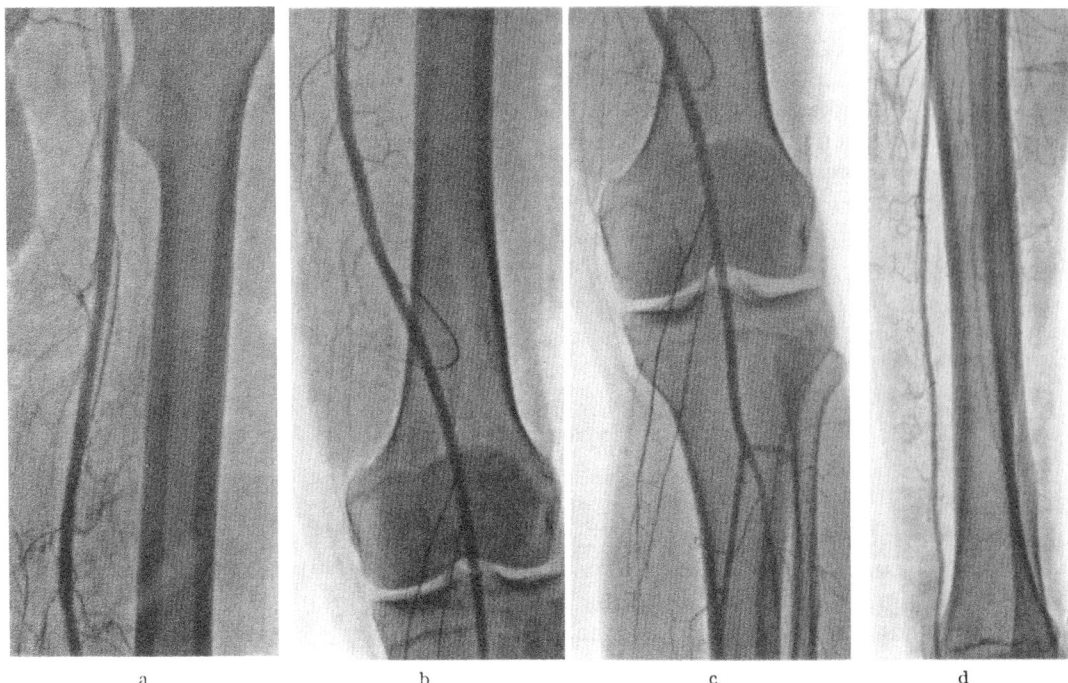

a   b   c   d

Abb. 572a—d. Endangitis obliterans (38jähriger Mann). Gestreckter Verlauf der großen, glatt konturierten Gefäße. Gefäßarmut der Peripherie. Extreme Engstellung der kleinen Arterien. Vorzeitiger venöser Rückfluß über arterio-venöse Anastomosen im Bereich des Oberschenkels

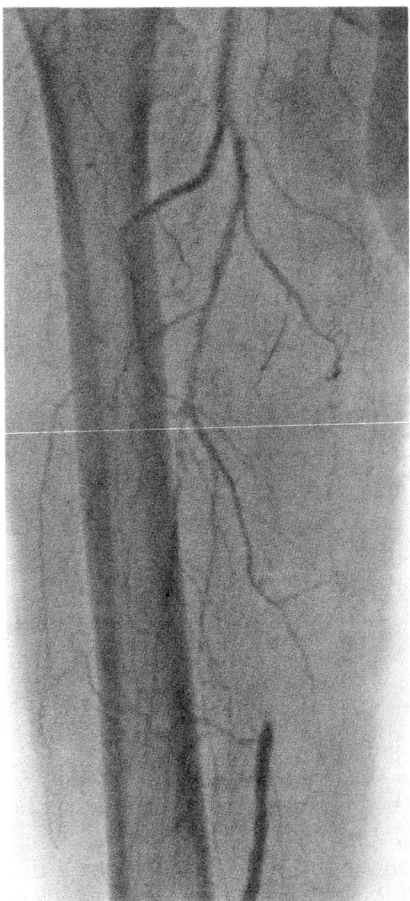

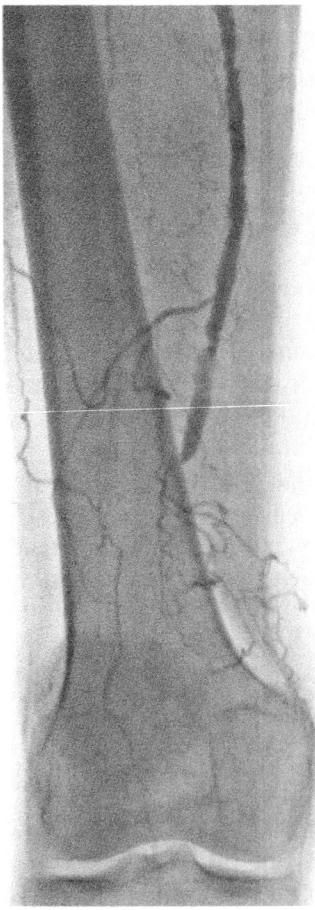

Abb. 573. Arteriosklerose (74jähriger Mann). Verschluß der A. femoralis im oberen Drittel. Zahlreiche geschlängelt verlaufende Kollateralen

Abb. 574. Verschluß der A. femoralis im unteren Drittel bei Arteriosklerose (69jähriger Mann). Unregelmäßige Gefäßkonturen und -weite. Korkzieherartig geschlängelter Verlauf zahlreicher Kollateralgefäße

Die folgende tabellarische Zusammenstellung gibt einen Überblick über die angiographische Symptomatologie und die differentialdiagnostisch verwertbaren Unterschiede bei beiden Erkrankungen:

	Endangitis obliterans (Abb. 572) (vgl. auch Abb. 565)	Arteriosklerose (Abb. 573 und 574)
Alter der Patienten	Unter 40 (höchstens 50) Jahren	Meist über 50 Jahren
Nativbild	o. B.	Oft Verkalkungen der Arterienwand
Gefäßverlauf	Große Arterien gestreckt	Geschlängelt; Kollateralen korkzieherartig
Gefäßlumen	Regelmäßig; Engstellung besonders der kleinen Arterien	Allgemein weit, aber unregelmäßig. Einengungen abwechselnd mit spindel- oder sackartigen Erweiterungen. Zahlreiche Kollateralen
Gefäßdichte	Gefäßarmut, besonders an kleinen Arterien	Gefäßreichtum
Gefäßkonturen	Glatt	Unregelmäßig mit Einkerbungen und polsterartigen Kontrastmitteldefekten
Gefäßverschlüsse	Vorwiegend proximal: A. iliaca und oberes Drittel der A. femoralis. Oft mehrere Verschlüsse (segmentär, verschieden lang)	Vorwiegend weiter peripher: Unteres Drittel der A. femoralis und A. poplitea. Oft zahlreiche Abbrüche kleiner Arterien durch zusätzliche Thromben

Die Gefäßverschlüsse bei Endangitis und Arteriosklerose sind charakterisiert durch ein plötzliches Abbrechen der Kontrastmittelsäule. Bei der Arteriosklerose treten allerdings durch die praktisch immer vorhandenen zusätzlichen Thromben proximal der Gefäßobliteration meist unregelmäßige Halbschatten auf.

Beim *intermittierenden Hinken* muß in erster Linie an einen weit proximalen Verschluß, namentlich der A. femoralis im oberen Drittel, etwas seltener der A. iliaca oder sogar der Aorta abdominalis, gedacht werden. In solchen Fällen genügt deshalb eine Arteriographie mittels Kontrastmittelinjektion durch Punktion der A. femoralis im allgemeinen nicht. Entweder muß von der A. femoralis der gesunden Seite ein Katheter bis in die Aorta abdominalis vorgeschoben (SELDINGER, vgl. S. 497) oder eine translumbale Aortographie durchgeführt werden (vgl. S. 496).

Hinsichtlich der *Prognose* und *Indikation* zu gefäßchirurgischen Maßnahmen spielt die Lokalisation der Gefäßverschlüsse eine ausschlaggebende Rolle.

Zum sog. *Beckentyp* gehören Verschlüsse der Aorta abdominalis, der Aa. iliacae und der A. femoralis oberhalb des Abganges der A. profunda femoris. In diesen Fällen ist die Blutversorgung im allgemeinen über einen ausreichenden Kollateralkreislauf, namentlich über Äste der A. hypogastrica, gesichert. Das gilt auch für Verschlüsse der A. femoralis im Adduktorenkanal, d. h. unterhalb des Abganges der A. profunda femoris *(Oberschenkeltyp)*. Sie werden ebenfalls durch diese Arterie meist ausreichend überbrückt.

Prognostisch besonders ungünstig sind dagegen Verschlüsse der A. poplitea *(Popliteatyp)*, weil sich bei ihnen kaum ein ausreichender Kollateralkreislauf ausbilden kann.

Beim sog. *Unterschenkeltyp* hängt die Prognose weitgehend davon ab, ob nur *eine* Arterie, die A. tibialis anterior oder posterior, oder ob *beide* Gefäße verschlossen sind. In diesem Falle ist ein genügender Kollateralkreislauf ebenfalls kaum möglich.

Beim sog. *Aortenbogensyndrom* (Takayashusche Krankheit) handelt es sich um eine Einengung der A. anonyma rechts oder der Aa. carotis communis und subclavia links. Nur selten sind die Gefäße vollkommen verschlossen. In typischen Fällen sind die Stenosen sehr nahe am Aortenbogen lokalisiert; zum Aortenbogensyndrom werden aber auch noch solche Fälle gezählt, bei denen die Einengung einigen Abstand vom Ursprung des betreffenden Gefäßes hat (Abb. 575).

Für die angiographische Darstellung wird entweder, wie in Abb. 575, ein Katheter von einer peripheren Arterie aus bis an die Stenose vorgeschoben; man spritzt dann das Kontrastmittel gegen den Blutstrom; oder von der gesunden Seite aus wird eine thorakale Aortographie (vgl. S. 209) durchgeführt.

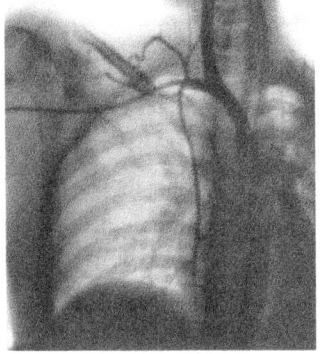

Abb. 575.   Aortenbogensyndrom (Takayashusche Krankheit). Hochgradige Einengung der A. subclavia rechts. Katheter bis zur Stenose vorgeschoben (Odelca)

3. Aneurysmen (arterio-venöse Fisteln)

Aneurysmen (Aneurysma verum oder spurium) sind meist Folgen einer Gefäßverletzung, vor allem einer Schußverletzung (Abb. 576). Ihre arteriographische Kontrastmitteldarstellung bereitet im allgemeinen keine Schwierigkeiten. Vor chirurgischen Maßnahmen ist sie natürlich zur genauen Lokalisation unentbehrlich.

Das gilt auch für angeborene oder posttraumatische arterio-venöse Fisteln (vgl. Abb. 582 und 583). Untersuchungstechnisch zwingt dabei der beschleunigte Abfluß des Kontrastmittels zu einer schnellen Injektion und zur frühzeitigen Anfertigung einer Aufnahmeserie (schon vor Abschluß der Kontrastmittelinjektion).

Bei arterio-venösen Fisteln ist zwar meist auch die zuführende Arterie allgemein erweitert. Wesentlich stärkere Veränderungen sieht man aber an den Venen (vgl. S. 513f.).

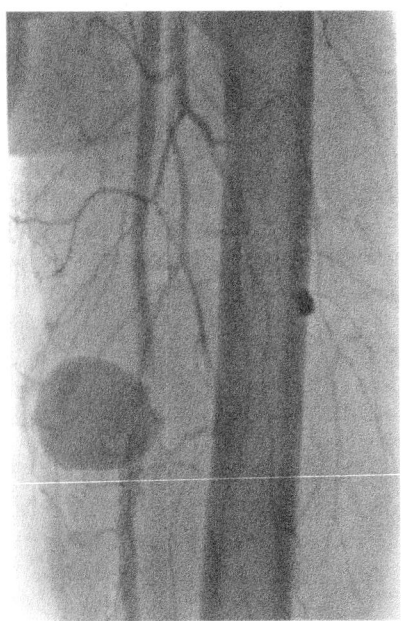

Abb. 576. Aneurysma der A. femoralis nach Schußverletzung. Keine arterio-venöse Fistel

4. Blastome

Bei Blastomen im Bereich der Extremitäten ergeben sich angiographisch zweifellos mitunter aufschlußreiche Befunde, die sogar gewisse Rückschlüsse auf die Art der Geschwulst zulassen (vgl. Bd. II). Trotzdem hat sich in solchen Fällen die Arteriographie — wenigstens bisher — als routinemäßige Untersuchungsmethode nicht allgemein durchsetzen können. Sie wird aber um so mehr an Bedeutung gewinnen, je weniger mit anderen Methoden eine genaue Abgrenzung der Geschwulst möglich und je mehr dies präoperativ erforderlich ist. Das gilt z. B. besonders für Blastome des Gesichtsschädels, bei denen oft auf andere Art nicht festzustellen ist, wieweit sie, z. B. in die Schädelbasis, vorgewachsen sind.

5. Posttraumatische Veränderungen

Traumen können an den Gefäßen selbst, namentlich den Arterien, sowohl morphologische Veränderungen als auch funktionelle Durchblutungsstörungen verursachen.

Je nach Art und Schwere der Gewalteinwirkung können große Arterien zerreißen. Die danach auftretenden Symptome sind klinisch meist leicht zu erkennen und erfordern im allgemeinen keine angiographische Darstellung. Sie erleichtert aber, manchmal ermöglicht sie sogar überhaupt erst die Diagnose posttraumatischer Gefäßschäden, wie thrombotischer Arterienverschlüsse nach Intimaverletzungen, arterio-venöser Fisteln, Aneurysmen und nicht zuletzt auch von Gefäßspasmen.

Auf die angiographische Symptomatologie dieser Gefäßveränderungen wurde bereits eingegangen. Im übrigen handelt es sich dabei um eine bereits weitverbreitete Routineuntersuchung, die nicht selten bei der Begutachtung von Unfallfolgen ausschlaggebend sein kann, wie u. a. PÄSSLER in seiner Monographie dargelegt hat.

B. Venen

I. Untersuchungstechnik

Bei Erkrankungen der Venen ist die diagnostische Ausbeute durch Röntgen-*Nativ-aufnahmen* geringer als bei den peripheren Arterien, weil Verkalkungen der Venen wesentlich seltener sind. Trotzdem sind Nativbilder mitunter wertvoll, namentlich für den Nachweis von Venensteinen. Grundlage einer eigentlichen Röntgendiagnostik der Venen ist aber ebenfalls deren *Kontrastmitteldarstellung.* Dabei wird eines der für die Angiographie gebräuchlichen Kontrastmittel (z. B. Urografin) distal (nur ausnahmsweise proximal) von dem darzustellenden Bereich injiziert. Die indirekte Darstellung im Anschluß an eine intraarterielle Kontrastmittelinjektion hat für die Diagnostik der peripheren Venen im allgemeinen keine wesentliche Bedeutung, wohl aber u. U. die sog. transossale Venographie.

1. Direkte Phlebographie

Ohne besondere Vorbereitung oder — bei empfindlichen Patienten — nach Medikation eines Sedativums wird eine möglichst weitlumige Vene im Wurzelgebiet der darzustellenden Gefäße für die direkte Injektion von 20—40 cm³ Kontrastmittel punktiert *(aszendierende Phlebographie).* Injektion und anschließende Anfertigung einer Aufnahmeserie (mindestens je eine Aufnahme am Ende der Injektion sowie 20 und 40 sec danach) sollen möglichst an der senkrecht hängenden Extremität erfolgen. Dann können die tatsächlichen Strömungsverhältnisse ohne weiteres dargestellt und auch die Funktion der Venenklappen beurteilt werden. Außerdem kommt es dabei zu einer guten Mischung von Kontrastmittel und Blut und zu einer vollständigeren Darstellung der morphologischen Verhältnisse. Aber auch bei horizontaler Lagerung der Extremität lassen sich Morphologie und Funktion der Venenklappen gut darstellen und beurteilen (Abb. 577), wenn man während der Anfertigung der Aufnahmen den Valsalvaschen Versuch ausführen läßt (DREWES).

Normalerweise füllen sich bei dieser direkten, aszendierenden Phlebographie die oberflächlichen Venen nur im unmittelbaren Injektionsbereich. Der weitere Kontrastmittelabfluß erfolgt durch die tiefliegenden Gefäße. Soll zur Beurteilung der Funktion der Vv. communicantes der Kontrastmittelabfluß ausschließlich über das tiefe Venensystem erfolgen, so kann man durch eine Staubinde die oberflächlichen Venen zusätzlich abdrosseln. Mit zunehmender Entfernung vom Injektionsort wird das Kontrastmittel natürlich durch den Blutzufluß aus einmündenden Venen mehr und mehr verdünnt. Diese Tatsache begrenzt den Bereich der diagnostisch ausreichenden Darstellung.

Für die Darstellung der einzelnen Bezirke sind folgende Injektionsstellen zweckmäßig:

Injektionsort	Dargestellte Venen
Arm	
V. *basilica* (in der Ellenbeuge ulnarwärts)	Venen im Bereich des Ellenbogens; Vv. brachialis (evtl. auch cephalica), axillaris, subclavia
Bein	
Vene des *Fußrückens* oder der Großzehe	Venen des Fußes; Vv. tibiales anterior und posterior (weniger gut die Vv. fibulares); Vv. poplitea und femoralis (manchmal auch mit geringerem Kontrast die Vv. saphenae parva und magna)
Becken	
V. *femoralis* (in der Leistenbeuge)	Vv. iliacae und V. cava inferior

Bei der *deszendierenden Phlebographie* wird das Kontrastmittel retrograd (gegen den Blutstrom) injiziert. Sie dient lediglich zur Prüfung der Klappenfunktion. Wird z. B.

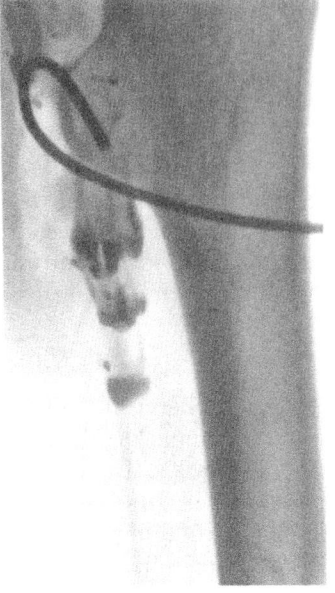

Abb. 578

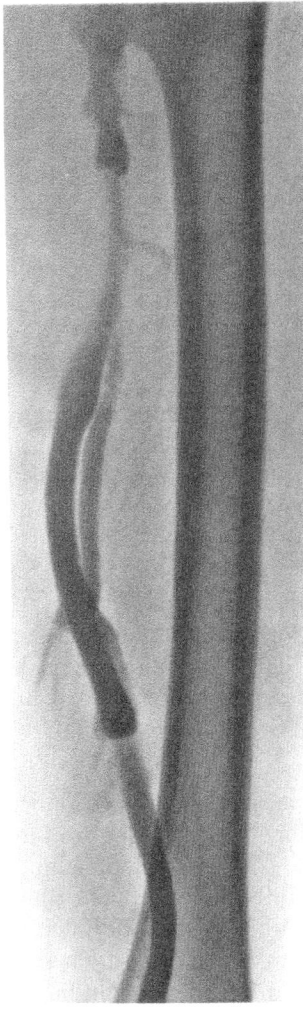

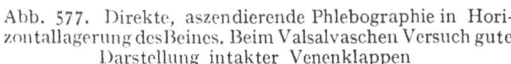

Abb. 577

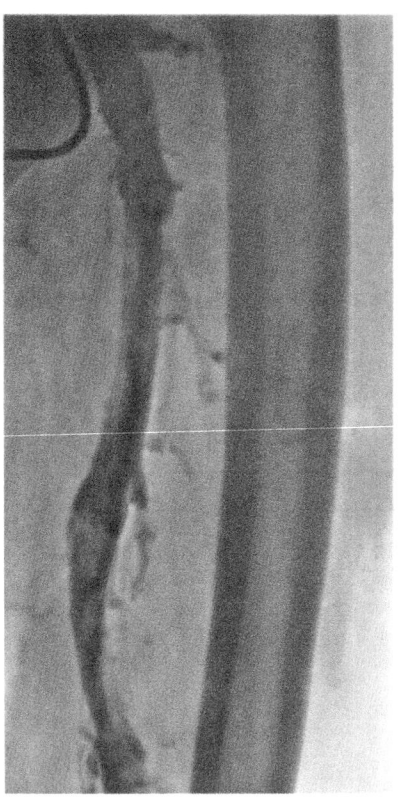

Abb. 577. Direkte, aszendierende Phlebographie in Horizontallagerung des Beines. Beim Valsalvaschen Versuch gute Darstellung intakter Venenklappen

Abb. 578. Gute Schlußfähigkeit der Venenklappen bei deszendierender Phlebographie der V. femoralis

Abb. 579. Klappeninsuffizienz mit Rückfluß des Kontrastmittels bei deszendierender Phlebographie der V. femoralis

Abb. 579

bei senkrechter Lagerung der unteren Extremität das Kontrastmittel proximal in die V. saphena injiziert, so lassen die intakten Venenklappen nur eine retrograde Füllung der V. femoralis im oberen Drittel zu (Abb. 578), während das Kontrastmittel bei Klappeninsuffizienz weiter bis in die Unterschenkelvenen hinunterfließt (Abb. 579).

2. Transossale Phlebographie

Spritzt man eine kontrastgebende Flüssigkeit in den Markraum spongiöser Knochen, so fließt sie mit ähnlicher Geschwindigkeit wie bei direkter intravenöser Injektion ab. Diese Tatsache kann ausgenutzt werden zur Darstellung tiefliegender Venen, z. B. der Extremitäten, des Beckens, der Diploegefäße und der Schädelsinus sowie der Vv. intercostales, thoracicae internae, azygos, hemiazygos usw.

Im Gegensatz zur direkten Phlebographie, die praktisch keinerlei Vorbereitung des Patienten erfordert, muß die transossale Kontrastmittelinjektion in Kurznarkose erfolgen. Im allgemeinen werden bis zu 20 cm³ Kontrastmittel möglichst schnell injiziert. Gegen Ende der Injektion beginnt die Anfertigung einer Aufnahmeserie.

Eventuelle extraossale Kontrastmitteldepots verursachen kurzdauernde schmerzhafte Weichteilschwellung. Ernsthafte Komplikationen sind kaum zu befürchten.

Der für die Darstellung der wichtigsten tiefliegenden Venen jeweils geeignete Injektionsort geht aus folgender Zusammenstellung hervor:

Injektionsort	Dargestellte Venen
Sternum, Wirbeldornfortsatz (evtl. Rippe)	Venen der Thoraxwand (je nach Injektionsort); Vv. azygos und hemiazygos
Os pubis (Vorsicht: Gefahr einer Ostitis pubis)	Plexus obturatorius; Vv. obturatoria, hypogastrica, iliaca communis
Os ischii	Plexus obturatorius; Vv. obturatoria, pudenda interna, glutaea, hypogastrica, iliaca communis; Plexus sacralis
Trochanter major	V. femoralis (zum Teil); Vv. glutaea, obturatoria, hypogastrica, sacralis, iliaca externa und communis
Crista iliaca	Vv. glutaea, hypogastrica, iliaca communis
Os sacrum (Vorsicht!)	Beiderseits: Plexus praesacralis sowie Vv. hypogastrica, iliaca communis
Calcaneus oder Malleolus	Tiefe Venen der unteren Extremität (Abb. 580)

Die Punktion des Os pubis und Os sacrum führen wir selbst wegen ihrer Gefahren nie durch.

II. Morphologische Veränderungen

Sehr häufig sind *anatomische Varianten* der Venen, die nicht als Mißbildungen anzusehen sind, obgleich sie sowohl für die Deutung von Phlebogrammen als auch chirurgisch wichtig sind. So sind z. B. Doppelbildungen der Vv. femoralis und saphena magna nicht sehr selten. Beschrieben wurde auch eine V. femoralis dorsalis. Auf die zahlreichen sonstigen normal-anatomischen Spielarten kann hier aber nicht im einzelnen eingegangen werden.

Auch die äußerst seltene *genuine Phlebektasie* — die angeborene Erweiterung ausschließlich der Venen — hat keine wesentliche praktische Bedeutung für die Röntgendiagnostik.

1. Arterio-venöse Fisteln

Arterio-venöse Fisteln können angeboren oder erworben sein. Die erworbenen Fisteln sind meist Folge einer Arterienverletzung, am ehesten durch Schuß oder Stich.

Angeborene arterio-venöse Fisteln können diffus eine ganze Extremität (einen Arm einschließlich der Schulter oder ein Bein bis zum Becken) betreffen. Diese Form wird u. a. als „genuine Phlebarteriektasie", „System-Hämangiomatose" oder als „Haemangioma unius lateris" bezeichnet. Häufiger und wichtiger sind die als „Haemangioma racemosum" oder „Aneurysma cirsoides" (Rankenangiom) bekannten lokalisierten Formen.

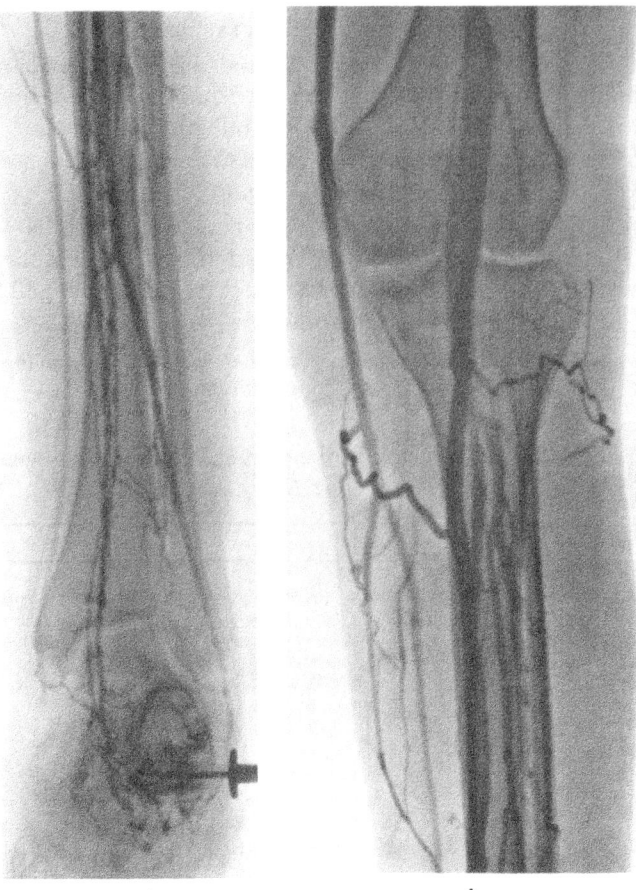

a   b

Abb. 580a u. b. Transossales Phlebogramm der tiefen Unterschenkelvenen. Kontrastmittelinjektion in die Spongiosa
des Calcaneus

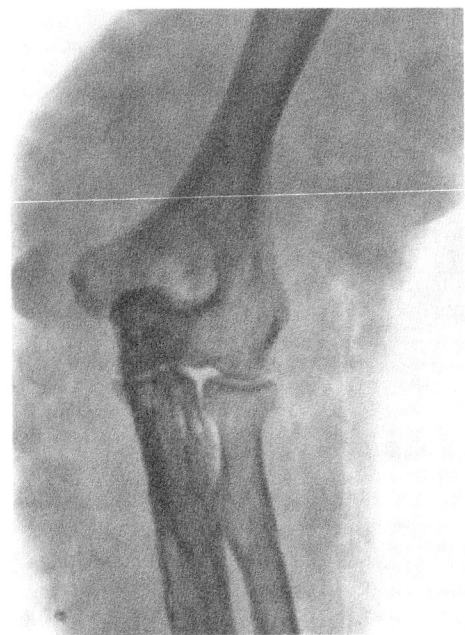

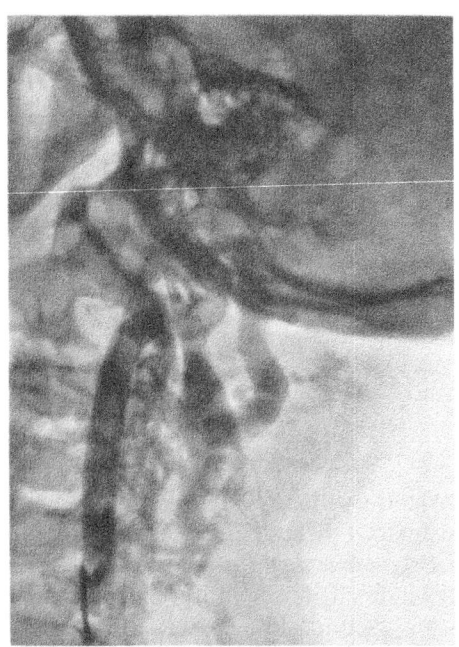

Abb. 581. Angioma racemosum des ganzen linken Armes.
Hochgradig erweiterte Gefäße im Nativbild als weichteildichte Schatten

Abb. 582. Angeborene arterio-venöse Fistel von der
A. vertebralis ausgehend. Erweiterung der zuführenden
Arterie und der ableitenden Venen

Angeborene arterio-venöse Fisteln machen oft erst verhältnismäßig spät, häufig erst nach der Pubertät, klinische Erscheinungen. Bevorzugte Lokalisationen sind Gesicht, Nacken und Becken. Die Diagnose ist meist bereits auf Grund der klinischen Symptomatologie eindeutig (Gefäßschwirren, Venenkonvolute an der Körperoberfläche, Veränderungen der Herzform u. ä.).

Röntgenologisch sind Venenkonvolute mitunter bereits auf Nativbildern als geschlängelte, bis zentimeterbreite weichteildichte Schatten zu sehen (Abb. 581). Bei

enstprechender Lokalisation sieht man auch Knochenarrosionen durch die erweiterten Gefäße (vgl. Abb. 569).

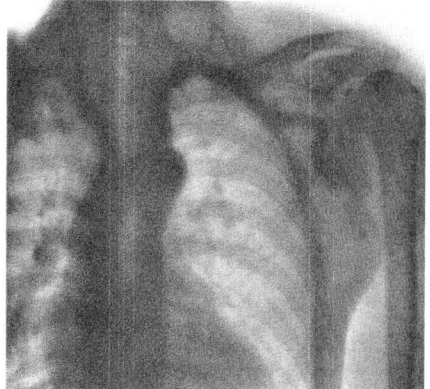

In ihrem ganzen Ausmaß kommen die Gefäßveränderungen aber nur durch eine Angiographie zur Darstellung (Abb. 582 und 583) (vgl. auch Bd. II). Sie ist immer erforderlich vor einer operativen Behandlung, der einzig wirksamen Therapie, die aber nur dann erfolgreich sein kann, wenn die Veränderungen wirklich radikal exstirpiert werden.

Auf die Notwendigkeit einer schnellen Kontrastmittelinjektion und frühzeitigen Anfertigung der Aufnahmeserie wurde bereits hingewiesen (vgl. S. 510).

2. Varicen; Phlebothrombose

Für die Diagnose von Varicen genügen im allgemeinen die bekannten klinischen Untersuchungsmethoden, wobei auch eine Beurteilung der Funktion der Venenklappen und Vv. communicantes mit Hilfe des Perthesschen und Trendelenburgschen Versuches möglich ist. Nur wenn sich dabei der Verdacht auf eine Funktionsstörung der tiefen Beinvenen ergibt, ist zur weiteren Klärung eine Phlebographie angezeigt. Es muß geklärt werden, ob eine Abflußbehinderung Folge einer Obliteration der V. femoralis ist, oder ob eine Rekanalisation der thrombosierten tiefen Venen mit einer Klappeninsuffi-

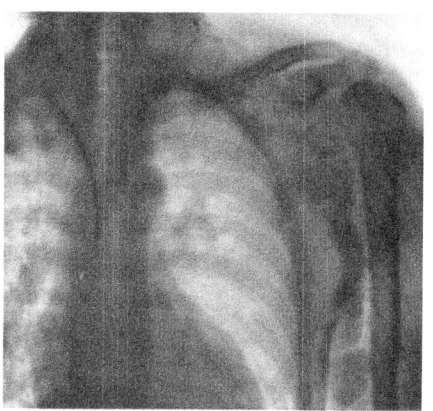

Abb. 583a u. b. Posttraumatisches Aneurysma der A. axillaris links mit arterio-venöser Fistel. Zwei Phasen aus einer mit 5 Bildern pro Sekunde angefertigten Aufnahmeserie (Odelca)

zienz vorliegt. Demnach soll die Phlebographie — außer der natürlich dabei möglichen und eindrucksvollen direkten Kontrastmitteldarstellung der ektatischen Venen — zeigen, „ob das Lumen der tiefen Venenstämme frei oder obliteriert ist, ob die Venenklappen schlußfähig sind und ob eine Insuffizienz von Vv. communicantes besteht" (DREWES).

Normalerweise sind bereits auf einer unmittelbar nach der Kontrastmittelinjektion in eine Fußrückenvene angefertigten Aufnahme die gesamten Beingefäße dargestellt, während bei einer *posttrhombotischen* Strömungsverlangsamung mit *sekundären Varicen* das Kontrastmittel erst nach einiger Zeit, manchmal sogar erst nach Hochlagerung der Extremität in die V. femoralis gelangt (HALSE).

Primäre (idiopathische) Varicen sind nicht oder zumindest nicht mit einer Strömungsverlangsamung ähnlichen Ausmaßes verbunden.

Die *Phlebothrombose* einer tiefen Vene bedingt, daß sich bei sonst geeigneter Untersuchungstechnik die betroffene Vene meist überhaupt nicht mit Kontrastmittel füllt. In größeren Venen können außerdem Füllungsdefekte durch Thromben als Kontrastmittelaussparungen zur Darstellung kommen (Abb. 584). Während die Vv. communicantes normalerweise fast ausschließlich von der Oberfläche zur Tiefe hin durchströmt

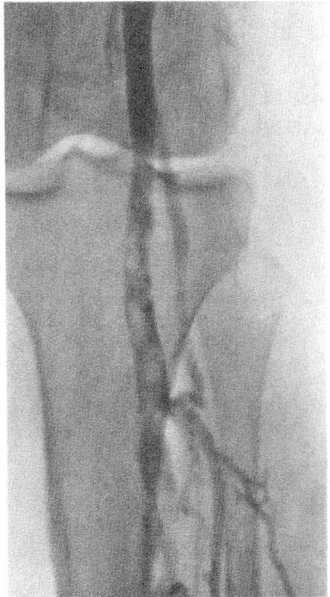

Abb. 584. Phlebothrombose mit Kontrastmittel-aussparungen

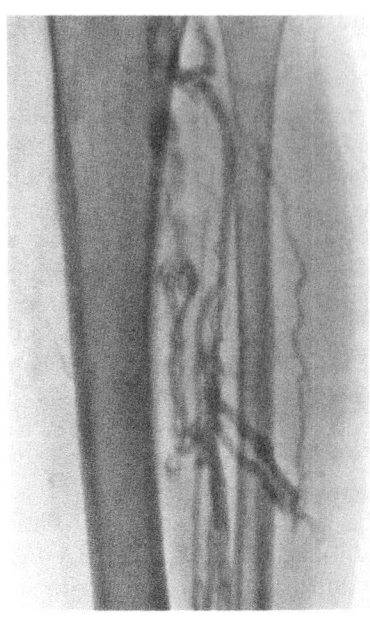

Abb. 585. Rückläufige Kontrastmittelfüllung insuffizienter Vv. communicantes bei Phlebothrombose der V. poplitea

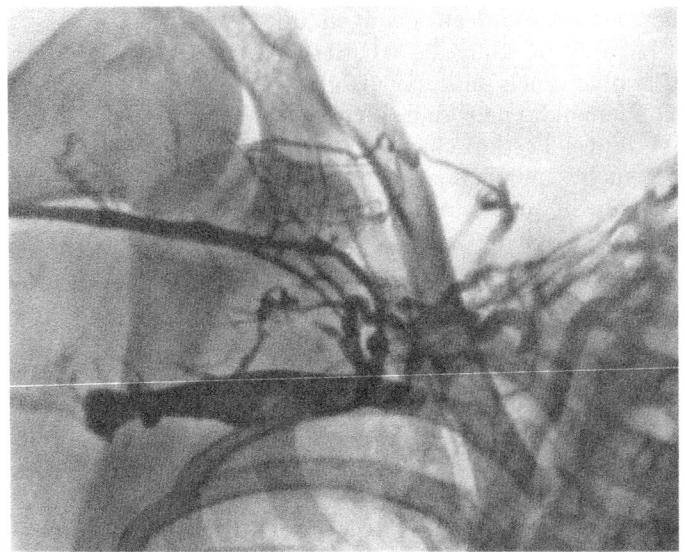

Abb. 586. Venensperre der oberen Extremität mit Verschluß der rechten V. subclavia und ausgedehntem Kollateralkreislauf

werden, füllen sich bei ihrer Insuffizienz, wie in Abb. 585, über sie von der Tiefe aus retrograd oberflächliche Venen.

3. Venensperre der oberen Extremität (PAGET-v. SCHROETTER)

Das nicht sehr seltene Krankheitsbild, das auch als „Claudicatio venosa intermittens", „traumatische Thrombose", „Achselvenenstau" u. ä. bezeichnet wurde, tritt meist bei Männern zwischen 20 und 40 Jahren und rechts doppelt so häufig wie links auf. Die Ätiologie dieser klinisch relativ leicht zu diagnostizierenden Venensperre mit oberer

Einflußstauung ist nicht sicher geklärt. Neben mechanischen Ursachen (Einengung durch das Lig. costocoracoideum, einen vor der Vene verlaufenden N. phrenicus usw.) werden primäre Thrombophlebitiden, Intimaschädigungen durch Zerrung usw. oder infektiös-toxische Ursachen genannt. Auf Grund der von uns beobachteten Fälle nimmt DREWES an, daß ein *Gefäßkrampf* zumindest maßgebend mitbeteiligt ist.

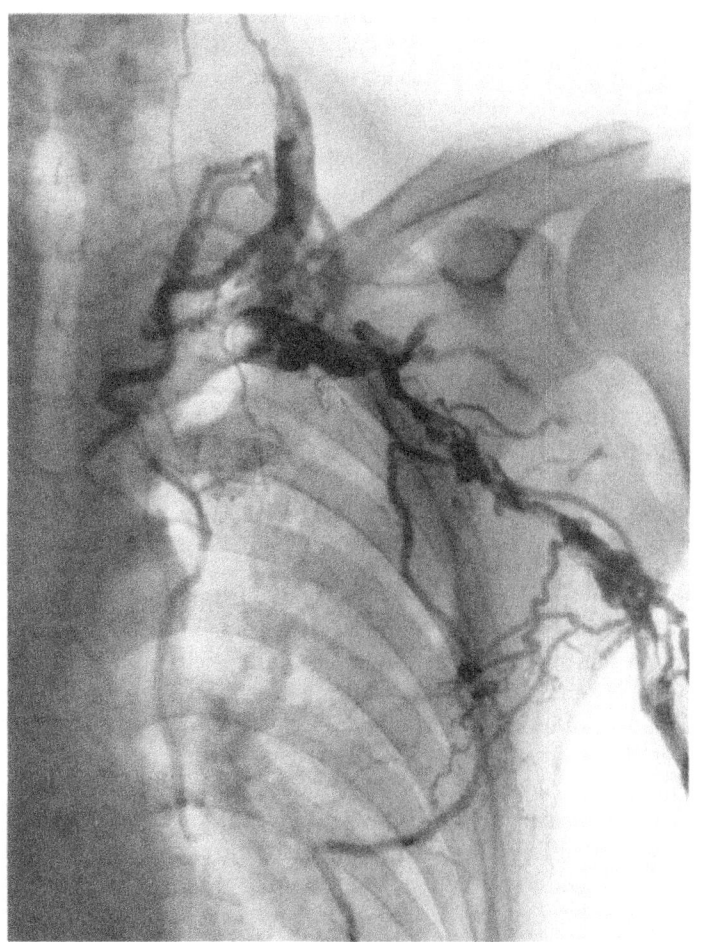

Abb. 587. Verschluß der linken V. subclavia durch eine Lymphknotenmetastase bei Bronchialcarcinom

Phlebographisch lassen sich derartige Einengungen oder Verschlüsse der V. axillaris oder subclavia (meist an der Kreuzungsstelle von Schlüsselbein und 1. Rippe) gut dar-stellen und genau lokalisieren (Abb. 586). Prästenotisch sind die Gefäße erweitert. Regel-mäßig besteht ein ausgedehnter Kollateralkreislauf. Die genaue Lokalisation ist er-forderlich, weil therapeutisch bei länger bestehenden Venensperren nur noch chirurgische Maßnahmen erfolgreich sind.

Differentialdiagnostisch müssen andere Ursachen für eine Einengung der Vene ausge-schlossen werden. So zeigt beispielsweise Abb. 587 eine Venenstenose durch die Metastase eines Bronchialcarcinoms. Solche Stenosen und Verschlüsse können natürlich an jeder anderen Stelle ebenso auftreten. Die zahlreichen Möglichkeiten dadurch bedingter venöser Stauungen können hier aber nicht im einzelnen durch Beispiele belegt werden.

Röntgendiagnostik der Harnorgane

Von

H. Dettmar

I. Untersuchungstechnik

Der Rahmen dieses Buches und der zur Verfügung stehende Raum gestatten nicht, im einzelnen auf die geschichtliche Entwicklung der verschiedenen Röntgenverfahren in der Urologie einzugehen. Dem Interessierten muß deswegen empfohlen werden, sich in der umfangreichen einschlägigen Literatur entsprechend zu orientieren.

Für die urologische Röntgendiagnostik sollten nur leistungsfähige Apparate (4- bzw. 6 Ventil-Apparate) verwendet werden. Gute Arbeitsmöglichkeiten bieten die verschiedenen urologischen Röntgengeräte, z. B. von Zeiss, Böminghaus, May u. a., auf denen alle erforderlichen urologischen Untersuchungen durchgeführt werden können, ohne daß die Patienten umgelagert oder gar transportiert werden müssen. Diese Geräte gestatten auch eine Beobachtung der Füllung der Nierenbecken, der Ureteren und der Blase auf einem Leuchtschirm und dann im Bedarfsfall die Anfertigung gezielter Aufnahmen. Natürlich sind derartige Spezialtische nicht unbedingt erforderlich; sie erleichtern aber dem Untersucher und nicht zuletzt auch dem Patienten zumindest die erforderlichen instrumentellen Eingriffe bei der Röntgenuntersuchung erheblich und ersparen den Zeitverlust durch Umlagern und Transport.

Apparaturen für Kymographie, die Schichtdarstellung und für Serienaufnahmen in schneller Bildfolge sind für den urologischen Normalbetrieb nicht erforderlich und bisher auch nicht üblich, wenn auch diese Methoden in Zukunft vielleicht etwas mehr Bedeutung als bisher erlangen werden.

Im Rahmen der klinischen Untersuchung ist die Röntgendiagnostik immer die letzte der angewandten diagnostischen Maßnahmen. Nur in Verbindung mit den vorher gewonnenen klinischen Untersuchungsergebnissen läßt sich eine Erkrankung überhaupt diagnostizieren und bereits so weit abgrenzen, daß man den Gang der Röntgenuntersuchung entsprechend lenken kann. Eine Diagnostik, die sich ausschließlich auf das Röntgenbild stützt, birgt im allgemeinen das Risiko einer Fehldeutung in sich. Daher ist auch in Krankenhäusern mit einem autonomen Röntgeninstitut ein enger Kontakt mit dem Kliniker sehr wichtig. Anfertigung und Auswertung der Röntgenaufnahmen müssen nach einem gemeinsam besprochenen Plan durchgeführt werden; sonst werden leicht entweder zu viele oder, was noch schlimmer ist, entscheidende Aufnahmen nicht durchgeführt.

1. „Leer"-Aufnahme

Jede Untersuchung muß mit einer Nativaufnahme und nicht etwa aus falscher Sparsamkeit sogleich mit der Kontrastmittelfüllung begonnen werden. Diese „Leer"-Aufnahme soll so eingestellt sein, daß die Symphyse am unteren Bildrand noch zu sehen ist. Andernfalls kann man beispielsweise einen tiefsitzenden Stein, der nicht immer eine Stauung des zugehörigen Systems bedingen muß, übersehen. Außerdem müssen die Weichteilschatten der Nieren und der Psoasrand neben den Querfortsätzen der Lendenwirbel gut zu erkennen sein, so daß auch kleine, nur wenig kalkhaltige Konkremente nicht überstrahlt, andererseits aber auch nicht von den Schatten anderer Organe verdeckt werden.

Bereits das Übersichtsbild gibt manchen diagnostischen Hinweis, der für die spätere Gesamtbeurteilung wichtig sein kann. Es gibt Aufschluß über Lage, Größe und Form der Organe sowie über etwaige konkrementverdächtige Schatten. Die „Leer"-Aufnahme ist also röntgenologischer Ausgangspunkt sowohl der intravenösen als auch der instrumentellen, d. h. der retrograden oder transvesicalen Füllung. Darüber hinaus gewährt das Übersichtsbild auf Grund der Darstellung eines großen Abschnitts des Rumpfskelets einen Einblick in die Skeletverhältnisse, der nicht nur differentialdiagnostisch wichtig sein kann.

2. Kontrastmitteldarstellung (Pyelographie)

Als *Kontrastmittel* für die Darstellung der Nieren und harnableitenden Wege dienen organische Jodverbindungen mit zwei (Uroselektan, Per-Abrodil) bzw. neuerdings mit drei Jodatomen pro Molekül. Einzelheiten darüber sind bereits im allgemeinen Teil bei den Kontrastmittelmethoden besprochen (vgl. S. 28f.). Besonders häufig verwendet wird zur Zeit das sehr gut verträgliche Urografin.

Die *Kontrastmittelapplikation* erfolgt entweder *intravenös* (intravenöse Pyelographie bzw. Ausscheidungsurographie) oder *instrumentell* (retrograde bzw. transvesicale Pyelographie). Dabei handelt es sich jedoch keineswegs um Konkurrenzverfahren. Jede der beiden Methoden hat ihren Indikations- und somit auch ihren bestimmten Anwendungsbereich. Bei der Röntgenuntersuchung kann die eine nicht willkürlich durch die andere ersetzt werden; sie müssen sich vielmehr gegenseitig ergänzen. Genaue Indikationsstellung und Reihenfolge der Anwendung werden bei den einzelnen Krankheitsbildern besprochen, so daß hier einige allgemeine Hinweise genügen.

Da die *intravenöse Pyelographie* auf der Tätigkeit der Tubuluszellen basiert, ist ihre Anwendung nur dann sinnvoll, wenn die Nierenfunktion normal oder nicht wesentlich gestört ist. Zeigt also die vorangegangene klinische Untersuchung erheblich erhöhte Harnstoff- oder Rest-N-Werte, dann erscheint die intravenöse Pyelographie sehr oft a priori ungeeignet, weil es nicht zu einer wesentlichen Ausscheidung des Kontrastmittels kommen kann und somit auch keine verwertbaren Bilder entstehen. Grundsätzlich ist also die Anfertigung eines intravenösen Pyelogramms durch Ausscheidungsurographie immer dann möglich, wenn die Nierenfunktion einigermaßen ausreicht, beispielsweise bei einem Konzentrationsvermögen bis 1018 im Volhardschen Wasserversuch.

Damit ist gleichzeitig die Frage nach einer eventuellen *Kontraindikation des intravenösen Pyelogramms* bei schweren Niereninsuffizienzen gestellt. Schädlich ist in diesen Fällen das Kontrastmittel wohl nicht; es wird dann vikariierend durch die Leber ausgeschieden mit anschließender Darstellung der Gallenwege; jedoch ist es sinnlos, eine derartige Pyelographie bei Insuffizienzen der Nieren zu versuchen. Als ausgesprochene Kontraindikation gilt daher nur die Überempfindlichkeit gegen das Kontrastmittel selbst (vgl. S. 29). Deshalb sollte man grundsätzlich vor der Injektion des Mittels einen Test durchführen, um gesundheitliche Schäden für den Patienten und forensische Folgen für den Arzt in Form von Haftpflichtprozessen zu vermeiden. Kommt es trotz dieser Vorsichtsmaßnahme einmal zu einer schweren Überempfindlichkeitsreaktion, empfiehlt sich die sofortige intravenöse Injektion von Antihistaminica und Kreislaufmitteln.

Nach Einführung der intravenösen oder Ausscheidungsurographie gab es eine längere Auseinandersetzung darüber, welcher von beiden pyelographischen Methoden die Vorrangstellung in der urologischen Diagnostik zukäme. Dabei handelt es sich bei der Ausscheidungsurographie und der instrumentellen Pyelographie um zwei voneinander völlig verschiedene Verfahren.

Aus der Eigenart jeder Methode ergibt sich ihre Stellung in der Diagnostik. Bei der älteren *retrograden Pyelographie* handelt es sich um eine rein anatomische Methode, die keine bindenden Aufschlüsse über das funktionelle Geschehen in der Niere, weder über die sekretorische Leistung noch über die Dynamik des Nierenbeckenkelchsystems und der ableitenden Harnwege geben kann. Dafür läßt sie aber selbst kleine morphologische Veränderungen im Hohlsystem der Nieren und gegebenenfalls auch der Harnleiter erkennen. Im Zusammenhang mit der Chromocystoskopie kann die retrograde Pyelographie allerdings auch einen beschränkten funktionsdiagnostischen Wert haben.

Ganz anders und viel komplizierter liegen die Verhältnisse bei der *Ausscheidungsurographie*. Ist die instrumentelle Pyelographie eine Methode, die für die Erkennung morphologischer Veränderungen im Bereich der Harnwege Hervorragendes leistet, so kann man von der Ausscheidungsurographie bei der Klärung der Physiologie und Pathophysiologie der

Harnorgane Entsprechendes erwarten, weil ihre Grundlage der Ausscheidungsmechanismus der Nieren und anschließend der Transport des Nierensekretes in die Blase sind. Damit erfaßt sie also die sekretorische und dynamische Funktion von Niere und Harnleiter, wodurch ihre Stellung in der Diagnostik charakterisiert ist. Darüber hinaus aber kann die Ausscheidungsurographie auch in anatomischer Hinsicht wichtige Hinweise geben. Dabei ist naturgemäß die Deutung und genaue Differenzierung der einzelnen Vorgänge oft recht schwierig. Bezüglich der sekretorischen Tätigkeit der Nieren ist bei der Ausscheidungsurographie die Seite als die schlechtere anzusehen, auf der die Ausscheidung sowohl in zeitlicher Hinsicht als auch im Hinblick auf die Kontrastmitteldichte mangelhaft ist. Dabei legen wir den größeren Wert auf die Feststellung, zu welchem Zeitpunkt die Ausscheidung beginnt, und verlassen uns in der Beurteilung der Nierenfunktion weniger auf die dargestellte Kontrastmitteldichte, da hierbei schwerwiegende Täuschungen unterlaufen können. Eine sichere Beurteilung in dieser Hinsicht wäre nur möglich, wenn die anatomischen und dynamischen Verhältnisse einerseits und die sekretorische Nierenleistung andererseits ungefähr gleich wären, was in pathologischen Fällen meist nicht der Fall ist, da sich neben der sekretorischen Nierenleistung auch die beiden anderen Komponenten verändern. Bei gesteigerter Motilität findet man selbst bei normaler Nierenleistung einen wesentlich geringeren Kontrast als normal, da zur Zeit der Aufnahme ein großer Teil des Kontrastmittels bereits abgeflossen ist. Ein auf einer Seite blasseres Bild bedeutet also nicht in jedem Fall eine Funktionsschwäche dieser Niere. Das Gegenteil findet man bei der in pathologischen Fällen viel häufigeren Hypomotilität. Hierbei ist der Transport des Kontrastmittels verzögert; es bleibt länger im Pyelon liegen als normal und kann dadurch trotz geschädigter Nierenfunktion ein kontrastreiches Bild geben und eine gute Nierenleistung vortäuschen. Wesentlich einfacher werden diese Verhältnisse, wenn man zur Beurteilung der Nierenfunktion den zeitlichen Beginn der Kontrastmittelausscheidung heranzieht. Zu diesem Zweck werden in Abständen von 2 oder 3 min nach beendeter Kontrastmittelinjektion 2—3 Aufnahmen angefertigt. Aus Ersparnisgründen können diese Aufnahmen derart auf einen 30×40 cm großen Film gebracht werden, daß immer jeweils nur ¹/₃ oder die Hälfte des Filmes belichtet wird, während der Rest durch Bleigummi abgedeckt bleibt. Gerade in den ersten Minuten macht sich eine tubuläre Insuffizienz der Nieren durch verspätete Kontrastmittelausscheidung bemerkbar, während bei späteren Aufnahmen oft die erkrankte Seite infolge verminderter Motorik einen stärkeren Kontrastmittelschatten hinterläßt.

Für die Beurteilung physiologischer und pathologischer dynamischer Verhältnisse im Harnsystem eröffnet die Ausscheidungsurographie Aspekte, wie sie die instrumentelle Pyelographie aus den bereits vorher angeführten Gründen nie geben kann. Die Tatsache, daß die Ausscheidungsurographie darüber hinaus auch Auskunft über die Morphologie des Harnsystems geben kann, hat auch dazu geführt, die Methode durch sofortiges Anlegen einer Ureterkompression zu einer rein anatomischen zu machen. Dieses Verfahren kann aber nicht als Normalmethode anerkannt werden. In einer späteren Untersuchungsphase ist die Ureterkompression jedoch oft angezeigt, da sie dann einwandfreie morphologische Bilder liefern kann, die vielfach eine instrumentelle Untersuchung überflüssig machen. Nach Klärung der funktionellen Verhältnisse legen wir, z. B. im Anschluß an die Aufnahme nach 15 min, häufig eine solche Ureterkompression an, um auch anatomische Veränderungen gut darstellen zu können.

Diese Überlegungen müssen als Grundlage für die klinische Anwendung beider Methoden gelten.

Für die *Untersuchungstechnik* erscheinen noch folgende Hinweise angebracht:

Bei der *retrograden* Pyelographie soll der zur Uretersondierung verwendete Katheter nicht stärker als 5 Charrière sein und nicht höher als 22 cm eingeführt werden, um Verletzungen im Pyelon oder in den Kelchen zu vermeiden und um ein Abfließen des Kontrastmittels neben dem Katheter bei geringer Nierenbeckenkapazität zu ermöglichen. Gegen Ende der Injektion soll man zur Darstellung des Nierenbecken-Ureterabganges unter langsamem Zurückziehen des Katheters noch 1—2 cm³ Kontrastmittel nachspritzen. Von manchen Autoren wird die Füllung unter pyeloskopischer Kontrolle verlangt, um sowohl Überdehnungen als auch mangelhafte Füllungen zu vermeiden. Dieser Forderung können wir uns nicht anschließen. Wenn die Füllung so langsam vorgenommen wird, daß sich das Kontrastmittel in dem Hohlsystem gut verteilen kann, und wenn zur Füllung grundsätzlich nicht mehr als 4—5 cm³ Kontrastmittel verwendet werden, können beide Fehler, das Überspritzen mit Re- bzw. Influxen und eine mangelhafte Füllung, vermieden werden. Hinzu kommt, daß sich bei der Pyeloskopie, wie sie gewöhnlich durchgeführt wird, der dorso-ventrale Strahlengang mit seinem großen Objekt-Film- bzw. -Schirm-Abstand und der sich daraus ergebenden Verzeichnung recht unangenehm bemerkbar macht. Vollkommen abzulehnen ist es, so lange Kontrastmittel in das Nierenbecken „hineinzupumpen", bis ein leichter Druck in der Lendengegend angegeben wird. Bei dieser Technik wird man in jedem Fall „überspritzte" Pyelogramme erhalten, die in keiner Weise den wirklichen Gegebenheiten entsprechen und eine anatomische Feindiagnose nicht ermöglichen, weil von einem zu dichten Kontrastmittelschatten beispielsweise ein kleinerer, nicht schattengebender Stein oder ein Papillom vollkommen verdeckt werden kann. Allzu ausgiebige Atemexkursionen sind vor der Belichtung zu vermeiden, da starke Zwerchfellbewegungen die Nierenbecken häufig zu einer Systole mit Eliminierung des Kontrastmittels anregen.

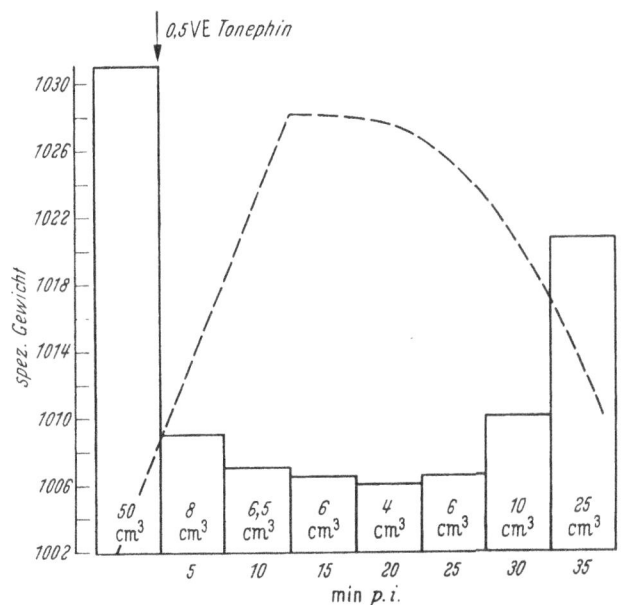

Abb. 588. Adiuretineffekt nach Wasserstoß durch intravenöse Injektion von 0,5 Vögtlin-Einheiten Tonephin

Das gilt natürlich auch für die *intravenöse* Pyelographie, deren hauptsächliche Schwierigkeiten in der Vorbereitung des Patienten liegen. Da mit verwertbaren Bildern bei einem unter 1015 liegenden spezifischen Gewicht des Urins nicht zu rechnen ist, müssen die Patienten vor der Ausscheidungsurographie dursten. Je höher das spezifische Gewicht des Urins ist, um so dichter wird der Kontrastmittelschatten bei der Röntgenuntersuchung. Aus diesem Grunde sind auch Reinigungseinläufe kurz vor der Pyelographie zu unterlassen, da es nach Resorption der Spülflüssigkeit im Dickdarm zu einer sehr starken Wasserdiurese mit entsprechender Herabsetzung der Kontrastmittelkonzentration kommt. Solche Pyelogramme sind unbrauchbar. Da Durstperioden bis zu 20 Std, die eine gute Urinkonzentration garantieren, von den meisten Patienten als unangenehm empfunden und oft nicht eingehalten werden, hat es sich bewährt, eine stark oligurische Phase durch intravenöse oder subcutane Gabe des antidiuretischen Hormons des Hypophysenhinterlappens (Adiuretin) zu erzwingen. Die Wirkung dieses Hormons beruht im wesentlichen auf einer starken Rückresorption des im Glomerulusapparat der Nieren ultrafiltrierten Wassers. Dabei wird die Ausscheidung des Kontrastmittels, die zum größten Teil durch tubuläre Sekretion erfolgt, nicht gehemmt. Am besten läßt sich der Adiuretineffekt nach einem Wasserstoß mit 1¹/₂ Liter Tee demonstrieren (Abb. 588).

Etwa 30—40 min nach Beendigung des Wasserstoßes hat der produzierte Harn ein spezifisches Gewicht von 1001—1002 bei einer Urinausscheidung von 50—70 cm³ innerhalb von 5 min erreicht. Gibt man nun 0,5 VE Tonephin (Handelspräparat in Ampullen zu

5 VE), so kommt es bereits nach 5 min zu einem merklichen Anstieg des spezifischen Gewichtes, das nach 20 min seinen Höchstwert mit 1028—1030 erreicht. Eine hochgradige Oligurie, mit Urinmengen von höchstens 4—5 cm³ in 5 min bei intakten Nieren, läuft diesem Anstieg des spezifischen Gewichtes parallel. Diese oligurische Phase hält etwa 15 min an, um dann langsam wieder in eine diuretische Periode überzugehen. Diese Tatsache kann man bei der intravenösen Pyelographie ausnützen. Wenn man 5 min nach der subcutanen Injektion von 0,5 VE Tonephin das Kontrastmittel (z. B. 20 cm³ Urografin) spritzt, fallen die routinemäßig nach 3, 6 und 15 min angefertigten Röntgenbilder in die Phase der höchsten Urin- bzw. Kontrastmittelkonzentration. Diese Methode macht jegliche flüssigkeitseinschränkende Vorbereitung mit ihren Unsicherheiten überflüssig, so daß auch in der Sprechstunde ohne weiteres pyelographiert werden kann. Dieses Verfahren hat sich uns in vielen Hunderten von Fällen während der letzten Jahre bewährt und natürlich auch die Indikationsstellung zu den beiden pyelographischen Methoden richtungweisend beeinflußt. Eine eventuelle intravenöse Injektion von Tonephin muß sehr langsam erfolgen, weil sonst starkes Hitzegefühl auftritt. Zwischenfälle bei der Gabe von Tonephin wurden von uns nicht beobachtet, da die angegebene Dosierung zwar bereits stark antidiuretisch wirkt, aber Nebenwirkungen, wie Blutdrucksteigerung und Anregung der Peristaltik der glatten Muskulatur, noch nicht auslöst. Da Adiuretin auch physiologischerweise zur Regelung der Diurese dient, ist auch das Verfahren des Adiuretinpyelogramms als physiologisch anzusehen, da es unter denselben Voraussetzungen wie nach langem Dursten durchgeführt wird. Zweckmäßig ist es, die Patienten am Tage vor der Röntgenuntersuchung mit einem mildwirkenden Laxans abführen zu lassen. Diese Darmreinigung ist besonders bei bettlägerigen Kranken zu empfehlen; sonst erübrigt sie sich meist. Wenn die Ausscheidungsurographie lediglich einer groben Funktionsdiagnostik dienen soll, ist im allgemeinen keinerlei Vorbereitung erforderlich. Allerdings wird man dann auf Feinheiten morphologischer und auch funktioneller Art verzichten müssen.

Die Darstellung des Nierenbeckens mit einem die Strahlenabsorption herabsetzenden Kontrastmittel, z. B. transvesical injizierter *Luft* (Luftpyelographie), ergibt zwar manchmal, namentlich bei Konkrementen, eindrucksvolle Bilder (vgl. Abb. 624), hat aber sonst gegenüber den üblichen Methoden der Pyelographie keine praktische Bedeutung.

Die als *Retropneumoperitoneum* bekannte Methode zur Kontrastmitteldarstellung der äußeren Nierenkonturen, der Nebennieren und des übrigen retroperitonealen Raumes ist an anderer Stelle besprochen (vgl. S. 321).

II. Das Röntgenbild der normalen Niere und Harnleiter

1. Topographie der Nieren

Der Weichteilschatten der Nieren ist in seinem charakteristischen Erscheinungsbild gewöhnlich auf Übersichtsaufnahmen guter Qualität zu erkennen und abzugrenzen, weil die Capsula adiposa weniger Röntgenstrahlen absorbiert als das schattendichtere Nierenparenchym und dadurch als *schmaler Aufhellungssaum* die Nierenkonturen zeigt.

Bei der Beurteilung, ob im Einzelfalle noch ein normaler oder bereits ein krankhafter Befund vorliegt, sollte man sehr vorsichtig sein, weil die Spielbreite des „normalen" Nierenbildes außerordentlich groß ist. Schon die Lage der Nieren variiert in weiten Grenzen, so daß man sich hüten muß, besonders bei asthenischen Typen, bereits bei einem nur wenig ausgeprägten Tiefstand einer oder beider Nieren von einer Wanderniere oder sogar von einer Nierendystopie zu sprechen. Teilt man derartige, zweifellos zu häufig gestellte Diagnosen auch noch den Patienten selbst mit, so bekommen manche von ihnen daraufhin allzu leicht auch entsprechende Beschwerden, die vorher überhaupt nicht bestanden haben. Man kann die normale Lage der Niere nicht vollkommen allgemeingültig festlegen und etwa so definieren, daß die Niere durch die 12. Rippe immer in ein oberes und zwei untere Drittel geteilt wird. Oft steht die Niere wesentlich höher, noch häufiger aber erheblich tiefer, ohne sich dadurch pathologisch zu verhalten.

Die Nieren liegen beiderseits in gleichen Abständen neben der Wirbelsäule dicht neben dem Psoasrand, zu dem ihre Längsachsen normalerweise parallel verlaufen; sie bilden demnach einen *noch cranial spitzen* Winkel. Jeder andere Verlauf, etwa parallel zur Wirbelsäule oder sogar mit einem nach cranial offenen Winkel, weist auf eine Nierenmißbildung hin. Im allgemeinen reichen sie etwa vom 12. Brust- bis zum 3. Lendenwirbel, wobei die rechte Niere meist etwas tiefer steht als die linke.

Als *Größenmaße* gibt HÄNISCH 11,5 × 6,7 cm an. Aber auch hierbei bestehen erhebliche Unterschiede, ohne daß eine Hyperplasie oder Hypoplasie vorliegt.

Erkennt man also, daß die Beurteilung, ob ein Nierenschatten auf einem Übersichtsbild nach Lage, Größe und Form noch „normal" ist oder nicht, schon recht schwierig ist, so gilt dies um so mehr für die anatomischen Verhältnisse der Nierenhohlräume.

2. Nierenbeckenkelchsystem

Seit den Untersuchungen von HYRTL ist es hinlänglich bekannt, wie groß die Variationsbreite der Bilder des Nierenbeckenkelchsystems ist. Es gibt kaum zwei sich völlig gleichende Erscheinungsformen. Man hat versucht, diese Formen in verschiedene Typen einzuteilen und damit den gesamten Fragenkomplex zu vereinfachen. Trotzdem bieten nur große Erfahrung und dauernde Beschäftigung mit urologischen Röntgenbildern eine annähernde Sicherheit in der Diagnosestellung; und selbst dann sind Überraschungen noch häufig genug.

Im allgemeinen finden sich *3 Hauptkelchsysteme*, ein oberes, ein mittleres und ein unteres, die sich aus den Kelchen 1., 2. und 3. Ordnung zusammensetzen. Durch die Kombinationsmöglichkeiten dieser Kelchsysteme, die Art, wie sie sich zusammensetzen, durch verschiedene Länge und Weite der Kelchhälse, die einmal dünn und langgestreckt sein, ein anderes Mal fast ganz fehlen können, so daß der Eindruck entsteht, als säßen die Kelche dem Nierenbecken unmittelbar auf, ergibt sich die Vielfalt der verschiedenen Erscheinungsbilder. Dies erklärt, daß ein „normales Pyelogramm" eher als Konzeption denn als gut definierte Einheit angesprochen werden muß.

Meistens läuft das Nierenbecken nach distal konisch zu und geht an seiner tiefsten Stelle, und zwar stets an der *medialen* Begrenzung, in den oberen Harnleiterabschnitt über. Form und Größe des Nierenbeckens selbst variieren erheblich. Die Basis ist nach oben lateral und nach dorsal gerichtet. Aus ihr gehen in der Regel 2 oder 3, manchmal aber auch 4 *Calyces majores* ab. In diese Calyces majores münden 6—12 Calyces minores, die in bezug auf Größe, Form, Verteilung und Zahl sehr unterschiedlich sein können. Im allgemeinen lassen sich je eine obere und untere Kelchgruppe verhältnismäßig leicht differenzieren. Schwieriger wird diese Beurteilung aber bei der *mittleren* Gruppe, so daß es häufig fraglich ist, ob hier noch ein mittlerer Calyx major vorliegt oder ein Calyx minor, der aus einem anderen Calyx major abgeht. Diese Varianten haben aber im Grunde keine große diagnostische Bedeutung; es ist unerheblich, ob es sich um einen Calyx major oder minor handelt; man muß allerdings wissen, daß es derartige Variationen gibt, um vor Fehldiagnosen sicher zu sein.

Die *Calyces minores* haben ausgesprochene Kelchform; in sie ragt die Nierenpapille hinein. Der Rand des Kelches, auch Fornix genannt, erscheint auf Röntgenbildern normalerweise zart und scharf konturiert. Aber auch hierbei gibt es große individuelle Unterschiede bezüglich der Dicke und Größe, und zwar nicht nur in verschiedenen Nieren, sondern auch in ein und demselben Organ. In Aufsicht hat ein Kelch die Form eines Kreises mit einem etwas schattendichteren Zentrum. Wenn ein solcher Kelch orthograd und in das Nierenbecken projiziert wird, erscheint er im Schatten des Nierenbeckens als Rundschatten größerer Dichte und darf dann nicht mit einem Konkrement verwechselt werden.

3. Harnleiter

Der Harnleiter liegt normalerweise *immer medial* vom Nierenbecken; jeder laterale Verlauf ist pathologisch und deutet auf eine Mißbildung bzw. Dystopie der Niere hin. Nach seinem Austritt aus dem Nierenbecken verläuft er zunächst gestreckt oder in einem leicht nach medial konvexen Bogen am Psoasrand entlang bis zur Kreuzungsstelle mit den großen Gefäßen in Höhe der Linea innominata; er tritt etwa über dem Kreuz-Darmbeingelenk in das kleine Becken ein und zieht dort in einem stark konvexen Bogen nach medial zur Blase. Bei der intravenösen Pyelographie ist er normalerweise nie in seiner ganzen Länge dargestellt; man erkennt allenfalls in seinem Verlauf einzelne „Harnspindeln", die bei verschiedenen Aufnahmen entsprechend der Motorik des Organs an wechselnden Stellen liegen.

III. Pyelorenaler Reflux

Vor der Besprechung der einzelnen Krankheitsbilder sei noch an ein Phänomen erinnert, das vor allem bei der retrograden Kontrastmittelfüllung beobachtet wird und zur Vermeidung von Fehldiagnosen bekannt sein muß.

Es handelt sich um den sog. pyelorenalen Reflux. Man spräche allerdings besser von einem „Influx"; der Ausdruck „Reflux" ist aber bereits so gebräuchlich, daß er wohl kaum noch zu ersetzen ist und deshalb auch hier übernommen werden soll.

Derartige Refluxe sind immer *Artefakte*, die bei der retrograden Pyelographie durch zu starken Injektionsdruck zustande kommen und vermieden werden sollten.

1. Pyelovenöser Reflux

Beim pyelovenösen Reflux handelt es sich um eine Kontrastmittelfüllung einer oder mehrerer Vv. arcuatae des Nierenparenchyms. Diese Vv. arcuatae liegen in unmittelbarer Nachbarschaft der Fornices und werden wahrscheinlich durch Ruptur der Venenwand gefüllt. Bei Kontrastmittelfüllung (Abb. 589) sieht man sie im rechten Winkel vom Rand des Kelches abgehen; dann biegen sie in die Längsachse des Kelches um und anastomosieren mit dem entsprechenden Gefäß der gegenüberliegenden Seite. Manchmal kommt es auch noch zur Darstellung der sekundären Vv. interlobulares, die in diesen Bogen senkrecht einmünden.

2. Pyelolymphatischer Reflux

Der pyelolymphatische Reflux ist charakterisiert durch die Kontrastmittelfüllung der hilusnahen Lymphgefäße, die medial und kranialwärts vom Nierenhilus zu den paraaortalen Lymphgefäßen ziehen (Abb. 590). Sie erscheinen als multiple, etwa 1 mm breite Wellenlinien und sind feiner als beim venösen Reflux.

3. Pyelotubulärer Reflux

Beim pyelotubulären Reflux kommt es zu einer retrograden Füllung der Sammelröhrchen; man erhält das Bild eines besenreiserartigen Büschels, das den Calyces minores aufsitzt (Abb. 591). Gewöhnlich ist dieser Reflux auf die Markzone beschränkt.

4. Pyelointerstieller Reflux

Der pyelointerstitielle Reflux entsteht infolge einer groben Verletzung durch den Katheter. Das Kontrastmittel tritt ins Nierengewebe hinein und kann bis unter die Nierenkapsel reichen, u. U. diese sogar durchbrechen, um dann zusätzlich noch im perirenalen Gewebe als unregelmäßig begrenztes Depot zu erscheinen. Im Gegensatz zu den drei vorher genannten Formen hat der pyelointerstitielle Reflux kein charakteristisches Erscheinungsbild (Abb. 592).

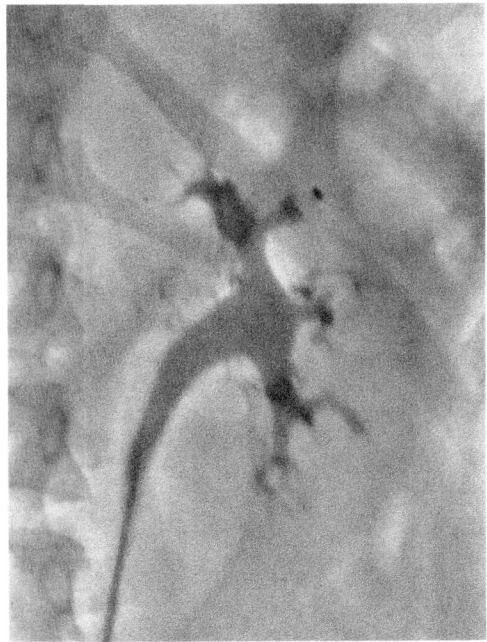

Abb. 589. Pyelovenöser Reflux

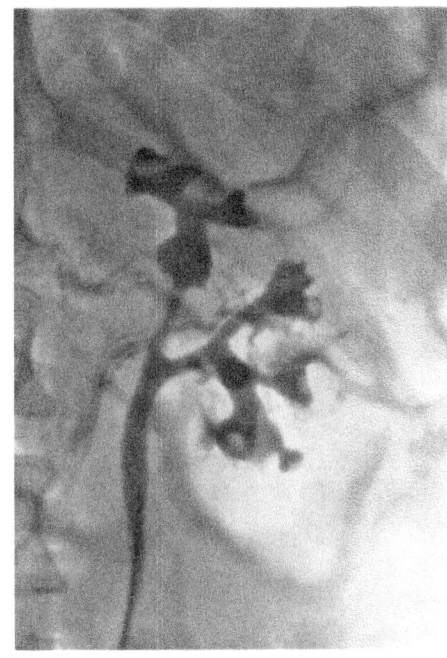

Abb. 590. Pyelolymphatischer Reflux

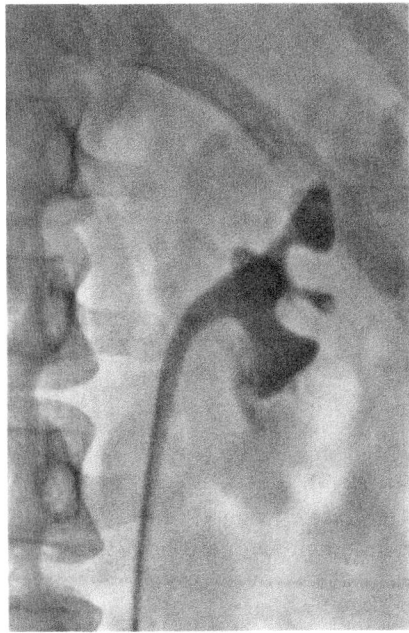

Abb. 591. Pyelotubulärer Reflux

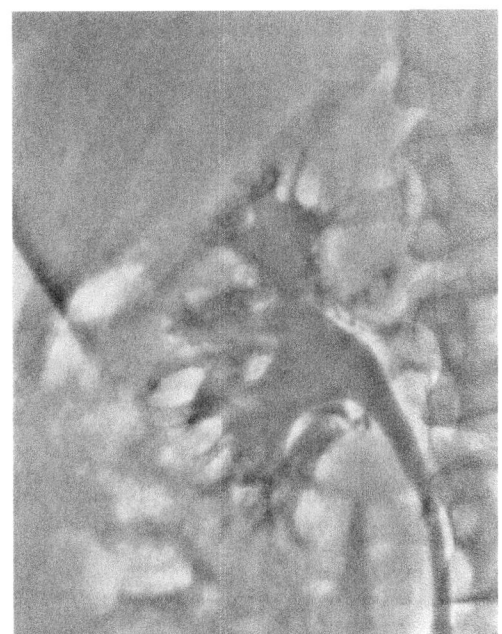

Abb. 592. Pyelointerstitieller Reflux

IV. Erkrankungen der Niere und Harnleiter
1. Mißbildungen

Durch embryonale Entwicklungsstörungen können Form, Lage, Zahl und Gewebe-
aufbau der Nieren krankhaft verändert sein. Diese Mißbildungen treffen häufiger
die linke als die rechte Niere. Anomalien der Lage und der Zahl sind sehr oft mit Form-
verbildungen des Organs verbunden.

a) Fetale Lappung

Ein Fortbestehen der fetalen Lappung ist die *häufigste Anomalie* der Nieren, die dann statt der sonst glatten Oberfläche eine durch mehr oder weniger tiefe Einkerbungen bedingte ausgesprochene Lappung aufweisen. Diese Furchung, die auch im Röntgenbild gut zu erkennen ist, läßt den Aufbau der Niere aus verschiedenen Renculi erkennen. Die fetale Lappung der Niere ist klinisch bedeutungslos und disponiert nicht, wie man früher angenommen hat, zu Erkrankungen des Organs.

b) Hufeisenniere

Durch frühzeitiges Verschmelzen der sich sonst getrennt entwickelnden Nierenanlagen entsteht die Hufeisenniere. Die verschmolzenen Nierenanlagen liegen wie eine Barriere

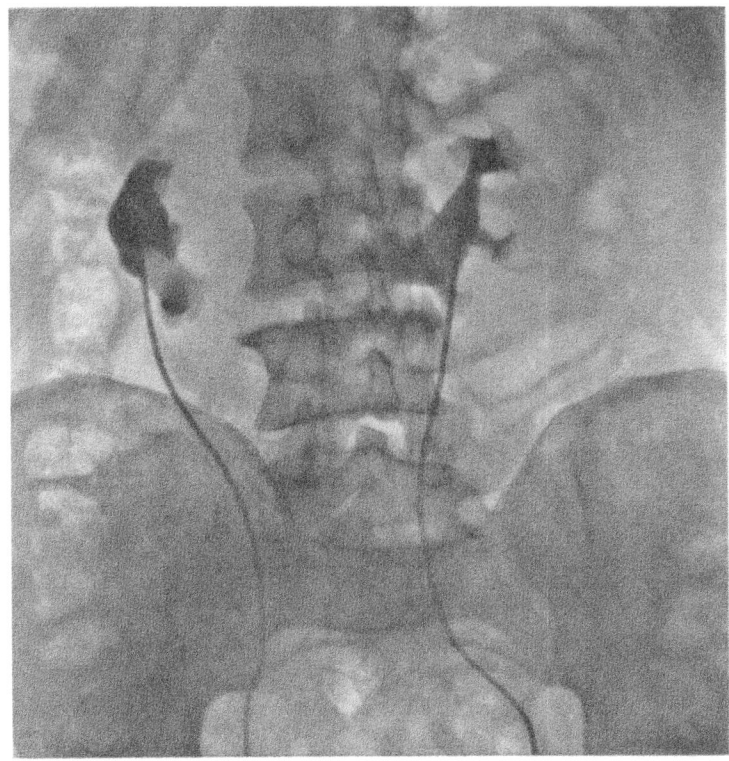

Abb. 593. Hufeisenniere. Retrogrades Pyelogramm. Keine wesentliche Stauung der Hohlsysteme

vor der Aorta, und zwar immer unterhalb der Abgangsstelle der A. mesenterica sup., so daß ein Hochrücken im Körper durch dieses Gefäß verhindert wird. Daher bleibt das *Mittelstück* der Nierenanlage immer *weit caudal* im Retroperitonealraum. Die seitlichen Teile wachsen rechts und links von der A. mesenterica nach kranial und können als *Ren elongatus* u. U. mit ihrem oberen Pol die normale Nierennische erreichen. Durch diese Wachstumsart erhält die verschmolzene Niere die Hufeisenform. Die Verschmelzungsstelle liegt also immer am unteren Pol, und die Konkavität ist immer cranialwärts gerichtet. Die Verbindungsbrücke der Nierenanlagen kann schmal, aber auch breit sein; sie kann lediglich aus einem Bindegewebszug bestehen oder aber auch funktionstüchtiges Nierengewebe enthalten.

Die Hufeisenniere hat zwei voneinander völlig getrennte Nierenbecken, deren Achsen nicht, wie normalerweise, nach cranial, sondern *nach caudal konvergieren*. Diese entgegengerichtete Konvergenz ist das Charakteristikum, das die röntgenologische Diagnose in jedem Fall gestattet.

Die Nierenbecken sind bei der Hufeisenniere nicht nach medial, sondern nach ventral gerichtet. Die *Harnleiter* verlaufen immer *vor der Parenchymbrücke* zur Blase. Die

Gefäße treten gewöhnlich unmittelbar aus der Aorta in die Nierenhili ein. Seltener umfassen sie die Nieren von hinten seitlich, kerben den seitlichen Rand tief ein und erreichen dann von vorne die Hili.

Beide Nierenhälften können verschieden groß sein und auch ungleichen Sekretionswert haben. Eine derartige Verschmelzungsniere kann unilateral liegen, wenn die eine Harn-

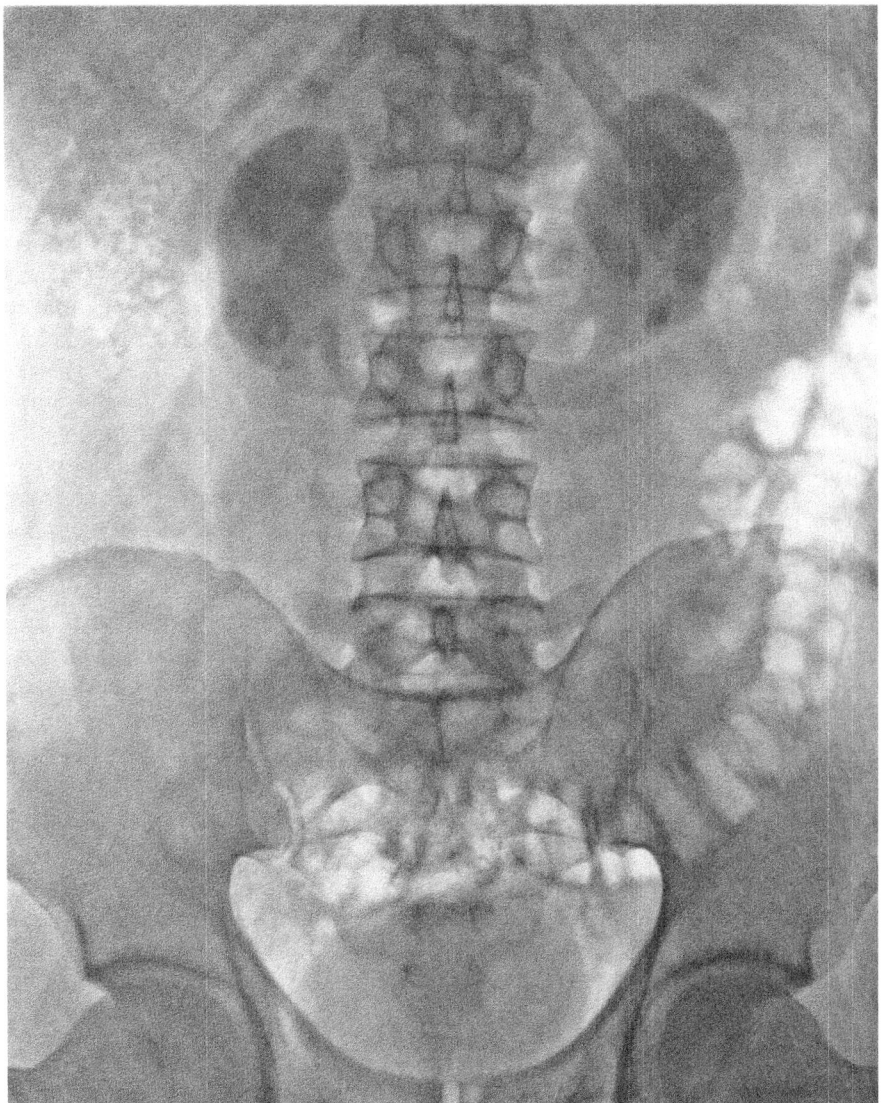

Abb. 594. Hufeisenniere. Intravenöses Pyelogramm, 35 min nach Kontrastmittelinjektion. Erhebliche Stauung in beiden Hohlsystemen; noch kein nennenswerter Abfluß zur Blase

leitersprosse frühzeitig die Mittellinie des Körpers kreuzt und auf der anderen Seite Anschluß an das Nierenblastem findet.

Hufeisennieren sind nicht selten und werden bei etwa 700 Sektionen einmal gefunden. Sie haben daher auch erhebliches klinisches Interesse, zumal eine ausgesprochene Neigung zu mancherlei Erkrankungen besteht, z. B. zur Bildung von Hydro- bzw. Pyonephrosen sowie von Steinen. Wenn man bedenkt, daß der Harnleiter vor der medialen Parenchymbrücke verläuft, erscheint das Auftreten dieser Stauungserkrankungen nicht verwunderlich. So erkennt man auch meist auf dem intravenösen Pyelogramm, das praktisch immer die Diagnose ermöglicht, eine gewisse Entleerungsstörung der Hohlsysteme der

Nieren, ohne daß in jedem Fall bereits eine erhebliche krankhafte Ausweitung besteht
(Abb. 593). Man sollte deshalb bei derartigen Aufnahmen immer auch auf die *Blasen-
füllung* achten. Sie gibt einen guten Hinweis, ob die Abflußverhältnisse einigermaßen
normal sind oder ob gröbere Entleerungsstörungen bestehen, wie im Beispiel der Abb. 594,
bei dem es auch nach 35 min noch nicht zu einer merklichen Füllung der Blase mit Kontrastmittel gekommen ist. Für
die Erklärung der bei einer
Hufeisenniere häufig bestehenden Beschwerden, die als Row-
singscher Symptomenkomplex
(quer über den Unterleib
ziehende Schmerzen, besonders bei Streckung und Über-
streckung der Wirbelsäule, verbunden mit Magen-Darmbe-
schwerden) bekannt sind, haben Entwicklung und Stärke
der medialen Brücke große
Bedeutung. Bei entsprechend
starken Störungen kann man
die Brücke operativ durch-
trennen. Danach sinken die
beiden Nieren nach hinten seit-
wärts in eine mehr natürliche
Lage. Hierdurch lassen Zug
und Druck auf die großen
Gefäße und somit auch die
geklagten Beschwerden nach.

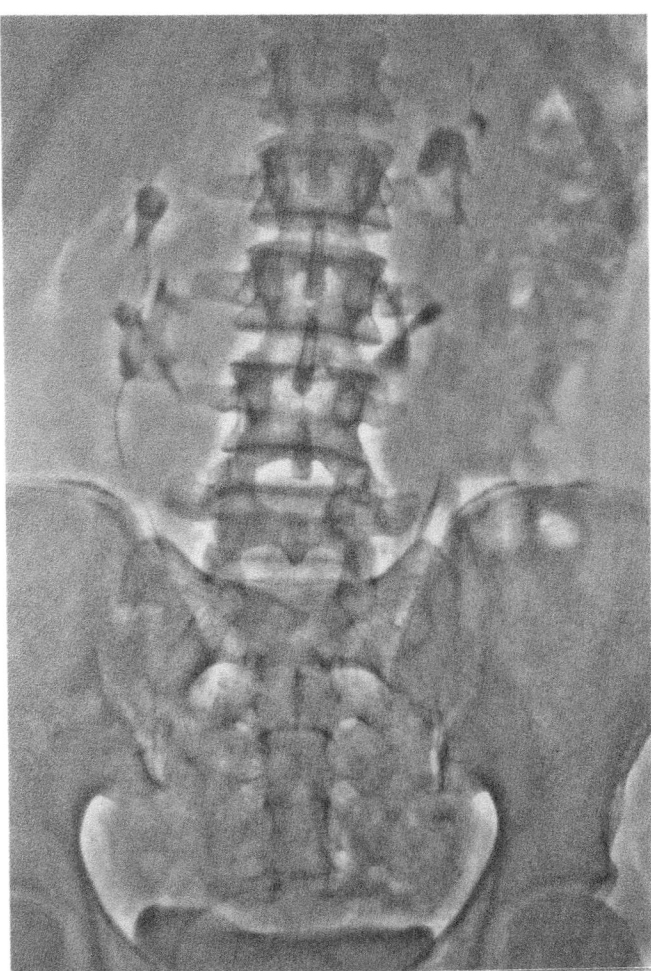

Abb. 595. Ren elongatus sigmoideus. Intravenöses Pyelogramm

c) Einseitige Langniere und Kuchenniere

Weitere durch Verschmel-
zung der Nierenanlagen entstandene Mißbildungen sind
die einseitige Langniere und
die Kuchenniere. Bei der *Langniere* liegen die beiden Nierenanlagen auf derselben Körper-
seite übereinander. Manchmal sind ihre Nierenbecken nach derselben Seite gerichtet
(Ren elongatus simplex), in anderen Fällen nach entgegengesetzten Seiten (Ren elongatus sigmoideus). Eine interessante Form zeigt Abb. 595. Hier sind beiderseits
Nierenpaare als Ren elongatus sigmoideus ausgebildet. Die Nierenbecken der oberen
Nierenanlagen sind nach medial gerichtet mit normalem Abgang der Harnleiter, während
die unteren Nierenanlagen auf beiden Seiten nach lateral gerichtete Nierenbecken mit
Abgang der Ureter nach außen aufweisen.

Die *Kuchenniere* liegt wie die Hufeisenniere medial unten im Retroperitonealraum
und bildet dort eine unförmige Masse mit vollkommen atypischem Hohlsystem. Auch bei
ihr liegt das Nierenbecken meist auf der Vorderfläche der verschmolzenen Niere. Dementsprechend sind auch Abgang und Verlauf des Harnleiters sehr variabel, dabei aber immer
wesentlich kürzer und auch gestreckter als in der Norm. Man hat damit ein Kriterium,
ob es sich um eine Nierendystopie oder um eine sehr tief stehende Senk- oder Wanderniere handelt, bei der der Ureter stark geschlängelt erscheint. Alle diese durch Ver-

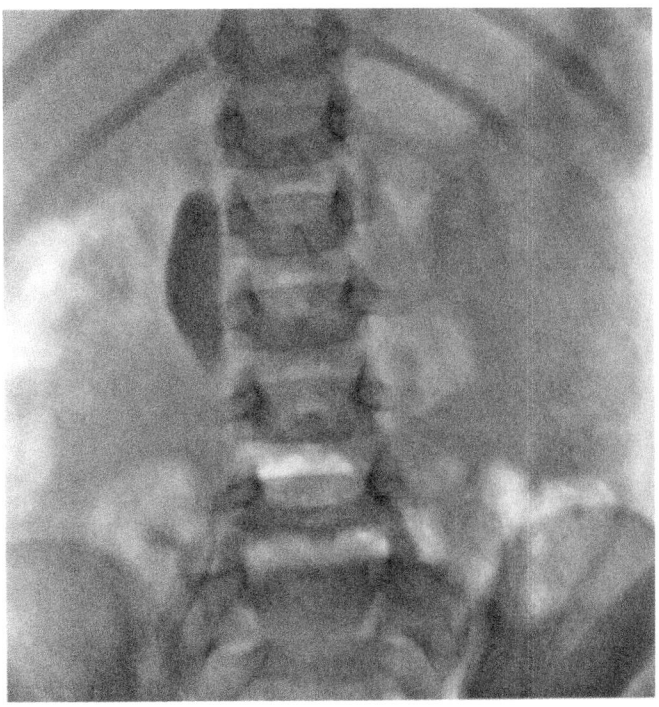

Abb. 596. Nierenaplasie bei ausgebildetem Nierenbecken. Retrogrades Pyelogramm. Operativ bestätigte Diagnose. Histologisch kein Nierenparenchym nachweisbar

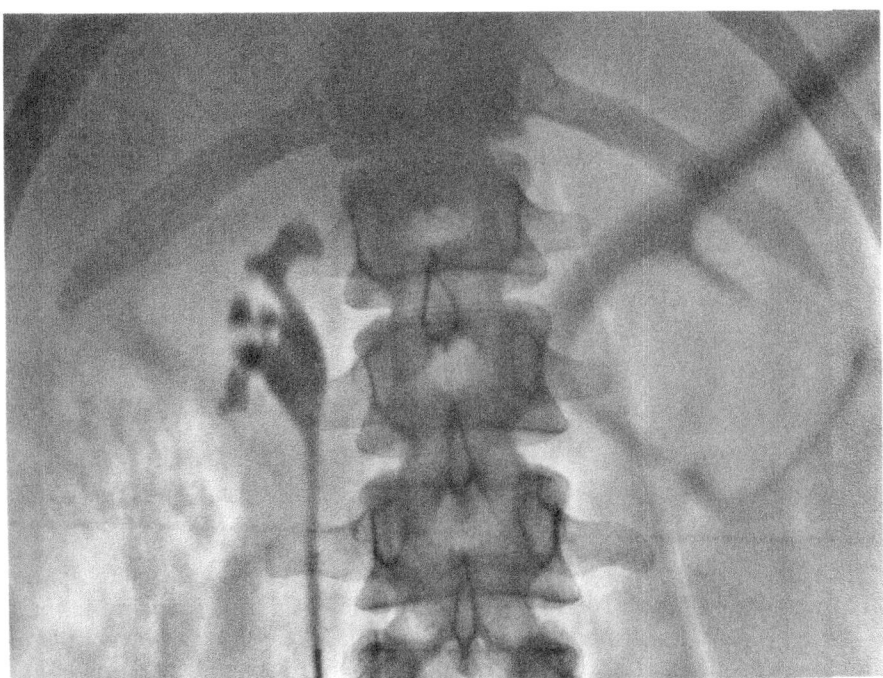

Abb. 597. Hypoplastische Niere rechts. Kompensatorische Hypertrophie links. Retrogrades Pyelogramm

schmelzung entstandenen Mißbildungen dürfen nicht als Solitärnieren angesprochen werden. Das trifft nur für solche Mißbildungen zu, bei denen die eine Nierenanlage vollkommen fehlt oder sich derart wenig entwickelt hat, daß sie funktionell bedeutungslos ist.

d) Aplasie

Eine vollkommene Aplasie einer der beiden Nieren wird auf etwa 1000 Sektionen einmal gefunden und ist bei Männern etwa doppelt so häufig wie bei Frauen. Bei völliger Aplasie fehlen neben dem Organ ebenfalls die Nierengefäße. Manchmal fehlt auch der zugehörige Harnleiter; dann besteht eine Verformung des Trigonums in der

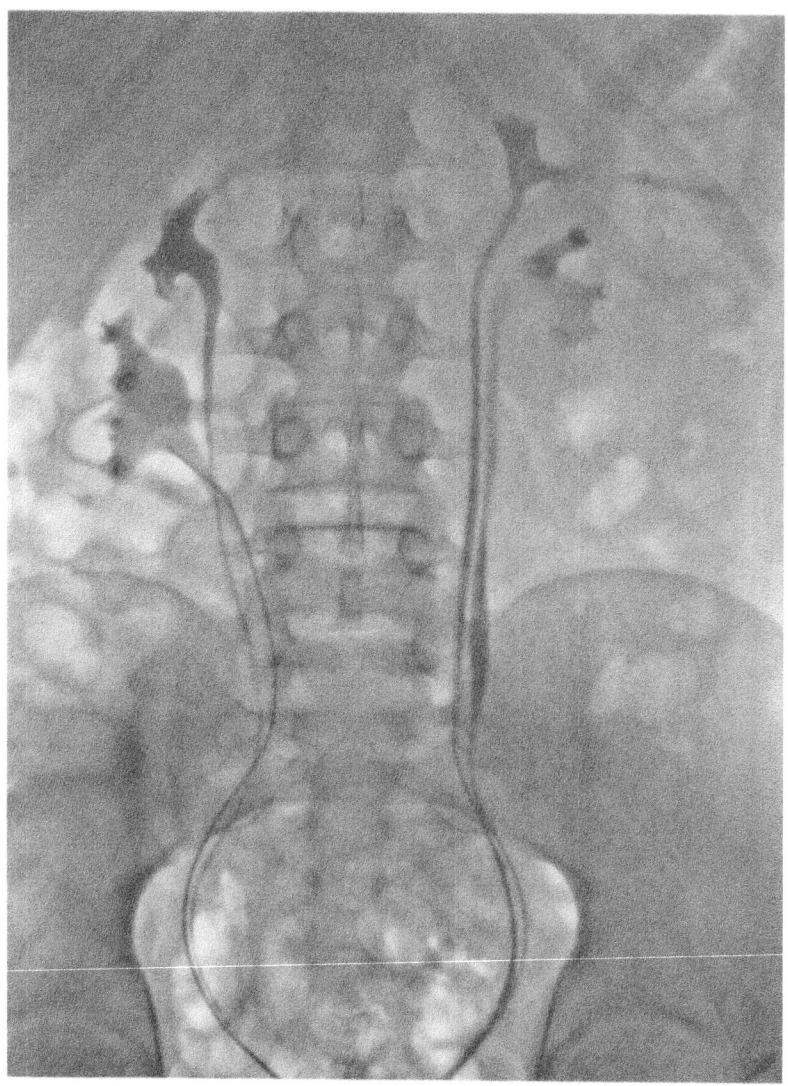

Abb. 598. Doppelniere rechts und links mit bis zur Blase durchgehend getrennt verlaufenden Ureteren. Retrogrades Pyelogramm

Blase. Der *Harnleiter kann* aber *voll entwickelt* sein, weil er embryologisch einen anderen Ursprung hat als die Niere (Abb. 596). Diese Tatsache warnt davor, aus der Existenz zweier Ureterostien, auch wenn sie sich bis in normale Höhe sondieren lassen, auf die Existenz zweier Nieren zu schließen. Einen röntgenologischen Hinweis gibt meist der Schatten der vorhandenen Einzelniere, der gegenüber der Norm erheblich vergrößert erscheint und als echte Hypertrophie zu werten ist.

e) Hypoplasie

Eine Hypoplasie oder eine rudimentäre Entwicklung der Niere ist wesentlich häufiger als die vollkommene Aplasie (Abb. 597). Dabei kann das Nierengewebe qualitativ normal, aber quantitativ stark reduziert sein. Andererseits können aber auch, besonders wenn die Entwicklungsstörung bereits sehr frühzeitig einsetzt, einzelne Teile des Nierenparenchyms, z. B. Glomeruli oder Tubuli, fehlen. Hypoplastische Nieren erreichen manchmal nur eine Länge von 2—3 cm. Meist ist auch das Nierenbecken verkleinert; charakteristisch ist die nach cranial gerichtete Büschelung des Hohlsystems, mit sehr eng stehenden, meist kurzen Kelchhälsen, bei denen oft auch die Impressionen durch die Papillenspitzen fehlen. Der Harnleiter einer rudimentären Niere ist im allgemeinen

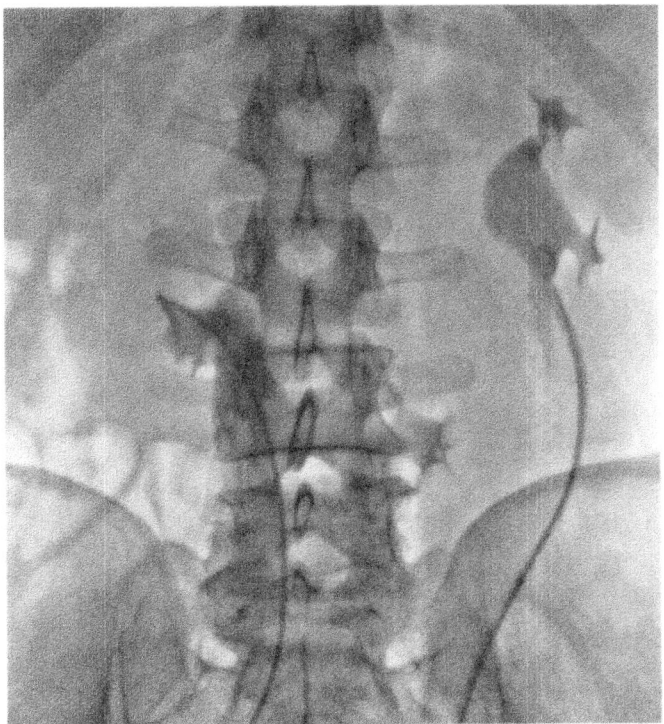

Abb. 599. Dystopia abdominalis der rechten Niere. Retrogrades Pyelogramm

dünn und fein. Manchmal ist er durchgängig, manchmal besteht er nur aus einem bindegewebigen Strang, oder er ist teilweise durchgängig und dann am ehesten in seinem unteren Anteil.

Röntgenologisch ist die Unterscheidung einer pyelonephritischen Schrumpfniere von einer angeborenen Hypoplasie nicht immer möglich, weil beide Erkrankungen das gleiche Bild ergeben können, nämlich Kleinheit des Organs sowie Engstellung der Kelchhälse und Kelche, im einen Falle als Folge eines Parenchymschwundes, im anderen Falle durch primär mangelhafte Ausbildung bedingt.

f) Vermehrung der Nierenzahl

Eine echte Vermehrung der Nierenzahl mit vollkommener Trennung der Organe ist äußerst selten. Meist handelt es sich bei den sog. *Doppelnieren* um unvollständig verschmolzene Anlagen. Auch die unvollständig vereinigte Niere besitzt immer je zwei vollkommen voneinander getrennte Nierenbecken und Harnleiter (Abb. 598), von denen der eine manchmal extravesical mündet und zu dem Krankheitsbild der *Enuresis ureterica* führt. In derartigen Fällen einer Doppelnierenbildung ist meist der obere Nierenanteil sowohl in anatomischer als auch in funktioneller Hinsicht minderwertig und neigt auch mehr zu Erkrankungen als der untere. Der Ureter der oberen Niere mündet immer unterhalb und medial vom Harnleiter der unteren Nierenanlage in die Blase (Weigert-Meyersches Gesetz).

g) Nierendystopie

Eine angeborene Verlagerung der Niere, eine Nierendystopie, ist nicht selten und zeigt dann ähnliche Röntgenbilder wie die Kuchenniere. Die Dystopie der Niere kommt meist einseitig (links häufiger als rechts), nur selten einmal doppelseitig vor. Die verlagerte Niere kann am Promontorium als *Dystopia abdominalis* (Abb. 599), in der Gegend der

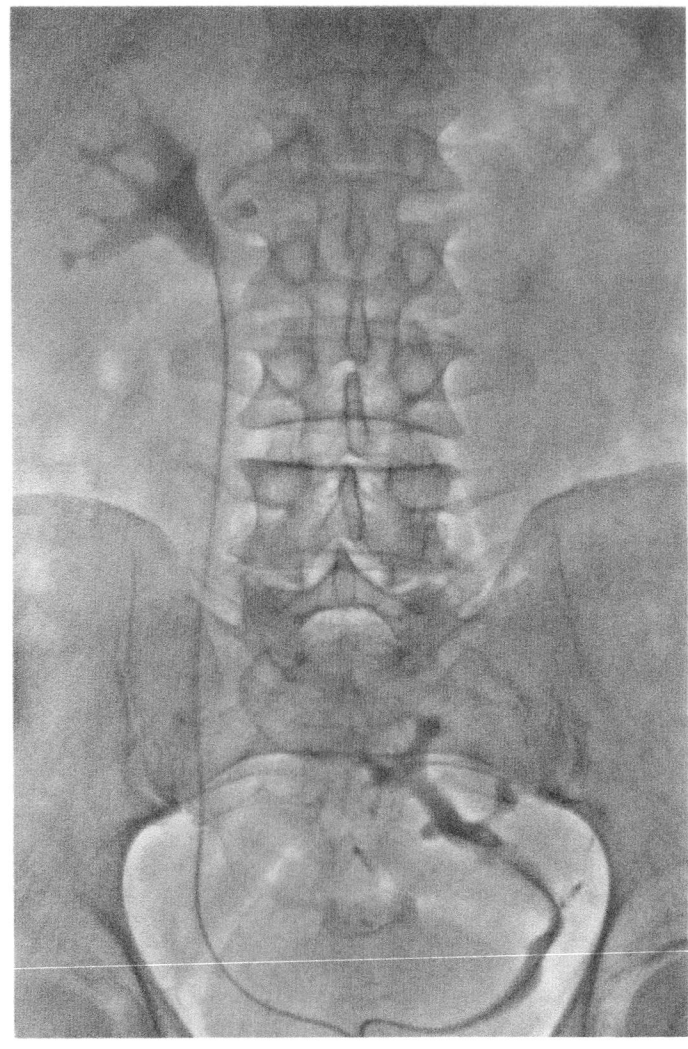

Abb. 600. Dystopia pelvica der linken Niere. Retrogrades Pyelogramm

Linea innominata als *Dystopia abdomino-pelvica* oder ganz im kleinen Becken als *Dystopia pelvica* (Abb. 600) liegen. Sehr selten ist eine Verlagerung auf die andere Körperseite als *gekreuzte Dystopie.* Auch bei der dystopen Niere liegt das Nierenbecken meist auf der Vorderfläche der Niere und ist häufig nach lateral gerichtet (Abb. 601); es ist unregelmäßig geformt und in Anordnung und Form der Kelche sehr variabel. Die Entleerung ist fast immer erheblich gestört, mit der sich daraus ergebenden Neigung zur Stauung und Steinbildung.

h) Bildungsfehler der Nierenbecken und Harnleiter

Die häufigste Mißbildung der Nierenbecken und Harnleiter ist deren Verdoppelung (Abb. 602) oder Gabelung. Dabei kann der Ureter nur in seinem cranialen Teil verdoppelt sein und weiter caudal ein einziges Rohr bilden, oder er ist in seiner ganzen

Länge bis zur Blase doppelt ausgebildet. Beim *Ureter bifidus* spaltet sich ein Harnleiter nach cranial in zwei Ureteren auf (Abb. 603 und 604). Diese Anomalie ist keine echte Doppelbildung, sondern als Folge einer frühzeitigen Spaltung der Ureterknospe aufzufassen. Dagegen handelt es sich beim *Ureter duplex* um eine echte Doppelbildung, da die Entwicklung von zwei verschiedenen Ureterknospen ausgegangen ist (vgl. Abb. 598).

i) Polycystische Degeneration

Bei der polycystischen Fehlbildung entstehen im Nierengewebe zahlreiche kleine Cysten, die sich später erheblich erweitern können und zu einer außerordentlichen Vergrößerung des gesamten Organs führen. Bereits auf dem Nativbild erkennt man die stark vergrößerten Nieren mit ihrer unregelmäßigen, höckerigen Oberfläche. Diese polycystische Degeneration befällt fast immer *beide* Nieren; nur sehr selten ist sie einseitig. Manchmal ist allerdings auf der einen Seite die Degeneration wesentlich schwächer ausgebildet und kann dort dann kaum oder gar nicht diagnostiziert werden. Neben den Cysten in den Nieren findet man gelegentlich auch cystische Entartung in der Leber, im Pankreas usw., so daß man in solchen Fällen von einer *cystadenophilen Degeneration des mesenchymalen Keimblattes* sprechen muß.

Das Pyelogramm bei Cystennieren ist geradezu pathognomonisch (Abb. 605). Nach HENNIG finden sich beiderseits stark vergrößerte Nierenschatten, deren mediale Ränder den Psoasschatten oft überschneiden. Die Nierenbecken sind lang und schmal ausgezogen. Von ihnen zweigen auffallend lang ausgezogene, spinnenbeinähnliche Kelche ab, deren Enden flach schalenförmig konkav erweitert und überall scharf begrenzt sind. Bisweilen sieht man wellenförmige, nach außen konkave Begrenzungslinien, die von

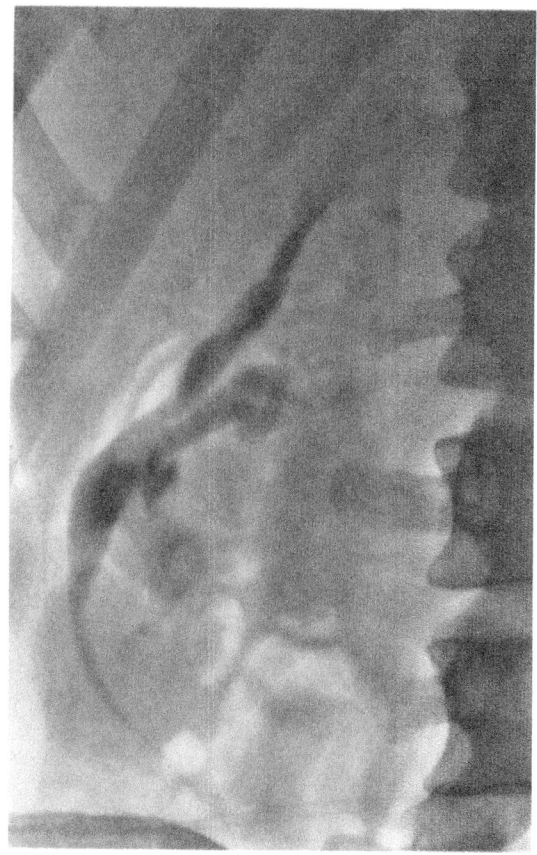

Abb. 601. Lateral gerichtetes Nierenbecken rechts. Intravenöses Pyelogramm

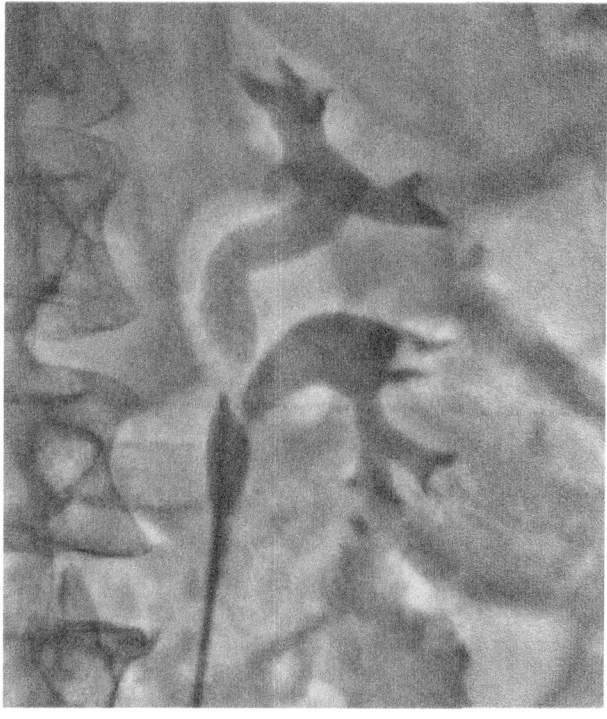

Abb. 602. Zweigeteiltes Nierenbecken links. Retrogrades Pyelogramm

mehreren in den Kelch vorspringenden Cysten hervorgerufen werden. Sind durch größere Cysten Füllungsdefekte am Nierenhohlsystem entstanden, so sind diese stets scharf begrenzt und glattrandig. Kommunizieren geplatzte Cysten mit dem Hohlsystem, so kommt es

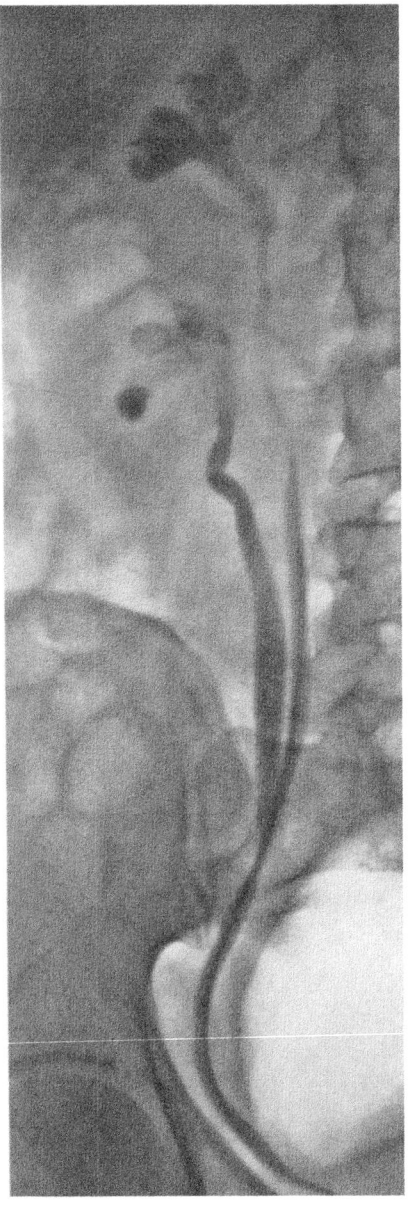 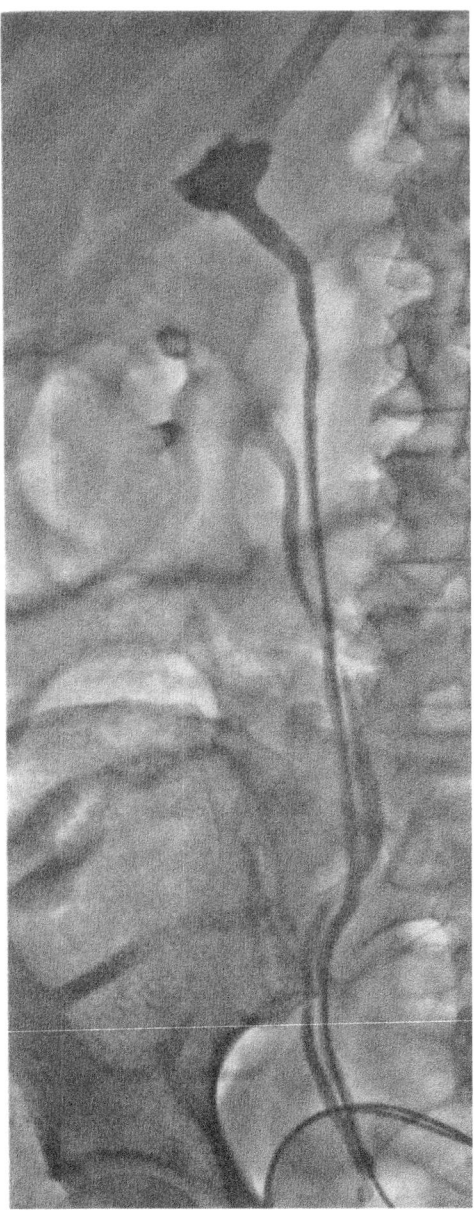

Abb. 603   Abb. 604

Abb. 603. Ureter bifidus. Spaltung in Höhe der Linea innominata. Retrogrades Pyelogramm

Abb. 604. Ureter bifidus. Spaltung unmittelbar oberhalb der Blase. Retrogrades Pyelogramm

zur Bildung klumpenförmiger Schatten mit scharfer, nach außen konvex wellenförmiger Begrenzung als Ausguß von Cysten. Der normal weite Ureter läuft in seinem oberen Drittel oft weit bogenförmig nach medial und in seinem unteren Abschnitt senkrecht nach caudal. In seltenen Fällen ist der Nierenschatten nicht vergrößert; trotzdem kann das Hohlsystem den beschriebenen charakteristischen Befund der Cystennieren zeigen. Es handelt sich dann um eine *kleincystische Degeneration* mit Neigung zur Nierenschrumpfung.

Selbstverständlich kann man bei derartig charakteristischen Röntgensymptomen eines Krankheitsbildes auf alle anderen diagnostischen Maßnahmen außer der Pyelographie verzichten. Das gilt auch für die Anlage eines Retropneumoperitoneums und besonders für die Kontrastmitteldarstellung der Nierengefäße durch eine abdominale Aortographie. Derartige Maßnahmen sind überflüssig und außerdem nicht ungefährlich.

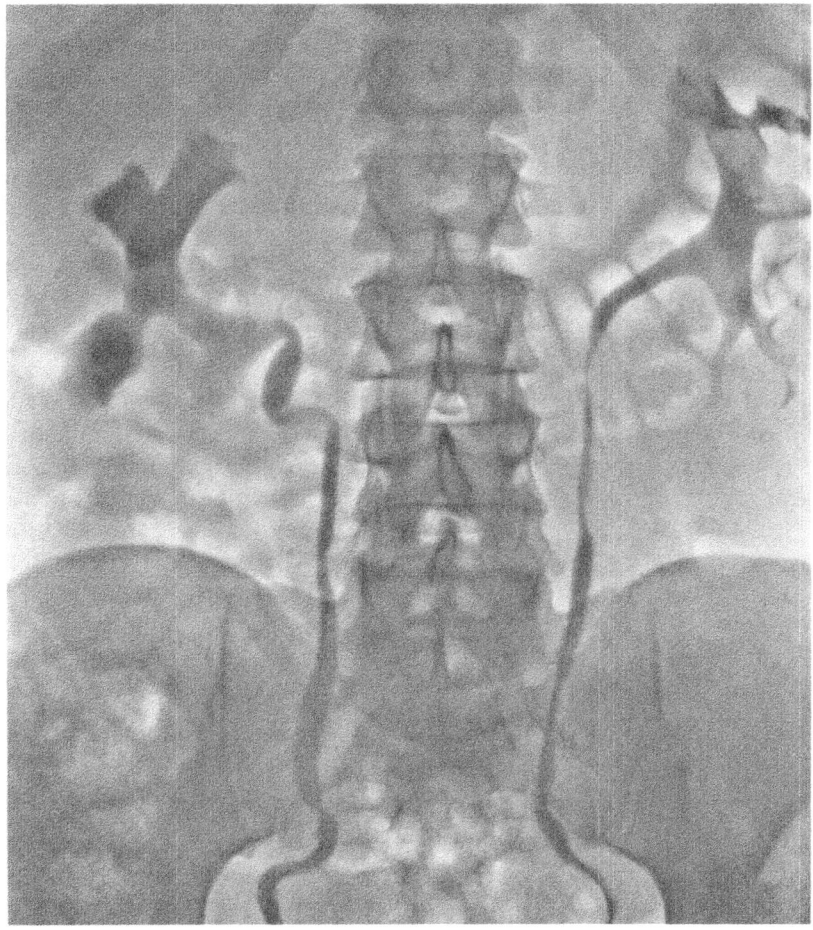

Abb. 605. Polycystische Degeneration der Nieren. Retrogrades Pyelogramm

Besonderheiten der Untersuchungstechnik: Auch bei den Mißbildungen der Nieren und Harnleiter soll man wie immer zunächst versuchen, mit dem weniger eingreifenden Verfahren, also mit der intravenösen Pyelographie, auszukommen. Man erhält damit wesentliche Auskünfte über die sekretorische Leistungsfähigkeit der Organe, darüber hinaus aber auch — und das ist besonders bei Lageveränderungen sehr wichtig — einen weitgehenden Einblick in die Dynamik und den Entleerungsmechanismus der verlagerten Organe. Voraussetzung ist natürlich, daß diese Organe überhaupt funktionsfähig sind. Bei mangelhafter Nierenfunktion muß man die retrograde Kontrastmittelfüllung als Ergänzung hinzuziehen, beispielsweise bei hochgradigen Cystennieren mit starker Einschränkung der Parenchymleistung oder bei sehr hypoplastischen Nieren, bei denen es naturgemäß nicht zu einer ausreichenden Kontrastmittelausscheidung kommen kann. In jedem Fall sollte man aber berücksichtigen, daß derartige Nierenmißbildungen fast immer leichte oder auch schwerere Entleerungs- und Abflußstörungen aufweisen und damit die Gefahr einer Schädigung oder Infektion durch die instrumentelle Untersuchung wesentlich größer als bei normalen Nieren ist. Eine Infektion in einer Hufeisenniere mit stark entwickelter Parenchymbrücke, die eine manchmal recht erhebliche Stauung verursachen kann, wirkt sich u. U. katastrophal aus. In den meisten Fällen gelingt es aber, die Diagnose durch eine intravenöse Pyelographie zu klären.

2. Erworbene Lageveränderungen (Ren mobilis)

Bei der Ren mobilis, der sog. *Wanderniere*, handelt es sich um eine erworbene Lage-anomalie der Nieren, der man früher einen großen pathogenetischen Wert beigemessen hat. Sicherlich gibt es Fälle, bei denen eine Verlagerung der Niere gewisse Beschwerden verursacht. Man sollte aber mit der Diagnose „Wanderniere" an sich schon sehr vorsichtig sein, sie nur dann stellen und etwa sogar dem Patienten mitteilen, wenn die Senkung der Niere so stark ist, daß es entweder zu Stielrotationen oder zu Knickungen des Harn-leiters mit konsekutiver Stauung gekommen ist. Bereits normalerweise ist die Niere recht beweglich, wie schon ihre respiratorische Verschieblichkeit, die bis zu 5 cm betragen kann, beweist. Aber auch eine noch wesentlich größere Beweglichkeit des Organs wird von seinem Träger nicht empfunden, solange er von einer „Wanderniere" nichts weiß und natürlich keine Abflußstörung besteht.

Diagnostisch hilft das intravenöse Pyelogramm wesentlich weiter, besonders wenn nach Klärung der anatomischen Verhältnisse noch Aufnahmen im Stehen angefertigt werden. Sie zeigen dann die Abflußverhältnisse sehr gut, jedenfalls wesentlich besser als eine retrograde Pyelographie; denn gerade bei der Wanderniere muß der physiologische Urinablauf aus dem verlagerten Nierenbecken festgestellt werden, und das gelingt am besten mit der physiologischen Methode der intravenösen Pyelographie.

Hier sei noch darauf hingewiesen, daß gerade bei der Untersuchung einer Ren mobilis alle Aufnahmen, sowohl im Liegen als auch im Stehen, in derselben Atemphase angefertigt werden müssen. Am besten erfolgt die Belichtung immer in maximaler Exspiration. So gelingt es wohl in den meisten Fällen, eine Diagnose zu stellen und aus ihr die ent-sprechende Indikation zu einem operativen Eingriff abzuleiten. Früher wurde zweifellos bei der Ren mobilis viel zu häufig eine plastische Operation (Nephropexie) durchgeführt, so daß der Ausspruch „quis pexit, peccat" sicherlich bei einem großen Teil der Fälle be-rechtigt war.

3. Nieren- und Harnleitersteine

Besonderheiten der Untersuchungstechnik: Die erkrankte Seite ist meist schon auf Grund der klinischen Untersuchungen bekannt. Die Röntgenuntersuchung muß einerseits Lage und Größe des Steines, andererseits die durch ihn verursachte Stauung und die dadurch eventuell hervorgerufenen sekundären Nierenschädigungen klären. Dafür ist das Dar-stellungsverfahren zu wählen, das die größtmögliche diagnostische Sicherheit gewährleistet und dessen Ergebnisse richtungweisend für das therapeutische Handeln sein können.

Die wichtigste Aufgabe ist es festzustellen, ob konservatives, nichtchirurgisches Vor-gehen, konservierende chirurgische Maßnahmen, wie Pyelo- oder Ureterotomie, eine Polresektion bei Steinnestern oder aber ein radikalchirurgisches Vorgehen, die Nephrek-tomie, in Frage kommen. Diese Entscheidungen werden im allgemeinen durch folgende Faktoren bestimmt:

1. Die Lage des Steines und seine Größe sind bei *schattengebenden* Steinen im Nieren-bereich sowie im oberen und mittleren Ureter auf der Leeraufnahme bereits ohne Schwie-rigkeiten festzustellen (Abb. 606—609). Für die differentialdiagnostische Abgrenzung gegenüber Gallensteinen oder verkalkten Mesenteriallymphknoten (Abb. 610 und 611) können, wenn überhaupt erforderlich, zusätzliche Aufnahmen in seitlicher Projektion angefertigt werden. Nierensteine projizieren sich dabei im allgemeinen in die Lenden-wirbelsäule, während Gallensteine und verkalkte Lymphknoten weiter nach ventral liegen. Wie leicht man sich aber auch dabei täuschen kann, zeigt Abb. 612, auf der sich das Nierenbeckenkelchsystem im Seitenbild ventral vor die Wirbelsäule projiziert. Im un-teren Ureterabschnitt können Steine durch die häufigen „Beckenflecke" (Compactainseln, Venensteine usw.) vorgetäuscht werden. Zur genauen Differenzierung, ob es sich um einen Ureterstein handelt oder nicht, wird dann bei im Ureter liegendem Katheter aus zwei verschiedenen Brennfleckstellungen (Röhrenverschiebung) je eine Aufnahme

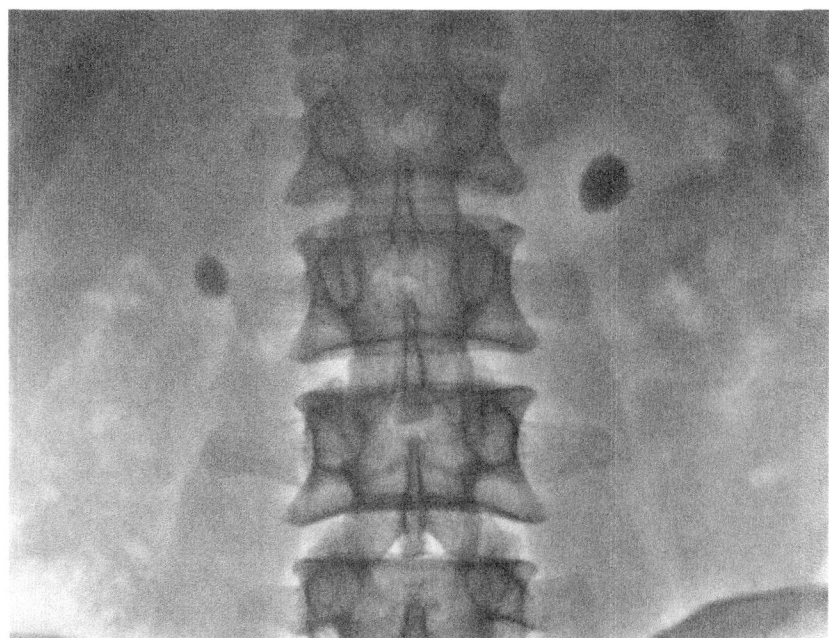

Abb. 606. Nierenbeckensteine beiderseits

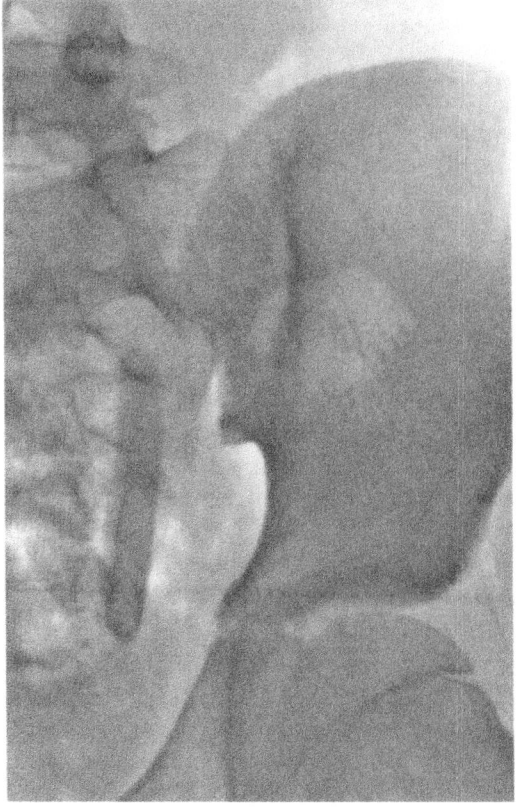

Abb. 607. Bleistiftdicker 4 cm langer Harnleiterstein links

auf den gleichen Film angefertigt (Abb. 613), um festzustellen, ob der „Stein“ in beiden Richtungen in den durch den Katheter markierten Ureter projiziert wird.

2. Die durch den Stein hervorgerufene *Stauung* läßt sich durch die intravenöse Pyelographie besser darstellen als durch retrograde Füllung (Abb. 614 und 615). Die physiologischen Bedingungen der intravenösen Methode zeigen auch das Ausmaß der Stauung.

3. Die *Funktion* des Nierenparenchyms läßt sich durch die transvesicale Methode überhaupt nicht erfassen (Abb. 616). Nur die intravenöse Pyelographie kann bindende Aufschlüsse geben, ob die Nierenfunktion vollkommen blockiert ist, oder ob noch eine Ausscheidung erfolgt.

Nichtschattengebende Steine (Abb. 617 und 618), namentlich im Ureter, sind allerdings im allgemeinen mit der Ausscheidungsurographie nicht sicher zu erfassen. Deshalb

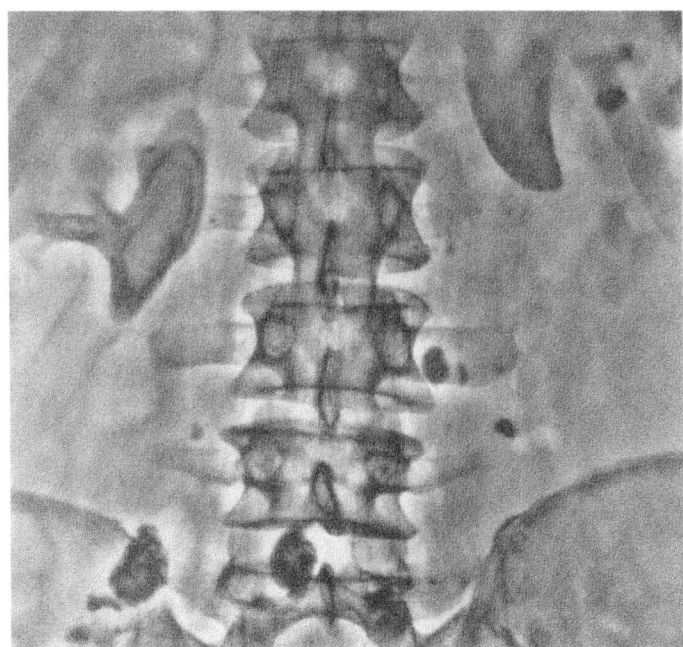

Abb. 608. Nierenbeckenausgußsteine beiderseits. Multiple verkalkte Lymphknoten

kann man den Standpunkt vertreten, bei Koliken mit Steinverdacht, jedoch ohne Konkrementschatten auf der Leeraufnahme, primär eine retrograde Füllung vorzunehmen (Abb. 619—622). Dann sollte diese aber nach Möglichkeit als *Pflaumer-Woodruff-Füllung* durchgeführt werden (Abb. 623). Dabei führt man bei liegendem Cystoskop einen vorn konisch zulaufenden Ureterkatheter, der das Ostium völlig verschließt und so einen Rückfluß des Kontrastmittels in die Blase verhindert, 3—4 cm weit in den Harnleiter ein und füllt nun Ureter und Nierenbecken mit 7—9 cm³ Kontrastmittel. Diese Füllung muß aber sehr langsam erfolgen und sofort beendet werden, wenn der Patient das geringste Druckgefühl angibt. In diesem Augenblick erfolgt die Belichtung des Röntgenfilms.

Man kann aber auch zur Klärung der Nierenfunktion und der Abflußverhältnisse ein intravenöses Pyelogramm vorausgehen lassen. Daß bei infizierten Steinnieren, bei denen auch stets eine Infektion der Blase vorliegt, vor jeder unnötigen instrumentellen Untersuchung dringend gewarnt werden muß, ist eigentlich selbstverständlich. Trotzdem wird diese Regel leider nicht immer beachtet. Dies kann aber zu sehr unangenehmen Zuständen führen.

In der Niere bilden sich chemisch sehr verschiedenartige Konkremente. Beim gleichen Patienten können in beiden Nieren und sogar in derselben Niere gleichzeitig verschieden zusammengesetzte Konkremente gefunden werden.

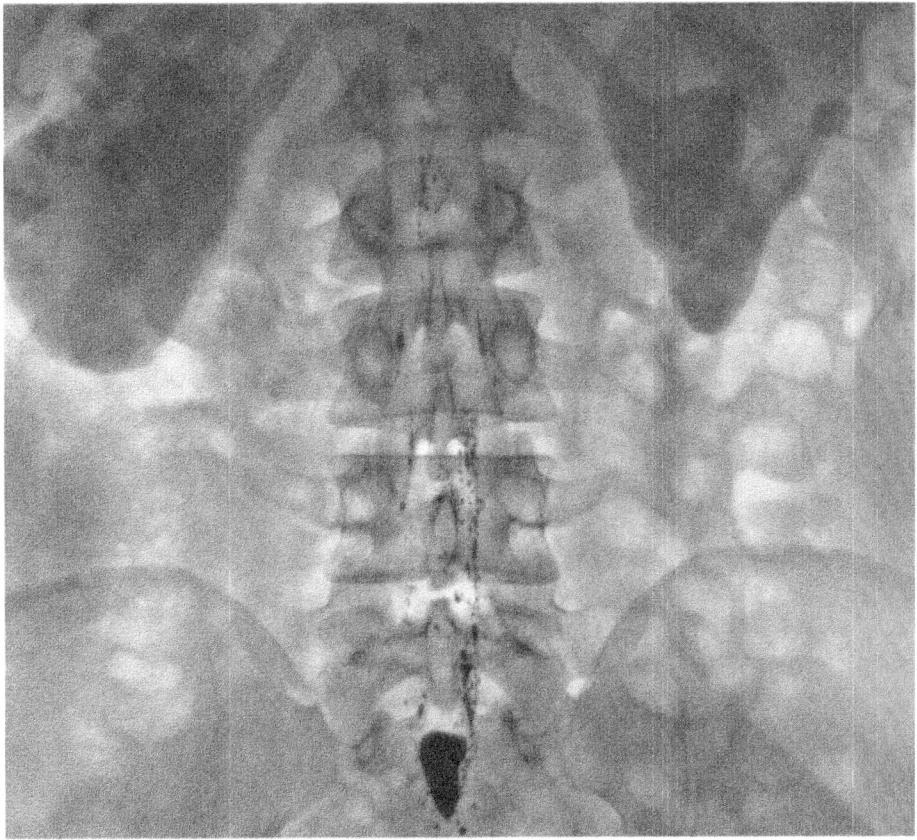

Abb. 609. Monströse Nierenbeckenausgußsteine beiderseits bei einem Patienten mit Querschnittslähmung (Zustand nach Myelographie mit Jodipin)

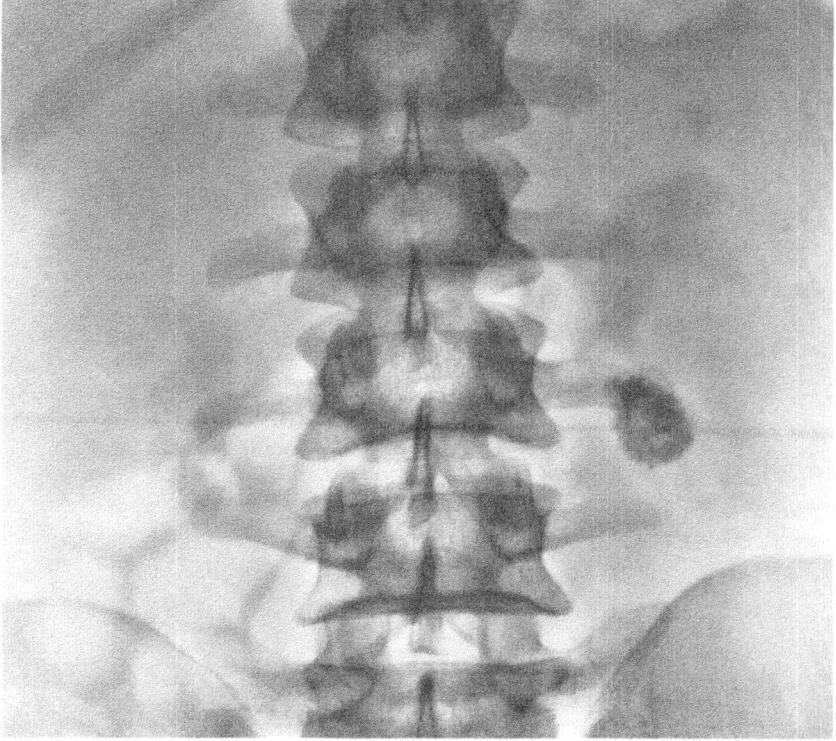

Abb. 610. Verkalkte Lymphdrüse. Intravenöses Pyelogramm. Differentialdiagnose: Stein

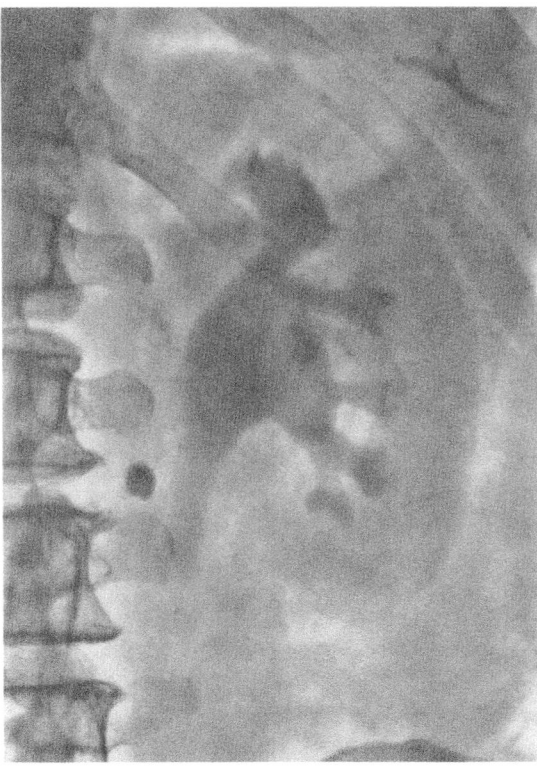

Abb. 611. Verkalkte Drüse. Differentialdiagnose: Stein. Stauungsniere links durch nichtschattengebenden Stein, der 5 Tage später spontan abging

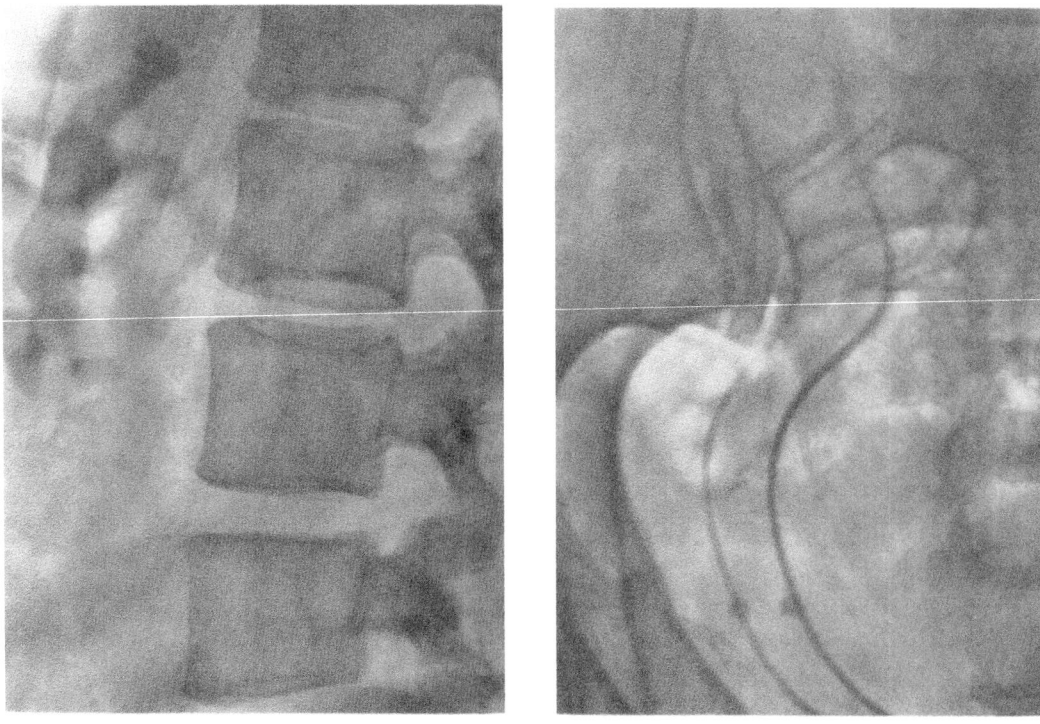

Abb. 612   Abb. 613

Abb. 612. Seitliche Aufnahme eines intravenösen Pyelogramms bei abnorm beweglicher Niere rechts. Das Nierenbecken-kelchsystem projiziert sich vor und nicht in die Wirbelsäule. Wichtig zur Steindifferentialdiagnose

Abb. 613. Juxtavesicaler Ureterstein rechts, verifiziert durch Aufnahme mit Röhrenverschiebung

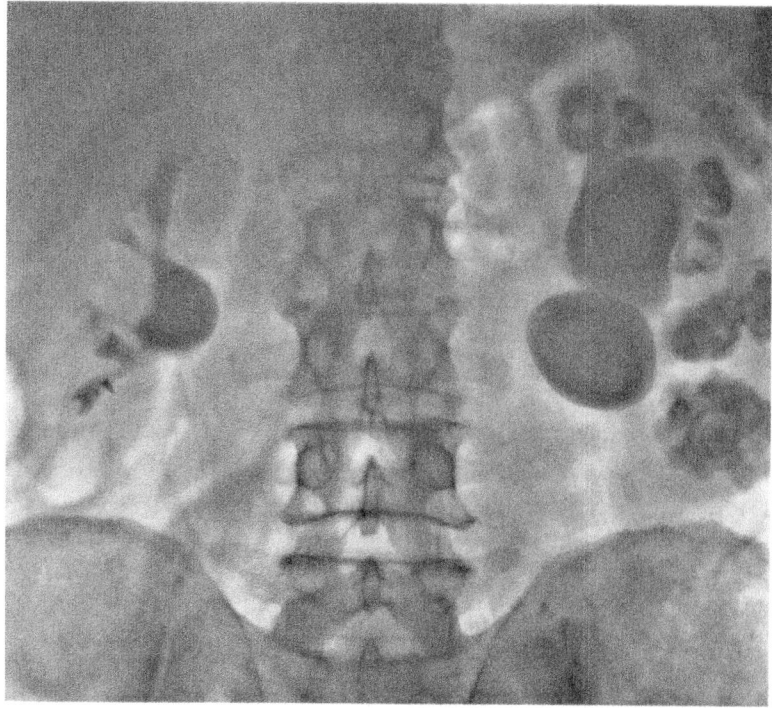

a

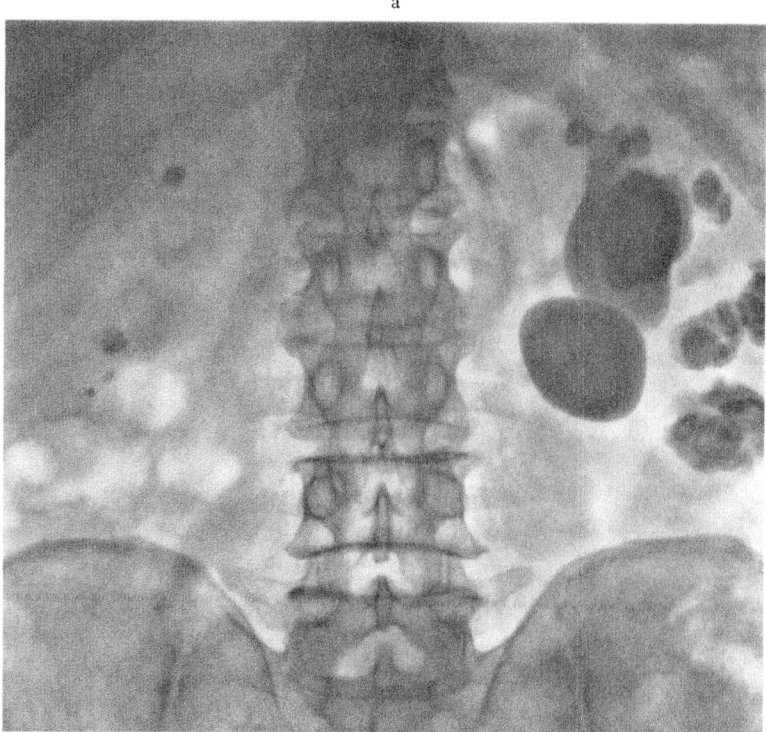

b

Abb. 614 a u. b. Kelchsteine rechts. Massive Ausgußsteine links. a Übersichtsaufnahme. b Intravenöses Pyelogramm: Gute Funktion rechts, keine wesentliche Stauung, Pyelektasie. Äußerst stark herabgesetzte Funktion links, zu erkennen besonders im Bereich der oberen Kelchgruppe. Hier findet sich noch eine geringgradige Ausscheidung

Im wesentlichen unterscheidet man Oxalat-, Phosphat-, Carbonat- und Uratsteine. Seltenere Formen sind die Cystin-, Xanthin- und Chitinsteine.

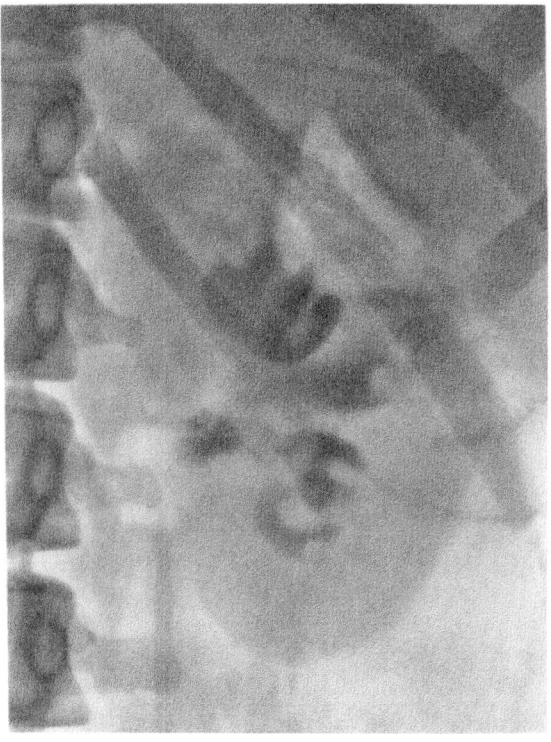

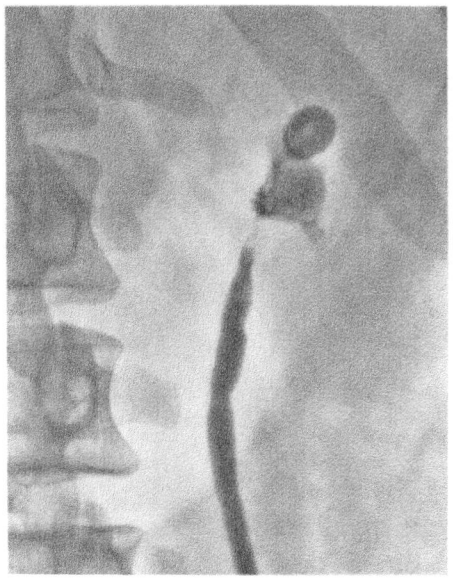

Abb. 616

Abb. 615. Nierenbeckenstein links mit Stauung
im Bereich des gesamten Kelchsystems.
Intravenöses Pyelogramm

Abb. 616. Infizierte Steinniere mit begleitender
Ureteritis und hochgradiger Ureterstenose
am Übergang zum Nierenbecken

Abb. 615

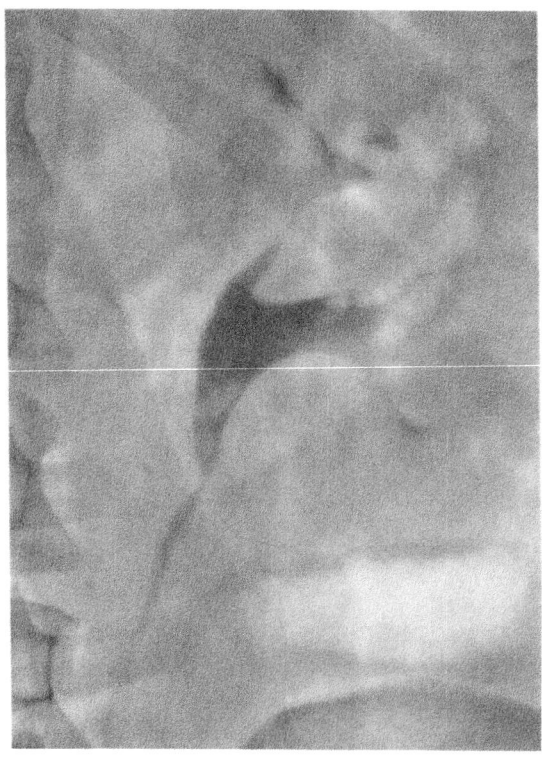

Abb. 617. Zwei nichtschattengebende Nierenbeckensteine links. Intravenöses Pyelogramm

Oxalatsteine bestehen vorwiegend aus oxalsaurem Kalk und oxalsaurem Ammonium.
Häufig ist ihnen phosphorsaurer und kohlensaurer Kalk beigemischt. Diese Steine sind

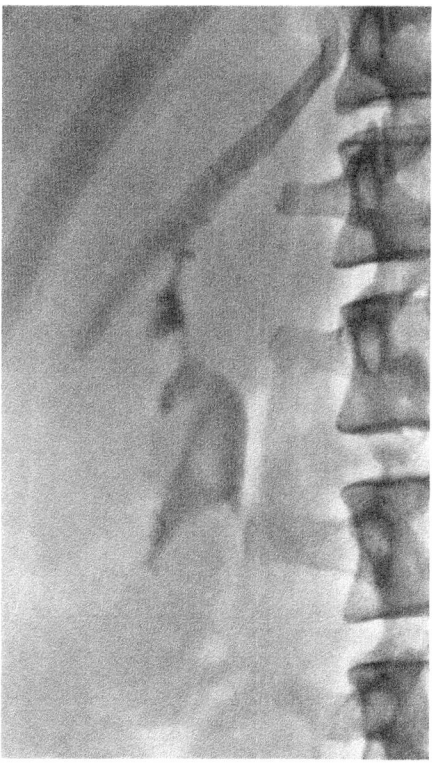

Abb. 618. Nichtschattengebender Nierenbeckenstein
rechts. Intravenöses Pyelogramm

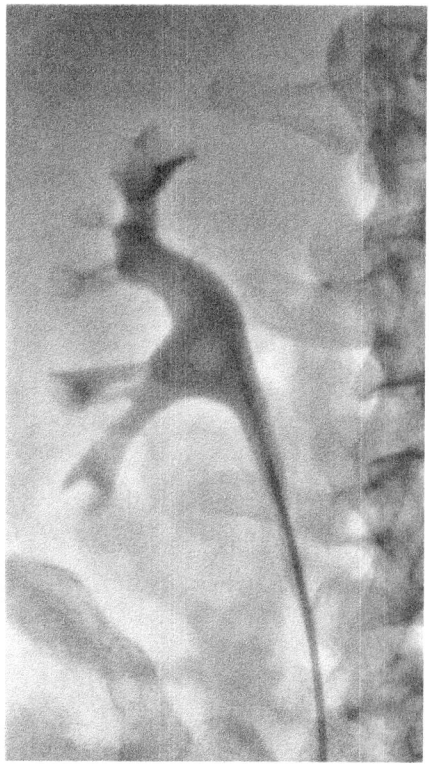

Abb. 619. Nichtschattengebender Nierenbeckenstein rechts
Retrogrades Pyelogramm

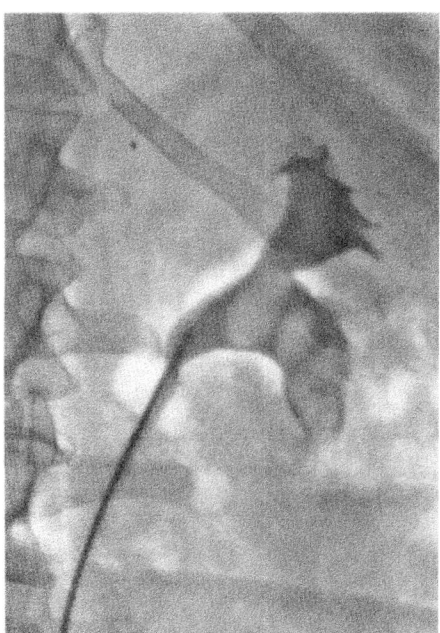

Abb. 620. Nichtschattengebende Nierenbeckensteine links.
Retrogrades Pyelogramm

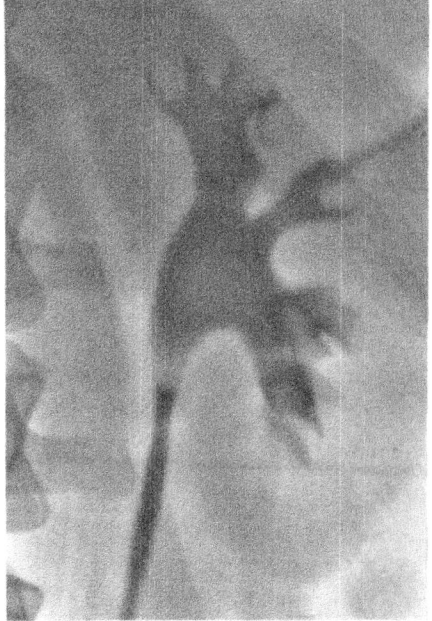

Abb. 621. Nichtschattengebender Stein am Nierenbeckenureterabgang links. Retrogrades Pyelogramm

für Röntgenstrahlen sehr wenig durchlässig, geben also intensive Schatten. Sie sind
sehr hart mit stacheliger Oberfläche, durch die ein Spontanabgang wesentlich erschwert
wird. Die rauhe Oberfläche ruft häufig sogar makroskopisch sichtbare Blutungen hervor.

Beimischung von Blutfarbstoff zu den Steinen gibt ihnen eine dunkle, manchmal sogar
schwarze Färbung; dadurch sehen solche Steine einer Maulbeere ähnlich *(Maulbeersteine)*.

Phosphatsteine bestehen aus phosphorsaurem Kalk, dem in unterschiedlichen Mengen
Phosphorsäure oder Ammoniakmagnesia, manchmal auch kohlensaurer Kalk und schwefel-
saure Salze beigemischt sind. Diese Konkremente können sehr verschieden geformt
sein; manchmal sind sie rund, manchmal facettiert mit deutlich abgeschliffenen Ecken,
manchmal bilden sie einen dreieckigen Ausguß des Nierenbeckens, oder sie verzweigen

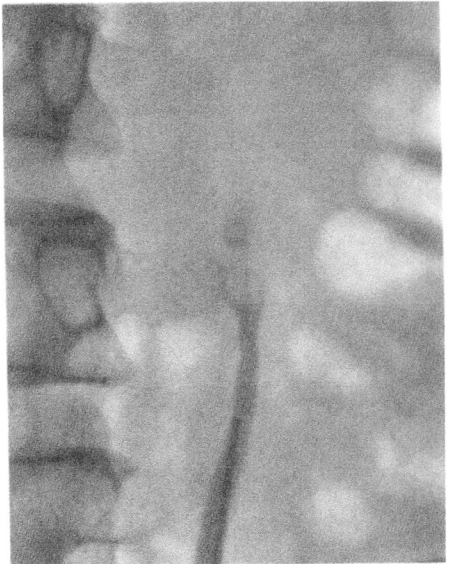
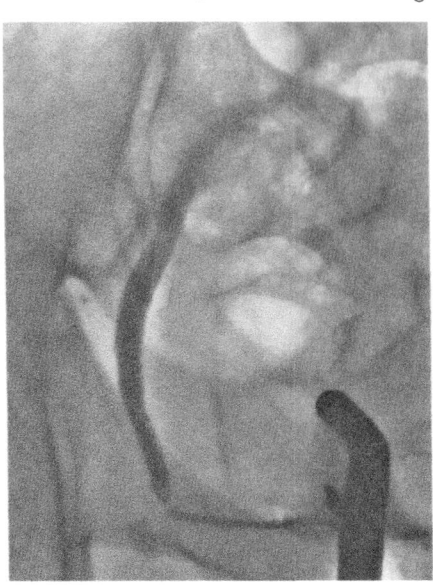

Abb. 622. Nichtschattengebender Harnleiterstein links   Abb. 623. Tiefsitzender kleiner, nichtschattengebender
                                                                        Harnleiterstein rechts

sich in die Nierenkelche hinein. Phosphatsteine haben meist grauweiße Farbe; mitunter
können sie auch etwas tiefer getönt sein. Ihre Oberfläche ist rauh, jedoch krümelig weich.
Ihrem Kalkgehalt entsprechen mehr oder weniger intensive Röntgenschatten.

Reine *Carbonatsteine*, von weißer Farbe und kreidiger Beschaffenheit, sind sehr selten.
Den Phosphatsteinen ist aber häufig kohlensaurer Kalk beigemischt.

Uratsteine bestehen nur selten aus reiner Harnsäure, sondern meist aus einem Gemisch
von harnsaurem Ammoniak, harnsaurem Kalk, Kalium oder Natrium. Manchmal sind
sie auch mit Oxalaten durchsetzt. Bei infizierten Nieren besteht ihre Oberfläche häufig
aus einer Auflagerung von Phosphaten. Die harnsauren Steine haben rundliche abge-
schliffene Oberflächen und bilden nie Ausgußsteine in den Nierenbecken. Wegen ihres
geringen Kalkgehaltes sind sie für Röntgenstrahlen durchlässig, geben also keinen Steinschatten und sind daher auch schwerer zu diagnostizieren als die schattengebenden Steine.
Diese gelblichroten Steine neigen wegen ihrer glatten Oberfläche sehr zum Spontanabgang, so daß sie nur selten operativ entfernt werden müssen.

Die selteneren Cystin-, Xanthin- und Chitinsteine geben ebenfalls nur einen schwachen
oder gar keinen Schatten im Röntgennativbild.

Für die Strahlenabsorption verschiedener Steine gleicher Dicke gibt BAENSCH folgende
Werte an:

Phosphorsaurer Kalk 22   mal mehr als Wasser
Calciumcarbonat 15   mal mehr als Wasser
Oxalsaurer Kalk 10,8   mal mehr als Wasser
Phosphorsaures Ammoniakmagnesia 4,1   mal mehr als Wasser
Cystinsteine 3,7   mal mehr als Wasser
Uratsteine 1,38   mal mehr als Wasser
Xanthinsteine 1,2   mal mehr als Wasser

Neben diesen in erster Linie maßgebenden Absorptionsverhältnissen beeinflussen auch das umgebende Nierengewebe bzw. die Füllung des Nierenbeckens mit Urin mitunter wesentlich die Darstellbarkeit eines Steines. Das gilt nicht zuletzt auch für die Konstitution des Untersuchten. Bei grazilen Personen ist natürlich der Steinnachweis wesentlich leichter als bei korpulenten Patienten.

Durch die Röntgendarstellung soll ein Stein aber nicht nur nachgewiesen werden. Gleichzeitig müssen Größe, Form, Sitz, Zahl und eine etwaige Doppelseitigkeit des Steinleidens geklärt werden. Dazu gehört u. a. die Feststellung, ob ein Stein im Nierenbecken, in einem Kelchhals oder im Kelch, vielleicht sogar als sog. Parenchymstein im Nierengewebe selber sitzt. Weiterhin ist es wichtig zu wissen, welche Form das Nierenbecken hat,

ob es extra- oder intrarenal liegt, ob das System der Hohlräume über dem Stein erheblich oder unwesentlich gestaut ist und der Stein dadurch bei der Operation wegrutschen und so der Eingriff u. U. technisch recht schwierig werden kann. Größe und Form eines Nieren- oder Harnleiterkonkrementes lassen bei entsprechender Erfahrung darauf schließen, ob das Konkrement abgangsfähig ist oder ob wahrscheinlich eine Operation erforderlich sein wird.

Unabhängig davon, ob ein Stein schattengebend ist oder nicht, kann die Diagnose vor allem kleinerer Konkremente auf Schwierigkeiten stoßen, wenn sie in einen Knochen (Rippen, Querfortsätze der Lendenwirbel, Kreuzbein) projiziert werden. In derartigen Fällen führt aber der Ablauf eines intravenösen Pyelogramms häufig indirekt zur richtigen Diagnose, indem das Kontrastmittel über dem Stein gestaut wird und der Harnleiter weitgestellt ist.

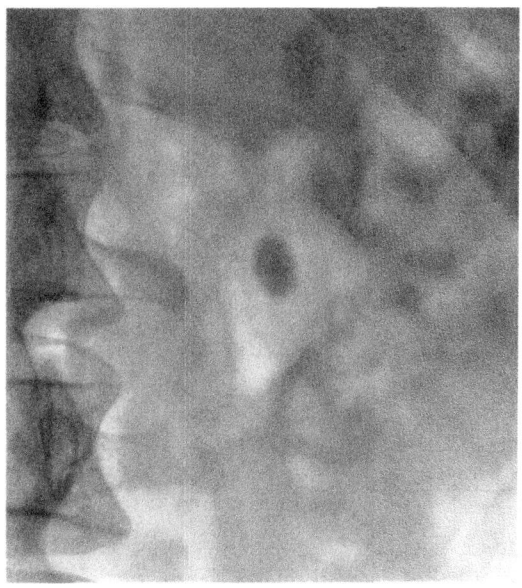

Abb. 624. Pneumopyelogramm eines wenig schattengebenden Nierenbeckensteins links

Man sollte dann versuchen, durch eine etwas veränderte Projektion die Steine aus dem Bereich der sie verdeckenden Skelet-Teile herauszubringen. Wird trotz sorgfältiger Prüfung der Röntgenfilme kein Stein gefunden, obwohl die Diagnose klinisch sicher zu sein scheint, so ist eine retrograde Pyelographie angezeigt. Mit ihrer Hilfe wird es meist möglich sein, auch nichtschattengebende Konkremente im Nierenbecken oder im Harnleiter festzustellen. Man muß dabei das Nierenbecken aber sehr langsam mit einer nur geringen Menge Kontrastmittel (etwa 1,5—2 cm³) füllen. Andernfalls kann nämlich ein kleines nichtschattengebendes Konkrement bei einer normalen Nierenbeckenfüllung mit 4 cm³ von dem Kontrastmittel derart überlagert werden, daß es nicht als Kontrastmittelaussparung dargestellt wird.

Die *Luftfüllung* der Nierenbecken, die mehrfach zum Nachweis nichtschattengebender Steine empfohlen wurde, führen wir höchstens ausnahmsweise durch, weil sie meist weniger brauchbare Bilder ergibt als die eben beschriebene geringe Füllung der Hohlsysteme der Nieren (Abb. 624).

Glaubt man, auf einer Röntgenaufnahme das vermutete Konkrement gefunden zu haben, so muß in jedem Fall der Beweis gebracht werden, daß es sich tatsächlich um ein Konkrement handelt. Täuschungen in dieser Hinsicht sind keineswegs selten. Liegt ein Nierenbeckenausgußstein vor, wird die Wanderung eines Konkrementes im Laufe der Zeit röntgenologisch verfolgt, oder handelt es sich um einen länglichen, dattelförmigen Steinschatten, über dem eine Stauung besteht, dann ist die Situation klar, und man braucht keine besondere Vorsicht walten zu lassen. In allen anderen Fällen soll man jedoch genau feststellen, ob es auch wirklich ein Stein ist, den man als solchen auf der

Röntgenaufnahme angesprochen hat. Durch Unachtsamkeit kommen immer wieder Fälle vor, bei denen vergeblich operiert wird, weil Röntgenaufnahmen falsch gedeutet wurden. Diese Gefahr ist besonders groß, wenn nur Leeraufnahmen angefertigt werden. In allen unklaren Fällen sind deshalb Röntgenaufnahmen mit liegendem Ureter- katheter erforderlich. Bezüglich der Indikation der verschiedenen Kontrastmittel- verfahren sei nochmals auf S. 519ff. verwiesen.

Bei konkrementverdächtigen Verschattungen, die vielleicht nur zufällig in das Pyelon projiziert werden, helfen in Zweifelsfällen Aufnahmen in seitlicher Projektion weiter. Konkremente, die zur Niere gehören, projizieren sich dann in die Wirbelsäule, wogegen beispielsweise verkalkte Mesenteriallymphknoten oder Konkremente im Darm oder in der Gallenblase immer ventral vor der Wirbelsäule liegen. Bei einem Nierenstein kann das höchstens einmal infolge einer abnormen Beweglichkeit der Niere der Fall sein (vgl. Abb. 612). Dann schützt aber die Gleichmäßigkeit der Verschiebung des Kon- krementes mit dem Nierenbecken vor einer Fehldeutung.

Auch bei Verschattungen im Bereich der *Harnleiter* kann das Zusammenfallen des Schattens mit dem durch einen Katheter markierten Ureter oder das Auftreffen der Uretersonde auf das Konkrement als sicherer Steinnachweis gelten, zumindest im lumbalen Teil des Ureters, obwohl sich auch dort einmal ein verkalkter Lymphknoten genau auf den Harnleiter projizieren kann. Im pelvinen Ureterabschnitt ist allerdings auch dann noch Vorsicht geboten, zumal hier häufig multiple Beckenflecken zu sehen sind, deren Projektion u. U. genau mit der eines sichtbaren Harnleiters oder einer eingelegten Harn- leitersonde übereinstimmen kann. Dann muß man sich durch eine *Aufnahme mit Röhren- verschiebung* bei liegendem Ureterkatheter helfen. Dabei wird der gleiche Film zweimal belichtet, und zwar aus zwei verschiedenen Röhrenstellungen, jeweils 5 cm rechts und 5 cm links seitlich neben der Körperlängsachse (vgl. Abb. 613). Wenn dann der Beckenfleck nicht unmittelbar am Harnleiter liegt, wird er bei den zwei verschiedenen Projektionen mehr oder weniger weit, aber deutlich vom Ureter abgesetzt erscheinen. Ein Hinweis erscheint noch wichtig: Wenn kleinste Konkremente zu einer sog. Funktionseinstellung der Niere geführt haben, sind durch ein normales intravenöses Pyelogramm die Nierenhohlräume nicht darzustellen. Es ist bekannt, daß es in derartigen Fällen häufig zu einer ausge- sprochenen Kontrastmittelanreicherung im Nierenparenchym, der sog. *Nephrographie*, kommt. Dann fertigt man zweckmäßigerweise nach einigen Stunden noch einmal eine Übersichtsaufnahme an, weil sehr häufig noch verspätet eine ausgezeichnete Darstellung des gesamten Hohlsystems tief herunter bis zum Steinsitz möglich ist. Dadurch kann in manchen unklaren Fällen noch eine retrograde Füllung überflüssig werden. Aller- dings trifft das nur für die ersten Tage nach einem Steinverschluß zu. Besteht das absolute Hindernis für die Urinpassage bereits längere Zeit, so werden die Chancen für eine derar- tige Darstellung immer geringer. In solchen Fällen muß man retrograd einen Katheter einführen, wird dann aber immer nur bis zum Stein vordringen können. Mit Hilfe einer Füllung des distalen Ureterendes gelingt es aber meist, die Steindiagnose zu erhärten und die Situation zu klären.

Kommt es bei Uretersteinen nur zu einem *partiellen Verschluß* des Harnleiters, der aber bereits eine Entleerungserschwerung bedingt, so erhält man bei der intravenösen Pyelographie kontrastreiche Bilder, die auch das Ausmaß der Stauung zeigen können. Man soll aber den Grad der Stauung nicht als Kriterium für die Operationsindikation heranziehen. Es ist erstaunlich, wie hochgradig derartige Stauungen selbst bei kleinen Konkrementen sein können. Der Unerfahrene wird sich davon leicht beeindrucken lassen und zu einer sofortigen Operation raten, obwohl der Stein an sich gut abgangs- fähig wäre und deshalb ein Eingriff überflüssig erscheint. Schon wenige Tage nach Abgang eines solchen Konkrementes hat sich das Hohlsystem bereits völlig normalisiert. Häufig kann man einen derartigen Verlauf über Wochen oder sogar Monate verfolgen, wobei der Stein langsam tiefer tritt und intermittierend immer wieder Stauungen verursacht. Die Nierenfunktion leidet darunter nicht wesentlich, und die Verhältnisse normalisieren sich, wie gesagt, schnell, wenn der Stein entfernt oder abgegangen ist. Bei der „Geburt" dieser Steine muß man als Arzt oft viel Geduld haben und sollte sich auch nicht von den Patienten zu einer voreiligen aktiven Steinentfernung drängen lassen. Es ist immer besser, wenn ein Stein spontan abgeht, als wenn er operativ entfernt wird.

Häufig sieht man bei Nieren- und vor allem bei Uretersteinen im Verlauf ihrer Wanderung auf intravenösen Pyelogrammen auch eine Irritation des *kontralateralen* Systems, das oft atonisch erscheint. Diese Veränderung ist genau so als viscero-visceraler Reflex zu deuten wie die Herabsetzung der Darmtätigkeit.

Beim Vorliegen kleiner Konkremente sollte man die Ausscheidung des Kontrastmittels, das den Stein offenbar etwas schlüpfriger macht, in jedem Fall zu einem Abtreibungsversuch benützen. Es fällt auf, wie häufig gerade nach intravenösen und auch nach instrumentellen Pyelographien kleine Steine unmittelbar im Anschluß an die Röntgenuntersuchung abgehen. Wir machen bei solchen Patienten immer im Anschluß an das Pyelogramm einen Wasserstoß und konnten in vielen Fällen eindeutige Erfolge erzielen.

4. Harnstauungsniere

Stauungszustände im Bereich der Nieren, die bei langem Bestehenbleiben zur *Hydronephrose* führen, können durch verschiedenste Erkrankungen verursacht sein (Abb. 625).

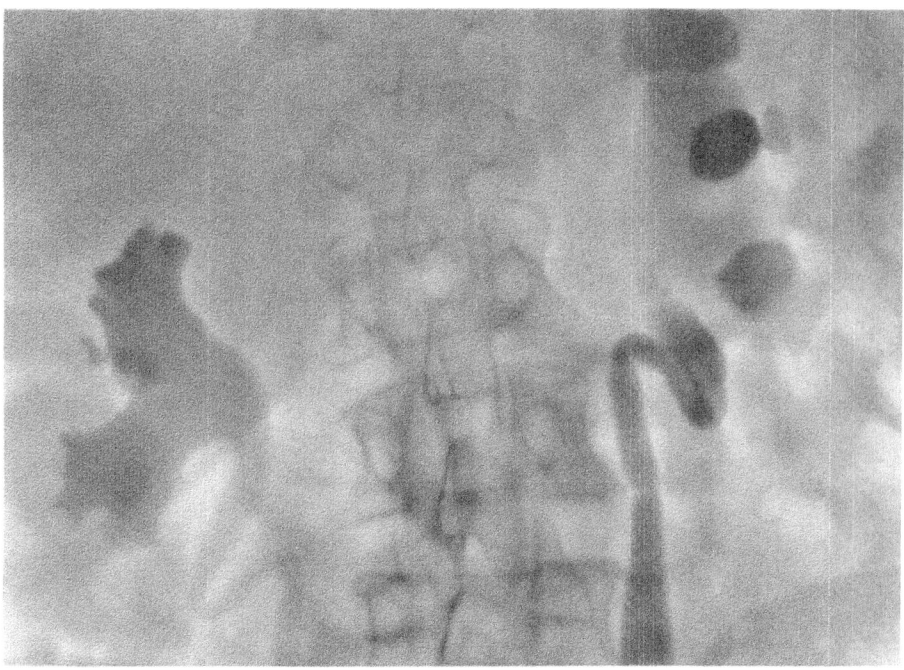

Abb. 625. Hydronephrose beiderseits mit starker Ureterschlängelung. Zustand 6 Wochen nach Coffeyscher Operation

Mechanisch bedingte Stauungen können durch Konkremente (Abb. 626 und 627), durch Kompression von außen auf die harnableitenden Organe, besonders beim Genitalcarcinom der Frau (Abb. 628), durch entzündliche Ureterveränderungen, Ureterstenosen, hochgradige Phimosen, Harnröhrenstrikturen, Prostatahypertrophie, Sphinctersklerosen, das Ostium verschließende Blasentumoren, primäre Ostiumstenosen, retrokavalen Ureterverlauf, aberrierende Gefäße (Abb. 629) sowie durch Strangbildungen im Bereich des Ureters (Abb. 630) hervorgerufen werden. Ferner findet man erhebliche Weitstellungen der Nierenhohlsysteme während der Schwangerschaft (Abb. 631 und 632), sollte diesen Zustand aber nicht als pathologisch ansehen, da er bei jeder Gravidität mehr oder weniger ausgeprägt auftritt.

Eine besondere Form der Harnstauungsniere ist der bei Kindern anzutreffende *Mega-
ureter* (Abb. 633), oft kombiniert mit Megacystis und Megacolon.

Wenn die Ursache dieser Stauungen nicht beseitigt wird, kommt es schließlich zur
Hydronephrose als Endzustand dieser Erkrankungen.

Zur Diagnose „Hydronephrose" sei eine grundsätzliche Bemerkung gestattet. Man
trifft immer wieder Ärzte, die jede Erweiterung des Nierenbeckenkelchsystems bereits

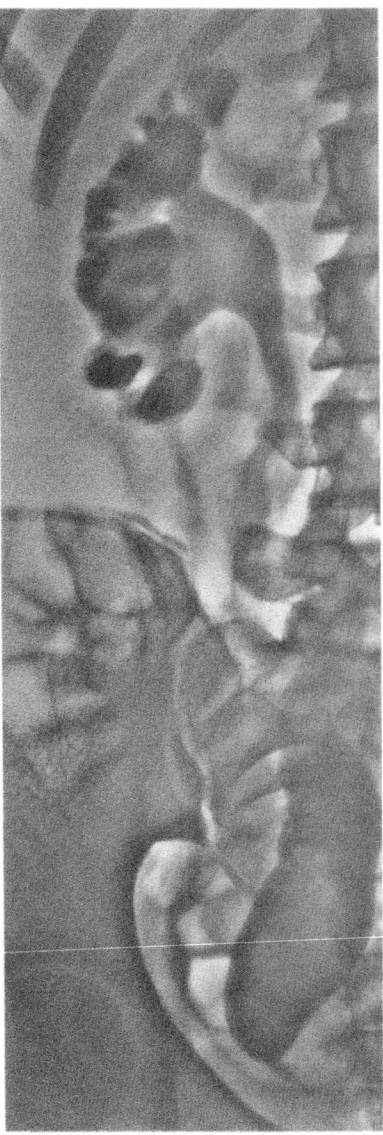 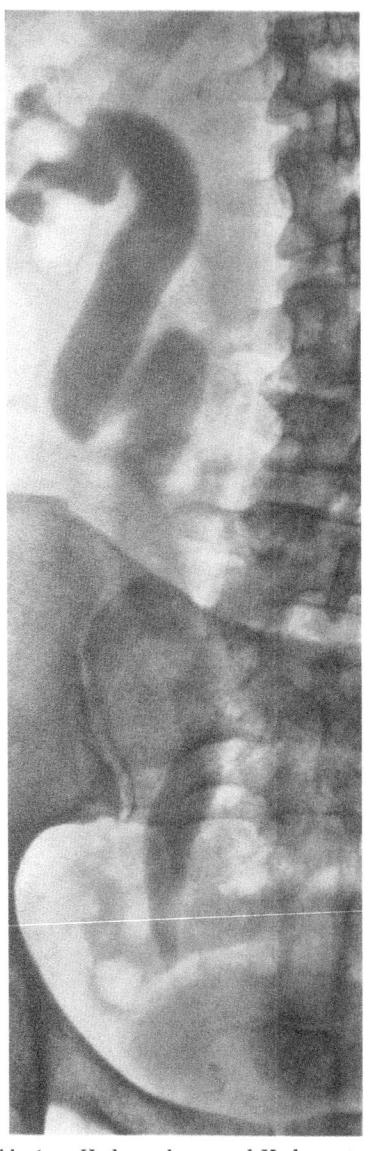

Abb. 626. Hochgradige Stauungsniere bei tiefsitzendem,   Abb. 627. Hydronephrose und Hydroureter
eingekeiltem kleinen Harnleiterstein (intramural)   bei tiefsitzendem Harnleiterstein rechts

als Hydronephrose oder Prähydronephrose bezeichnen. Die Bezeichnung „Hydronephrose"
sollte aber den Fällen vorbehalten bleiben, bei denen eine wirkliche Wassersackniere
vorliegt, also ein im wesentlichen irreversibler Zustand. Alle anderen Erscheinungsformen sind, auch wenn sie im Endeffekt zur Hydronephrose führen können, besser
als Stauungsnieren zu bezeichnen.

Die ausschließliche Feststellung einer „Harnstauungsniere", also einer Pyelektasie,
Prähydronephrose oder einer ausgeprägten Hydronephrose reicht diagnostisch nicht
aus. Für die Therapie und für die Beurteilung der Prognose ist der Nachweis der Ur-

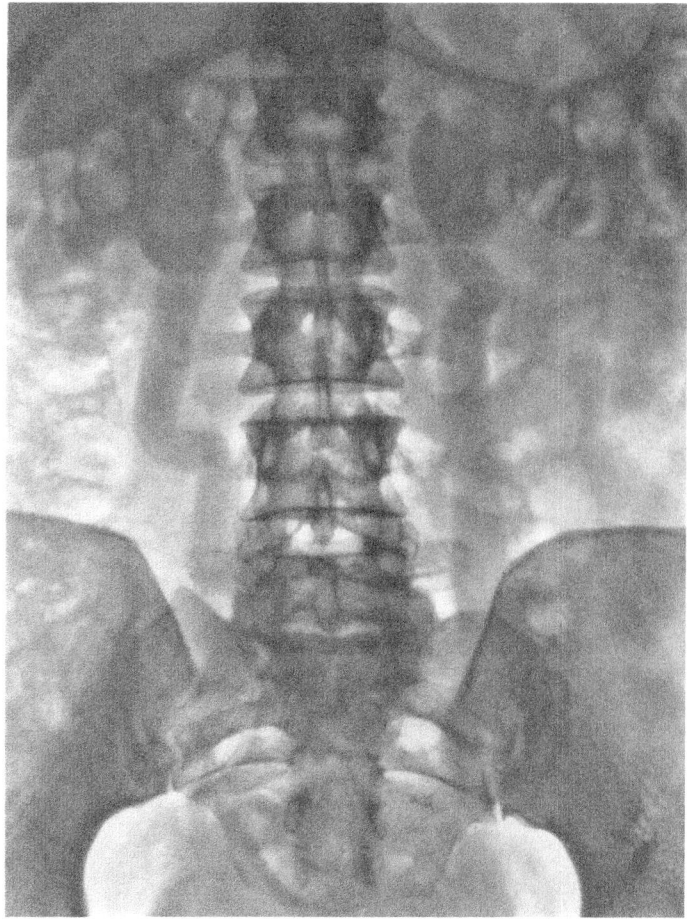

Abb. 628. Hochgradige Hydronephrose und Hydroureter beiderseits bei Genital-Carcinom

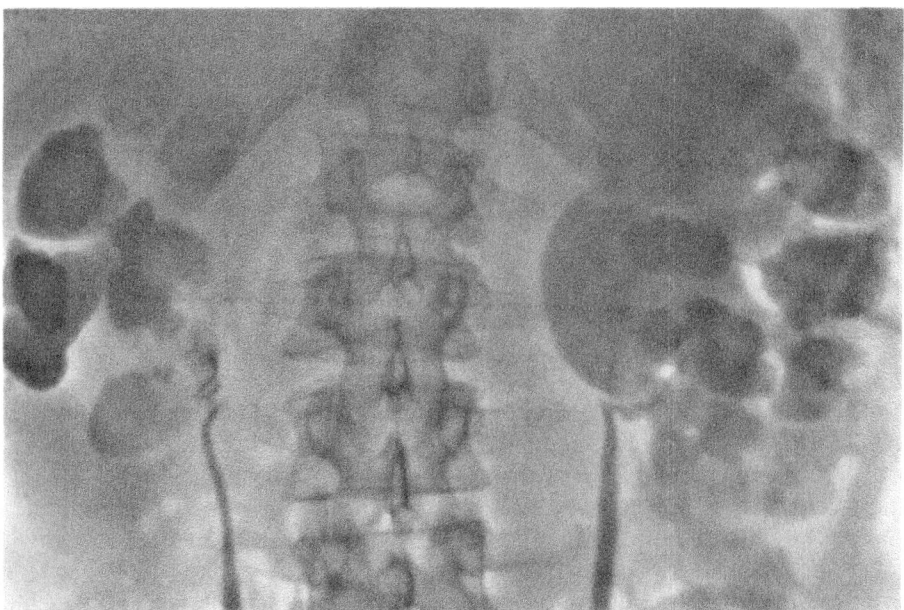

Abb. 629. Doppelseitige hochgradige Hydronephrose bei aberrierenden Gefäßen. Rechts operativ verifiziert

sache dieser Erkrankung noch wichtiger. Die Entscheidung, welche Veränderungen bei Stauungsnieren primär und welche sekundär sind, ist allerdings nicht immer leicht. Dies ergibt sich sehr deutlich aus den bei sog. aberrierenden Gefäßen auftretenden Fragen.

Überzählige Nierengefäße führen nach EKEHORN nur dann zu einer Stauungsniere, wenn sie die Frontalachse von Harnleiter und Niere schneiden. Die Gefäße müssen also

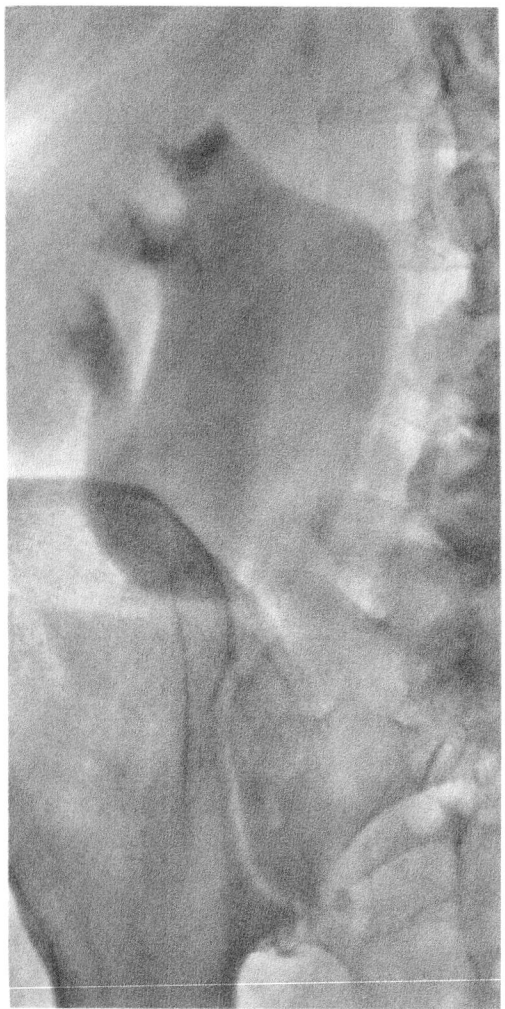

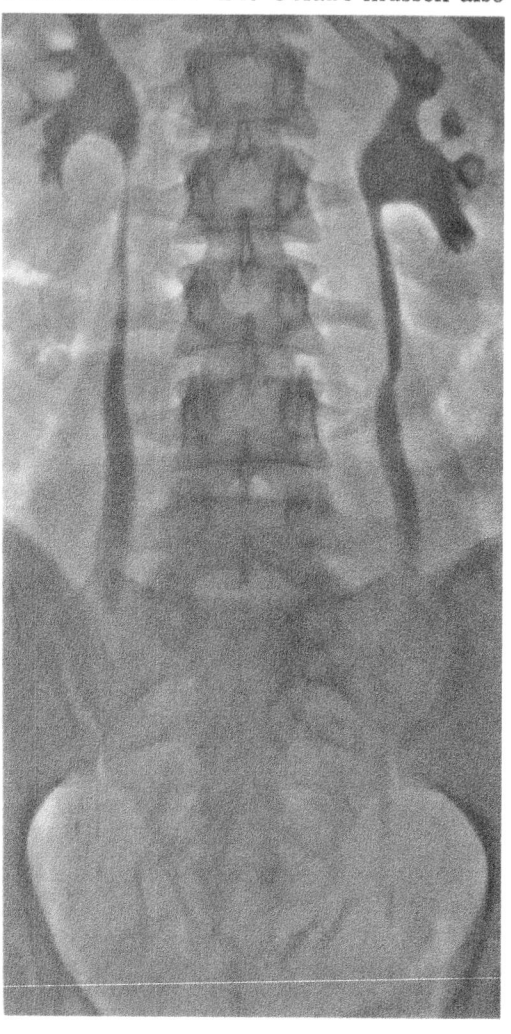

Abb. 630. Hochgradige Hydronephrose rechts durch adrenale Knickungsstenose. Strangbildung

Abb. 631. Mäßig starke Erweiterung von Harnleiter und Nierenbecken bei Schwangerschaft

entweder vor dem Ureter zur Hinterfläche der Niere oder aber hinter dem Ureter zur Vorderfläche der Niere ziehen. Daß aber auch bei diesem Verlauf akzessorischer Gefäße nicht immer eine Harnstauungsniere entstehen muß, beweisen eigene Erfahrungen und die anderer Autoren. Dagegen kann sich, selbst wenn diese Kreuzung der Gefäße nicht vorhanden ist, unter bestimmten Umständen einmal eine Harnstauungsniere ausbilden, wie ich selbst in einigen Fällen beobachten konnte. Außer der Existenz aberrierender Gefäße bedarf es noch eines auslösenden Momentes, wobei das Tiefertreten der Niere aus irgendwelchen Anlässen eine wesentliche Rolle zu spielen scheint.

Für die Diagnose der beginnenden und auch der fortgeschrittenen Harnstauungsniere hat die intravenöse Pyelographie besondere Bedeutung (vgl. S. 519ff.). Solange noch einigermaßen ausreichendes Nierenparenchym vorhanden ist, gibt es sehr schöne Bilder der erweiterten Hohlsysteme, wobei allerdings darauf zu achten ist, daß auch *Spätaufnahmen* (oft nach vielen Stunden) gemacht werden (vgl. Abb. 630). Allerdings ist zur endgültigen Klärung der Ursache häufig eine retrograde Füllung erforderlich. Wenn das Hindernis im Ureter liegt, wird sie am besten als Pflaumer-Woodruff-Füllung durchgeführt (vgl. Abb. 629). Oft wird vorgeschlagen, bei einer Stauungsniere das Nierenbecken vorher zu eichen bzw. durch den Ureterkatheter zu entleeren. Diese Vorschläge erscheinen mir sehr problematisch; denn es ist genügend bekannt, daß eine chronisch gestaute Niere, die plötzlich entlastet wird, mit einer geradezu abundanten Harnflut

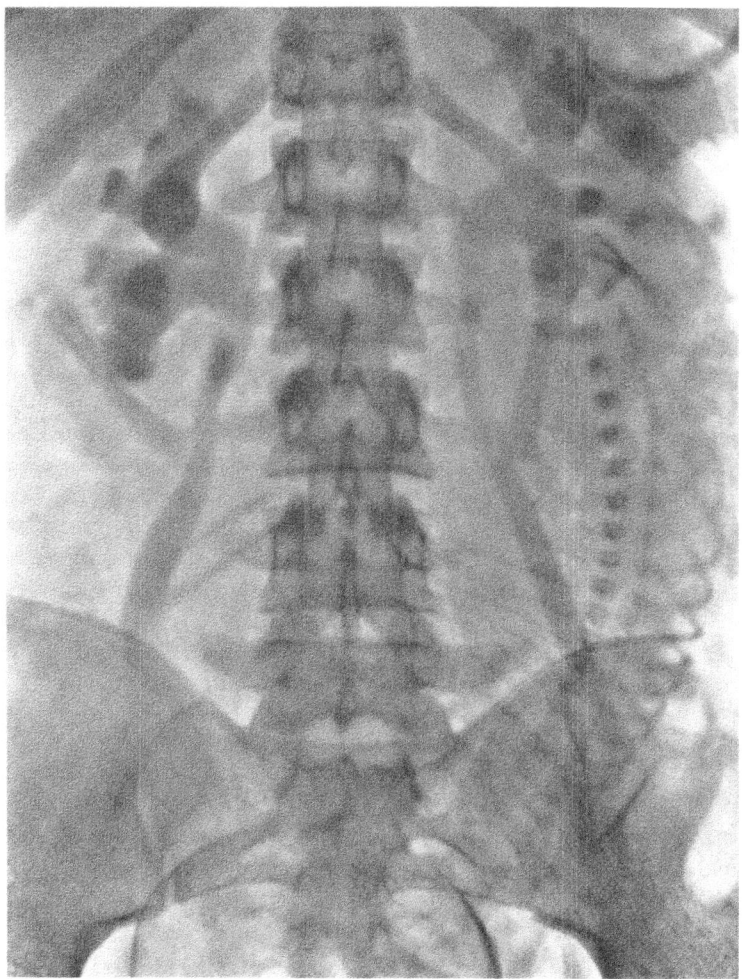

Abb. 632. Hochgradige Weitstellung von Harnleitern und Nierenbecken bei fortgeschrittener Schwangerschaft

reagieren kann. So beobachtet man auch bei Prostatikern mit chronischen Überlaufblasen häufig eine Harnflut von mehreren Litern in wenigen Stunden. Daraus ergibt sich, daß eine Eichung der Nierenhohlräume überhaupt nicht möglich ist.

An dieser Stelle sei zum Problem der Nierenbeckeneichung gesagt, daß auch bei normalem Pyelon eine genaue oder auch nur annähernde Feststellung des Fassungsvermögens der Niere nicht durchführbar ist; denn je nach ihrer Sekretionslage kann eine Niere bis zu 50 cm³ Urin in 5 min produzieren. Selbst nach Ablassen von 100 cm³ Urin und anschließender Auffüllung des Nierenbeckens mit 80 cm³ Kontrastmittel kann es vorkommen, daß man über das *Ausmaß einer Hydronephrose* infolge des enormen Flüssigkeitsgehaltes derartiger Wassersäcke mit dem entsprechenden Verdünnungseffekt auf das Kontrastmittel keine genaue Auskunft erhält. In diesen Fällen ist aber auch die Klärung der Ursache letzten Endes unwesentlich, weil ohnehin nur eine Nephrektomie in Frage kommt.

Bei der Diagnosestellung der adrenalen Knickungsstenosen sowie auch der Ureter-stenosen tritt die Pyeloskopie in ihr Recht, weil nur der Nachweis, daß eine Stenose auf mehreren Bildern bzw. auf einer Serie gezielter Aufnahmen immer an derselben Stelle liegt, das Vorliegen eines Passage-hindernisses an dieser Stelle beweist, wo-bei naturgemäß über die Art des Hinder-nisses (Gefäß, Strangbildung oder adrenale Ureterverwaschung) keine bindende Aussage möglich ist.

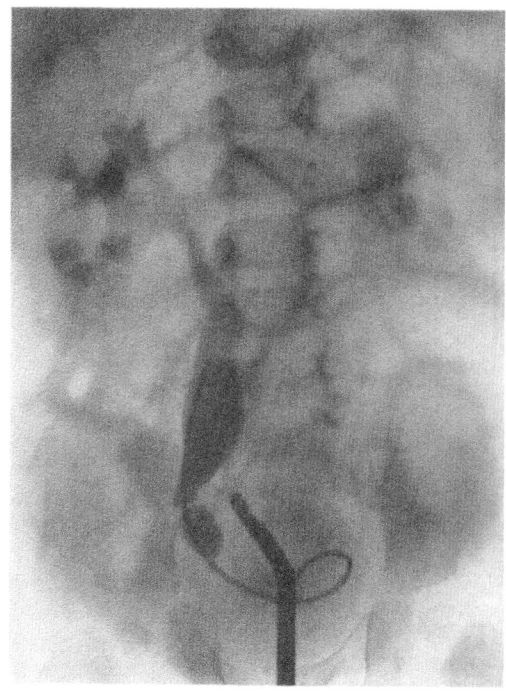

Abb. 633. Hydroureter mit Stenosenbildung bei Klein-kind. Akute schwere Pyelitis links mit starker Druck-Klopfempfindlichkeit der linken Niere. Kulturell: Bact. coli

Bei all diesen Stauungszuständen im Bereich der Nieren kann es sekundär, meist aszendierend, zu einer *Infektion* kommen. Seltener ist auch eine hämatogene Infektion möglich. Röntgenologisch ist eine Unter-scheidung dieser beiden Formen im allge-meinen nicht möglich. In manchen Fällen kann eine isolierte kugelige Auftreibung der Kelchenden bei noch normalem Nie-renbecken auf den primär hämatogenen Infektionsweg hinweisen, worauf VÖLKER aufmerksam machte. Dagegen ist bei sekun-därer, aufsteigender Infektion zunächst das Nierenbecken plump erweitert; erst in späteren Stadien tritt diese Erweiterung mit ihrer unscharfen Randbegrenzung auch im Bereich der Kelchhälse und Kelche in Erscheinung. Aber nur selten wird man derartige Fälle gerade in den entsprechenden Entwicklungsstadien erfassen und damit den Infektionsweg klar abgrenzen können.

5. Pyelitis; Pyelonephritis

Die Pyelitis bildet kein scharf umschriebenes Krankheitsbild. Da sie meist mit Entzündungen der unteren Harnwege verbunden ist, vermischen sich ihre Symptome oft fast untrennbar mit den Krankheitserscheinungen der sie begleitenden Nieren- und Blaseninfektion. Auf welchem Wege die Infektion das Nierenbecken erreicht, ist im Einzelfall nur schwer oder gar nicht zu erkennen. Selbst wenn die Pyelitis im Anschluß an eine Cystitis oder eine Urethritis entsteht, so ist damit noch keineswegs ein Aufsteigen der Infektion in die Niere hinein erwiesen. Wenn z. B. einer Katheterisierung oder einer Sondierung der Harnröhre eine akute Pyelitis *unmittelbar* folgt, so ist dabei eher an eine hämatogene als an eine aufsteigende Infektion zu denken; denn bereits ganz zu Beginn, wenn das sog. Katheterfieber gerade auftritt, lassen sich im Blut die gleichen Keime nachweisen, die zur Entstehung der Urethritis geführt haben. Erst später ent-wickelt sich dann die Pyelitis. Ebensowenig Aufschluß über den Infektionsweg wie das klinische Bild gibt der anatomische Befund am Nierenbecken. Bei jeder Infektion, ob aszendierend, hämatogen oder lymphogen entstanden, ist die Nierenbeckenschleimhaut gerötet und verquollen, mit Schleim oder fibrinösen Auflagerungen bedeckt sowie von kleinen knotigen Infiltraten durchsetzt. War die Infektion sehr heftig, so finden sich oberflächliche Erosionen oder sogar tiefergreifende Exulcerationen der Nierenbecken-schleimhaut. Die Niere selbst kann dabei einige Zeit vollkommen frei von entzündlichen Veränderungen bleiben. Bei langem Bestehen der Entzündung bilden sich in der Schleim-haut des Nierenbeckens oft zahlreiche, das Niveau überragende, grauweißliche Lymphknötchen (Pyelitis granularis) oder durch Wucherung und drüsenartige Verzweigung Brunnscher Epithelnester zottenartige (polypöse) Gebilde (Pyelitis polyposa). Durch Bildung kleiner Hohlräume in abgeschnürten Brunnschen Epithelnestern entstehen manchmal zahlreiche kleine Cysten auf der Nierenbeckenschleimhaut (Pyelitis cystica). Klinisch bedeutungsvoll ist, daß durch Entwicklung polypöser Wucherungen und Cystchenbildung an der Abgangsstelle des Ureters eine Abflußhemmung des Urins hervorgerufen werden kann.

Aus diesen pathologisch-anatomischen Veränderungen ergeben sich bereits die Hinweise für eine mögliche Röntgendiagnostik dieser Erkrankung. Im *akuten* Stadium zu Beginn der Erkrankung wird man lediglich eine vermehrte Motilität des Nierenbeckens

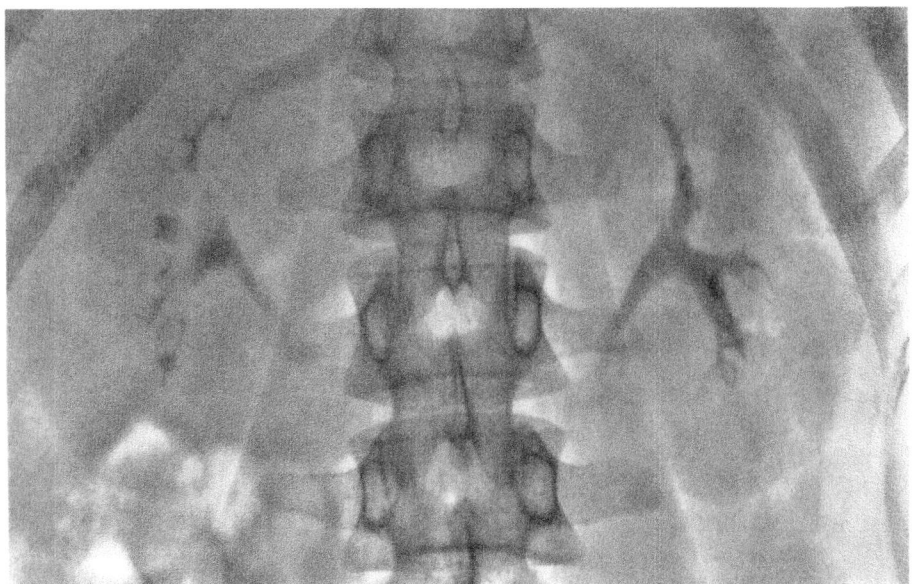

Abb. 634. Pyelitis links. Niere druck- und klopfempfindlich. Kulturell: Enterokokken

feststellen können, vielleicht mit reflektorisch enggestellten Kelchhälsen. Im allgemeinen entsteht also ein sehr unruhiges Bild im Bereich der Hohlsysteme der Nieren (Abb. 634), so daß diese bei üblicher Aufnahmetechnik kaum zur Darstellung kommen, weil das Kontrastmittel beschleunigt abtransportiert wird. Eine funktionelle Ausscheidungsschwäche findet sich nicht. Man darf demnach aus der mangelhaften Füllung der Nierenbecken auch nicht auf eine gestörte Funktion der Niere schließen.

Diese funktionelle *Austreibungsbeschleunigung* ist aber auch das einzige röntgenologische Symptom im Frühstadium der Pyelitis. Am besten läßt sich diese Unruhe durch Serien gezielter Aufnahmen, wie sie bei der Pyeloskopie üblich sind, erfassen.

Ist die Erkrankung in ein mehr *chronisches* Stadium mit den oben beschriebenen anatomischen Veränderungen übergegangen, dann läßt sich auch eine morphologische Röntgendiagnose stellen. Das Nierenbecken, auch in diesem Stadium häufig noch mit einer erheblichen Hypermotilität, zeigt an den Rändern und den Kelchhälsen, soweit sie zur Darstellung gelangen, eine unscharfe Begrenzung und eine verwaschene, schummerige Zeichnung (Abb. 635). Nach Durchführung der ersten Phase der Pyelographie, die im wesentlichen über die sekretorische und motorische Funktion Auskunft gibt, wird daher zweckmäßig eine Ureterkompression angelegt, damit möglichst eine retrograde Füllung vermieden werden kann. So wird man in den meisten Fällen die Diagnose sichern können. Ist die Erkrankung noch weiter fortgeschritten, und ist es durch die Infektion bereits zu einer Schädigung der Muskulatur gekommen, so daß in dieser Phase die Urinaustreibung vermindert ist, oder besteht infolge entzündlicher Schwellungen am Ureterabgang eine Entleerungsbehinderung, so wird sich natürlich das Nierenbeckenkelchsystem auch ohne Kompression gut darstellen. Ob die Anlage eines Kompressoriums erforderlich ist, erkennt man bereits nach den ersten Aufnahmen 3 und 6 min nach der Kontrastmittelinjektion, die man bei entzündlichen Nierenerkrankungen immer durchführen sollte. Auf diesen Aufnahmen sieht man schon, ob eine Hypermotilität besteht oder nicht.

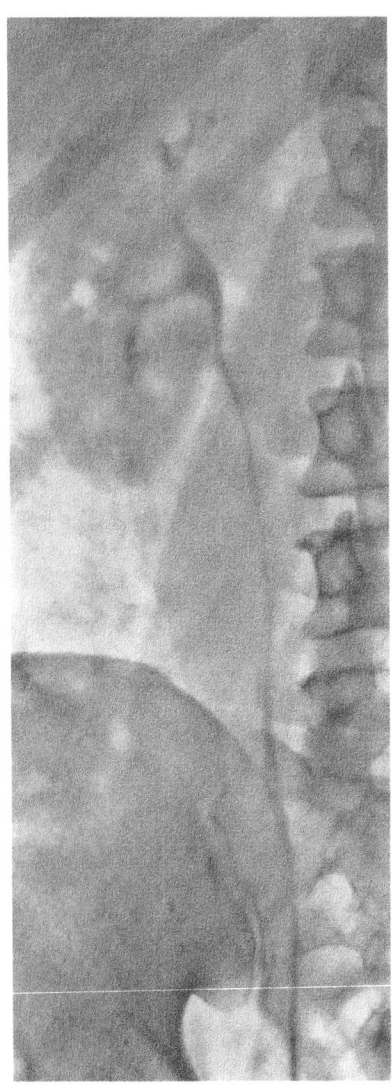

Abb. 635. Zustand nach fieberhaftem Steinabgang rechts. Deutliche Irritation des Harnleiters und Nierenbeckens

Auf den gleichen Wegen wie in das Nierenbecken können Bakterien auch in die Niere selbst eindringen und dort eine Entzündung hervorrufen. Beide Nierenbecken und Nierengewebe werden wegen ihrer engen Beziehungen oft gleichzeitig oder kurz nacheinander infiziert. Dabei ist es gleichgültig, ob die Infektion lymphogen, hämatogen oder aszendierend erfolgte. Nur selten besteht längere Zeit eine Pyelitis ohne eitrige Nephritis oder eine eitrige Nephritis ohne Pyelitis. Fast immer entwickelt sich bald eine *kombinierte Pyelonephritis* (Abb. 636). Die bakterielle Entzündung äußert sich bei nur geringer Heftigkeit anatomisch durch die Bildung mehr oder weniger zahlreicher leukocytärer Infiltrate im interstitiellen Gewebe und in einzelnen Glomeruli sowie durch eine auf umschriebene Bezirke oder über die ganze Niere verbreitete Degeneration der Nierenepithelien. Diese Infiltrationsherde schmelzen nicht eitrig ein, sondern heilen unter Bindegewebsbildung mit anschließender narbiger Schrumpfung aus. Sind solche fibrösen Herde sehr zahlreich, dann wird die Nierenrinde schmal, die Kelche und Kelchhälse rücken nahe aneinander; auch die Ausdehnung des Nierenbeckens selbst nimmt meist ab. Die Niere wird also insgesamt kleiner und zeigt an ihrer Oberfläche narbige Einziehungen. In diesem Stadium besteht dann das typische Bild der *pyelonephritischen Schrumpfniere* (vgl. Abb. 639).

Während bei der einfachen Pyelitis eine funktionell-sekretorische Schädigung der Niere vorliegt, ist bei der Pyelonephritis immer eine gewisse Einschränkung der Sekretionsleistung festzustellen. Sie kann von geringgradigen Störungen im Beginn der Erkrankung bis zum völligen Funktionsausfall im Endstadium reichen (Abb. 637—639). Bei geringer Krankheitsausdehnung wird man also das Bild der chronischen Pyelitis ohne wesentliche Parenchymverschmälerung im Röntgenbild erkennen können.

Unter Umständen läßt sich die Diagnose Pyelonephritis durch die Feststellung einer gewissen Sekretionsschwäche stellen, wobei darauf hingewiesen sei, daß bei der Feststellung „Sekretionsschwäche" nicht so sehr die Kontrastmitteldichte im Nierenbecken, als vielmehr das *erste Auftreten von Kontrastmittel* in den Nierenhohlräumen wesentlich ist; ohne eine gleichzeitig durchgeführte Pyeloskopie hat man aber keinen Anhaltspunkt, ob nun eine Hypermotilität mit schnellem Kontrastmittelabfluß besteht oder nicht. Daher sollen in diesen Fällen immer Frühaufnahmen nach 2 min und dann in Abständen von je 2 min weitere Aufnahmen angefertigt werden. So erkennt man am besten, ob eine funktionelle sekretorische Schwäche der Niere besteht. In späteren Stadien der Erkrankung kann man zusätzlich zu dieser Funktionsstörung der Niere

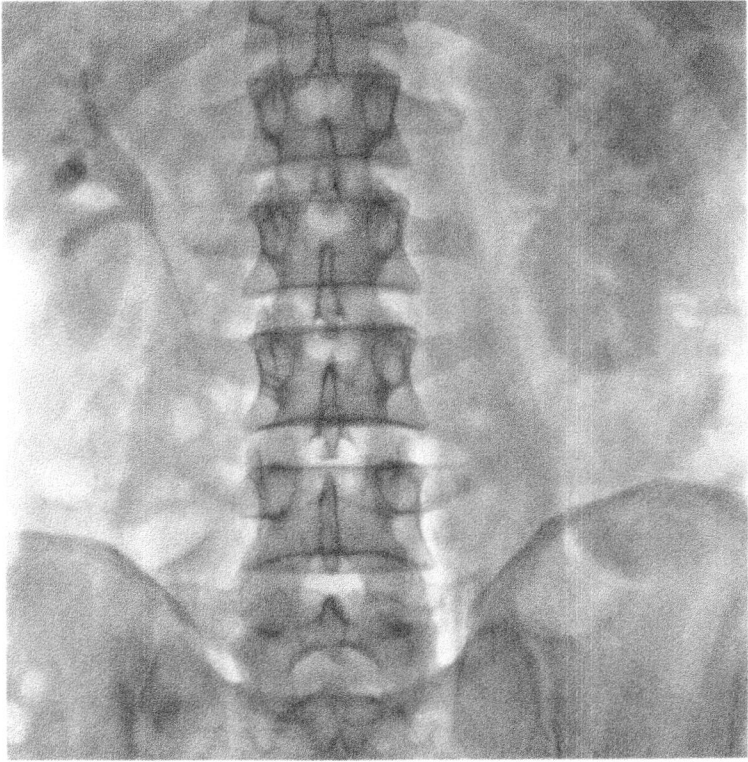

Abb. 636. Akute Pyelonephritis links. Intravenöses Pyelogramm

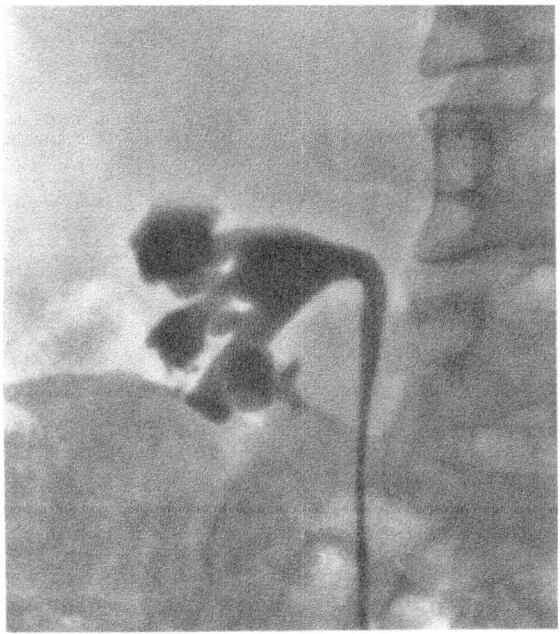

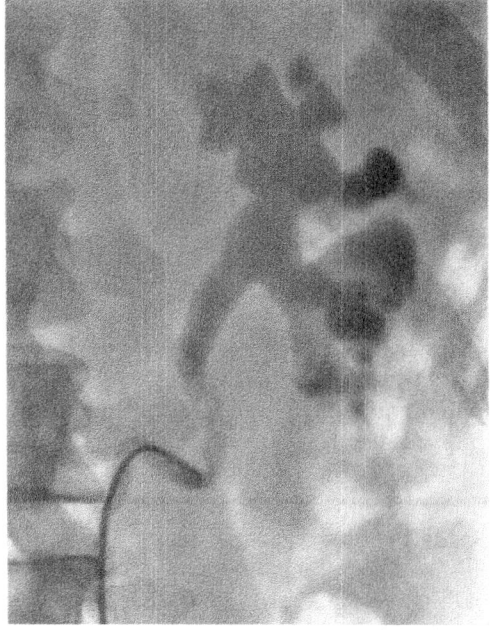

Abb. 637. Endstadium einer chronischen Pyelonephritis rechts

Abb. 638. Chronische Pyelonephritis links. Retrogrades Pyelogramm

auch noch die oben beschriebenen anatomischen Veränderungen im Röntgenbild feststellen. Im ganzen gesehen ist die Röntgendiagnostik dieser Krankheitsgruppe recht schwierig und erfordert größere Erfahrung. Gerade hier ist die Zusammenarbeit zwischen dem Kliniker und Röntgenologen äußerst wichtig.

Wird die Entzündung heftiger, so nehmen die Infiltrationsherde und Degenerations-
erscheinungen zu. Das Gewebe wird an einzelnen Stellen nekrotisch und kann eitrig
einschmelzen. Es bilden sich *Nierenabscesse*, die in diesem Stadium allerdings röntgenologisch noch nicht nachweisbar sind. Erst wenn die Abscesse eine bestimmte Größe
erreicht und sich in die Hohlräume der Nieren entleert haben, kann man sie später, wenn
der Prozeß abgeheilt ist, gelegentlich als *scharfrandige Kavernen* erkennen. Häufig sieht
man nach Pyelonephritiden an den Papillenspitzen Auffaserungen, manchmal sogar das
Verschwinden der gesamten Papille, so daß der Kelch mit dem Kelchhals zusammen

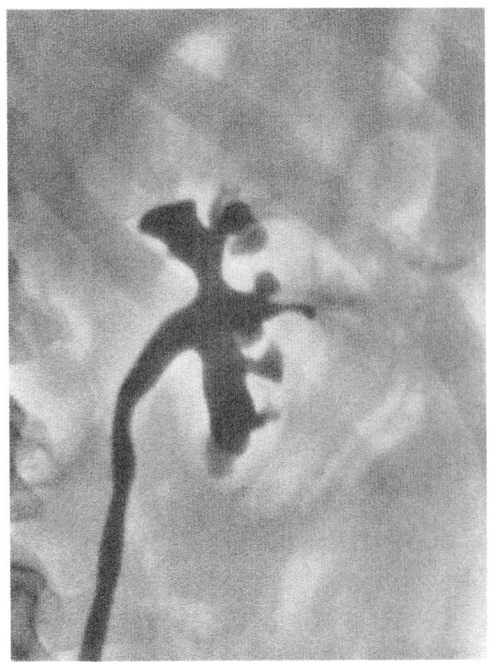
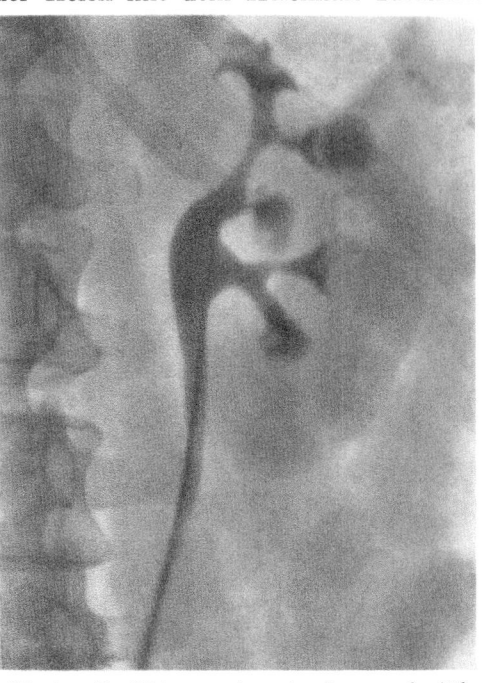

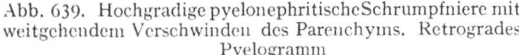

Abb. 639. Hochgradige pyelonephritische Schrumpfniere mit
weitgehendem Verschwinden des Parenchyms. Retrogrades
Pyelogramm

Abb. 640. Papillitis necroticans im oberen und mittleren
Kelchsystem der linken Niere. Retrogrades Pyelogramm

Keulenform annimmt. Sind derartige Prozesse auf einige Papillen beschränkt, so entsteht
das Bild der *Papillennekrose* (Abb. 640), die also im Prinzip eine eng umschriebene
Caliconephritis darstellt (bevorzugt bei Diabetes mellitus).

Statt multipler kleiner Abscesse bildet sich manchmal, besonders bei embolischer
Verschleppung infektiösen Materials, nur *ein* umschriebener, meist jedoch ziemlich großer
Eiterherd, ein sog. *Nierenkarbunkel*. Seine charakteristischerweise nur geringe Neigung zur
Einschmelzung und die scharfe Abgrenzung gegen das umgebende Gewebe geben ihm
auch röntgenologisch ein tumorartiges Aussehen. Hat ein entzündlicher Prozeß auf das
perirenale Gewebe übergegriffen, so wird die Niere in den allermeisten Fällen in
ihrer Lage fixiert. Man kann diese Fixation durch ein *Veratmungspyelogramm* nachweisen,
indem man den gleichen Röntgenfilm einmal in tiefer Inspiration und ein zweites Mal
in tiefer Exspiration belichtet. Normalerweise führt dann die Atemverschieblichkeit der
Niere zu deutlichen Doppelkonturen des gesamten Organs und des gefüllten Hohlsystems.
Diese Doppelkontur fehlt oder ist höchstens angedeutet, wenn erhebliche Verwachsungen
im Perinephrium bestehen. Daß derartige Einschränkungen der Verschieblichkeit der
Niere außer bei entzündlichen Erkrankungen auch bei Tumoren und manchmal auch bei
Hydronephrosen vorkommen können, erscheint durch die Gewebsreaktionen verständ-
lich. Diese Tatsache ist aber meines Erachtens kein Argument gegen den diagnostischen
Wert des Veratmungspyelogramms bei der Perinephritis, da andere Ursachen einer
Unverschieblichkeit, z. B. ein Tumor, ohnehin röntgenologisch diagnostiziert werden
können.

Die Röntgendiagnose des *paranephritischen Abscesses* (Abb. 641) stützt sich im wesentlichen auf Veränderungen des *Psoasschattens*. Bei sehr großen Abscessen erscheint manchmal die gesamte Lumbalgegend verschattet. Typisch ist, daß in solchen Fällen die Niere weder in funktioneller noch in anatomischer Hinsicht beeinträchtigt ist, so daß pyelographisch eine Erkrankung der Niere selbst ausgeschlossen werden kann. Durch einen großen paranephritischen Absceß kann zwar der Harnleiter nach medial verlagert werden, jedoch

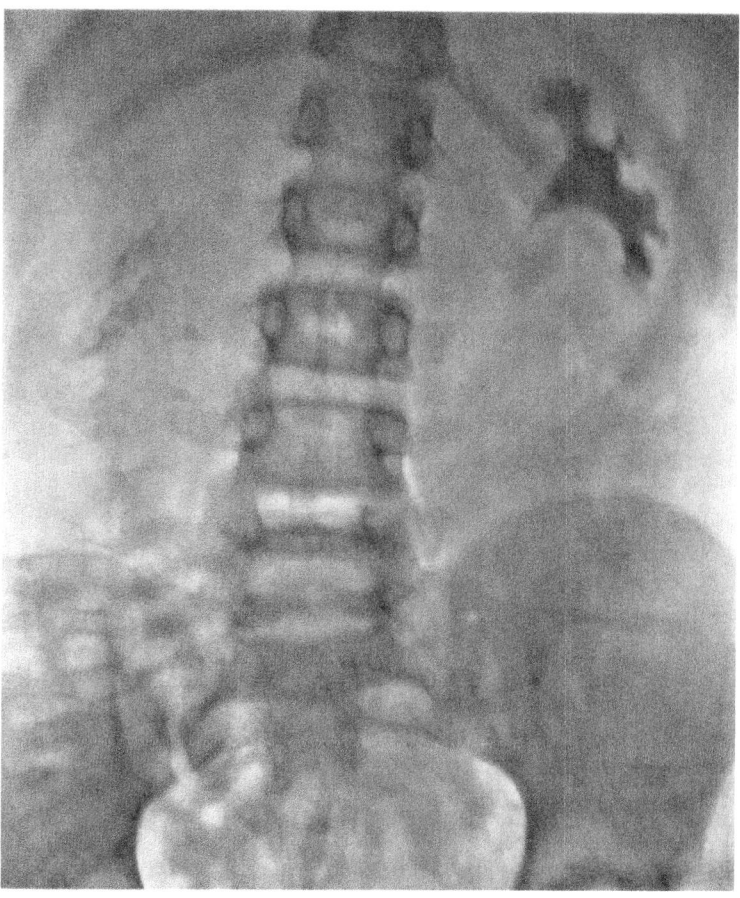

Abb. 641. Paranephritischer Absceß links mit schwerer Verschwielung der Niere. Veratmungspyelogramm. Rechts gute Verschieblichkeit. Links fast völlige Fixierung der Niere. Intravenöses Pyelogramm

bewirkt das nur selten eine stärkere Abflußstörung. Ebenso führen, wie ein subphrenischer Absceß, größere und vor allem hochsitzende paranephritische Abscesse zu einem Hochstand des Zwerchfells mit Einschränkung seiner Beweglichkeit. Bei abgesackten und tiefliegenden Eiterherden kann dieses Symptom aber auch fehlen oder nur angedeutet sein.

Da paranephritische Abscesse meist dorsal liegen, können Niere und oberer Ureterabschnitt in charakteristischer Weise nach ventral verdrängt sein. Für den Nachweis dieser Verlagerung sind Aufnahmen in rein seitlicher Projektion besonders wichtig.

Die durch jeden paranephritischen Absceß bewirkte, mehr oder weniger starke Einschränkung der respiratorischen Lageveränderung der betroffenen Niere zeigt ein *Veratmungspyelogramm* am deutlichsten. Eine Beurteilung des Ausmaßes der Bewegungsbehinderung darf allerdings nur auf Grund eines Vergleichs mit der anderen (gesunden) Seite erfolgen. In ähnlicher Weise wird die Nierenbeweglichkeit zwar auch durch andere raumfordernde Prozesse der Nachbarschaft beeinträchtigt. Bei entzündlichen Veränderungen ist die Bewegungseinschränkung aber besonders ausgeprägt.

Entzündliche Veränderungen des *Harnleiters* entstehen im allgemeinen sekundär, und zwar im oberen Bereich von einer Pyelitis oder in seinem unteren Bereich von cystitischen Veränderungen aus. Seltener wirken sich periureteritische Infektionen auf den Harnleiter aus. Dann bestehen im wesentlichen Stenoseerscheinungen, beispielsweise bei Infektionen der weiblichen Adnexe. Auf die tuberkulösen Veränderungen des Harnleiters wird im folgenden Abschnitt eingegangen.

6. Tuberkulose der Harnorgane

Das Problem der Röntgendiagnostik bei Tuberkulose der Harnorgane ist vielgestaltig und erfordert die Berücksichtigung mehrerer Gesichtspunkte. Auch bei dieser Krankheit steht das Röntgenverfahren am Ende der Untersuchung; vorher müssen Anamnese und klinische Befunde erschöpfend ausgewertet sein. Zuerst ist also mit Hilfe der bekannten Funktionsproben der Nieren festzustellen, ob eine wesentliche Funktionseinschränkung vorliegt, nachdem eine genaue Urinuntersuchung stattgefunden hat. Besteht der begründete Verdacht auf das Vorliegen einer Tuberkulose, wenn z. B. auf Grund einer therapieresistenten chronischen Cystitis mit entsprechendem Urinbefund (Eiweißausscheidung, Leukocyten sowie vereinzelte Erythrocyten bei sauer reagierendem Urin, in dem keine Eitererreger gefunden werden können), dann soll zunächst immer das Sediment des 24 Std-Sammelurins mikroskopisch auf Tbc-Bacillen untersucht werden. In etwa 70% aller kavernösen Nierentuberkulosen gelingt so bereits, allerdings häufig erst nach längerem Suchen, der Nachweis säurefester Stäbchen. Andernfalls muß der Satz des 24 Std-Urins bakteriologisch durch Kultur oder Tierversuch auf Tuberkelbacillen untersucht werden. Am zweckmäßigsten ist es, in Abständen von jeweils 8 oder 14 Tagen diese Untersuchungen mindestens 3mal zu wiederholen; man sollte sich hierbei nicht mit einem ersten negativen Ergebnis zufriedengeben, da oft in einer einzelnen Urinportion weder mikroskopisch noch kulturell oder auch im Tierversuch Keime gefunden werden.

Erst wenn diese Untersuchungen durchgeführt bzw. zumindest das Material zur Kultur oder zum Tierversuch eingeschickt sind, erfolgt die *Röntgenuntersuchung*. Dabei beginnt man *immer* mit der *intravenösen* Pyelographie nach vorheriger Leeraufnahme. Beim Verdacht auf eine Nierentuberkulose sollen in allen Fällen Aufnahmen bereits 2 min nach der Injektion des Kontrastmittels sowie nach 4 und 6 min angefertigt werden, um weitgehenden Aufschluß über die sekretorische Nierenleistung zu erhalten. Dabei soll man nicht so sehr Wert auf einen dichten Kontrastmittelschatten legen, als vielmehr auf das erste Erscheinen von Kontrastmittel im Hohlsystem der Nieren. Bei ganz frischen, beginnenden Tuberkulosen kann sich das System im Zustand einer vermehrten Reizung befinden, die dann auch zu einem schnelleren Kontrastmittelabfluß führt. Solange die Nierenfunktion noch gut erhalten ist, können schwerere anatomische Läsionen noch nicht vorliegen, so daß es in diesen Fällen nicht zu einer Darstellung der tuberkulösen Defekte in der Niere zu kommen braucht. Um eine anatomische Feindiagnose zu ermöglichen, wird im Anschluß an die Aufnahme nach 15 min eine Ureterkompression angelegt, die etwa 10 min liegen bleibt. In manchen Fällen wird man dann auch kleinere Herde erkennen können.

Während man früher auf dem Standpunkt stand, selbst beim Vorhandensein kleinster anatomisch nachweisbarer Herde in einer Niere, diese zu entfernen, hat uns die moderne Chemotherapie in die Lage versetzt, dieses Verfahren aufzugeben. Man ist heute bestrebt, jede Nierentuberkulose, ehe sie operiert wird, einer längeren intensiven medikamentösen Kur zu unterziehen, am besten in Kombination mit einer klimatischen Kur in einer Heilstätte. Aus diesem Grunde ist es auch nicht empfehlenswert, durch sofortige Anwendung des Ureterenkatheterismus unbedingt feststellen zu wollen, aus welcher Niere die Tuberkelbacillen stammen, wenn man röntgenologisch mit dem intravenösen Pyelogramm keine anatomischen Veränderungen nachweisen kann. Außerdem ist zu beachten, daß es nicht sicher ist, wenn wirklich ein Katheterurin einer Niere bacillenfrei ist, ob nicht doch eine Tuberkulose in dieser Niere besteht. Wenn schon im Sediment des 24 Std-Sammelurins manchmal trotz Vorhandenseins einer Tuberkulose keine Tbc-Bacillen gefunden werden, um so leichter wird es vorkommen, daß man in einer einmaligen Katheterportion keine Keime finden wird. Damit soll gesagt sein, daß eine Tuberkulose keineswegs sicher ausgeschlossen ist, wenn keine Bakterien in diesem Urin gefunden werden, und zwar

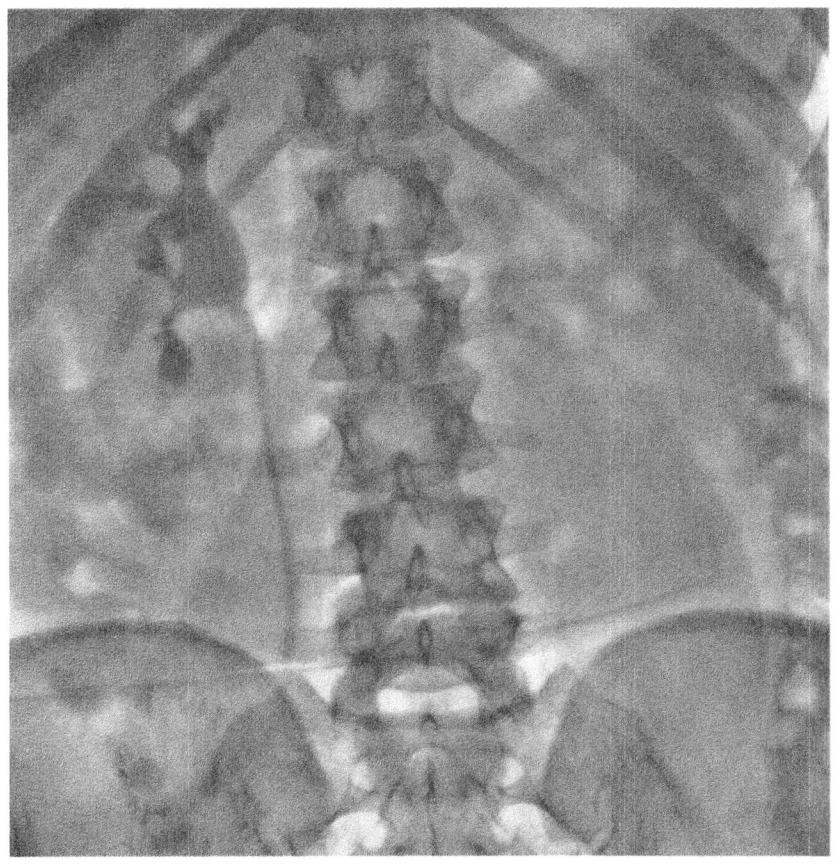

Abb. 642. Zustand nach Nephrektomie links wegen Tuberkulose. Positiver Bacillenbefund nach 2 Jahren. Kaverne im unteren Pol der verbliebenen rechten Niere. Intravenöses Pyelogramm mit Ureterkompression

weder mikroskopisch noch kulturell noch im Tierversuch! So ist es auch zu verstehen, daß früher oft nach der Entfernung einer tuberkulösen Niere bei scheinbarer Gesundheit der verbliebenen, wobei die Bakterienfreiheit des Katheterurins dieser Niere als Kriterium für die Tuberkulosefreiheit des Organs angesprochen wurde, nach einer mehr oder weniger langen Zeit die verbliebene Niere doch tuberkulös erkrankte. Sehr viele Frühfälle wird man heute also nicht mehr operieren, sondern zunächst einer internen Therapie zuführen. Nach Abschluß dieser Behandlung bleiben diese Patienten häufig vollkommen bakterienfrei, so daß man sie nach den bisherigen Erfahrungen als klinisch geheilt, zumindest aber als wesentlich gebessert ansehen muß. Daß derartige Patienten natürlich unter ständiger klinischer und im Bedarfsfall auch unter röntgenologischer Kontrolle stehen müssen, erscheint selbstverständlich.

Die *Initialtuberkulose* im Sinne MEDLARS wird man in keinem Falle röntgenologisch, weder durch das intravenöse noch durch das retrograde Pyelogramm, erfassen können, weil einfach anatomische Veränderungen an den Papillen, den Kelchrändern oder aber im Nierenbecken fehlen. Erst in späteren Stadien, wenn die Tuberkulose weiter fortgeschritten ist, wird es möglich, auch mit Hilfe der Kontrastmitteluntersuchung röntgenologisch eine morphologische Diagnose auf Tuberkulose zu stellen, und zwar immer nur dann, wenn auch der Bakteriennachweis im Urin gelungen ist. Eine Ausnahme hiervon macht lediglich die sog. *Autonephrektomie*, bei der es zu einer scheinbaren Heilung der Tuberkulose durch vollkommenen Ureterverschluß mit anschließender Bildung einer sog. tuberkulösen *Kittniere* gekommen ist.

Im sog. *chirurgischen Frühstadium* (wie man es früher bezeichnete), das natürlich streng genommen kein Frühstadium mehr ist, erscheint die Niere äußerlich völlig normal.

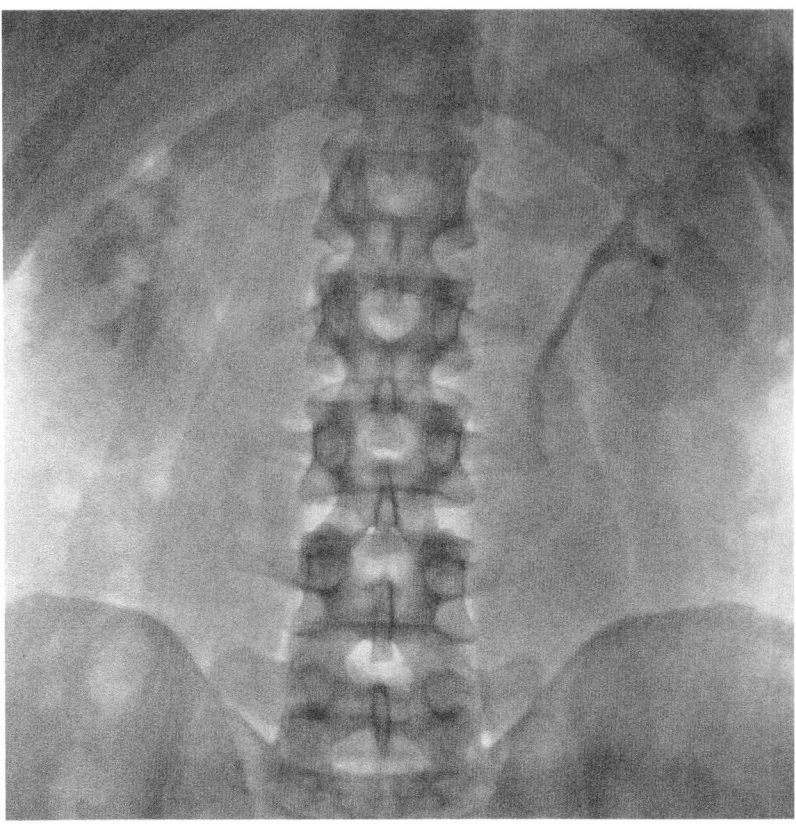

Abb. 643. Nierentuberkulose rechts. Linke Niere o. B. Aufnahme 15 min nach Injektion von Per-Abrodil

Nur im Schnitt läßt sie tuberkulöse Herde erkennen, und zwar fast ausschließlich im Bereich der Papillen. Eine oder auch mehrere Papillen erscheinen verquollen und haben ein etwas glasiges Aussehen. Auch in diesen Fällen wird man eine morphologische Röntgendiagnose noch nicht stellen können. Lediglich in der sekretorischen Nierenleistung machen sich hier je nach Zahl der Einzelherde bereits feinere oder gröbere Störungen bemerkbar, die u. U. im intravenösen Pyelogramm erfaßt werden können.

Manchmal liegen die ersten Tuberkel in der Nische eines Nierenkelches und ergreifen unter geschwürigem Zerfall teils die Papille, teils die Kelchwand. *Dieser geschwürige Zerfall ist das erste röntgenologisch faßbare morphologische Substrat.* In diesen Fällen gelingt es, besonders nach Anlegen einer Ureterkompression, auch röntgenologisch die Diagnose Nierentuberkulose zu erhärten (Abb. 642). Zu diesen Papillarherden gesellen sich dann im Laufe der Zeit Herde, die zunächst in den zugehörigen Markkegeln strahlenförmig angeordnet sind (Abb. 643).

Bei weiterer Entwicklung greift der tuberkulöse Prozeß im Mark um sich; es entstehen größere Herde, die käsig einschmelzen und sich manchmal mit Kalk imprägnieren. Derartige *Kalkherde* fallen schon bei der Übersichtsaufnahme auf. Ihr Bild wirkt „verschwommen", wodurch sie sich von gewöhnlichen Nierenkonkrementen unter-

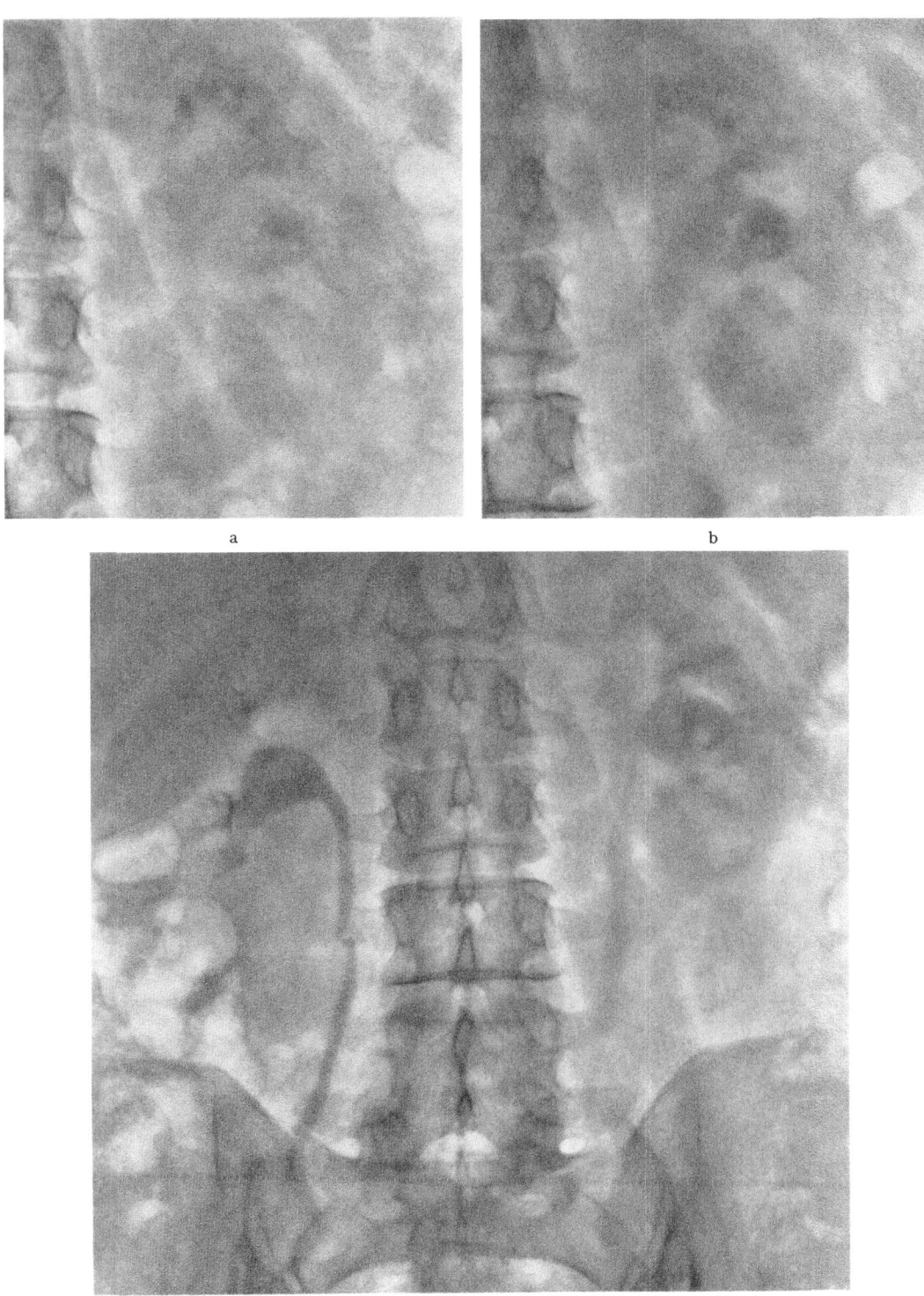

a   b

c

Abb. 644 a—c. Nierentuberkulose links. a u. b Aufnahmen 3 und 6 min nach Kontrastmittelinjektion. c Derselbe Fall
12 min nach der Injektion. Hochgradige Zerstörung der linken Niere. Starrer Ureter im obersten Abschnitt. Unauffälliges
Nierenbeckenkelchsystem rechts

scheiden. Im Mark entstehen nun durch Zerfall und Abschwemmen der Käseherde die
typischen *tuberkulösen Kavernen*, mit unregelmäßig zerfressener Wandung, die käsig eitrige
Beläge aufweist (Abb. 644—646). In diesem Stadium ist auch das Nierenbecken hochgradig

tuberkulös verändert; es ist zu einer Wandstarre gekommen, die den normalen Urin-transport nicht mehr gewährleistet, da die Kontraktilität des Pyelons fehlt. Außerdem ist auch die sekretorische Nierenleistung in diesem Stadium bereits erheblich geschädigt, so daß es bei der intravenösen Pyelographie zunächst nicht zur Darstellung der Hohl-systeme kommen kann. Das Kontrastmittel wird verzögert ausgeschieden; deshalb ist auf den Aufnahmen nach 6 oder 15 min noch keinerlei Kontrastmittelschatten zu erkennen

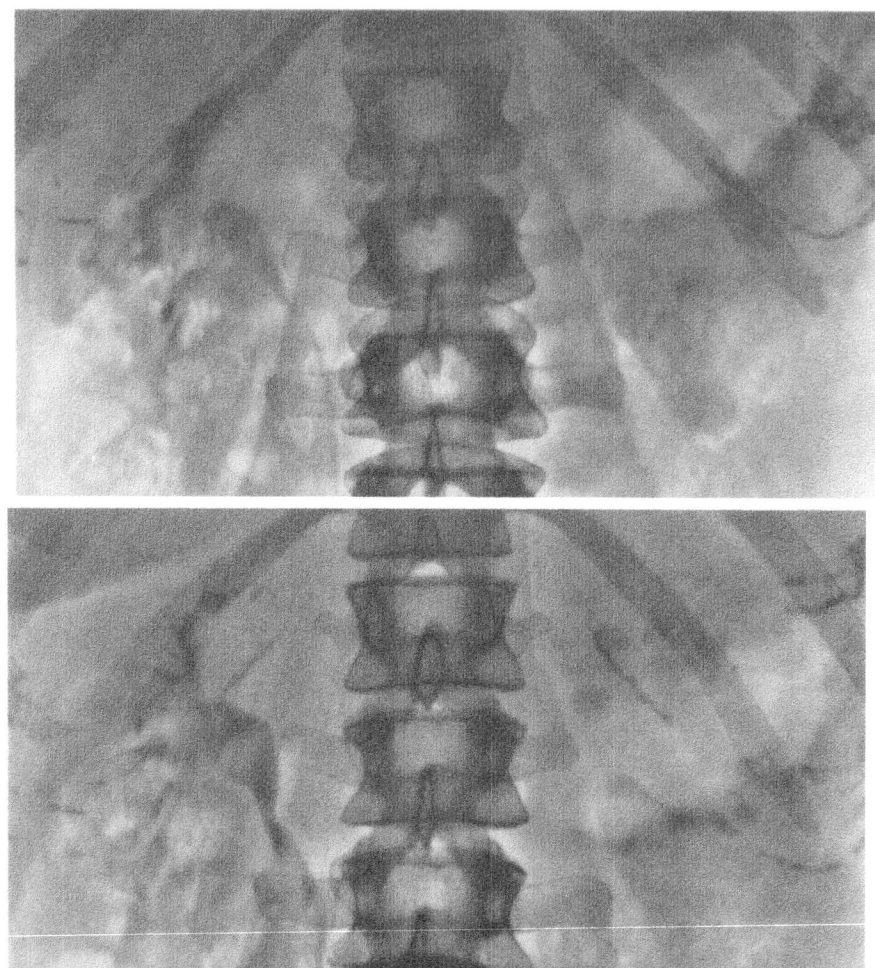

Abb. 645a—c. Nierentuberkulose beiderseits. Links erheblich weiter fortgeschritten als rechts. a u. b Mangelhafte Ausscheidung auf den Aufnahmen 3 und 6 min nach Kontrastmittelinjektion

Wartet man aber mit den weiteren Aufnahmen $^1/_2$, 1 oder sogar 2 Std, so wird man sehen, wie sich das weitgestellte, mit Kavernen durchsetzte Nierensystem doch noch füllt (Abb. 647). Eine Kompression erübrigt sich natürlich in solchen Fällen, da außer der *Sekretionsschwäche* zusätzlich noch eine *Austreibungsschwäche* besteht, die den frühzeitigen Abfluß des ausgeschiedenen Kontrastmittels verhindert. In derartigen Fällen läßt man jedoch die Patienten während der ganzen Dauer der Röntgenuntersuchung nicht aufstehen, sondern legt sie nach den ersten Aufnahmen auf eine Trage, damit das ausgeschiedene Kon-trastmittel nicht doch infolge zu reichlicher Bewegung abläuft. Größere Mengen bröckelig käsigen Eiters im Nierenbecken führen im Röntgenbild zu entsprechenden Füllungsdefekten, die immer unregelmäßig begrenzt sind, wie auch der Nierenbecken-rand bei derartig weit fortgeschrittenen Tuberkulosen stets eine unscharfe, wie angenagt erscheinende Begrenzung aufweist.

Geht der zerstörende Prozeß weiter und werden immer mehr Nephrone zerstört, dann läßt auch die sekretorische Nierenleistung weiter nach, so daß es schließlich zu einer nur noch sehr geringen oder sogar überhaupt zu keiner Ausscheidung des Kontrastmittels mehr kommt. In diesen Fällen geben der *völlige Funktionsausfall* einer Niere bei positivem Bacillenbefund und eine Kompressionsaufnahme der anderen Niere Aufschlüsse über die Situation. Ist eine Niere sowohl anatomisch als auch funktionell

vollkommen in Ordnung, so kann man auch auf ihre retrograde Kontrastmitteldarstellung verzichten. Zur Sicherung der Diagnose sind aber in derartigen Fällen die Sondierung und retrograde Darstellung der *erkrankten* Niere gestattet (Abb. 648). Die gesunde oder vermutlich gesunde Niere sollte man dabei vollkommen in Ruhe lassen.

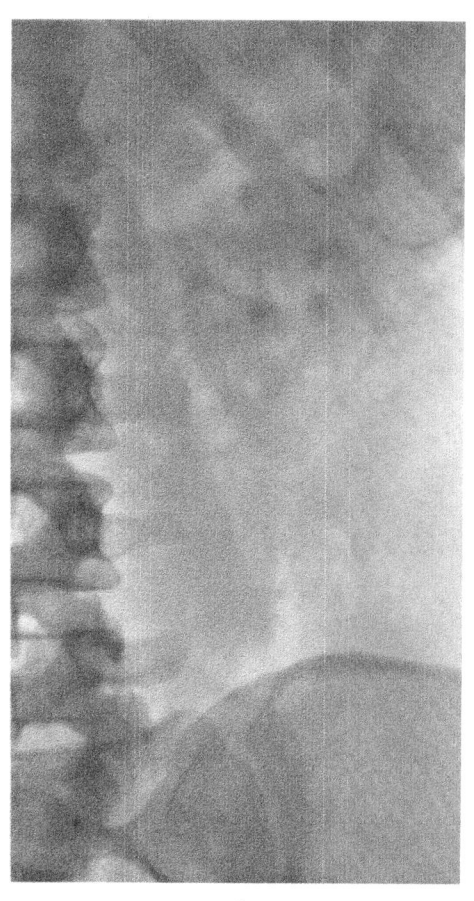

c
Abb. 645c. Aufnahme 15 min nach Injektion.
Links beginnende Ausscheidung

Im *Endstadium* einer Tuberkulose verliert die Niere ihre charakteristische Form. Sie kann massig und breit werden sowie ein Mehrfaches ihres normalen Umfanges erreichen, wenn durch Stauung von Harn und Eiter bei gestörtem Abfluß eine Entleerung überhaupt nicht mehr oder aber nur unvollkommen möglich ist. Werden jedoch die Eiter- und zerfallenden Käsemassen mit dem Urinstrom abgeschwemmt, so findet man eine *tuberkulöse Schrumpfniere*, bei der sämtliche Elemente des Organs einschließlich des Hohlsystems hochgradig und unregelmäßig verkleinert erscheinen. Greift der tuberkulöse Prozeß auf die Rindenbezirke der Niere über, so wird auch das perirenale Gewebe mit in den tuberkulösen Prozeß einbezogen. Im Laufe einer solchen Entwicklung kommt es zu einer oft mehrere Zentimeter dicken Schicht eines außerordentlich harten und derben Schwielengewebes. Dadurch verliert die Niere ihre Atemverschieblichkeit. Im Veratmungspyelogramm zeigt sich diese Unverschieblichkeit der Niere. Einen diagnostischen Wert hat diese Untersuchung aber nur insofern, als etwas über die Schwierigkeit einer bevorstehenden Operation ausgesagt werden kann. Derartige Eingriffe können technisch oft außerordentlich kompliziert werden, besonders auf der rechten Seite wegen der Nähe der V. cava und des retroperitonealen Teils des Duodenums, und verlangen vom Chirurgen sehr große Erfahrung und viel Geschick.

Auch der *Ureter* wird im Verlaufe der Erkrankung von der Tuberkulose befallen, wenn auch hin und wieder Fälle beobachtet werden, bei denen trotz einer weit fortgeschrittenen Nierentuberkulose, und zwar auch ohne Ureter- oder Nierenbeckenverschluß, bei denen also der Harnleiter ständig mit dem infektiösen Material in Berührung ist, bei der Operation ein überraschend zarter Ureter gefunden wird. In der Regel bestehen im Harnleiter aber erhebliche infiltrative Veränderungen, die zu einer Wandstarre, zu einer Lumenverengerung und bei Schrumpfungsprozessen auch zu einer erheblichen Verkürzung des Harnleiters führen können. Dann entstehen die charakteristischen *gestreckten Ureteren*, die, in ihrer ganzen Länge dargestellt, in einer geraden Linie vom Nierenbecken zur Blase ziehen; sie haben ihre physiologischen Krümmungen vollkommen

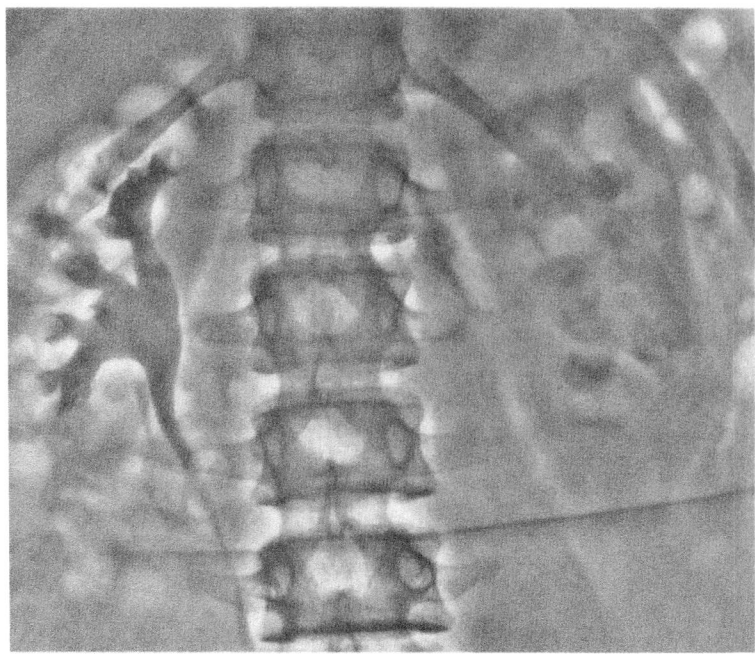

Abb. 646. Fortgeschrittene Nierentuberkulose links. Kompressionspyelogramm. 30 min nach Injektion von Urografin. Rechtes System o. B.

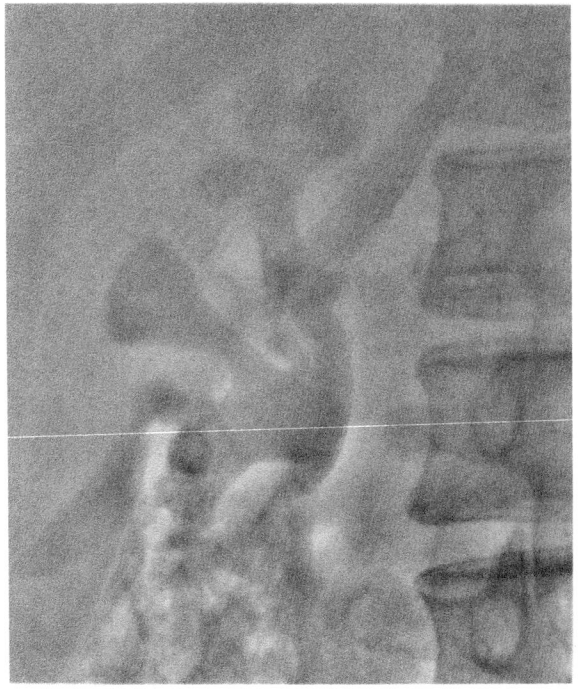

Abb. 647

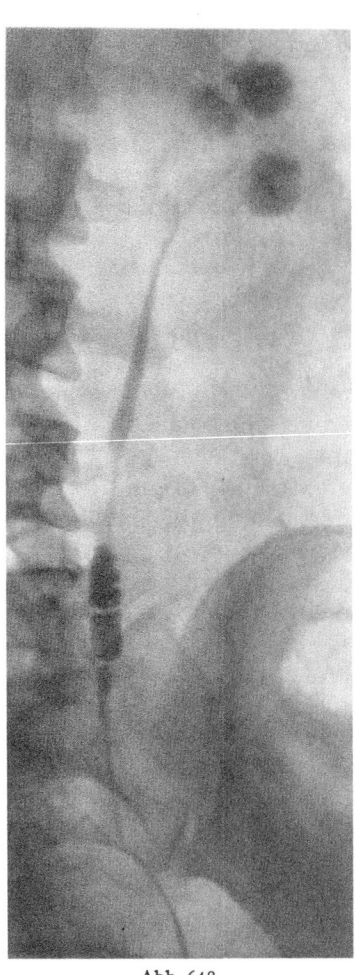

Abb. 647. Fortgeschrittene Nierentuberkulose rechts. Intravenöses Pyelogramm 25 min nach Injektion von Per-Abrodil

Abb. 648. Hochgradige Nieren- und Uretertuberkulose. Fast völlige Zerstörung der linken Niere. Völlig funktionsloses Organ

Abb. 648

verloren und können in fortgeschrittenen Stadien ein perlschnurartiges Aussehen annehmen. Wichtig ist auch das Verhalten des Ureters der scheinbar gesunden Seite bei einer einseitigen Nierentuberkulose. Ist eine erhebliche Blasentuberkulose vorhanden, und haben hier die infiltrativen Veränderungen zu einer Veränderung des Ostiums der gesunden Seite geführt, so kann es infolge dieser Ostiumstarre in Verbindung mit einer aufsteigenden lymphogenen Infektion zu einer aszendierenden Tuberkulose der bis dahin gesunden Seite kommen. In solchen Fällen gibt die Weitstellung des juxtavesicalen Ureterabschnitts der vermutlich noch gesunden Seite einen Hinweis, daß diese Gefahr besteht. Diese Zustandsbilder kann naturgemäß nur das intravenöse Pyelogramm aufdecken, zumal in derartigen Fällen eine Cystoskopie wegen der fortgeschrittenen Schrumpfblasenbildung außerordentlich schwierig und meiner Meinung nach absolut kontraindiziert ist, worauf auch zahlreiche andere Autoren immer wieder hingewiesen haben (v. LICHTENBERG, PFLAUMER, MAY u. a.). Im übrigen sei an dieser Stelle darauf hingewiesen, daß auch das Ausscheidungspyelogramm etwas über eine bestehende Cystitis aussagen kann, zumindest wenn eine beginnende *Schrumpfblase* vorliegt, die sich durch ihre runde, kugelige Form sowie durch Unschärfe der Randzeichnung zu erkennen gibt, so daß auch von diesem Gesichtspunkt aus eine instrumentelle Untersuchung der Blase unnötig erscheint.

7. Geschwülste

a) Geschwülste der Niere

In den Nieren können sich sowohl gutartige als auch bösartige Tumoren entwickeln. Unter den *gutartigen* Geschwülsten finden sich Lipome, Fibrome, Fibromyome, Angiome und Lymphangiome sowie Adenome. Sie bilden meist nur sehr kleine, aber häufig in Vielzahl vorhandene Tumoren und haben klinisch keinerlei Bedeutung. Meist werden sie bei Sektionen als Zufallsbefund festgestellt. Lediglich wenn diese Tumoren größer werden, können sie klinisch und röntgenologisch faßbar werden und sind in diesen Fällen, da eine differentialdiagnostische Abgrenzung zwischen Gut- und Bösartigkeit auf Grund der klinischen und röntgenologischen Erscheinungsformen nicht möglich ist, grundsätzlich als maligne anzusehen und operativ zu entfernen.

Bösartige Geschwülste sind wesentlich häufiger als gutartige und treten klinisch auch viel eher in Erscheinung als die vielfach stummen oder symptomarmen gutartigen Tumoren. Erstes klinisches Symptom ist entweder eine Blutung oder aber ein dumpfes Druckgefühl in der Nierengegend. In vielen Fällen findet man eine leichte, oft nur angedeutete Albuminurie. Manchmal bleiben aber auch die bösartigen Nierentumoren vollkommen stumm und werden häufig erst auf Grund von Metastasen, besonders im Skeletsystem und in den Lungen, mit ihrer charakteristisch runden Form diagnostiziert.

Bei Nierentumoren von *Kindern*, die im allgemeinen erst durch Palpation, oft zufällig beim Baden der Kinder entdeckt werden, handelt es sich um Geschwülste der *Bindegewebsreihe*, allerdings nur in den seltensten Fällen um *reine Sarkome*. Meist sind es Mischgeschwülste, die durch außerordentliche Buntheit ihrer histologischen Zusammensetzung auffallen und *Wilms-Tumoren* genannt werden. In ihnen finden sich neben fibromatös-sarkomatösem Gewebe auch drüsige Elemente, so daß die Geschwulst stellenweise einem Adenosarkom ähnlich werden kann. Zudem enthalten diese Tumoren häufig auch quergestreifte Muskulatur und Knorpelgewebe. Die Anwesenheit dieser Gewebsarten weist darauf hin, daß ihr Wachstum auf eine sehr frühe Embryonalzeit zurückgehen muß; man hat sie daher auch als embryonale Mischgeschwülste bezeichnet.

Solche Tumoren treten im allgemeinen in den ersten Lebensjahren auf und wachsen sehr schnell, aber lange Zeit trotz ihrer außerordentlichen Bösartigkeit rein expansiv. Sie weisen eine Kapsel auf, die nur selten frühzeitig durchbrochen wird. Zunächst bleibt auch die Nierenfunktion als solche ungestört, bis schließlich durch das permanente Tumorwachstum das Nierenparenchym weitgehend verdrängt wird, so daß in den meisten Fällen die Kinder in einem Stadium zur Aufnahme kommen, in dem die Tumordiagnose bereits palpatorisch gestellt werden kann (Abb. 649). Andererseits ist zu diesem Zeitpunkt wegen der Funktionsstörung eine Diagnose durch ein intravenöses Pyelogramm allein oft nicht mehr möglich; man muß dann die retrograde Füllung zu Hilfe nehmen. Dabei erscheinen in den meisten Fällen das Nierenhohlsystem und der Ureter nach medial zur Wirbelsäule hin verlagert; weniger häufig werden Lateropositionen und Depressionen beobachtet. Zeigt sich eine starke Verdrängung der Niere nach unten und lateral, ohne daß das Nierenbeckenkelchsystem wesentlich destruiert ist, dann liegen meist Nebennierentumoren oder Neuroblastome vor. Diese Geschwülste verursachen nämlich nur

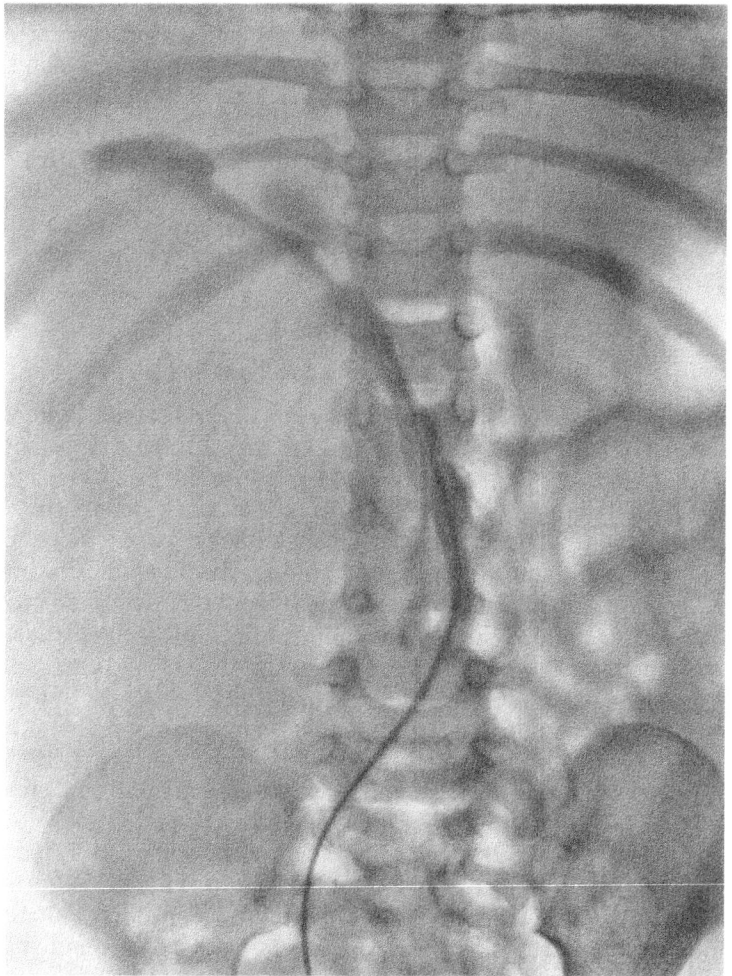

Abb. 649. Sogenanntes embryonales Mischsarkom beim Kleinkind rechts. Retrogrades Pyelogramm

sehr selten Veränderungen am Hohlsystem der Nieren, im Gegensatz zu den Mischgeschwülsten, die immer eine Deformierung des röntgenologisch darstellbaren Nierenanteils hervorrufen. Das besondere Problem des kindlichen bösartigen Nierentumoren ist ihre Frühdiagnose; denn je älter die Kinder bei der Feststellung der Erkrankung bereits sind, um so schlechter ist die Prognose. Die Metastasierung erfolgt auch hier bevorzugt in die Lungen.

Solche Tumoren sind häufig außerordentlich strahlensensibel. Manchmal wird diese Tatsache als differentialdiagnostisches Merkmal gegenüber Neuroblastomen angegeben.

Unter den bösartigen Nierengeschwülsten des *Erwachsenenalters* überwiegen bei weitem solche mit *epithelialem* Charakter, wobei es sich aber nur in der Minderzahl um *reine Carcinome* handelt. Ihren Ausgang nehmen sie bald vom oberen, bald vom unteren Nierenpol, ohne eine besondere Prädilektion für bestimmte Parenchympartien zu zeigen.

Die infiltrierenden derben Carcinome scheinen häufiger von der Gegend des Nierenbeckens auszugehen und sind dann durch eine lineare Zusammenpressung des gesamten Hohlsystems der Niere charakterisiert.

Viel häufiger als diese in ihrem mikroskopischen Bild vollständig den Carcinomen anderer Organe gleichenden Tumoren entwickeln sich in der Niere, und zwar fast ausschließlich bei Erwachsenen, bösartige Geschwülste, die man als *Grawitzsche Tumoren*

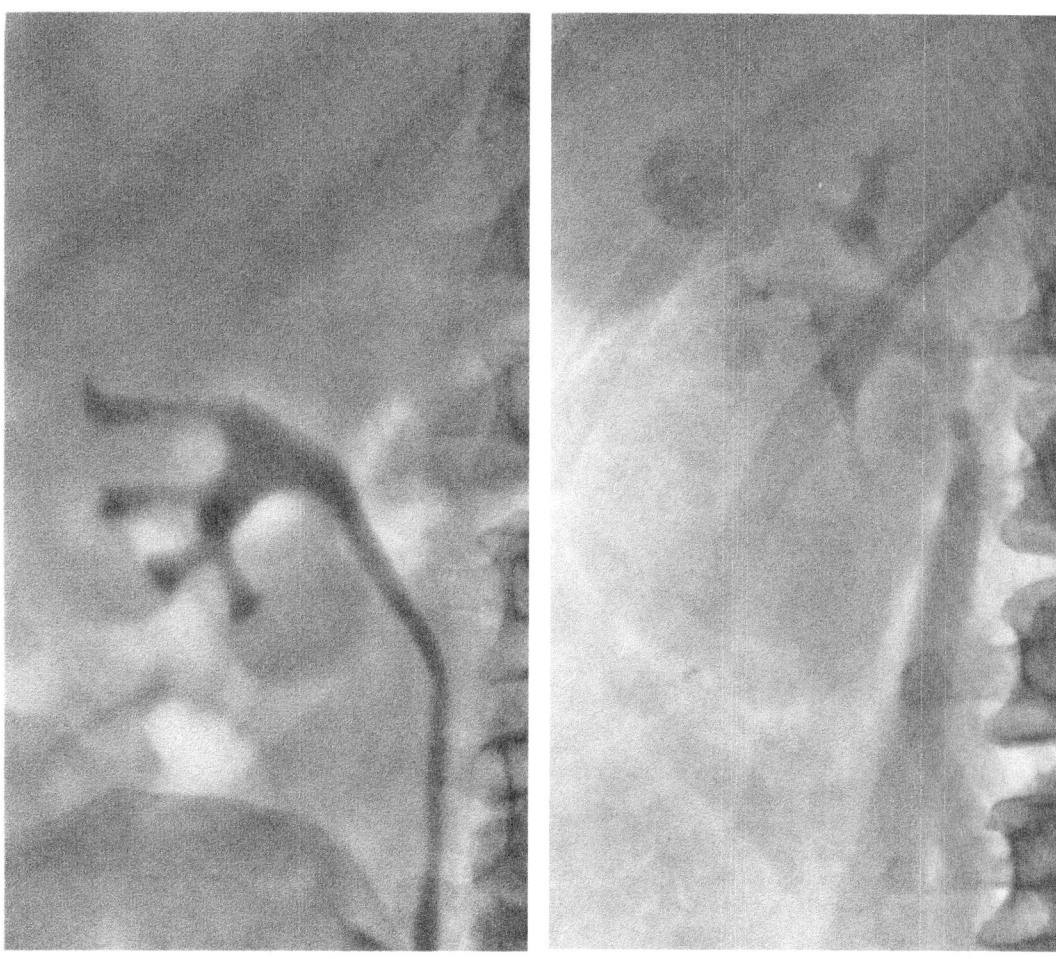

Abb. 650   Abb. 651

Abb. 650. Tumor im oberen Pol der rechten Niere mit teilweiser Destruktion des oberen Kelches und Kelchhalses. Retrogrades Pyelogramm

Abb. 651. Tumor im unteren Pol der rechten Niere. Intravenöses Pyelogramm

oder, weil sie in ihrem histologischen Aufbau der Zona fasciculata der Nebennieren entsprechen, als *Hypernephrome* oder *hypernephroide Carcinome* bezeichnet. Sie haben ihren Sitz an den Nierenpolen (Abb. 650—653) oder aber auch an der Konvexität der Niere (Abb. 654—656) und dringen keilförmig in die Markschicht ein, wobei sie das gesunde Gewebe vorerst nicht infiltrieren, sondern ihrem expansiven Wachstum entsprechend zunächst nur auseinanderdrängen. Eine wesentliche Einschränkung der funktionellen Nierenleistung besteht also bei diesen Geschwülsten anfangs noch nicht. Klinisch manifestieren sie sich, wie bereits gesagt, durch Druckerscheinungen und Hämaturie. Da diese Tumoren überall in der Niere entstehen können, sind ihre *röntgenologischen Erscheinungsbilder äußerst mannigfaltig*, von den bekannten klassischen Tumorbildern bis zu grotesken Verzerrungen des Hohlsystems der Nieren. In vielen Fällen wird man die Tumordiagnose bereits auf Grund eines intravenösen Pyelogramms stellen können, da ja, wie schon bemerkt, eine wesentliche Einschränkung der Nierenfunktion durch das Tumorwachstum zunächst nicht eintritt. Manchmal wird man aber auch hier eine retrograde Füllung nicht entbehren können. Sobald der Verdacht auf einen Tumor begründet ist, sollte man alle zur Verfügung stehenden diagnostischen Methoden erschöpfend

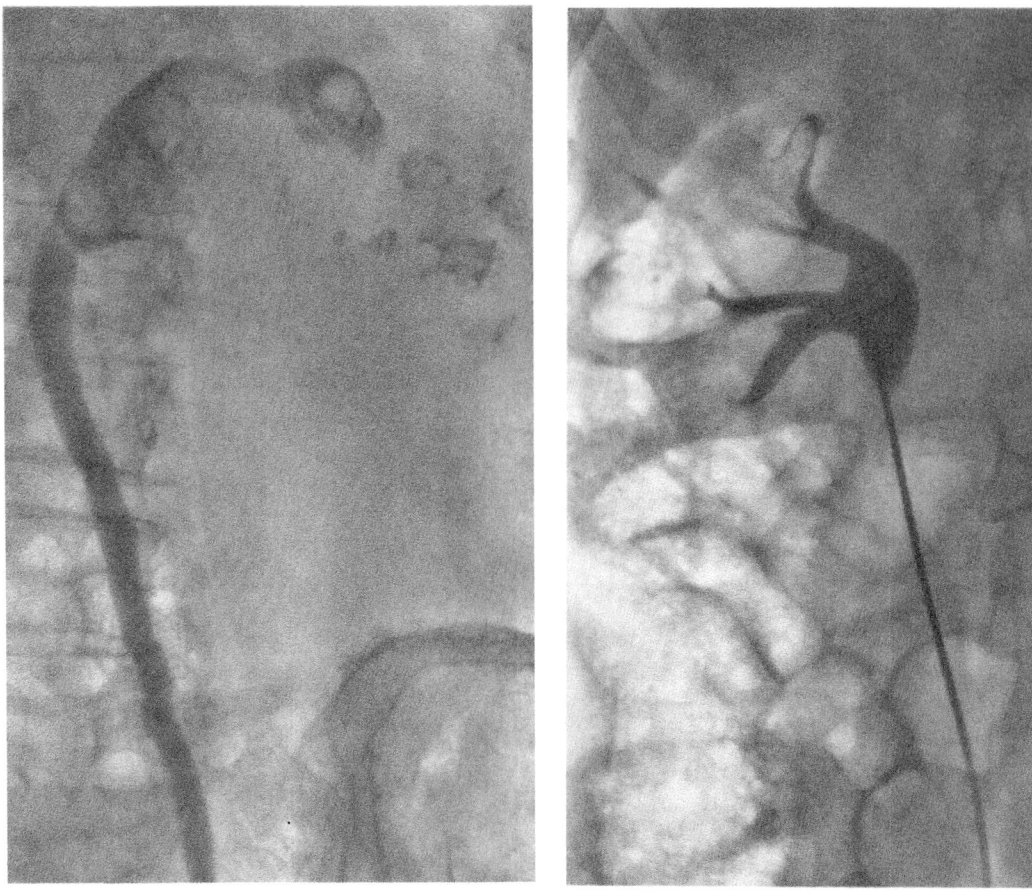

Abb. 652   Abb. 653

Abb. 652. Großer, die Niere nach medial verdrängender, ins Nierenbecken eingebrochener Nierentumor. Retrogrades Pyelogramm

Abb. 653. Kleiner Nierentumor. Aufsplitterung des oberen Kelchsystems der rechten Niere. Retrogrades Pyelogramm

einsetzen, um zu einer Klärung des Falles zu gelangen. Wenn man einmal einen Nierenstein, der sich ungünstig projiziert, übersieht, ist das lange nicht so schwerwiegend wie die Fehldiagnose bei einem Nierentumor. Wir stehen auf dem Standpunkt, daß man bei kleinen fraglichen Defekten in einem Nierenpol besser einmal zu oft als zu wenig die Niere freilegen und inspizieren sollte.

Den *charakteristischen Röntgenbefund* beschrieb JOSEPH im Jahre 1931: „Die Niere ist stark nach abwärts gedrängt. Der adrenale Teil des Harnleiters wird abgeknickt, so daß er geradezu quer zur Wirbelsäule oder in Bajonettstellung verläuft. Becken und Kelche werden nach unten gedreht. Dabei sind trotz der Verschiebung Becken und Kelche nicht erweitert, sondern eher verkleinert. Die maligne Nierengeschwulst kann die Kelche eindrücken und vernichten, in die Länge ziehen und auseinanderspreizen, also von dem einen Extrem in das andere fallen. Ein Füllungsdefekt im Nierenbecken kommt durch den Einbruch von Tumormassen in das Nierenbecken oder durch die

Ausfüllung des Nierenbeckens mit Blutgerinnseln zustande. Man sieht, wie die Füllmasse scharf am Eintritt in das Nierenbecken abschneidet, das ganze Nierenbecken und die Kelche leer läßt und nur einige Kelchspitzen schwach erreicht. Die Erscheinung erklärt sich zwanglos durch den Umstand, daß die Füllmasse das Nierenbecken bereits anderweitig ausgefüllt vorfindet, durch Tumormassen oder durch Blutgerinnsel oder durch ein Gemisch von beiden.‟

Soweit die klassische Beschreibung des Pyelogramms bei Nierengeschwülsten! Aus den beigefügten Abbildungen kann man ersehen, wie schwierig es ist, das Erscheinungsbild dieser Geschwülste in ein Schema zu ordnen. Man beobachtet nicht nur Verdrängungen des Organs nach unten mit Ureterabknickung, sondern auch Verschiebungen nach außen oben mit Streckung des Harnleiters. Durch das Tumorwachstum können sogar vollkommen atypische Bilder hervorgerufen werden, die denen einer polycystischen Nierendegeneration täuschend ähnlich sind. Wegen der besonderen Bedeutung dieses Problems sind in den Abb. 649—664 mehrere verschiedenartige Tumorformen wiedergegeben, die man genau betrachten und sich einprägen sollte; denn man kann keineswegs immer auf Grund des Röntgenbildes sofort sagen, daß es sich in dem einen Falle um eine Geschwulst handelt und im anderen Falle nicht. Wichtig ist auch der Vergleich des Röntgenbefundes mit den Operationspräparaten, der die oft eigenartigen Erscheinungsbilder bei Nierentumoren zu erkennen und zu verstehen hilft.

Neubildungen der Nieren brechen häufig in das *Nierenbecken* ein und füllen es ganz oder teilweise mit Tumormassen aus (Abb. 657). Im Nierenbecken können aber auch Tumoren *primär* entstehen; sie sind allerdings wesentlich seltener als die des Nierenparenchyms. So fallen auf 100 Nierentumoren etwa 4—5 Nierenbeckengeschwülste. Fast immer sind die Nierenbeckenneoplasmen epithelialer Natur, wobei man histologisch die gutartigen *Papillome* mit blumenkohlähnlichem Aus-

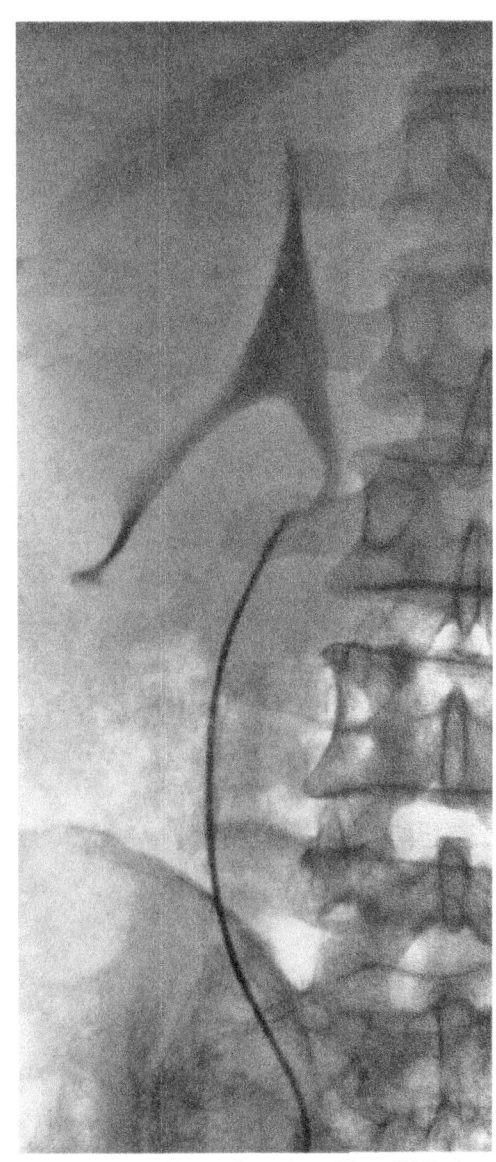

Abb. 654. Großer Tumor der rechten Niere. Weite Auseinanderdrängung der oberen und unteren Kelchgruppe. Mittlere Kelchgruppe völlig verschwunden

sehen von den malignen *Zottenkrebsen*, die makroskopisch ganz ähnlich sein können, unterscheiden muß. Klinisch und röntgenologisch sind beide Tumorarten als bösartig anzusehen, weil auch die gutartigen Formen, ganz abgesehen von einer möglichen malignen Degeneration, durch Absiedlung von Tochtergeschwülsten im Harnleiter und in der Blase als fakultativ maligne aufzufassen sind. Bei den epithelialen, derben, breit aufsitzenden Geschwülsten des Nierenbeckens handelt es sich immer um *Carcinome*, und zwar meist um Plattenepithelkrebse, die bereits frühzeitig auf das Nierenparenchym übergreifen (Abb. 658 und 659). In diesen Fällen ist es häufig auch histologisch schwierig, sie gegenüber primären Parenchymtumoren abzugrenzen.

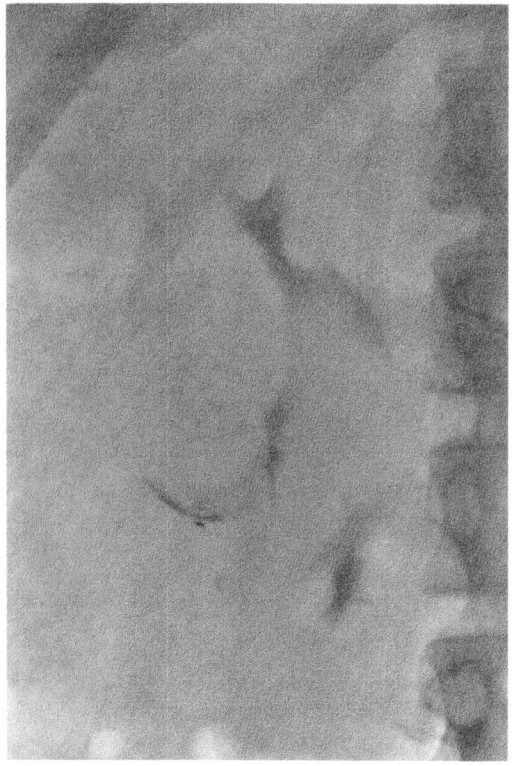

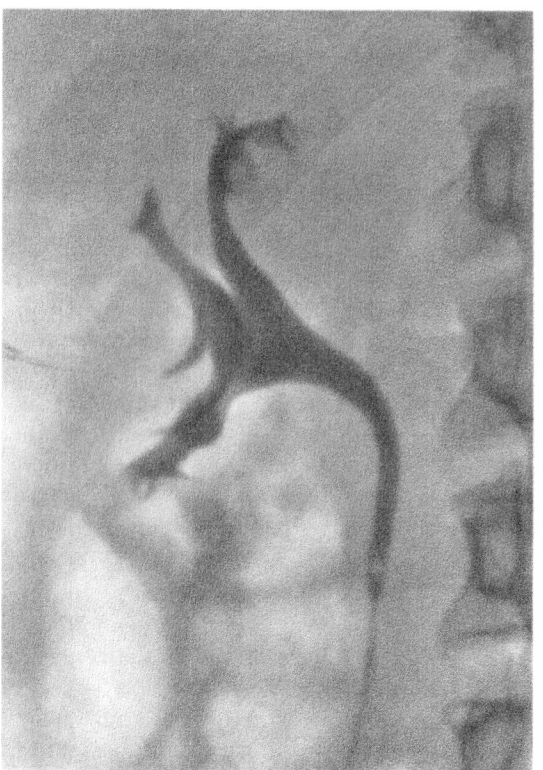

Abb. 655. Großer, ins Nierenbecken eingedrungener Nierentumor der rechten Niere. Intravenöses Pyelogramm

Abb. 656. Typisches Bild für apfelgroßen Nierentumor rechts. Retrogrades Pyelogramm

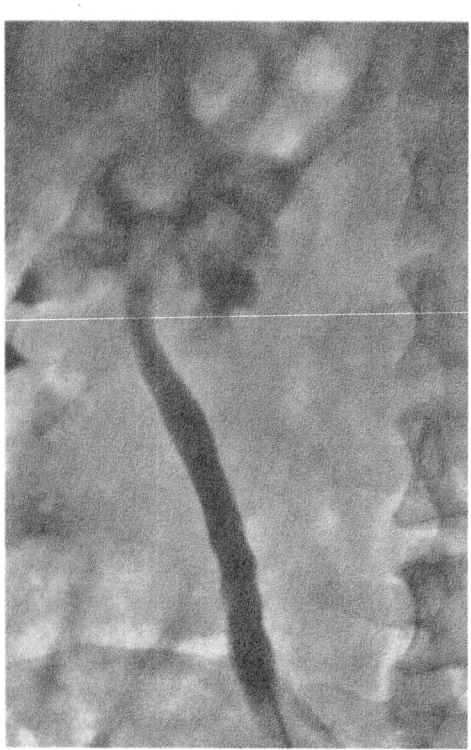

Abb. 657. Großer Nierentumor rechts mit Lateralverdrängung der Niere und völliger Destruktion des Hohlsystems. Retrogrades Pyelogramm

Pyelographisch sind die Nierenbeckentumoren durch Füllungsdefekte sowohl im intravenösen als auch im retrograden Pyelogramm zu diagnostizieren (Abb. 660—662). Dabei können bei der retrograden Füllung u. U. Bilder entstehen, wie sie auch bei nichtschattengebenden obturierenden Steinen am Nierenbeckenureterabgang gefunden werden (Abb. 663). In diesem Zusammenhang ist ein Vergleich der Abb. 663 und 664 interessant und lehrreich. In Abb. 663 handelt es sich tatsächlich um ein Nierenbeckenpapillom; es hatte das Nierenhohlsystem fast vollkommen ausgefüllt. In dem anderen Fall (Abb. 664) dagegen war die Situation vollkommen anders. Bei der Patientin traten seit Monaten intermittierende, zeitweise sehr heftige Blutungen auf, die schließlich zur Aufnahme in die Klinik führten. Da es im intravenösen Pyelogramm nicht zu einer Darstellung der linken Niere kam, wurde in einem blutungsfreien Intervall (die Patientin hatte 10 Tage keine Hämaturie mehr gehabt) eine retrograde Füllung vorgenommen; dabei entstand dieses klassische, schlangenmaulähnliche Kontrastbild. Die Diagnose eines großen

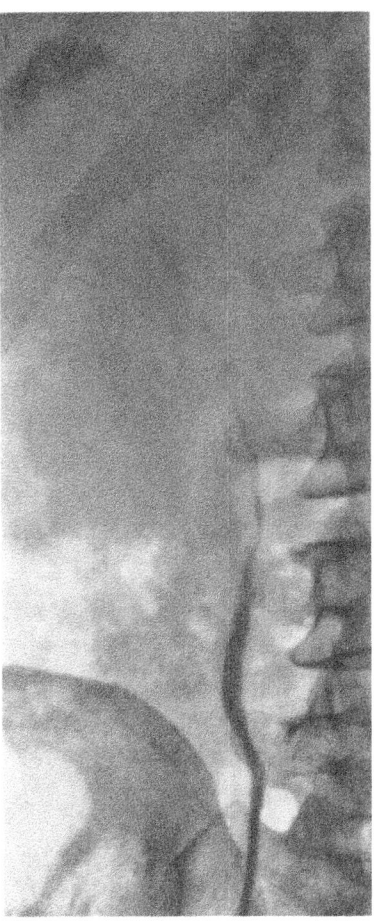

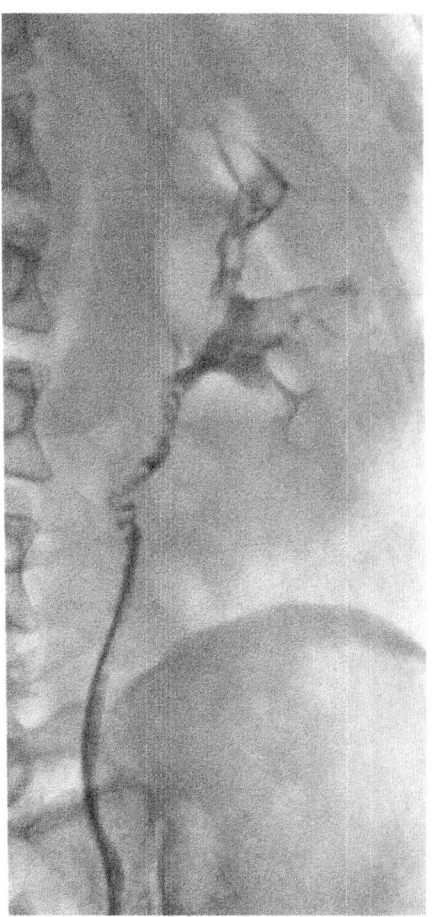

Abb. 658. Auf Harnleiter und Nierenparenchym übergreifendes Nierenbecken-Carcinom. Retrogrades Pyelogramm

Abb. 659. Nierenbecken-Carcinom, weit in den Harnleiter übergreifend. Retrogrades Pyelogramm

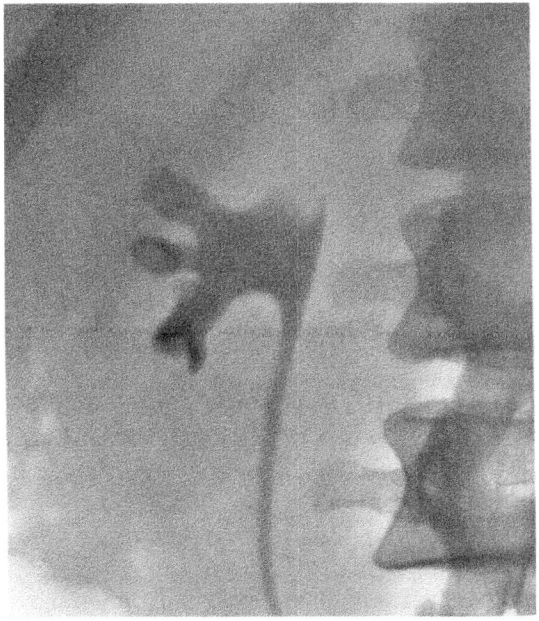

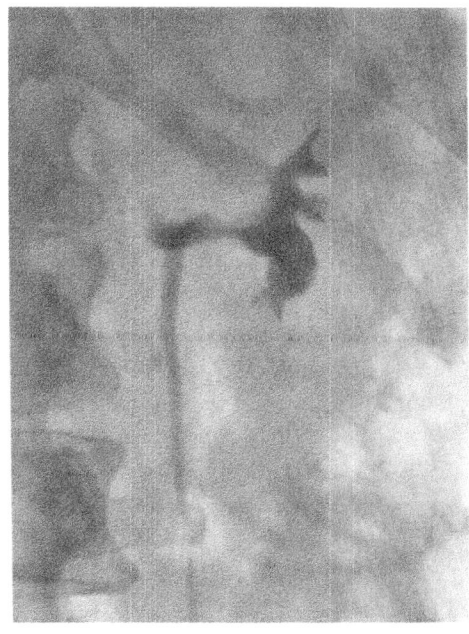

Abb. 660. Nierenbeckentumor, vom oberen Kelch ausgehend. Retrogrades Pyelogramm

Abb. 661. Nierenbeckentumor, vom oberen Beckenrand ausgehend. Intravenöses Pyelogramm

Nierenbecken- bzw. Nierentumors schien damit festzustehen. Bei der anschließend durchgeführten Nephrektomie zeigte sich dann aber, daß der Füllungsdefekt durch ein altes organisiertes Hämatom hervorgerufen worden war und daß als Ursache für die Blutung ein kleines, kaum linsengroßes Papillom im oberen Kelch verantwortlich war. Diese Beobachtung ist deshalb so instruktiv, weil sie die Forderung unterstreicht, bei massiver

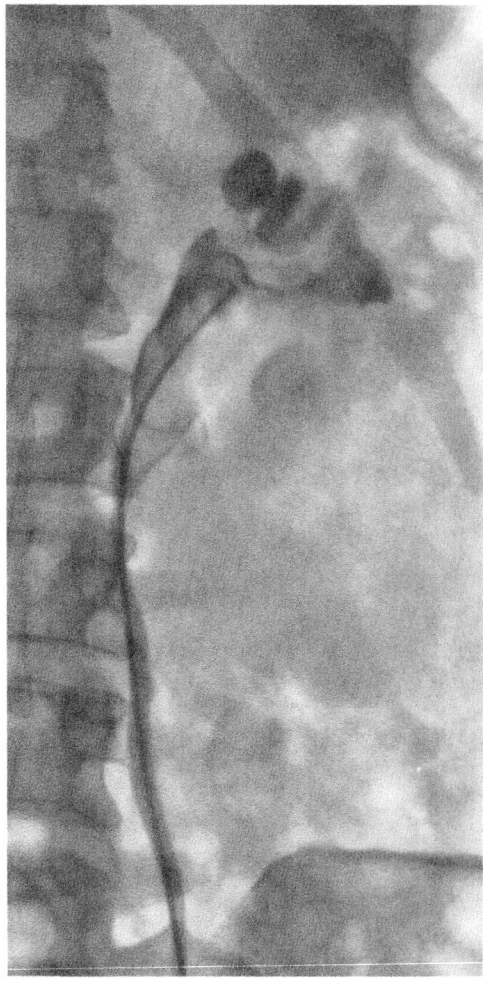
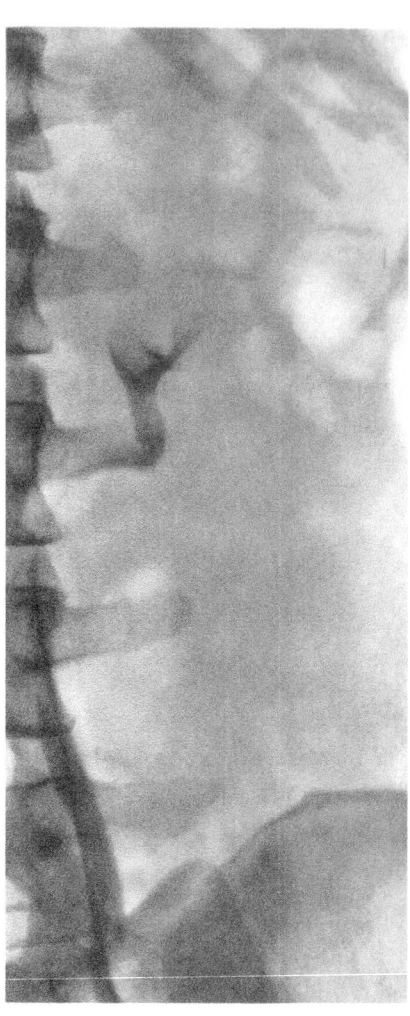
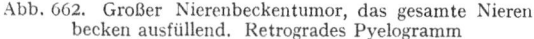

Abb. 662. Großer Nierenbeckentumor, das gesamte Nierenbecken ausfüllend. Retrogrades Pyelogramm   Abb. 663. Nierenbeckentumor, das gesamte Hohlsystem ausfüllend. Froschmaulform. Retrogrades Pyelogramm

Blutung mit der Deutung von Füllungsdefekten im Nierenbecken außerordentlich vorsichtig zu sein. Man soll in derartigen Fällen, wenn die Diagnose nicht ganz sicher ist, immer im blutungsfreien Intervall pyelographieren und im Zweifelsfall die Füllung mehrfach wiederholen; denn auch ein kleiner Stein kann einmal eine schwere massive Hämaturie hervorrufen, und die Nephrektomie wäre in einem solchen Falle sicher nicht die Therapie der Wahl.

b) Geschwülste des Ureters

Primäre Harnleitertumoren sind sehr selten. Papillome des Ureters sind fast immer von Nierenbeckenpapillomen begleitet. Nur ausnahmsweise werden isolierte Ureterpapillome gefunden. Carcinome im Ureter kommen sicher auch als Primärtumoren vor, obgleich die Mehrzahl derartiger Neubildungen als Metastasen aus der Nachbarschaft aufzufassen sind.

Die Symptome der Harnleitertumoren, die Hämaturie und die Schmerzattacken in Form von Koliken durch temporäre Harnstauung oder die Hydroureter- bzw. Hydronephrosenbildung als chronische Harnstauung, sind vieldeutig und gestatten keine eindeutige Diagnose. Zur Klärung derartiger Fälle bedarf es der instrumentellen retrograden Darstellung (Abb. 665 und 666), die am besten in Form der Pflaumer-Woodruff-Füllung durchgeführt wird.

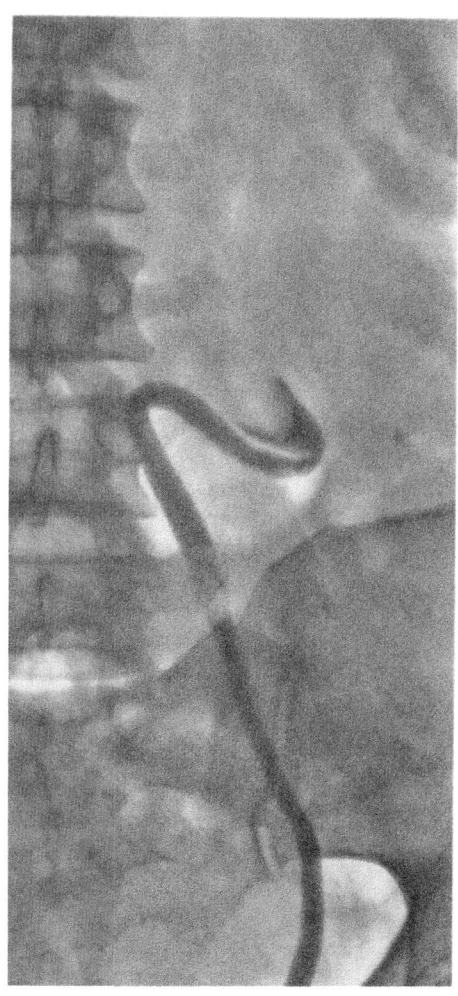 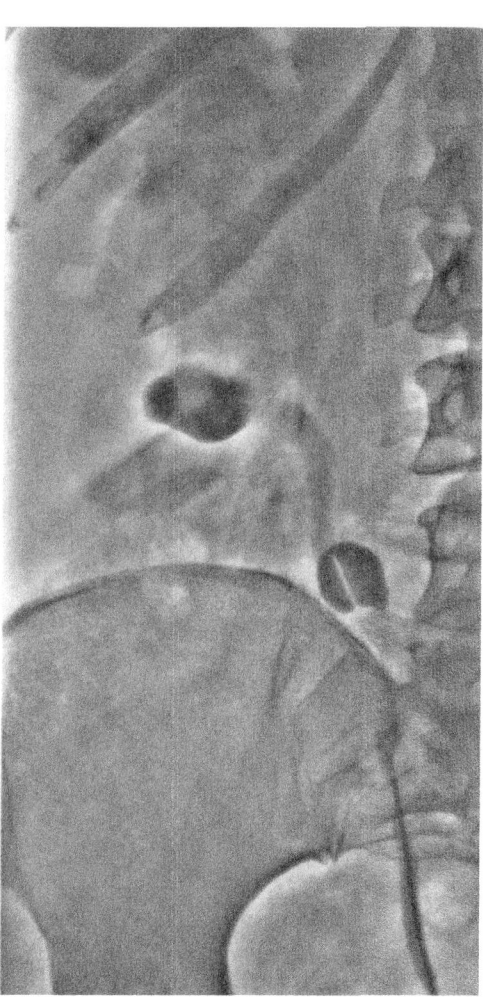

Abb. 664. Kontrastmittelaussparung durch ein organisiertes Hämatom bei nur kleinem Papillom im oberen Kelch. Retrogrades Pyelogramm

Abb. 665. Haarfeine Stenose des rechten Harnleiters durch Metastasen eines Genital-Carcinoms

c) Geschwülste der Nierenhüllen und des perirenalen Gewebes

Tumoren der Nierenhüllen und des perirenalen Gewebes werden ebenfalls nur sehr selten beobachtet. Sie können von der Bindegewebs- oder der Fettkapsel der Niere ausgehen. Manchmal scheinen sie aus versprengten Teilen des Wolffschen Körpers oder aus mißgebildeten, in das pararenale Gewebe aberrierten Ureter- oder Nierenkelchsprossen zu stammen. Entsprechend der Verschiedenartigkeit des Ursprungsbodens ist auch ihr histologischer Bau sehr mannigfaltig. So findet man unter ihnen Fibrome, Myxome, Lipome, am häufigsten aber Mischgeschwülste, an denen Fett-, Binde- und Schleimgewebe beteiligt ist. Auch cystische Tumoren, die dann meistens aus dem Wolffschen Körper oder aus Ureter- bzw. Nierenkelchknospen stammen, können vorkommen. Auffallend ist, daß diese perirenalen Tumoren bei Frauen wesentlich häufiger sind als bei Männern. Alle Geschwulstarten der Nierenhüllen entwickeln sich

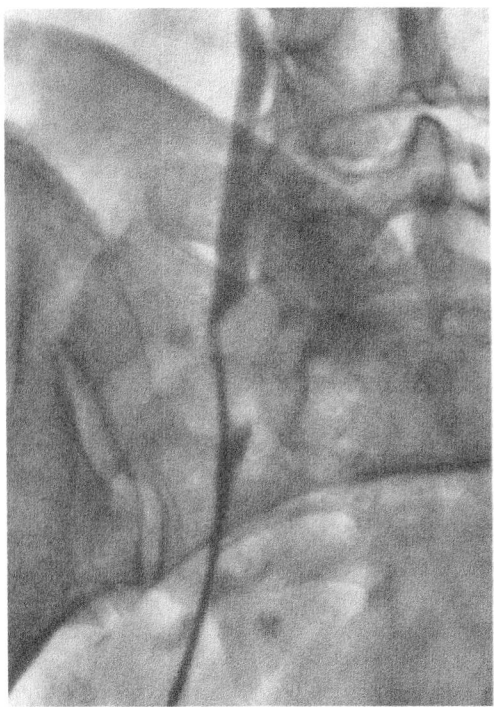

Abb. 666. Primäres Ureter-Carcinom rechts in Höhe des
Promontoriums. Retrogrades Pyelogramm

vorwiegend ventral und im Bereich des *unteren Nierenpols.* Besonders die Lipome können eine geradezu monströse Größe erreichen und haben trotz ihrer pathologisch-anatomischen Gutartigkeit die Tendenz, nach operativer Entfernung zu rezidivieren. Meist werden diese Tumoren palpatorisch diagnostiziert und im allgemeinen zunächst als Nierentumoren angesprochen.

Die röntgenologische Untersuchung mittels Ausscheidungsurographie oder retrograder Füllung klärt aber in diesen Fällen den Ursprung meistens rasch, da eine Destruierung des Kelchsystems in den allermeisten Fällen nicht vorliegt. Nur wenn die Tumoren außerordentliche Größe erreichen, wie beispielsweise manche Lipome, können auch gröbere Formveränderungen der Nieren und damit auch ihrer Hohlsysteme hervorgerufen werden. Wegen ihrer Tendenz zur malignen Entartung sind auch diese Tumoren als fakultativ bösartig zu bezeichnen und sollen, wenn sie einmal diagnostiziert sind, immer operativ entfernt werden.

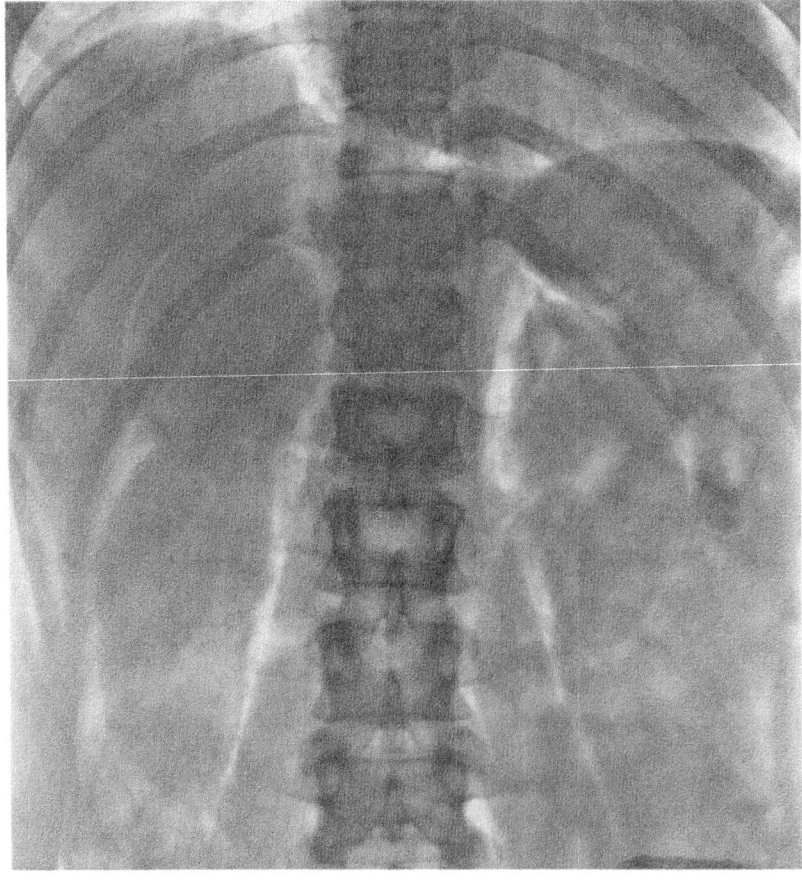

Abb. 667. Nebennierentumor rechts (Phäochromocytom). Retropneumoperitoneum präsacral

d) Geschwülste der Nebennieren

Eine sehr interessante Gruppe von Tumoren, die sich in der Nachbarschaft der Nieren entwickeln können, sind die Nebennierengeschwülste mit ihrem bunten und verschieden-artigen klinischen Erscheinungsbild, je nachdem von welchem Teil der Neben-niere sie ausgehen.

Neben den hormoninaktiven, äußerst bösartigen *Nebennierencarcinomen*, die meist erst diagnostiziert werden, wenn sie durch ihr Wachstum Verdrängungs-erscheinungen an benachbarten Organen hervorrufen, findet man als maligne und benigne Tumoren des Nebennierenmarks die *Phäochromocytome* (Abb. 667), die klinisch durch das Auftreten sog. *Blut-druckkrisen* charakterisiert sind, in ande-ren Fällen aber auch einen Dauerhyper-tonus bewirken können. Von der Rinde ausgehende Geschwülste (Abb. 668) kön-nen das sog. *adrenogenitale Syndrom* aus-lösen. Wenn es sich nach der Geburt ent-wickelt, tritt es als Pseudopubertas prae-cox, andernfalls (bereits fetal angelegt) als pseudohermaphroditischer Formenkreis in Erscheinung. Auch diese Tumoren kön-nen gut- und bösartig sein.

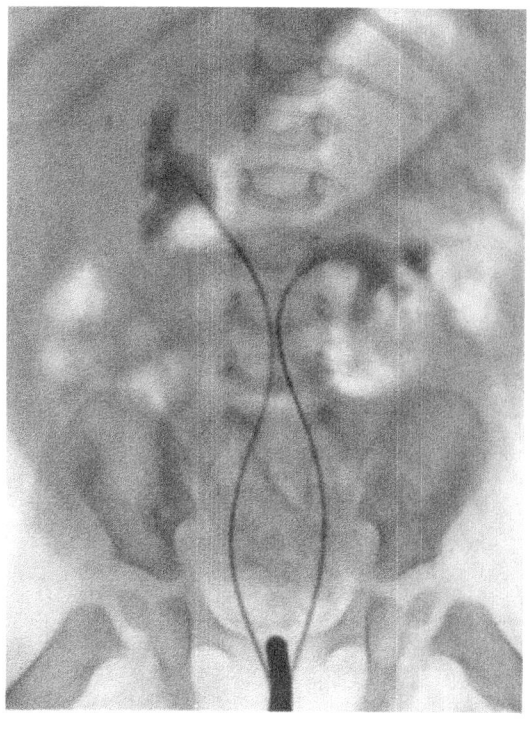

Abb. 668. Nebennierentumor links (Rindencarcinom bei Pseudopubertas praecox). Retrogrades Pyelogramm

Schließlich ist noch eine dritte Form von Nebennierenrindentumoren zu nennen,

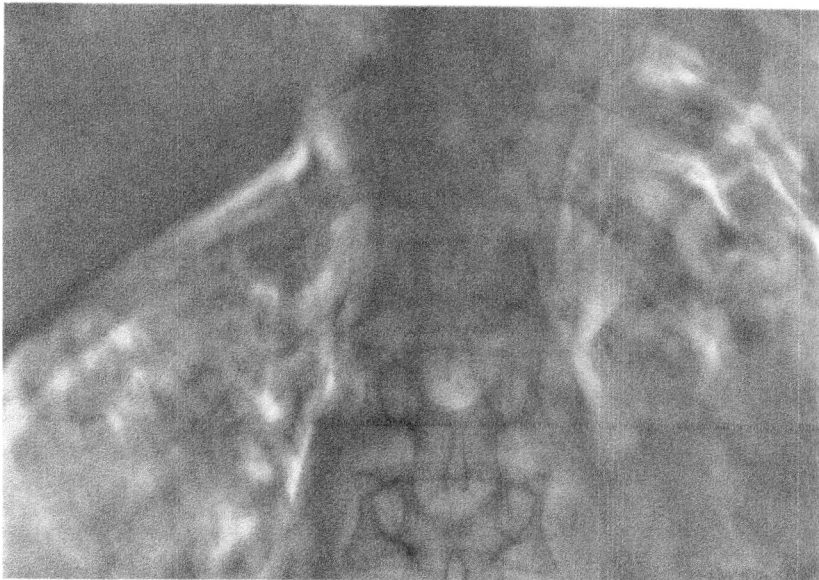

Abb. 669 Nebennierentumor rechts bei Morbus Cushing. Präsacrale Luftfüllung

die das sog. *Cushing-Syndrom* hervorrufen können (Abb. 669). Auch hierbei werden sowohl Adenome als auch Carcinome beobachtet. An dieser Gruppe ist interessant, daß bei einseitigen Tumoren, besonders bei kleineren Adenomen, die kontralaterale Nebenniere immer sehr atrophisch ist.

Röntgenologisch läßt sich die Diagnose häufig durch eine präsacrale bzw. perirenale Luftfüllung, die entweder mit Luft, Sauerstoff oder Stickoxydul durchgeführt werden kann, klären (vgl. Retropneumoperitoneum, S. 321 und Abb. 356). Man sieht dann oberhalb der Niere runde Schattenbildungen, die manchmal in Verbindung mit einem Pyelogramm, als Nebennierentumoren zu erkennen sind, vor allem auf zusätzlichen *Schichtbildern.* Linksseitig muß man bei der Deutung der Bilder vorsichtig sein, weil die Milz Anlaß zu Täuschungen geben kann (Abb. 670). Die besten Bilder erhält man zuweilen erst nach einigen Stunden, wenn sich die präsacral langsam insufflierte Luft (1200—1500 cm³) im perirenalen Raum verteilt hat.

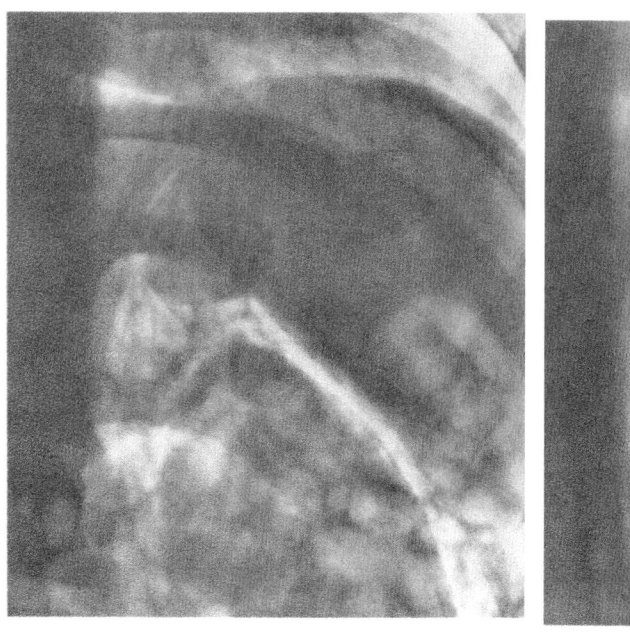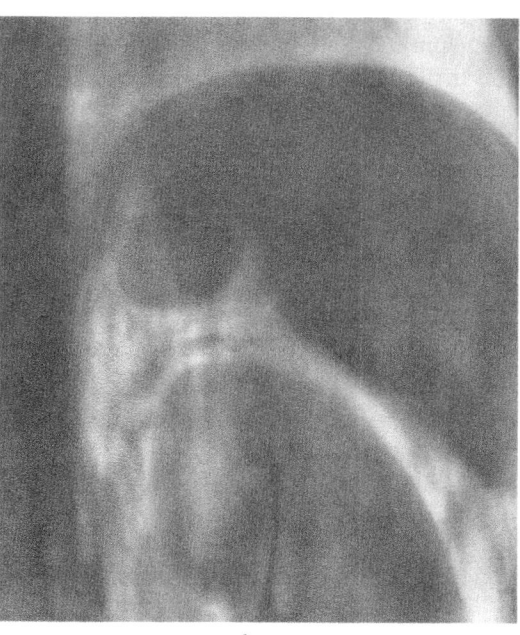

a   b

Abb. 670 a u. b. ,,Nebennierentumor links". a präsacrale Luftfüllung. b Derselbe Fall im Tomogramm in der 11 cm-Schicht. Tumor im Bereich der linken Nebenniere deutlich zu erkennen, von der Milz abgesetzt. Trotzdem handelte es sich nicht um eine Geschwulst, sondern um ein retroperitoneales Magendivertikel

Eine direkte *perirenale Füllung* führen wir wegen ihren Gefahren (Luftembolie) nicht mehr durch. Vor der Gefahr der Luftembolie schützt man sich am besten, indem man etwa 30—40 cm³ Kochsalzlösung injiziert und beobachtet, ob die injizierte Flüssigkeit klar wieder abtropft.

Manchmal genügt zur Erkennung eines größeren Nebennierentumors die Anfertigung eines intravenösen oder retrograden Pyelogramms. Manchmal können sogar kleinere Nebennierentumoren auf diese Art dargestellt werden. Trotzdem ist häufig die Situation röntgenologisch nicht eindeutig, obwohl das klinische Erscheinungsbild eine Klärung verlangt. Dann muß eine operative Exploration der verdächtigen Gegenden erfolgen.

Aortographien haben wir bei derartigen Erkrankungen bisher nicht durchgeführt, weil wir uns davon nicht allzuviel versprechen und weil diese Untersuchungsmethode sicherlich nicht ganz so harmlos ist, wie manche Autoren annehmen. Aus diesem Grunde sind wir überhaupt mit der Durchführung von Aortographien bei Nierenerkrankungen sehr zurückhaltend. Es bleibt abzuwarten, was von dieser Methode für die urologische Diagnostik übrigbleiben wird. In beschränktem Umfange wird sie sicherlich auch in der Urologie einen gewissen Wert erhalten.

8. Verletzungen

Während man lange Zeit auf dem Standpunkt stand, daß die Röntgenuntersuchung der Nieren bei Verdacht auf Verletzungen durch äußere Gewalteinwirkungen keinen großen Wert hätten, hat sich diese Einstellung heute völlig gewandelt. Man sollte grundsätzlich bei jedem Verdacht auf eine Verletzung der Nieren röntgenologisch untersuchen.

Wenn man sich klarmacht, welche Verletzungsfolgen an den Nieren auftreten können, ergibt sich zwangsläufig die Leistungsfähigkeit der Kontrastmitteldarstellung bei derartigen Ereignissen. Es ist selbstverständlich, daß beispielsweise bei einer völligen Zertrümmerung des Organs oder bei einem Abriß des Nierenstieles eine Kontrastmittelausscheidung auf der verletzten Seite nicht stattfinden kann. In diesen Fällen ist im allgemeinen eine sofortige operative Intervention wegen der akuten Verblutungsgefahr gegeben. Aber auch dann ist es dringend erforderlich, sich vor der Operation davon

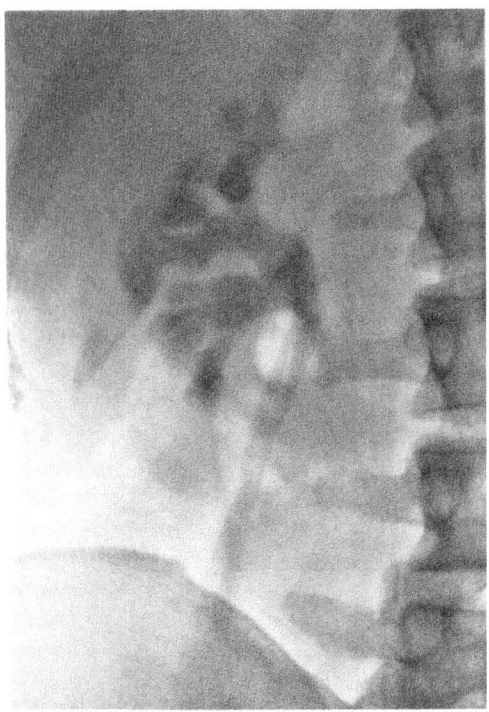 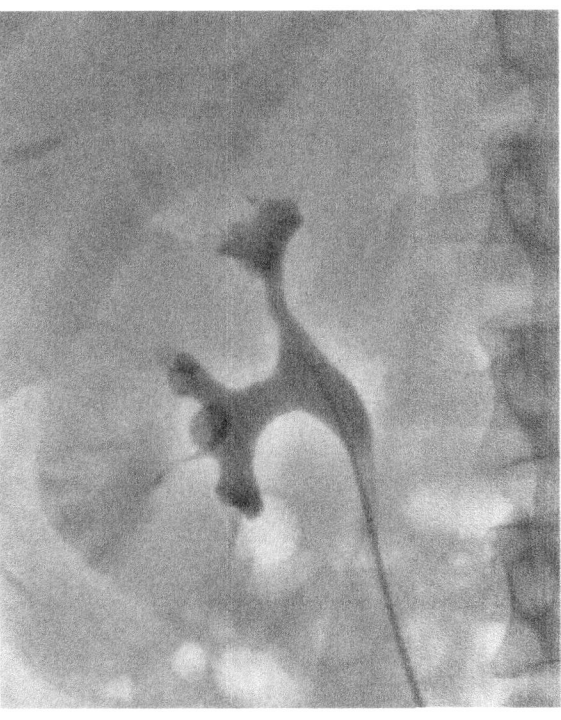

Abb. 671. Nierentrauma rechts mit Eintritt von Kontrastmittel ins Parenchym. Intravenöses Pyelogramm

Abb. 672. Nierentrauma rechts mit kleinem Einriß im Bereich des unteren Nierenpols. Retrogrades Pyelogramm

zu überzeugen, daß die andere Niere vorhanden und gesund ist. Es ist öfter vorgekommen, daß bei derartigen Verletzungen eine Solitärniere mit den sich daraus ergebenden Konsequenzen entfernt wurde. Daher soll man, wenn eine intravenöse Pyelographie wegen des erheblichen Schockzustandes nicht möglich ist und wenn die Nativaufnahme auf der gesunden Seite nicht ganz eindeutig einen Nierenschatten erkennen läßt, retrograd pyelographieren. In allen anderen Fällen, in denen der Verdacht auf eine Nierenverletzung vorliegt, die aber nicht auf Grund der Schwere des klinischen Erscheinungsbildes dazu zwingen, unmittelbar operativ einzugreifen, halten wir es für zweckmäßig, zunächst den häufig bei stumpfen Bauchtraumen vorhandenen Schockzustand zu bekämpfen und erst dann, wenn sich der Kreislauf wieder völlig erholt hat, ein intravenöses Pyelogramm anzufertigen (Abb. 671). Man wird dann häufig schon kleinere Verletzungen der Niere durch Austritt des Kontrastmittels in der Nähe der Niere erkennen können. Liegt eine eindeutige Verletzung der Niere vor, die sich durch Hämaturie und Klopfschmerzhaftigkeit des Nierenlagers zu erkennen gibt, und ist am intravenösen Pyelogramm kein eindeutiger Befund zu erheben, sollte man retrograd pyelographieren, da die eindeutige Feststellung auch eines kleinen Nierentraumas aus versicherungstechnischen und gutachtlichen Gründen äußerst wichtig sein kann (Abb. 672). Die Röntgenuntersuchung bei dem Verdacht auf ein Nierentrauma ist auch deshalb so wichtig, weil die übrigen klinischen Symptome, wie beispielsweise die Hämaturie, nicht immer ein verläßlicher Maßstab für die Schwere der Verletzung sind.

V. Erkrankungen der Blase

Die Röntgendiagnostik der Blasenerkrankungen hat immer nur untergeordnete Bedeutung, da die Blasenspiegelung weit bessere diagnostische Möglichkeiten bietet. Trotzdem wird man manchmal zusätzlich die Röntgenuntersuchung heranziehen müssen, z. B. bei den Blasendivertikeln, die als solche zwar cystoskopisch diagnostizierbar sind, über deren Größe und Ausdehnung die Endoskopie jedoch keine endgültigen Aufschlüsse geben kann.

Besonderheiten der Untersuchungstechnik: Wie zur intravenösen und retrograden Pyelographie gehört auch zu einer Kontrastmitteldarstellung der Blase, der sog. Cystographie, die *,,Leer"-Aufnahme* als Übersichtsbild, das in zahlreichen Fällen bereits

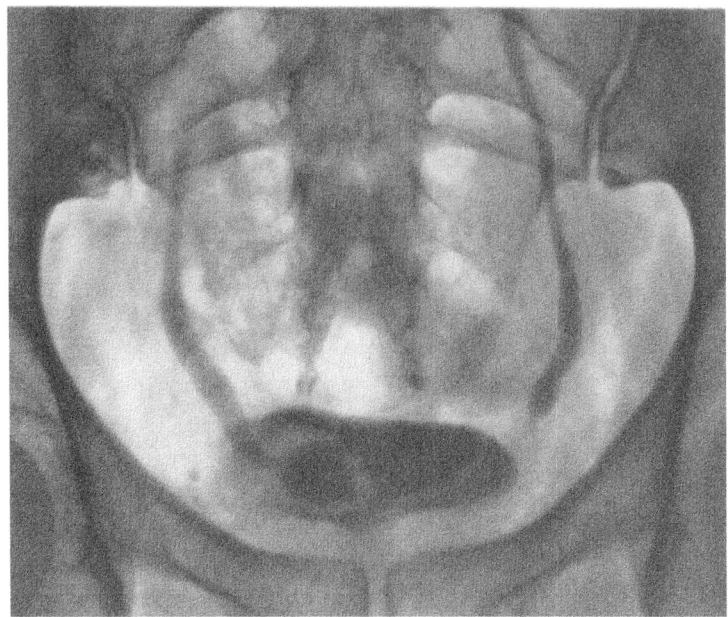

Abb. 673. Große Ureterocele rechts. Intravenöses Pyelogramm

wichtige diagnostische Hinweise gibt (schattengebende Steine, Fremdkörper usw.). Fehldiagnosen können, besonders wenn keine Blasenspiegelung durchgeführt wird, bei Steinen in Divertikeln, in Ureterocelen (Abb. 673), im intramuralen Ureterabschnitt, bei Phlebolithen und Verkalkungsherden im kleinen Becken, besonders aber im Bereich des Genitale der Frau, vorkommen. Man soll also mit der ausschließlichen Röntgendiagnostik bei derartigen Erkrankungen sehr vorsichtig sein, um keine unangenehmen Überraschungen zu erleben. Einen Teil dieser möglichen Fehldiagnosen kann man vermeiden, wenn man zusätzlich zur Leeraufnahme noch Aufnahmen der entweder mit Luft oder einem der üblichen, die Strahlenabsorption steigernden Kontrastmittel gefüllten Blase anfertigt. Die *Luftfüllung* eignet sich besonders zur Darstellung nichtschattengebender Objekte. Dazu werden durch einen weichen Katheter etwa 200 cm³ Luft in die Blase gefüllt und anschließend der Katheter entfernt. Auf den dann angefertigten Aufnahmen kann man in der Luftaufhellung auch größere, sonst nicht schattengebende Gebilde gut erkennen. Zur Füllung der Blase mit anderen *Kontrastmitteln* verwendet man 20%iges Jodnatrium, Per-Abrodil, Urografin usw. (Abb. 674). Je nach Lage des Falles sind Mengen zwischen 20 und 250 cm³ oder bei der Megacystis sogar bis zu mehreren Litern erforderlich. In solchen Fällen, wie bei der Megacystis, genügt jedoch eine 5%ige Lösung des Kontrastmittels (Abb. 675). Im übrigen ist es natürlich billiger und zweckmäßiger, derartige Diagnosen nicht röntgenologisch, sondern einfach durch Bestimmung der Blasenkapazität zu stellen.

Da wir in unserer Diagnostik dem intravenösen Pyelogramm einen sehr großen Anwendungsbereich zuerkennen, ist es verständlich, daß anläßlich der Ausscheidungs-

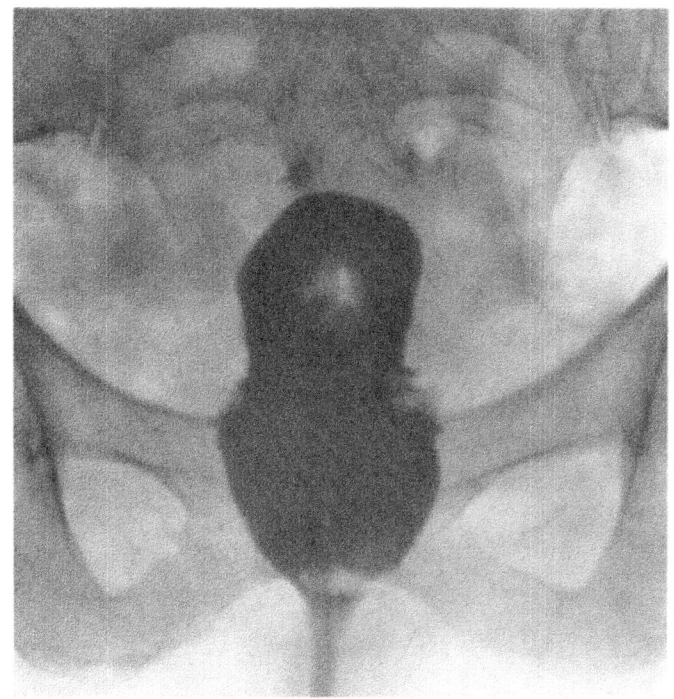

Abb. 674. Siphonblase. Cystogramm

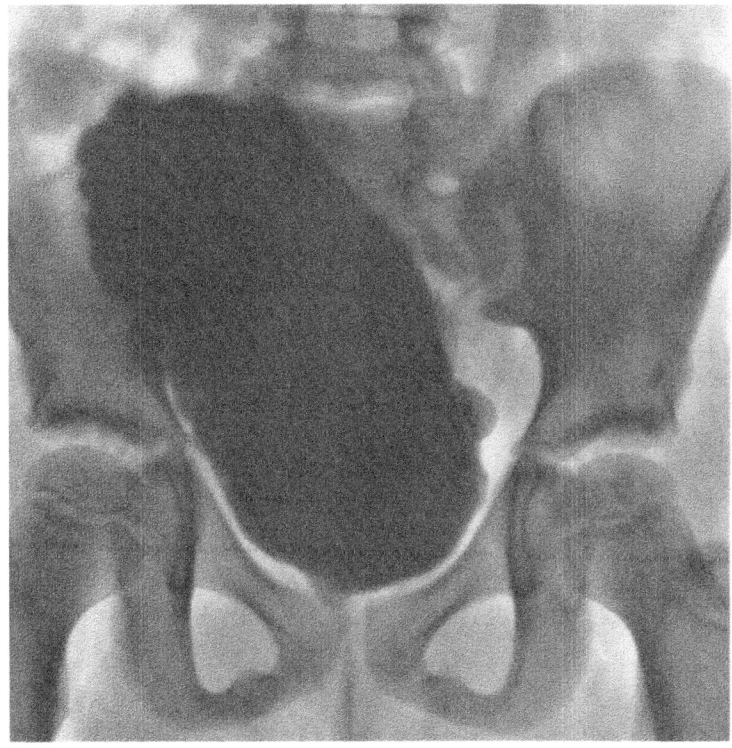

Abb. 675. Megacystis. Cystogramm

urographie auf den späteren Aufnahmen fast immer auch eine Cystographie mit erscheint, die dann eine instrumentelle Füllung überflüssig macht. Man soll daher in allen Fällen, in denen ein intravenöses Pyelogramm gemacht wird, sein Augenmerk auch auf die

37*

Blase richten und wird so die physiologischen Formen recht bald von pathologischen zu unterscheiden lernen. Man erkennt die Lage und, da jedes Pyelogramm nach Blasenentleerung durchgeführt werden soll, auch die physiologische *Napfform der leeren Blase*. Im weiteren Verlauf kann man nun beobachten, vor allem wenn aus bestimmten Gründen Spätaufnahmen, beispielsweise nach 1 oder 2 Std, erforderlich sind, wie der zunächst kleine vertikale Durchmesser größer wird und die Schüsselform der Blase allmählich in eine mehr kugelige Form übergeht.

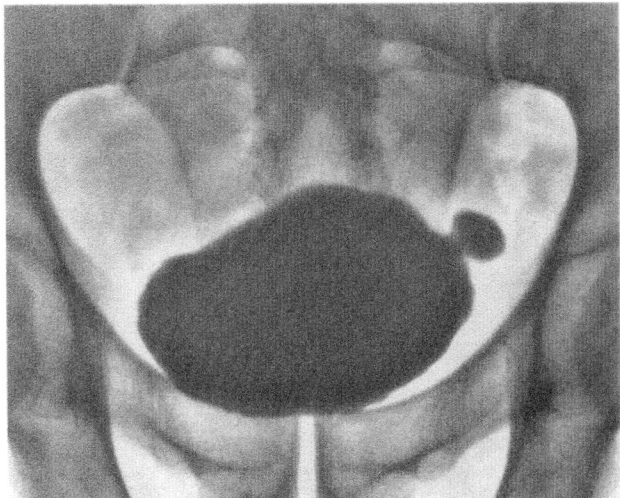

Abb. 676. Kleines linksseitiges Blasendivertikel. Cystogramm

Schließlich sei noch auf die *Abrodilpfütze* (KNEISE-SCHOBER) hingewiesen. Dabei handelt es sich um eine kombinierte Cystographie („Doppelkontrast"), bei der neben 20 cm³ Per-Abrodil zusätzlich 100 cm³ Luft in die Blase gefüllt werden. Auf diese Weise lassen sich sehr eindrucksvolle detaillierte Bilder bei der Prostatahypertrophie sowie auch beim Nachweis von Blasensteinen gewinnen. Allerdings wird man auch diese Untersuchungsmethode nur in besonders gelagerten Fällen durchführen, weil ja, wie bereits betont, das Schwergewicht der Diagnostik von Blasenerkrankungen bei der Cystoskopie liegt und auch bleiben wird.

1. Blasendivertikel

Die Blasendivertikel sind wahrscheinlich in ihrer Mehrzahl als Mißbildung aufzufassen. Es handelt sich dabei um sackförmige Ausstülpungen der Blasenwand, die mit dem Innern der Blase durch verhältnismäßig enge Öffnungen in Verbindung stehen. Oft sind sie nur nußgroß oder sogar kleiner (Abb. 676), mitunter erreichen sie aber einen recht erheblichen Umfang (Abbildung 677).

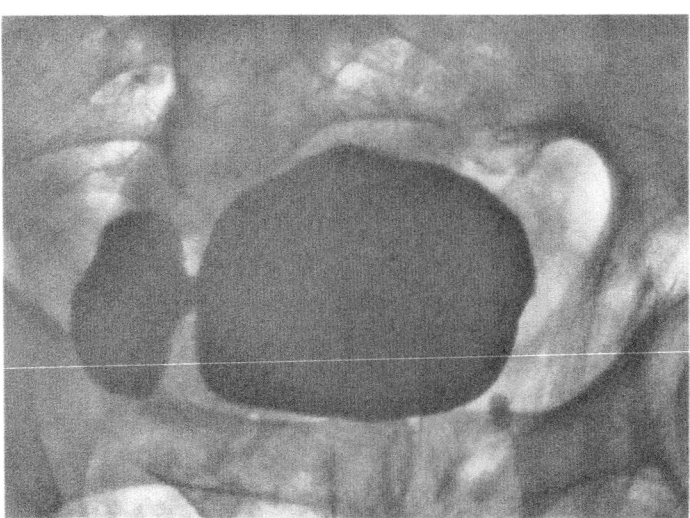

Abb. 677. Blasendivertikel

Es sind Fälle beschrieben, bei denen ein Divertikel schließlich wesentlich größer als die Blase selbst war. Sie sitzen vorzugsweise in der Gegend der Uretermündungen; häufig liegt der Harnleiter genau zwischen Divertikelsack und Blase. Bei perivesikulären Entzündungen können solche Divertikel erhebliche operative Schwierigkeiten bereiten, und zwar vornehmlich durch die Nähe der Harnleiter und deren Ostien. Anatomische Unterscheidungsmerkmale zwischen angeborenen oder erworbenen Divertikeln sind nicht bekannt, so daß eine derartige Fragestellung nicht sicher beantwortet werden kann. Häufig findet man in Divertikeln Steine, manchmal sogar regelrechte Steinnester.

2. Fremdkörper

Als Fremdkörper werden in der Blase die verschiedensten Gegenstände gefunden, die mit oder ohne Anwendung von Gewalt die Harnröhre passieren können. In der überwiegenden Mehrzahl handelt es sich um Gegenstände, die durch masturbatorische Manipulationen in die Blase gelangten, in der weiblichen Blase besonders häufig um Haarnadeln. Metallgegenstände erkennt man ohne weiteres auf dem Nativbild (Abb. 678). In anderen Fällen, beispielsweise bei Kerzenstückchen, die ebenfalls oft gefunden werden,

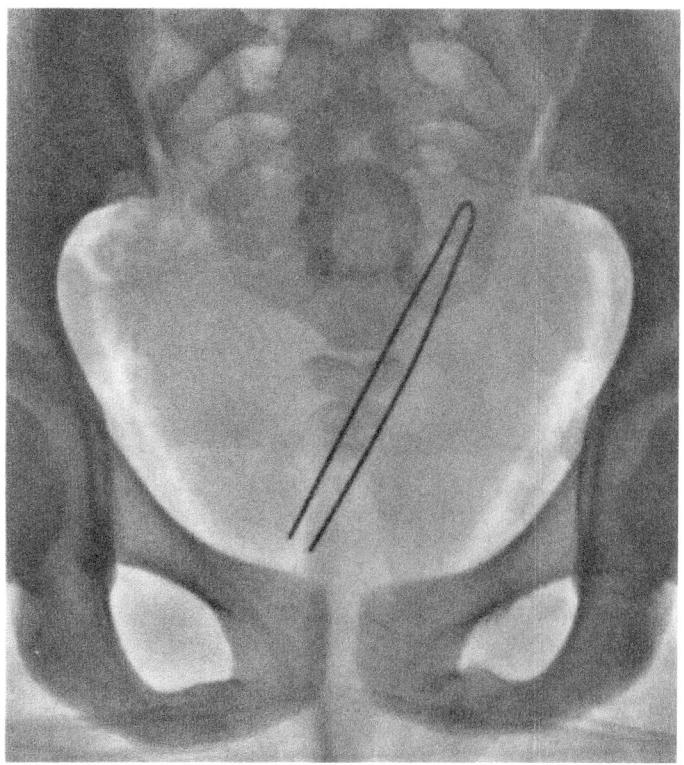

Abb. 678. Fremdkörper (Haarnadel) in der Blase. Übersichtsaufnahme

kann man zur röntgenologischen Darstellung entweder die Luft- oder die übliche Kontrastmittelfüllung heranziehen, wobei dem ersten Verfahren der Vorzug zu geben ist. Besonders bewährt sich dabei auch die Abrodilpfütze nach KNEISE und SCHOBER.

3. Blasensteine

Bei den Blasensteinen gelingt der röntgenologische Nachweis in vielen Fällen bereits durch die Übersichtsaufnahme, auf der sie als rundliche, facettierte, oder längliche Gebilde, in Einzahl oder aber auch multipel, zu erkennen sind. Bestehen die Steine jedoch aus einem nichtschattengebenden Material, wie z. B. Urat- oder Cystinsteine, so kann man sie nur durch eine Luft- oder Kontrastmittelfüllung der Blase sichtbar machen.

Unter den *nichtschattengebenden* Steinen in der Blase spielen die Uratsteine praktisch die größte Rolle. Sie sind rundlich oder eiförmig und gelblich oder auch rotbraun gefärbt. Ihre Oberfläche ist glatt oder feinkörnig; oft sind sie durch gegenseitiges Abschleifen facettiert. In seltenen Fällen findet man Hunderte derartiger Steine, die in einem von uns beobachteten Fall die Blase vollständig ausgefüllt hatten, so daß eine cystoskopische Diagnose überhaupt nicht möglich war (Abb. 679). Dann ist die Röntgenuntersuchung das einzige Verfahren, das eine klare Diagnose bringen kann.

Am wichtigsten sind die sehr harten, *schattengebenden* Oxalatsteine, die eine stachelige Oberfläche haben, von dunkelbrauner-schwarzer Farbe sind und eine kugelige Gestalt haben (Maulbeersteine) (Abb. 680 und 681), sowie die weicheren Phosphatsteine, falls sie in der amorphen Form vorliegen. Handelt es sich um kristallinische Formen, können

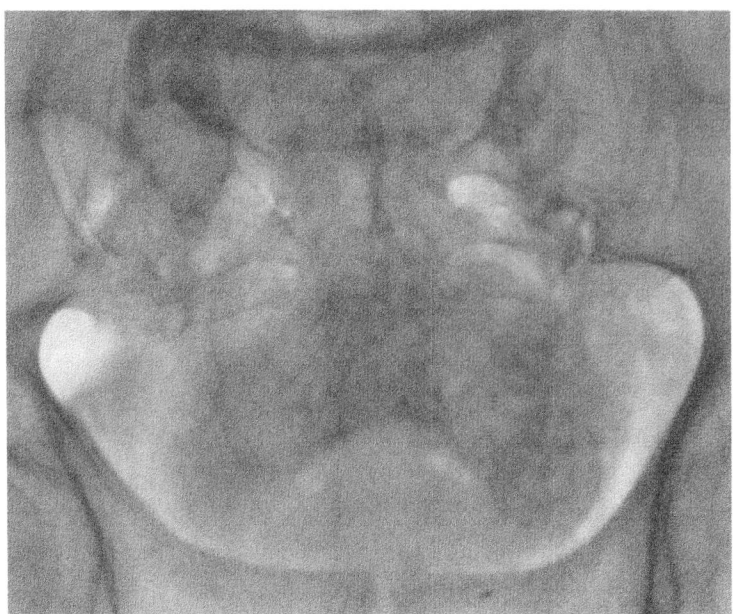

Abb. 679. Die gesamte Blase mit massenhaft kleinsten und kleinen Steinen angefüllt. Prostatahypertrophie, den Blasenboden anhebend. Intravenöses Pyelogramm

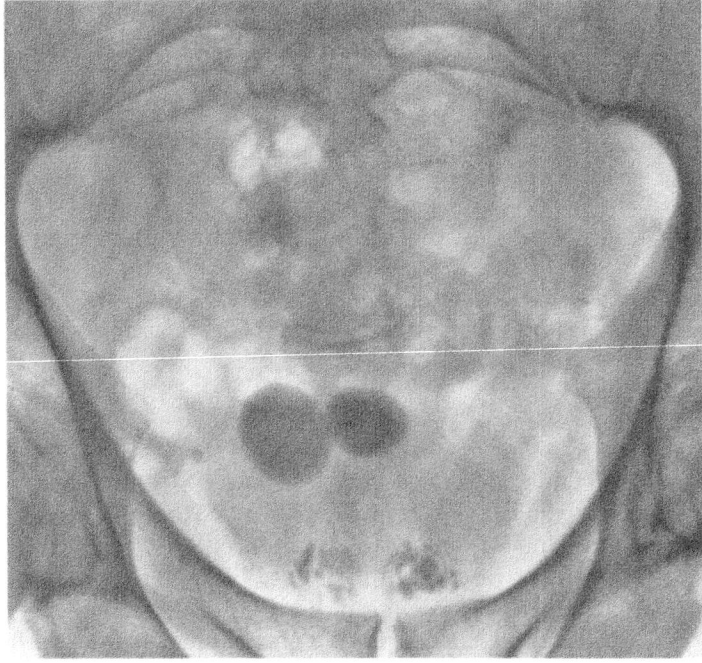

Abb. 680. Blasen- und Prostatasteine

auch Phosphatsteine sehr hart sein. Meist haben sie rundliche Form (Abb. 682—684). Häufig sind jedoch auch sehr zackige Steine oder ganz dünne schalenförmige Gebilde, die durch Absprengung aus größeren Steinen entstanden sind. Liegen derartige Blasensteine in Divertikeln, dann spielt die Röntgendiagnostik zu ihrer genauen Lokalisation eine besondere Rolle. In manchen Fällen läßt sich röntgenologisch eine konzentrische

Schichtung der Konkremente erkennen als Zeichen des periodenhaften Wachstums dieser Steine (Abb. 685). Bei multiplen Steinen sollte man eine Röntgenuntersuchung der Blase

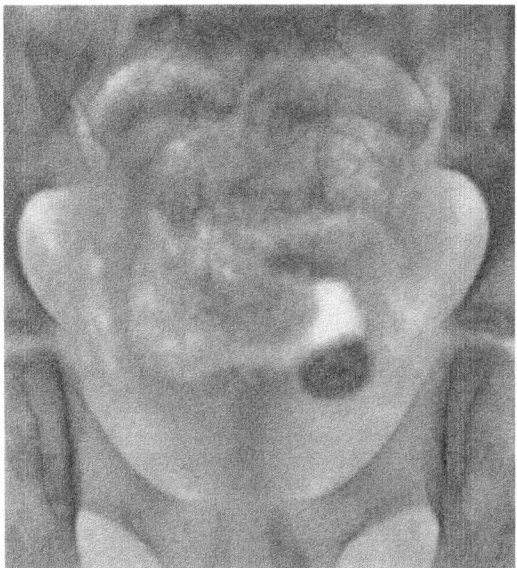

Abb. 681. Blasenstein bei 5jährigem Mädchen

nie unterlassen, da sie wichtige Hinweise für die einzuschlagende Therapie geben kann. So stehen wir auf dem Standpunkt, bei multiplen Oxalatsteinen, die sehr hart sind,

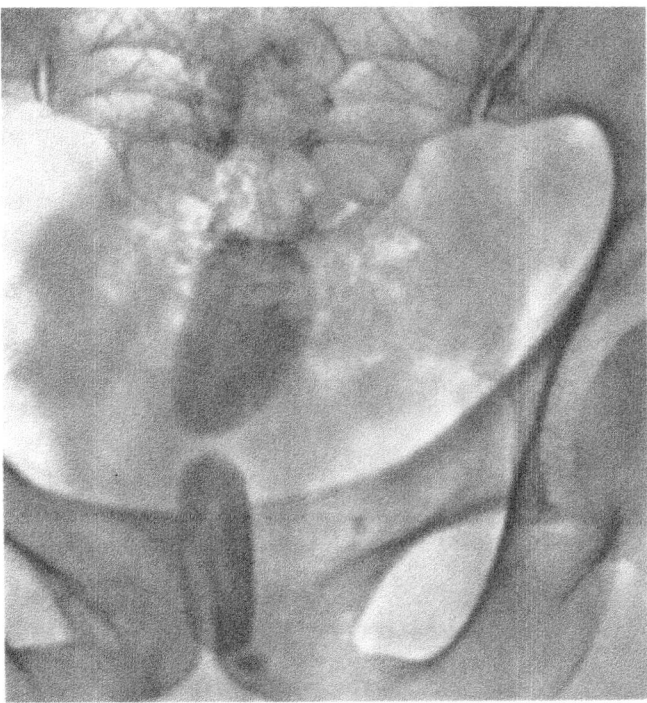

Abb. 682. Blasenstein und Stein in der hinteren Harnröhre

lieber eine Sectio alta durchzuführen als die in diesen Fällen immer sehr lang dauernde Lithotripsie, die den Patienten mehr belastet als der kurzdauernde Blasenschnitt. Auch bei den manchmal sehr weichen Phosphatsteinen mit geradezu wachsartiger Konsistenz,

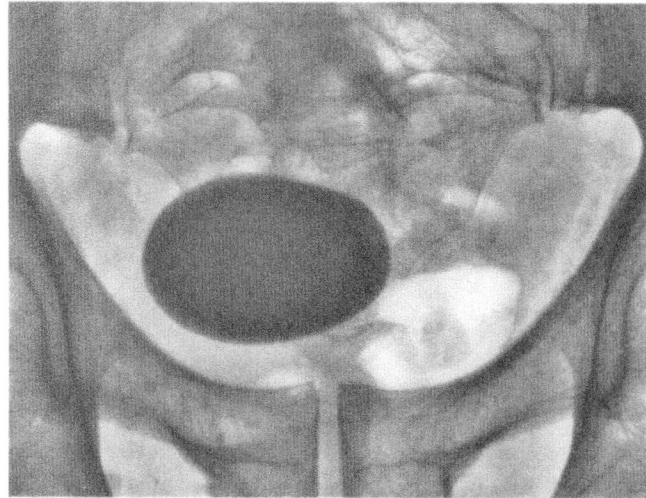

Abb. 683. Großer solitärer Blasenstein

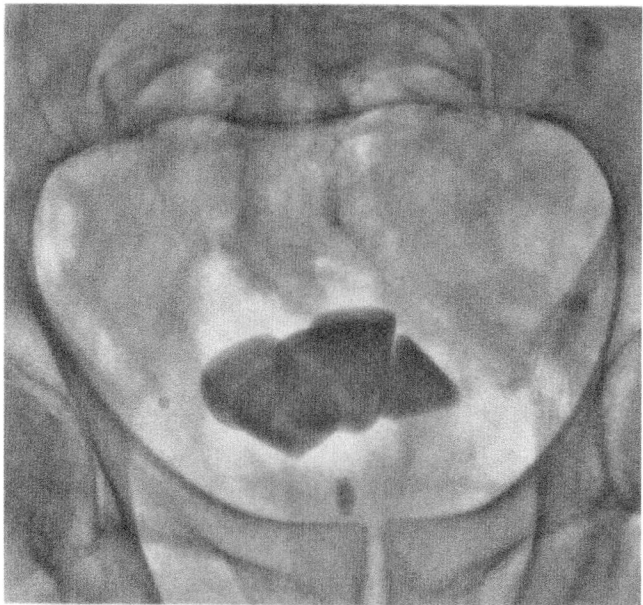

Abb. 684. Multiple geschichtete und facettierte Blasensteine

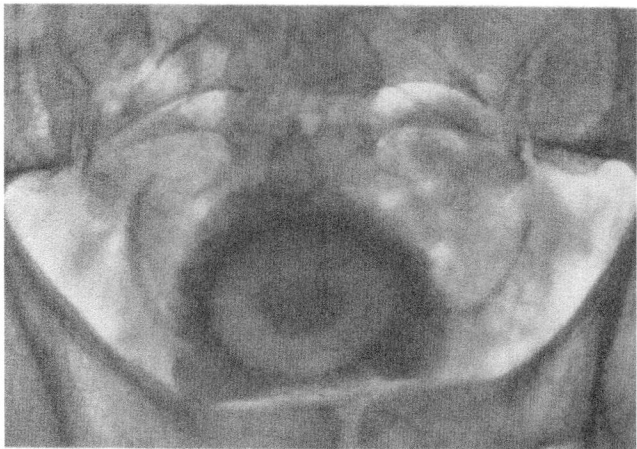

Abb. 685. Blasenstein mit schattengebendem Kern und nichtschattengebendem Mantel. Intravenöses
Pyelogramm. Cystitis, Trabekelblase

wenn sie in ihrer amorphen Form ohne erkennbare Schichtung im Röntgenbild vorliegen, halten wir die offene operative Entfernung eher für angezeigt als die sonst so schonende Steinzertrümmerung.

4. Blasengeschwülste

Blasengeschwülste sind in ihrer überwiegenden Mehrzahl epithelialen Ursprungs. Es handelt sich dann entweder um gutartige *Papillome* oder maligne *Carcinome*. Adenome, Myome, Myxome, Lipome und Sarkome gehören zu den größten Seltenheiten und spielen klinisch keine große Rolle.

Die *Blasenpapillome*, auch als papilläre Fibroepitheliome bezeichnet, sind meist fein-verzweigte Zottengewächse, die der Blasenwand im allgemeinen gestielt aufsitzen. Allerdings beobachtet man auch, zwar seltener, breitbasig oder rasenartig der Blasenwand aufsitzende Tumoren.

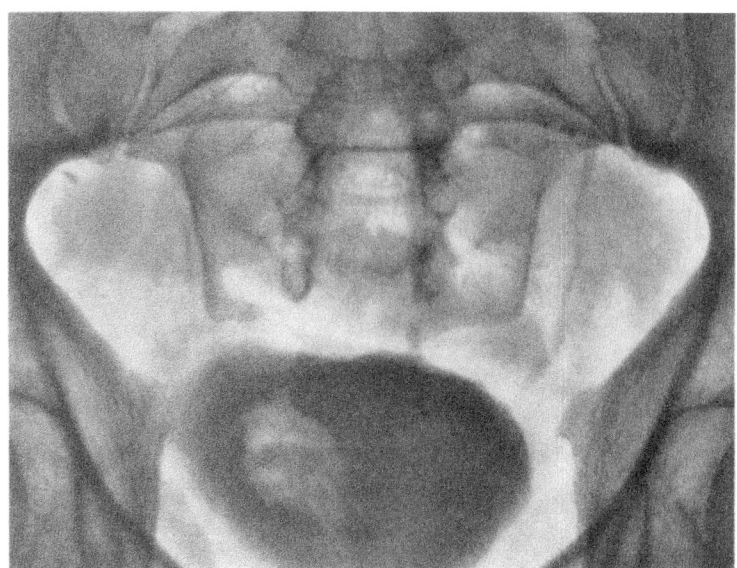

Abb. 686. Kleiner, etwa walnußgroßer Blasentumor an der Hinterwand, ohne Abflußbehinderung. Intravenöses Pyelogramm

Diese Geschwülste wachsen ausgesprochen exophytisch in das Blasenlumen. Sie sind deshalb als nichtschattengebende Gebilde röntgenologisch, wenn sie eine bestimmte Größe erreicht haben, durch eine Luft- oder andere Kontrastmittelfüllung gut darzustellen. Da die Tumoren sehr oft in der Nähe der Ureterostien sitzen und durch ihr Wachstum zu einer Stenose oder sogar zur Totalverlegung der Harnleitermündung führen können, soll man immer zuerst durch eine Ausscheidungsurographie die Funktion und die anatomische Beschaffenheit der Nieren prüfen. Bei dieser Gelegenheit kommt es bereits häufig zu einer Darstellung der Geschwülste, die dann als Aussparungen in dem ausgeschiedenen Kontrastmittel deutlich zu erkennen sind (Abb. 686). Derartige Röntgenuntersuchungen sollte man vor der Koagulation ostiumnaher Tumoren nie unterlassen, um sich über den Funktionszustand der betreffenden Niere klar zu werden. Abgesehen davon erscheint es wichtig, gegebenenfalls ein Dokument dafür zu haben, daß eine Niere bereits vor der Koagulation funktionslos war.

Die gleichen Gesichtspunkte wie für die Papillome gelten natürlich auch für die *Carcinome*. Auch bei ihnen soll man durch ein intravenöses Pyelogramm, das dann in vielen Fällen auch röntgenologisch den Tumor erkennen läßt, vorher klären, wie die Nierenfunktion ist und ob gröbere Stauungszustände in den Harnleitern vorhanden sind. Diese Feststellungen sind für die einzuschlagende Therapie sehr wichtig. Aus den genannten Gründen wird eine gesonderte instrumentelle Blasendarstellung nur

selten erforderlich sein, weil das Cystogramm der Ausscheidungsurographie bereits Aufschlüsse über das Tumorwachstum in der Blase gibt. Hierbei sei darauf hingewiesen,
daß besonders das papilläre Carcinom, das ebenso wie das Papillom in das Blasenlumen

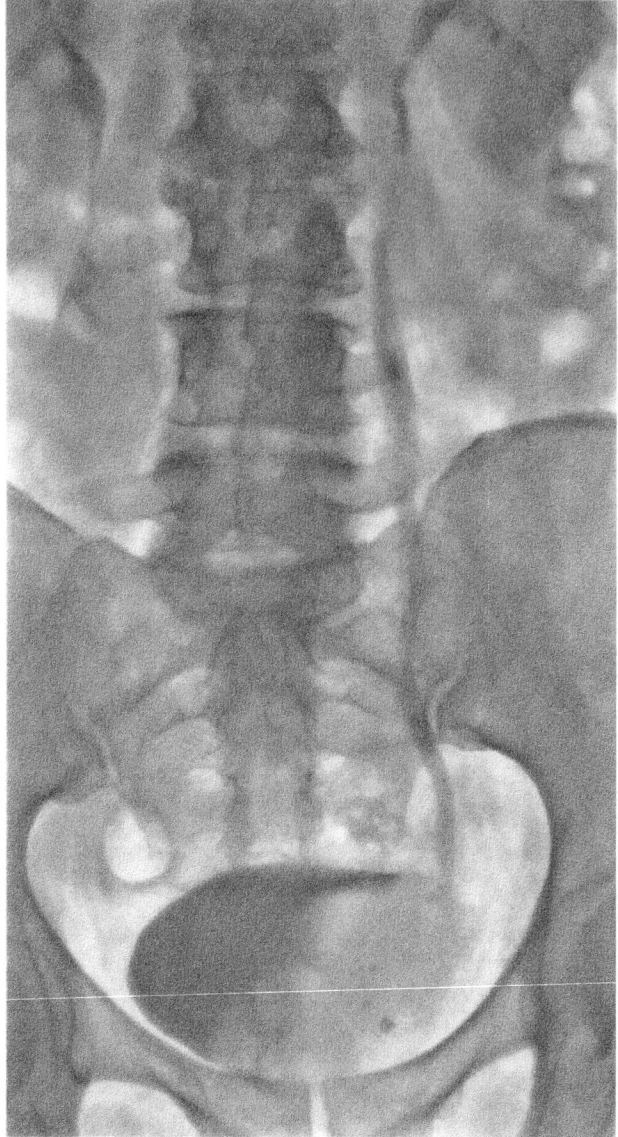

Abb. 687. Blasentumor, faustgroß in Nähe des linken Ostiums mit Abflußstörung der linken Niere.
Intravenöses Pyelogramm

hineinwächst, einen positiven Röntgenbefund ergeben wird (Abb. 687—690). Handelt
es sich dagegen um ein infiltrierend wachsendes Plattenepithelcarcinom, das weniger
ins Blasenlumen vorspringt, sondern die Blasenwand infiltrativ durchsetzt, ähnlich wie
ein entzündliches Infiltrat, so wird man die Geschwulst röntgenologisch nicht sicher
diagnostizieren können. Hierbei dürfte die Abrodilpfütze wesentlich aufschlußreichere
Bilder ergeben. Wir führen diese Untersuchung jedoch nicht routinemäßig durch, da
wir sie für entbehrlich halten. Eine Differentialdiagnose zwischen Papillom und Carcinom ist naturgemäß auf Grund der Röntgenuntersuchung nicht möglich.

5. Prostatahypertrophie

Die Röntgenuntersuchung der Prostatahypertrophie dürfte auch heute noch keine große Rolle spielen, obwohl KNEISE ihr in seinem Buch eine große Zukunft vorausgesagt hat, vor allem bei Anwendung der Abrodilpfütze. Auch wir haben dieses Verfahren mehrfach angewandt, es dann aber als Routineuntersuchung bald wieder verlassen, da die übliche Diagnostik (Cystoskopie und Rectaluntersuchung) in den allermeisten Fällen eine befriedigende diagnostische Klärung ermöglicht, so daß auf eine zusätzliche Röntgenuntersuchung verzichtet werden kann. Wenn aus irgendwelchen Gründen bei der Prostatahypertrophie eine Ausscheidungsurographie durchgeführt wird, erkennt man cystographisch eine Anhebung des Blasenbodens, wenn auch nicht mit der Klarheit wie beim

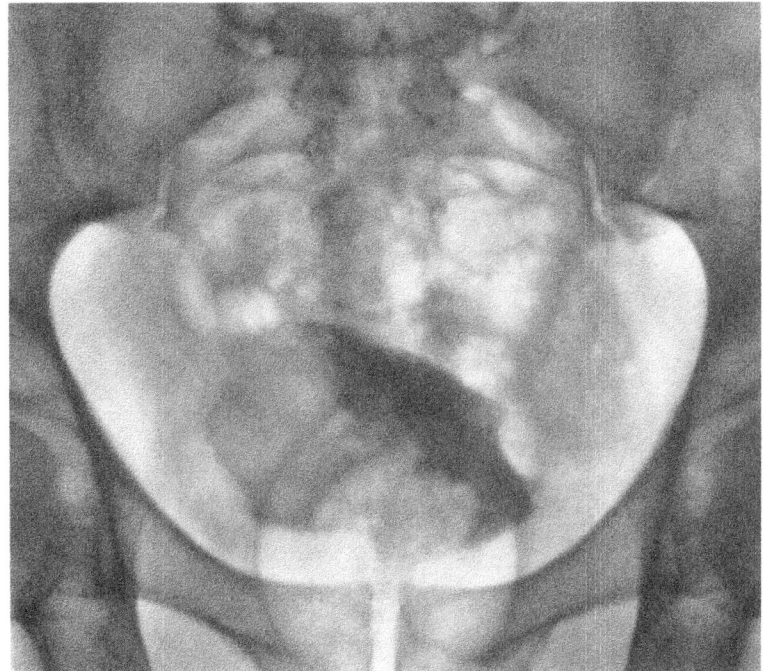

Abb. 688. In der rechten Blasenhälfte lokalisierter gänseeigroßer Tumor ohne Abflußbehinderung beider Nieren. Intravenöses Pyelogramm

Kneise-Schoberschen Verfahren (Abb. 691). Gleichzeitig sieht man auf dem Pyelogramm häufig die starke Biegung der juxtavesicalen Ureterabschnitte, die außerdem als Ausdruck des gestörten Harntransportes und einer gewissen Stauung in ihren unteren Partien oft eine deutliche Weitstellung erkennen lassen (Posthornform der Ureteren).

Prostatasteine sind bereits auf Übersichtsaufnahmen des Beckens röntgenologisch zu erkennen.

6. Verletzungen

Bei den subcutanen Blasenverletzungen handelt es sich darum, präoperativ festzustellen, ob eine Blasenverletzung vorliegt oder nicht.

Wegen der häufig bei Traumen vorhandenen Blutung aus der Blase ist eine eindeutige Diagnose auf cystoskopischem Wege nicht zu stellen, ganz abgesehen davon, daß einer Füllung der Blase mit 250 cm³ Spülflüssigkeit in derartigen Fällen dringend zu widerraten ist. Dagegen läßt sich bei fraglichen Befunden eine Verletzung der Blase durch Füllung mit etwa 100 cm³ Kontrastmittel in den allermeisten Fällen klären (Abb. 692). Unter Umständen ist man gezwungen, Aufnahmen im schrägen oder seitlichen Durchmesser zusätzlich zu den routinemäßig durchgeführten a. p. Aufnahmen anzufertigen.

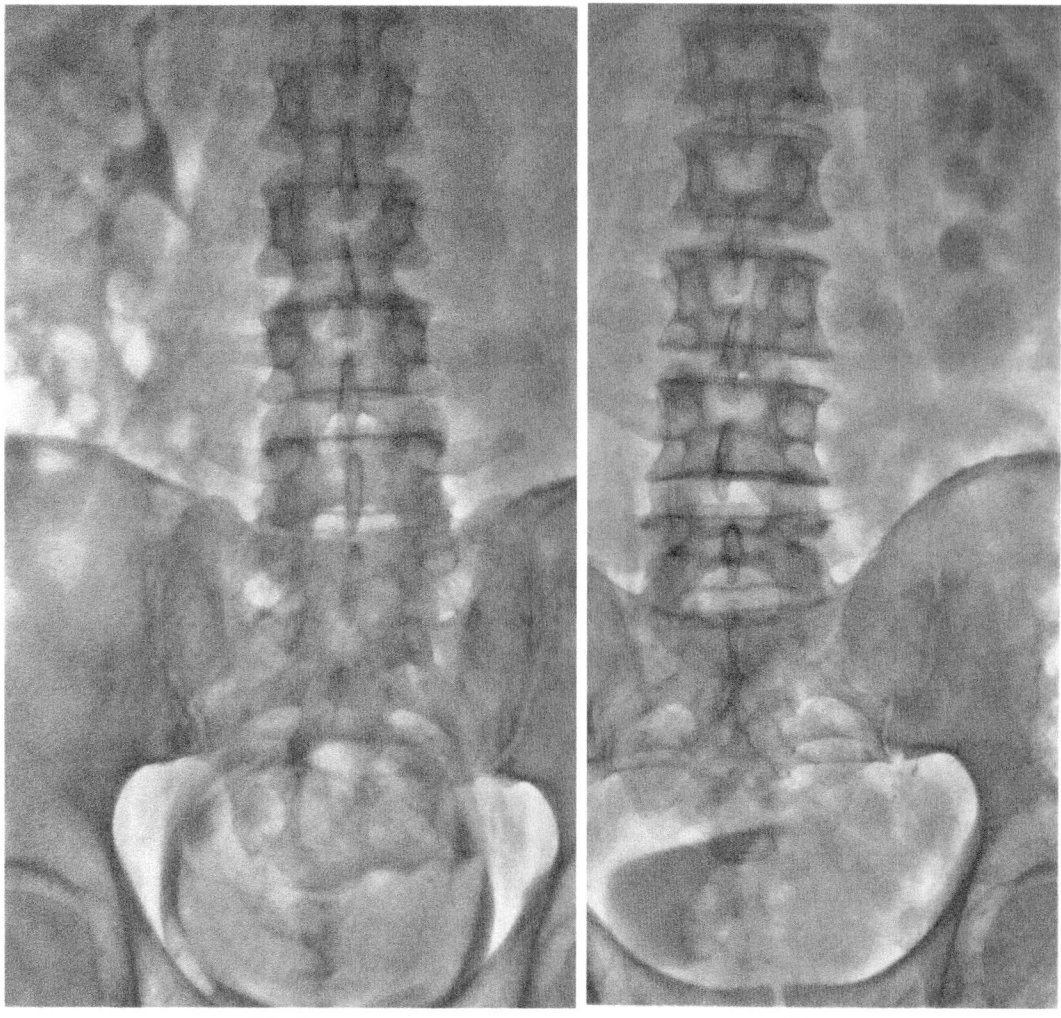

Abb. 689   Abb. 690

Abb. 689. Großer, fast die ganze Blase ausfüllender Tumor. Blockierung der linken Niere. Intravenöses Pyelogramm

Abb. 690. Großer Blasentumor links mit Stauungsniere links. Intravenöses Pyelogramm

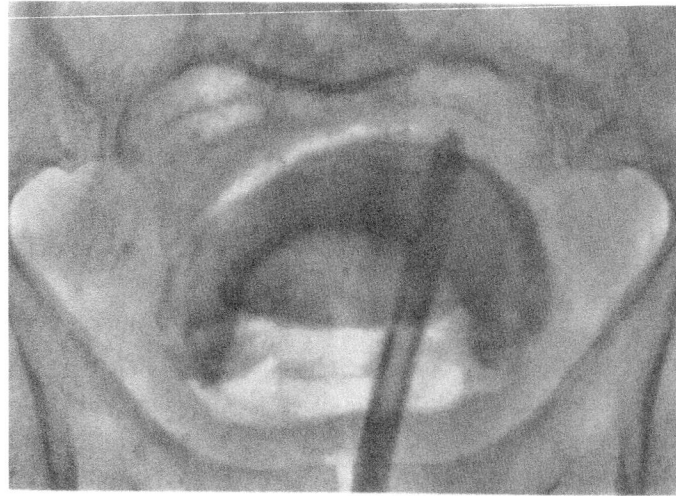

Abb. 691. Endovesical entwickelte Prostatahypertrophie. Füllung mit 40 cm³ Per-Abrodil

Eine Gefahr durch die Kontrastmittelfüllung besteht nicht, da das Kontrastmittel, wenn es ins Gewebe gelangt, von dort völlig resorbiert wird, und selbst der Eintritt in

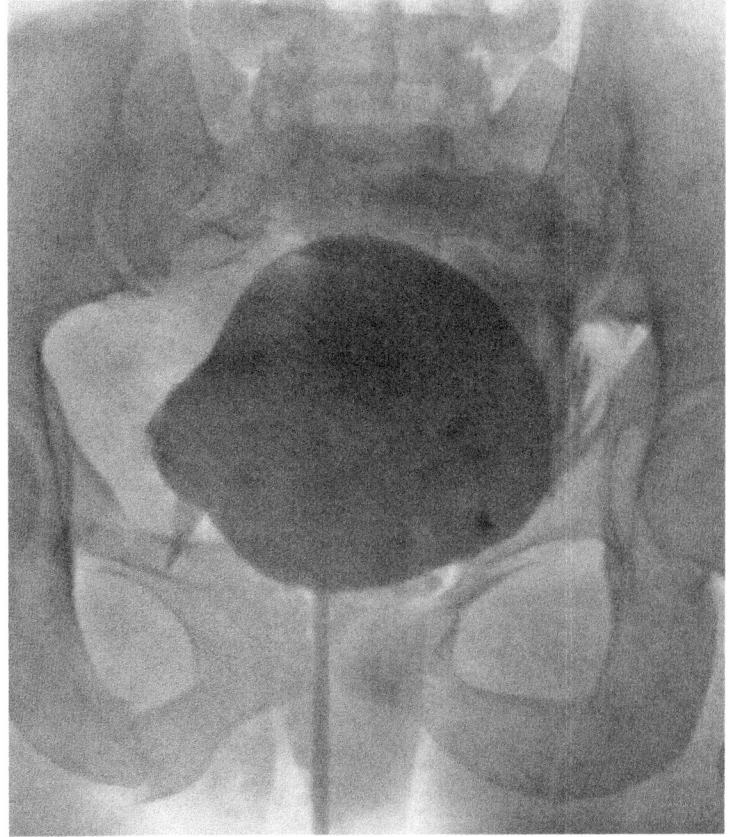

Abb. 692. Blasenruptur. Extraperitoneale Extravasation des Kontrastmittels links bei Beckenbruch

Gefäße ist beim Per-Abrodil oder Urografin bedeutungslos, wogegen sich die Einblasung von Luft oder destilliertem Wasser als Füllungsmittel unter Umständen äußerst nachteilig auswirken kann.

VI. Erkrankungen der Harnröhre

1. Strikturen

Vor der Behandlung der Harnröhrenstrikturen, unabhängig davon, ob es sich um traumatisch oder auf entzündlicher Basis entstandene Verengerungen handelt, sollte man eine Kontrastmitteldarstellung der Harnröhre, eine sog. *Urethrographie*, durchführen (Abb. 693). Dann wird vermieden, auf Grund des Fistelverlaufs a priori impermeable Strikturen mit frustranen Bougierungsbehandlungen anzugehen. Wenn auch derartige impermeable Strikturen selten sind und es im allgemeinen gelingt, eine Leitsonde entweder mit filiformen Bougies, dem Fischer-Urethroskop oder dem zentral durchbohrten Mayschen Bougie einzuführen, so gestattet aber auch in diesen Fällen die vorher durchgeführte Urethrographie ein leichteres und zielstrebigeres Arbeiten. Unter den *entzündlichen* Strikturen spielte die *gonorrhoische* früher eine erhebliche Rolle. Man schätzte ihren Anteil an allen Verengerungen entzündlicher Genese auf über 80%. Durch die moderne antibiotische Behandlung der Gonorrhoe werden diese Strikturen in Zukunft keine große Rolle mehr spielen. Eine kleine Minderzahl von Strikturen sind syphilitischen, tuberkulösen und unspezifisch entzündlichen Ursprungs.

Neben den gonorrhoischen stellt die große Gruppe der *traumatischen Harnröhren-verletzungen*, besonders in hoch industrialisierten Gegenden mit großen Betriebs- bzw.

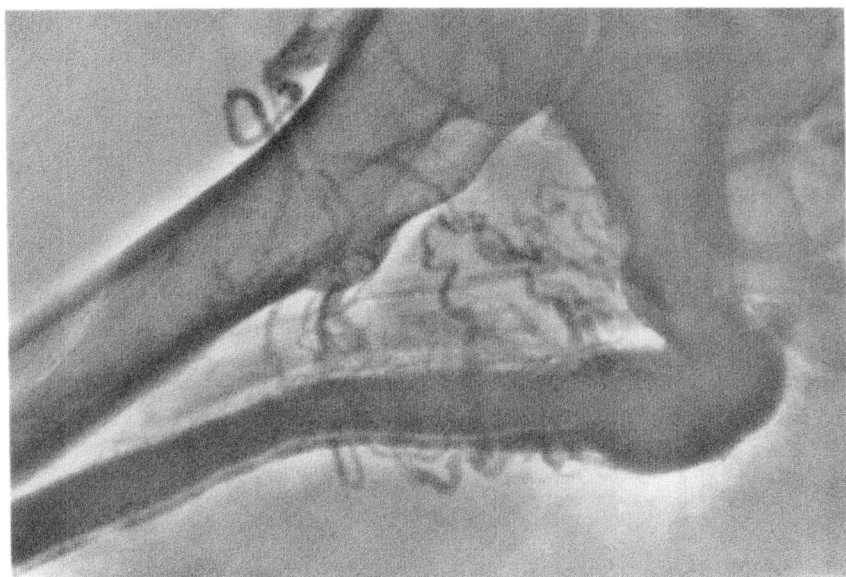

Abb. 693. Urethrovenöser Reflux bei Harnröhrendarstellung

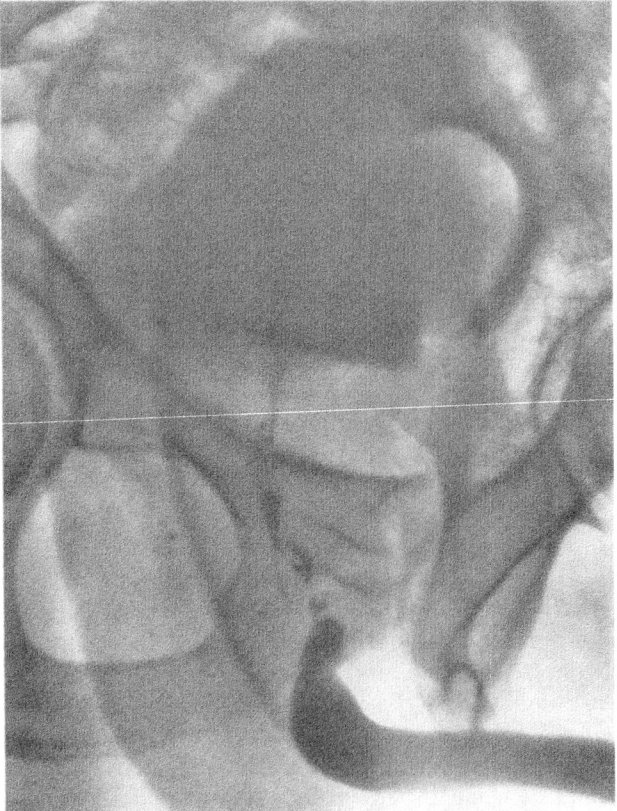

Abb. 694. Harnröhrenstriktur mit Via falsa

Verkehrsunfallszahlen, mit den sich oft später bildenden harten Narbenstrikturen das Hauptkontingent in dieser Krankheitsgruppe.

Für die Röntgendiagnose dieser Strikturen, die sich aber nicht nur auf die Stenose allein beschränken darf, wird die Harnröhre mit einem der üblichen Kontrastmittel (in 25 %iger Lösung) dargestellt.

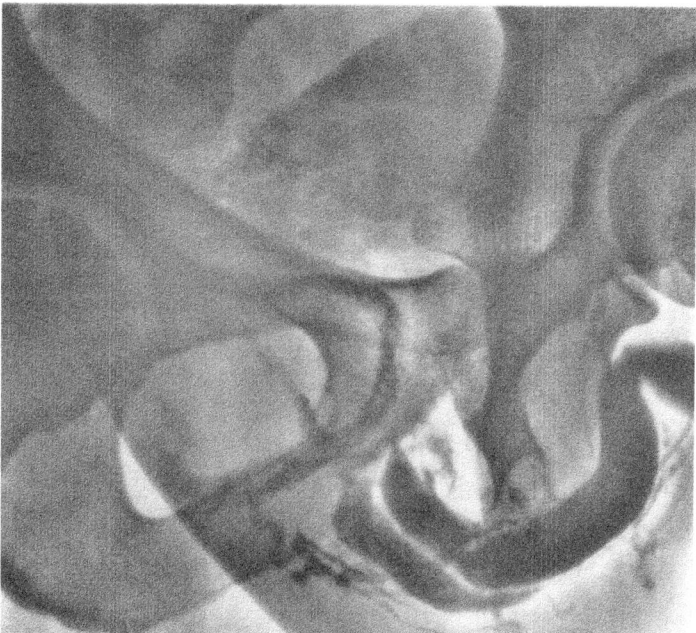

Abb. 695. Harnröhrenstriktur, Via falsa, urethrovenöser Reflux

Zur Durchführung einer Harnröhrendarstellung, einer Urethrographie, benötigt man eine 40 cm³ fassende Rekordspritze, eine Penisklemme, einen 5 cm langen katheterähnlichen Gummiaufsatz für die Spritze oder aber eine Olive, die auf die Spritze aufgesetzt werden kann.

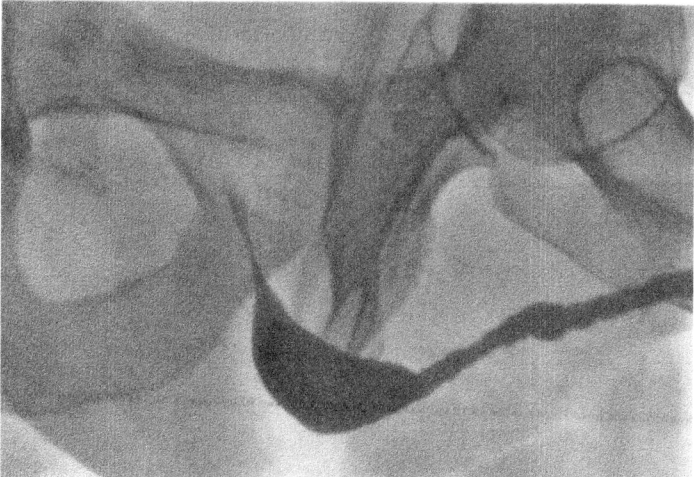

Abb. 696. Harnröhrenstriktur mit Urethritis in der Pars pendulans

Der Patient wird auf dem Röntgentisch so gelagert, daß der transversale Beckendurchmesser mit dem Lagerungstisch und dem Film einen Winkel von etwa 45° bildet. Diese Stellung erreicht man am besten, indem der Patient das linke Bein im Hüft- und Kniegelenk etwa 90° beugt und das rechte Bein streckt. Zur Unterstützung kann man unter die erhöhte rechte Gesäßbacke einen Sandsack legen; meistens jedoch können die Patienten auch ohne diese Unterstützung für die kurze Zeit der Injektion des Kontrastmittels und der Belichtung ruhig liegen. Zunächst werden nun aus der Spritze, die etwa 40 cm³ Kontrastmittel enthält, 20 cm³ langsam injiziert. Während der anschließenden, etwas rascheren Injektion der restlichen 20 cm³ erfolgt dann die Belichtung des Röntgenfilms. Die so erhaltenen Kontrastmitteldarstellungen der Harnröhre lassen Strikturen gut erkennen und geben Auskunft über den Verlauf der Harnröhre und ihre Weite hinter der verengten Stelle.

Gewisse Gefahrenmomente bestehen bei der Urethrographie, wenn der Injektionsdruck zu hoch ist. Dann kann es zu einem Übertritt des Kontrastmittels in paraurethrale Lymph- bzw. Venenbahnen kommen. Ein derartiger urethrolymphatischer oder -venöser Reflux (vgl. Abb. 695) kann u. U. einen erheblichen Schock auslösen.

Während traumatische Harnröhrenstrikturen meist im hinteren Teil der Harnröhre vor dem Sphincter externus lokalisiert sind (Abb. 694 und 695), können die entzündlichen Strikturen auch im vorderen Teil vorkommen (Abb. 696). Manchmal erscheint die gesamte Harnröhre sehr stark verengt; sie kann dann in einzelnen Teilen oder in ihrer gesamten Länge ein perlschnurartiges Bild zeigen.

2. Fisteln

Als Folge von Strikturen mit sekundärer Infektion, häufig durch eine Bougiebehandlung provoziert, können sich Fisteln bilden, die ihren Ausgang im allgemeinen von einem

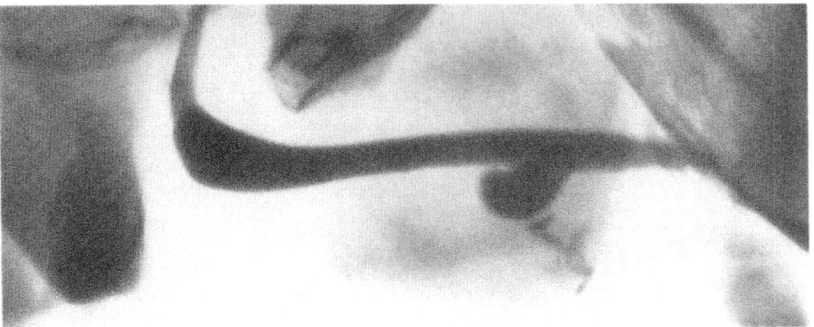

Abb. 697. Harnröhrendivertikel mit Fistelbildung

periurethralen Absceß nehmen, der später nach außen durchbricht. Derartige Fisteln sind meist im Bereich des Dammes lokalisiert und lassen sich mit derselben Technik wie Harnröhrenstrikturen darstellen (Abb. 697) oder aber durch eine Kontrastmittelfüllung des äußeren Fistelganges.

Oft weisen derartige Fisteln in ihrem röntgenologischen Erscheinungsbild ausgesprochene Fuchsbausysteme auf. Ihre röntgenologische Darstellung ist für die einzuschlagende Therapie sehr wichtig. Einfache Fisteln schließen sich häufig spontan nach einer Bougierung der für sie verantwortlichen Striktur, oder sie heilen nach Einlegen eines Dauerkatheters ab. Handelt es sich jedoch um eine Fuchsbaufistel, wird man manchmal nicht um ein operatives Vorgehen mit radikaler Ausräumung des gesamten Fuchsbausystems herumkommen.

Bei chronischen Strikturen mit und ohne Fistelbildung sollte man sich grundsätzlich nicht auf die lokale Röntgendiagnose der verengten Stelle beschränken, sondern immer zusätzlich eine Ausscheidungsurographie durchführen, um eine beginnende Stauung der oberen Harnwege rechtzeitig zu erkennen. Diese Mitbeteiligung von Niere und Harnleiter kann, abgesehen von den Schädlichkeiten für den Patienten, auch von erheblichem versicherungsrechtlichen Wert sein. In allen Fällen derartiger chronischer Strikturen sollte man deshalb von Zeit zu Zeit durch ein intravenöses Pyelogramm den funktionellen und anatomischen Zustand des gesamten Harnsystems untersuchen.

3. Harnröhrendivertikel

Sackförmige Ausbuchtungen der Harnröhrenwand, die entweder nur durch einen dünnen Hals oder aber breit mit der Harnröhre in Verbindung stehen, treten bei beiden Geschlechtern als angeborene oder als erworbene Divertikel auf. Ob es sich dabei um ein angeborenes oder erworbenes Divertikel handelt, läßt sich auch hier klinisch nicht immer einwandfrei klären. *Erworbene* Divertikel bilden sich nach engumschriebener traumatischer oder infektiöser Schädigung der Harnröhrenwand, die sich dann später

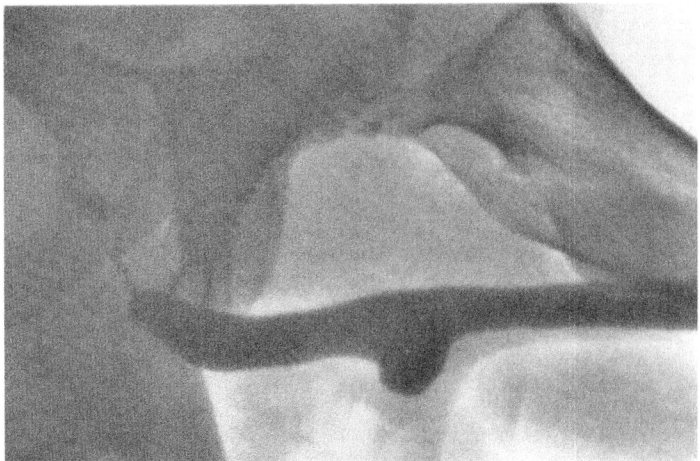

Abb. 698. Harnröhrendivertikel

sackförmig ausweiten kann. Manche sog. Divertikel können auch als Restzustand eines periurethralen, in die Harnröhre durchgebrochenen Abscesses aufgefaßt werden. Ihre röntgenologische Darstellung erfolgt mit der bei der Harnröhrenstriktur ausführlich beschriebenen Technik. Meist sitzen diese Divertikel an der Unterseite der Harnröhre, im allgemeinen im vorderen Harnröhrenabschnitt (Abb. 698).

Namenverzeichnis

Sachverzeichnis

Alle Zahlen bedeuten Seitenzahlen. Gewöhnlicher Druck:Texthinweise; *kursiv*: Abbildungshinweise; **fett**: Haupthinweise

Abdomen **319**ff.
—, ,,akutes" 393
—, freie Luft im 253
Abdominale Gefäße **496**ff.
Abdominalorgane, paradoxe Verschiebung prolabierter 259
— bei Pneumoperitoneum **323**f.
—, Röntgenbild der normalen **321**ff.
—, Topographie der **321**f.
—, Verdrängung der 325
—, Verlagerung der 156, 158
Aberrierende Gefäße und Hydronephrose 547, **549**
Abklatschgeschwüre 363, *363*
Abrodil 185
Abrodilpfütze **580**f., *586*f.
Absaugung, endobronchiale, gezielte 144
Absceß, appendicitischer **433**
— in Atelektasen 79
— hinter Bronchusstenosen 116
— der Brustwand 46
— der Darmwand 448, 451
—, gashaltiger 253, 329, 433
— bei Infarktpneumonie 142
—, kalter 46
—, — bei Rippentuberkulose 171
— der Lunge s. Lungenabsceß
— der Magenwand 351
—, metastatischer 94
— des Pankreas 491
—, paranephritischer 328, **557**f., *557*
—, perioesophagealer 315
—, periproktitischer 457
—, perityphlitischer 325, **433**, 448
—, periurethraler **592**f.
— bei Pneumonie 89, **91**
—, postpneumonischer 99
—, retropharyngealer 33, 315
—, subphrenischer 6, 154, 186, 248, **252**f., *252*, *253*, 369, 393, 395, 489
—, — nach Gallenblasenperforation 475
—, —, gashaltiger **252**, *252*, *253*
— nach Ulcusperforation 393
—, verkalkter 325

Absceßhöhle 99
— bei Lungenstecksplitter 152, *152*
Absceßresthöhle 101
Absceßschatten im Abdomen 325
Abstände bei Röntgenaufnahmen **7**, 9
Accretio cordis **237**
,,Achselvenenstau" 516
Achylie 344
Acidität des Magensaftes 343
Aciditätsverhältnisse und Magenentleerung **344**
Acini 76, 80
Adaptation **3**
Adenocarcinom der Appendix 447
— des Bronchus 120
— des Dickdarms 442
Adenom des Darmes 440
—, endobronchiales **115**f., *117*
—, gestieltes des Bronchus 116
— der Harnblase 585
—, Lagebeziehung zur Bronchuswand **116**, *116*
— der Niere 565
— des Oesophagus 288
—, vasculäres 116
Adhaegon 58
Adhäsionen, strangförmige der Pleura 164, *164*
Adhäsionsdivertikel *309*, 310
Adhäsivdivertikel s. Adhäsionsdivertikel
Adipositas und Herzform 211
Adiuretin 521
Adiuretineffekt **521**f., *521*
Adnexitis 433
Adrenalin, Zusatz bei Bronchographie 58
Adrenogenitales Syndrom 575
Agenesie s. auch Aplasie
— einer Lunge **81**, *82*
— des Zwerchfells 272
Aktinomykose 393
— der Brustwand **47**
— des Darmes **440**, 457
— der Ileocoecalgegend 433
— der Lunge **137**, *138*
— des Magens 384, 391
,,Akutes Abdomen", Röntgenuntersuchung bei **331**
Alterspneumonie 90

Alveolaradenomatose s. Alveolarzellcarcinom
Alveolarstruktur, erhaltene 129
Alveolarzellcarcinom **129**, *129*, *130*, 134
Alveolarzelltumor s. Alveolarzellcarcinom
Alveolen 76
Ampulla phrenica 268, 278
Amyloidose des Magens 385
Anacidität des Magens 344, 381
—, postoperative 382
Anämie, hypochrome 258
Anaesthesie der Bronchusschleimhaut **58**
Analfistel 457, *459*
—, extrasphinktere *459*
—, komplette *459*
Anaplastisches Carcinom des Bronchus 120
Anastomosen, arterio-venöse **507**, *508*
—, porto-cavale **503**
—, porto-pulmonale **503**
Anastomosenring und Ulcus postoperativum 406
Anastomosierung, anisoperistaltische 397
—, isoperistaltische 397
Anatomische Fremdkörperlokalisation 30f.
— Lokalisation bei Lungenabsceß 101
Aneurysma 52, 202, 236, **239**ff., 300
— der Aorta abdom. **500**f., *502*
— — ascendens 241, *242*
— — descendens 241, *244*
— der Art. anonyma 241, *245*
— — pulmonalis 241, *246*
— cirsoides 513
— dissecans der Aorta 242
—, Kontrastmitteldarstellung 502
— und Mediastinaltumor, Differentialdiagnose 242f.
— racemosum 502, *502*
Aneurysmen im Abdomen 325
— des Herzens 188
— der peripheren Arterien 510, *510*
— der thorakalen Gefäße **240**ff.
Aneurysmenruptur 501

The manufacturer's authorised representative in the EU is Springer
Nature Customer Service Centre GmbH, Europaplatz 3, 69115 Heidelberg,
Germany. If you have any concerns regarding our products, please
contact ProductSafety@springernature.com

Printed and bound by CPI Group (UK) Ltd, Croydon, CR0 4YY
27/04/2026
02097674-0002